Manual de Diálise

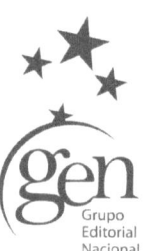

Grupo
Editorial
Nacional

O GEN | Grupo Editorial Nacional – maior plataforma editorial brasileira no segmento científico, técnico e profissional – publica conteúdos nas áreas de ciências da saúde, exatas, humanas, jurídicas e sociais aplicadas, além de prover serviços direcionados à educação continuada e à preparação para concursos.

As editoras que integram o GEN, das mais respeitadas no mercado editorial, construíram catálogos inigualáveis, com obras decisivas para a formação acadêmica e o aperfeiçoamento de várias gerações de profissionais e estudantes, tendo se tornado sinônimo de qualidade e seriedade.

A missão do GEN e dos núcleos de conteúdo que o compõem é prover a melhor informação científica e distribuí-la de maneira flexível e conveniente, a preços justos, gerando benefícios e servindo a autores, docentes, livreiros, funcionários, colaboradores e acionistas.

Nosso comportamento ético incondicional e nossa responsabilidade social e ambiental são reforçados pela natureza educacional de nossa atividade e dão sustentabilidade ao crescimento contínuo e à rentabilidade do grupo.

Manual de Diálise

John T. Daugirdas, MD, FACP, FASN

Clinical Professor of Medicine
University of Illinois at Chicago
Chicago, Illinois

Peter G. Blake, MB, FRCPC, FRCPI

Professor of Medicine
Western University
London, Ontario, Canada

Todd S. Ing, MBBS, FRCP

Professor Emeritus of Medicine
Loyola University Chicago
Maywood, Illinois

Revisão Técnica

Luis Yu (Capítulos 1 a 20, 30 a 40 e Apêndices)

Médico. Especialista em Nefrologia pelo Hospital das Clínicas da Faculdade de Medicina da Universidade de São Paulo (HC-FMUSP). Doutor em Nefrologia pela FMUSP. Pós-doutor pela Universidade do Colorado (EUA). Professor-associado da Disciplina de Nefrologia do Departamento de Clínica Médica da FMUSP.

Hugo Abensur (Capítulos 21 a 29)

Graduado em Medicina pela Universidade de São Paulo (USP).
Doutor em Nefrologia pela USP. Livre-docente pela USP.
Médico do Hospital das Clínicas da Faculdade de Medicina da USP.
Membro do Corpo Clínico do Hospital Beneficência Portuguesa de São Paulo.

Tradução
Claudia Lucia Caetano de Araujo

Quinta edição

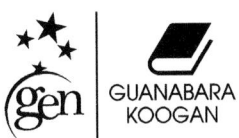

GUANABARA
KOOGAN

■ **Atendimento ao cliente: (11) 5080-0751 | faleconosco@grupogen.com.br**

■ Traduzido de:
HANDBOOK OF DIALYSIS, FIFTH EDITION
Copyright © 2015 Wolters Kluwer Health
Copyright © 2007 Lippincott Williams & Wilkins, a Wolters Kluwer business. Copyright © 2001 Lippincott Williams & Wilkins. Copyright © 1994, 1988 by J. B. Lippincott.
All rights reserved.
2001 Market Street
Philadelphia, PA 19103 USA
LWW.com
Published by arrangement with Lippincott Williams & Wilkins, Inc., USA.
Lippincott Williams & Wilkins/Wolters Kluwer Health did not participate in the translation of this title.
ISBN: 978-1-4511-8871-4

■ Direitos exclusivos para a língua portuguesa
Copyright © 2016 by
EDITORA GUANABARA KOOGAN LTDA.
Uma editora integrante do GEN | Grupo Editorial Nacional
Travessa do Ouvidor, 11
Rio de Janeiro – RJ – 20040-040
www.grupogen.com.br

■ Capa: Christian Monnerat

■ Editoração eletrônica: DTPhoenix Editorial

■ Ficha catalográfica

M251

Manual de diálise / John T. Daugirdas, Peter G. Blake, Todd S. Ing; tradução Claudia Lucia Caetano de Araujo; revisão técnica Luis Yu e Hugo Abensur. – 5. ed. – [Reimpr.]. – Rio de Janeiro: Guanabara Koogan, 2025.
il.

Tradução de: Handbook of dialysis
ISBN 978-85-277-3024-2

1. Nefrologia. 2. Rins – Doenças. I. Blake, Peter G. II. Ing, Todd S.

CDD: 616.61
16-35054
CDU: 616.61

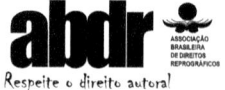

A Stanislovas Mačiulis, MD — avô amado com quem nunca me encontrei, mas que continua a me orientar e inspirar.
JTD

À minha esposa, Rose, e aos meus filhos, Matthew e Andrew – as três pessoas mais importantes da minha vida.
PB

A Oliver M. Wrong, MD, FRCP, meu exemplar mentor.
TSI

Colaboradores

Anil K. Agarwal, MD, FASN, FACP
Professor of Medicine
Ohio State University
Columbus, Ohio

Suhail Ahmad, MD
Professor of Medicine
University of Washington
Seattle, Washington

Michael Allon, MD
Professor of Medicine
University of Alabama at Birmingham
Birmingham, Alabama

Arif Asif, MD, FASN
Professor of Medicine
Albany Medical College
Albany, New York

André Luis Balbi, MD
Assistant Professor of Medicine
São Paulo State University—UNESP
Botucatu, São Paulo, Brazil

Joanne M. Bargman, MD, FRCPC
Professor of Medicine
University of Toronto
Toronto, Ontario, Canada

Susan E. Bentley RD, MBA
Fresenius Medical Care
Waltham, Massachusetts

Peter G. Blake, MB, FRCPC, FRCPI
Professor of Medicine
Western University
London, Ontario, Canada

Neil Boudville, MBBS, FRACP
Senior Lecturer in Renal Medicine
University of Western Australia
Crawley, Australia

Sudhir K. Bowry, PhD
Fresenius Medical Care
Bad Homburg, Germany

Deborah Brouwer-Maier, RN, CNN
Director of Dialysis Access Initiatives
Fresenius Medical Services
Philadelphia, Pennsylvania

Bernard Canaud, MD, PhD
Emeritus Professor of Nephrology
Montpellier University I
Montpellier, France

Ralph J. Caruana, MD, MBA
Professor of Medicine
University of Central Florida
Orlando, Florida

Elliot Michael Charen, MD
Instructor in Medicine
Icahn School of Medicine at Mount Sinai
New York, New York

Horng Ruey Chua, MMed, MRCP
Assistant Professor of Medicine
National University of Singapore
Republic of Singapore

Scott D. Cohen, MD, MPH, FASN
Associate Professor of Medicine
George Washington University
Washington, District of Columbia

Daniel W. Coyne, MD
Professor of Medicine
Washington University
St. Louis, Missouri

John H. Crabtree, MD, FACS
Visiting Clinical Faculty
Harbor-University of California
Los Angeles Medical Center
Torrance, California

Daniel Cukor, PhD
Associate Professor of Psychiatry
SUNY Downstate Medical Center
Brooklyn, New York

John T. Daugirdas, MD, FACP, FASN
Clinical Professor of Medicine
University of Illinois at Chicago
Chicago, Illinois

Andrew Davenport, MA, MD, FRCP
Reader in Medicine and Nephrology
University College of London
London, United Kingdom

James A. Delmez, MD
Professor of Medicine
Washington University
St. Louis, Missouri

Sevag Demirjian, MD
Assistant Professor of Medicine
Cleveland Clinic Lerner College of Medicine
Cleveland, Ohio

Peter B. DeOreo, MD, FACP
Clinical Professor of Medicine
Case Western Reserve University
Cleveland, Ohio

Jose A. Diaz-Buxo, MD, FACP
Interim Medical Office Liaison
Renal Therapies Group
Fresenius Medical Care NA
Charlotte, North Carolina

Mary Ann Emanuele, MD
Professor of Medicine
Loyola University Chicago
Maywood, Illinois

Nicholas Emanuele, MD
Professor of Medicine
Loyola University Chicago
Maywood, Illinois

Fredric O. Finkelstein, MD
Clinical Professor of Medicine
Yale University
New Haven, Connecticut

Steven Fishbane, MD
Professor of Medicine
Hofstra North Shore—Long Island Jewish School
    of Medicine
Hempstead, New York

Marc Ghannoum, MD
Associate Professor of Medicine
University of Montréal
Montréal, Québec, Canada

Susan Grossman, MD
Associate Professor of Clinical Medicine
New York College of Medicine
Valhalla, New York

Nikolas B. Harbord, MD
Assistant Professor of Medicine
Icahn School of Medicine at Mount Sinai
New York, New York

Olof Heimbürger, MD, PhD
Department of Clinical Science, Intervention,
    and Technology
Karolinska Institute
Stockholm, Sweden

Joachim Hertel, MD, FACP
Lead Physician
Greenville Kidney Care, LLC
Greenville, South Carolina

Nicholas Hoenich, PhD
Lecturer
Newcastle University
Newcastle upon Tyne, United Kingdom

Susan Hou, MD
Professor of Medicine
Loyola University Chicago
Maywood, Illinois

Priscilla How, PharmD, BCPS
Assistant Professor
Department of Pharmacy
National University of Singapore
Republic of Singapore

T. Alp Ikizler, MD
Professor of Medicine
Vanderbilt University
Nashville, Tennessee

Todd S. Ing, MBBS, FRCP
Professor Emeritus of Medicine
Loyola University Chicago
Maywood, Illinois

Arsh Jain, MD, FRCPC
Assistant Professor of Medicine
Western University
London, Ontario, Canada

**Jameela Kari, CABP, MD, CCST, FRCPCH,
FRCP (UK)**
Professor of Pediatrics
King Abdul Azziz University
Jeddah, Kingdom of Saudi Arabia

Paul L. Kimmel, MD, MACP, FASN
Clinical Professor of Medicine
George Washington University
Washington, District of Columbia

Dobri D. Kiprov, MD, HP
Chief, Division of Immunotherapy
California Pacific Medical Center
San Francisco, California

Kar Neng Lai, MBBS, MD, DSc, FRCP, FRACP, FRCPath
Professor Emeritus of Medicine
University of Hong Kong
Hong Kong, China

Derek S. Larson, MD
Nephrologist
Missouri Baptist Medical Center
St. Louis, Missouri

David J. Leehey, MD
Professor of Medicine
Loyola University Chicago
Maywood, Illinois

Joseph R. Lentino, MD, PhD
Professor of Medicine
Loyola University Chicago
Maywood, Illinois

Philip Kam-Tao Li, MD, FRCP, FACP
Honorary Professor of Medicine
Chinese University of Hong Kong
Hong Kong, China

Robert M. Lindsay, MD, FRCPC, FRCP (Edin), FRCP (Glasg), FACP
Professor of Medicine
Western University
London, Ontario, Canada

Francesca Mallamaci, MD
Professor of Nephrology
Ospedali Riuniti
Reggio Calabria, Italy

Christopher McIntyre, MBBS, DDM
Professor of Medicine
Western University
London, Ontario, Canada

Susan R. Mendley, MD
Associate Professor of Pediatrics and Medicine
University of Maryland
Baltimore, Maryland

Rajnish Mehrotra, MD, MS
Professor of Medicine
University of Washington
Seattle, Washington

Stephen A. Merchant, PhD
Vice President and General Manager
SORB Technology Division
Fresenius Medical Care NA
Oklahoma City, Oklahoma

Jennifer S. Messer, CHT, OCDT, CCNT
Clinical Education Specialist
Department of Critical Care
NxStage Medical, Inc.
Lawrence, Massachusetts

Madhukar Misra, MD, FASN, FACP, FRCP (UK)
Professor of Medicine
University of Missouri
Columbia, Missouri

Gihad E. Nesrallah, MD, FRCPC, FACP
Adjunct Professor of Medicine
Western University
London, Ontario, Canada

Allen R. Nissenson, MD, FACP
Emeritus Professor of Medicine
University of California at
    Los Angeles
Los Angeles, California
Chief Medical Officer
DaVita Healthcare Partners Inc.
El Segundo, California

Jacqueline T. Pham, PharmD, BCPS
Adjunct Professor
School of Nursing & Health Studies
Georgetown University
Washington, District of Columbia

Andreas Pierratos, MD, FRCPC
Professor of Medicine
University of Toronto
Toronto, Ontario, Canada

Daniela Ponce, MD, PhD
Assistant Professor of Medicine
São Paulo State University—UNESP
Botucatu, São Paulo, Brazil

Charles D. Pusey, DSc, FRCP, FASN, FMCISci
Professor of Medicine
Imperial College London
London, United Kingdom

Michael V. Rocco, MD, MSCE
Professor of Medicine and Public Health
 Sciences
Wake Forest University
Winston-Salem, North Carolina

Edward A. Ross, MD
Professor of Medicine
University of Central Florida
Orlando, Florida

Loay Salman, MD
Assistant Professor of Clinical Medicine
University of Miami
Miami, Florida

Amber Sanchez, MD
Assistant Clinical Professor
 of Medicine
University of California, San Diego
San Diego, California

Mark J. Sarnak, MD, MS
Professor of Medicine
Tufts University
Boston, Massachusetts

Hitesh H. Shah, MD
Associate Professor of Medicine
Hofstra North Shore-Long Island Jewish School
 of Medicine
Hempstead, New York

Richard A. Sherman, MD
Professor of Medicine
Rutgers, The State University
 of New Jersey
New Brunswick, New Jersey

Ajay Singh, MBBS, FRCP (UK), MBA
Associate Professor of Medicine
Harvard University
Boston, Massachusetts

Stefano Stuard, MD
Director of Clinical
 Governance – NephroCare
Fresenius Medical Care
Bad Homburg, Germany

Rita S. Suri, MD, Msc, FRCPC, FACP
Associate Professor of Medicine
University of Montréal
Montréal, Québec, Canada

Cheuk-Chun Szeto, MD, FRCP (Edin)
Senior Lecturer in Medicine
Chinese University of Hong Kong
Hong Kong, China

**Boon Wee Teo, MB, BCh, BAO,
B Med Sci, FACP, FASN**
Assistant Professor of Medicine
National University of Singapore
Republic of Singapore

Tran H. Tran, PharmD, BCPS
Assistant Clinical Professor
St. John's University College of Pharmacy and
 Allied Health Professions
Queens, New York

David Updyke
Fresenius Medical Care
Walnut Creek, California

Tushar J. Vachharajani, MD, FASN, FACP
Professor of Medicine
Edward Via College of Osteopathic Medicine
Spartanburg, South Carolina

Richard A. Ward, PhD
Professor of Nephrology (retired)
University of Louisville
Louisville, Kentucky
 (Nelson, New Zealand)

Daniel E. Weiner, MD, MS
Associate Professor of Medicine
Tufts University
Boston, Massachusetts

James F. Winchester
Professor of Clinical Medicine
Albert Einstein College of Medicine of Yeshiva
 University
Bronx, New York

Steven Wu, MD, FASN
Assistant Professor of Medicine
Harvard University
Boston, Massachusetts

Alexander Yevzlin, MD
Associate Professor of Medicine
University of Wisconsin
Madison, Wisconsin

Carmine Zoccali, MD, FASN, FERA
Professor of Nephrology
Director, Center for Clinical Physiology, Renal
 Diseases and Hypertension of the Italian
 Research Council
Reggio Calabria, Italy

Prefácio

Estamos muito felizes e honrados em apresentar esta quinta edição do *Manual de Diálise* à comunidade de nefrologia. Oito anos se passaram desde a quarta edição; o longo intervalo reflete a natureza progressiva e relativamente lenta das melhorias ocorridas na terapia de diálise durante esse período. Continuamos com uma forte ênfase internacional, fazendo referência às diretrizes do KDOQI e KDIGO e tendo o cuidado de expressar as medidas laboratoriais tanto em unidades inglesas quanto em unidades do SI.

O capítulo sobre hemodiafiltração *on-line*, uma terapia ainda não disponível nos EUA, foi mantido e atualizado. Um capítulo sobre diálise por sorvente, presente nas duas primeiras edições do *Manual*, mas excluído da terceira e quarta edições quando o uso do sistema de REDY diminuiu, foi reintegrado e atualizado, dada a previsão do iminente lançamento de novas máquinas equipadas com sorvente tanto para hemodiálise em centro de diálise quanto domiciliar. O conteúdo sobre acesso vascular para hemodiálise cresceu de um para dois entre a terceira e a quarta edições, foi ampliado para quatro, demonstrando a importância do acesso vascular para a atenção geral do paciente em hemodiálise. Na parte sobre diálise peritoneal, o capítulo sobre acesso foi totalmente reescrito por um cirurgião geral com ampla experiência e dedicação a essa área. Outro capítulo totalmente reformulado descreve o uso crescente da diálise peritoneal aguda e da DP de "início urgente". Tanto para adequação da diálise peritoneal quanto da hemodiálise, são usadas menos equações e, em vez disso, analogias ajudam a explicar conceitos-chave. Há maior ênfase no tempo de diálise, na frequência, na taxa de ultrafiltração e em outras medidas complementares de adequação, inclusive a diálise pelo "modelo europeu". Houve reestruturação de diversos tópicos para a inclusão de novos assuntos, mantendo o bem-sucedido formato de bolso, que facilita a consulta na prática clínica. Como nas edições anteriores, procuramos manter o caráter singular do *Manual de Diálise*, com o objetivo de ser um recurso útil para profissionais de nefrologia novos e experientes e ajudá-los na difícil tarefa de assegurar o melhor tratamento para os pacientes.

Gostaríamos de agradecer aos muitos colaboradores que concordaram em escrever para este *Manual*. As demandas de tempo de nefrologistas clínicos e outros profissionais de saúde continuam a crescer, e somos muito gratos pela disposição desses colaboradores de dedicarem seu tempo precioso para partilhar seus conhecimentos e sua experiência.

John T. Daugirdas
Peter G. Blake
Todd S. Ing

Sumário

Parte 1

Manejo da Doença Renal Crônica

1

Abordagem de Pacientes com Doença Renal Crônica, Estágios 1 a 4

Ajay Singh

Há várias definições de doença renal crônica (DRC). Segundo o US Preventive Health Service, é a diminuição da função renal, com taxa de filtração glomerular estimada ajustada para a área de superfície corporal (TFGe/1,73 m^2) < 60 mℓ/min, ou lesão renal que persiste durante no mínimo 3 meses.

O manejo de um cliente com DRC abrange os seguintes aspectos: rastreamento, diagnóstico etiológico e estadiamento da DRC; identificação e manejo dos clientes com alto risco de progressão da doença; manejo de complicações da DRC; e preparo do cliente para transplante ou terapia de substituição renal.

I. RASTREAMENTO, DIAGNÓSTICO E ESTADIAMENTO. O rastreamento deve incluir monitoramento de proteinúria e medida da função renal. Deve concentrar-se em pacientes com fatores de risco para DRC, entre os quais figuram diabetes melito, hipertensão arterial, doença cardiovascular, tabagismo, obesidade, idade > 60 anos, origem indígena e história familiar de DRC.

   A. Dosagem de proteínas na urina. O US Preventive Health Service recomenda a dosagem de proteínas na urina, como exame de rastreamento em todos os indivíduos de alto risco. A American Diabetes Association (ADA) recomenda a avaliação de microalbuminúria em todos os diabéticos tipo 2 por ocasião do diagnóstico e em todos os diabéticos tipo 1, 5 anos após a avaliação inicial. O rastreamento pode ser realizado por exame da urina com tira reagente, porém um método mais confiável é a medida da razão albumina/creatinina em amostra aleatória de urina coletada no início da manhã. A tira reagente usada deve ser capaz de detectar tanto albumina quanto evidências de hemácias ou leucócitos. Caso o teste com tira reagente sugira atividade de hemácias ou leucócitos, deve-se fazer a análise microscópica do sedimento urinário. A Tabela 1.1 cita várias limitações do exame de urina com tira reagente. Um dos problemas é que esse exame só mede a concentração, com possibilidade de resultados falso-negativos na urina diluída. A razão albumina/creatinina na urina (razão A/Cr na urina) resolve esse problema por análise da razão entre albumina e creatinina, pois ambas são afetadas pela diluição, e os efeitos da diluição tendem a ser neutralizados. Em termos de miligramas de albumina por grama ou milimols de creatinina, a normoalbuminúria é definida como < 30 mg/g (< 3 mg/mmol); a microalbuminúria, 30 a 300 mg/g (3 a 30 mg/mmol); e a macroalbuminúria, > 300 mg/g (> 30 mg/mmol). Esses limites correspondem apenas aproximadamente à albuminúria medida em miligramas por dia (p. ex., 30 e 300 mg/dia) e consideram uma excreção diária de 1 g de creatinina. Na verdade, a quantidade média de creatinina excretada por dia é maior e, como é discutido em outra parte deste capítulo, a excreção de creatinina é maior em homens que em mulheres, assim como também é maior em jovens que em idosos. No entanto, o ajuste fino desses valores de corte não tem grande importância clínica, pois o risco de aumento da excreção urinária de albumina é contínuo, e o risco está aumentado mesmo quando a excreção de albumina é < 30 mg/dia. A razão

Tabela 1.1	Limitações do teste de urina com tira reagente.

Resultados falso-negativos

Baixa densidade urinária (< 1,010)
Alta concentração de sódio na urina
Urina ácida
Proteinúria sem albumina

Resultados falso-positivos

Presença de sangue ou sêmen
Urina alcalina
Detergentes/desinfetantes
Meios de contraste radiológico
Alta densidade urinária (> 1,030)

A/Cr na urina pode ser verificada a qualquer momento, mas o teste matinal é mais sensível e tende a descartar proteinúria ortostática, uma condição relativamente benigna na qual há proteinúria durante o dia, mas não quando o indivíduo está dormindo em decúbito dorsal. Uma razão A/Cr na urina positiva deve ser repetida no mínimo duas vezes no período de 3 meses para excluir lesão renal aguda e confirmar o resultado positivo.

B. **Medida da função renal**

1. **Taxa de filtração glomerular.** Geralmente expressa em mililitros por minuto, é o volume de soro depurado pelos rins por unidade de tempo. A taxa de filtração glomerular (TFG) depende da área de superfície corporal e da idade; portanto, é preciso levar em conta o contexto ao avaliar um valor isolado de TFG. De modo geral, faz-se a normalização da TFG para a área de superfície corporal, especificamente, para 1,73 m^2. Em indivíduos saudáveis, a TFG/1,73 m^2 é semelhante em homens e mulheres, mas diminui com a idade, alcançando uma média de 115 mℓ/min em adultos jovens, 100 mℓ/min na meia-idade, seguida por queda para 90, 80 e 70 mℓ/min aos 60, 70 e 80 anos, respectivamente.

2. **Creatinina sérica.** A creatinina é produzida em taxa relativamente constante a partir da creatina muscular e é excretada pelos rins por filtração glomerular e secreção tubular. A concentração normal de creatinina varia de 0,6 a 1,0 mg/dℓ (53 a 88 mcmol/ℓ) em mulheres e de 0,8 a 1,3 mg/dℓ (70 a 115 mcmol/ℓ) em homens. A dosagem da creatinina sérica é um método de estimativa aproximada da função renal, pois a produção de creatinina é mantida em caso de diminuição da função renal, com consequente aumento de seus níveis séricos. A relação entre creatinina sérica e função renal não é linear: a duplicação da creatinina sérica indica um declínio de aproximadamente 50% da TFG. A duplicação da creatinina sérica quando o valor inicial é baixo pode levar a um nível ainda dentro dos "valores de referência" apesar da considerável perda de função renal. Os níveis séricos de creatinina são influenciados pela massa muscular, pelos alimentos que foram consumidos recentemente, sobretudo carnes cozidas, e pelo uso concomitante de medicamentos (p. ex., tratamento com cimetidina, que bloqueia a secreção tubular de creatinina e aumenta levemente o nível sérico de creatinina sem que haja nenhum efeito sobre a TFG). Em pacientes com cirrose e ascite, é mais difícil estimar a função renal a partir da creatinina sérica. A produção de creatinina pode ser muito pequena quando a massa muscular é extremamente reduzida (baixa taxa de produção de creatinina); além disso, muitas vezes é difícil determinar o peso corporal sem ascite para normalização. Nesses pacientes, níveis séricos de creatinina de 0,5 a 1,0 mg/dℓ (44 a 88 mcmol/ℓ), nominalmente "normais", podem indicar comprometimento moderado a acentuado da função renal. Mesmo em pacientes sem caquexia, é preciso sempre levar em conta a massa muscular ao interpretar o nível

sérico de creatinina. Por exemplo, a creatinina sérica de 1,3 mg/dℓ (115 mcmol/ℓ) pode representar uma depuração de creatinina de 94 mℓ/min em um homem jovem com 80 kg, ou uma depuração de creatinina de apenas 28 mℓ/min em uma mulher idosa com 50 kg (Macgregor e Methven, 2011).

Até recentemente, usavam-se vários métodos para dosagem da creatinina sérica e alguns deles, em virtude da interferência por substâncias existentes no sangue, provocavam desvio considerável dos valores "reais" em relação à concentração de creatinina determinada por espectrometria de massa de diluição isotópica (IDMS, do inglês *isotope dilution mass spectrometry*). Nos EUA e em muitos outros países, os laboratórios estão normalizando seus métodos de dosagem de acordo com a IDMS, e os valores normalizados tendem a ser menores que os obtidos por outros métodos.

3. **Depuração de creatinina por coleta de urina durante período específico.** Pode-se usar a coleta de urina durante período específico (geralmente 24 h) para avaliar a excreção de creatinina e calcular a depuração de creatinina (D_{Cr}), definida como o volume de soro depurado de creatinina por minuto. A D_{Cr} normal é de aproximadamente 95 ± 20 mℓ/min em mulheres adultas de estatura média e 125 ± 25 mℓ/min em homens adultos de estatura média. Os pacientes são instruídos a urinar no vaso sanitário ao acordar e a registrar essa hora como o início do período de coleta. Depois disso, devem urinar sempre em um coletor durante o dia e a noite. Na manhã seguinte, devem urinar no coletor pela última vez e anotar essa hora como o término do período de coleta. O laboratório divide a quantidade de creatinina na urina coletada pela duração do período de coleta em minutos (da hora de início à hora de término) para calcular a taxa de excreção de creatinina por minuto. Durante o período de coleta de urina, é preciso obter uma amostra de sangue para dosagem da creatinina sérica. Para calcular a depuração de creatinina basta dividir a taxa de excreção de creatinina por minuto pelo valor sérico. O resultado é o volume de soro por minuto que os rins tiveram que "depurar" de creatinina. Por exemplo, se a taxa de excreção de creatinina por minuto é de 1,0 mg/min, e o nível sérico de creatinina é de 1 mg/dℓ, ou 0,01 mg/mℓ, então o rim depurou de creatinina, em média, 1,0/0,01 = 100 mℓ/min de soro durante o período de coleta. Apesar da dificuldade técnica para coletar a urina corretamente, essas amostras obtidas durante um período específico são muito úteis para estimar a função renal em pacientes caquéticos, inclusive naqueles com cirrose e ascite, e nos indivíduos muito obesos. Para avaliar se a coleta de urina para dosagem de creatinina foi completa, compara-se a quantidade de creatinina recuperada por dia à taxa esperada de excreção diária de creatinina para determinado paciente de acordo com o sexo e o peso corporal. Assim, espera-se que a excreção diária de creatinina seja de 15 a 20 mg/kg do peso corporal magro em mulheres e de 20 a 25 mg/kg do peso corporal magro em homens. É possível estimar com mais acurácia a excreção diária de creatinina com uma equação que inclua peso corporal, sexo, idade e raça, como a desenvolvida por Ix (2011), que é detalhada como nomograma no Apêndice A. A taxa de excreção de creatinina muito menor que o esperado geralmente indica que a coleta de urina foi incompleta.

Como a creatinina, além de ser filtrada no glomérulo, é depurada pelos túbulos renais, a depuração de creatinina é maior que a TFG. Quando a TFG/1,73 m^2 é muito baixa (p. ex., menos de 10 a 15 mℓ/min), a proporção de excreção de creatinina por secreção tubular é alta. Para obter uma estimativa mais confiável da TFG quando esta é baixa, pode-se fazer a dosagem de creatinina e ureia na amostra de urina coletada durante um período específico com a dosagem sérica de ureia e creatinina durante o período de coleta. O cálculo da depuração de ureia por minuto é feito do mesmo modo que o de creatinina. A ureia é filtrada no glomérulo, mas é parcialmente reabsorvida pelos túbulos renais. Portanto, a situação é o oposto da observada com a creatinina; em virtude da reabsorção tubular, a depuração de ureia é menor que a TFG, enquanto a depuração de creatinina é maior que a TFG. Demonstrou-se que o cálculo da média das depurações de ureia e creatinina faz uma boa estimativa da TFG quando esta é inferior a 10 a 15 mℓ/min.

4. **Depuração de creatinina estimada.** Para evitar a inexatidão e a inconveniência da coleta de urina durante período específico, pode-se calcular a depuração de creatinina (D_{Cr}) com o auxílio de equações que, para estimar a taxa de excreção de creatinina por minuto, levam em conta a idade, a área de superfície corporal, o sexo e, em algumas equações, a raça. Uma equação usada com essa finalidade é a *equação de Cockcroft-Gault*:

$$D_{Cr} \text{ estimada} = (140 - \text{idade}) \times (0,85, \text{no sexo feminino}) \times (P \text{ em kg})/(72 \times S_{Cr} \text{ em mg/d}\ell)$$

ou

$$D_{Cr} \text{ estimada} = (140 - \text{idade}) \times (0,85, \text{no sexo feminino}) \times (P \text{ em kg})/(0,814 \times S_{Cr} \text{ em mcmol/}\ell)$$

Em que: P é o peso corporal. Essa equação faz uma estimativa rápida e com razoável acurácia da função renal à beira do leito. Também se pode usar a equação que Ix desenvolveu mais recentemente (Ix, 2011), apresentada no Apêndice A. A *equação de Ix* foi desenvolvida e validada em uma amostra muito maior de indivíduos, com a inclusão de negros, e baseou-se em modernas medidas laboratoriais de creatinina calibradas por IDMS. Nenhuma equação é muito acurada em pacientes com obesidade acentuada ou caquexia. Alguns sugeriram que a acurácia da equação de Cockcroft-Gault pode ser maior quando se usa o *peso corporal real* em pacientes caquéticos, o *peso corporal ideal* em pacientes de peso normal e o *peso corporal ajustado* em pacientes com obesidade acentuada (Brown, 2013). Veja mais detalhes no Apêndice B.

5. **Taxa de filtração glomerular estimada**

a. **Equação MDRD.** Essa equação foi criada a partir do estudo Modification of Diet in Renal Disease ((MDRD) e indica a TFGe normalizada para 1,73 m² de área de superfície corporal. No caso de laboratórios que usam os novos valores séricos de creatinina padronizados por IDMS, a versão da equação do MDRD que deve ser usada é:

$$\text{TFGe}/1,73 \text{ m}^2 = 175 \times [S_{Cr}] - 1,154 \times [\text{idade}] - 0,203 \times [0,742, \text{no sexo feminino}] \times [1,210, \text{em negros}]$$

O termo "175" dessa equação substitui o termo "186" da equação original publicada para levar em conta os valores ligeiramente menores de ensaios de creatinina padronizados por IDMS em comparação com os ensaios usados no estudo MDRD. Quando a creatinina sérica é medida em unidades SI (mcmol/ℓ), é necessário dividir seu valor por 88,5, para convertê-lo em mg/dℓ, antes de inseri-lo na equação.

A equação de TFG do MDRD difere em vários aspectos das estimativas da depuração de creatinina pelas equações de Cockcroft-Gault ou Ix. Em primeiro lugar, foi desenvolvida a partir de dados que mediram a TFG por iotalamato, uma substância que não é secretada pelos túbulos renais e, portanto, prevê a TFG em vez da depuração de creatinina. Em igualdade de condições, a equação do MDRD indica um valor menor para a função renal (TFG) que a depuração de creatinina, que inclui a secreção tubular como componente da função renal. Em segundo lugar, a equação do MDRD é normalizada para área de superfície corporal e é expressa na forma de TFGe/1,73 m² de área de superfície corporal. A depuração de creatinina, obtida a partir de uma amostra de urina coletada durante período específico ou pela equação de Ix ou de Cockcroft-Gault, é a depuração de creatinina renal bruta não ajustada para área de superfície corporal.

b. **Equação CKD-EPI da TFG.** Essa nova equação é semelhante à MDRD, mas foi validada em um grupo maior de indivíduos, sobretudo em pessoas que tinham apenas leve grau de comprometimento renal. A equação CKD-EPI é apresentada no Apêndice A. De modo geral, as diferenças entre as duas equações não têm importância clínica, pois ocorrem principalmente em pacientes com TFG acima de 60, nos quais o conhecimento do nível acurado da função renal não tem tanto impacto.

c. **Equações com cistatina C.** Outro método de estimativa da TFG baseia-se em equações que usam o *nível sérico de cistatina C*. A cistatina C, uma proteína de 13 kDa produzida por todas as células, é filtrada pelos glomérulos, mas não é reabsorvida. A taxa de produção de cistatina C não guarda relação com a massa muscular nem com a ingestão de carne, e em alguns estudos as estimativas da TFG baseadas na cistatina C correlacionam-se melhor com os desfechos da DRC que as equações baseadas em creatinina. Algumas das novas tentativas de prever a TFG combinam os níveis séricos de creatinina e cistatina C (Levey, 2014). Os métodos laboratoriais de dosagem de cistatina C não costumam ser padronizados (isso está em curso, a exemplo da padronização de creatinina pela IDMS) e, no momento, não há amplo uso das equações com cistatina C.

6. **Problemas da estimativa da depuração na lesão renal aguda.** As equações de estimativa da função renal a partir dos níveis de creatinina ou cistatina baseiam-se em suposições de estado de equilíbrio. Caso houvesse a retirada cirúrgica de ambos os rins, os níveis séricos de creatinina ou cistatina C começariam a aumentar em alguns dias, mas não de imediato. Por essa razão, nenhuma das equações de estimativa da função renal apresentadas anteriormente é útil em caso de alteração rápida da função renal. O método de coleta de urina durante um período específico pode ser usado para medir a depuração de creatinina, mas é preciso fazer a dosagem de creatinina sérica no início e no fim do período de coleta, e a taxa de excreção por minuto deve ser dividida pelo valor sérico médio durante o período.

C. **Ultrassonografia e eletrólitos séricos.** Em pacientes com DRC, deve-se fazer um exame por imagem dos rins, geralmente a ultrassonografia, para investigação de problemas estruturais e possível obstrução. Além disso, é necessária a dosagem de eletrólitos séricos (Na, K, Cl, HCO_3) para rastreamento de acidose metabólica e distúrbios eletrolíticos, cuja presença pode ajudar a identificar uma doença renal de base.

D. **Pesquisa de diagnóstico etiológico.** É importante identificar a causa da DRC. A DRC pode ser reversível, como em pacientes com doença renovascular bilateral ou obstrução crônica do colo vesical por hipertrofia prostática. A causa de DRC pode ajudar a compreender o ritmo de progressão da doença. Dada a alta probabilidade de recorrência de algumas etiologias de doença renal em um futuro aloenxerto renal, a identificação inicial da causa de DRC pode auxiliar decisões posteriores de manejo.

E. **Estadiamento.** O estadiamento de DRC da Kidney Disease Outcome Quality Initiative (KDOQI) da National Kidney Foundation (NKF) foi amplamente adotado. Esse sistema classifica a DRC em estágios 1 (mais leve) a 5 (mais grave) de acordo a TFGe normalizada para a área de superfície corporal. Os dois estágios mais leves – 1 e 2, nos quais a TFGe/1,73 m^2 ainda está acima de 60 mℓ/min – exigem evidências de lesão renal além de redução da TFG. A lesão renal pode se manifestar por alteração patológica à biopsia renal; anormalidades da composição do sangue ou da urina (proteinúria ou alterações do sedimento urinário) ou anormalidades dos exames de imagem. Por definição, os estágios mais graves de DRC – 3, 4 e 5 – ocorrem quando

Tabela 1.2 Prognóstico de DRC por classes de TFG e albuminúria (KDIGO 2012).

Categoria de TFGe	TFG/1,73 m²	Normal a aumento leve < 3 mg/mmol < 30 mg/g	Aumento moderado 3 a 30 mg/mmol 30 a 300 mg/g	Aumento acentuado > 30 mg/mmol > 300 mg/g
1*	≥ 90	Verde	Amarela	Laranja
2*	60 a 89	Verde	Amarela	Laranja
3a	45 a 49	Amarela	Laranja	Vermelha
3b	30 a 44	Laranja	Vermelha	Vermelha
4	15 a 29	Vermelha	Vermelha	Vermelha
5	< 15 em diálise	Vermelha	Vermelha	Vermelha

As cores indicam: verde = ausência de risco se não houver outros marcadores de doença renal, ausência de DRC; amarela = aumento moderado do risco; laranja = alto risco; vermelha = altíssimo risco.
*Não há DRC, exceto se houver hematúria ou alterações estruturais ou patológicas. O risco de avanço pode ser moderado em determinadas causas de doença renal.
Modificada de Kidney Disease: Improving Global Outcomes (KDIGO) CKD Work Group. KDIGO 2012 Clinical Practice Guideline for the Evaluation and Management of Chronic Kidney Disease. *Kidney Int Suppl.* 2013;3:1–150.

a TFG é inferior a 60, 30 e 15 mℓ/min, respectivamente. Alguns pacientes idosos com TFGe/1,73 m² entre 45 e 60 mℓ/min podem não apresentar lesão renal óbvia nem aumento do risco de declínio acelerado da função renal ou da mortalidade. Um sistema de estadiamento subsequente desenvolvido por KDIGO (Kidney Disease: Improving Global Outcomes) leva isso em conta parcialmente e subdivide o estágio 3 da DRC em dois níveis: 3a, com TFGe/1,73 m² de 45 a 59 mℓ/min; e 3b, com TFG entre 30 e 44 mℓ/min. Além disso, o novo sistema de estadiamento acrescenta o grau de proteinúria determinado pela RACU. A Tabela 1.2 mostra um novo sistema de estadiamento, no qual um baixo risco de progressão da DRC e complicações é indicado pela cor "verde", e os riscos progressivamente maiores são indicados pelas cores "amarela", "laranja" e "vermelha".

II. **DESACELERAÇÃO DO AVANÇO DA DRC E DA DOENÇA CARDIOVASCULAR.** Em pacientes com DRC, os fatores de risco para progressão da doença renal são muito semelhantes aos associados a aumento do risco cardiovascular. Um objetivo da identificação precoce da DRC é tentar corrigir e/ou aliviar esses fatores de risco na esperança de manter a TFG e minimizar o risco cardiovascular. Os principais fatores de risco são tabagismo, hipertensão arterial, hiperglicemia em diabéticos (e talvez em pessoas não diabéticas também), altos níveis sanguíneos de lipídios, anemia e altos níveis séricos de fósforo. A excreção urinária de proteínas e até mesmo a microalbuminúria aumentam consideravelmente o risco de avanço da doença e de complicações cardiovasculares. Os níveis de mediadores inflamatórios, sobretudo proteína C reativa (PCR), estão elevados na DRC e associados a aumento do risco de aterosclerose.

A. **Abandono do tabagismo.** O tabagismo é um tradicional fator de risco cardiovascular, e sua interrupção é importante para limitar esse risco. As evidências sugerem que o tabagismo acelera a velocidade de evolução da doença renal, o que enfatiza a importância de pacientes com DRC abandonarem esse hábito.

B. **Controle da pressão arterial e da proteinúria.** A meta de pressão arterial em pacientes com DRC está evoluindo. A recomendação de KDIGO e KDOQI é que a pressão arterial seja < 130/80 mmHg em todos os pacientes com doença renal, com ou sem diabetes melito, independentemente do grau de proteinúria. No entanto, as diretrizes do Eighth Joint National Committee (JNC 8) publicadas em 2013 recomendam meta menos rigorosa de pressão arterial: < 140/90 mmHg, em pacientes com menos de 60 anos com diabetes e doença renal. Haja ou não hipertensão arterial, recomenda-se o uso de um inibidor da enzima conversora da angiotensina/bloqueador dos receptores da angiotensina (IECA/BRA) para desacelerar a velocidade de evolução em pacientes com doença renal diabética, bem como em pacientes com DRC não diabética com proteinúria (razão proteína/creatinina ≥ 200 mg/g em amostra de urina isolada). Os diuréticos tiazídicos são os diuréticos de escolha na DRC leve, quando S_{Cr} é < 1,8 mg/dℓ (< 160 mcmol/ℓ). Quando S_{Cr} é > 1,8 mg/dℓ (> 160 mcmol/ℓ), recomenda-se a prescrição de diurético da alça (administração 2 vezes/dia) devido à presumida redução da eficácia dos tiazídicos nessas circunstâncias; entretanto, a ineficácia dos tiazídicos em pacientes com redução da TFG foi contestada. A clortalidona, um diurético tiazídico de ação prolongada, é um efetivo redutor de volume na DRC (Agarwal, 2014), a ponto de se observarem efeitos colaterais relacionados com a depleção de volume.

Pode-se aumentar gradualmente a dose de IECA/BRA para minimizar a proteinúria, mas é preciso monitorar a pressão arterial, o potássio e a creatinina após o início do tratamento e após cada modificação da dose. A restrição de sódio e o uso de diuréticos aumentam os efeitos antiproteinúricos do tratamento com IECA/BRA. Os IECA/BRA são contraindicados em gestantes, sobretudo após o primeiro trimestre, e em pacientes com história de angioedema. Quando a TFGe/1,73 m^2 é > 15 mℓ/min, raramente é necessário diminuir a dose de anti-hipertensivos devido ao comprometimento da excreção renal, embora haja aumento da meia-vida plasmática de algumas classes de anti-hipertensivos (ver Capítulo 33).

C. **Betabloqueadores e ácido acetilsalicílico: efeitos cardioprotetores.** Os betabloqueadores propiciam cardioproteção a pacientes com DRC, embora não sejam mais recomendados pelo JNC 8 (Eighth Joint National Committee) como fármaco de primeira linha no tratamento da hipertensão. A cardioproteção conferida pelo ácido acetilsalicílico e pelos betabloqueadores após infarto do miocárdio é semelhante em pacientes com DRC e com função renal normal. O ácido acetilsalicílico foi associado a hemorragia GI em pacientes com doença renal crônica terminal (DRCT). Não está esclarecido se há aumento do risco em pacientes com DRC em estágios 1 a 4.

D. **Controle glicêmico rigoroso em pacientes diabéticos com doença renal crônica.** Os estudos em pacientes com diabetes tipo 1 ou tipo 2 demonstraram que o controle glicêmico rigoroso retarda o desenvolvimento de doença microvascular e macrovascular. O controle glicêmico rigoroso também retarda o avanço da doença renal em pacientes diabéticos com DRC. O objetivo do controle glicêmico deve ser HbA1C < 7,0%, embora as últimas diretrizes da ADA tenham enfatizado a individualização do limiar de HbA1C em pacientes com diabetes tipo 2, e as diretrizes do KDIGO tenham sugerido que essa meta seja relaxada quando há risco de hipoglicemia ou comorbidades importantes.

E. **Terapia hipolipemiante.** Níveis elevados de colesterol ligado à lipoproteína de baixa densidade (LDL) e de outros marcadores lipídicos são um fator de risco tradicional para doenças cardiovasculares, e vários estudos descreveram os efeitos cardioprotetores das estatinas em pacientes sem DRC, mesmo quando os níveis de colesterol estão dentro dos valores de referência. Os dados em animais sugerem que os altos níveis de lipídios e a sobrecarga de colesterol podem aumentar a lesão glomerular. Assim, o tratamento de pacientes com DRC com estatinas para reduzir os lipídios pode evitar a progressão da doença ao mesmo tempo em que diminui o risco cardiovascular. As últimas diretrizes do American College of Cardiology (ACC) e da American Heart Association (AHA) sobre lipídios (Goff, 2014; Stone, 2013), destinadas à população geral e não a pacientes com DRC, identificam quatro grupos de pacientes para prevenção primária e secundária com estatinas:
*   Indivíduos com doença cardiovascular aterosclerótica sintomática
*   Indivíduos com níveis de LDL-colesterol ≥ 190 mg/dℓ (4,9 mmol/ℓ)
*   Pacientes diabéticos sem doença cardiovascular com idade de 40 a 75 anos e níveis de LDL-colesterol entre 70 e 189 mg/dℓ (1,8 e 4,9 mmol/ℓ)

- Pacientes sem evidências de doença cardiovascular, com nível de LDL-colesterol de 70 a 189 mg/dℓ (1,8 a 4,9 mmol/ℓ) e risco de doença cardiovascular ateroscle-rótica em 10 anos ≥ 7,5%.

Teoricamente, o tratamento dos pacientes com DRC pode seguir o mesmo es-quema; no entanto, usando a calculadora de risco da AHA (ver *hyperlink* para *download* da planilha calculadora de risco da AHA na lista de referências [Goff, 2014]), quase todos os pacientes com mais de 63 anos, mesmo com "níveis ótimos" de pres-são arterial sistólica, LDL e HDL, e sem diabetes, têm um risco cardiovascular em 10 anos > 7,5%, mesmo na ausência de DRC. Assim, as recomendações intensivas de uso de estatinas por essas diretrizes foram questionadas.

As diretrizes sobre lipídios do KDIGO 2013 recomendam que todos os pacientes com DRC (TFGe/1,73 m² < 60) não submetidos a diálise e ≥ 50 anos sejam tratados com estatina ou combinação de estatina/ezetimiba. Deve-se oferecer tratamento apenas com estatinas aos pacientes ≥ 50 anos com DRC em virtude de alguma evi-dência de lesão renal, mas com TFGe/1,73 m² > 60 – ou seja, DRC em estágio 1 ou 2 –, pois as evidências dos benefícios da combinação de estatina/ezetimiba nesse grupo não são fortes. Por fim, pessoas mais jovens (18 a 49 anos) com DRC não submetidas a diálise devem ser tratadas com estatinas se tiverem doença da artéria coronária, diabetes melito, acidente vascular encefálico isquêmico prévio ou risco cardiovas-cular em 10 anos acima de 10%. As diretrizes relativas aos lipídios do KDIGO 2013 recomendam que não se deve iniciar o tratamento de rotina com estatinas ou a com-binação estatina/ezetimiba em pacientes submetidos a diálise, porém esses fárma-cos devem ser mantidos se já fizerem parte do tratamento quando o paciente inicia a diálise.

Nos pacientes com DRC não submetidos a diálise, esses fármacos hipolipemian-tes parecem ser benéficos qualquer que seja o nível de LDL-colesterol, e a tendência atual é usar o risco cardiovascular geral e a presença de comorbidades, e não os ní-veis de LDL-colesterol, como indicação do tratamento. O Capítulo 38 apresenta uma discussão mais completa sobre o tratamento de dislipidemia em pacientes com DRC em estágio 5 submetidos a diálise.

1. **Estatinas: efeitos cardioprotetores.** Os efeitos cardioprotetores das estatinas, bem documentados em pacientes não urêmicos, são controversos em pacientes sub-metidos a diálise, mas parece haver efetividade na DRC sem diálise, e alguns estu-dos mostraram que o uso de estatinas retarda a progressão da DRC (Deedwania, 2014).

   a. **Ajuste da dose na insuficiência renal.** A classe das estatinas foi associada à rabdo-miólise; recomenda-se a redução da dose de algumas estatinas (p. ex., rosuvas-tatina) em caso de comprometimento renal grave ou quando há associação de estatinas e fibratos (Capítulo 38).

2. **Ezetimiba.** Inibe a absorção de colesterol e diminui os níveis plasmáticos de LDL-colesterol, triglicerídios e apolipoproteína B, além de aumentar os níveis de HDL-colesterol. Assim como as estatinas, a ezetimiba tem importantes efeitos antiaterogênicos, anti-inflamatórios e antioxidantes (Katsiki, 2013). O estudo SHARP, no qual se administrou uma combinação de sinvastatina e ezetimiba a pacientes em diálise ou não (Sharp Collaborative Group, 2010), constitui a base da recomendação para uso de ezetimiba em pacientes com DRC não submetidos a diálise. No entanto, não está claro em que extensão os benefícios constatados foram causados pela estatina (sinvastatina) usada e qual foi a eventual contribui-ção da ezetimiba para o benefício observado.

F. **Restrição de proteínas.** A restrição do consumo de proteínas como medida para retar-dar a progressão da DRC ainda é controversa. As evidências obtidas por estudos com animais demonstram que as dietas hiperproteicas causam anormalidades histoló-gicas renais e proteinúria. Além disso, a restrição da ingestão de proteínas retarda o avanço da doença. No entanto, estudos clínicos randomizados sugerem que provavelmente os efeitos da restrição proteica são pequenos e difíceis de alcançar. Todavia, as evidências respaldam algum benefício e, na verdade, metanálises sugerem que a restrição proteica ajuda a reduzir a progressão da DRC. Uma conduta razoável é restringir a ingestão de proteínas a cerca de 0,8 g/kg/dia em todos os pacientes com DRC. As recomendações divergem de vários grupos de diretrizes acerca dos benefícios de qualquer restrição adicional da ingestão de proteínas. As diretrizes do KDOQI 2000 sugeriram que a restrição a 0,6 g/kg/dia nas pessoas com TFGe/1,73 m^2 < 25 mℓ/min poderia ser benéfica, mas em geral, as diretrizes canadenses, muitas diretrizes europeias e as diretrizes mais recentes do KDIGO não recomendam restrição proteica abaixo de 0,8 g/kg/dia em nenhum nível de função renal. É necessário usar o discernimento ao restringir a ingestão proteica, sobretudo em pacientes desnutridos com DRC. Pacientes desnutridos no início da diálise têm menor sobrevida que os correspondentes bem nutridos, e a restrição das opções de alimentos sempre está associada ao risco de piorar o estado nutricional. O acompanhamento rigoroso de indicações de desnutrição, seja por parâmetros clínicos, seja pelo nível sérico de albumina, é essencial. O nutricionista deve monitorar esses pacientes com atenção. O aporte calórico recomendado é de 30 a 35 kcal/kg/dia. Nos estágios 4 e 5, as indicações de piora do estado nutricional constituem um determinante essencial na decisão de iniciar a diálise.

III. MANEJO DE COMPLICAÇÕES DA DRC
A. Correção da anemia. A anemia é comum em pacientes com DRC. À medida que a doença renal avança, sua incidência e prevalência aumentam. A anemia da DRC tem etiologia multifatorial. As causas mais comuns são deficiência de eritropoetina, deficiência de ferro e inflamação. Estudos observacionais sugeriram aumento do risco de complicações cardiovasculares e renais, menor qualidade de vida e maior mortalidade com menor nível de hemoglobina. No entanto, grandes estudos clínicos randomizados demonstraram que a correção da anemia para um nível mínimo de hemoglobina de 13 g/dℓ (130 g/ℓ) com um agente estimulante da eritropoese (AEE) não traz benefícios ou aumenta o risco de complicações cardiovasculares, acidente vascular encefálico e/ou morte. Além disso, a correção da anemia não tem efeito sobre o avanço da doença renal ou aumenta a taxa de doença renal crônica terminal (DRCT). Estudos recentes constataram uma associação entre exposição a altas doses de AEE e aumento do risco de eventos adversos. Não está claro até que ponto essa associação é causal ou um reflexo das metas relativamente altas de hemoglobina usadas e da conhecida associação entre resistência a AEE e desfecho insatisfatório. As condutas atuais de manejo da anemia enfatizam sua correção parcial, com a menor dose possível de AEE, e o tratamento da deficiência de ferro e da inflamação.

1. Início do tratamento com agentes estimulantes da eritropoese e limiares de hemoglobina.
O diagnóstico e o manejo da anemia em pacientes com DRC não submetidos a diálise são semelhantes aos da DRCT e são detalhados no Capítulo 34. As diretrizes do KDIGO recomendam que não se inicie o tratamento com eritropoetina até que o nível de hemoglobina caia abaixo de 10 g/dℓ (100 g/ℓ). As diretrizes do KDIGO recomendam manter o nível de hemoglobina entre 9 e 11,5 g/dℓ (90 e 115 g/ℓ), embora a recomendação atual da FDA seja reduzir a dose ou interromper a administração de AEE se o nível de Hb ultrapassar 11 g/dℓ (110 g/ℓ). O tratamento da anemia na DRC com AEE deve ser individualizado, e um dos principais objetivos deve ser reduzir a necessidade de transfusão sanguínea. As diretrizes do KDIGO recomendam cuidado ao tratar pacientes com DRC e antecedentes de acidente vascular encefálico ou câncer. Assim, a meta efetiva de Hb, pelo menos nos EUA, é de 9 a 11 g/dℓ (90 a 110 g/ℓ). Discute-se se o nível de Hb de 9 g/dℓ

(90 g/ℓ) pode ser baixo demais em pacientes com DRC, já que poderia aumentar o uso de transfusão sanguínea e expor pacientes elegíveis para transplante renal aos efeitos alossensibilizadores do sangue transfundido.

2. **Tipos de tratamento com agentes estimulantes da eritropoese.** Existem AAE de ação curta e ação prolongada. A alfaepoetina, aprovada em 1989 e disponível em todo o mundo, é um AEE de ação curta, com meia-vida aproximada de 8 h, administrado por via intravenosa, e de 16 a 24 h, por via subcutânea. Vários outros AEE de ação curta e seus biossimilares estão disponíveis fora dos EUA. A dose típica em um paciente com DRC poderia ser de 4.000 a 6.000 unidades por via subcutânea 1 vez/semana. O AEE de ação prolongada mais usado é a alfadarbepoetina, com meia-vida aproximada de 25 a 50 h quando administrada por via intravenosa ou subcutânea, respectivamente. O esquema ideal de administração da alfadarbepoetina é 1 vez/semana (a dose típica poderia ser de 20 a 30 mcg) ou a cada 2 semanas (40 a 60 mcg) em pacientes com DRC estável. A dose não varia com a administração intravenosa ou subcutânea. Fora dos EUA, há outro AEE de ação prolongada aprovado e comercializado, o ativador contínuo de receptores da eritropoetina (CERA), composto no qual se acrescentou uma porção polietilenoglicol (PEG) hidrossolúvel à molécula de betaepoetina. A meia-vida é de aproximadamente 136 h. Recomenda-se a administração de CERA a cada 2 semanas para correção de anemia e, depois, uma vez ao mês durante a fase de manutenção (dose habitual de 150 mcg/mês).

3. **Frequência e via de administração de agentes estimulantes da eritropoese.** De modo geral, a frequência de administração de AAE é influenciada pela conveniência do paciente e pela eficácia. Em pacientes com DRC não submetidos a diálise, os AEEs de ação prolongada são preferidos, porque seu uso está associado a menos injeções e/ou idas ao consultório médico para administração caso o paciente não seja capaz de autoadministrar o medicamento, mas os AEEs de ação curta podem ser administrados 1 vez/semana, ou até mesmo a cada 2 semanas, com efeito considerável.

4. **Anemia resistente.** Os pacientes podem ser classificados como hiporresponsivos ao AEE se não houver aumento do nível de hemoglobina após o primeiro mês de tratamento com doses apropriadas para o peso. O KDIGO Work Group recomenda que nesses pacientes o escalonamento da dose de AEE não ultrapasse o dobro da dose inicial baseada no peso; além disso, o KDIGO recomenda que se evitem doses máximas maiores que o quádruplo das doses apropriadas iniciais baseadas no peso. Em pacientes com hiporresponsividade inicial ou adquirida aos AEE, devem-se investigar causas específicas de baixa resposta aos AEE.

B. **Correção da deficiência de ferro.** Mais de 40% dos pacientes com DRC não submetidos a diálise apresentam deficiência de ferro, que é a causa mais comum da clara resistência aos AEEs. As causas de deficiência de ferro são multifatoriais, mas incluem diminuição da absorção de ferro, perda de sangue por coletas frequentes ou perda de sangue GI oculta e redução da ingestão nutricional.

1. **Avaliação da deficiência de ferro.** O estado de ferro (reservas de ferro e níveis de ferro biodisponível) deve ser avaliado com regularidade em pacientes com DRC. A ferritina é uma proteína de armazenamento de ferro e seus níveis séricos refletem o armazenamento de ferro. No entanto, a ferritina sérica também é um reagente da fase aguda, e os pacientes com DRC costumam apresentar inflamação crônica; portanto, é preciso interpretar com cuidado o nível de ferritina em pacientes com inflamação. Os níveis séricos de ferritina têm valor preditivo máximo para deficiência de ferro quando baixos (< 100 ng/mℓ), mas utilidade limitada quando elevados. A saturação de transferrina (TSAT; ferro sérico × 100/capacidade total de ligação do ferro) é o método mais comum de medir a biodisponibilidade do ferro. A TSAT < 20% indica baixa disponibilidade de ferro na DRC. A deficiência de ferro

pode diminuir a efetividade do tratamento com AEE, e a administração de ferro sem AEE geralmente não tem êxito em pacientes com DRC. Portanto, é preciso abordar o estado de ferro antes de iniciar o tratamento com AEE.

2. **Tratamento da anemia ferropriva.** As opções terapêuticas dependem do estágio da DRC e incluem terapias orais e intravenosas. A terapia oral com ferro é o método preferido de tratamento de pacientes com DRC não submetidos a diálise e é recomendada por KDIGO como conduta inicial para tratamento da deficiência de ferro. As estratégias para melhorar a absorção oral de ferro incluem tomar os comprimidos somente com o estômago vazio, evitar formulações com revestimento entérico e evitar a ingestão de ferro com quelantes de fosfato. A administração intravenosa de ferro pode ser necessária em alguns pacientes que não respondem à administração oral ou têm grandes perdas contínuas de ferro (p. ex., sangramento gastrintestinal crônico). Recomenda-se o tratamento com ferro de baixo peso molecular – dextranas de baixo peso molecular, gluconato de ferro, sacarose de ferro ou ferumoxitol. O uso de ferrodextrana de alto peso molecular foi associado a aumento do risco de anafilaxia grave.

O objetivo das estratégias de doses orais de ferro é administrar cerca de 200 mg de ferro elementar por dia, que equivale a 325 mg de sulfato ferroso 3 vezes/dia; cada comprimido contém 65 mg de ferro elementar. Caso os objetivos da reposição de ferro não sejam alcançados depois de 1 a 3 meses, convém considerar a suplementação intravenosa com ferro. A administração intravenosa de ferro pode ser feita em dose elevada e única ou em doses menores repetidas, dependendo da preparação usada. O ciclo inicial de tratamento intravenoso com ferro deve fornecer cerca de 1.000 mg de ferro. A administração pode ser repetida se o ciclo inicial não aumentar o nível de hemoglobina e/ou diminuir a dose de AEE. O estado de ferro deve ser monitorado a cada 3 meses com TSAT e ferritina durante o tratamento com AEE e com maior frequência ao iniciar ou aumentar a dose de AEE, em caso de perda contínua de sangue ou em circunstâncias de provável depleção das reservas de ferro.

C. **Distúrbio mineral e ósseo na doença renal crônica.** A Figura 1.1 apresenta a patogenia do distúrbio mineral e ósseo na doença renal crônica (DMO-DRC). O manejo dos níveis séricos de fósforo, vitamina D e paratormônio (PTH) em pacientes em diálise é discutido com detalhes no Capítulo 36 e somente as questões pertinentes à DRC serão expostas aqui.

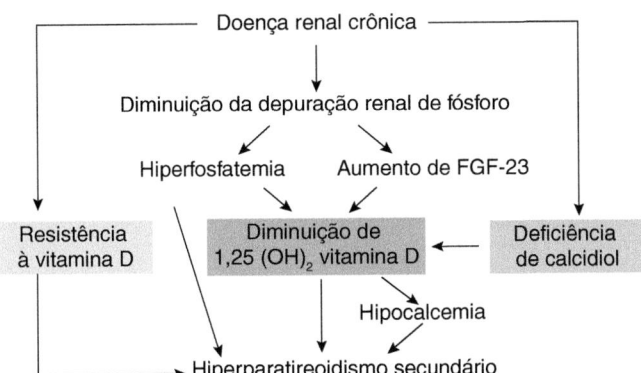

FIGURA 1.1 Patogenia do distúrbio mineral e ósseo. (Reproduzida com permissão de Macmillan Publishers Ltd: Nigwekar SU, Tamez H, Thadhani RI. Vitamin D and chronic kidney disease-mineral bone disease (CKD-MBD). *Bonekey Rep.* 2014;3:498. eCollection 2014.)

1. **Hiperfosfatemia.** O alto nível sérico de fósforo é um fator de risco para mortalidade e para desfechos cardiovasculares adversos em pacientes com DRC e DRCT. Mesmo em pacientes não urêmicos, a pequena elevação do nível sérico de fósforo está associada ao aumento do risco cardiovascular. A hiperfosfatemia está associada a aumento do risco de calcificação vascular e hipertrofia do ventrículo esquerdo na DRC. Em vários modelos de insuficiência renal experimental, a hiperfosfatemia acelera o avanço da insuficiência renal. Nesses modelos, a hiperfosfatemia estimula o crescimento da glândula paratireoide e a secreção de PTH.

   a. **Manejo nutricional.** O manejo inclui revisão minuciosa da alimentação para identificar o consumo excessivo de alimentos ricos em fósforo, como laticínios, alguns refrigerantes do tipo cola e carnes processadas. O objetivo dessa avaliação meticulosa é diminuir o consumo de alimentos que contenham fósforo como aditivo. A ingestão de fósforo deve ser limitada a 800 a 1.000 mg/dia (26 a 32 mmol/dia).

   b. **Meta dos níveis séricos de cálcio e fósforo.** As recomendações anteriores para manter o cálcio sérico no valor normal máximo para garantir a supressão de PTH foram substituídas por uma estratégia de manter o cálcio sérico em valores normais médios ou mínimos a fim de minimizar o risco de calcificação vascular. Os níveis séricos de fósforo também devem ser mantidos dentro dos valores de referência.

   c. **Quelantes de fósforo.** Pode ser necessário o uso de quelantes de fósforo. O Capítulo 36 apresenta as opções. É prudente limitar o aporte total de cálcio em pacientes com DRC a cerca de 1.500 mg/dia (37 mmol/dia) (as diretrizes do KDOQI são menos restritivas e sugerem um máximo de 2.000 mg/dia [50 mmol/dia]) para minimizar o risco de calcificação vascular. Isso significa que se forem usados sais de cálcio como quelantes de fósforo, pode ser necessário associá-los a sevelâmer, lantânio ou, talvez, magnésio ou um dos novos quelantes de fósforo que contêm ferro descritos no Capítulo 36. De modo geral, não se devem usar quelantes de fósforo que contenham alumínio. Demonstrou-se que o uso de sevelâmer como quelante de fósforo talvez estabilize o ritmo de calcificação vascular em pacientes com DRC e melhore os desfechos, embora não haja estudos definitivos nessa área. Afirmou-se que se houver um efeito benéfico, este pode ser parcialmente devido aos efeitos hipolipemiantes do sevelâmer, que também pode ter efeitos anti-inflamatórios e reduzir o nível de FGF23 (fator de crescimento de fibroblastos 23), um composto encontrado em concentração muito alta no sangue de pacientes com DRC e que está associado a desfecho desfavorável. Essa ainda é uma área de pesquisa ativa.

2. **Níveis séricos de paratormônio.** É importante controlar os níveis séricos de PTH para minimizar o grau de hipertrofia da glândula paratireoide e o risco de desenvolver glândulas grandes e não supressíveis. O hiperparatireoidismo está associado a doença óssea, e o PTH também pode agir como toxina urêmica com efeitos adversos sobre muitos sistemas diferentes. O Capítulo 36 apresenta com detalhes o controle da secreção de PTH.

   a. **Frequência de dosagem.** As diretrizes clínicas do KDIGO 2009 para metabolismo e doença óssea na DRC recomendam a dosagem dos níveis de PTH, e de cálcio e fósforo séricos, em todos os pacientes com TFGe/1,73 m^2 < 60 mℓ/min, embora isso possa não ser necessário em pacientes idosos com TFGe/1,73 m^2 na faixa de 40 a 65 mℓ/min e poucos fatores de risco para avanço da DRC. Essas dosagens devem ser feitas a cada 12 meses quando os valores da TFGe/1,73 m^2 estão entre 30 e 45 a 60 mℓ/min, e a cada 3 meses quando a TFGe/1,73 m^2 está entre 15 e 30 mℓ/min.

   b. **Nível desejado de paratormônio.** O ensaio de PTH intacto é realizado desde 1990 e identifica tanto o PTH 1-84 quanto o PTH 7-84; a maioria dos estudos com biopsia nos quais se baseiam os níveis desejados empregou esse ensaio. O PTH biointacto, também conhecido como biPTH ou PTH inteiro, é um novo ensaio que responde apenas à molécula completa de PTH 1-84, resultando em valores de PTH correspondentes a cerca de metade dos níveis encontrados no ensaio de PTH "intacto" anterior. Ambos os ensaios podem ser empregados para diagnóstico e tratamento do hiperparatireoidismo na DRC, mas o nível desejado de PTH dependerá do ensaio específico empregado. À medida que a DRC avança, o osso torna-se resistente à ação do PTH e, portanto, o nível desejado de PTH aumenta. As recomendações iniciais do KDOQI propunham vários níveis desejados de PTH para diferentes graus de comprometimento renal, mas em vista da grande variação entre os ensaios e da incerteza do benefício, as diretrizes do KDIGO 2009 recomendam apenas a investigação de níveis elevados de PTH ensaio-específicos e tratamento com vitamina D caso se constatem elevação persistente e/ou crescimento. Nos pacientes em diálise, propõe-se que é desejável um nível de PTH correspondente a 2 a 9 vezes o nível normal. Nos pacientes com DRC não submetidos a diálise, a vitamina D é o tratamento de primeira linha recomendado quando há elevação dos níveis de PTH.

3. **Fosfatase alcalina sérica.** A fosfatase alcalina está no osso e é um indicador da taxa de renovação óssea. Quando elevada, sobretudo associada a elevação do nível sérico de PTH, a fosfatase alcalina sérica pode ser um indicador razoável de hiperatividade das paratireoides, que devem ser suprimidas. As diretrizes atuais do KDIGO para DMO-DRC recomendam que os níveis séricos de fosfatase alcalina sejam monitorados no mínimo uma vez por ano a partir do estágio 4 da DRC.

4. **Vitamina D.** Em pacientes com DRC, os níveis de 25-D são muito baixos, provavelmente por ausência de exposição à luz solar e baixa ingestão de alimentos que contenham vitamina D. À medida que a DRC avança, a taxa de conversão de 25-D em 1,25-D pela enzima 1-α-hidroxilase diminui e, mesmo com níveis satisfatórios de 25-D, os níveis séricos de 1,25-D podem estar diminuídos e a supressão do PTH pode ser insuficiente. A vitamina D afeta vários sistemas; a maioria desses efeitos é benéfica, embora o excesso de vitamina D tenha sido associado à calcificação vascular e até mesmo à aceleração da insuficiência renal. A enzima 1-α-hidroxilase está em vários tecidos, sugerindo que pode ser importante para garantir níveis apropriados de 25-D e 1,25-D na circulação e manter a saúde em condições ideais. Recentemente, a administração de esterol de vitamina D ativa foi associada a aumento da sobrevida e a melhora dos desfechos cardiovasculares em pacientes com DRCT. O mecanismo desse benefício para a sobrevida não está claro; os estudos são observacionais e necessitam de confirmação. Além disso, pequenos ensaios randomizados mostraram que o tratamento com vitamina D reduziu a proteinúria e retardou o avanço da DRC (Palmer e Strippoli, 2013), e a vitamina D também pode melhorar a sensibilidade a AEE e reduzir a anemia por meio da diminuição da inflamação.

a. **Níveis séricos desejados de 25-D na doença renal crônica.** Os níveis séricos mínimos de 25-D devem ser de 30 ng/mℓ (75 nmol/ℓ). Os baixos níveis séricos de 25-D foram associados a fraqueza muscular grave em pacientes idosos não urêmicos. Como os pacientes com DRC costumam ter níveis muito baixos de 25-D no soro, para prevenção primária, deve-se administrar aos pacientes com DRC uma dose diária mínima de 1.000 a 2.000 UI de colecalciferol, com possível necessidade de doses maiores. O colecalciferol só é comercializado nos EUA como suplemento vitamínico de venda livre. Esse nível de suplementação de colecalciferol não afeta a absorção GI de cálcio nem de fósforo. Para tratamento do nível sérico baixo de 25-D, as diretrizes de doença óssea do DKOQI 2003 recomendam o ergocalciferol, que é ligeiramente menos efetivo que o colecalciferol e só é comercializado em doses relativamente altas para administração semanal ou mensal. A vantagem é que o ergocalciferol é um medicamento do formulário terapêutico dos EUA.

b.   Quando usar preparações de vitamina D ativa. Nos estágios mais graves da DRC, a conversão de 25-D em 1,25-D no rim torna-se insuficiente, e mesmo com reservas suficientes de 25-D, os níveis séricos de 1,25-D podem continuar baixos. Nessas situações, muitas vezes a supressão do PTH não é satisfatória. Em pacientes com DRC em estágios 3 e 4 cujo PTH sérico continua acima do normal, apesar dos níveis séricos satisfatórios de 25-D, é indicado o uso de uma preparação de vitamina D ativa. As opções e doses de preparações de vitamina D ativa (p. ex., calcitriol, paricalcitol e doxercalciferol) são apresentadas no Capítulo 36. Como em pacientes com DRCT, ao se administrarem esteróis de vitamina D ativa, deve-se suspender o uso ou diminuir a dose em caso de hipercalcemia ou hiperfosfatemia.

5.   Cinacalcete. É um fármaco calcimimético que aumenta a sensibilidade ao cálcio dos receptores de cálcio na glândula paratireoide, com consequente diminuição da secreção de PTH. Uma importante vantagem do cinacalcete é seu uso em pacientes com hiperparatireoidismo e altos níveis séricos de cálcio e/ou fósforo, nos quais seria contraindicada a administração de esteróis de vitamina D ativa para suprimir o PTH (os esteróis de vitamina D ativa aumentam a absorção GI de fósforo e podem agravar a hiperfosfatemia). O cinacalcete diminui comprovadamente os níveis de PTH em pacientes com DRC em estágios 3 e 4. Ainda não estão bem definidos os papéis relativos do cinacalcete em comparação com os esteróis de vitamina D para supressão do PTH em pacientes pré-diálise. Nos EUA, o rótulo do cinacalcete afirma que não é indicado o uso do fármaco em pacientes não submetidos a diálise, e as diretrizes para DMO-DRC do KDIGO 2009 não recomendam seu uso na população com DRC não submetida a diálise.

D.   Complicações eletrolíticas e acidobásicas. Várias anormalidades eletrolíticas podem surgir com o declínio da função renal. A mais importante é a hiperpotassemia. Também pode haver acidose, embora geralmente seja leve e o intervalo aniônico seja normal até que haja grave comprometimento da função renal. O tratamento da hiperpotassemia aguda é apresentado em outra parte do texto. Na doença crônica, em geral a hiperpotassemia é consequência da ingestão relativamente alta de potássio e, sobretudo, de episódios de ingestão exagerada de alimentos que contêm potássio, como frutas. Além disso, a hiperpotassemia é mais comum em pacientes tratados com inibidores da ECA, bloqueadores dos receptores de angiotensina ou antagonistas dos receptores de mineralocorticoides como a aldosterona. Também é mais comum em pacientes tratados com anti-inflamatórios não esteroides ou trimetoprima. Talvez o recente desenvolvimento de novos adsorventes gastrintestinais para evitar a absorção do potássio ingerido possibilite o uso mais amplo de antagonistas do sistema renina-angiotensina-aldosterona (SRAA).

A acidose metabólica crônica aumenta a reabsorção óssea e também foi associada a aumento da velocidade de evolução da DRC. O uso de bicarbonato de sódio é recomendado para manter o nível sérico de bicarbonato ≥ 22 mmol/ℓ. A quantidade habitual de bicarbonato de sódio a administrar é de 0,5 a 1,0 mmol/kg/dia. Vários pequenos ensaios randomizados mostraram que o tratamento com álcalis retarda o avanço da DRC.

IV.   PREPARO DE UM PACIENTE PARA DIÁLISE. As medidas incluem preparo para diálise ou transplante renal preemptivo; instituição de acesso vascular ou peritoneal; escolha do modo e local mais apropriados de diálise (*i. e.*, diálise peritoneal, centro ambulatorial de hemodiálise, hemodiálise domiciliar); vacinação; manejo nutricional contínuo, sobretudo para controle do fósforo; e prevenção de sobrecarga hídrica e hipertensão. Eles são discutidos com mais detalhes no próximo capítulo.

Referências e leitura sugerida

Agarwal R, et al. Chlorthalidone for poorly controlled hypertension in chronic kidney disease: an interventional pilot study. *Am J Nephrol.* 2014;39:171–182.

American Diabetes Association. Executive summary: standards of medical care in diabetes—2012. *Diabetes Care.* 2012;35(suppl 1):S4–S10.

Brown DL, Masselink AJ, Lalla CD. Functional range of creatinine clearance for renal drug dosing: a practical solution to the controversy of which weight to use in the Cockcroft-Gault equation. *Ann Pharmacother.* 2013;47:1039–1044.

Daugirdas JT, ed. *Handbook of Chronic Kidney Disease Management.* Wolters Kluwer; Philadelphia, 2011.

Deedwania PC. Statins in chronic kidney disease: cardiovascular risk and kidney function. *Postgrad Med.* 2014;126:29–36.

Eckardt KU, et al. Evolving importance of kidney disease: from subspecialty to global health burden. *Lancet.* 2013;382:158–169.

Fink HA, et al. Screening for, monitoring, and treatment of chronic kidney disease stages 1 to 3: a systematic review for the U.S. Preventive Services Task Force and for an American College of Physicians Clinical Practice Guideline. *Ann Intern Med.* 2012;156:570–581.

Goff DC Jr, et al. 2013 ACC/AHA Guideline on the Assessment of Cardiovascular Risk: *J Am Coll Cardiol.* 2014;63;2935–2959. Downloadable CV Risk calculator in Excel format: http://static.heart.org/ahamah/risk/Omnibus_Risk_Estimator.xls. Accessed April 28, 2014.

Ix JH, et al. Equations to estimate creatinine excretion rate: the CKD epidemiology collaboration. *Clin J Am Soc Nephrol.* 2011;6:184–191.

James PA, et al. 2014 evidence-based guideline for the management of high blood pressure in adults: report from the panel members appointed to the Eighth Joint National Committee (JNC 8). *JAMA* 2014;311:507–520.

Katsiki N, et al. Ezetimibe therapy for dyslipidemia: an update. *Curr Pharm Des.* 2013;19:3107–3114.

Kidney Disease: Improving Global Outcomes (KDIGO) Anemia Work Group. KDIGO Clinical Practice Guideline for Anemia in Chronic Kidney Disease. *Kidney Int Suppl.* 2012;2:279–335.

Kidney Disease: Improving Global Outcomes (KDIGO) CKD-MBD Work Group. KDIGO clinical practice guideline for the diagnosis, evaluation, prevention, and treatment of chronic kidney disease-mineral and bone disorder (CKD-MBD). *Kidney Int.* 2009;76(suppl 113):S1–S130.

Kidney Disease: Improving Global Outcomes Lipid Guideline Development Work Group Members. KDIGO Clinical Practice Guideline for Lipid Management in CKD: summary of recommendation statements and clinical approach to the patient. *Kidney Int Suppl.* 2013;3:259–305.

Levey AS, et al. The definition, classification, and prognosis of chronic kidney disease: a KDIGO Controversies Conference report. *Kidney Int.* 2011;80:7–28.

Levey AS, Coresh J. Chronic kidney disease. *Lancet.* 2012;379:165–180

Levey AS, Inker LA, Coresh J. GFR estimation: from physiology to public health. *Am J Kidney Dis.* 2014;63:820–834.

Macgregor MS, Methven S. Assessing kidney function. In: Daugirdas JT, ed. *Handbook of Chronic Kidney Disease Management.* Philadelphia, PA: Wolters Kluwer; 2011:1–18.

National Kidney Foundation (NKF). KDOQI clinical practice guidelines for bone metabolism and disease in chronic kidney disease. *Am J Kidney Dis.* 2003;42(4 suppl 3):S1–S201.

Palmer SC, Strippoli GF. Proteinuria: does vitamin D treatment improve outcomes in CKD? *Nat Rev Nephrol.* 2013;9:638–640.

Ptinopoulou AG, Pikilidou MI, Lasaridis AN. The effect of antihypertensive drugs on chronic kidney disease: a comprehensive review. *Hypertens Res.* 2013;36:91–101.

Sharp Collaborative Group. Study of Heart and Renal Protection (SHARP): randomized trial to assess the effects of lowering low-density lipoprotein cholesterol among 9,438 patients with chronic kidney disease. *Am Heart J.* 2010;160:785–794.

Stone NJ, et al. 2013 ACC/AHA guideline on the treatment of blood cholesterol to reduce atherosclerotic cardiovascular risk in adults: a report of the American College of Cardiology/American Heart Association Task Force on Practice Guidelines. *Circulation.* 2014;129(25 suppl 2):S1–S45.

2

Manejo dos Estágios 4 e 5 da Doença Renal Crônica | Preparo para Transplante, Diálise ou Cuidados Conservadores

Ajay Singh e Jameela Kari

Quando um paciente alcança o estágio 4 da doença renal crônica (DRC), com taxa de filtração glomerular estimada ajustada para a superfície corpórea (TFGe/1,73 m^2) < 30 mℓ/min, deve estar sob os cuidados de um nefrologista. O ideal é que também participe de um programa pré-diálise multiprofissional que inclua orientação do paciente e da família, a escolha precoce da modalidade adequada de terapia de substituição renal e, caso se cogite a diálise, a criação eletiva de acesso. A vantagem da programação dos cuidados é o início planejado de diálise ambulatorial em um paciente preparado sob o ponto de vista mental e físico. É provável que essa conduta diminua o número de dias de internação hospitalar no primeiro mês após o início da diálise e propicie substancial economia.

I. ESCOLHA DA MODALIDADE

A. Orientações ao paciente. É essencial explicar ao paciente as várias opções disponíveis quando há necessidade de terapia de substituição renal. O paciente obteria melhor resultado com algum tipo de diálise, o transplante preemptivo ou a continuação do manejo conservador? Em alguns casos, em virtude da extrema debilidade do paciente ou de outros motivos, a diálise pode não ser a opção adequada, e o manejo conservador pode ser a melhor escolha. É melhor iniciar essas discussões ainda no estágio 4 da DRC, bem antes do estágio 5.

B. Opções de terapia de substituição renal (Tabela 2.1)

1. **Transplante preemptivo.** O transplante oferece sobrevida maior que as modalidades de diálise oferecidas na atualidade. No entanto, pode não ser indicado para um paciente com problemas graves de adesão aos medicamentos. Em geral, o transplante preemptivo tem maior taxa de sucesso que o transplante iniciado após hemodiálise (Kallab, 2010) e, por esse motivo, discussões sobre a viabilidade do transplante e a avaliação para o transplante devem começar bem antes de qualquer necessidade de diálise, geralmente quando a TFGe/1,73 m^2 ainda está bem acima de 10 mℓ/min (Kupin, 2011).

2. **Diálise: comparação entre tratamento domiciliar e em centro de diálise.** A escolha da terapia da doença renal em estágio terminal (DRCT) depende do que é oferecido na comunidade local. Uma das principais decisões a tomar é se o paciente virá à clínica periodicamente para diálise (hemodiálise nesse caso) ou se ele prefere a independência da diálise em casa, com um sistema de hemodiálise ou diálise peritoneal (DP) domiciliar. Sem dúvida, o transporte é um ponto muito importante, assim como a estrutura domiciliar, o apoio de parentes interessados que poderiam ajudar como cuidadores, e os aspectos técnicos, como a qualidade da água e a eletricidade.

   Estudos observacionais mostram menores taxas de mortalidade em pacientes em hemodiálise domiciliar que em centros de hemodiálise, às vezes drasticamente menores, mesmo após ajuste para comorbidades comuns e com tempos

Tabela 2.1	Opções de tratamento em pacientes que necessitam de terapia de substituição renal.		
Modalidade	**Descrição**	**Vantagens**	**Desvantagens**
Transplante preemptivo	Transplante de doador vivo ou cadáver antes da necessidade de diálise	Melhora da sobrevida em comparação com a diálise convencional Menor custo a longo prazo	Logística para encontrar um doador adequado Necessidade de adesão aos imunossupressores
Hemodiálise domiciliar	Três a 6 vezes/semana, durante o dia ou à noite Em geral, assistida por um parente ou cuidador Raramente, por um profissional de saúde	As evidências sugerem melhor qualidade de vida e melhor controle do fosfato e da pressão arterial quando realizada mais de 3 vezes/semana ou em sessões de 8 a 10 h, 3 a 3,5 noites por semana Também pode reduzir a hipertrofia ventricular esquerda	A casa é transformada em um hospital Exaustão do parceiro Algumas terapias exigem a modificação do sistema de água da casa Descarte da água Custo
Diálise peritoneal (DP) domiciliar	Cicladora automática, com realização da maioria das trocas durante a noite	Independência, relativa simplicidade	Necessidade de administrar grandes volumes de líquido de DP Exposição a grandes quantidades de glicose
Hemodiálise noturna em centro de diálise	Três sessões semanais noturnas de 7 a 9 h (ou, menos comum, em noites alternadas) realizadas em centro de diálise (assistidas pela equipe ou com autocuidado)	Aumento acentuado do tempo de diálise com melhor controle do fosfato, da pressão arterial e da anemia Não é necessário transformar a casa do paciente em uma clínica O paciente dorme durante a diálise	Deixar a casa vazia nas noites de diálise Viagem até a unidade, horário relativamente inflexível
Hemodiálise convencional em centro de diálise	Assistida por equipe (a norma) ou autocuidado	Pouco tempo despendido com a diálise A equipe é responsável por todo o trabalho	Viagem até a unidade; horário relativamente inflexível A frequência de diálise pode ser insuficiente
Adiamento da diálise	Dieta com quantidade muito pequena de proteínas suplementada com cetoanálogos, manejo criterioso de líquidos	Pode adiar a diálise por cerca de 1 ano em pacientes idosos com poucas comorbidades (sem insuficiência cardíaca, diabetes)	Custo dos cetoanálogos
Cuidados paliativos	Manejo conservador sem diálise	Adequados para os pacientes nos quais não há expectativa de prolongamento significativo da vida pela diálise ou que apresentam comorbidades graves	Possível redução da expectativa de vida

Modificada de Tattersall JE, Daugirdas JT. Preparing for dialysis. In: Daugirdas JT, ed. *Handbook of Chronic Kidney Disease Management.* Philadelphia, PA: Wolters Kluwer Health, Lippincott Williams & Wilkins, 2011:511–523.

totais semelhantes de diálise semanal. Parte dessa vantagem da diálise domiciliar pode ser explicada por um viés de seleção que não se levou em conta, pois os pacientes que assumem a responsabilidade da diálise domiciliar geralmente têm uma firme atitude positiva, boa adesão e forte estrutura de apoio de cuidadores e/ou parentes, fatores associados por si sós a maior sobrevida. As taxas de mortalidade com a hemodiálise em centro de diálise são semelhantes às observadas com a DP domiciliar, portanto, a escolha da modalidade domiciliar ou em centro de diálise deve ser baseada principalmente nas preferências do paciente em comparação com a expectativa de benefício para a sobrevida.

3. **Hemodiálise diária de curta duração.** Normalmente, a hemodiálise, domiciliar ou em centro de diálise, é realizada em sessões de 3 a 5 h 3 vezes/semana. Alguns estudos observacionais mostraram melhor controle da pressão arterial, melhor nutrição (ganho de peso, aumento do apetite e dos níveis de albumina) e melhor controle da anemia quando o mesmo tempo total de diálise é dividido em cinco ou seis sessões semanais. No único ensaio randomizado de tamanho médio realizado, o estudo FHN, no qual os pacientes foram randomizados para seis sessões semanais, mas, na verdade, foram submetidos a uma média de apenas cinco, constatou-se redução da hipertrofia ventricular esquerda, melhora da função física (esses foram os dois desfechos primários do estudo FHN), menor grau de hipertensão e pequena melhora do controle do fósforo sérico nos indivíduos submetidos a diálises mais frequentes durante 1 ano. Não houve melhora da albumina sérica, das medidas nutricionais nem do controle da anemia (FHN Trial Group, 2010). O Capítulo 16 apresenta os detalhes de vários esquemas de hemodiálise diária de curta duração. De modo geral, a hemodiálise frequente é realizada em casa e raras vezes é oferecida em centro de diálise ou unidades de autocuidado. A popularidade da hemodiálise diária de curta duração está crescendo, sobretudo com a oferta de máquinas de uso fácil, destinadas ao tratamento domiciliar.

4. **Hemodiálise noturna de longa duração.** Na hemodiálise diária de curta duração, o número de horas semanais de diálise geralmente é semelhante, ou apenas um pouco superior, ao tempo semanal da diálise convencional realizada 3 vezes/semana em centro de diálise. Na diálise noturna, o tempo semanal de diálise costuma ser bem maior, pois a duração típica de cada sessão é de 7 a 9 h. Quando a diálise noturna é realizada em centro de diálise, a frequência habitual é de 3 vezes/semana, e o tempo de diálise é de 24 h por semana em comparação com as 12 h semanais habituais dos esquemas convencionais. A diálise noturna domiciliar pode ser realizada 3 vezes/semana, em noites alternadas, ou até mesmo de 5 a 6 vezes/semana, com aumento considerável das horas semanais de tratamento em relação à terapia convencional. O Capítulo 16 expõe com mais detalhes a diálise noturna de longa duração.

5. **Diálise peritoneal.** Por sua simplicidade, a DP oferece aos pacientes uma terapia domiciliar com bem poucas exigências relativas a sistemas especiais de água e tempo de montagem do equipamento simples. A porcentagem aproximada de pacientes que preferem a DP à hemodiálise é de 12% nos EUA e de 20 a 30% no Canadá. Existem duas opções de DP para o paciente: diálise peritoneal ambulatorial contínua (DPAC), na qual o paciente faz 4 a 5 trocas manuais por dia, e diálise peritoneal automatizada (DPA, na qual o paciente conecta-se a uma máquina à noite e as trocas são realizadas automaticamente durante o sono). Os capítulos sobre DP deste manual abordam com mais detalhes os benefícios relativos de cada tipo de DP.

Com frequência, a DP é preferível em:
- Lactentes ou crianças muito novas
- Pacientes com doença cardiovascular grave
- Pacientes com dificuldades de acesso vascular (p. ex., diabéticos)
- Pacientes que desejam maior liberdade para viajar
- Pacientes que optam pela diálise domiciliar, mas não dispõem de uma pessoa adequada para ajudá-los

As contraindicações incluem peritônio inadequado pela existência de aderências, fibrose ou câncer. Além disso, com o passar do tempo, um número considerável de pacientes apresenta aumento da taxa de transporte da membrana peritoneal, cuja consequência é a ultrafiltração insatisfatória. A mortalidade de pacientes diabéticos tende a ser maior com a DP que com a hemodiálise, embora essa tendência pareça ter diminuído nos últimos anos. Uma importante causa de abandono da DP são os frequentes episódios de peritonite. O esgotamento (*burnout*) do paciente também é importante.

O custo da DP é menor que o da hemodiálise, sobretudo nos países em desenvolvimento. Além disso, possibilita independência e liberdade para viajar e não limita os pacientes a horários predeterminados de hemodiálise em um centro de diálise, embora a hemodiálise domiciliar propicie maior flexibilidade de horário. A DP pode não ser a melhor opção para pacientes que não tenham mentalidade do tipo "faça você mesmo" ou que não disponham de estabilidade ou apoio social e familiar em casa para pôr em prática o programa de DP. Alguns pacientes simplesmente preferem um programa de hemodiálise com três ou mais períodos bem definidos por semana durante os quais eles podem "dar por encerrada" a diálise, ficando livres de outras responsabilidades com a diálise. Alguns pacientes também apreciam a socialização que ocorre em muitas unidades de hemodiálise e a interação pessoal periódica com a equipe e outros pacientes.

Nos últimos anos houve vários avanços da DP, incluindo o aperfeiçoamento dos sistemas de desconexão, com consequente diminuição das taxas de peritonite. Além disso, a depuração melhorou com o uso da DPA. Dispõe-se de novas soluções de DP, inclusive soluções que contêm glicose com pequena quantidade de produtos de degradação da glicose, além de soluções que usam aminoácidos ou icodextrina como agente osmótico.

6. **Adiamento da diálise.** Em alguns pacientes, sobretudo idosos, sem problemas graves de sobrecarga hídrica, é possível adiar a necessidade de diálise por prescrição de dieta com restrição muito grande de proteínas e suplementada com cetoácidos (Brunori, 2007). Em pacientes idosos cuidadosamente selecionados para esse tipo de tratamento, a necessidade de diálise foi adiada, em média, por 1 ano.

7. **A opção de não fazer diálise: cuidados paliativos.** Não há contraindicações absolutas à diálise. Em alguns estados, existe jurisprudência que garante o direito à diálise de qualquer pessoa que deseje fazê-la a despeito da gravidade de outros problemas clínicos. Quando um paciente é incapaz de expressar seus próprios pensamentos e quando há divergência de opiniões na família acerca da conveniência do início do suporte à vida por diálise, o comitê de ética do hospital pode ajudar.

A U.S. Renal Physicians Association publicou uma diretriz clínica sobre interromper ou nunca iniciar a diálise em determinados pacientes (Renal Physicians Association, 2010), constituída de 10 recomendações para pacientes adultos e 9 para crianças. Essas diretrizes enfatizam as decisões compartilhadas, o consentimento ou a recusa livre e esclarecida, a estimativa do prognóstico e uma prova de diálise de duração limitada quando houver indicação. A Tabela 2.2 resume as recomendações para adultos. Às vezes, os pacientes com doença avançada em outro sistema além do renal, ou com câncer, foram excluídos da diálise crônica. Por exemplo, pacientes com hepatopatia avançada podem ter ascite, encefalopatia, diátese hemorrágica e hipotensão arterial. Esses problemas concomitantes podem dificultar o acesso, e a diálise pode causar hipotensão arterial excessiva ou não corrigir a sobrecarga hídrica associada a eles. A diálise pode ser fútil em alguns desses pacientes. A futilidade é um princípio ético que pode ser usado para tomar a decisão lógica de não iniciar a diálise. Por outro lado, alguns desses pacientes podem alcançar boa qualidade de vida e "remissão" da insuficiência de outros sistemas afetados com a retirada de líquidos, o equilíbrio eletrolítico e a melhora da nutrição obtidos por manejo multiprofissional da DRCT.

Tabela 2.2	Diretrizes clínicas da Renal Physicians Association (para pacientes adultos).

Decisão compartilhada de início e interrupção apropriados da diálise

1. Desenvolver uma relação médico-paciente para decisão compartilhada
2. Informar detalhadamente o diagnóstico, o prognóstico e todas as opções de tratamento aos pacientes com lesão renal aguda (LRA), DRC em estágios 4 e 5 e DRCT
3. Oferecer a todos os pacientes com LRA, DRC em estágio 5 ou DRCT uma estimativa específica do prognóstico de acordo com sua condição geral
4. Instituir planejamento antecipado dos cuidados
5. Se apropriado, dispensar a diálise (não iniciar ou interromper) em pacientes com LRA, DRC ou DRCT em determinadas situações bem definidas
6. Considerar a dispensa da diálise em pacientes com LRA, DRC ou DRCT com prognóstico muito sombrio ou nos quais a diálise não seja segura
7. Considerar um ensaio de diálise de duração limitada em pacientes que necessitam de diálise, mas têm prognóstico incerto, ou nos quais não seja possível chegar a um consenso sobre a diálise
8. Estabelecer um processo sistemático adequado para resolução de conflitos se houver discordância acerca da decisão relativa à diálise
9. Para melhorar os desfechos centrados no paciente, oferecer cuidados e intervenções paliativas a todos os pacientes com LRA, DRC e DRCT que sofrem os ônus de sua doença
10. Adotar uma conduta sistemática para informar sobre o diagnóstico, o prognóstico, as opções de tratamento e as metas de cuidados

C. **Idosos e diálise.** Nos EUA e em outros países, o grupo etário com necessidade de diálise que mais cresce é o dos idosos longevos (pacientes com mais de 80 anos). Nesse grupo, o acesso não é particularmente difícil, e em casos difíceis usaram-se com êxito cateteres venosos com anel (*cuff*). A restrição de tempo não é um problema, e esses indivíduos costumam chegar ávidos pelo tratamento. Com frequência, o transporte é oferecido por moradias assistidas, residências geriátricas ou programas municipais. Muitas vezes, uma alta taxa de adesão a todos os aspectos do tratamento compensa a maior prevalência de comorbidades (cardíaca, vascular, câncer) e ajuda a obter bons resultados. Desse modo, muitos idosos colocados em diálise continuam a ter boa qualidade de vida e usufruem de melhora documentada de várias medidas de desfecho em saúde.

D. **Adolescentes em diálise.** Adolescentes em hemodiálise ou DP podem ter problemas importantes. As preocupações incluem depressão e frustração com a prescrição médica, conflitos interpessoais com parentes, baixa frequência escolar por causa das inúmeras admissões hospitalares e pressão dos colegas motivada pela impossibilidade de participar de esportes escolares. As manifestações desses problemas podem ser afeto plano (limitação das interações sociais e fuga da comunicação), não adesão a medicamentos e dieta e falta às consultas na clínica. O apoio psicológico e os serviços sociais são essenciais.

II. **ASPECTOS DO ACESSO PARA DIÁLISE.** O acesso preferido para hemodiálise é a fístula arteriovenosa (AV). É importante preservar ao máximo possível as veias nos dois braços de todos os pacientes com previsão de terapia de substituição renal. Todas as punções venosas devem ser feitas no dorso da mão, quando possível. Deve-se evitar ao máximo o uso de cateter central de inserção periférica (PICC), pois são frequentes os problemas futuros na saída do acesso. Como as veias de alguns pacientes são frágeis, é importante a criação precoce do acesso, isto é, 6 a 9 meses antes do início previsto da diálise. A antecipação mínima de 6 meses possibilita a correção de fluxo insatisfatório ou a criação de outra fístula caso a primeira não seja adequada. Os problemas de acesso vascular são analisados com detalhes em vários capítulos deste livro.

O cateter para diálise peritoneal deve ser implantado no mínimo 2 semanas antes do início previsto da diálise. No passado, recomendava-se a criação de fístula AV como opção de segurança em pacientes que optavam pela DP. Embora esse procedimento não seja mais recomendado, ainda é praticado em alguns centros. Nas situações em que há necessidade de início urgente de diálise, uma tendência recente é implantar um cateter peritoneal, que então possibilita o controle inicial da uremia por DP e ganha tempo para a criação subsequente de uma fístula AV.

III. QUANDO INICIAR A DIÁLISE

A. **Síndrome urêmica.** A síndrome urêmica é caracterizada por sinais e sintomas decorrentes de efeitos tóxicos dos altos níveis sanguíneos de escórias nitrogenadas e outros resíduos.

1. **Sintomas.** Os pacientes urêmicos costumam apresentar náuseas e, com frequência, vômitos logo depois de despertar. Eles podem perder o apetite a tal ponto que a simples ideia de comer causa mal-estar. Muitas vezes sentem-se cansados, fracos e/ou frios. Há alteração do estado mental; a princípio, podem surgir apenas leves alterações da personalidade, porém mais tarde ocorre confusão e, por fim, coma.

2. **Sinais.** Atualmente, os sinais de uremia são menos comuns, pois os pacientes procuram o médico em um estágio relativamente precoce da uremia. Todavia, alguns pacientes urêmicos que apresentam atrito pericárdico ou evidências de derrame pericárdico, com ou sem tamponamento, podem ter pericardite urêmica, que exige diálise urgente. A ocorrência de pé ou mão em gota pode indicar neuropatia motora urêmica, enfermidade que também responde à diálise. Tremor, asterixe, mioclonia multifocal ou convulsões são sinais de encefalopatia urêmica. Há prolongamento do tempo de sangramento, o que pode ser um problema no paciente que necessita de cirurgia.

3. **Sinais e sintomas: uremia *versus* anemia.** Vários sinais e sintomas que antes eram atribuídos exclusivamente à uremia podem ser causados, em parte, pela anemia associada. Quando a anemia de pacientes com DRC melhora com eritropoetina, é frequente a diminuição acentuada da fadiga e o aumento concomitante da sensação de bem-estar e da tolerância ao exercício físico. Também pode haver melhora do tempo de sangramento, da angina de peito e da função cognitiva.

4. **Relação entre síndrome urêmica e TFGe.** A síndrome urêmica é comum quando a TFGe/1,73 m^2 cai abaixo de 8 a 10 mℓ/min. No entanto, de acordo com os resultados de um ensaio controlado randomizado, o estudo "IDEAL" (Cooper, 2010), a antecipação planejada do início da diálise (hemodiálise ou DP) foi associada a aumento do custo sem melhora da qualidade de vida nem da sobrevida. No estudo "IDEAL", a TFGe/1,73 m^2 média estimada pela equação do MDRD no grupo de "início precoce" foi de 9,0 mℓ/min, enquanto no grupo de "início tardio" foi de 7,2 mℓ/min. Houve cruzamentos frequentes no grupo de "início tardio", pois a intenção era aguardar uma TFGe menor para iniciar a diálise. Os resultados desse estudo destacam que, quando a TFGe/1,73 m^2 é de aproximadamente 7 mℓ/min, os sintomas atribuíveis à uremia ou à sobrecarga hídrica não são incomuns e os profissionais de saúde costumam considerar que há necessidade de diálise.

B. **Indicações de diálise na doença crônica.** De modo geral, a diálise é iniciada em pacientes adultos quando a TFGe/1,73 m^2 cai para cerca de 8 mℓ/min. No entanto, a avaliação da necessidade de diálise deve começar com um nível maior de TFGe/1,73 m^2, provavelmente em torno de 10 a 12 mℓ/min, às vezes maior. Os pacientes com insuficiência cardíaca e TFGe limítrofe podem ter problemas de retenção de líquido refratária e necessidade de antecipar o início da diálise. A Tabela 2.3 apresenta as condições que podem indicar o início relativamente precoce da diálise.

É preciso observar que a pericardite ou pleurite sem outra causa é indicação de diálise urgente, sobretudo a pericardite, que está associada ao risco de desenvolvimento rápido de derrame pericárdico e tamponamento cardíaco. A disfunção

Tabela 2.3   Complicações que podem levar ao início imediato de terapia de substituição renal.[a]

Excesso de volume extracelular e/ou hipertensão intratáveis
Hiperpotassemia refratária à restrição alimentar e ao tratamento farmacológico
Acidose metabólica refratária ao tratamento com bicarbonato
Hiperfosfatemia refratária ao aconselhamento nutricional e ao tratamento com quelantes de fósforo
Anemia refratária ao tratamento com eritropoetina e ferro
Declínio inexplicado da funcionalidade ou do bem-estar
Emagrecimento recente ou deterioração do estado nutricional, sobretudo se acompanhado de náuseas, vômitos ou outra indicação de gastroduodenite

Indicações urgentes

Disfunção neurológica (p. ex., neuropatia, encefalopatia, transtorno psiquiátrico)
Pleurite ou pericardite sem outra explicação
Diátese hemorrágica caracterizada por tempo de sangramento prolongado

[a] Modificada das diretrizes para hemodiálise satisfatória da National Kidney Foundation's 2006 Kidney Disease Outcomes Quality Initiative (KDOQI).

neurológica, especialmente os sinais de encefalopatia (asterixe) ou neuropatia urêmica, também é uma indicação de diálise imediata, bem como o prolongamento do tempo de sangramento, que poderia acarretar hemorragia gastrintestinal ou de outro tipo. A maioria dessas indicações urgentes ocorre em pacientes com agudização da insuficiência renal crônica. Os Capítulos 10 e 24 discorrem sobre outras questões relativas à diálise aguda.

Referências e leitura sugerida

Brunori G, et al. Efficacy and safety of a very-low-protein diet when postponing dialysis in the elderly: a prospective randomized multicenter controlled study. *Am J Kidney Dis.* 2007;49:569–580.
Cooper BA, et al. IDEAL Study: a randomized, controlled trial of early versus late initiation of dialysis. *N Engl J Med.* 2010;363:609–619.
Devine PA, Aisling EC. Renal replacement therapy should be tailored to the patient. *Practitioner.* 2014;258:19–22.
FHN Trial Group. In-center hemodialysis six times per week versus three times per week. *N Engl J Med.* 2010;363:2287–2300.
Hussain J, Flemming K, Johnson M. "It's a lot easier to say yes than no"—decision making in end stage kidney disease. *BMJ Support Palliat Care.* 2014;4(suppl 1):A3.
Iyasere O, Brown EA. Determinants of quality of life in advanced kidney disease: time to screen? *Postgrad Med J.* 2014;90:340–347.
Kallab S, et al. Indications for and barriers to preemptive kidney transplantation: a review. *Transplant Proc.* 2010;42:782–784.
Kupin WR. Pre-emptive kidney transplantation. In: Daugirdas JT, ed. *Handbook of Chronic Kidney Disease Management.* Philadelphia, PA: Wolters Kluwer Health, Lippincott Williams & Wilkins; 2011:511–523.
Lo WK, et al. Preparing patients for peritoneal dialysis. *Perit Dial Int.* 2008; 28(suppl 3):S69–S71.
Low J, et al. The experiences of close persons caring for people with chronic kidney disease stage 5 on conservative kidney management: contested discourses of ageing. *Health (London).* 2014.
Luckett T, et al. Advance care planning for adults with CKD: a systematic integrative review. *Am J Kidney Dis.* 2014;63(5):761–770.
Mehrotra R, et al. Patient education and access of ESRD patients to renal replacement therapies beyond in-center hemodialysis. *Kidney Int.* 2005;68:378–390.
Renal Physicians Association. *Shared Decision Making in the Appropriate Imitation of and Withdrawal from Dialysis.* 2nd ed. Rockville, MD: Renal Physicians Association; 2010.
Shih YC, et al. Impact of initial dialysis modality and modality switches on Medicare expenditures of end-stage renal disease patients. *Kidney Int.* 2005;68:319–329.
Song MK, et al. Randomized controlled trial of SPIRIT: an effective approach to preparing African-American dialysis patients and families for end of life. *Res Nurs Health.* 2009;32:260–273.
Traynor JP, et al. Early initiation of dialysis fails to prolong survival in patients with end-stage renal failure. *J Am Soc Nephrol.* 2002;13:2125–2132.

Parte 2

Hemodepuração

3 Princípios Fisiológicos e Modelo da Cinética da Ureia

John T. Daugirdas

A diálise é um processo no qual a composição de solutos de uma solução, A, é alterada pela exposição desta solução a uma segunda solução, B, através de membrana semipermeável. Em teoria, pode-se comparar a membrana semipermeável a uma lâmina perfurada por orifícios ou poros. As moléculas de água e os solutos de baixo peso molecular nas duas soluções conseguem atravessar os poros da membrana e se misturar, mas solutos maiores (como as proteínas) não conseguem atravessar a barreira semipermeável, e a quantidade de solutos de alto peso molecular de cada lado da membrana mantém-se inalterada.

I. MECANISMOS DE TRANSPORTE DE SOLUTOS. Os solutos que atravessam os poros da membrana são transportados por dois mecanismos diferentes: difusão e ultrafiltração (convecção).

   A. Difusão. O movimento dos solutos por difusão é consequência do movimento molecular aleatório. Quanto maior é o peso molecular de um soluto, mais lento é o transporte através de uma membrana semipermeável. As moléculas pequenas, que se movimentam em alta velocidade, colidem frequentemente com a membrana e sua velocidade de transporte por difusão através da membrana é alta. As moléculas grandes, até mesmo aquelas que conseguem atravessar com facilidade os poros da membrana, difundem-se lentamente, pois se movimentam com baixa velocidade e colidem com a membrana com baixa frequência (Figura 3.1).

   B. Ultrafiltração. O segundo mecanismo de transporte de solutos através de membranas semipermeáveis é a ultrafiltração (transporte por convecção). As moléculas de água são pequeníssimas e atravessam todas as membranas semipermeáveis. A ultrafiltração ocorre quando a água, impelida por uma força hidrostática ou osmótica, é empurrada através da membrana (Figura 3.1). Esses solutos que atravessam facilmente os poros da membrana são arrastados junto com a água (um processo denominado "arrasto pelo solvente"). A água empurrada através da membrana é acompanhada por esses solutos em concentrações semelhantes às originais. São processos análogos ao vento que, quando sopra, varre as folhas e a poeira, e às correntes oceânicas que levam peixes pequenos e grandes. Os solutos maiores, sobretudo aqueles maiores que os poros da membrana, são retidos. A membrana atua como uma peneira para esses solutos grandes.

   1. Ultrafiltração hidrostática

      a. Pressão transmembrana. Durante a hemodiálise, a água (com solutos pequenos) desloca-se do sangue para o dialisato no dialisador em consequência do gradiente de pressão hidrostática entre os compartimentos de sangue e de dialisato. A velocidade de ultrafiltração depende da diferença de pressão total através da membrana (calculada como a pressão no compartimento de sangue menos a pressão no compartimento de dialisato).

      b. Coeficiente de ultrafiltração (K_{UF}). A permeabilidade das membranas do dialisador à água, embora alta, pode variar bastante em função da espessura da

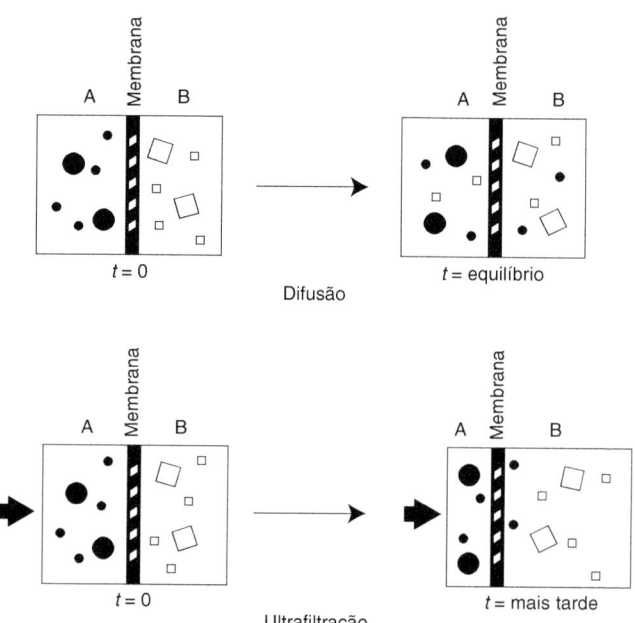

FIGURA 3.1 Processos de difusão **(acima)** e ultrafiltração **(abaixo)**. Conforme mostrado, nos dois processos, os solutos de baixo peso molecular atravessam a membrana semipermeável, enquanto os solutos maiores são retidos.

membrana e do tamanho dos poros. A permeabilidade de uma membrana à água é indicada por seu coeficiente de ultrafiltração, K_{UF}, definido como o número de mililitros de líquido por hora que será transferido através da membrana por cada mmHg de gradiente de pressão transmembrana.

2. **Ultrafiltração osmótica.** É descrita no Capítulo 21.

3. **Finalidade da ultrafiltração.** A ultrafiltração durante a diálise é realizada com a finalidade de remover a água acumulada, seja pela ingestão de líquidos, seja pelo metabolismo dos alimentos durante o período interdialítico. Habitualmente, um paciente em diálise 3 vezes/semana ganha de 1 a 4 kg entre as sessões (a maior parte de água), que tem de ser removida durante 3 a 4 h de diálise. Os pacientes com sobrecarga hídrica aguda podem necessitar de remoção mais rápida. Desse modo, as necessidades clínicas de ultrafiltração costumam variar de 0,5 a 1,2 ℓ/h.

4. **Uso de ultrafiltração para promover a depuração de solutos**

   a. **Hemofiltração e hemodiafiltração.** Embora a remoção de um soluto por difusão dependa de seu tamanho, todos os solutos ultrafiltrados menores que os poros da membrana são removidos quase na mesma velocidade. Esse princípio levou ao uso da *hemofiltração*, uma técnica na qual grande quantidade de ultrafiltração (mais que o necessário para eliminar o excesso de líquido) é combinada à infusão de líquido de reposição para remover solutos. Embora a hemodiálise e a hemofiltração costumem remover quantidades semelhantes de solutos pequenos como a ureia (PM 60), a hemofiltração consegue remover muito mais solutos maiores e pouco difusíveis, como a inulina (PM 5.200). Às vezes, a hemodiálise e a hemofiltração são combinadas. Esse procedimento é denominado hemodiafiltração.

C. **Remoção de compostos ligados a proteínas.** Os rins normais eliminam bases e ácidos orgânicos ligados a proteínas. Esses compostos, por estarem ligados a proteínas, são filtrados em pequeno grau e, portanto, não passam pelo glomérulo (Sirich, 2013). Entretanto, na rede de capilares peritubulares, essas substâncias são separadas da albumina e captadas pelas células tubulares proximais. Em seguida, são secretadas no lúmen tubular e excretadas na urina. Outros compostos ligados a proteínas (ligados à albumina e a proteínas pequenas) são filtrados no glomérulo com suas proteínas transportadoras. No túbulo proximal, as proteínas filtradas são catabolizadas com os compostos ligados.

A concentração plasmática dessas substâncias ligadas a proteínas aumenta bastante nos pacientes em diálise (Sirich, 2013), mas a associação entre altos níveis sanguíneos dessas substâncias e mortalidade não é totalmente clara (Melamed, 2013). A remoção por hemodiálise de compostos ligados a proteínas depende da porcentagem da fração "livre" do composto no plasma (fração exposta à diálise). Além disso, a remoção depende da velocidade de reposição da fração livre pelos compostos ligados a proteínas. A hemodiálise convencional remove uma pequena parte das substâncias fortemente ligadas a proteínas com baixa fração livre no plasma.

II. **REMOÇÃO DE SOLUTOS DA PERSPECTIVA DO DIALISADOR.** Na prática clínica, a caixa que contém duas soluções na Figura 3.1 representa o dialisador, que contém sangue e solução de diálise. Esta última é constituída de água altamente purificada acrescida de sódio, potássio, cálcio, magnésio, cloreto, bicarbonato e glicose. A solução de diálise não contém as escórias de baixo peso molecular que se acumulam no sangue urêmico. Quando o sangue urêmico é exposto à solução de diálise, o fluxo desses solutos residuais do sangue para o dialisato é inicialmente muito maior que o refluxo do dialisato para o sangue. Por fim, se o sangue e o dialisato permanecessem em contato estático através da membrana, a concentração de escórias capazes de passar para o dialisato acabaria por se igualar à do sangue e a reabsorção de escórias cessaria. O transporte bidirecional através da membrana continuaria, mas as taxas de saída e de retorno seriam iguais. Na prática, durante a diálise, impede-se o equilíbrio da concentração, e o gradiente de concentração entre o sangue e o dialisato é maximizado por preenchimento contínuo do compartimento de dialisato com nova solução de diálise e por substituição do sangue dialisado por sangue não dialisado. Normalmente, o sentido do fluxo da solução de diálise é oposto ao sentido do fluxo sanguíneo (Figura 3.2). A finalidade do fluxo em "contracorrente" é maximizar a diferença de concentração de escórias entre o sangue e o dialisato em todas as partes do dialisador.

A. **Razão de extração.** A Figura 3.3 mostra a representação esquemática de um dialisador e seus efeitos sobre a concentração de nitrogênio ureico sérico (NUS) no sangue que entra e sai do dialisador. A razão de extração é a porcentagem de redução de ureia (ou de qualquer outro soluto) ao atravessar o dialisador. No caso apresentado, com fluxo de sangue (Q_B) de 400 mℓ/min, o NUS na entrada é de 100 mg/dℓ e a concentração na saída é de 40 mg/dℓ; portanto, a razão de extração é de 60% (100 − 40)/100. A razão de extração não é afetada pelo nível de NUS na entrada. Nas mesmas condições, se o nível de NUS na entrada fosse de 200 mg/dℓ, o NUS na saída seria de 80 mg/dℓ, e se o NUS na entrada fosse igual a 10, o NUS na saída seria igual a 4.

A razão de extração é afetada pelo fluxo do sangue através do dialisador (Figura 3.4). Caso o fluxo fosse reduzido de 400 para 200 mℓ/min, o NUS na saída diminuiria de 40 para 12 mg/dℓ. Caso o fluxo de sangue fosse reduzido para 1 mℓ/min, o NUS na saída seria muito baixo, cerca de 1 mg/dℓ, e se fosse usado um fluxo muito alto de sangue, 20 ℓ/min, o NUS na saída aumentaria para cerca de 97 mg/dℓ. Quanto mais rápido o sangue flui através do dialisador, menor é o tempo que permanece no filtro. O compartimento de sangue do dialisador tem capacidade aproximada de 100 mℓ, portanto, se o fluxo for de 400 mℓ/min, o sangue permanece por cerca de 15 s no

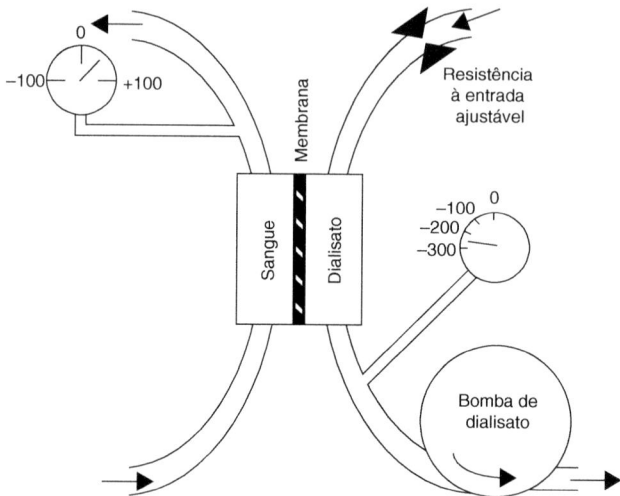

FIGURA 3.2 Dialisador, no qual o sangue flui em um sentido e a solução de diálise flui em sentido oposto. A pressão hidrostática através da membrana (e a ultrafiltração) é ajustada por variação da resistência à entrada da solução de diálise.

dialisador. Ao reduzir o fluxo para 200 mℓ/min, o tempo de trânsito dobra, para 30 s; desse modo, há mais tempo para "limpar" o sangue e o nível de ureia no sangue que sai do dialisador é de apenas 12 mg/dℓ. Ao reduzir o fluxo para 1 mℓ/min, o sangue permaneceria 100 min no dialisador e, ao sair, a concentração de ureia seria muito baixa. Por outro lado, com um fluxo muito alto, muito maior do que seria possível alcançar na prática, por exemplo, 20.000 mℓ/min, o sangue permaneceria apenas 0,3 s no dialisador. Ainda assim, a concentração de ureia ao sair seria menor que ao entrar, em torno de 97 mg/dℓ. Na verdade, o dialisador é uma "máquina de lavar", e quanto menos tempo o sangue permanece na máquina, menor é a porcentagem de escórias removidas de determinado volume de sangue.

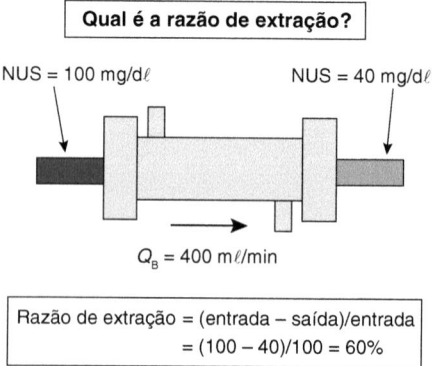

Qual é a razão de extração?

NUS = 100 mg/dℓ NUS = 40 mg/dℓ

Q_B = 400 mℓ/min

Razão de extração = (entrada – saída)/entrada
= (100 – 40)/100 = 60%

FIGURA 3.3 Razão de extração de ureia pelo dialisador como função da concentração de ureia na entrada e na saída.

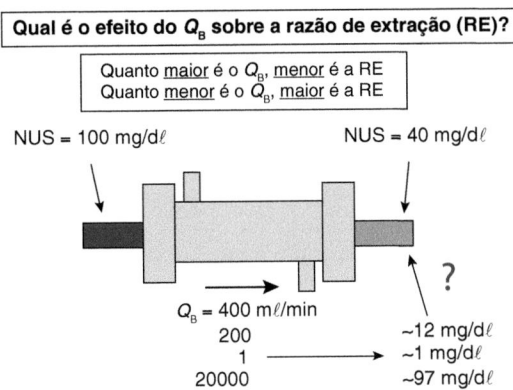

FIGURA 3.4 Efeito do fluxo de sangue sobre o NUS no sangue que sai do dialisador.

B. **Conceito de depuração.** Como mostra a Figura 3.5, o sangue que sai do dialisador pode ser considerado de dois modos. Pode-se considerar todo o volume e a porcentagem de redução de soluto nesse volume, ou pode-se separar o fluxo que sai do dialisador em dois – no primeiro fluxo, a concentração de soluto é igual à concentração de entrada, e no segundo fluxo, toda a ureia foi removida. Pode-se considerar que houve uma razão de extração ou redução do NUS de 60% no volume total de saída, ou pode-se considerar que a ureia foi totalmente removida de 60% do líquido que atravessa o dialisador. Se misturarmos o fluxo inalterado com o fluxo depurado, a concentração de ureia será 60% menor que na entrada do dialisador. É possível calcular qual seria a taxa relativa necessária do fluxo inalterado e do fluxo depurado para alcançar o balanço de massa. Nesse caso, a taxa do fluxo depurado é de apenas 60% do fluxo

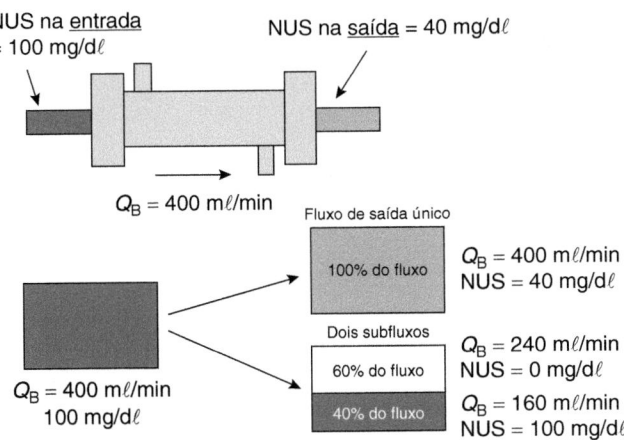

FIGURA 3.5 Conceito de depuração do dialisador. O sangue que sai do dialisador pode ser visto de dois modos: (1) como um fluxo de saída com redução de 60% da concentração de soluto (de 100 para 40 mg/dℓ) ou (2) como dois subfluxos: a concentração de um subfluxo é mantida igual à inicial, enquanto o soluto é totalmente removido do outro subfluxo. A taxa do subfluxo depurado é a "depuração" do dialisador e é igual à razão de extração multiplicada pelo fluxo de sangue.

de entrada. Caso o fluxo de entrada fosse de 400 mℓ/min, a taxa do fluxo depurado seria 0,60 × 400 = 240 mℓ/min, e a taxa do fluxo inalterado seria 160 mℓ/min. Assim, a razão de extração do dialisador de 60% é traduzida por uma depuração do dialisador de 0,6 × fluxo de entrada de sangue (Q_B), ou 240 mℓ/min. A depuração geralmente é abreviada como "K" ou "K_D". A abreviação de fluxo é "Q"; o fluxo de sangue, "Q_B" e o fluxo de dialisato, "Q_D".

1. **Efeito do fluxo de sangue no dialisador na razão de extração e sobre a depuração.** Agora podemos analisar os efeitos do fluxo sanguíneo (Q_B) sobre a depuração do dialisador (K_D). Na Tabela 3.1, vemos que quando o fluxo sanguíneo é muito baixo, 50 mℓ/min, a limpeza do sangue é muito boa por causa do longo tempo de permanência no dialisador, e a concentração de ureia na saída é de apenas 1 mg/dℓ, com uma razão de extração de 99%. No entanto, o volume de sangue depurado é limitado pelo fluxo de 50 mℓ/min; embora haja depuração de 99% do sangue, 99% de 50 mℓ/min é um valor baixo. Quando o fluxo de sangue é aumentado, a depuração da ureia é parcial por causa do menor tempo de permanência no dialisador; embora a razão de extração caia à medida que o fluxo de sangue aumenta, o volume de sangue cuja ureia é removida continua aumentando enquanto a fluxo aumenta. Por fim, quando o fluxo de sangue é muito alto, 20.000 mℓ/min, a depuração nesse exemplo específico é de 600 mℓ/min, embora haja remoção de apenas 3% do NUS.

2. **Coeficiente de área de transferência de massa (K_0A).** Se a razão de extração permanecesse constante em 60%, a duplicação do fluxo de sangue duplicaria a depuração. No entanto, a eficiência da remoção cai com fluxos de sangue maiores e, portanto, a depuração não aumenta com a Q_B em razão de 1:1. Por fim, a depuração estabiliza-se quando o fluxo de sangue é muito alto. A depuração máxima teórica de um dialisador (para determinado soluto) com fluxos infinitos de sangue e de dialisato é denominada coeficiente de área de transferência de massa (K_0A) e tem unidades de mℓ/min. Para o dialisador na Tabela 3.1, o K_0A está próximo de 600 mℓ/min. O K_0A também tem um aspecto físico. É o múltiplo de duas grandezas: K_0, o coeficiente de permeabilidade da membrana do dialisador para determinado soluto, e A, a área de superfície efetiva total da membrana no dialisador. A duplicação da área de superfície da membrana em um dialisador quase duplica o K_0A. Dois dialisadores com áreas de superfície iguais não têm necessariamente o mesmo K_0A, pois os valores do K_0 das membranas usadas nesses dialisadores podem ser bem diferentes. O K_0 pode ser aumentado por adelgaçamento da membrana, ajuste de sua porosidade e otimização do trajeto do dialisato no dialisador usando fios separadores e outros recursos.

A Figura 3.6 mostra a relação entre o fluxo de sangue (Q_B), no eixo horizontal, e a expectativa de depuração do dialisador (K_D), no eixo vertical. Cada isopleta (linha curva) corresponde a uma diferente eficiência do dialisador, expressa como K_0A. Os valores de K_0A na Figura 3.6 variam de 300 a 1.600 mℓ/min. Atualmente, o K_0A da maioria dos dialisadores em uso destinados a adultos varia de 800 a 1.600.

Tabela 3.1	Efeito do fluxo de sangue no dialisador sobre a razão de extração e a depuração (NUS inicial = 100 mg/dℓ).		
Q_B (mℓ/min)	**NUS final (mg/dℓ)**	**Razão de extração (RE, %)**	**K_D (RE × Q_B)**
50	1	99	50
200	12	88	176
400	40	60	240
500	48	52	260
20.000	97	3	600

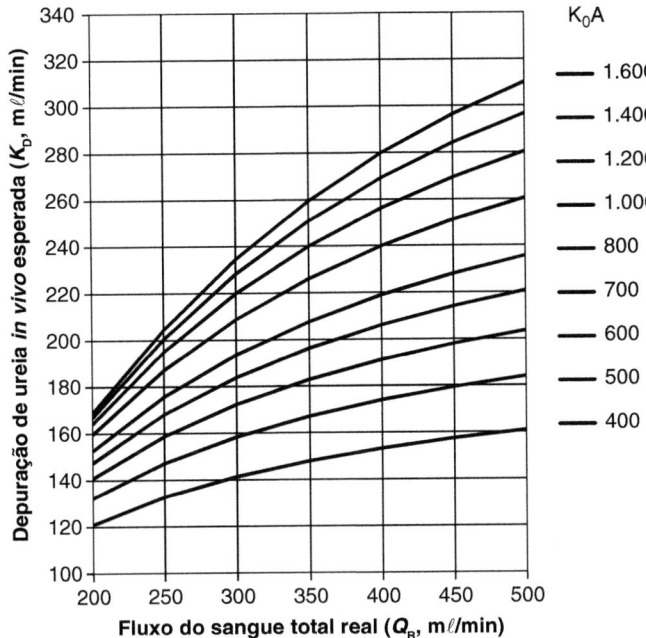

FIGURA 3.6 Relação entre o fluxo de sangue (Q_B) e a depuração de ureia da porção aquosa do sangue (K) como função da eficiência do dialisador (K_0A). Cada isopleta (linha curva) representa um dialisador diferente com um valor de K_0A diferente. Para usar o nomograma, encontre o fluxo do sangue no eixo horizontal, suba até o K_0A do dialisador usado, e leia a depuração de ureia esperada no eixo vertical. Os valores teóricos da depuração foram ajustados para se aproximarem mais dos valores esperados *in vivo*.

Essa figura mostra que, à medida que o fluxo sanguíneo aumenta, a depuração aumenta, mas esse aumento tende a se estabilizar. Pode-se observar que quando a Q_B é baixa (~200 mℓ/min), os dialisadores com K_0A de 800 a 1.600 mℓ têm depurações semelhantes. Isso ocorre porque nesse baixo fluxo de sangue, eles estão extraindo quase toda a ureia do sangue que entra no dialisador. Os benefícios de um dialisador de "alta eficiência" (alto K_0A) tornam-se aparentes principalmente quando o fluxo de sangue é alto. Então, os dialisadores com membranas mais finas e mais eficientes são capazes de manter a taxa de extração elevada, o que maximiza o aumento da depuração do dialisador.

3. **Cálculo da taxa de remoção de soluto.** Quando uma solução uniforme atravessa o dialisador, é possível calcular a taxa de remoção (em mg/min ou mmol/min) de determinado soluto. Por exemplo, se o NUS na entrada for de 1 mg/mℓ e a depuração de ureia no sangue for de 240 mℓ/min, estamos removendo 240 mg/min de nitrogênio ureico do paciente.

4. **Efeito das hemácias.** No conceito de depuração descrito anteriormente, o sangue era tratado como um líquido simples. No entanto, isso não é verdade. Quando o hematócrito é de 30%, o fluxo sanguíneo de 400 mℓ/min corresponde, na verdade, a um fluxo plasmático de 280 mℓ/min e um fluxo de hemácias de 120 mℓ/min. Na entrada e na saída do dialisador são medidos os níveis plasmáticos de determinada escória. A existência de hemácias não é um problema importante para a ureia, pois ela entra e sai rapidamente das hemácias por difusão. Por exemplo, se o nível plasmático de nitrogênio ureico na saída for de 40 mg/dℓ, a concentração

de ureia nas hemácias também terá sido reduzida para aproximadamente esse nível. No caso da creatinina, do fósforo e de muitos outros solutos, o problema é mais complexo, pois não há equilíbrio rápido dessas substâncias entre o plasma e as hemácias. Na verdade, a quantidade de creatinina ou de fósforo retirada das hemácias durante a passagem pelo dialisador é muito pequena. Ao calcular a taxa de remoção de creatinina ou fósforo em mg/min ou mmol/min, é necessário usar o fluxo plasmático em lugar do fluxo de sangue.

5. **Efeito da porção aquosa do sangue.** Como já foi dito, a ureia está dissolvida nas hemácias e na parte aquosa do plasma e é removida de ambos durante a passagem pelo dialisador. A água constitui aproximadamente 93% do plasma (dependendo da concentração de proteínas) e cerca de 72% de uma hemácia. Parte da ureia associa-se à porção não aquosa das hemácias. Em média, a ureia está dissolvida em um volume equivalente a aproximadamente 86% do sangue. A correção para a porção aquosa do sangue é importante quando se usa a depuração do dialisador para calcular a magnitude da retirada de ureia durante uma sessão de diálise.

No caso de solutos como a creatinina e o fósforo, que são removidos apenas do compartimento plasmático ao atravessarem o dialisador, o volume de retirada corresponde a cerca de 93% do fluxo plasmático. O aumento do hematócrito (p. ex., de 20% para 40%) causa uma redução pequena e trivial da depuração de ureia da porção aquosa do sangue, mas está associado a redução considerável da depuração de creatinina ou fósforo por causa do efeito do hematócrito sobre o fluxo plasmático.

6. **Efeito do fluxo da solução de diálise.** A depuração de ureia (e de outros solutos) do dialisador também depende do fluxo da solução de diálise. Fluxos mais rápidos da solução de diálise aumentam a eficiência de difusão da ureia do sangue para o dialisato, embora o efeito geralmente seja modesto. O fluxo habitual da solução de diálise é de 500 mℓ/min. Um fluxo de 800 mℓ/min aumenta cerca de 5 a 8% a depuração da ureia quando se usa um dialisador de alta eficiência e quando o fluxo de sangue é maior que 350 mℓ/min. Por outro lado, em aplicações diárias, noturnas ou em unidade de terapia intensiva (UTI), o fluxo do dialisato é consideravelmente menor que 500 mℓ/min. Essa diminuição do fluxo do dialisato pode causar considerável redução da depuração pelo dialisador. O fluxo ideal da solução de diálise é de 1,5 a 2,0 vezes o fluxo do sangue. Além disso, o aumento da eficiência é bem pequeno, sobretudo com alguns dos novos dialisadores nos quais o trajeto da solução de diálise foi otimizado.

7. **Efeito do peso molecular na depuração por difusão.** Como os solutos de alto peso molecular movem-se lentamente através das soluções, difundem-se pouco através da membrana. Por conseguinte, a razão de extração de moléculas maiores que a ureia é menor que a da ureia; além disso, para calcular a depuração, é preciso multiplicar essa menor razão de extração pelo fluxo plasmático, e não pelo fluxo de sangue.

8. **Moléculas muito grandes.** As moléculas muito grandes, como a β_2-microglobulina (PM 11.800), não conseguem atravessar em absoluto os poros das membranas de diálise convencionais (baixo fluxo). Portanto, a depuração de β_2-microglobulina pelo dialisador será zero! As membranas de "alto fluxo" têm poros de tamanho suficiente para deixar passar essas moléculas grandes. Além disso, algumas membranas de diálise removem a β_2-microglobulina por adsorção.

9. **Eficiência *versus* fluxo do dialisador.** Por eficiência do dialisador, entende-se basicamente a capacidade de remover pequenos solutos. O K_0A da ureia é o melhor indicador da eficiência do dialisador. O fluxo de um dialisador refere-se à capacidade de remover moléculas muito grandes como a β_2-microglobulina. Não existe uma única medida em uso comum para especificar o fluxo, embora se possa usar a permeabilidade à água (K_{UF}). De modo geral, a permeabilidade

à água dos dialisadores de alto fluxo é maior que 15 a 20 mℓ/h por mmHg. Pode haver um dialisador pequeno e de baixa eficiência (K_0A = 400 mℓ/min) (p. ex., para uso em crianças) com alto fluxo, ou um dialisador de alta eficiência (K_0A = 1.200 mℓ/min) com baixo fluxo e que remove muito bem a ureia, mas não remove a β_2-microglobulina.

III. **REMOÇÃO DE SOLUTOS DA PERSPECTIVA DO PACIENTE**
  A. **Importância da ureia.** A medida da remoção de solutos durante a hemodiálise concentra-se na ureia. A ureia é produzida pelo fígado a partir do nitrogênio dos aminoácidos, via amônia, e é o modo principal de excreção de escórias nitrogenadas do organismo. A ureia é uma molécula pequena, com peso molecular de 60 Da e levemente tóxica. A geração de ureia é proporcional ao catabolismo de proteínas, indicado pela taxa de aparecimento de nitrogênio proteico (PNA). Em pacientes estáveis, o PNA é proporcional ao aporte nutricional de proteínas. Com o auxílio de um modelo matemático conhecido como cinética da ureia, é possível calcular tanto a taxa de remoção quanto a taxa de produção de ureia. A magnitude da retirada de ureia é uma medida da adequação da diálise, enquanto a quantidade ureia gerada estima o aporte nutricional de proteína.
  B. **Perfil semanal de nitrogênio ureico sérico.** A diálise promove uma diminuição típica de 70% do nível de NUS pré-diálise, de modo que o nível de NUS pós-diálise corresponde a 30% do valor pré-diálise. Durante o período interdialítico subsequente (supondo um programa de três sessões semanais de diálise), o nível de NUS aumenta e alcança quase o mesmo valor observado antes do primeiro tratamento. O resultado é um padrão serrilhado. O nível médio de NUS ao longo do tempo (TAC) pode ser calculado matematicamente como a área sob a curva serrilhada dividida pelo tempo. Tanto o nível de NUS pré-diálise quanto o nível de NUS TAC indicam o equilíbrio entre a produção e a remoção de ureia. Para determinado nível de diálise, o NUS pré-diálise e o NUS TAC aumentam se a geração de ureia (g) aumentar e diminuem se g diminuir. Além disso, qualquer que seja a taxa de geração de ureia, os níveis de NUS pré-diálise e NUS TAC aumentam se a frequência de diálise diminuir ou caem se a frequência de diálise aumentar.
  C. **Armadilhas na análise de NUS pré-diálise ou NUS TAC.** As primeiras tentativas de criar um modelo da adequação da diálise concentraram-se no NUS pré-diálise e no NUS TAC. Acreditava-se que a terapia era satisfatória desde que os níveis de NUS pré-diálise ou NUS TAC estivessem adequadamente baixos. Entretanto, constatou-se que os níveis baixos de NUS pré-diálise ou NUS TAC estavam associados a altas taxas de mortalidade e eram, na maioria das vezes, um reflexo do aporte inadequado de proteínas, e não de diálise satisfatória.
  D. **Índices de remoção de ureia**
    1. **Taxa de redução da ureia (URR).** Atualmente, a principal medida de adequação da diálise é a taxa de redução da ureia (URR) relacionada com o tratamento. O cálculo é feito da seguinte maneira: suponha que o nível de NUS seja 60 mg/dℓ antes da diálise e 18 mg/dℓ após a diálise. A redução relativa do nível de NUS (ou ureia) é $(60 - 18)/60 = 42/60 = 0,70$. Por convenção, a URR é expressa como porcentagem; portanto, o valor da URR nesse exemplo seria de 70%.
      Unidades SI: suponha que o nível sérico de ureia seja 21 mmol/ℓ antes da diálise e 6,4 mmol/ℓ após a diálise. A redução relativa do nível de ureia é $(21 - 6,4)/21 = 14,6/21 = 0,70$.
    2. ***Kt/V* de ureia.** Foi popularizado por Gotch e Sargent em sua reanálise do National Cooperative Dialysis Study (1985). Nesse estudo, constatou-se que um *Kt/V de ureia* < 0,8 estava associado a alta probabilidade de morbidade e/ou de insucesso do tratamento, enquanto um *Kt/V* > 1,0 estava associado a um bom desfecho. Principalmente por causa desse estudo, grupos de diretrizes recomendaram um

Kt/V mínimo de 1,2 para pacientes em um programa de três sessões semanais de hemodiálise.

O Kt/V *de ureia* é uma razão adimensional que representa o volume de plasma depurado de ureia (Kt) dividido pelo volume de distribuição de ureia (V). K é a depuração de ureia na porção aquosa do sangue (ℓ/h) pelo dialisador, t é a duração da sessão de diálise (horas, h) e V é o volume de distribuição de ureia (litros, ℓ), que é semelhante à água corporal total.

$K \times t = \ell/\text{h} \times \text{h} = \ell$

$V = \ell$

$(K \times t)/V = \ell/\ell$ = razão adimensional

Um Kt/V de 1,0 significa que $K \times t$, ou o volume total de sangue depurado durante a sessão de diálise, é igual a V, o volume de distribuição de ureia.

3. **Relação entre URR e *Kt/V*.** Para entender melhor essa relação, veja as Figuras 3.7 a 3.14. Em uma analogia com um tanque de peixes (Figura 3.7), se uma pessoa retirar um peixe de um tanque de 40 ℓ, drenar metade (20 ℓ) do volume e substituir o líquido drenado por 20 ℓ de água limpa, o volume substituído e limpo pode ser considerado como Kt. O volume do tanque é 40 ℓ, portanto Kt/V é igual a 20/40 ou 0,5. A razão de redução dos resíduos do peixe será de 50% depois da mistura de 20 ℓ de água limpa a 20 ℓ de água não limpa. Nessa situação, Kt/V = razão de redução dos resíduos de peixe = 0,5. Na Figura 3.8, a limpeza do tanque é mais completa. Ao retirar o peixe, todos os 40 ℓ (V) são drenados e substituídos por água limpa. Depois, o peixe é devolvido ao tanque. Nesse caso, o volume limpo é 40 ℓ, V = 40 ℓ, e Kt/V = 40/40 = 1,0; a razão de redução dos resíduos do peixe é de 100%. Nesse modelo, um Kt/V de 1,0 é uma diálise ou limpeza "perfeita"; que não se pode melhorar mais.

A Figura 3.9 mostra uma situação bastante diferente. Nesse caso, a limpeza ocorre sem retirar o peixe do tanque. Com um recipiente com capacidade de 1 ℓ, retire 1 ℓ de água suja e substitua por 1 ℓ de água limpa. A retirada de um pequeno

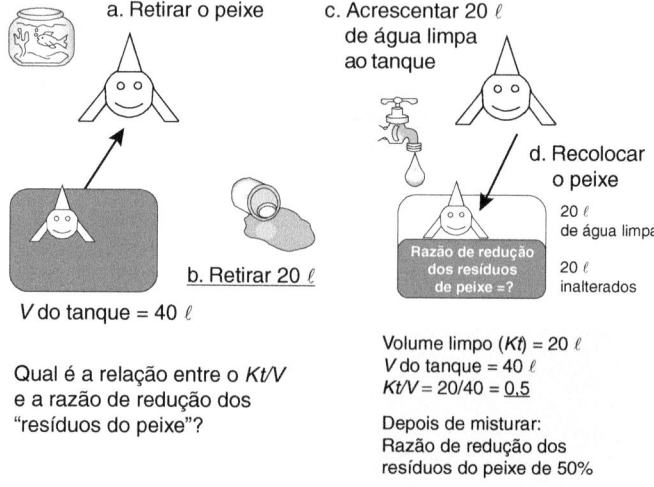

FIGURA 3.7 Depuração fracional de 50% (Kt/V = 0,5) em modelo de tanque de peixes com a retirada do peixe durante a limpeza. Observe que a razão de redução dos resíduos do peixe é de 50%, igual ao Kt/V.

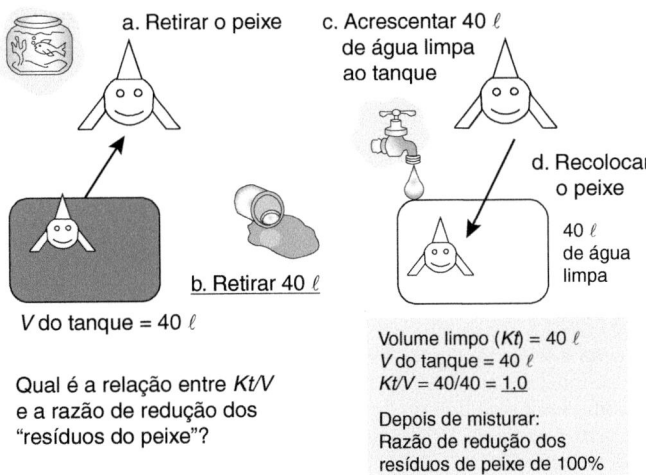

a. Retirar o peixe

b. Retirar 40 ℓ

V do tanque = 40 ℓ

Qual é a relação entre Kt/V
e a razão de redução dos
"resíduos do peixe"?

c. Acrescentar 40 ℓ
de água limpa
ao tanque

d. Recolocar
o peixe

40 ℓ
de água
limpa

Volume limpo (Kt) = 40 ℓ
V do tanque = 40 ℓ
Kt/V = 40/40 = 1,0

Depois de misturar:
Razão de redução dos
resíduos de peixe de 100%

FIGURA 3.8 Depuração fracional de 100% (Kt/V = 1,0) em modelo de tanque de peixes com a retirada do peixe durante a limpeza. A razão de redução dos resíduos do peixe é de 100%, igual ao Kt/V.

volume de cada vez mantém o peixe satisfeito e possibilita que continue no tanque durante a limpeza. Caso se faça isso 40 vezes, haverá "limpeza" de um total de 40 ℓ (40 × 1 ℓ), e o Kt será 40. Como o V também é 40, mais uma vez o Kt/V será 40/40 ou 1,0. Entretanto, nessa situação, a razão de redução dos resíduos do peixe é de apenas 63% em vez de 100%. Por quê? A cada ciclo de retirada/substituição de 1 ℓ, a concentração de resíduos do peixe no tanque diminui, de modo que o ciclo subsequente de retirada/substituição de 1 ℓ remove menos resíduos do peixe que o ciclo anterior. A diluição progressiva dos resíduos do peixe no tanque durante o processo de limpeza reduz a eficiência do processo e, nesse caso, um Kt/V de 1,0

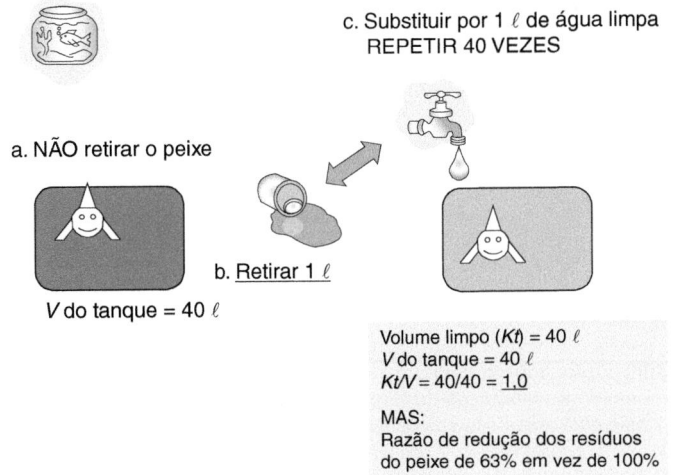

c. Substituir por 1 ℓ de água limpa
REPETIR 40 VEZES

a. NÃO retirar o peixe

b. Retirar 1 ℓ

V do tanque = 40 ℓ

Volume limpo (Kt) = 40 ℓ
V do tanque = 40 ℓ
Kt/V = 40/40 = 1,0

MAS:
Razão de redução dos resíduos
do peixe de 63% em vez de 100%

FIGURA 3.9 Depuração fracional de 100% (Kt/V = 1,0) em modelo de tanque de peixes sem retirar o peixe durante a limpeza. Nessa situação, a razão de redução dos resíduos do peixe é de apenas 63%.

não é mais uma limpeza perfeita e, ao fim, resta uma quantidade considerável de resíduos no tanque.

As Figuras 3.10 e 3.11 mostram isso de maneira mais formal. A Figura 3.10 apresenta uma situação análoga à da Figura 3.7, na qual o peixe foi retirado do tanque durante a limpeza. Aqui nós consideramos um tanque original que contém 40 ℓ e um dialisador "perfeito", de modo que a concentração final de ureia é sempre igual a zero. A concentração inicial de nitrogênio ureico no tanque de origem é de 80 mg/dℓ. Na Figura 3.10, o processo de limpeza é descontínuo. O líquido limpo é coletado em outro tanque, e a concentração de nitrogênio ureico no líquido limpo é igual a zero. Caso 20 ℓ de líquido atravessem esse dialisador ideal, o Kt é 20, e ao acrescentar esse líquido limpo ao tanque original, a URR será de 50%. Caso 40 ℓ de líquido atravessem esse dialisador ideal, o volume de Kt é 40 ℓ; ao acrescentar esse líquido totalmente limpo ao tanque original, a URR será de 100%. A ilustração inferior da Figura 3.10 mostra um gráfico da relação entre URR e Kt/V, que é simplesmente URR = Kt/V. A ilustração do meio mostra a concentração de nitrogênio ureico no líquido do tanque original que entra no dialisador à medida que a diálise progride. O NUS na entrada mantém-se de 80 mg/dℓ durante toda a diálise, o que torna esse processo extremamente eficiente.

A Figura 3.11 mostra a situação semelhante àquela em que o peixe continua no tanque. Nessa situação, a concentração de nitrogênio ureico (NU) do líquido que sai do dialisador ainda é zero, mas o líquido que sai do dialisador é reintroduzido no tanque original. Isso causa diluição contínua do NU no tanque original à medida que a diálise progride, e a concentração de NU na entrada do dialisador diminui com o tempo, como mostra a ilustração do meio. O sistema com retorno contínuo de líquido é muito menos eficiente que a manutenção do líquido em um tanque coletor até o fim da diálise. Com esse novo método, mesmo depois que os 40 ℓ atravessam nosso dialisador ideal ($Kt/V = 1,0$), embora a concentração de ureia na saída seja zero, ainda há ureia no tanque. A ilustração inferior na Figura 3.11 mostra a relação entre URR e Kt/V. A exemplo da analogia do tanque de peixes, quando Kt/V for 1,0, a URR será 0,63. Ainda que os 40 ℓ atravessem o dialisador uma segunda ($Kt/V = 2,0$) e uma terceira vez ($Kt/V = 3,0$), a concentração de ureia não será igual a zero e a URR ainda não será de 100%. Por causa desse fator de diluição, longas sessões de diálise tornam-se cada vez menos eficientes na retirada de solutos de pequeno peso molecular à medida que passa o tempo.

4. **Efeito de geração de ureia.** Na Figura 3.12, voltamos à limpeza do tanque de peixe. Caso se removam 40 ℓ, 40 vezes um litro, rapidamente, a razão de redução dos resíduos do peixe é de 63%, como já foi exposto. Entretanto, se a limpeza do tanque for *lenta*, o peixe continua a produzir resíduos enquanto limpamos o tanque. Se a "diálise" ou limpeza do tanque de peixe demorar 2 h, esperamos uma razão de redução de resíduos do peixe de 63%, mas encontramos uma razão de redução de apenas 61,5% por causa do resíduo adicional que o peixe produz no tanque durante o período de limpeza de 2 h. Do mesmo modo, se a limpeza durar 4 ou 8 h, o Kt/V de 1,0 resulta em uma razão de redução de resíduos de apenas 60% ou 57%, respectivamente. Por fim, se os 40 ℓ forem substituídos muito lentamente, ao longo de 24 h, temos um tipo de terapia renal substitutiva contínua, na qual o Kt/V de 1,0 por dia resulta em uma razão de redução de resíduos próxima de 0%. Isso significa que embora haja uma relação matemática entre URR e Kt/V, é preciso levar em conta a duração da sessão da diálise.

5. **Kt/V adicional associado à remoção de volume.** Por convenção, o Kt/V baseia-se no valor de V *após a diálise*. Com frequência, durante a diálise, há retirada de algum volume de líquido, de modo que o V pós-diálise é vários litros menor do que o valor inicial. Com a redução do volume de líquido, há remoção de alguns resíduos, que não é refletida por mudança na concentração. Para compreender melhor,

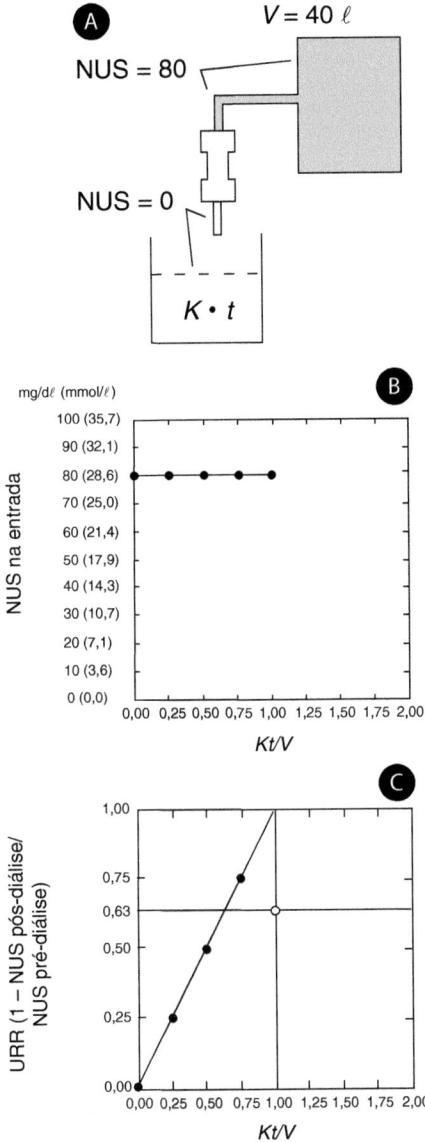

FIGURA 3.10 A. Modelo de volume fixo de remoção de ureia (não há geração de ureia) no qual o líquido do dialisador é desviado para um tanque coletor e só é misturado com o tanque original do "corpo" no fim da diálise. Nessa ilustração, o fluxo de sangue é igual à depuração do dialisador, pois estamos considerando que o dialisador seja perfeito. **B.** A concentração de NUS (*i. e.*, nitrogênio ureico sérico) na entrada do dialisador mantém-se constante (80 mg/dℓ [~28 mmol/ℓ] nesse exemplo) durante toda a diálise. **C.** Nesse modelo, *Kt/V* = URR e *Kt/V* = 1,0 representa uma diálise perfeita (remoção de todas as toxinas). (Reproduzida de Daugirdas JT. Urea kinetic modeling tutorial. *Hypertens Dial Clin Nephrol*. Disponível em: http://www.hdcn.com.)

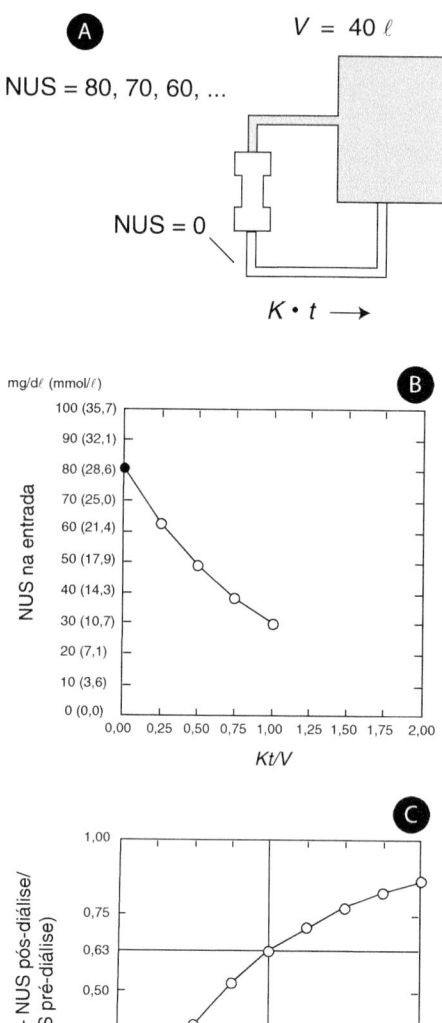

FIGURA 3.11 A. Outro modelo de volume fixo, exceto pelo fato de que dessa vez o líquido de saída do dialisador é continuamente reintroduzido no tanque durante toda a diálise. Como mostrado em **B**, há queda exponencial do NUS na entrada, com consequente redução da eficiência da diálise. **C.** Com o retorno contínuo da saída, alcança-se uma URR de apenas 0,63 quando o volume total do tanque (*V*) atravessa o dialisador, com *Kt/V* = 1,0. (Reproduzida de Daugirdas JT. Urea kinetic modeling. *Hypertens Dial Clin Nephrol*. Disponível em: http://www.hdcn.com.)

Efeito da geração de ureia na relação entre *Kt/V* e URR
(peixe produzindo resíduos durante a limpeza do tanque)

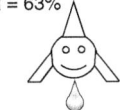

- Se você substituir 40 × 1 ℓ, a URR esperada é de 63%
- Se você fizer isso rapidamente, URR = 63%
- Durante 2 h: URR ~61,5%
- Durante 4 h: URR ~60%
- Durante 8 h: URR ~57%
- Contínua (TRSC): URR = 0%

FIGURA 3.12 Efeito da duração da sessão de diálise sobre a relação entre *Kt/V* e URR. Devido à produção contínua de resíduos de peixe (p. ex., geração de ureia) durante o processo de remoção, a URR para determinado *Kt/V* diminui à medida que aumenta a duração da sessão. TRSC, terapia renal de substituição contínua.

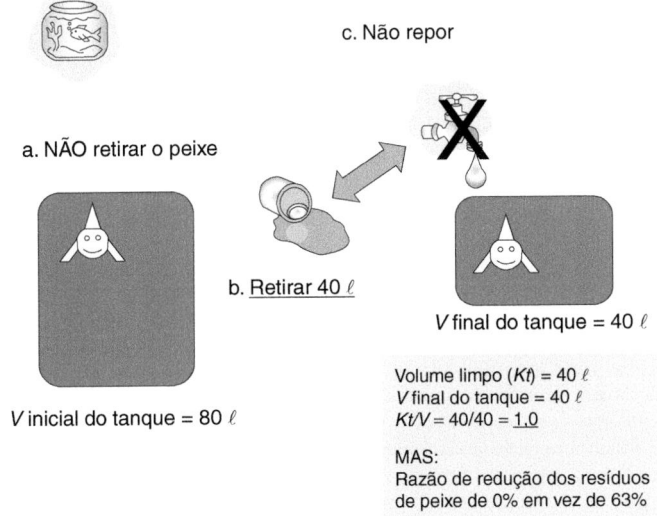

c. Não repor

a. NÃO retirar o peixe

b. Retirar 40 ℓ

V final do tanque = 40 ℓ

V inicial do tanque = 80 ℓ

Volume limpo (*Kt*) = 40 ℓ
V final do tanque = 40 ℓ
Kt/V = 40/40 = <u>1,0</u>

MAS:
Razão de redução dos resíduos de peixe de 0% em vez de 63%

FIGURA 3.13 Efeito da redução de volume na relação entre *Kt/V* e URR. A ureia (ou resíduo de peixe) removida no processo de contração de volume não será refletida na URR. *Kt/V* é calculado com base no valor de *V* após a diálise.

considere o caso extremo mostrado na Figura 3.13. Desta vez, começamos com um tanque de peixe que contém um volume de 80 ℓ e drenamos 40 ℓ sem fazer a reposição. Nós "depuramos" (*Kt*) 40 ℓ, e o volume pós-diálise do tanque é de 40 ℓ, portanto, o *Kt/V* é de 40/40 = 1,0, mas a razão de redução de resíduos é igual a zero. Assim, durante a redução do volume, nós sempre obtemos algum *Kt/V* adicional que não é refletido pela razão de redução de resíduos.

6. **Quantificação dos efeitos de geração de ureia e remoção de volume.** A Figura 3.14 mostra um nomograma que representa a relação entre *Kt/V* e URR, com ajuste para a geração de ureia e a remoção de volume. A linha tracejada é igual à linha na Figura 3.11C. Lembre-se de que um *Kt/V* de 1,0 foi associado a uma URR de 63%. Uma sessão de diálise com duração de 3,5 a 4 h diminui em aproximadamente

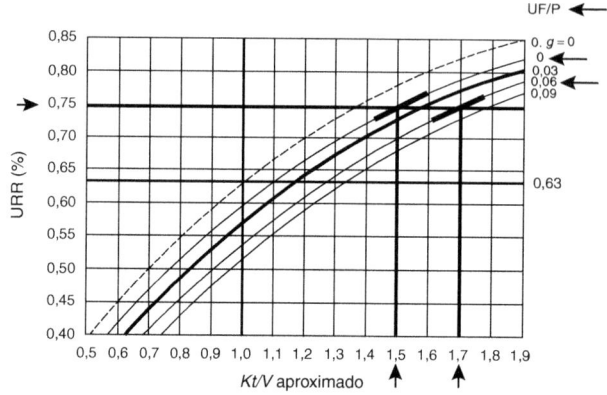

FIGURA 3.14 Relação real entre Kt/V e URR, levando em conta a geração de ureia e os efeitos da contração de volume. Agora observamos que um Kt/V de 1,0 corresponde a uma URR de 0,60 em vez de 0,63, por causa da geração de ureia. Na verdade, dependendo do volume de líquido removido, como porcentagem do peso corporal, é possível alcançar um Kt/V de 1,0 com URR de apenas 0,52, com URR média de 0,57 (a linha grossa representa a UF/P habitual de 3%). A URR de 75% pode corresponder a um Kt/V de 1,5 em um paciente sem remoção de líquido, ou a um Kt/V de 1,7 quando há remoção de 6% do peso corporal. (Reproduzida de Daugirdas JT. Urea kinetic modeling. *Hypertens Dial Clin Nephrol.* Disponível em: http://www.hdcn.com.)

0,03 a URR por causa da geração de ureia; portanto, por causa da geração de ureia, um Kt/V de 1,0 é tipicamente refletido por uma URR de cerca de 60% (em vez de 63%). As outras linhas à direita e abaixo da primeira linha curva contínua representam a relação entre URR e Kt/V quando há remoção considerável de líquido. A linha preta grossa mostra a relação quando se removem 3% do peso corporal, e as outras duas linhas mostram a relação quando a remoção de líquidos corresponde a, respectivamente, 6% ou 9% do peso corporal. Uma perda de 3% do peso (2,1 kg em paciente de 70 kg) pode ser considerada típica. Para encontrar a URR correspondente a um Kt/V de 1,2, ascende-se a partir de 1,2 no eixo horizontal até encontrar a isopleta preta grossa (linha curva) e, depois, segue-se para a esquerda até encontrar o eixo vertical. A interseção de 1,2 com a isopleta 0,03 corresponde a uma URR de 65%. É por esse motivo que as diretrizes que recomendam um Kt/V mínimo de 1,2 também recomendam uma URR mínima de 65%. Entretanto, a relação entre Kt/V e URR não foi totalmente estabelecida. Caso se removam 9% do peso corporal durante a diálise, a URR de 65% corresponde a um Kt/V de 1,4, e o 0,2 Kt/V extra provém da remoção de escórias que não se reflete em alteração da concentração. Do mesmo modo, pode-se obter um Kt/V de 1,2 em pacientes com taxa de remoção de líquidos de 9% com uma URR de apenas 58%. O gráfico mostra outros pontos de interesse correspondentes a uma URR de 75%. Quando a URR for de 75%, o Kt/V será de 1,5, 1,6, 1,7 ou 1,8 quando a remoção de líquidos for, respectivamente, de 0%, 3%, 6% ou 9% do peso.

Desenvolveram-se equações que podem traduzir aproximadamente a URR em Kt/V por ajuste de acordo com a duração da sessão (geração de ureia) e a remoção fracional de volume. Uma dessas equações (Daugirdas, 1995) é:

$$Kt/V = -\ln(R - 0,008 \times t) + (4 - 3,5 \times R) \times 0,55\, UF/V$$

Em que: ln é o logaritmo natural, *R* é a razão entre NUS pós-diálise e NUS pré-diálise, *t* é a duração da sessão (em horas), UF é o volume de líquido removido durante a diálise (em litros) e *V* é o volume de distribuição de ureia pós-diálise (em litros). O termo 0,008 × *t* ajusta a razão do NUS pós/pré-diálise, *R*, para a geração de ureia e é uma função da duração da sessão. O termo de geração de ureia, 0,008, pode ser otimizado ainda mais para programas de diálise ou datas de coleta de sangue fora do padrão (Daugirdas, 2013). O segundo termo de ajuste leva em conta o *Kt/V* adicional pela redução do *V* pós-diálise. Caso não se conheça *V*, pode-se usar uma estimativa antropométrica ou pode-se considerar que *V* seja 55% do peso pós-diálise (*P*). A expressão simplificada é:

$$Kt/V = -\ln(R - 0,008 \times t) + (4 - 3,5 \times R) \times UF/P$$

Essa foi a equação usada para produzir as curvas mostradas na Figura 13.14. *Desse modo, há uma relação matemática entre URR e* Kt/V *e ambos são determinados basicamente a partir dos níveis de NUS pré-diálise e pós-diálise. No entanto, o* Kt/V *também leva em consideração a ultrafiltração e a geração de ureia. Nenhum deles é superior ao outro como medida de desfecho.*

7. **Modelos de múltiplos compartimentos, sequestro e rebote de ureia.** O modelo apresentado na Figura 3.11 considera que a ureia esteja contida em um único compartimento corporal. Essa suposição leva a um declínio monoexponencial do NUS durante a diálise, como mostram os círculos brancos na Figura 3.11B, e a rebote mínimo após a interrupção da diálise. Na verdade, o perfil de NUS durante a diálise desvia-se da diminuição mostrada na Figura 3.11B e costuma ser mais baixo que o esperado (Figura 3.15). Logo após a interrupção da diálise, ocorre um rebote do NUS a níveis que não podem ser explicados pela geração de ureia pós-diálise (Figura 3.15). Essas observações sugerem que a ureia está sendo sequestrada em alguma parte durante a diálise. Como a ureia está sendo removida de um volume aparente menor durante a parte inicial da diálise, o NUS durante a fase inicial da diálise cai mais rapidamente que o esperado. Essa queda inicial inesperada do NUS durante as fases iniciais de uma sessão de diálise é denominada *sequestro* de ureia. Perto do fim da diálise, à medida que se desenvolve um gradiente de concentração entre o compartimento sequestrado e o compartimento acessível, a queda do nível de NUS torna-se mais lenta. Após o término da diálise, o movimento contínuo de ureia do compartimento sequestrado para o acessível causa o *rebote* de ureia pós-diálise (Figura 3.15).

a. **Modelo de fluxo sanguíneo regional.** A princípio, a explicação dada para o sequestro de ureia durante a diálise era a dificuldade para remover a ureia das células. Agora se demonstrou que a ureia é sequestrada durante a diálise nos tecidos, principalmente músculos, que contêm uma alta porcentagem da água corporal total e, portanto, de ureia, mas que recebem uma baixa porcentagem do débito cardíaco. Por causa da baixa razão entre o fluxo de sangue através desses tecidos e seu teor de ureia, a taxa de transferência de ureia dos tecidos para o dialisador pela circulação sanguínea central é lenta, o que causa seu sequestro.

b. **Implicações do sequestro e do rebote de ureia nas medidas de adequação.** A magnitude da retirada de ureia durante a diálise depende da média temporal da concentração de ureia na entrada do dialisador durante o tratamento. Se houver sequestro, a concentração média temporal será menor que a estimada, a partir dos valores pré-diálise e pós-diálise, por um modelo de um compartimento que, consequentemente, superestimará a remoção de ureia.

c. **O conceito de *Kt/V* equilibrado (*eKt/V*).** Após a diálise, a ureia difunde-se de volta dos locais de sequestro tecidual para o sangue, o que causa rebote pós-diálise, que está praticamente completo em 30 a 60 min. É possível medir o NUS

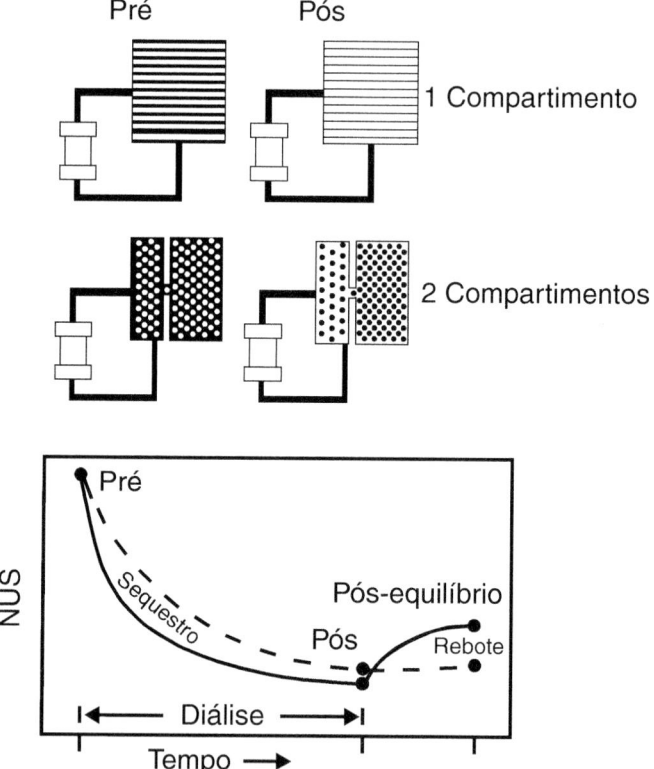

FIGURA 3.15 Os efeitos do sequestro de ureia na queda intradialítica dos níveis de NUS (sequestro de ureia) e o aumento pós-diálise de NUS (rebote). Quando ocorre sequestro, o nível intradialítico de NUS cai mais rapidamente que o esperado (sequestro) por causa da remoção inicial de um espaço aparente menor. Entretanto, após o término da diálise, a entrada contínua de ureia do espaço sequestrado no espaço proximal causa rebote de ureia. (Reproduzida de Daugirdas JT. Urea kinetic modeling. *Hypertens Dial Clin Nephrol.* Disponível em: http://www.hdcn.com.)

pós-diálise nesse momento e calcular a URR "verdadeira" ou equilibrada, que será menor que a URR baseada na amostra coletada logo após a diálise. A URR equilibrada pode ser traduzida em Kt/V equilibrado.

O grau de rebote de ureia depende da intensidade ou taxa de diálise em relação à área de superfície corporal. A taxa de diálise pode ser expressa como o número de unidades Kt/V por hora, ou (Kt/V) dividido por t em horas. Com base no modelo de ureia, pode-se usar uma fórmula modificada sugerida por Tatersall (1996) para prever a quantidade de rebote com base na taxa de diálise:

$$eKt/V = spKt/V \times Td/(Td + 30{,}7)$$

Em que: eKt/V é o Kt/V equilibrado, $spKt/V$ é o Kt/V em compartimento único e Td é a duração em minutos da sessão de diálise. O número 30,7 é uma constante de tempo. A constante que recomendamos, 30,7 min, baseia-se em dados do estudo HEMO (Daugirdas, 2009, 2013) e difere um pouco do valor de 35 min da sugestão original de Tattersall. A partir dessa equação, é possível calcular os valores de eKt/V correspondentes a um $spKt/V$ de 1,2 durante um período de 6, 3 ou 2 h.

spKt/V	t(h)	spKt/V por hora	Rebote	eKt/V
1,2	6	0,2	0,09	1,11
1,2	3	0,4	0,17	1,03
1,2	2	0,6	0,24	0,96

Como mostra a tabela, o eKt/V pode ser significativamente menor que o $spKt/V$, sobretudo durante tratamentos de diálise curtos. Talvez por isso, as diretrizes europeias de melhores práticas (European Best Practices) estabelecem seu Kt/V mínimo de 1,2 recomendado para diálise em termos de eKt/V, e não de $spKt/V$.

IV. **RECIRCULAÇÃO NO ACESSO.** Normalmente, o fluxo de sangue por um acesso AV varia em torno de 1 ℓ/min. A bomba de sangue, que normalmente direciona uma parte desse fluxo através do dialisador, é, em geral, ajustada com fluxo de 350 a 500 mℓ/min. Como o fluxo através do acesso vascular costuma exceder a demanda da bomba de sangue, geralmente todo o sangue que chega à bomba provém do acesso a montante do local da inserção da agulha. A concentração de ureia do sangue que entra no dialisador é igual à do acesso a montante e não ocorre recirculação no acesso (supondo, é claro, que as agulhas do acesso não tenham sido colocadas muito próximas uma da outra e que as posições das agulhas arterial e venosa não tenham sido acidentalmente invertidas. No enxerto ou fístula AV defeituosos pode haver diminuição acentuada do fluxo através do acesso, chegando a 350 a 500 mℓ/minuto ou menos. Nessas circunstâncias, parte do sangue que sai do dialisador inverte o fluxo através do acesso e entra novamente no dialisador. Então, o sangue que entra no dialisador é misturado ou "diluído" com o sangue que sai do dialisador. Esse fenômeno é denominado *recirculação do acesso*.

A. **Impacto da recirculação do acesso sobre a adequação da diálise.** A recirculação pode causar a diminuição de 5 a 40%, ou mais, da concentração de ureia no sangue que entra no dialisador. A magnitude da retirada de ureia no dialisador é igual ao volume de sangue depurado multiplicado pela concentração de ureia na entrada do dialisador. Embora a depuração do dialisador não se altere, a magnitude da retirada de ureia diminui, pois a concentração de ureia que entra no dialisador é menor. No caso de recirculação no acesso, uma amostra de sangue coletada na linha de entrada do sangue no dialisador ao fim da diálise contém um nível de ureia menor que o sangue a montante do paciente. Portanto, a concentração de ureia aparente pós-diálise será artificialmente baixa, e a URR e, por conseguinte, o $spKt/V$ serão superestimados.

B. **Como evitar o impacto da recirculação do acesso sobre a URR ou o spKt/V pela desaceleração do fluxo sanguíneo ou por interrupção do fluxo do dialisato ao fim da diálise antes da coleta de amostra de sangue.** Para garantir que a amostra de sangue coletada reflita o sangue do paciente, é necessário reduzir o fluxo da bomba de sangue a um valor (p. ex., 100 mℓ/min) que esteja seguramente abaixo do fluxo no acesso por um curto período de tempo (10 a 20 s). A redução do fluxo na bomba interrompe o fluxo retrógrado de sangue da saída para a entrada do dialisador e somente o sangue a montante entra na agulha arterial. A duração do fluxo lento depende do espaço morto entre a extremidade da agulha arterial e o acesso para coleta de amostra (em geral, cerca de 9 mℓ na maioria das linhas de sangue para adultos). Um período de 10 a 20 s com fluxo de 100 mℓ/min deve ser suficiente para que a coluna de sangue não misturado alcance o acesso para coleta de amostra na maioria das linhas de sangue. Por isso, a amostra de sangue pós-diálise sempre deve ser coletada após um curto período de fluxo lento. A simples interrupção da bomba de sangue antes da coleta de sangue ao término da diálise não evita o problema, pois o sangue misturado na linha de entrada do sangue simplesmente "congela" no lugar. Uma amostra coletada na linha de entrada de sangue após a parada da bomba ainda reflete o sangue misturado.

Outro método engenhoso para evitar esse problema é interromper o fluxo do dialisato por 3 min ao término da diálise (ou colocar o fluxo do dialisato em derivação) enquanto se mantém o sangue em alta velocidade. Depois de três minutos, o nível de ureia no sangue que sai do dialisador é semelhante ao que entra; desse modo, o nível de ureia na entrada agora reflete o nível de ureia no sangue do paciente (ver as diretrizes de adequação de 2006 da Kidney Disease Outcome Quality Initiative [KDOQI] da National Kidney Foundation [NKF]).]

V. **RECIRCULAÇÃO CARDIOPULMONAR.** De modo geral, a recirculação ocorre sempre que o sangue que sai do dialisador retorna para a entrada sem antes atravessar os tecidos periféricos ricos em ureia. A recirculação do acesso ocorre através do curto segmento de acesso entre as agulhas venosa e arterial. A recirculação cardiopulmonar ocorre através do coração e dos pulmões (que contêm quantidade desprezível de ureia) quando o dialisador é alimentado pela circulação arterial (p. ex., por um acesso AV). Durante a diálise, o sangue depurado proveniente da saída do dialisador retorna ao coração. Na aorta, o sangue depurado é dividido; parte dele é direcionada para as artérias não relacionadas com o acesso e conduzida aos tecidos para captar mais ureia, porém uma fração retorna diretamente através do acesso ao dialisador sem ter atravessado um leito capilar periférico. Quando o dialisador é alimentado a partir de um acesso venoso, a recirculação cardiopulmonar é impossível. Embora ainda exista um gradiente de ureia AV, todo o sangue que sai do dialisador precisa atravessar o leito capilar periférico antes de voltar ao dialisador.

A. **Impacto da recirculação cardiopulmonar na adequação da diálise.** Durante a diálise, tanto com acesso AV quanto venoso, forma-se um gradiente AV de ureia. Com o acesso AV, o dialisador "dirige" a curva de concentração arterial de ureia intradialítica, que é 5 a 10% mais baixa que a curva de concentração venosa de ureia intradialítica. Portanto, é uma característica inerente à diálise com acesso AV a menor eficiência (cerca de 5 a 10%) em comparação com a diálise com acesso venoso. Em geral, esse efeito é compensado pelas maiores vazões de sangue alcançáveis com o acesso AV e pela prevenção da recirculação do acesso relacionada com o cateter venoso.

VI. **USO DE MODELAGEM PARA CALCULAR O VOLUME DE DISTRIBUIÇÃO DE UREIA.** A modelagem da ureia pode ser usada para determinar o espaço aparente de ureia do paciente, V. Isso é feito usando o método "quantas bolas de gude há na caixa?". Caso uma pessoa retire determinado número de bolas de gude de uma caixa, é possível calcular o tamanho da caixa se a variação da concentração for conhecida. Por exemplo, se a retirada de 50 bolas causar uma variação de concentração de 50%, sabemos que havia originalmente 100 bolas na caixa e, se a concentração inicial era de 10 bolas/ℓ, podemos calcular que o volume da caixa é de 10 ℓ. Se a retirada de 50 bolas causar uma variação de concentração de apenas 5%, sabemos que o número inicial de bolas era 1.000, e se a concentração inicial era de 10 bolas/ℓ, o volume inicial era de 100 ℓ.

Um programa de modelagem de ureia precisa, em primeiro lugar, calcular a quantidade de "bolas", ou seja, de ureia removida. O programa calcula a depuração do dialisador (a partir do K_0A do dialisador e dos fluxos de sangue e de dialisato) e, a partir da duração da sessão, calcula o volume de sangue depurado (Kt) durante toda a sessão de diálise. Em seguida, calcula a curva de concentração de ureia durante a diálise com base em modelo de um ou dois compartimentos, conforme mostra a Figura 3.15. A partir daí, é possível calcular a concentração média de ureia durante a diálise. Para determinar a magnitude da retirada de ureia basta calcular: depuração do dialisador × tempo × concentração média de ureia na entrada do dialisador. Depois, o programa conhece a variação da concentração, pois os níveis de NUS pré-diálise e pós-diálise são medidos e os valores inseridos no programa. Agora o programa conhece o número de bolas retiradas e a variação de concentração e, a partir dessas informações, é capaz de calcular o "tamanho da caixa", V, que é o volume de distribuição de ureia.

Em geral, sabemos que V corresponde a cerca de 90% do volume de água corporal total. Durante o acompanhamento dos pacientes, sempre se deve verificar o volume modelado para ver se faz sentido. Sabemos que a água corporal total corresponde a cerca de 50 a 60% do peso. Também se pode usar uma estimativa antropométrica (Watson ou Hume Weyers) de V (ver Apêndice B). O volume modelado deve estar dentro de aproximadamente 25% do valor antropométrico de V.

Um uso mais eficiente de V é acompanhar o valor modelado ao longo do tempo. Embora haja variação considerável dos valores de V de um tratamento para outro, uma grande alteração de V pode indicar um erro na técnica de coleta de amostra de sangue, uma alteração não registrada na frequência de diálise ($K \times t$) ou a existência de recirculação no acesso.

A. **V muito menor que o habitual.** Nesse caso, a URR é maior que o esperado, assim como o Kt/V. Como o programa de modelagem recebe a informação de que K e t não se modificaram, o alto Kt/V leva o programa a concluir que o paciente encolheu, e é calculado um valor menor que o habitual para V. Na maioria das vezes, se o V for reduzido em cerca de 100%, o problema é que a amostra de sangue pós-diálise foi coletada na linha de saída do dialisador, e não na linha de entrada.

B. **V muito maior que o normal.** Nessa situação, a URR e o Kt/V são menores que o esperado, portanto o programa conclui que se K e t não se alteraram, o paciente expandiu-se de alguma maneira para explicar esse Kt/V tão baixo. Na verdade, o problema é que K ou t são menores que o registrado. Os problemas mais comuns são interrupção do tratamento (a duração da sessão de diálise não foi completa), redução do fluxo de sangue por problemas técnicos (K menor que o esperado) ou algum tipo de problema no desempenho do dialisador, com consequente redução da depuração. A recirculação no acesso também pode causar aumento aparente de V, pois a depuração efetiva é reduzida pela diluição da ureia na entrada de sangue do dialisador. Um aviso: os efeitos da recirculação no acesso em V só serão observados se o sangue for coletado adequadamente (p. ex., após um período de fluxo lento). Se o sangue coletado após a diálise estiver misturado com o sangue da saída do dialisador, haverá aumento artificial da URR. Nesse caso, pode não haver a diminuição esperada da URR por causa da recirculação no acesso, e o V modelado pode se manter inalterado.

VII. **TAXA DE GERAÇÃO DE NITROGÊNIO UREICO (g) E nPNA.** Um dos benefícios da modelagem de ureia é a possibilidade de estimar a taxa de geração de nitrogênio ureico (g) e o nPNA. A Figura 3.16 mostra como isso é feito por um programa de modelagem computadorizado. A partir do NUS antes e depois da diálise e de outras informações sobre a sessão de diálise, faz-se uma estimativa inicial do volume de distribuição de ureia do paciente, como já foi descrito. Em seguida, o programa faz várias estimativas da geração de nitrogênio ureico (g) e cria uma curva de NUS semanal serrilhada correspondente para cada estimativa. Valores maiores de g resultam em curvas serrilhadas mais altas. Então, o programa analisa que curva corresponde ao verdadeiro nível de NUS pré-diálise medido. O nível de g (e de nPNA) correspondente a essa curva é escolhido como o valor estimado para esse paciente.

A utilidade clínica de g ou nPNA é um tanto controversa. O nPNA não é um preditor de mortalidade muito bom (quando se levam em conta os níveis séricos de albumina e creatinina). De modo geral, o desfecho é desfavorável quando o nPNA é baixo, pois

Como o nPNA é calculado na hemodiálise?

- Depende do NUS pré-diálise
- O computador estima o *V* do paciente, depois produz vários perfis semanais de NUS para diferentes valores de nPNA (*g*)

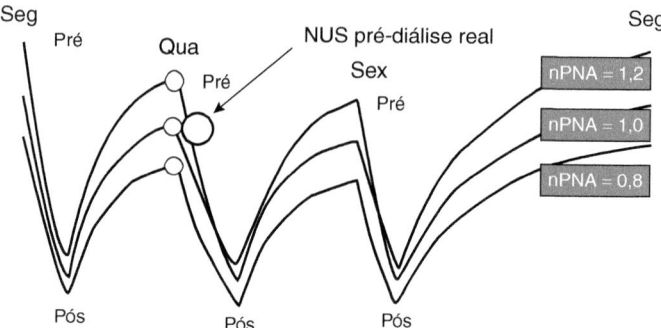

FIGURA 3.16 Método de cálculo da taxa de PNA por um programa de modelagem da cinética de ureia. A estimativa do *V* do paciente é feita a partir do NUS pré e pós-diálise, da duração da sessão, da redução de volume e de uma estimativa de depuração do dialisador. Em seguida, vários valores de geração de ureia (que corresponde estreitamente ao nPNA) são ligados, com a produção de gráficos serrilhados semanais de NUS. O nPNA é considerado o valor que produz uma curva na qual o pico do dente da serra, no dia da semana em que são obtidos os valores de modelagem, corresponde ao valor laboratorial.

este costuma indicar um aporte nutricional insatisfatório. Antes de se presumir que um nPNA baixo é reflexo do baixo aporte de proteína nutricional, é preciso ter certeza de que outras fontes de perda de ureia, como a depuração renal residual, foram adequadamente avaliadas. Raramente, o motivo do nPNA baixo é a melhora considerável do paciente, com uso de grande parte da proteína da dieta no anabolismo; nessa circunstância feliz, mas incomum, a ureia está se acumulando no tecido e não "aparece" no sangue. Níveis altos de nPNA nem sempre são bons, pois a causa pode ser a degradação tecidual (*i. e.*, hipercatabolismo).

VIII. **FUNÇÃO RENAL RESIDUAL.** Comprovou-se que a função renal residual traz grandes benefícios para a sobrevida de pacientes em diálise, e seu impacto em pacientes em diálise peritoneal parece ser maior que o da depuração peritoneal.

Em pacientes em diálise, calcula-se a depuração renal residual aproximada como a média das depurações de creatinina e ureia. A depuração de ureia (K_{ru}) subestima a taxa de filtração glomerular (TFG) por causa da reabsorção tubular proximal de ureia, enquanto a depuração de creatinina (K_{rc}) superestima a TFG por causa da secreção tubular. Sabe-se que os pacientes com DRCT com função renal residual (K_r) substancial vivem mais e, portanto, é importante tentar preservar a função residual e minimizar a possível lesão do rim em estágio terminal (p. ex., evitar fármacos nefrotóxicos e minimizar a hipotensão intradialítica).

A. **Medida da K_{ru}.** É necessário coletar toda a urina durante um período de 24 h no intervalo interdialítico. Em geral, o paciente inicia a coleta 24 h antes da ida à unidade de diálise e leva o recipiente de urina à unidade, onde é obtida uma amostra de sangue para dosagem do NUS. Se a frequência de diálise for a habitual (apenas 3 vezes/semana!) e o intervalo de coleta for de 24 h antes da diálise, pode-se presumir que o nível sérico médio de ureia durante a coleta corresponderá a 86% (antes de uma sessão no meio da semana) ou a 90% (antes da primeira sessão da semana) do NUS pré-diálise (Daugirdas, observações não publicadas). O cálculo do K_{ru} é feito da seguinte maneira:

$$K_{ru} = \frac{NUU}{NUS} \times \text{fluxo de urina (m}\ell/\text{min)}$$

Em que: NUU é a concentração de nitrogênio ureico na urina. As unidades de NUU e NUS não importam, mas devem ser iguais, pois uma anula a outra. O valor típico de K_{ru} é de 0 a 8 mℓ/min.

Problema: se o fluxo de urina for de 0,33 mℓ/min, ou 20 mℓ/h, em 24 h seriam coletados 480 mℓ de urina. Suponha que a concentração de ureia na urina seja de 800 mg/dℓ (285 mmol/ℓ) e que a coleta tenha sido realizada durante as 24 h imediatamente anteriores à primeira sessão de diálise da semana. Nesse caso, o NUS pré-diálise é de 56 mg/dℓ (20 mmol/ℓ). Qual é o K_{ru}?

Resposta em mg/dℓ: Primeiro, calcule o NUS médio estimado durante as 24 h de coleta. Conforme já explicado, o NUS médio estimado durante o período de coleta corresponde a 90% do NUS pré-diálise, ou 0,9 × 56 = 50 mg/dℓ. Portanto, K_{ru} = (800 mg/dℓ × 0,33 mℓ/min)/50 mg/dℓ = 5,3 mℓ/min.

Resposta em unidades SI: Primeiro, calcule o NUS médio estimado durante as 24 h de coleta. Conforme já explicado, o NUS médio estimado durante o período de coleta corresponde a 90% do NUS pré-diálise, ou 0,9 × 20 = 18 mmol/ℓ. Portanto, K_{ru} = (0,285 mmol/mℓ × 0,33 mℓ/min)/0,018 mmol/mℓ = 5,3 mℓ/min.

IX. **Kt/V PADRÃO DE UREIA.** O denominado Kt/V "padrão" de ureia nasceu de dois desejos: (1) propor uma medida de adequação da hemodiálise que não dependesse do número semanal de sessões e (2) ter uma medida na qual a dose mínima de hemodiálise seria semelhante à dose mínima de diálise peritoneal.

A. **EKRU de Casino Lopez.** É possível calcular a depuração de ureia equivalente para qualquer programa de diálise usando o mesmo princípio empregado no cálculo da depuração de creatinina. Para creatinina, caso a taxa de geração de creatinina por minuto (de uma coleta de urina de 24 h) e seu nível plasmático médio sejam conhecidos, pode-se calcular a depuração como uma razão desses dois valores.

$$D_{Cr} = \frac{UV}{P}$$

Em que: D_{Cr} é a depuração de creatinina, UV é o fluxo de urina multiplicado pela concentração de creatinina na urina e P é a concentração plasmática média de creatinina durante o período de coleta. A partir da coleta de urina durante um período específico, sabe-se qual é a produção de creatinina por minuto e, quando se conhece a concentração plasmática durante o período de coleta, sabe-se qual é o volume de plasma depurado para remover a creatinina produzida e manter o estado de equilíbrio dinâmico.

Casino e Lopez (1996) adaptaram esse tipo de cálculo para a hemodiálise e a remoção de ureia. Como já foi exposto e é mostrado na Figura 3.16, um programa de modelagem de ureia determina a taxa de geração de ureia com qualquer programa de diálise, pressupondo que haja um estado de equilíbrio dinâmico. O mesmo programa de modelagem pode calcular a concentração média temporal (TAC) de NUS na semana. Uma vez conhecidos g e TAC, pode-se calcular uma depuração de ureia equivalente (EKRU) de qualquer programa de diálise, a exemplo da depuração de creatinina:

$$EKRU = \frac{g}{TAC}$$

Caso se use esse método para calcular a EKRU correspondente a um programa de diálise 3 vezes/semana com spKt/V de 1,2, o valor obtido é de cerca de 11 mℓ/min. Teoricamente, é possível usar qualquer prescrição de hemodiálise, calcular g e TAC com um programa de modelagem e, depois, converter em EKRU em mℓ/min. Em princípio, esse valor de EKRU pode ser somado à depuração de ureia renal residual medida. A EKRU obtida é expressa em mℓ/min ou em ℓ/semana. Quando expressa em ℓ/semana, a EKRU pode ser considerada como um termo ($K \times t$), ou volume de plasma depurado durante a semana, que pode ser normalizado para V a fim de calcular um Kt/V de ureia equivalente semanal.

Problema: Um paciente apresenta V = 35 ℓ e EKRU de 11 mℓ/min. Qual é o Kt/V de ureia semanal equivalente?

Solução: 11 mℓ/min × 10.080 min/semana, divididos por 1.000 para converter mililitros em litros, produz um volume de plasma depurado de 110 ℓ/semana. Esse é o termo $K \times t$ do Kt/V. Dividindo por V = 35, calculamos o Kt/V de ureia semanal = 3,14.

B. **Kt/V padrão de ureia.** Um problema com a medida da EKRU foi que o spKt/V mínimo de 1,2 na diálise 3 vezes/semana parecia traduzir-se em um Kt/V de ureia equivalente semanal de 3,14, bem maior que o Kt/V de ureia semanal de cerca de 2,0 necessário na diálise peritoneal. Para resolver esse problema, Keshaviah e, mais tarde, Gotch, propuseram uma "hipótese de concentração máxima". Eles presumiram que uma diferença entre DP e hemodiálise é a ocorrência de picos de ureia e outras toxinas urêmicas nesta última. Também notaram que, em um programa de diálise 3 vezes/semana, a média da concentração máxima de ureia era cerca de um terço maior que a concentração média temporal. Assim, eles sugeriram que se dividisse g pela média semanal do nível de NUS pré-diálise em vez de dividir pela média temporal do nível de ureia (Figura 3.17). A divisão pelo maior valor da média pré-diálise levou à diminuição de cerca de um terço da nova medida de adequação da diálise. Para um esquema padrão de HD 3 vezes/semana, com spKt/V de 1,2, a nova depuração equivalente foi de aproximadamente 7 mℓ/min em comparação com 11 mℓ/min com a EKRU, e o Kt/V equivalente semanal usando a nova medida, denominado "Kt/V padrão" por Gotch, foi de 2,0, semelhante ao da diálise peritoneal.

1. **Soluto sequestrado e Kt/V padrão.** Depner chamou a atenção para o fato de que o Kt/V padrão poderia ser considerado como modelo de outro soluto que não a ureia. O soluto representante do Kt/V padrão seria removido com facilidade por

O que é *Kt/V* "padrão"?

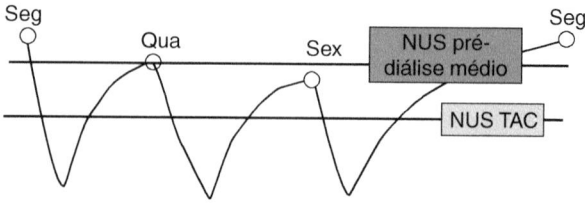

- Criado para correlacionar HD e DP

- Divida *g* pelo valor médio de NUS pré-diálise em vez de dividir por NUS TAC
- O *Kt/V* semanal equivalente obtido é cerca de 1/3 menor

FIGURA 3.17 Método de cálculo do *Kt/V* padrão. A taxa de geração de ureia é determinada com o nPNA, como na Figura 3.16; o resultado é dividido pelo nível médio de NUS pré-diálise.

diálise, mas altamente sequestrado, com um rebote pós-diálise muito alto. O nível médio pré-diálise desse soluto altamente sequestrado seria semelhante à média temporal de seu valor. O aumento da frequência de diálise causaria aumento considerável da remoção desse soluto altamente sequestrado. Caso se analise a relação entre o Kt/V padrão e a frequência de diálise (Figura 3.18), fica claro que só é possível aumentar o Kt/V padrão acima de mais ou menos 3,0 quando a frequência de diálise é maior que 3 vezes/semana.

2. **Cálculo do Kt/V padrão relacionado com a diálise na prática clínica.** É possível fazer o cálculo com o auxílio de um programa de modelagem da cinética da ureia. O *site* http://ureakinetics.org (Daugirdas, 2009) oferece uma versão de código aberto de um programa formal de modelagem da cinética da ureia. Também é possível calcular o Kt/V padrão relacionado com a diálise a partir de uma equação simplificada desenvolvida pelo grupo de pesquisadores de FHN (Daugirdas, 2010), conforme descrição no Apêndice C.

3. **Soma da depuração renal residual de ureia ao Kt/V padrão de ureia.** A soma direta da depuração renal residual de ureia ao Kt/V padrão de ureia causa problemas, pois o Kt/V padrão é um conceito artificial. Algumas pessoas fazem isso e outras, não. É necessário calcular o componente de diálise do Kt/V padrão e expressá-lo no formato de $m\ell$/min mediante multiplicação por V e divisão pelo número de minutos em 1 semana. Em seguida, pode-se somar a depuração renal residual de ureia. Depois de somar a depuração renal residual, pode-se convertê-lo novamente em um valor semanal (Daugirdas, 2010).

C. **Problemas relacionados com a normalização por V.** A normalização de Kt para V é conveniente e compreensível, porque a ureia está distribuída em toda a água corporal

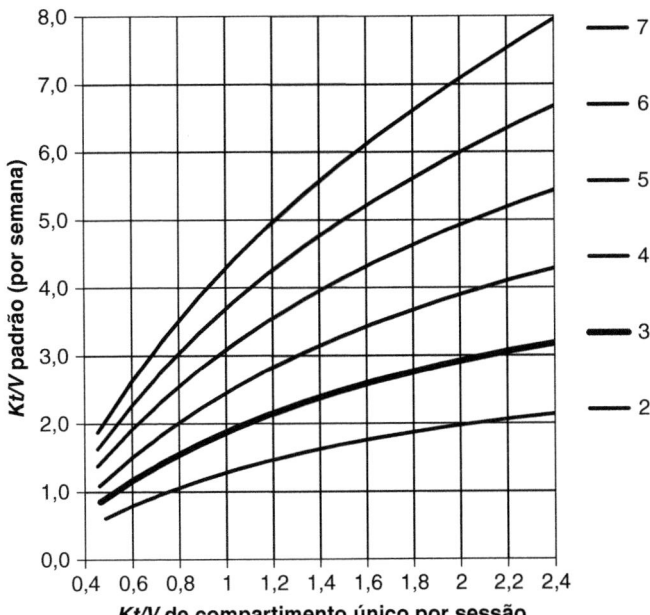

FIGURA 3.18 Kt/V padrão em função do Kt/V do tratamento (compartimento único) e do número de sessões por semana (à direita). Esse é o Kt/V padrão modelado, com depuração no dialisador de 220 mℓ/min em paciente com V de 40 ℓ. Como mostrado, é difícil obter um Kt/V padrão acima de 3,0 com três sessões por semana. O tempo de diálise variou de 30 a 450 min.

e sua taxa de geração é proporcional a *V*. Entretanto, como *V* representa sobretudo a massa muscular, não está totalmente claro que uma pessoa com massa muscular 10% maior necessite de 10% mais diálise. O cálculo da dose da diálise por *Kt/V* pode resultar em menores doses de diálise para pessoas pequenas, incluindo mulheres e crianças (Daugirdas, 2014). Uma alternativa é dimensionar a dose de diálise (*K* × *t*) de acordo com a área de superfície corporal. O resultado é uma dose relativamente maior de diálise para pessoas menores, mulheres e crianças, e uma dose relativamente menor para pacientes maiores. Alguns dados observacionais respaldam o uso dessa alternativa, o dimensionamento de acordo com a área de superfície corporal (Lowrie, 2005). Uma revisão recente (Daugirdas, 2014) apresenta com mais detalhes esses problemas de dimensionamento. Veja no Apêndice C um método de cálculo do *Kt/V* padrão normalizado para a área de superfície corporal.

X. MEDIDAS DE ADEQUAÇÃO DA HEMODIÁLISE ESTIMADAS POR MÁQUINA
  A. Estimativa da depuração do dialisador por variação da concentração de sódio no dialisato e análise da consequente variação da condutividade do dialisato. A medida da adequação usando a ureia é demorada e exige o uso de agulhas, exposição da equipe e do paciente ao sangue, além de considerável esforço de processamento e análise das amostras de sangue. Uma alternativa é medir a depuração do dialisador *on-line* pelo aumento da concentração de sódio no dialisato, seguido por medida da condutividade do dialisato que entra no dialisador e comparação com a condutividade do dialisato que sai do dialisador durante um curto período de tempo. Muitos problemas técnicos foram resolvidos, e a depuração baseada na condutividade do dialisador reflete muito bem a depuração de ureia do dialisador *in vivo*. Uma vantagem desse método é que as depurações podem ser calculadas várias vezes durante uma sessão de diálise. Uma desvantagem é que a depuração baseada na condutividade mede o que acontece em termos de depuração no dialisador, mas não o que acontece no paciente. Leia uma discussão mais detalhada sobre esse assunto em Gotch (2004) e McIntyre (2003).
  B. Absorbância UV do dialisato consumido. Outra técnica de medida da adequação da hemodiálise por máquina é monitorar a absorbância da luz ultravioleta (UV) do dialisato consumido. A absorção de luz UV em determinados comprimentos de onda corresponde à concentração no dialisato de ácido úrico e outros solutos de baixo peso molecular. A análise da curva de absorção UV do dialisato consumido ao longo do tempo reflete o que acontece no sangue, e a razão entre absorção de UV inicial e tardia do dialisato reflete o NUS pré-diálise e pós-diálise. Com esse dado, é possível calcular o *Kt/V* de um tratamento durante seu curso, e as informações refletem o que está ocorrendo no paciente (Uhlin, 2006).

Referências e leitura sugerida

Casino FG, Lopez T. The equivalent renal urea clearance. A new parameter to assess dialysis dose. *Nephrol Dial Transplant.* 1996;11:1574–1581.

Daugirdas JT. Simplified equations for monitoring *Kt/V*, PCRn, e*Kt/V*, and ePCRn. *Adv Ren Replace Ther.* 1995;2:295–304.

Daugirdas JT. Dialysis dosing for chronic hemodialysis: beyond Kt/V. *Semin Dial.* 2014;27:98–107.

Daugirdas JT, Schneditz D. Overestimation of hemodialysis dose depends on dialysis efficiency by regional blood flow but not by conventional two pool urea kinetic analysis. *ASAIO J.* 1995;41:M719–M724.

Daugirdas JT, et al; for the Hemodialysis Study Group. Factors that affect postdialysis rebound in serum urea concentration, including the rate of dialysis: results from the HEMO Study. *J Am Soc Nephrol.* 2004;15:194–203.

Daugirdas JT, et al. Solute-solver: a Web-based tool for modeling urea kinetics for a broad range of hemodialysis schedules in multiple patients. *Am J Kidney Dis.* 2009;54:798–809.

Daugirdas JT, et al; Frequent Hemodialysis Network Trial Group. Standard Kt/V urea: a method of calculation that includes effects of fluid removal and residual kidney clearance. *Kidney Int.* 2010;77:637–644.

Daugirdas JT, et al; FHN Trial Group. Improved equation for estimating single-pool Kt/V at higher dialysis frequencies. *Nephrol Dial Transplant.* 2013;28:2156–2160.

Depner TA, Daugirdas JT. Equations for normalized protein catabolic rate based on two-point modeling of hemodialysis urea kinetics. *J Am Soc Nephrol.* 1996;7:780–785.

Depner TA, et al. Dialyzer performance in the HEMO study: in vivo K_0A and true blood flow determined from a model of cross-dialyzer urea extraction. *ASAIO J.* 2004;50:85–93.

Gotch FA. Evolution of the single-pool urea kinetic model [abstract]. *Semin Dial.* 2001;14(4):252–256.

Gotch FA, et al. Mechanisms determining the ratio of conductivity clearance to urea clearance. *Kidney Int Suppl.* 2004;(89):S3–S24.

Leypoldt JK, Jaber BL, Zimmerman DL. Predicting treatment dose for novel therapies using urea standard Kt/V. *Semin Dial.* 2004;17:142–145.

Leypoldt JK, et al. Hemodialyzer mass transfer-area coefficients for urea increase at high dialysate flow rates. The Hemodialysis (HEMO) study. *Kidney Int.* 1997;51:2013–2017.

Lowrie EG, et al. The online measurement of hemodialysis dose (Kt): clinical outcome as a function of body surface area. *Kidney Int.* 2005;68(3):1344–1354.

Melamed ML, et al. Retained organic solutes, patient characteristics and all-cause and cardiovascular mortality in hemodialysis: results from the retained organic solutes and clinical outcomes (ROSCO) investigators. *BMC Nephrol.* 2013;14:134.

McIntyre CW, et al. Assessment of haemodialysis adequacy by ionic dialysance: intra-patient variability of delivered treatment. *Nephrol Dial Transplant.* 2003;18:559–563.

Schneditz D, et al. Cardiopulmonary recirculation during dialysis. *Kidney Int.* 1992;42:1450.

Sirich TL, et al. Numerous protein-bound solutes are cleared by the kidney with high efficiency. *Kidney Int.* 2013;84:585–590.

Tattersall JE, et al. The post-hemodialysis rebound: predicting and quantifying its effect on Kt/V. *Kidney Int.* 1996;50:2094–2102.

Uhlin F, et al. Dialysis dose (Kt/V) and clearance variation sensitivity using measurement of ultraviolet-absorbance (on-line), blood urea, dialysate urea and ionic dialysance. *Nephrol Dial Transplant.* 2006;21:2225–2231.

Sites para consulta

KDOQI Hemodialysis Adequacy guidelines 2006. http://www.kidney.org.
Urea kinetic modeling calculators. http://www.ureakinetics.org.
Urea kinetic modeling channel. http://www.hdcn.com/ch/adeq/.

4 Aparelho de Hemodiálise

Suhail Ahmad, Madhukar Misra, Nicholas Hoenich e John T. Daugirdas

O aparelho de hemodiálise (HD) é dividido, em termos gerais, em circuito de sangue e circuito de solução de diálise, que se encontram no dialisador. O circuito de sangue começa no acesso vascular. A partir daí o sangue é bombeado através de um "equipo para infusão de sangue arterial" até chegar ao dialisador. O sangue retorna do dialisador para o paciente através de um "equipo para infusão de sangue venoso". Esses termos são usados ainda que, muitas vezes, haja acesso apenas ao sangue venoso (como ao usar um cateter venoso). Os termos mais precisos seriam equipo de sangue de "influxo" e equipo de sangue de "efluxo", mas, como ocorre muitas vezes, continuam a ser usados os termos tradicionais em vez dos mais corretos. Várias câmaras, portas laterais e monitores estão ligados aos equipos de influxo e efluxo de sangue e são utilizados para infundir solução salina ou heparina, medir as pressões e detectar qualquer entrada de ar. O circuito de solução da diálise inclui o sistema de aporte de solução de diálise (dialisato), que forma a solução de diálise on-line pela mistura de água purificada com soluções de diálise concentradas. Em seguida, o dialisato final é bombeado através do compartimento de dialisato, separado do compartimento de sangue por membrana semipermeável. O circuito da solução de diálise tem vários monitores que garantem a temperatura correta e a concentração segura de componentes dissolvidos na solução de diálise. Além disso, há um detector de extravasamento de sangue com a finalidade de interromper a diálise caso se detectem produtos do sangue no efluxo do dialisato.

I. **CIRCUITO DO SANGUE.** O equipo de influxo (arterial) de sangue conecta o acesso vascular ao dialisador, enquanto o equipo de efluxo (venosa) conduz o sangue do dialisador de volta ao acesso vascular. O sangue é deslocado no dialisador por uma bomba, em geral, uma bomba de rolamento de mola. O rolete desloca o sangue através do equipo mediante oclusão total de um pequeno segmento do equipo, seguida por rolamento do segmento ocluído para frente (como ao ordenhar um canudo).

A. **Equipo de influxo de sangue: segmento pré-bomba.** O segmento pré-bomba é a parte do equipo de infusão de sangue que conecta o acesso do paciente à bomba de sangue. Esse segmento contém um acesso para coleta de amostra, um equipo de infusão de solução salina e, em alguns equipos, um monitor de pressão "pré-bomba" (ver P1 na Figura 4.1).

O acesso usado para coleta de amostra do equipo é o ponto do qual geralmente é retirado sangue pré-diálise e pós-diálise. O equipo em "T" de infusão de solução salina é usada para preencher (*prime*) o circuito dialisador e também para lavar o compartimento de sangue ao fim da diálise. Como esses três elementos (acesso para coleta de amostra, monitor e equipo "T" para solução salina) estão localizados na porção com pressão negativa do equipo para infusão de sangue, se houver desconexão, o ar pode entrar rapidamente no equipo para infusão de sangue. A conexão incompleta pode levar à introdução de microbolhas e sua possível retenção nas fibras ocas do dialisador, o que reduz a eficiência da diálise e pode até mesmo levar à formação de coágulo no circuito.

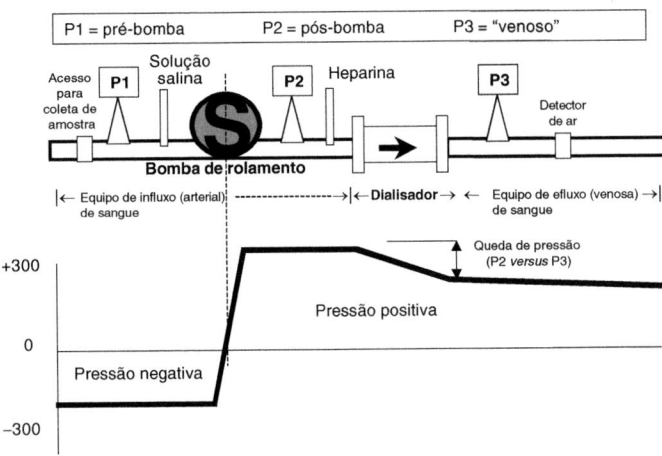

FIGURA 4.1 Monitores de pressão (P1, P2 e P3) e pressões no circuito de sangue.

É aconselhável usar equipos para infusão de sangue com monitor de pressão pré-bomba (P1), embora nem todos disponham de monitor. O monitor de pressão é ligado ao equipo de sangue por um pequeno tubo, conectado em ângulo reto, que é mantido cheio de ar. A outra extremidade é acoplada a uma câmara de ar que se comunica, através de um filtro, com um transdutor de pressão. Por causa da alta demanda de sangue da bomba (200 a 600 mℓ/min) e da resistência ao fluxo na abertura "arterial" do cateter de acesso vascular ou agulha "arterial", a pressão no segmento da linha "arterial" entre o acesso vascular e a bomba de sangue é negativa (abaixo de zero) e, muitas vezes, em grau considerável. O grau de negatividade é uma função do fluxo de sangue, da viscosidade sanguínea (diretamente proporcional ao hematócrito), do diâmetro do lúmen do cateter ou da agulha de influxo e da existência ou não de obstrução parcial da extremidade da agulha ou do cateter arterial por tecido adjacente da parede interna do acesso vascular.

Por questões de segurança, os limites pressóricos do monitor P1 são configurados acima e abaixo do intervalo de operação normal habitual para o paciente. De modo geral, isso é automático e o intervalo acima e abaixo da pressão vigente depende da máquina. A pressão que ultrapassa o limite faz soar um alarme e a bomba de sangue desliga. Por exemplo, o monitor de pressão pré-bomba pode ser configurado para disparar o alarme se a pressão ultrapassar –50 mmHg ou cair abaixo de –200 mmHg. No limite mínimo (–50), o alarme pressórico pode ser acionado por uma separação na linha (desconexão acidental do equipo de sangue do cateter venoso ou da agulha arterial). Nesse caso, há queda súbita da resistência ao fluxo de influxo após a desconexão da linha, e a pressão negativa pode elevar-se acima de –50 mmHg, disparando o alarme. Entretanto, nunca se deve confiar nesse alarme de pressão para detectar a desconexão na linha, pois a pressão pode continuar normal mesmo depois da separação. Por exemplo, se houver obstrução parcial no equipo de influxo após a desconexão, ou se uma agulha arterial sair do acesso, a resistência contínua da agulha ao afluxo pode manter a pressão dentro dos valores configurados; depois, o alarme pode não soar, e a bomba de sangue continuará bombeando ar para o interior do circuito. A outra utilidade do alarme pressórico pré-bomba está no limite "máximo": se houver obstrução ao fluxo sanguíneo, por uma dobra do equipo ou um coágulo no lúmen da agulha de acesso, a pressão arterial pode tornar-se mais negativa que o limite configurado (p. ex., –250 mmHg); então, o alarme é ativado e a bomba desliga, dando ao profissional de saúde a oportunidade de detectar a origem do problema.

B. **Segmento da bomba de rolagem.** O fluxo de sangue através do dialisador é uma função da taxa de rotação da bomba de rolagem e do diâmetro e do comprimento do segmento da bomba do equipo de sangue. Na verdade,

$$FS = rpm \text{ (rotações por minuto)} \times \text{volume do segmento}$$
$$\text{da bomba de rolagem } (\pi r^2 \times \text{comprimento})$$

em que FS é a taxa de fluxo de sangue. De modo geral, a bomba de rolagem é auto-oclusiva, isto é, ajusta-se à dimensão do inserto da bomba de sangue e garante a oferta de todo o "volume por ciclo" a cada passagem da rolagem. Com o tempo, a compressão e o relaxamento repetidos do inserto da bomba a cada passagem da rolagem pode achatar o tubo. Isso diminui o "volume por ciclo" do equipo de sangue e pode reduzir o fluxo efetivo de sangue. Pode haver um efeito semelhante quando a pressão de influxo é elevada (negativa). Já se tentou minimizar esse problema com equipos mais rígidos, e algumas máquinas têm um fator de correção interno para a velocidade de bomba e a magnitude de pressão negativa, um fator de correção usado para os fluxos de sangue.

C. **Equipo de influxo (arterial) de sangue: segmento pós-bomba.** Esse segmento contém um "T" para infusão de heparina e também, em alguns equipos, um pequeno "T" conectado a um monitor de pressão pós-bomba (P2 na Figura 4.1). A leitura de pressão nesse segmento é sempre positiva (acima da atmosférica). A pressão em P2 pode ser combinada à leitura no monitor de pressão venosa, P3, para estimar a pressão média no compartimento de sangue do dialisador. Em algumas máquinas, esta, combinada à pressão medida no compartimento da solução de diálise, é usada para calcular o grau de ultrafiltração (UF) durante a diálise. Normalmente, a pressão no monitor pós-bomba é bastante alta e depende do fluxo de sangue, da viscosidade sanguínea e da resistência a jusante no dialisador e além dele. Com frequência, a elevação súbita da pressão no monitor P2 é um sinal de coagulação iminente no equipo de sangue e/ou no dialisador. O equipo de heparina é conectado a uma seringa que contenha heparina. A seringa é fixada dentro de um dispositivo mecânico que empurra lentamente seu êmbolo e administra heparina a uma taxa constante durante a diálise.

D. **Equipo de efluxo (venosa) de sangue: catabolhas e monitor de pressão.** O equipo de efluxo contém uma "câmara gotejadora" venosa que possibilita a coleta e a fácil remoção de ar acumulado do equipo, um monitor de pressão "venosa" (P3 na Figura 4.1) e um detector de ar. A pressão venosa pode ser usada para monitorar o estado de coagulação. De modo geral, a coagulação do circuito de sangue inicia-se na câmara de gotejamento venoso e causa elevação progressiva das pressões em P3 e em P2. A pressão venosa durante a diálise é uma função do fluxo do sangue, da viscosidade sanguínea e da resistência do acesso a jusante (agulha ou cateter). Em pacientes com acesso AV, as tendências da pressão venosa de diálise a diálise, medida com um fluxo de sangue padrão baixo e corrigida para a pressão arterial do paciente, a altura da câmara gotejadora e o tamanho da agulha, foram usadas para prever a ocorrência de estenose do acesso vascular a jusante (ver Capítulo 8). Durante a diálise, os limites pressóricos nesse monitor venoso (P3) também são estabelecidos próximos das pressões habituais de operação. Uma torção súbita no equipo causa elevação da pressão em P3 acima do limite configurado e a bomba de sangue é desligada. A desconexão súbita do equipo pode reduzir a pressão em P3 abaixo do limite mínimo, mais uma vez desligando a máquina e limitando a perda de sangue. Entretanto, isso nem sempre ocorre, sobretudo quando se usa uma fístula AV para acesso (Ribitsch, 2013), embora a desconexão de um cateter venoso também possa não disparar o alarme de pressão venosa, sobretudo quando a pressão venosa de operação é relativamente baixa. De novo, no acesso AV, a retirada acidental da agulha venosa pode não alterar muito a pressão de saída, visto que a maior parte da resistência do efluxo está na agulha venosa. É importante notar que o alarme de pressão venosa NÃO é confiável para detectar desconexões na linha venosa, e houve casos de pacientes exsanguinados porque a desconexão não foi detectada e a bomba de sangue continuou a funcionar (Axley, 2012; Ribitsch, 2013). Por esse motivo, em casos de alto risco de desconexão do equipo, como em pacientes com déficits cognitivos, agitação ou que impeçam repetidas vezes as tentativas da equipe de manter o acesso exposto, podem ser usados outros dispositivos como o sensor Redsense (Redsense Medical, Inc., Chicago, IL) para detectar o extravasamento de sangue no local de potencial desconexão. Também é preciso dar atenção à fixação efetiva dos locais de inserção da agulha no acesso e das conexões, e o local do acesso vascular sempre deve estar exposto e visível para os cuidadores (Axley, 2012).

O catabolhas e o detector de ar venoso são muito importantes para a segurança do paciente. A câmara retém todo o ar que possa ter entrado no equipo de sangue antes que o sangue retorne ao paciente. Em geral, coloca-se algum tipo de detector de ar/nível na parte superior da câmara de gotejamento; qualquer aumento do ar (com consequente queda do nível de sangue) dispara um alarme. A energia de alimentação da bomba é interrompida e a diálise cessa. Outro dispositivo de segurança é uma pinça forte, abaixo da câmara gotejadora, atravessada pelo equipo que conduz o sangue ao paciente e acionada pela presença de ar no equipo. Quando acionada, a pinça fecha-se imediatamente e a bomba de sangue é interrompida; assim, impede-se a chegada ao paciente de qualquer mistura de ar e sangue presente no equipo de sangue.

Apesar do detector de ar, microbolhas ainda podem chegar ao paciente. Essas microbolhas entram na circulação; entretanto, suas consequências são praticamente desconhecidas. Uma estratégia para limitar a formação de microbolhas é manter um alto nível de líquido na câmara de ar venosa. O uso de dialisadores fornecidos pelo fabricante com as fibras ocas já preenchidas por líquido também limita a liberação de microbolhas na circulação durante a diálise (Forsberg, 2013).

O Capítulo 10 apresenta outras informações práticas sobre a interpretação e o uso de monitores de pressão durante a diálise.

II. **CIRCUITO DA SOLUÇÃO DE DIÁLISE.** O circuito da solução de diálise contém vários componentes: (a) sistema autônomo de purificação da água; (b) sistema de proporção no qual os concentrados e a água tratada são misturados e enviados ao dialisador; (c) monitores e alarmes; (d) controle da ultrafiltração e (e) opções avançadas de controle.

A. **Sistema de purificação da água.** Os pacientes são expostos a 120 a 200 ℓ de água durante cada sessão de diálise. Todas as substâncias de baixo peso molecular presentes na água podem atravessar o dialisador e entrar na corrente sanguínea do paciente. Por esse motivo, é muito importante monitorar e controlar a pureza da água usada na diálise. A Association for the Advancement of Medical Instrumentation (AAMI) elaborou padrões mínimos de pureza da água utilizada na hemodiálise. O Capítulo 5 expõe com detalhes esses padrões e os métodos de purificação da água para diálise.

B. **Sistema de proporção.** O Capítulo 5 apresenta os fundamentos da preparação da solução de diálise. Em resumo, as máquinas de diálise misturam concentrados de eletrólitos em pó ou solução à água purificada para produzir uma solução de diálise final que é enviada ao dialisador. A solução de diálise final precisa ser liberada em temperatura adequada e não pode conter excesso de ar dissolvido, o que demanda outros recursos, incluindo monitores e alarmes.

Existem dois tipos de sistemas de distribuição: no *sistema de distribuição central*, toda a solução usada na unidade de diálise é produzida por um único aparelho que mistura os concentrados à água purificada. A solução final é bombeada através de tubos para cada máquina de diálise. Uma vantagem desse método é o menor custo inicial do equipamento e os custos reduzidos com mão de obra. No entanto, não permite variações na composição da solução de diálise para cada paciente, e qualquer erro no sistema expõe muitos pacientes a complicações. O segundo tipo é um *sistema individual,* no qual cada máquina de diálise ajusta a proporção do concentrado da solução de diálise com a água purificada.

C. Aquecimento e desgaseificação. A solução de diálise deve ser enviada ao dialisador na temperatura correta (em geral, 35 a 38°C). A água recebida da rede de abastecimento pública está abaixo da temperatura ambiente e precisa ser aquecida; durante o aquecimento, os gases dissolvidos na água se expandem e formam bolhas. A máquina de diálise precisa remover esse ar da água antes do uso. A desgaseificação é realizada expondo-se a água aquecida à pressão negativa.

D. Monitores e alarmes. Vários monitores e alarmes são instalados no circuito da solução de diálise para garantir a segurança.

1. Condutividade. O mau funcionamento do sistema de proporção que mistura os concentrados à água pode produzir uma solução de diálise diluída ou concentrada em demasia. A exposição do sangue a uma solução de diálise excessivamente hiperosmolar pode causar hipernatremia e outros distúrbios eletrolíticos. A exposição a uma solução de diálise excessivamente hipo-osmolar pode causar hemólise rápida e hiponatremia e hiperpotassemia graves. Como os principais solutos na solução de diálise são os eletrólitos, o grau de sua concentração é refletido pela condutividade elétrica da solução. Todos os sistemas de proporção contêm um medidor que faz o monitoramento contínuo da condutividade da solução de diálise, medida em milissiemens (mS) por centímetro (cm). Um siemen (S) é igual ao inverso de um ohm (o siemen também é conhecido como "mho"). A condutividade normal da solução de diálise varia de 12 a 16 mS/cm. A condutividade fora dos limites predefinidos faz soar um alarme, e uma válvula desvia a solução de diálise para o dreno e impede que prossiga em direção ao dialisador. Nesse caso, o sistema "entra em *bypass*" para proteger o paciente, e a diálise cessa até que o problema seja resolvido. As causas de condutividade anormal da solução de diálise incluem:

a. Recipiente de concentrado vazio.

b. Conector do equipo de concentrado desligado.

c. Baixa pressão de entrada de água.

d. Uso de concentrado errado.

e. Vazamento na câmara de mistura.

2. Temperatura. O mau funcionamento do elemento aquecedor na máquina de diálise pode levar à produção de solução de diálise excessivamente fria ou quente. O uso de solução de diálise fria (abaixo de 35°C) não é perigoso, a menos que o paciente esteja inconsciente, caso em que pode ocorrer hipotermia. O paciente consciente queixa-se de frio e calafrios. Por outro lado, o uso de solução de diálise aquecida a mais de 42°C pode causar desnaturação das proteínas do sangue e, por fim, hemólise. O circuito da solução de diálise contém um sensor de temperatura; se a temperatura estiver fora dos limites aceitáveis, a solução é desviada para o dreno, como já exposto.

3. Válvula de *bypass*. Como já foi mencionado, se a condutividade ou a temperatura da solução de diálise estiverem fora dos limites, uma válvula de *bypass* é acionada para desviar a solução de diálise diretamente para o dreno.

4. Detector de extravasamento de sangue. Os pequenos extravasamentos de sangue são invisíveis a olho nu. O detector de extravasamento de sangue é colocado no equipo de efluxo do dialisato (linha que contém a solução de diálise após atravessar o dialisador). Se esse detector constatar a presença de sangue, como ocorre nos casos de extravasamento através da membrana do dialisador, há acionamento do alarme adequado e interrupção automática do fluxo sanguíneo através do dialisador para evitar uma perda de sangue potencialmente catastrófica.

5. Monitor da pressão de efluxo do dialisato. Nas máquinas que não dispõem de bombas especiais nem de circuitos para controlar diretamente a taxa de ultrafiltração

(UF), a pressão nesse local pode ser usada em conjunto com a pressão no equipo de efluxo de sangue para calcular a pressão transmembrana do dialisador (PTM) e, portanto, estimar a taxa de UF.

E. Controle da ultrafiltração. Com o uso de dialisadores de alto fluxo/alta eficiência é necessário ter máquinas que possam controlar com exatidão a taxa de UF durante todo o tratamento. Existem vários métodos diferentes em uso e os princípios hidráulicos são complexos e estão além do escopo deste manual. O controle preciso da UF é um recurso desejável para a máquina de diálise e o método manual para determinar a taxa de UF por estimativa da PTM está associado a muitos possíveis erros.

O método mais avançado de controle da UF é volumétrico. Muitas máquinas de diálise produzidas atualmente dispõem desse circuito volumétrico. Até mesmo os dialisadores muito permeáveis à água ($K_{UF} > 10$ mℓ/h por mmHg) podem ser utilizados com segurança nessas máquinas. Esses sistemas têm métodos de acompanhar o influxo da solução de diálise e compará-la com o efluxo da solução de diálise, seja com câmaras de balanço, seja com sistemas de dupla engrenagem. Isso garante que o volume de líquido enviado ao dialisador seja igual ao volume removido do dialisador. Um equipo separado do equipo de efluxo do dialisato atravessa a bomba de UF, que estabelece a taxa de UF. A bomba é controlada por um microprocessador central, que controla a UF desejada e a UF total e ajusta automaticamente a velocidade da bomba de UF. O equipo que sai da bomba de UF volta ao efluxo da solução de diálise e os dois fluxos seguem para o dreno.

Nas máquinas de diálise mais simples e antigas, o volume de líquido removido é estimado com base na permeabilidade do dialisador à água (K_{UF}) e nas pressões medidas através da membrana do dialisador, usando dados provenientes de sensores pressóricos no equipo para infusão de sangue (P3 ou a média de P2 e P3) e de um sensor pressórico no equipo para infusão da solução de diálise.

F. Opções avançadas de controle

1. **Bicarbonato ajustável.** As máquinas que usam o método de três fluxos (*i. e.*, concentrado de ácido, concentrado de bicarbonato e água), com a opção de bicarbonato variável podem alterar a proporção de concentrado de bicarbonato. Essas máquinas permitem a liberação de concentrações finais de bicarbonato de 20 a 40 mM e esse ajuste variável é útil no tratamento de pacientes com acidose ou com alcalemia metabólica franca (altos níveis séricos de bicarbonato) ou que correm alto risco de desenvolver alcalose respiratória.

   Na maioria das máquinas, a concentração de bicarbonato mostrada na tela é estimada a partir da condutividade e não inclui o teor adicional de base no dialisato relativo ao acetato ou citrato, que pode ser de até 8 mM. O Capítulo 5 discorre com mais detalhes sobre a necessidade de considerar não apenas o bicarbonato da solução de diálise, mas todo o possível teor de base.

   A fim de garantir um nível de sódio estável na solução de diálise, sempre que a taxa de liberação do concentrado de bicarbonato for alterada, ocorre uma alteração inversa na taxa de liberação do concentrado ácido. Logo, pode haver pequenas alterações nos outros eletrólitos, como cálcio, magnésio e potássio, fornecidos pelo concentrado de ácido.

2. **Sódio variável.** Com essa opção, basta girar um seletor para alterar a concentração de sódio na solução de diálise. De modo geral, a concentração de sódio é alterada por modificação das proporções de "concentrado ácido" e de água. A alteração do nível de sódio na solução de diálise dessa maneira também altera ligeiramente a concentração de todos os outros solutos presentes no "concentrado ácido". A opção de sódio variável possibilita a individualização da concentração de sódio na solução de diálise, bem como a alteração da concentração de sódio durante a diálise de acordo com um perfil predefinido. Entretanto, o uso desses perfis pode expor os pacientes a um possível ganho de sódio durante a

diálise, causando sede, hipertensão e aumento da ingestão de líquido entre os tratamentos.

3. **Ultrafiltração programável.** Normalmente, a taxa de UF é constante durante toda a sessão de diálise. Alguns acreditam que uma taxa constante de remoção de líquido não é necessariamente o melhor método, pois no início da diálise os pacientes podem tolerar maiores taxas de UF que no final. Algumas máquinas de diálise permitem que a maior parte da UF seja realizada durante a parte inicial da sessão e também que o operador planeje qualquer perfil desejado de UF. Estudos controlados não demonstraram benefícios clínicos da UF programável.

4. **Monitoramento da absorvância UV do dialisato consumido (*Kt/V on-line*).** A concentração de substâncias de baixo peso molecular no dialisato consumido pode ser monitorada durante uma sessão de diálise por acompanhamento da absorvância de luz ultravioleta do dialisato que sai do dialisador. A curva resultante reflete a alteração na concentração sanguínea de ureia durante a diálise e pode ser usada para calcular o *Kt/V on-line*.

5. **Monitores da depuração de sódio *on-line*.** O monitoramento da depuração de ureia pelo dialisato também pode ser realizado com base nas medidas de condutividade. Como a depuração de sódio é semelhante à depuração de ureia, pode ser usada para estimar a depuração de ureia de um dialisador imediatamente antes do uso e também durante a diálise. Nesse método, a máquina altera a proporção de concentrado e água, o que inicia uma alteração momentânea da concentração de sódio da solução de diálise que flui para o dialisador. Um sensor de condutividade localizado no equipo de influxo da solução de diálise mede o grau dessa perturbação. Um segundo sensor de condutividade localizado no equipo de efluxo do dialisato avalia o grau de atenuação desse "pulso" de aumento de sódio durante a passagem do dialisato através do dialisador. A partir daí, é possível calcular a depuração de sódio *in vivo* no dialisador, combinar essa informação com o V derivado de dados antropométricos ou bioimpedância e com a duração da sessão (*t*) para estimar o *Kt/V*. Essas depurações de sódio podem ser repetidas a qualquer momento durante o tratamento.

6. **Módulo de controle da temperatura do sangue.** A hemodiálise está associada a ganho de calor durante o tratamento que, por sua vez, causa vasodilatação e queda da pressão arterial. O monitoramento da temperatura do sangue que entra e sai, assim como da solução de diálise, permite controlar o balanço de calor e obter uma diálise "isotérmica" para aumentar a estabilidade hemodinâmica. O módulo também pode ser usado para medir a recirculação ou o fluxo sanguíneo no acesso, como é descrito adiante.

7. **Módulos para medir a recirculação ou o fluxo sanguíneo no acesso.** A existência de recirculação durante a diálise diminui sua efetividade e, de modo geral, ocorre se o acesso vascular do paciente não propiciar o fluxo sanguíneo necessário. Os módulos que permitem medir a recirculação atuam pelo princípio da diluição (Figura 4.2). A composição do sangue que sai do dialisador é rapidamente alterada por (a) injeção de 5 mℓ de solução salina isotônica ou hipertônica, (b) alteração aguda da taxa de UF do dialisador para promover a hemoconcentração ou (c) alteração aguda da temperatura da solução de diálise para resfriar o sangue que retorna. Um sensor acoplado ao equipo de influxo de sangue é usado para detectar a consequente alteração da condutividade, do hematócrito ou da temperatura. Se houver recirculação no acesso, a perturbação causada no equipo de efluxo será quase imediatamente detectada pelo sensor no equipo de influxo, e a magnitude da perturbação transmitida refletirá o grau de recirculação. Para medir o fluxo no acesso, os equipos de sangue são invertidos deliberadamente, de modo que a agulha de influxo (arterial) extraia sangue do acesso "a jusante" da agulha de efluxo (venosa). Desse modo, há indução deliberada de recirculação no acesso. Em seguida, o grau

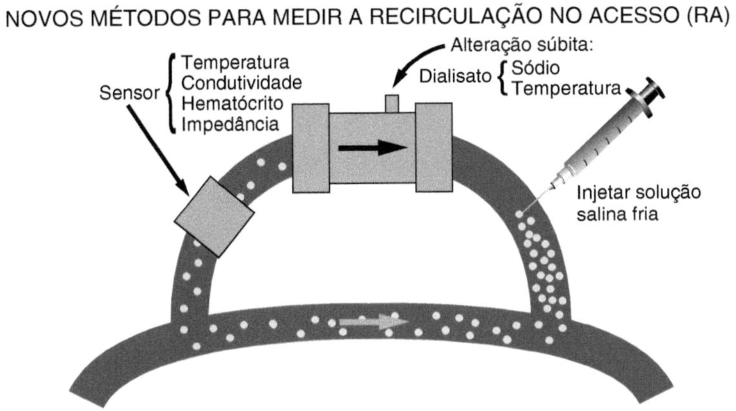

NOVOS MÉTODOS PARA MEDIR A RECIRCULAÇÃO NO ACESSO (RA)

FIGURA 4.2 Princípios para medir a recirculação no acesso (RA). (Reproduzida de Daugirdas JT. *Hypertens Dial Clin Nephrol.* 1997. Disponível em: http://www.hdcn.com.)

de recirculação é medido conforme descrito anteriormente. O grau de recirculação é proporcional à razão dos fluxos no circuito extracorpóreo e no acesso. Depois de medir o grau de recirculação, visto que se conhece o fluxo de sangue extracorpóreo, é possível calcular o fluxo de sangue no acesso (Krivitski, 1995).

8. **Monitores de volume sanguíneo.** Esses monitores usam um sensor ultrassônico ou óptico no equipo de influxo de sangue para detectar alterações do hematócrito ou da concentração plasmática de proteínas durante a diálise. Normalmente, durante a remoção de líquido, o aumento desses parâmetros reflete o grau de redução do volume plasmático. Uma característica alegada desses monitores é a capacidade de prever e evitar um episódio de hipotensão ao reduzir a UF sempre que há um aumento acentuado do hematócrito durante a diálise ou ao se aproximar do "limite do hematócrito", identificado durante sessões prévias. Outra possível utilidade é identificar os pacientes com sobrecarga hídrica ignorada ao reconhecer que estes tendem a apresentar apenas aumento mínimo, ou não apresentar aumento, do hematócrito durante a diálise, apesar da remoção de líquido.

9. **Dispositivos com uma única via para o sangue ("agulha única").** A maioria dos tratamentos de hemodiálise usa duas vias separadas de sangue: uma para obter o sangue do paciente e outra para devolver o sangue ao paciente. Vários sistemas possibilitam que a diálise seja realizada com uma única via de sangue em Y. A descrição e a discussão dos dispositivos com agulha única estão além do escopo deste livro, pois raramente são usadas nos EUA; entretanto, seu uso está aumentando na diálise domiciliar, sobretudo na diálise domiciliar noturna.

III. **DIALISADOR.** O dialisador é o local de interação dos circuitos de sangue e de solução de diálise e onde ocorre o movimento das moléculas entre a solução de diálise e o sangue através de uma membrana semipermeável. Basicamente, o corpo do dialisador é uma caixa ou tubo com quatro aberturas. Duas aberturas comunicam-se com o compartimento de sangue e duas, com o compartimento de solução de diálise. A membrana dentro do dialisador separa os dois compartimentos.

A. **Estrutura.** No dialisador de fibra oca (também denominado capilar), o sangue flui para uma câmara em uma extremidade do corpo cilíndrico, denominada *encabeçamento*. A partir daí, o sangue entra em milhares de pequenos capilares compactados em um feixe (Figura 4.3). O dialisador é planejado de modo que o sangue flua através das

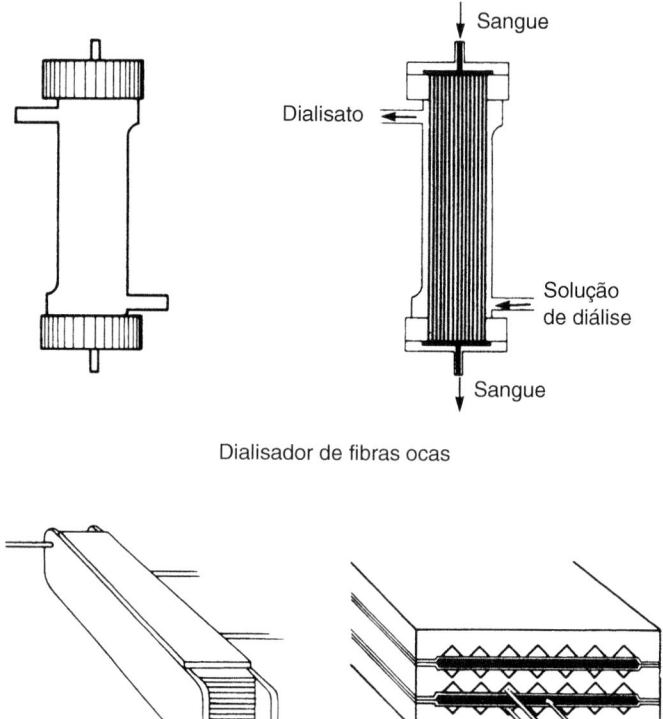

FIGURA 4.3 Vias de fluxo de sangue e solução de diálise através de dialisadores de fibras ocas e de placas paralelas. (Modificada de Man NK, Jungers P. Hemodialysis equipment. In: Hamburger J, Crosnier J, Grunfeld JP, eds. *Nephrology.* New York, NY: Wiley; 1979:1206, 1207.)

fibras e a solução de diálise flua externamente ao seu redor. Depois de atravessar os capilares, o sangue é coletado em uma câmara na outra extremidade do corpo cilíndrico e retorna ao paciente através do equipo venoso e do dispositivo de acesso venoso. Em outros tempos, usavam-se dialisadores de placas paralelas; nesses dispositivos, o sangue e a solução de diálise atravessam espaços alternados entre as lâminas de membranas. O dialisador é configurado de modo que o sangue e a solução de diálise passem através de espaços alternados entre as lâminas da membrana. Nos dois tipos, o sangue e o dialisato fluem em sentidos opostos para maximizar o gradiente de concentração entre o sangue e o dialisato em todas as partes do dialisador.

1. **Membranas.** Atualmente, a maioria dos dialisadores usa uma membrana fabricada com misturas de polímeros sintéticos. Essas membranas incluem polissulfona, polietersulfona, poliacrilonitrila (PAN), poliamida e polimetilmetacrilato (PMMA). É preciso observar que, embora vários fabricantes usem membranas de polissulfona, existem diferenças sutis entre elas e, por conseguinte, não se pode considerar que sejam idênticas. As membranas sintéticas são mais biocompatíveis que as membranas de celulose usadas antigamente e, por esse motivo e pelo

fato de que as membranas de celulose eram consideradas de baixo fluxo, o uso de membranas de celulose diminuiu. Na verdade, não se produzem mais membranas de celulose não modificadas, como as de celulose regenerada de cupramônio. As membranas de celulose são constituídas de cadeias moleculares que contêm grupos hidroxila (OH). Esses grupos são os principais responsáveis pela baixa biocompatibilidade das membranas. Houve muitas tentativas de aumentar a biocompatibilidade por substituição química dos grupos hidroxila por acetato. Essas membranas são conhecidas pelo nome químico: acetato de celulose, diacetato de celulose e triacetato de celulose, dependendo do número dos grupos OH substituídos na molécula de celulose. Essas membranas continuam a ser usadas na clínica. Outra técnica foi o acréscimo de um composto amino terciário à celulose liquefeita durante a formação da membrana. A consequência é a alteração da superfície da membrana e o aumento da biocompatibilidade.

2. **Membranas revestidas.** A melhora da biocompatibilidade também foi obtida com o revestimento da membrana com um antioxidante como a vitamina E. O uso clínico dessas membranas levou à melhora do perfil antioxidante no sangue de pacientes que usavam o dispositivo e, em alguns estudos, à redução da coagulação e das necessidades de heparina.

3. **Membranas perdedoras de proteínas.** Como algumas toxinas urêmicas estão fortemente ligadas à albumina, uma linha de pensamento tem sido usar deliberadamente membranas com alta permeabilidade à albumina. Há perda de albumina durante a diálise com o uso dessas membranas, mas com a albumina também são removidas do corpo toxinas ligadas à proteína. Essas membranas não são usadas em larga escala na diálise de rotina. Membranas com limite de peso molecular muito alto permitem a passagem livre de macromoléculas grandes, mas ainda restringem consideravelmente a passagem de albumina. Essas membranas foram usadas no tratamento de pacientes com doença por deposição de cadeias leves que necessitam de diálise para a remoção de cadeias leves livres do sangue.

4. **Permeabilidade da membrana aos solutos e à água.** A permeabilidade aos solutos e à água de cada classe de membrana dialisadora pode sofrer alteração acentuada por ajuste do processo de fabricação, modificação da razão de polímeros (que influencia a distribuição do tamanho dos poros da membrana) ou ajuste da espessura da membrana.

5. **Eficiência da membrana *versus* fluxo.** A capacidade de um dialisador remover solutos de baixo peso molecular, como a ureia, é basicamente uma função da área de superfície de sua membrana multiplicada pela permeabilidade da membrana à ureia. Um dialisador de alta eficiência é basicamente um dialisador grande que, devido a sua maior área de superfície, tem elevada capacidade de remover ureia. Os dialisadores de alta eficiência podem ter poros pequenos ou grandes e, portanto, propiciar depuração alta ou baixa de solutos de maior peso molecular, como a β_2-microglobulina (PM 11.800). As membranas de alto fluxo têm poros grandes que são capazes de deixar passar moléculas maiores, como a β_2-microglobulina. Em geral, a depuração da β_2-microglobulina não é informada na folha de especificação padrão dos dialisadores. As membranas de alto fluxo também têm elevada permeabilidade à água, com coeficientes de ultrafiltração (K_{UF}) > 10 mℓ/h por mmHg e, em geral > 20 mℓ/h por mmHg.

B. **Interpretação da folha de especificações de um dialisador.** De modo geral, as informações sobre os dialisadores incluem K_{UF} (coeficiente de ultrafiltração); depuração de solutos como ureia, creatinina, vitamina B_{12} e fosfato (e às vezes β_2-microglobulina); área de superfície da membrana; volume de preenchimento (*priming*); comprimento da fibra e espessura da parede da fibra (Tabela 4.1).

1. **K_{UF}.** O coeficiente de ultrafiltração, definido no Capítulo 3, é o volume de água plasmática filtrado em mililitros por hora para cada mmHg de pressão

Tabela 4.1 Especificações de alguns dialisadores e hemofiltros.

Fabricante	Modelo		Área de superfície (m²)	Membrana	Esterilização	K_{UF} (mℓ/h por mmHg)	Depuração de ureia $Q_B = 200$ mℓ/min	Desempenho Depuração de ureia $Q_B = 300$ mℓ/min	K_0A (mℓ/min)	Volume de preenchimento (mℓ)
ASAHI	PAN	65DX	1,3	Poliacrilonitrila	ETO	29,0	181	231	635	100
		85DX	1,7	Poliacrilonitrila	ETO	38,0	190	251	839	124
		110DX	2,2	Poliacrilonitrila	ETO	49,0	193	260	955	161
	APS	550S	1,1	Polissulfona	Gama	50,0	180	226	619	66
		650S	1,3	Polissulfona	Gama	57,0	186	240	731	80
		900S	1,8	Polissulfona	Gama	68,0	192	258	911	105
		1050S	2,1	Polissulfona	Gama	75,0	193	261	955	114
	Rexeed	15R	1,5	Polissulfona	Gama	63,0	196		1.138	82
		18R	1,8	Polissulfona	Gama	71,0	198		1.367	95
		21R	2,1	Polissulfona	Gama	74,0	199		1.597	112
		25R	2,5	Polissulfona	Gama	80,0	199		1.597	128
		25S	2,5	Polissulfona	Gama	80,0	199		1.597	128
	ViE	13	1,3	Polissulfona–vitamina E	Gama	37,0	183		670	80
		15	1,5	Polissulfona–vitamina E	Gama	40,0	187		755	90
		18	1,8	Polissulfona–vitamina E	Gama	43,0	190		839	105
		21	2,1	Polissulfona–vitamina E	Gama	45,0	192		911	114
B BraunAvitum AG	Diacap	LOPS 10	1,0	Polissulfona	Gama	6,8	176	217	562	58
		LOPS 10	1,2	Polissulfona	Gama	7,9	183	233	670	68
		LOPS 10	1,5	Polissulfona	Gama	9,8	189	240	809	90
		LOPS 10	1,8	Polissulfona	Gama	12,3	192	253	911	104
		LOPS 10	2,0	Polissulfona	Gama	13,7	194	258	1.005	113
		HIPS 10	1,0	Polissulfona	Gama	34,0	180	223	619	58
		HIPS 12	1,2	Polissulfona	Gama	42,0	186	238	731	68
		HIPS 15	1,5	Polissulfona	Gama	50,0	190	245	839	90
		HIPS 18	1,8	Polissulfona	Gama	55,0	192	250	911	110

BAXTER	xevonta	HIPS 20	2,0	Polissulfona	Gama	58,0	194	253	1.005	121
		Lo 10	1,0	Polissulfona	Gama	8,0	184	236	680	61
		Lo 12	1,2	Polissulfona	Gama	9,0	189	249	812	74
		Lo 15	1,5	Polissulfona	Gama	10,0	194	267	1.083	97
		Lo 18	1,8	Polissulfona	Gama	12,0	196	276	1.292	110
		Lo 20	2,0	Polissulfona	Gama	14,0	198	281	1.450	125
		Lo 23	2,3	Polissulfona	Gama	15,0	199	285	1.614	141
		Hi 10	1,0	Polissulfona	Gama	58,0	186	241	847	61
		Hi 12	1,2	Polissulfona	Gama	69,0	191	255	1.003	74
		Hi 15	1,5	Polissulfona	Gama	87,0	197	272	1.312	97
		Hi 18	1,8	Polissulfona	Gama	99,0	198	281	1.536	110
		Hi 20	2,0	Polissulfona	Gama	111,0	199	287	1.725	125
	PSN	120	1,2	Polissintano	ETO	6,7	180	228	619	75
		140	1,4	Polissintano	ETO	7,6	184	237	689	84
	CA	110	1,1	Acetato de celulose	ETO ou gama	5,3	176	215	562	74
		130	1,3	Acetato de celulose	ETO ou gama	5,6	179	229	604	85
		150	1,5	Acetato de celulose	ETO ou gama	7,2	185	238	709	98
		170	1,7	Acetato de celulose	ETO ou gama	7,6	194	247	1.005	110
		190	1,9	Acetato de celulose	ETO ou gama	10,1	198		1.367	133
	CA-HP	90	0,9	Diacetato de celulose	ETO	7,3	172	213	515	60
		110	1,1	Diacetato de celulose	ETO	7,7	177	227	575	70
		130	1,3	Diacetato de celulose	ETO	9,1	186	240	731	80
		150	1,5	Diacetato de celulose	ETO	10,2	187	245	755	95
		170	1,7	Diacetato de celulose	ETO	10,0	192	259	911	105
		210	2,1	Diacetato de celulose	ETO	13,2	194	266	1.005	125
	DICEA	90 G	0,8	Diacetato de celulose	ETO ou gama	6,8	173	214	526	60
		110 G	1,1	Diacetato de celulose	ETO ou gama	8,4	179	229	604	70
		130 G	1,3	Diacetato de celulose	ETO ou gama	10,0	186	239	731	80
		150 G	1,5	Diacetato de celulose	ETO ou gama	11,4	189	248	809	95

(continua)

Tabela 4.1 Especificações de alguns dialisadores e hemofiltros. (*continuação*)

Fabricante	Modelo	Área de superfície (m²)	Membrana	Esterilização	K_{UF} (ml/h por mmHg)	Depuração de ureia $Q_B = 200$ ml/min	Depuração de ureia $Q_B = 300$ ml/min	K_0A (ml/min)	Volume de preenchimento (ml)
	170 G	1,7	Diacetato de celulose	ETO ou gama	12,5	191	260	873	105
	210 G	2,1	Diacetato de celulose	ETO ou gama	15,5	196	268	1.138	125
TRICEA	110 G	1,1	Triacetato de celulose	Gama	25,0	188	259	781	65
	150 G	1,5	Triacetato de celulose	Gama	29,0	197	278	1.233	90
	190 G	1,9	Triacetato de celulose	Gama	37,0	198	284	1.367	115
	210 G	2,1	Triacetato de celulose	Gama	39,0	199	287	1.597	125
EXELTRA	150	1,5	Triacetato de celulose	Gama	31,0	193	262	955	95
	170	1,7	Triacetato de celulose	Gama	34,0	196	268	1.138	105
	190	1,9	Triacetato de celulose	Gama	36,0	197	273	1.233	115
	210Plus	2,1	Triacetato de celulose	Gama	47,0	199		1.597	125
SYNTRA	120	1,2	Polietersulfona	Gama	58,0	185	238	709	87
	160	1,6	Polietersulfona	Gama	73,0	190	253	839	117
BELLCO-SORIN	BLS	512	1,3	Polietersulfona	Gama ou calor	10,0		226	599	77
	514	1,4	Polietersulfona	Gama ou calor	12,0		229	621	85
	517	1,7	Polietersulfona	Gama ou calor	17,0		234	662	99
	812	1,2	Polietersulfona	Gama ou calor	51,0		241	726	73
	814	1,4	Polietersulfona	Gama ou calor	61,0		246	778	85
	816	1,6	Polietersulfona	Gama ou calor	68,0		250	824	94
	819	1,9	Polietersulfona	Gama ou calor	80,0		255	888	109
FRESENIUS	F	4 HPS	0,8	Polissulfona	Vapor	8,0	170	190	494	51
	5 HPS	1,0	Polissulfona	Vapor	10,0	179	217	604	63
	6 HPS	1,3	Polissulfona	Vapor	13,0	186	237	731	78
	7 HPS	1,6	Polissulfona	Vapor	16,0	188	240	781	96
	8 HPS	1,8	Polissulfona	Vapor	18,0		252	849	113

Desempenho

(continua)

Optiflux F	10 HPS	2,1	Polissulfona	Vapor	21,0		259	945	132
	160NR	1,5	Polissulfona	Feixe de elétrons	45,0		266	1.064	84
	180A	1,8	Polissulfona	Feixe de elétrons	55,0		274	1.239	105
	200A	2,0	Polissulfona	Feixe de elétrons	56,0		277	1.321	113
	200NR	2,0	Polissulfona	Feixe de elétrons	56,0		277	1.321	113
	250NR	2,5	Polissulfona	Feixe de elétrons	107	198	286	1.662	135
F	50S	1,0	Polissulfona	Vapor	30,0	178		589	63
	60S	1,3	Polissulfona	Vapor	40,0	185		709	82
	70S	1,6	Polissulfona	Vapor	50,0	190		839	98
FX	40	0,6	Polissulfona	Vapor	20,0	170		494	32
	50	1,0	Polissulfona	Vapor	33,0	189		809	53
	60	1,4	Polissulfona	Vapor	46,0	193		955	74
	80	1,8	Polissulfona	Vapor	59,0		276	1.292	95
	100	2,2	Polissulfona	Vapor	73,0		278	1.351	116
GAMBRO Polyflux	14S	1,4	Mistura de poliamida	Vapor	62,0	186	242	731	102
	17S	1,7	Mistura de poliamida	Vapor	71,0	191	254	873	121
	21S	2,1	Mistura de poliamida	Vapor	83,0		267	1.083	152
	24S	2,4	Mistura de poliamida	Vapor	60,0		274	1.239	165
	140H	1,4	Mistura de poliamida	Vapor	52,0	193	261	955	75
	170H	1,7	Mistura de poliamida	Vapor	65,0	195	268	1.065	94
	210H	2,1	Mistura de poliamida	Vapor	78,0		282	1.487	120
	17R	1,7	Mistura de poliamida	Vapor	71,0		254	874	121
	21R	2,1	Mistura de poliamida	Vapor	83,0		267	1.083	152
	24R	2,4	Mistura de poliamida	Vapor	77,0		274	1.239	165
	14L	1,4	Mistura de poliamida	Vapor	10,0		252	849	81

Tabela 4.1 Especificações de alguns dialisadores e hemofiltros. (*continuação*)

Fabricante	Modelo		Área de superfície (m²)	Membrana	Esterilização	K_{UF} (ml/h por mmHg)	Depuração de ureia Q_B = 200 ml/min	Depuração de ureia Q_B = 300 ml/min	K_0A (ml/min)	Volume de preenchimento (ml)
		17L	1,7	Mistura de poliamida	Vapor	12,5		264	1.027	104
		21L	2,1	Mistura de poliamida	Vapor	15,0		275	1.265	123
		6L/6LR	1,4	Mistura de poliamida	Vapor	8,6		242	736	115
		8L/8LR	1,7	Mistura de poliamida	Vapor	11,3		253	861	125
		10L/10LR	2,1	Mistura de poliamida	Vapor	14,0		263	1.010	156
HOSPAL	Nephral ST	200	1,1	Poliacrilonitrila	Gama	33,0	173	216	526	64
		300	1,3	Poliacrilonitrila	Gama	40,0	181	231	635	81
		400	1,7	Poliacrilonitrila	Gama	50,0	189	250	809	98
		500	2,2	Poliacrilonitrila	Gama	65	195		1.065	126
IDEMSA	MHP	120	1,2	Polietersulfona	Gama	29,0	180	220	619	71
		140	1,4	Polietersulfona	Gama	33,0	182	224	652	81
		160	1,6	Polietersulfona	Gama	37,0	186	233	731	88
		180	1,8	Polietersulfona	Gama	44,0	193	245	955	104
		200	2,0	Polietersulfona	Gama	50,0	195	251	1.065	112
NIPRO[a]	Surelyzer PES	110DH	1,1	Polietersulfona	Gama	32	187		755	68
		150DH	1,5	Polietersulfona	Gama	43	195	249	1.065	93
		190DH	1,9	Polietersulfona	Gama	55	198		1.367	118
	Sureflux	150L	1,5	Triacetato de celulose	Gama	12,8		249	812	90
		150E	1,5	Triacetato de celulose	Gama	20,5		250	824	90
	FB	150U	1,5	Triacetato de celulose	Gama	29,8		263	1.010	90
		150UH	1,5	Triacetato de celulose	Gama	50,1		270	1.145	90
	Surelyzer PES	150DL	1,5	Polietersulfona	Gama	16	231	231	637	90
NIKKISO	FLX	15GW	1,5	Liga de polímero de poliéster	Gama	39	193		955	92

18GW		1,8	Liga de polímero de poliéster	Gama	47	197	1.233	108
FDX	150GW	1,5	Liga de polímero de poliéster	Gama	50	190	839	91
180GW		1,8	Liga de polímero de poliéster	Gama	57	192	911	108
FDY	150GW	1,5	Liga de polímero de poliéster	Gama	52	191	873	91
180GW		1,8	Liga de polímero de poliéster	Gama	59	193	955	108
NEPHROS	OLpur MD 190	1,9	Polietersulfona	Feixe de elétrons	90	283[b]	1.527	140
	220	2,2	Polietersulfona	Feixe de elétrons	105	291[b]	1.976	155
TORAY	B1-H	1,0	PMMA	Gama	9	169	484	73
		1,3	PMMA	Gama	12	180	619	86
		1,6	PMMA	Gama	14	187	755	98
	B3	1,0	PMMA	Gama	7	175	550	61
		1,3	PMMA	Gama	8,8	184	689	76
		1,6	PMMA	Gama	8,7	188	781	95
		2,0	PMMA	Gama	11	193	955	118
	BK-P	1,3	PMMA	Gama	26	182	652	76
		1,6	PMMA	Gama	33	189	809	94
		2,1	PMMA	Gama	41	194	1.005	126
	BS	1,3	Polissulfona	Gama	47	192	911	81
		1,6	Polissulfona	Gama	50,0	194	1.005	102
		1,8	Polissulfona	Gama	52,0	197	1.233	116

Nota: com exceção dos filtros produzidos com celulose na forma de polissintano e de vários sais de acetato de celulose, todos os filtros mencionados são fabricados com material sintético. Todos os filtros do quadro são de fibras ocas. [a]Os dados de depuração/$K_{UF}A$ são relativos a K_{UF} de 10 mℓ/min. [b]Os dados de depuração/K_0A são relativos a Q_S de 200 mℓ/min. ETO, óxido de etileno; Gama, irradiação gama; K_0A, coeficiente de área de transferência de massa para ureia; K_{UF}, coeficiente de ultrafiltração; PMMA, polimetilmetacrilato; Q_B, fluxo de sangue; Q_S, fluxo de administração de líquido de substituição.

transmembrana (PTM). As membranas dialisadoras são classificadas nos tipos de baixo fluxo ou alto fluxo de acordo com o K_{UF} e a depuração de grandes moléculas. Não há classificação universal, mas, em termos gerais, os dialisadores com $K_{UF} < 8$ mℓ/h por mmHg podem ser considerados de baixo fluxo, enquanto aqueles com K_{UF} acima de 20 mℓ/h por mmHg são considerados de alto fluxo. Os dialisadores com K_{UF} entre 8 e 20 mℓ/h por mmHg estão na zona intermediária; os dialisadores que estão na parte superior desse intervalo podem ser considerados de alto fluxo em virtude da possibilidade de passagem de β_2-microglobulina.

Para remover 1.000 mℓ/h com um dialisador com K_{UF} de 2,0, será necessária uma PTM de 500 mmHg. Por outro lado, se o K_{UF} for de 8,0, será necessária uma PTM de apenas 125 mmHg. Quando o K_{UF} é alto, pequenos erros de ajuste da PTM causam grandes erros da quantidade de ultrafiltrado removida. Por esse motivo, dialisadores com $K_{UF} > 6,0$ (certamente aqueles com $K_{UF} > 8,0$) só devem ser usados com máquinas de diálise que permitam controle exato da UF.

De modo geral, os valores de K_{UF} descritos por fabricantes nas folhas de especificação do dialisador geralmente são valores *in vitro*. Na prática, o K_{UF} *in vivo* costuma ser um pouco menor (5 a 30%). Algumas indústrias publicam o valor de K_{UF} *in vitro* e o valor de K_{UF} *in vivo* "esperado". A maioria dos números apresentados na Tabela 4.1 corresponde a valores *in vitro*.

2. **Depuração.** Semelhante ao que ocorre com o rim nativo, a eficiência da remoção de solutos pode ser expressa em termos de depuração. Pode-se definir depuração como o volume de sangue (plasma) do qual um soluto é removido por unidade de tempo durante seu trânsito através do dialisador. A depuração pode ser expressa como:

$$K_s = Q_B \frac{(C_{bi} - C_{bo})}{C_{bi}}$$

em que K_s = depuração do soluto s, C_{bi} = concentração sanguínea de s na entrada do dialisador (arterial) e C_{bo} = concentração sanguínea de s na saída do dialisador (venosa) e Q_B = fluxo do sangue.

a. **Coeficiente de área de transferência de massa (K_0A).** O K_0A é a depuração teórica máxima do dialisador em mililitros por minuto para determinado soluto em fluxos infinitos de sangue e solução de diálise. Com qualquer membrana, o K_0A é proporcional à área de superfície da membrana no dialisador, embora haja queda do ganho do K_0A quando a área de superfície da membrana torna-se muito grande. O coeficiente de área de transferência de massa do dialisador para ureia, K_0A, é uma medida da eficiência do dialisador na depuração de ureia e outros solutos de peso molecular semelhante.

Os dialisadores com valores de $K_0A_{ureia} < 500$ só devem ser usados para diálise de "baixa eficiência" ou para pacientes pequenos. Os dialisadores com valores de K_0A de 500 a 800 têm eficiência moderada, úteis no tratamento de rotina. Os dialisadores com valores de K_0A > 800 são usados na diálise de "alta eficiência", embora esse seja um termo relativo; muitos dialisadores modernos de uso rotineiro atualmente têm valores de K_0A *in vitro* de 1.200 a 1.600 mℓ/min.

1. **Depuração de ureia.** Os valores da depuração fornecidos pelo fabricante para ureia (PM 60) são determinados *in vitro*. De modo geral, as depurações são descritas como fluxos de "sangue" de 200, 300 e 400 mℓ/min. Os valores no formulário de especificação para depuração de ureia são, em geral, mais altos que os obtidos durante a diálise real, mas são úteis para comparar os dialisadores.

b. **Depuração de creatinina.** Alguns fabricantes especificam os valores da depuração de creatinina (PM 113). A depuração de creatinina do dialisador geralmente corresponde a cerca de 80% da depuração de ureia e não fornece outras informações clínicas úteis, pois a depuração das duas moléculas é quase sempre proporcional, qualquer que seja o tipo de membrana ou de dialisador.

c. **Depuração de fosfato.** Em vista do crescente interesse na prevenção da hiperfosfatemia para melhorar a evolução, alguns fabricantes começaram a otimizar a depuração de fosfato de seus dialisadores. Essa característica costuma ser informada na folha de especificações. O principal obstáculo à remoção de fosfato é a queda muito rápida do nível sérico de fósforo que ocorre no início da diálise. Por causa disso, a melhora da remoção de fósforo com membranas otimizadas é modesta, mas não é desprezível.

d. **Depuração de vitamina B$_{12}$ e β$_2$-microglobulina.** A depuração de vitamina B$_{12}$ (PM 1.355) *in vitro* indica a facilidade com que uma membrana permite a passagem de solutos de maior peso molecular. Recentemente, tornou-se habitual usar a depuração de β$_2$-microglobulina (PM 11.800), em vez da depuração de vitamina B$_{12}$, para caracterizar o fluxo de um dialisador, pois tanto os dialisadores de "baixo fluxo" quanto os de "alto fluxo" deixam passar a vitamina B$_{12}$. Medidas *in vitro* da depuração de β$_2$-microglobulina são difíceis e não são apresentadas. Um problema ao produzir dialisadores muito permeáveis para aumentar a remoção de β$_2$-microglobulina foi o aumento da perda de albumina. Grande parte desse problema deve-se à não uniformidade do tamanho dos poros nessas membranas. Novos métodos de "nanotecnologia" para produzir membranas de alto fluxo resultaram em taxas relativamente altas de remoção de β$_2$-microglobulina com níveis muito aceitáveis (baixos) de perda de albumina.

3. **Área de superfície.** A área de superfície da membrana da maioria dos dialisadores adequados para o tratamento de pacientes adultos varia entre 0,8 e 2,5 m^2. Muitos fabricantes oferecem dialisadores menores para uso pediátrico. Os dialisadores com grande área de superfície normalmente têm alta depuração de ureia, embora o modelo do dialisador e a espessura da membrana também sejam propriedades importantes. Em outros tempos, a área de superfície tinha uma função importante na biocompatibilidade, sobretudo nos dialisadores que usam membranas de celulose não substituída. Esse aspecto da função do dialisador é menos importante em dialisadores atuais que usam principalmente membranas sintéticas.

4. **Volume de preenchimento.** O volume de preenchimento (*priming*) da maioria dos dialisadores é, em geral, de 60 a 120 mℓ e está relacionado com a área de superfície da membrana. É preciso lembrar que o volume de preenchimento das linhas de sangue é de aproximadamente 100 a 150 mℓ. Assim, o volume total no circuito extracorpóreo será de 160 a 270 mℓ. O volume extracorpóreo dos equipos de sangue e do dialisador é uma consideração importante ao tratar crianças ou adultos muito pequenos.

5. **Comprimento e espessura das fibras.** Essas informações têm pouca utilidade clínica. Ambos os parâmetros influenciam o fluxo através do feixe de fibras que, por sua vez, influencia a eficiência do dialisador.

6. **Método de esterilização.** Os quatro principais métodos de esterilização são feixe de elétrons, uso de radiação gama, autoclave a vapor ou gás óxido de etileno. O uso de óxido de etileno perdeu popularidade por causa da (a) rara, porém grave, ocorrência de reações anafiláticas durante a diálise em alguns pacientes alérgicos a essa substância e de (b) preocupações com o meio ambiente.

Referências e leitura sugerida

Axley B, et al. Venous needle dislodgement in patients on hemodialysis. *Nephrol Nursing J.* 2012;39:435–444.
Core Curriculum for the Dialysis Technician 5th Edition. Medical Education Institute, Madison, WI, 2013.
Forsberg U, et al. A high blood level in the venous chamber and a wet-stored dialyzer help to reduce exposure for microemboli during hemodialysis. *Hemodial Int.* 2013;17:612–617.

Krivitski NM. Theory and validation of access flow measurement by dilution technique during hemodialysis. *Kidney Int.* 1995;48:244–250.

Misra M. Core curriculum: The basics of hemodialysis equipment. *Hemodial Int.* 2005;9:30–36.

Ribitsch W, et al. Prevalence of detectable venous pressure drops expected with venous needle dislodgement. *Semin Dial.* 2014;28:in press.

VA Patient Safety Advisory. *Bleeding Episodes During Hemodialysis.* AD09-02. U.S. Veterans Administration Warning System. October 21, 2008. http://www.patientsafety.va.gov/docs/alerts/BleedingEpisodesDuringDialysisAD09-02.pdf. Accessed March 27, 2014.

Referência na web

Dialyzer K_oA calculator. http://www.hdcn.com/calc.htm.

5 Água para Diálise e Dialisato

Richard A. Ward e Todd S. Ing

I. **ÁGUA TRATADA PARA HEMODIÁLISE.** Os pacientes são expostos a 120 a 200 ℓ de solução de diálise a cada sessão. Todos os contaminantes de baixo peso molecular na solução de diálise entram livremente na corrente sanguínea e acumulam-se no corpo na ausência de excreção renal. Portanto, a pureza química e microbiológica da solução de diálise é importante para evitar danos ao paciente. A solução de diálise é preparada com água purificada (água tratada) e concentrados; estes últimos contêm os eletrólitos necessários para obter a composição prescrita da solução de diálise. A maioria dos concentrados é industrializada e sua pureza está sujeita à vigilância dos órgãos reguladores. A pureza da água usada para preparar a solução de diálise, ou para reconstituir concentrados a partir de pós químicos na unidade de diálise, é de responsabilidade da unidade de diálise.

A. **Contaminantes da água prejudiciais para os pacientes em diálise.** Algumas substâncias acrescentadas à água da rede de abastecimento por motivos de saúde pública não ameaçam as pessoas saudáveis nas concentrações usadas, mas, caso permaneçam na água usada para diálise, podem causar lesão em pacientes com insuficiência renal. Portanto, deve-se partir do princípio de que toda a água proveniente da rede pública contém substâncias prejudiciais para pacientes em diálise, e todas as unidades de diálise necessitam de um sistema de purificação para preparar a solução de diálise. A seguir é apresentada uma lista curta das substâncias prejudiciais mais comuns. Consulte o tópico Leitura sugerida para ler uma discussão mais detalhada sobre esses e outros contaminantes.

1. **Alumínio.** O alumínio é acrescido como agente floculante por muitos sistemas públicos de abastecimento de água (o sulfato de alumínio é usado para remover partículas suspensas não filtráveis). O alumínio causa doença óssea, deterioração neurológica progressiva e, com frequência, pode ser fatal, como na conhecida síndrome de encefalopatia da diálise, além de anemia.

2. **Cloramina.** A cloramina é acrescentada à água para evitar proliferação bacteriana. Causa anemia hemolítica.

3. **Fluoreto.** O fluoreto é acrescentado à água para reduzir as cáries dentárias. Pode haver eluição de grandes quantidades de fluoreto de um desionizador esgotado para a água, com consequente prurido, náuseas e fibrilação ventricular fatal.

4. **Cobre e zinco.** O cobre e o zinco podem ser liberados por tubos e conexões de metal e causar anemia hemolítica. O chumbo e o alumínio podem entrar na água de modo semelhante.

5. **Bactérias e endotoxinas.** Tanto a água usada no preparo da solução de diálise quanto a solução de diálise final estão sujeitas à contaminação microbiológica por bactérias e suas endotoxinas. Endotoxinas, fragmentos de endotoxinas e outros produtos bacterianos, como fragmentos curtos do DNA bacteriano, alguns dos quais podem medir apenas 1.250 Da, atravessam as membranas do dialisador, penetram na corrente sanguínea e provocam reações pirogênicas e outros efeitos

indesejáveis. As substâncias acrescentadas à água da rede pública para inibir a proliferação bacteriana são removidas pelo sistema de purificação de água da unidade de diálise, o que aumenta a importância da prevenção da proliferação bacteriana na água purificada.

6. **Toxinas de cianobactérias.** A contaminação da água da rede pública por outros produtos microbianos, como microcistinas derivadas de cianobactérias (algas azuis), também podem ser tóxicas para os pacientes em hemodiálise (Carmichael, 2001). Os centros de diálise devem estar atentos à possível presença dessas toxinas, sobretudo em áreas sujeitas à proliferação sazonal de cianobactérias.

B. **Requisitos de qualidade da água e da solução de diálise**

1. **Padrão de qualidade dos líquidos.** A International Organization for Standardization (ISO) estabeleceu padrões mínimos de pureza da água usada na preparação da solução de diálise e de pureza da solução de diálise final. Esses padrões foram adotados pela Association for the Advancement of Medical Instrumentation como padrões nacionais para os EUA e também são seguidos por órgãos reguladores de muitos outros países. Os padrões estabelecem níveis máximos das substâncias químicas comprovadamente tóxicas para os pacientes em hemodiálise, para substâncias químicas tóxicas para a população geral e para as bactérias e suas endotoxinas.

   As recomendações atuais são de que a água tratada usada na preparação da solução de diálise deve conter < *100 unidades formadoras de colônia (UFC)/mℓ* de bactérias e < *0,25 unidade de endotoxinas (UE)/mℓ*. Os níveis máximos para a solução de diálise final são de 100 UFC/mℓ e 0,5 UE/mℓ, respectivamente. Não há reações pirogênicas quando os níveis de bactérias e endotoxinas na solução de diálise são mantidos abaixo desses limites.

2. **Solução de diálise ultrapura.** Baixos níveis de endotoxinas e fragmentos de endotoxinas na solução de diálise, embora não causem reações pirogênicas, podem contribuir para uma resposta inflamatória crônica, que pode estar associada a morbidade a longo prazo nos pacientes em diálise. Em estudos observacionais, o uso de solução de diálise "ultrapura", caracterizada por um *nível de bactérias abaixo de 0,1 UFC/mℓ* e *nível de endotoxinas abaixo de 0,03 UE/mℓ*, foi relacionado com níveis plasmáticos reduzidos de proteína C reativa e de interleucina 6, melhor resposta da anemia à terapia com eritropoetina, melhor nutrição evidenciada por aumento dos níveis plasmáticos de albumina e maior estimativa de peso corporal seco, circunferência do braço e taxa de aparecimento de nitrogênio ureico. A solução de diálise ultrapura também foi associada a níveis plasmáticos reduzidos de β₂-microglobulina e pentosidina (marcador substituto do estresse carbonila), uma perda mais lenta de função renal residual e menor morbidade cardiovascular (Susantitaphong, 2013).

   Embora nem todos os benefícios supracitados tenham sido totalmente confirmados, muitos especialistas acreditam que a solução de diálise ultrapura deve fazer parte da rotina. Embora o uso de solução de diálise ultrapura seja muito desejável na hemodiálise, é obrigatório nas terapias de convecção *on-line*, como a hemodiafiltração *on-line* (ver Capítulo 17), que, caso contrário, aumentaria a transferência de fragmentos bacterianos da solução de diálise/reposição para o sangue.

C. **Métodos de purificação da água para hemodiálise.** Os sistemas de purificação da água para diálise são divididos em três partes: pré-tratamento, purificação primária e distribuição para o ponto de uso.

1. **Pré-tratamento.** Esses componentes geralmente incluem uma válvula para misturar água quente e fria a uma temperatura constante, algum tipo de filtração preliminar, abrandamento e filtração com carbono ativado. A finalidade dessa cascata é preparar a água para a operação ideal do processo de purificação primária.

Às vezes, é necessário corrigir o pH (por injeção de ácido clorídrico) para evitar a alcalinidade excessiva, que pode impedir a remoção de cloreto e cloramina pelos leitos de carvão, além de causar deposição de sais de cálcio e magnésio nas membranas de osmose reversa (OR).

a. **Abrandador de água.** O abrandador de água é usado para remover cálcio e magnésio da água pela troca por sódio ligado ionicamente a um leito de resina. A resina troca íons Na^+ por Ca^{++} e Mg^{++}, bem como por outros cátions como o ferro e o manganês. O abrandador de água protege a membrana de OR a jusante contra a incrustação pelo cálcio e magnésio presentes na água. Essas incrustações de minerais podem sujar rapidamente uma membrana de OR. Deve-se instituir uma rotina de retrolavagem e regeneração frequente das resinas abrandadoras de água, usando uma solução concentrada de cloreto de sódio (salmoura). Durante a retrolavagem, a água é conduzida até o abrandador em sentido inverso para lavar e revolver a resina; depois, a salmoura é introduzida para regenerar a resina, substituindo os íons Ca^{++} e Mg^{++} recentemente ligados por íons Na^+.

b. **Carvão.** O carvão ativado é usado para remover cloreto e cloramina, que não são removidos por OR, além de outros pequenos compostos orgânicos que podem estar na água. O cloreto pode combinar-se a substâncias orgânicas na água e formar compostos causadores de câncer. Por conseguinte, muitas redes públicas que antes usavam cloreto para inibir a proliferação bacteriana passaram a usar cloramina. A cinética da reação por meio da qual o carvão remove a cloramina da água é mais lenta que a da remoção do cloreto, de maneira que sistemas que removeram adequadamente o cloreto podem não fazer o mesmo com a cloramina. O cloreto ou a cloramina podem causar lesão permanente da membrana de OR a jusante. É importante notar que a cloramina pode causar anemia hemolítica; portanto, é preciso monitorar com extremo rigor essa parte do processo de purificação da água. No passado, algumas redes públicas não comunicavam às unidades de diálise a substituição de cloreto por cloramina na água, e há relatos de surtos de anemia hemolítica no curso dessas mudanças.

Em vista da necessidade crucial de remover a cloramina e os compostos orgânicos relacionados, a água atravessa dois leitos de carvão em série. O leito de carvão a montante "ativo" é esgotado primeiro. O leito de carvão a jusante, responsável pelo "acabamento", é usado como reserva. Essa estratégia permite a substituição sequencial quando o leito de carvão a montante é esgotado. Todo leito de carvão esgotado deve ser substituído logo que possível. Embora os níveis de cloreto e cloramina possam ser determinados separadamente, é mais simples medir o cloreto total – a soma de cloreto e cloramina – e substituir os leitos de carvão esgotados de acordo com essa medida. Se a água da rede pública contiver cloramina, é preciso verificar o nível total de cloreto na água que sai do leito de carvão "ativo" primário antes de cada turno de diálise. Caso o limite seja ultrapassado, deve-se verificar o nível total de cloreto a jusante do leito de "acabamento". Se o nível for normal nesse ponto, os tratamentos podem ser mantidos com monitoramento rigoroso da saída do leito de carvão de "acabamento" a jusante. Caso o nível total de cloreto ultrapasse o limite a jusante do leito de "acabamento", é preciso interromper os tratamentos imediatamente.

Um aspecto crucial para o funcionamento apropriado dos leitos de carvão ativado granular é o tempo de contato da água com o carvão. O "tempo de contato de leito vazio" deve ser no mínimo de 10 min para ajudar a garantir a remoção de cloreto e cloramina. A retrolavagem periódica com água revolve os leitos de carvão e evita a formação de canais no carvão, que reduzem a eficiência. Pode ser necessário ajustar o pH da água de alimentação para que haja remoção ideal de cloramina pelo carvão. Mesmo com ajuste do pH, a remoção de cloramina pelo carvão pode ser insatisfatória se a água contiver inibidores da corrosão ou outras substâncias que impeçam a chegada das moléculas de cloramina à superfície do carvão. Nessas situações, pode ser necessário usar outros métodos de remoção da cloramina como a injeção de bissulfito de sódio.

2. **Processo básico de purificação.** O processo básico de purificação quase sempre é a OR. Normalmente, coloca-se um filtro logo a montante da membrana de OR para capturar eventuais partículas de carvão e grãos de resina que possam ter sido liberados acidentalmente do sistema pré-tratamento.

a. **Osmose reversa.** Esse processo é realizado por filtração da água sob alta pressão (usando uma bomba potente) através de uma membrana semipermeável que retém os solutos dissolvidos. A OR remove mais de 95% dos contaminantes iônicos e não iônicos pequenos como a glicose. Além disso, constitui uma barreira efetiva contra bactérias e endotoxinas. Em muitos casos, a OR fornece água de qualidade suficiente para a preparação da solução de diálise sem purificação adicional.

b. **Deionização.** A deionização pode ser usada como alternativa à OR, porém na maioria das vezes é empregada para purificar ainda mais a água após o processamento por OR. Os deionizadores não removem contaminantes não iônicos, bactérias nem endotoxinas. Um deionizador de fase sólida contém resinas catiônicas e aniônicas. Essas resinas podem ser configuradas em dois leitos (um para a resina catiônica e outro para a resina aniônica) ou um leito único que contém uma mistura das duas resinas. As resinas catiônicas contêm grupos sulfúricos, que trocam íons hidrogênio por outros cátions, como sódio, cálcio e alumínio. As resinas aniônicas contêm grupos amônio, que trocam íons hidroxila por outros ânions como cloreto, fosfato e fluoreto. Os íons hidrogênio e hidroxila liberados durante o processo de troca combinam-se e formam água; o resultado é a água tratada que contém pouquíssimos íons residuais.

A função de deionizador é monitorada por verificação da condutividade da água de efluxo; quanto menor é a quantidade de íons que permanecem na água, menor é a condutividade. Quando as resinas em um tanque deionizador trocaram todos os íons hidrogênio e hidroxila disponíveis por cátions e ânions da água, sua capacidade de remover íons é "esgotada". A condutividade da água de efluxo aumenta após o esgotamento, indicando que é necessário substituir o tanque. É importante saber que uma resina deionizadora com capacidade "esgotada" não é inativa e, se continuar a ser usada, libera rapidamente os íons com ligação mais fraca à resina, com possíveis consequências adversas graves para o paciente. Por exemplo, a não retirada de tanques deionizadores esgotados levou à morte de pacientes após a liberação de grande quantidade de fluoreto na água para diálise (Arnow, 1994). Por esse motivo, é importante desativar os tanques deionizadores esgotados assim que surgirem indicações de aumento da condutividade. É obrigatório que todos os tanques de troca iônica tenham monitores *on-line* que acompanhem continuamente a condutividade da água de efluxo e desviem-na dos pacientes caso ultrapasse o limite de 1 mS/cm (uma resistividade de 1 MΩ-cm). Além disso, alguns tanques também têm uma lâmpada que normalmente fica apagada e acende quando aumenta a condutividade da água de efluxo, ou uma lâmpada que normalmente fica acesa e apaga quando o monitoramento da condutividade falha. Se houver uma lâmpada, é muito importante saber qual é o tipo.

A resina de deionizadores propicia uma grande área de superfície para proliferação bacteriana. Como todas as substâncias bacteriostáticas, como o cloreto e a cloramina, já foram removidas quando a água chega ao deionizador, o nível de contaminação bacteriana da água que flui através dos tanques deionizadores está sujeito a aumentar. Por esse motivo, geralmente coloca-se um ultrafiltro a jusante do deionizador para remover bactérias ou endotoxinas que possam ter se acumulado nos tanques deionizadores. Alguns centros preferem destruir as bactérias (no estado vegetativo ou esporulado) com radiação ultravioleta. No entanto, o processo UV, devido à morte das bactérias, pode elevar o teor de lipopolissacarídios e peptidoglicanas da água tratada.

3. **Distribuição da água purificada.** É preciso distribuir a água purificada destinada ao preparo da solução de diálise para cada máquina de diálise a fim de produzir a solução de diálise sem contaminantes. Os contaminantes químicos são evitados pelo uso de materiais inertes, como o plástico, em todos os componentes que entram em contato com a água purificada e com a solução de diálise. A contaminação microbiológica é evitada pelo uso de sistemas de tubulação adequadamente planejados e construídos em combinação com a desinfecção regular. A distribuição de água é realizada por um circuito sem múltiplas ramificações nem extremidades cegas. Quando o sistema de distribuição inclui um tanque de armazenamento (o ideal é evitar esse tipo de tanque), este tem o tamanho mínimo necessário, uma tampa bem ajustada e é projetado para facilitar a desinfecção.

Os sistemas de armazenamento e distribuição da água são desinfetados periodicamente para evitar a colonização bacteriana do sistema e minimizar o surgimento de biofilme, que, uma vez formado, é muito difícil de remover. Quando se usam germicidas químicos, a desinfecção costuma ser, no mínimo, mensal. O programa de desinfecção deve ser programado para minimizar a formação de biofilme no sistema de armazenamento e distribuição, e não para eliminar o biofilme depois de formado. Atualmente, existem sistemas de distribuição que podem ser desinfetados com água quente ou ozônio. Esses sistemas possibilitam a desinfecção mais frequente, pois não é necessário lavar o sistema para eliminar os resíduos de germicida. A adequação do programa de desinfecção é demonstrada por cultura e análise de endotoxinas na água e na solução de diálise.

4. **Sistemas de mistura e distribuição de concentrado de bicarbonato.** Esses sistemas dispõem de recipientes para distribuir o concentrado preparado centralmente para as máquinas de diálise, que são desinfetados com frequência, pois os concentrados de bicarbonato são particularmente suscetíveis à contaminação bacteriana.

D. **Normas de segurança e monitoramento.** O controle do funcionamento de cada parte do sistema de abastecimento de água deve ser feito por procedimentos minuciosos e documentação. A ISO e o European Best Practices Group elaboraram normas relativas ao equipamento de purificação de água para diálise com a finalidade de maximizar a segurança do paciente. Essas normas incluem o monitoramento da pureza química da água e da solução de diálise. A dosagem de cloramina é feita, no mínimo, 1 vez/dia. É preciso confirmar periodicamente a ausência de outros componentes tóxicos crônicos na água de alimentação. Devem-se usar métodos de alta sensibilidade para análise de proliferação bacteriana e endotoxinas na água e no líquido para diálise. Por fim, é preciso monitorar os pacientes, estar sempre alerta a sinais de casos inexplicados de reações hemolíticas, pirogênicas ou outras reações incomuns.

Nos EUA, o fórum do ESRD Networks Medical Advisory Council elaborou um roteiro (*Medical Director Toolkit*) para ajudar as unidades de diálise a atenderem as exigências para cobertura pelas seguradoras (*Conditions for Coverage*) (DeOreo, 2012). Esse documento detalha não só o monitoramento de várias partes do sistema de água, mas também a necessidade de observar as exigências de alarmes remotos, treinamento e planejamento para o caso de emergências.

II. **PREPARO DA SOLUÇÃO DE DIÁLISE**
A. **Máquinas de proporção.** Para reduzir o volume e os custos com transporte, o líquido de diálise é produzido na forma concentrada e as máquinas estabelecem a proporção de líquido e de água antes de enviá-lo ao dialisador. A máquina de diálise dispõe de

bombas e sistemas de válvulas unidirecionais que preparam a solução de diálise final com volumes fixos de concentrados de dialisato misturados a um volume fixo de água purificada aquecida; outro modo de preparo é o uso de sistemas de servocontrole baseados na condutividade para misturar os concentrados e a água. Conforme exposto no capítulo anterior, a composição iônica da solução de diálise final é verificada pela condutividade, que é mantida em um intervalo muito estreito. A entrada da solução no dialisador é permitida enquanto a condutividade estiver dentro do intervalo desejado. A condutividade fora do intervalo faz soar um alarme e a diálise é interrompida.

B. **Sistema de concentrado duplo para soluções de bicarbonato.** Quase todas as soluções de diálise utilizadas hoje são à base de bicarbonato, o que causa um problema de solubilidade. Ao preparar uma solução de bicarbonato de aproximadamente 30 mM, o pH será em torno de 8,0. Nesse pH, o cálcio e o magnésio precipitam-se, o que reduz sua concentração difusível e contribui também para a incrustação nas linhas e passagens da máquina de diálise. Para evitar o problema de precipitação de cálcio e de magnésio, um sistema de geração de solução de diálise com bicarbonato usa dois concentrados: um concentrado de "bicarbonato" e um concentrado "ácido". O concentrado "ácido" contém uma pequena quantidade de ácido acético ou ácido cítrico mais sódio, potássio (conforme necessário), cálcio, magnésio, cloreto e glicose (opcional). O baixo pH do concentrado ácido mantém o cálcio e o magnésio em solução, mesmo na forma concentrada.

Sistemas de proporção duplos especiais misturam em sequência os dois concentrados com a água purificada para preparar a solução de diálise final. Durante a mistura, a pequena quantidade de ácido orgânico no concentrado "ácido" (cerca de 2 a 4 mM) reage com uma quantidade equimolar de bicarbonato no concentrado de "bicarbonato" e produz dióxido de carbono. O dióxido de carbono gerado forma ácido carbônico, que diminui o pH da solução final de bicarbonato para cerca de 7,0 a 7,4. Nesse intervalo de pH, o cálcio e o magnésio permanecem dissolvidos na solução de diálise produzida. A razão entre concentrado "ácido", concentrado "básico" e água nos vários sistemas de proporcionamento disponíveis depende do fabricante da máquina. Os concentrados "ácidos" líquidos estão disponíveis em concentrações de 35 a 45 vezes, e os concentrados de "bicarbonato" líquidos correspondentes também apresentam concentrações diferentes. Em unidades que usam mais de uma marca de máquina de diálise, é importante usar o concentrado designado para a razão de proporção de determinada máquina.

O nível de bicarbonato mostrado no monitor de muitas máquinas de diálise que permitem o ajuste da quantidade de bicarbonato na solução de diálise, por meio da alteração da razão de proporcionamento do concentrado, é a concentração final de bicarbonato e não leva em conta o acetato do acetato de sódio produzido pela reação do ácido acético com uma quantidade equimolar de bicarbonato de sódio. Esse acetato gera bicarbonato quando é metabolizado no corpo em base equimolar. Assim, o verdadeiro teor de base do dialisato usado será maior que o mostrado no monitor (Kohn, 2012). Como a maioria dos concentrados ácidos líquidos contém ácido acético, a quantidade de ácido acético e, portanto, de acetato presente no dialisato produzido após a mistura geralmente é de cerca de 4 mM.

C. **Concentrados secos**

1. **Bicarbonato.** Em algumas máquinas, usa-se um cartucho com bicarbonato de sódio em pó em vez de um concentrado de "bicarbonato" líquido. O uso de cartuchos com bicarbonato em pó elimina o problema de proliferação bacteriana no concentrado de "bicarbonato" e a preocupação de contaminação subsequente das soluções de diálise finais.

2. **Ácido (ácido cítrico ou diacetato de sódio).** Embora o ácido acético seja um líquido, podem-se preparar concentrados "ácidos" em pó com ácido cítrico ou diacetato

de sódio. A baixa concentração de citrato gerada na solução de diálise à base de ácido cítrico pode quelar o cálcio plasmático adjacente à membrana de diálise, impedindo a coagulação, melhorando discretamente a depuração do dialisador e aumentando o número de reúsos do dialisador. No caso de concentrados ácidos em pó que contenham ácido cítrico (0,8 mM) e uma pequena quantidade (0,3 mM) de ácido acético, após a mistura, a solução de diálise conterá 0,8 mM de citrato (2,4 mEq/ℓ) e 0,3 mM de acetato, produzindo cerca de 2,7 mEq/ℓ de base geradora de bicarbonato.

O diacetato de sódio é um composto que contém ácido acético e acetato de sódio. Os concentrados ácidos preparados com diacetato de sódio normalmente têm concentração de acetato no dialisato final duas vezes maior que a dos concentrados que usam ácido acético. É importante considerar essa concentração relativamente alta de acetato (até 8 mM) como uma fonte adicional de geração de bicarbonato (Kohn, 2012).

D. **Composição da solução de diálise final.** A Tabela 5.1 apresenta o intervalo de variação da composição das soluções de diálise tipicamente usadas. As concentrações de sódio, potássio e cálcio podem variar pela escolha de diferentes concentrados "ácidos" ou pelo acréscimo de sais desses cátions aos concentrados "ácidos" apropriados antes do uso. Além disso, algumas máquinas de diálise permitem variar a concentração de sódio da solução de diálise no decorrer de um tratamento individual – prática conhecida como perfil de sódio. O perfil de sódio pode ajudar a reduzir a tendência à hipotensão intradialítica e a sensação de cansaço após a diálise que alguns pacientes apresentam, mas o aumento do nível médio de sódio na solução de diálise pode predispor a aumento da sede, consumo excessivo de líquidos e hipertensão arterial (ver Capítulo 12). A maioria das máquinas de diálise permite variar o nível de bicarbonato sem trocar o concentrado pela alteração da razão da bomba de proporção. Assim, é possível usar na solução de diálise níveis de bicarbonato de 20 a 40 mM, característica particularmente útil quando a diálise é mais frequente, na diálise de pacientes não urêmicos (p. ex., no tratamento de intoxicações) ou no tratamento de pacientes com alcalemia. A alteração do nível de bicarbonato no dialisato sempre causa pequenas alterações dos níveis de cálcio, magnésio e potássio (se presentes).

E. **Desinfecção das máquinas de diálise.** As máquinas de diálise são desinfectadas de acordo com as recomendações do fabricante. As linhas de entrada de água para as

Tabela 5.1	Composição de uma solução padrão de hemodiálise.
Componente	**Concentração (mM)**
Sódio	135 a 145
Potássio	2 a 3
Cálcio	1,25 a 1,75
	(2,5 a 3,5 mEq/ℓ)
Magnésio	0,25 a 0,375
	(0,5 a 0,75 mEq/ℓ)
Cloreto	98 a 124
Acetato[a]	3 a 8
Citrato[a]	0,8 a 1,0 (2,4 a 3,0 mEq/ℓ)
Bicarbonato	25 a 35
Glicose	0 a 11
pCO$_2$	40 a 110 (mmHg)
pH	7,1 a 7,3 (unidades)

[a] O acetato ou citrato é acrescentado ao "concentrado ácido" na forma de ácido acético, diacetato de sódio ou ácido cítrico. Quando misturado ao "concentrado de bicarbonato", o íon hidrogênio de um desses ácidos reage com o bicarbonato e produz CO$_2$ (*i. e.*, ácido carbônico) para criar um sistema tampão.

máquinas de diálise são desinfectadas ao mesmo tempo que o sistema de distribuição de água. Atualmente existem máquinas de diálise que dispõem de um ultrafiltro para reter bactérias e endotoxinas. Esse filtro intercepta o fluxo da solução de diálise imediatamente antes de entrar no dialisador. Os ultrafiltros de dialisato, limitados a certo número de sessões ou meses de operação, são desinfectados ao mesmo tempo que a máquina de diálise. Esses ultrafiltros facilitam a rotina de preparação de "soluções de diálise ultrapuras".

Referências bibliográficas e leitura sugerida

Arnow PM, et al. An outbreak of fatal fluoride intoxication in a long-term hemodialysis unit. *Ann Intern Med.* 1994;121:339–344.

Association for the Advancement of Medical Instrumentation. *Quality of Dialysis Fluid for Hemodialysis and Related Therapies, ANSI/AAMI/ISO 11663:2009.* Arlington, VA: Association for the Advancement of Medical Instrumentation; 2009.

Association for the Advancement of Medical Instrumentation. *Water for Hemodialysis and Related Therapies, ANSI/AAMI/ISO 13959:2009.* Arlington, VA: Association for the Advancement of Medical Instrumentation; 2009.

Association for the Advancement of Medical Instrumentation. *Water Treatment Equipment for Hemodialysis and Related Therapies, ANSI/AAMI/ISO 26722:2009.* Arlington, VA: Association for the Advancement of Medical Instrumentation; 2009.

Association for the Advancement of Medical Instrumentation. *Guidance for the Preparation and Quality Management of Fluids for Hemodialysis and Related Therapies, ANSI/AAMI/ISO 23500:2011.* Arlington, VA: Association for the Advancement of Medical Instrumentation; 2011.

Canaud B, et al. Microbiologic purity of dialysate: rationale and technical aspects. *Blood Purif.* 2000;18:200–213.

Carmichael WW, et al. Human fatalities from cyanobacteria; chemical and biological evidence for cyanotoxins. *Environ Health Perspect* 2001;109:663–668.

Damasiewicz MJ, Polkinghorne KR, Kerr PG. Water quality in conventional and home haemodialysis. *Nat Rev Nephrol.* 2012;8:725–734.

DeOreo P, et al. Medical Director Toolkit. Developed by the Forum of ESRD Networks' Medical Advisory Council (MAC). 2012. http://esrdnetworks.org/mac-toolkits/download/medical-director-toolkit-2/medical-director-toolkit/at_download/file. Accessed July 27, 2014.

European Renal Association—European Dialysis and Transplantation Association. European best practice guidelines for haemodialysis, section IV—dialysis fluid purity. *Nephrol Dial Transplant.* 2002;17(suppl 7):45–62.

Kohn OF, Kjellstrand CM, Ing TS. Dual-concentrate bicarbonate-based hemodialysis: Know your buffers. *Artif Organs.* 2012;36:765–768.

Ledebo I. Ultrapure dialysis fluid—direct and indirect benefits in dialysis therapy. *Blood Purif.* 2004;22(suppl 2):20–25.

Sam R, et al. Composition and clinical use of hemodialysates. *Hemodial Int.* 2006;10:15–28.

Schindler R, et al. Short bacterial DNA fragments: detection in dialysate and induction of cytokines. *J Am Soc Nephrol.* 2004;15:3207–3214.

Susantitaphong P, Riella C, Jaber BL. Effect of ultrapure dialysate on markers of inflammation, oxidative stress, nutrition and anemia parameters: a meta-analysis. *Nephrol Dial Transplant.* 2013;28:438–446.

Ward DM. Chloramine removal from water used in hemodialysis. *Adv Ren Replac Ther.* 1996;3:337–347.

Ward RA. Ultrapure dialysate. *Semin Dial.* 2004;17:489–497.

Ward RA. Dialysis water as a determinant of the adequacy of dialysis. *Semin Nephrol.* 2005;25:102–110.

6 Fístulas e Enxertos Arteriovenosos | Fundamentos

Tushar J. Vachharajani, Steven Wu, Deborah Brouwer-Maier e Arif Asif

I. **INTRODUÇÃO: TIPOS DE ACESSO VASCULAR.** As fístulas e os enxertos arteriovenosos são os tipos mais comuns de acesso vascular usado para hemodiálise de manutenção. A fístula arteriovenosa requer a anastomose de uma artéria a uma veia nativa, o que possibilita o fluxo de sangue diretamente da artéria para a veia. A anastomose tradicional é feita no punho, entre a artéria radial e a veia cefálica, embora haja muitas variações possíveis, com anastomoses na tabaqueira anatômica, no antebraço, no cotovelo ou acima do cotovelo. O enxerto arteriovenoso é semelhante à fístula, exceto pelo uso de um enxerto tubular de material sintético para conectar a artéria à veia. O material mais usado é o polímero politetrafluoretileno (PTFE). Um terceiro tipo de acesso, o cateter venoso com anel (*cuff*), é apresentado no próximo capítulo.

Não se pode usar imediatamente a fístula arteriovenosa, pois seu processo de maturação costuma levar de 6 a 8 semanas. Durante o processo de maturação, há aumento gradual do fluxo sanguíneo através da fístula recém-criada graças à dilatação da artéria e da veia. O remodelamento (espessamento), induzido pela pressão e pelo fluxo, da parede da veia, que é o local de inserção das agulhas, fortalece a fístula e limita lacerações e extravasamentos, enquanto a dilatação da veia facilita a introdução da agulha no futuro. O enxerto arteriovenoso pode ser usado mais cedo que a fístula, de modo geral em 1 a 3 semanas após a criação.

A fístula com bom funcionamento é preferível ao enxerto por causa da menor incidência de infecção, maior taxa de perviedade e maior sobrevida geral dos pacientes. No entanto, as fístulas arteriovenosas também têm problemas; uma importante desvantagem é a baixa taxa de maturação nas pessoas com vasos sanguíneos inadequados, entre os quais muitos pacientes idosos. O enxerto arteriovenoso pode ser uma opção inicial de acesso adequada em pacientes com vasos sanguíneos de tamanho insuficiente ou pouco distensíveis. Com o uso prolongado, é comum ocorrer alguma dilatação da veia a jusante de um enxerto arteriovenoso; às vezes, esse segmento de veia recém-ampliado pode ser conectado diretamente a uma artéria, com conversão do enxerto em fístula.

A. **Hiperplasia da neoíntima.** Do ponto de vista mecânico, o enxerto arteriovenoso é uma opção de acesso vascular menos desejável que a fístula arteriovenosa, pois aumenta o risco de hiperplasia da neoíntima. Essa alteração é mais comum no segmento venoso a jusante da anastomose enxerto–veia. A hiperplasia obstrui o lúmen da veia a jusante, diminui o fluxo no enxerto e prolonga o sangramento após a retirada das agulhas de diálise (por aumento da pressão no interior do enxerto). Por fim, ocorre trombose do enxerto. Acredita-se que a causa de hiperplasia da neoíntima acelerada nos enxertos arteriovenosos seja a turbulência a jusante da anastomose enxerto–veia e também uma diferença de complacência entre o enxerto relativamente rígido e a veia mais flexível. A exposição periódica desse segmento de veia vulnerável ao sangue ativado que sai do dialisador pode acelerar o processo, embora seja possível o desenvolvimento de estenose a jusante de um enxerto arteriovenoso mesmo quando este não é usado.

Embora o enxerto arteriovenoso seja uma opção de acesso inferior à fístula arteriovenosa madura, é superior ao cateter venoso central. Pacientes com fístula arteriovenosa ou enxerto arteriovenoso têm menos infecções graves, menor morbidade e maior taxa de sobrevida que os pacientes tratados com cateteres venosos. Há pouco tempo, demonstrou-se que alguns dos piores resultados com cateteres venosos centrais foram decorrentes de viés de seleção (os cateteres venosos tendem a ser usados em pacientes com doença mais grave), e constatou-se que o risco de infecção com cateteres venosos, sobretudo em pacientes idosos, é relativamente baixo (Murea, 2014). Assim, em determinadas circunstâncias clínicas, discutidas com mais detalhes no próximo capítulo, o cateter venoso de longa permanência ainda é um método útil de acesso vascular.

II. **DIRETRIZES COM O OBJETIVO DE AUMENTAR O USO DE FÍSTULA ARTERIOVENOSA.** As diretrizes elaboradas pela Kidney Disease Outcomes Quality Initiative (KDOQI) da National Kidney Foundation e pela iniciativa "Fistula First" (Fístula Primeiro) (ver *Sites* para consulta) promovem a criação de fístulas arteriovenosas, com a meta de alcançar, no mínimo, 68% de uso em pacientes prevalentes em diálise. O encaminhamento precoce de pacientes com DRC a nefrologistas, antes do início da hemodiálise, assegura mais tempo para a criação de um acesso arteriovenoso. Essa medida evita os riscos de um cateter venoso central, que geralmente é necessário quando o paciente é encaminhado para diálise em uma fase avançada da doença renal crônica. Recentemente, preconizou-se o uso de "diálise peritoneal de início urgente" como método inicial de tratamento dos pacientes com necessidade urgente de diálise. Dessa maneira, há estabilização dos pacientes sem necessidade de uso prolongado de cateter venoso. Um importante fator para aumentar o uso de fístulas arteriovenosas é que a equipe de acesso vascular conte com um cirurgião exclusivo e capacitado para criar o acesso.

Durante a última década, desde a implementação da revolucionária iniciativa de "fístula primeiro", patrocinada pelo governo dos EUA, a taxa de fístulas arteriovenosas em pacientes prevalentes em hemodiálise nos EUA aumentou de 26% para 61%. Muitos centros nos EUA e na Europa alcançam porcentagens muito maiores (≥ 90%). Nos EUA, porém, a taxa de uso de cateter venoso central não diminuiu tanto quanto o previsto, o que levou à revisão da meta da iniciativa de "fístula primeiro", a qual se tornou "fístula primeiro, cateter por último".

III. **PRESERVAÇÃO VASCULAR.** Em pacientes com DRC progressiva e expectativa de diálise, é preciso proteger as veias superficiais e profundas dos dois braços, prevendo seu possível uso para acesso vascular. Desse modo, devem-se minimizar as punções venosas e os acessos de infusão periférica no membro superior, sobretudo nas veias cefálica e da fossa antecubital de um dos braços. Sempre que possível, devem-se usar as veias no dorso da mão. Em vista do risco de estenose subsequente de uma veia central, a veia subclávia só deve ser canulada em caso de necessidade absoluta, e o uso de cateter central de inserção periférica (PICC) e cateteres de linha média também deve ser rejeitado. É necessário preservar a artéria radial e a artéria braquial para futura criação de acesso arteriovenoso; portanto, não se devem realizar intervenções percutâneas cardíacas nem outras intervenções percutâneas endovasculares através dessas artérias. Deve-se evitar também a colocação de derivações endovasculares para dispositivo cardíaco eletrônico implantável (DCEI), que podem prejudicar a perviedade das veias centrais. Além disso, o risco de infecção a longo prazo é alto. Em vez disso, deve-se avaliar a possibilidade de uso de derivações epicárdicas e subcutâneas em pacientes com DRC que necessitam de marca-passo ou dispositivo semelhante.

A. **O projeto "Save the Vein" da American Nephrology Nurses Association.** O *website* dessa organização (ver *Sites* para consulta) oferece aos pacientes apostilas, em inglês ou espanhol, que explicam a importância da preservação das veias dos braços. Além disso, no *website* há um *link* para a página de um fornecedor de pulseiras para pacientes com a inscrição: *Save Veins • No IV/LAB Draws* (Preserve as veias – não à injeção IV/coleta de sangue).

IV. PLANEJAMENTO DE ACESSO ARTERIOVENOSO

A. Orientação do paciente e questões de tempo. Os pacientes com uma taxa de filtração glomerular (TFG) < 30 mℓ/min por 1,73 m^2 devem ser orientados acerca de todas as opções de substituição renal, que incluem diálise peritoneal e transplante renal. Quando a escolha é a hemodiálise, deve-se criar uma fístula arteriovenosa no mínimo 6 meses antes do início planejado da diálise. Em pacientes que planejam iniciar a diálise peritoneal, a criação de fístula arteriovenosa é opcional. Às vezes, cria-se uma fístula arteriovenosa em pacientes submetidos à diálise peritoneal, como medida de segurança, para evitar os riscos associados aos cateteres venosos centrais quando for necessário interromper a diálise peritoneal por um tempo; por exemplo, ao substituir o cateter em decorrência de disfunção ou peritonite grave. As taxas de peritonite, porém, são muito menores agora que no passado; portanto, a maioria dos centros não cria mais essas fístulas de segurança. Os pacientes que planejam receber um rim de doador vivo no futuro próximo, mas que necessitam de diálise por um curto período, podem ser tratados sem acesso arteriovenoso permanente. Neles, pode ser apropriado usar um cateter venoso com *cuff* para acesso de curta duração (< 6 meses), exceto em caso de contraindicação ao uso de cateter venoso (como nas valvopatias cardíacas, que podem predispor à endocardite).

B. Previsão da necessidade de diálise. Nem sempre é simples prever corretamente a necessidade de diálise. A criação prematura de acesso arteriovenoso constitui uma utilização desnecessária de recursos, e muitos pacientes, sobretudo idosos, morreram antes de necessitarem de diálise. Tangri (2011, 2013) desenvolveu um método para ajudar a prever a necessidade de terapia de substituição renal, embora suas equações prevejam o risco de desenvolver DRCT durante um período de 3 anos. Drawz (2013) desenvolveu uma equação preditiva semelhante, com base em pacientes do Departamento de Veteranos dos EUA, que prevê o risco de DRCT durante um período de 1 ano.

V. AVALIAÇÃO PRÉ-OPERATÓRIA

A. Anamnese. É necessária uma anamnese completa, com perguntas sobre episódios anteriores de implantação de cateteres venosos centrais ou marca-passo/DCEI, uso prévio de PICC e cirurgia vascular prévia. Comorbidades como insuficiência cardíaca congestiva, diabetes melito ou doença vascular periférica podem limitar as opções para construção do acesso. Pacientes com insuficiência cardíaca grave podem não tolerar o débito cardíaco adicional necessário para a circulação de sangue através do acesso. Pacientes com doença vascular grave por aterosclerose ou diabetes ou pacientes com lesão extensa das veias do braço por perfurações prévias de agulha ou insucesso de fístula arteriovenosa podem não ter vasos sanguíneos adequados para a criação de um acesso arteriovenoso; entretanto, mesmo nesses pacientes, frequentemente é possível criar uma fístula arteriovenosa no membro superior graças a técnicas cirúrgicas inovadoras.

B. Exame físico. Deve-se avaliar e registrar a existência de todos os pulsos no membro superior (axilar, braquial, radial e ulnar). Deve-se medir a pressão arterial nos dois braços e classificar a diferença entre os braços como normal, se < 10 mmHg; limítrofe, se de 10 a 20 mmHg; ou problemática, se > 20 mmHg. O teste de Allen, que mede o fluxo colateral entre as artérias radial e ulnar no arco palmar, pode ser realizado por exame físico ou auxiliado por Doppler (ver a seguir). A sensibilidade do teste de Allen pode ser aumentada se combinado à oximetria de pulso (Paul e Feeny, 2003). A Tabela 6.1 apresenta detalhes da realização do teste de Allen. Deve-se examinar o

Tabela 6.1	Teste de Allen (teste de perviedade do arco palmar).

1. Posicione o paciente de frente para o profissional, com o braço estendido e a palma da mão voltada para cima.
2. Comprima as artérias radial e ulnar no punho.
3. Com as artérias firmemente comprimidas, instrua o paciente a fechar e abrir a mão várias vezes até que a mão se torne pálida.
4. Quando a mão estiver pálida, retire a compressão da artéria ulnar e verifique se há retorno da coloração rosada. Depois, libere toda a compressão.
5. Repita as etapas 2 a 4 com a artéria radial.

Interpretação: o retorno da cor da palma da mão após a liberação da compressão arterial indica perviedade arterial e fluxo satisfatório. A persistência da palidez por ≥ 5 s após a liberação da artéria ulnar é um teste positivo para insuficiência da artéria ulnar. Do mesmo modo, a persistência da palidez por ≥ 5 s após a liberação da artéria radial é um teste positivo para insuficiência da artéria radial.

Modificada (corrigida) de Beathard GD. A practitioner's resource guide to physical examination of the vascular access. ESRD Network of Texas. http://www.esrdnet15.org/QI/C5D.pdf.

paciente à procura de evidências de cateterismo central ou venoso prévio e de sinais de traumatismo ou cirurgia do braço, do tórax ou do pescoço, inclusive de cirurgia prévia de acesso arteriovenoso. A constatação de edema do braço, de veias colaterais ou de tamanhos diferentes dos membros deve levar à avaliação das veias centrais.

C. **Exames de imagem.** O mapeamento pré-operatório de rotina do braço para avaliar veias e artérias ajuda a escolher a veia mais apropriada e o melhor local para criação do acesso. O uso de exames de imagem aumenta a taxa de criação de fístulas com bom funcionamento.

1. **Ultrassonografia com Doppler.** A ultrassonografia com Doppler, que pode medir a velocidade do fluxo e o diâmetro interno das artérias braquial e radial e das veias periféricas, deve ser realizada em todos os pacientes para identificar artérias e veias adequadas para criação do acesso. Uma limitação desse método é a má visualização de veias centrais. É melhor realizar a ultrassonografia com Doppler no centro cirúrgico após anestesia regional do braço por bloqueio nervoso, pois as veias tendem a se dilatar após a administração da anestesia; a constrição dessas veias em circunstâncias normais prejudica a visualização.

a. **Tamanho mínimo da veia e da artéria.** Há controvérsias quanto ao tamanho mínimo da artéria aferente e da veia eferente para o êxito da fístula. Estudos sugerem que a veia deve ter um diâmetro mínimo de aproximadamente 2,5 mm para que a anastomose cirúrgica seja bem-sucedida (Okada e Shenoy, 2014) e que o diâmetro mínimo da artéria deve ser de 2,0 mm. Já se usaram vasos menores "limítrofes", de apenas 1,5 mm (tanto a artéria quanto a veia) com êxito para criação de fístulas; nesses casos, porém, pode ser necessário um cirurgião com experiência na cirurgia de pequenos vasos (Pirozzi, 2010). Mais importante pode ser a capacidade de dilatação da artéria e da veia após a anastomose, para possibilitar o aumento do fluxo.

b. **Teste de dilatação da veia.** Durante o exame com Doppler, a parte proximal da veia é ocluída com torniquete e o aumento de seu tamanho é registrado. O aumento médio de 50% do diâmetro interno foi associado a um bom desfecho da fístula (Malovrh *et al.*, 2002).

c. **Teste de dilatação da artéria.** Durante o exame com Doppler, avalia-se o contorno do pulso da artéria. Normalmente, esse contorno é trifásico devido à alta resistência periférica. Pede-se ao paciente que feche a mão por 2 min e, em seguida, abra a mão; nos pacientes com dilatação arterial saudável, a resposta hiperêmica produzida costuma converter o contorno trifásico do pulso arterial em padrão bifásico.

d. **Mapeamento.** É preciso avaliar também a continuidade e a ausência de estenose no sistema venoso cefálico e ulnar. Alguns cirurgiões fazem o mapeamento venoso com um torniquete proximal para distender e identificar melhor as veias adequadas para criação da fístula arteriovenosa.

2. **Venografia.** A venografia deve ser reservada para avaliação de veias centrais, sobretudo em pacientes com história de inserção de marca-passo transvenoso, achados físicos de edema do membro superior, veias colaterais ao redor do ombro ou na parede torácica e/ou tamanho desigual dos membros. A venografia, quando realizada, deve usar 30 mℓ, ou menos, de meio de contraste não iônico e de baixa osmolalidade, em diluição de 1:4, para evitar a nefrotoxicidade. Em geral, não é necessário usar meio de contraste em concentração plena. A venografia não ajuda a avaliar a árvore arterial.

3. **Arteriografia.** A arteriografia é indicada quando os pulsos na localização desejada de acesso estão muito diminuídos ou ausentes ou quando há uma diferença > 20 mmHg entre as pressões arteriais médias nos dois braços.

VI. **POSSÍVEIS LOCAIS DE FÍSTULA ARTERIOVENOSA NO MEMBRO SUPERIOR.** Leia um panorama do assunto em Okada e Shenoy (2014) (Tabela 6.2).

A. **Locais de fístula no braço.** As fístulas arteriovenosas são classificadas em convencionais ou transpostas, de acordo com sua conexão com a circulação arterial e venosa. A *fístula arteriovenosa convencional* é criada pela conexão de artéria e veia superficiais e geralmente não exige extensa mobilização dos vasos. A *fístula arteriovenosa transposta* usa veias profundas e demanda mobilização extensa da veia até o interior de um túnel subcutâneo para facilitar o acesso da agulha. Em comparação com as fístulas arteriovenosas convencionais, a criação das fístulas arteriovenosas transpostas impõe maior dificuldade técnica e mais tempo para cicatrizar. De modo geral, o procedimento cirúrgico de criação das fístulas arteriovenosas tem apenas um estágio, enquanto a fístula arteriovenosa transposta é criada em um ou dois estágios.

O membro superior tem no mínimo cinco possíveis locais para criação de fístula arteriovenosa (Tabela 6.2). A fístula na *tabaqueira anatômica* é a variante distal da fístula radiocefálica criada entre os tendões do músculo *extensor longo do polegar* e do músculo *extensor curto do polegar*. A clássica fístula *radiocefálica* ou de Brescia-Cimino no punho (Figura 6.1) do braço não dominante é o acesso preferido. Outras fístulas arteriovenosas no antebraço, como a fístula *artéria ulnar–veia basílica*, devem ser consideradas quando a fístula radiocefálica não for uma opção viável. Antes de cogitar uma fístula no braço (acima do cotovelo), devem-se avaliar vários outros locais de transposição no antebraço; por exemplo, da *veia cefálica no antebraço para a parte proximal da artéria radial ou para a artéria braquial* e da *veia basílica no antebraço*

Tabela 6.2	Locais para criação de fístula arteriovenosa no membro superior.

Convencionais
Tabaqueira anatômica (local mais distal)
Radiocefálica ou Brescia-Cimino (artéria radial para veia cefálica no antebraço, no punho)
Artéria ulnar e veia basílica no antebraço (incomum)
Artéria braquial e veia cefálica no braço (no cotovelo)

Transpostas
Veia basílica no antebraço e artéria radial no punho
Veia basílica no antebraço e artéria braquial (configuração em alça)
Veia cefálica no antebraço e artéria braquial (configuração em alça)
Veia basílica transposta no braço e artéria braquial
Veias perfurantes na parte proximal do antebraço e artéria radial proximal (modificação de Konner da fístula de Gracz)

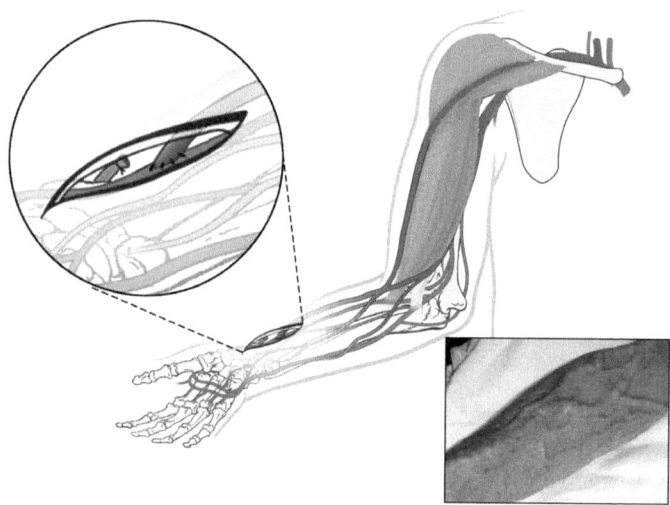

FIGURA 6.1 Fístula arteriovenosa radiocefálica. (Reproduzida, com autorização, de Atlas of Dialysis Vascular Access – http://www.fistulafirst.org.)

para a artéria radial ou artéria braquial. Caso não seja possível criar uma fístula no antebraço, o que não é incomum em pacientes diabéticos ou idosos com aterosclerose, a fístula entre a *artéria braquial e a veia cefálica no braço* (Figura 6.2) ou entre a *veia basílica transposta e a artéria braquial* (Figura 6.3) são opções possíveis. Opções menos comuns são a *fístula de Gracz* (usa uma veia perfurante que arterializa a veia cefálica e a veia basílica no braço) e a fístula *cefálica bidirecional braquial* (que arterializa as veias cefálicas no antebraço e no braço). Ao usar uma fístula de veia perfurante, sugeriu-se a modificação do procedimento cirúrgico original (Konner, 1999). Depois de esgotar todos os locais no braço não dominante, pode-se usar o braço dominante.

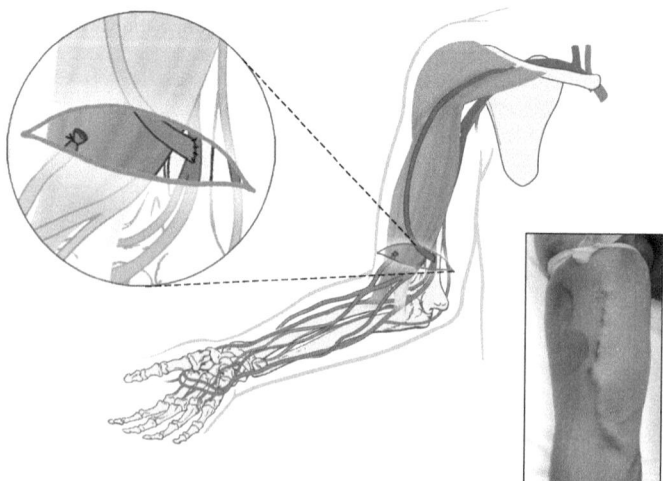

FIGURA 6.2 Fístula arteriovenosa braquiocefálica. (Reproduzida, com autorização, de Atlas of Dialysis Vascular Access – http://www.fistulafirst.org.)

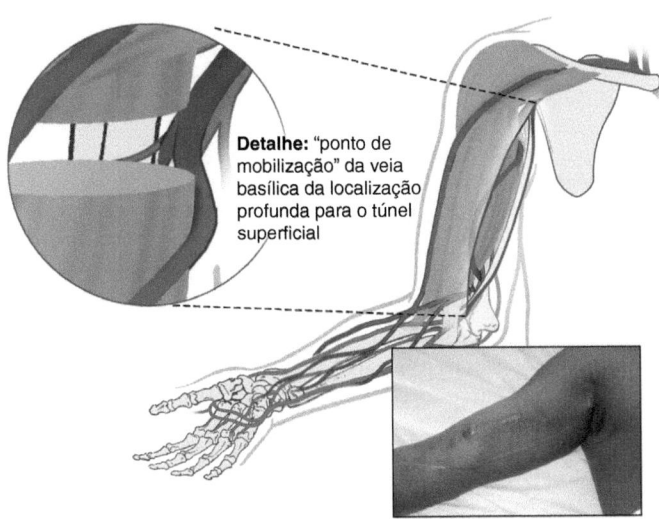

FIGURA 6.3 Fístula arteriovenosa transposta da veia basílica para a artéria braquial. (Reproduzida, com autorização, de Atlas of Dialysis Vascular Access – http://www.fistulafirst.org.)

1. **Seleção inicial de fístula de veia perfurante do cotovelo para pacientes idosos ou com comorbidades.** Nesses pacientes, é comum encontrar uma artéria radial calcificada com um pequeno lúmen e parede espessada, e é provável que as fístulas alimentadas por essas artérias sejam malsucedidas. Em um pequeno estudo (Palmes, 2011), só se criou uma fístula no antebraço quando a artéria radial e a artéria ulnar tinham diâmetro > 2,0 mm no punho e não se detectou calcificação nem estenose segmentar. Além disso, era necessário que o diâmetro mínimo da veia cefálica, com torniquete no punho, fosse de 2,5 mm. Caso contrário, quando havia uma veia perfurante no cotovelo e o diâmetro da artéria braquial e da veia cefálica era adequado, criou-se uma fístula arteriovenosa com veia perfurante no cotovelo, usando a modificação de Konner (discutida antes) do método de Gracz. No grupo de pacientes idosos com vasos sanguíneos insatisfatórios e fístula de veia perfurante no cotovelo, a taxa de perviedade da fístula em 24 meses foi de impressionantes 78%.

B. **Fístulas na perna.** As fístulas arteriovenosas no membro inferior são raras por causa da maior taxa de complicações e dos piores desfechos, mas ainda são uma opção quando se esgotam todos os possíveis locais no membro superior. Os locais possíveis incluem fístulas que conectam a artéria femoral superficial à veia femoral ou conectam a veia safena à artéria poplítea.

C. **Furto por fístula ipsolateral à anastomose entre artéria mamária interna e artéria coronária.** Esse problema já foi amplamente descrito e, para evitá-lo, deve-se criar uma fístula arteriovenosa contralateral nesses pacientes (Coskun, 2013).

VII. **PROCEDIMENTO CIRÚRGICO PARA CRIAÇÃO DE FÍSTULA ARTERIOVENOSA.** De modo geral, a cirurgia para criação de fístula arteriovenosa é realizada no centro cirúrgico sob anestesia regional. A anastomose pode ser feita com a lateral da artéria e a lateral da veia ou com a lateral da artéria e a extremidade da veia. Nos dois casos, há preservação do fluxo sanguíneo distal através da artéria. No método laterolateral, é possível que haja transmissão de pressões maiores para as veias distais na mão, o que causa edema e a "síndrome da mão vermelha". A anastomose entre a lateral da artéria e a extremidade da veia evita a hipertensão venosa na mão, pois a parte distal da veia é ligada. Demonstrou-se que uma técnica *"piggyback* SLOT" modificada reduziu a torção na veia anastomosada e a estenose justa-anastomótica (Bharat, 2012). Os detalhes das técnicas cirúrgicas fogem ao escopo deste livro. É importante ressaltar que a criação da fístula arteriovenosa não pode ser designada a um cirurgião mais novo ou inexperiente, mas deve ser realizada por um cirurgião que tenha experiência e interesse em realizar esses procedimentos por vezes complexos e trabalhosos.

A. **Medida do fluxo sanguíneo em fístula da artéria radial durante a cirurgia.** O fluxo normal na artéria radial é de 20 a 30 mℓ/min, mas aumenta para 200 a 300 mℓ/min imediatamente após a criação da anastomose (Konner, 1999). Em um estudo de fístulas no antebraço, o fluxo na veia anastomosada foi medido logo após a cirurgia, e um fluxo imediato < 120 mℓ/min foi altamente preditivo de insucesso subsequente da fístula (Saucy, 2010).

B. **Previsão de fluxo sanguíneo na fístula madura com o auxílio de um algoritmo computacional.** Um grupo de pesquisadores desenvolveu um algoritmo para prever o fluxo final em vários tipos de fístula com base em variáveis demográficas do paciente e em medidas com Doppler pré-operatórias de diâmetro do vaso e fluxo (Caroli, 2013). Ainda não há uso clínico em larga escala desse algoritmo.

VIII. **CUIDADOS PEROPERATÓRIOS E MATURAÇÃO DA FÍSTULA.** Alguns centros preparam o paciente para cirurgia de fístula arteriovenosa instruindo-o a realizar exercícios com o braço durante várias semanas antes da cirurgia, com a intenção de ajudar a dilatar a veia e obter um lúmen maior que 2,5 mm. Após a cirurgia, é necessário manter o braço inicialmente elevado e evitar curativos circunferenciais. Os exercícios com a mão (p. ex., apertar uma bola de borracha ou um alicate para exercício com baixo nível de resistência) podem ajudar a aumentar o fluxo e a pressão do sangue na fístula; alguns acreditam que essas medidas auxiliem a maturação da fístula arteriovenosa, teoria que nunca foi confirmada por estudo randomizado. Nunca se deve usar a fístula para punção venosa. É preciso avaliar o fluxo sanguíneo na fístula diariamente (com maior frequência no início) pela palpação de um frêmito no local da anastomose e pela ausculta de um sopro associado. O médico, o enfermeiro, o técnico em diálise ou até mesmo o paciente bem informado devem ser capazes de examinar a fístula arteriovenosa. Os princípios do exame físico de um acesso arteriovenoso são descritos adiante neste capítulo.

A. **Regra dos seis.** É preciso examinar todas as novas fístulas arteriovenosas no período de 4 a 6 semanas após a criação para avaliar os sinais de maturação. Por ocasião do uso, o diâmetro mínimo da veia deve ser de 6 mm. Uma fístula arteriovenosa madura deve seguir a "regra dos 6" – deve ter 6 mm de diâmetro, estar menos de 6 mm abaixo da pele, ter um fluxo sanguíneo mínimo de 600 mℓ/min e ter um segmento reto para canulação com comprimento mínimo de 6 cm. De modo geral, a maturação deve ocorrer por volta de 6 semanas após a cirurgia.

B. **Detalhes de maturação da fístula.** Um examinador experiente e bem preparado é capaz de diferenciar clinicamente uma fístula arteriovenosa madura de uma fístula imatura. É preciso esperar a maturação da fístula, pois tentativas prematuras de canulação podem causar infiltração, compressão do vaso e perda permanente da fístula. A ausência primária de maturação de uma fístula arteriovenosa pode ser consequência de uma artéria aterosclerótica, anastomose inadequada ou incapacidade de dilatação da artéria e/ou veia em virtude de lesão vascular, como por calcificação ou esclerose vascular preexistente. Uma causa remediável é a existência de várias tributárias da veia que drena a fístula arteriovenosa. Essas tributárias podem escoar o fluxo venoso aumentado, reduzindo o aumento da pressão na fístula induzido pelo fluxo e responsável pela maturação do canal venoso principal. Muitas vezes, a ligadura desses ramos laterais pode promover ou acelerar o processo de maturação.

Caso não seja possível canular uma fístula ou manter a terapia de diálise 6 semanas ou mais após a criação da fístula, deve-se fazer uma fistulografia para identificar a origem do problema.

IX. **ENSAIO INICIAL DE CANULAÇÃO DE UMA NOVA FÍSTULA ARTERIOVENOSA.** Quando a avaliação física mostra maturação suficiente da fístula, o próximo passo é fazer um ensaio de canulação.

A. **Dia da semana.** Se possível, o ensaio inicial de canulação deve ser feito em 1 dia sem diálise. Isso elimina possíveis complicações associadas à administração de heparina. Caso não seja possível fazer um ensaio de canulação, é melhor realizar a canulação inicial do novo acesso na sessão do meio da semana. Isso ajuda a minimizar complicações como sobrecarga hídrica e elevação dos parâmetros bioquímicos associados à diálise após um longo intervalo no fim de semana.

B. **Técnica da "agulha molhada".** Para garantir que esteja correta, a posição da agulha, deve ser confirmada por irrigação com soro fisiológico antes da conexão à bomba de sangue e do acionamento da bomba. O retorno de sangue não é comprovação suficiente da posição correta da agulha. Uma opção é o uso de agulhas "molhadas". Depois de eliminar o ar da agulha, usa-se a solução salina na seringa acoplada para irrigar a agulha. Caso haja infiltração, o soro fisiológico causa menos danos aos tecidos adjacentes à fístula arteriovenosa. Essa técnica também evita o risco de pulverização ou extravasamento de sangue existente quando se usam agulhas secas para canulação e se retiram as tampas para que o ar saia da agulha. A retirada da tampa do conector cria o risco de expor ao sangue a equipe de diálise, o paciente e os pacientes próximos.

C. **Agulha com *backeye* (orifício).** Deve-se usar sempre uma agulha com *backeye* na linha arterial para maximizar o fluxo do acesso e reduzir a necessidade de inversão da agulha.

D. **Escolha do calibre da agulha.** A escolha do calibre da agulha para a canulação inicial é decisiva. Por meio de exames visuais e táteis, o profissional determina qual é o tamanho mais adequado, de acordo com o tamanho do vaso. Pode-se colocar uma agulha 17G ou 16G, com a tampa protetora (para evitar perfuração), sobre o local de canulação para comparar o tamanho da veia ao da agulha, com e sem torniquete. A agulha que é maior que a veia com torniquete é grande demais, o que pode acarretar infiltração durante a canulação. Deve-se usar uma agulha de tamanho igual ou menor que a veia (sem o torniquete). É costume usar a menor agulha disponível, geralmente 17G, nas tentativas iniciais de canulação. É importante ter em mente que o fluxo sanguíneo através de uma agulha 17G é limitado.

Recomenda-se que o monitoramento arterial seja feito antes da bomba para garantir que a velocidade da bomba de sangue não seja maior que o fluxo que pode atravessar a agulha com facilidade. A pressão arterial pré-bomba não deve ultrapassar -250 mmHg. De acordo com o desempenho da fístula com a agulha 17G, pode-se decidir aumentar o tamanho da agulha na canulação subsequente. De modo geral, o fluxo máximo através de uma agulha 17G é de 250 mℓ/min e através de uma agulha 16G, é de 350 mℓ/min. A substituição da agulha 17G por outra maior depende do tamanho satisfatório do vaso e do fluxo no acesso.

E. **Procedimento inicial de canulação**
1. Coloque o torniquete no braço do acesso.
2. Desinfete o local de acesso segundo o protocolo da unidade.
3. Acople uma seringa de *10 mℓ com 8 mℓ de soro fisiológico* à agulha, mas só preencha a agulha imediatamente antes da canulação.
4. Segure pelas asas e *preencha a agulha com soro fisiológico* até expelir todo o ar. Feche o clampe da agulha. Retire a tampa protetora e proceda à canulação imediata.

5. Puncione a fístula com cuidado, usando um ângulo de inserção de 25°. Ao observar o *refluxo de sangue* (pode ser necessário abrir o clampe para ver o refluxo), diminua o ângulo da agulha, deixando-a paralela à pele, e empurre-a lentamente até o lúmen da fístula.

6. Quando a agulha estiver dentro do vaso, retire o torniquete e fixe bem a agulha segundo o protocolo da unidade. Caso haja refluxo de sangue visível, *aspire 1 a 5 m*ℓ com a seringa de 10 mℓ.

7. *Irrigue a agulha* com soro fisiológico e clampeie. A aspiração e a irrigação da seringa devem ser feitas com facilidade. Monitore sinais ou sintomas de infiltração. De modo geral, a infiltração de solução salina ou sangue nos tecidos causa dor aguda imediata.

8. Repita as etapas 1 a 7 com a segunda agulha, exceto se for planejado o retorno de sangue por cateter venoso (ver texto a seguir).

F. **Técnica de agulha única com retorno por cateter venoso.** Em pacientes que ainda têm um cateter venoso, não é necessário iniciar a diálise com a nova fístula usando duas agulhas. O risco de infiltração é muito maior com a agulha de retorno de sangue (saída do dialisador). Nas duas ou três primeiras sessões, o sangue pode retornar pelo cateter venoso. Em seguida, a diálise é feita com duas agulhas na fístula, e o cateter venoso só é retirado após várias sessões bem-sucedidas.

X. **ENXERTOS ARTERIOVENOSOS.** Conforme descrito no início deste capítulo, os enxertos arteriovenosos são menos desejáveis que as fístulas arteriovenosas, sobretudo por causa das menores taxas de perviedade a longo prazo e da maior necessidade de intervenção endovascular para manter a perviedade. Os enxertos arteriovenosos têm algumas vantagens, entre as quais uma grande área de superfície para inserção da agulha, fácil canulação, tempo de maturação curto e fácil manipulação cirúrgica.

Nos EUA, a maioria dos enxertos arteriovenosos é constituída de PTFE expandido. A escolha de material sintético ou biológico deve ser baseada na preferência e na experiência do cirurgião. O uso de enxertos venosos criopreservados, sobretudo na coxa, está associado a maior risco de infecção. Os enxertos curtos não têm vantagem sobre enxertos longos em termos de perviedade e longevidade. Os enxertos cônicos, elásticos ou com suporte externo não obtêm resultados melhores que os enxertos de PTFE tradicionais. A modificação da anastomose distal dos enxertos de PTFE com *cuff* venoso pode diminuir a estenose venosa e aumentar a perviedade do enxerto. Estão sendo usados novos materiais com heparina nos enxertos, mas não parece haver vantagem a longo prazo.

A. **Possíveis localizações de enxerto arteriovenoso**

1. **Locais comuns.** Os enxertos podem ser retos, em alça ou curvos (Figura 6.4). Os locais iniciais comuns de enxerto arteriovenoso são enxerto reto da artéria radial, no punho, para a veia basílica; enxerto em alça no antebraço, da artéria braquial para a veia basílica (Figura 6.5); ou enxerto acima do cotovelo, da artéria braquial para a veia axilar (Figura 6.6). As características específicas do paciente e o tempo planejado de diálise ajudam a definir a localização; em geral, é preferível realizar um enxerto distal no braço não dominante. Embora essa conduta preserve os locais proximais no braço para a criação de uma fístula no futuro, os enxertos distais estão associados a maior frequência de episódios de trombose. Às vezes, pode-se usar um enxerto distal (p. ex., enxerto reto no antebraço da artéria radial para uma veia da fossa cubital) para amadurecimento de uma veia proximal a jusante com a finalidade de criar uma fístula arteriovenosa no futuro.

2. **Locais incomuns.** A artéria axilar pode ser usada como origem de um enxerto em alça no membro superior. O enxerto pode estender-se do braço até a veia jugular interna para contornar a estenose da veia subclávia ipsolateral. O enxerto AV também pode ser feito na coxa, mas a taxa de complicações associadas é maior.

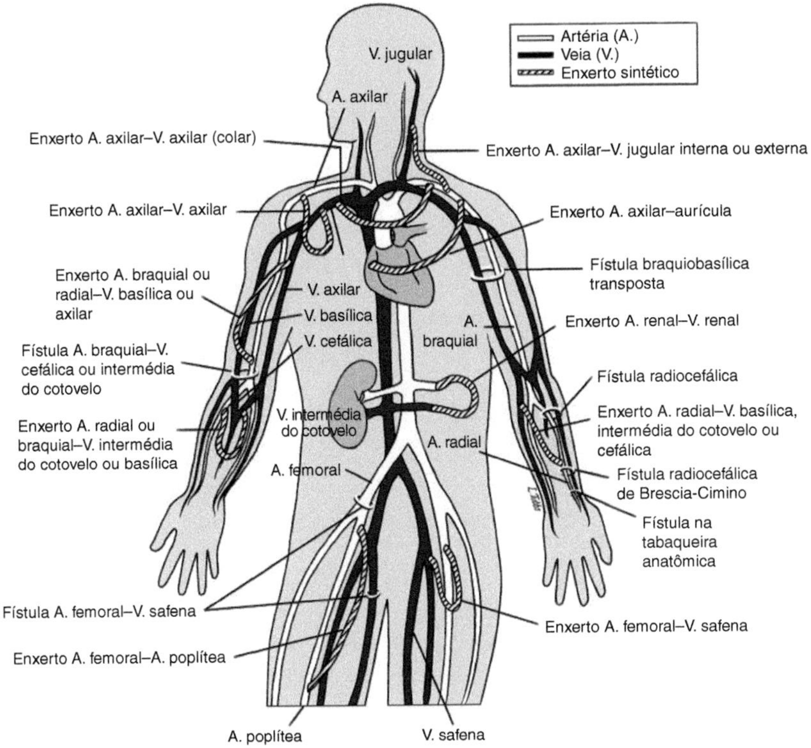

V. jugular

A. axilar

Artéria (A.)
Veia (V.)
Enxerto sintético

Enxerto A. axilar–V. axilar (colar)

Enxerto A. axilar–V. jugular interna ou externa

Enxerto A. axilar–V. axilar

Enxerto A. axilar–aurícula

Enxerto A. braquial ou radial–V. basílica ou axilar

V. axilar

V. basílica

V. cefálica

A. braquial

Fístula braquiobasílica transposta

Enxerto A. renal–V. renal

Fístula A. braquial–V. cefálica ou intermédia do cotovelo

Fístula radiocefálica

Enxerto A. radial ou braquial–V. intermédia do cotovelo ou basílica

V. intermédia do cotovelo

A. radial

Enxerto A. radial–V. basílica, intermédia do cotovelo ou cefálica

A. femoral

Fístula radiocefálica de Brescia-Cimino

Fístula na tabaqueira anatômica

Fístula A. femoral–V. safena

Enxerto A. femoral–V. safena

Enxerto A. femoral–A. poplítea

A. poplítea

V. safena

FIGURA 6.4 Várias configurações e locais de enxerto arteriovenoso. (Reproduzida, com autorização, de Paulson WD, Ram SJ, Zibari GB. Vascular access: anatomy, examination, management. *Semin Nephrol.* 2002;22:183-194.)

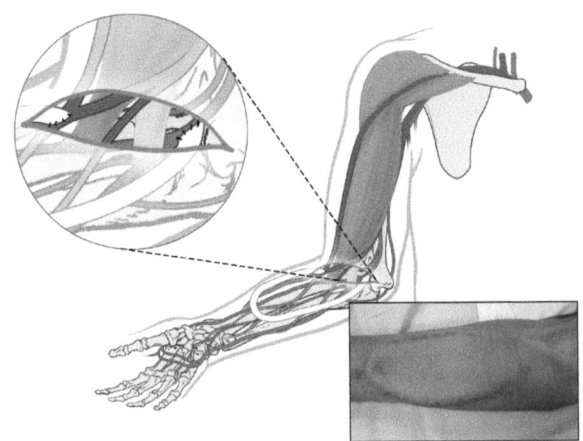

FIGURA 6.5 Enxerto AV em alça no antebraço. (Reproduzida, com autorização, de Atlas of Dialysis Vascular Access – http://www.fistulafirst.org.)

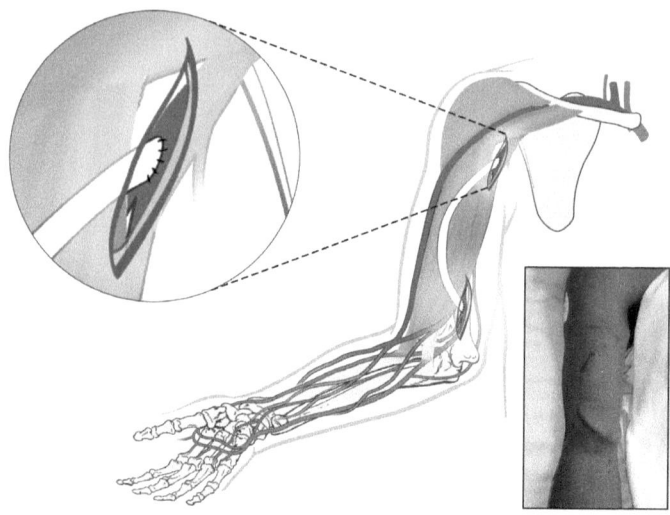

FIGURA 6.6 Enxerto AV acima do cotovelo. (Reproduzida, com autorização, de Atlas of Dialysis Vascular Access – www.fistulafirst.org.)

O enxerto axiloaxilar (colar) na parede torácica é mais uma opção depois de esgotados outros locais. Podem-se usar vários outros locais, inclusive um enxerto entre a artéria axilar e a veia femoral, dependendo do paciente e da experiência e habilidade do cirurgião.

B. Implantação cirúrgica. Com frequência, administram-se antibióticos profiláticos logo antes da cirurgia. A anastomose deve ser feita entre a extremidade do enxerto e a lateral da veia ou artéria para minimizar a interferência com o fluxo sanguíneo através dos vasos nativos. Alguns estudos sugerem que os clipes não penetrantes podem ser melhores que as suturas convencionais, pois evitam a penetração endotelial. Deve-se colocar um clipe nas anastomoses arteriais e venosas para identificação durante angiografia subsequente.

C. Assistência pós-operatória. Os cuidados são semelhantes aos instituídos após a criação de uma fístula arteriovenosa. O membro é mantido elevado por vários dias. A função do enxerto é avaliada periodicamente por verificação da pulsação venosa, do frêmito e do sopro. É inútil fazer exercícios com o braço para acelerar a maturação.

D. Maturação. Não se deve canular um enxerto de PTFE durante no mínimo 2 semanas depois da inserção, e o enxerto é considerado maduro depois que desaparecem o edema e o eritema, quando seu trajeto é palpável com facilidade. A adesão entre o enxerto e o túnel subcutâneo para evitar a formação de hematoma leva, no mínimo, 2 a 3 semanas. A canulação de um enxerto que não é palpado com facilidade ou em local de edema ocasiona imprecisão na inserção da agulha, com consequente formação de hematoma ou laceração evidente. Os pacientes com edema persistente do braço que não cede com a elevação do membro devem ser submetidos a exame de imagem para avaliar a condição das veias centrais.

1. Enxertos de uso precoce. Vários enxertos de uso precoce foram introduzidos para acesso pós-operatório imediato a fim de evitar os riscos associados a cateteres venosos centrais. O desempenho de um enxerto de poliuretano autosselante com múltiplas camadas é semelhante ao do enxerto convencional de PTFE e possibilita acesso precoce. Sua inserção requer maior habilidade que a inserção de um enxerto de PTFE convencional, pois o risco de dobras no enxerto e torção no interior do túnel é um pouco maior. O enxerto composto só deve ser canulado, no mínimo, 24 h após a inserção e depois da resolução do intumescimento ao redor da ferida cirúrgica, quando for possível palpá-lo com facilidade. Existe um enxerto autosselante composto de policarbonato ligado a heparina que pode ser puncionado imediatamente.

2. **Enxertos de tecido autólogo.** A experiência preliminar com enxertos vasculares autólogos desenvolvidos por engenharia de tecidos foi encorajadora (Wystrychowski, 2013). Entretanto, não se sabe até que ponto o uso desse tipo de enxerto evitará complicações a longo prazo e qual será sua resistência ao extravasamento quando submetido a punções repetidas na diálise periódica.

XI. **EXAME FÍSICO DE FÍSTULAS E ENXERTOS ARTERIOVENOSOS.** O exame físico é uma avaliação não invasiva e custo-efetiva que está surgindo como importante instrumento de avaliação de um acesso arteriovenoso. Vários estudos demonstraram que, pelo exame físico, é possível detectar e localizar com exatidão lesões estenóticas na grande maioria dos pacientes com acesso arteriovenoso. O exame físico pode ser muito útil não apenas no monitoramento pós-operatório de um novo enxerto ou fístula, mas também na avaliação de disfunção no local de acesso. O Capítulo 8 analisa com mais detalhes este último tópico.

A. **Inspeção.** O exame não deve ser limitado ao local do acesso arteriovenoso, mas deve incluir também o restante do braço, o ombro, a mama, o pescoço e a face. O edema em qualquer uma dessas áreas deve ser registrado e levantar a suspeita de estenose a jusante. A presença de veias colaterais também deve indicar estenose a jusante. Eventuais cicatrizes na parede torácica devem ser examinadas com atenção à procura de sinais de inserção prévia de cateter. De modo geral, o edema de face, pescoço ou mamas é causado por estenose venosa central.

B. **Palpação e ausculta**
1. **Pulso.** Normalmente, o pulso no acesso arteriovenoso é mole, ou seja, a pressão necessária para interromper as pulsações é pequena. Na estenose a jusante (estenose de saída), o pulso aumenta (pulso em martelo d'água, hiperpulsátil). Com frequência, é possível ver o pulso em martelo d'água como uma pulsação forte à inspeção. Nessa situação, é frequente a história clínica de sangramento prolongado após a retirada das agulhas do acesso. Ao contrário do pulso em martelo d'água, um pulso débil (acesso plano, hipopulsação) indica estenose a montante. A história clínica associada ao pulso fraco geralmente inclui a incapacidade de aspirar sangue da agulha arterial (pressão negativa na agulha por tração do êmbolo). De modo geral, o acesso é "cheio" a montante de uma estenose e "plano" a jusante de uma estenose.
2. **Frêmito.** O frêmito de um acesso AV é um "zumbido" que se pode palpar com os dedos. Pode ser contínuo ou intermitente. Normalmente, é contínuo, exceto na anastomose arterial, em que é intermitente. A qualidade do frêmito deve ser avaliada desde a anastomose até a parede torácica (muitas vezes, a estenose no arco cefálico produz um frêmito intermitente na área do arco cefálico, na parte anterior do ombro). O frêmito torna-se intermitente em caso de estenose; com frequência, há um frêmito sistólico palpável logo a jusante de uma estenose.
3. **Ausculta.** A ausculta é usada para avaliar a qualidade do sopro no acesso arteriovenoso. A exemplo da palpação do frêmito, a ausculta do sopro possibilita a detecção e a localização de uma estenose pela existência de um sopro contínuo ou intermitente.

C. **Teste de aumento do pulso e teste de elevação do braço.** Existem dois outros testes que podem ser usados para o exame rápido de um acesso arteriovenoso. O *teste de aumento do pulso* avalia o segmento *aferente* enquanto o *teste de elevação do braço* avalia o trato *eferente*.

1. **Teste de aumento do pulso.** Esse teste é realizado com oclusão completa do acesso vários centímetros além da anastomose arterial e avaliação da força do pulso. É considerado normal quando há aumento do pulso na parte da fístula a montante da oclusão com o dedo. Na fístula arteriovenosa, é possível detectar a existência de ramos laterais com o teste de aumento do pulso. Normalmente, a oclusão da saída de um acesso arteriovenoso com o dedo tem dois efeitos. (1) O frêmito deve desaparecer. (2) A parte do acesso a montante do dedo deve tornar-se hiperpulsátil (aumentar). Se o frêmito persistir após a oclusão do acesso, deve-se suspeitar da existência de uma via de saída acessória. Nesse caso, o pulso do acesso não aumenta, pois a elevação de pressão prevista é dissipada pela via acessória. Com frequência, é possível identificar o local do ramo lateral por deslocamento da oclusão em direção à anastomose da fístula. Assim que o dedo do examinador ultrapassa o local do ramo lateral, o frêmito desaparece e o acesso torna-se hiperpulsátil. O frêmito deve reaparecer à medida que o dedo se afasta da anastomose. Essa manobra confirma a localização do ramo lateral.

2. **Teste de elevação do braço.** Esse teste é realizado por elevação do braço e exame do colapso normal de uma fístula AV. O teste é anormal quando a fístula se torna "cheia" após a elevação do braço e não há colapso, uma indicação de estenose a jusante.

XII. **ASPECTOS GERAIS RELATIVOS À CANULAÇÃO DE FÍSTULAS OU ENXERTOS AV**

A. **Preparo da pele.** É preciso usar técnica asséptica em todos os procedimentos de canulação.

B. **Anestesia.** Em pacientes sensíveis a dor, pode-se aplicar um creme anestésico tópico na pele cerca de 30 min antes da punção, mas isso raramente é necessário. Na maioria dos pacientes, sobretudo naqueles com novos acessos, é necessário administrar uma injeção subcutânea de lidocaína antes da canulação com agulha. O anestésico injetado é útil principalmente quando há previsão de manipulação da agulha. Os pacientes com trajetos de agulha estabelecidos costumam tolerar a punção direta sem anestesia e alguns consideram que a injeção de anestésico é mais dolorosa que a punção direta.

C. **Uso de torniquetes para fístulas arteriovenosas.** Deve-se usar um torniquete ou a braçadeira do esfigmomanômetro para aumentar e estabilizar a veia e assim facilitar a canulação de fístulas AV. Não se deve usar um torniquete durante a sessão de diálise; uma fístula que só pode ser usada com o torniquete ainda não está bem desenvolvida, geralmente por estenose no segmento aferente; é necessário mais tempo ou a reavaliação da fístula pela equipe de acesso vascular antes do uso.

Caso não haja necessidade de canulação nem amolecimento da fístula com a elevação do braço, pode haver estenose a jusante (eferente), que deve ser pesquisada por exames de imagem.

D. **Tamanho da agulha.** Como observado anteriormente, durante o início do uso de um acesso vascular permanente, sobretudo de uma fístula, alguns nefrologistas recomendam o uso de agulha pequena (16G a 17G) com baixo fluxo de sangue. Em acessos maduros, é necessário usar agulhas maiores (15G) para manter o fluxo de sangue (> 350 mℓ/min) necessária para a diálise de alta eficiência.

E. **Posição, separação e orientação da agulha.** Duas agulhas são introduzidas na(s) veia(s) dilatada(s) da fístula ou no enxerto. A agulha que conduz a entrada de sangue no dialisador é colocada sempre no segmento mais a montante, porém no mínimo 3 cm distante do local da anastomose arterial. Essa agulha a montante ou "arterial" pode estar apontada no sentido a montante ou jusante. A orientação dessa agulha no sentido a jusante é comum em alguns países; a justificativa é de que o "retalho" deixado ao retirar a agulha tende a fechar mais naturalmente com o fluxo de sangue. Entretanto, não há evidências controladas sugestivas de que isso ocorra. A agulha a jusante (de saída ou "venosa") deve ser inserida apontada no sentido a jusante, cerca de 5 cm a jusante em relação à agulha a montante (arterial) (para minimizar a recirculação). Um estudo constatou que não há recirculação, mesmo quando a distância entre as agulhas é de apenas 2,5 cm (Rothera, 2011). Alguns profissionais giram cada agulha 180° em torno do próprio eixo após a inserção para evitar que a ponta da agulha cause lesão na parede profunda do vaso. Não houve um estudo sistemático sobre esse procedimento, mas geralmente não é recomendado.

1. **Risco de inversão da agulha de entrada/saída.** É preciso tomar cuidados especiais na canulação dos enxertos em alça no antebraço. Em mais de 80% desses enxertos, o ramo arterial será medial (ulnar), mas nos demais o ramo arterial pode estar localizado na face radial do antebraço. Pode haver inversão da posição da agulha se a equipe da clínica de diálise não souber que, nesse enxerto específico, o sangue flui em sentido oposto ao habitual. A inversão da posição da agulha aumenta consideravelmente a quantidade de recirculação (para > 20%) e pode acarretar diálise insatisfatória. Esse fato é mais comum que o esperado, pois a cirurgia de criação do acesso pode ter sido realizada em outro centro e não haver um diagrama do acesso inserido prontamente disponível. Quando houver dúvida, o exame físico minucioso, com oclusão transitória do acesso e palpação nos dois lados da oclusão para avaliar as pulsações, indica o sentido do fluxo sanguíneo na maioria dos casos. Um diagrama do acesso feito pelo cirurgião é muito útil para referência.

F. **Punções repetidas: rodízio dos locais de inserção da agulha.** O método de inserção das agulhas afeta a perviedade e a sobrevida a longo prazo dos acessos, sobretudo das fístulas arteriovenosas. A técnica em "escada" ou de rodízio usa toda a extensão do acesso sem fazer as punções sempre nas duas mesmas áreas. O agrupamento das punções em uma ou duas áreas específicas enfraquece a parede da fístula e leva ao surgimento de aneurismas.

G. **Dicas de canulação em casa de botão (***buttonhole***).** Nas fístulas arteriovenosas, uma técnica de inserção de agulhas no acesso é o método da "casa de botão". A fístula arteriovenosa é sempre puncionada em um número limitado de locais, cujo uso pode ser alternado. A agulha deve ser inserida com precisão através do mesmo trajeto usado antes. Depois da criação da casa de botão com agulhas cortantes, devem-se usar agulhas "rombas" especiais para minimizar a laceração do trajeto. O entusiasmo inicial com esse método diminuiu com as sugestões de que seu uso pode acarretar aumento das complicações infecciosas e ser pouco útil para prolongar a longevidade da fístula AV (MacRae, 2014; Muir, 2014). O grau de sucesso com o método da casa de botão depende muito da técnica. Não há experiências publicadas com esse método nos enxertos arteriovenosos, por isso, não se deve tentar usá-lo antes que se façam outros estudos.

A canulação em casa de botão exige o cumprimento rigoroso das medidas de controle de infecção, bem como da técnica para evitar infecções graves e complicações relacionadas à técnica (Dinwiddie, 2013).

1. Empregue os procedimentos apropriados para canulação pela técnica de casa de botão (preparo da pele, retirada da crosta, repetição do preparo da pele e uso de agulhas de ponta romba).

2. Use as aletas da agulha para ajudar a guiar a introdução delicada da agulha na pele e no vaso ou conduto – a pressão excessiva impede que o profissional perceba a resistência com os dedos.

3. A canulação da casa de botão deve ser feita sempre em condições iguais; se foi usado um torniquete ao criar a casa de botão, este sempre deve ser usado; caso contrário, pode haver desalinhamento dos tecidos no trajeto.

4. Considere o paciente um candidato à autocanulação. Os benefícios incluem a autonomia do paciente, a diminuição da dor e a facilidade de canulação, pois o paciente só precisa dominar a canulação de seu próprio acesso específico.

H. Prevenção e controle da infiltração. As infiltrações associadas à canulação podem ocorrer antes da diálise, durante a diálise e o funcionamento da bomba de sangue ou após a diálise, ao retirar a agulha. É preciso monitorar cuidadosamente sinais e sintomas de infiltração. A resposta rápida à infiltração no local da agulha ajuda a minimizar os danos ao acesso.

1. Caso a infiltração ocorra após a administração de heparina, é preciso ter cuidado para coagular o trajeto da agulha, e não a fístula. Em alguns casos, pode ser conveniente manter a agulha no lugar e canular outro local. A aplicação imediata de gelo ajuda a diminuir a dor, a extensão da infiltração e o tempo de sangramento.
2. É preciso ter cuidado ao fixar as agulhas. Evite levantar a agulha inserida na veia. Um procedimento impróprio ao girar ou fixar a agulha pode causar infiltração.
3. Em caso de infiltração na fístula, é melhor mantê-la em repouso por no mínimo uma sessão. Se não for possível, a próxima canulação deve ser feita a jusante do local da infiltração. Se o paciente ainda tiver um cateter venoso central, pode-se reiniciar o uso da fístula com uma agulha e recondução do sangue pelo cateter venoso e, posteriormente, passar para duas agulhas, uma agulha de maior calibre e maior fluxo de sangue, de acordo com a possibilidade do acesso.
4. A retirada correta da agulha evita a infiltração pós-diálise. Antes de removê-la, coloque a compressa de gaze sobre o local da agulha, mas ainda sem compressão. Em seguida, retire a agulha com cuidado aproximadamente no mesmo ângulo de introdução. Esse método evita que a agulha seja arrastada através da pele do paciente. Se houver angulação excessiva da agulha durante a retirada, sua extremidade cortante pode perfurar a parede da veia.
5. Só comprima o local da punção depois de retirar a agulha.
6. Comunique imediatamente ao nefrologista qualquer lesão ocorrida durante a canulação. Em alguns casos, o repouso da fístula é suficiente; em outros, há necessidade de intervenção.

I. Hemostasia pós-diálise. Após a retirada da agulha, a compressão direta do local, geralmente com a ponta de um ou dois dedos, com firmeza, porém não a ponto de impedir o fluxo, é o melhor método para obter hemostasia. É preciso evitar a formação de hematoma no local do acesso e controlar o sangramento no local de saída na pele. Deve-se manter pressão durante no mínimo 10 min antes de verificar se há sangramento no local da agulha. Os curativos adesivos só devem ser colocados quando houver hemostasia completa.

O sangramento prolongado (> 20 min) pode indicar aumento da pressão no interior do acesso por estenose ignorada na via de saída. O sangramento também é comum em pacientes que recebem doses terapêuticas de anticoagulantes como a varfarina. Outra causa de sangramento é o extravasamento de heparina de um selamento (*lock*) de cateter venoso durante a fase de transição de cateter venoso para fístula arteriovenosa, quando o cateter venoso é usado para reconduzir o sangue durante o teste inicial da fístula.

Referências bibliográficas e leitura sugerida

Agarwal AK. Central vein stenosis: current concepts. *Adv Chronic Kidney Dis.* 2009;16:360–370.

Agarwal R, McDougal G. Buzz in the axilla: a new physical sign in hemodialysis forearm graft evaluation. *Am J Kidney Dis.* 2001;38:853–857.

Asif A, et al. Early arteriovenous fistula failure: a logical proposal for when and how to intervene. *Clin J Am Soc Nephrol.* 2006;1:332–339.

Asif A, et al. Vascular mapping techniques: advantages and disadvantages. *J Nephrol.* 2007;20:299–303.

Asif A, et al. Accuracy of physical examination in the detection of arteriovenous graft stenosis. *Semin Dial.* 2008;21:85–88.

Beathard GA. An algorithm for the physical examination of early fistula failure. *Semin Dial.* 2005;18:331–335.

Bharat A, Jaenicke M, and Shenoy S. A novel technique of vascular anastomosis to prevent juxta-anastomotic stenosis following arteriovenous fistula creation. *J Vasc Surg.* 2012;55:274–80.

Campos PR, et al. Stenosis in hemodialysis arteriovenous fistula: evaluation and treatment. *Hemodial Int.* 2006;10:152–161.

Campos PR, et al. Accuracy of physical examination and intra-access pressure in the detection of stenosis in hemodialysis arteriovenous fistula. *Semin Dial.* 2008;21:269–273.

Caroli A, et al; for the ARCH project Consortium. Validation of a patient-specific hemodynamic computational model for surgical planning of vascular access in hemodialysis patients. *Kidney Int.* 2013;84:1237–1245.

Chemla ES, et al. Complex bypasses and fistulas for difficult hemodialysis access: a prospective, single-center experience. *Semin Dial.* 2006;19:246–250.

Coskun I, et al. Hemodynamic effects of left upper extremity arteriovenous fistula on ipsilateral internal mammary coronary artery bypass graft. *Thorac Cardiovasc Surg.* 2013;61:663–667.

Crowther MA, et al. Low-intensity warfarin is ineffective for prevention of PTFE graft failure in patients on hemodialysis: a randomized controlled trial. *Clin J Am Soc Nephrol.* 2002;13:2331–2337.

Dember LM, et al; Dialysis Access Consortium (DAC) Study Group. Effect of clopidogrel on early failure of arteriovenous fistulas for hemodialysis: a randomized controlled trial. *JAMA.* 2008;299:2164–2171.

Dinwiddie LC, et al. What nephrologists need to know about vascular access cannulation. *Semin Dial.* 2013;26:315–322.

Drawz PE, et al. A simple tool to predict end-stage renal disease within 1 year in elderly adults with advanced chronic kidney disease. *J Am Geriatr Soc.* 2013;61:762–768.

Feldman L, et al. Effect of arteriovenous hemodialysis shunt location on cardiac events in patients having coronary artery bypass graft using an internal thoracic artery. *J Am Soc Nephrol.* 2013;24:214A (abstract).

Gradzki R, et al. Use of ACE inhibitors is associated with prolonged survival of arteriovenous grafts. *Am J Kidney Dis.* 2001;38:1240–1244.

Hoggard J, et al. ASDIN guidelines for venous access in patients with chronic kidney disease: a position statement from the American Society of Diagnostic and Interventional Nephrology Clinical Practice Committee and the Association for Vascular Access. *Semin Dial.* 2008;21:186–191.

Huijbregts HJ, Blankestijn PJ. Dialysis access—guidelines for current practice. *Eur J Vasc Endovasc Surg.* 2006;31:284–287.

Jaberi A, et al. Arteriovenous fistulas for hemodialysis: application of high-frequency US to assess vein wall morphology for cannulation readiness. *Radiology.* 2011;216:616–624.

Kaufman JS, et al. Randomized controlled trial of clopidogrel plus aspirin to prevent hemodialysis access graft thrombosis. *J Am Soc Nephrol.* 2003;14:2313–2321.

Konner K. A primer on the AV fistula—Achilles' heel, but also Cinderella of haemodialysis. *Nephrol Dial Transplant.* 1999;14:2094–2098.

Lin CC, et al. Effect of far infrared therapy on arteriovenous fistula maturation: an open-label randomized controlled trial. *Am J Kidney Dis.* 2013;62:304–311.

Lok CE, Davidson I. Optimal choice for dialysis access for chronic kidney disease patients: developing a life plan for dialysis access. *Semin Nephrol.* 2012;32:530–537.

Lok CE, et al. Cumulative patency of cotemporary fistulas versus grafts (2000–2010). *Clin J Am Soc Nephrol.* 2013;8:810–818.

MacRae JM, et al. Arteriovenous fistula survival and needling technique: long-term results from a randomized buttonhole trial. *Am J Kidney Dis.* 2014;63:636–642.

Malovrh M. Native arteriovenous fistula: preoperative evaluation. *Am J Kidney Dis.* 2002;39:1218–1225.

Maya ID, et al. Vascular access stenosis: comparison of arteriovenous grafts and fistulas. *Am J Kidney Dis.* 2004;44:859–865.

Moist LM, et al. Optimal hemodialysis vascular access in the elderly patient. *Semin Dial.* 2012;25:640–648.

Moist LM, et al. Education in vascular access. *Semin Dial.* 2013;26:148–153.

Muir CA, et al. Buttonhole cannulation and clinical outcomes in a home hemodialysis cohort and systematic review. *Clin J Am Soc Nephrol.* 2014;9:110–119.

Murea M, et al. Risk of catheter-related bloodstream infection in elderly patients on hemodialysis. *Clin J Am Soc Nephrol.* 2014;9:764–770.

National Kidney Foundation. 2006 NKF-K/DOQI clinical practice guidelines for vascular access: update 2006. *Am J Kidney Dis.* 2006;48(suppl 1):S177–S277.

Ohira S, Kon T, Imura T. Evaluation of primary failure in native AV-fistulae (early fistula failure). *Hemodial Int.* 2006;10:173–179.

Okada S, Shenoy S. Arteriovenous access for hemodialysis: preoperative assessment and planning. *J Vasc Access.* 2014;15(suppl 7):1–5.

Ortega T, et al. The timely construction of arteriovenous fistulas: a key to reducing morbidity and mortality and to improving cost management. *Nephrol Dial Transplant.* 2005;20:598–603.

Palmes D, et al. Perforating vein fistula is superior to forearm fistula in elderly haemodialysis patients with diabetes and arterial hypertension. *Nephrol Dial Transplant.* 2011;26:3309–3314.

Paul BZS, Feeny CM. Combining the modified Allen's test and pulse oximetry for evaluating ulnar collateral circulation to the hand for radial artery catheterization of the ED patient. *Calif J Emerg Med.* 2003;4:89-91.

Pirozzi N, et al. Microsurgery and preventive haemostasis for autogenous radial–cephalic direct wrist access in adult patients with radial artery internal diameter below 1.6 mm. *Nephrol Dial Transplant.* 2010;25:520–525.

Rothera C, et al. The influence of between-needle cannulation distance on the efficacy of hemodialysis treatments. *Hemodial Int.* 2011;15:546–552.

Saad TF, et al. Cardiovascular implantable device leads in CKD and ESRD patients: review and recommendations for practice. *Semin Dial*. 2013;26;114–123.

Saucy F, et al. Is intra-operative blood flow predictive for early failure of radiocephalic arteriovenous fistula? *Nephrol Dial Transplant*. 2010;25:862–867.

Shenoy S. Surgical anatomy of upper arm: what is needed for AVF planning. *J Vasc Access* 2009;10: 223–232.

Tangri N, et al. A predictive model for progression of chronic kidney disease to kidney failure. *JAMA*. 2011;305:1553–1559.

Tangri N, et al. Validation of the kidney failure risk equation in an International Consortium [abstract SA-OR055]. *J Am Soc Nephrol*. 2013;24:84A.

Vachharajani TJ. Diagnosis of arteriovenous fistula dysfunction. *Semin Dial*. 2012;25;445–450.

Vachharajani TJ, et al. Re-evaluating the fistula first initiative in octogenarians on hemodialysis. *Clin J Am Soc Nephrol*. 2011;6:1663–1667.

Vaux E. Effect of buttonhole cannulation with a polycarbonate peg on in-center hemodialysis fistula outcomes: a randomized controlled trial. *Am J Kidney Dis*. 2013;62:81–88.

Wystrychowski W, et al. First human use of an allogeneic tissue-engineered vascular graft for hemodialysis access. *J Vasc Surg*. 2014, in press.

Xue JL, et al. The association of initial hemodialysis access type with mortality outcomes in elderly Medicare ESRD patients. *Am J Kidney Dis*. 2003;42:1013–1019.

Sites para consulta

American Nephrology Nurses' Association "Save the Vein" project. http://www.annanurse.org/resources/save-the-vein-campaign.

American Society of Diagnostic and Interventional Radiology. http://www.asdin.org/.

Atlas of Dialysis Vascular Access. http://www.theisn.org/hemodialysis/education-by-topic.

Iniciativa Fistula First: http://www.fistulafirst.org.

Exame físico de fístula arteriovenosa. http://www.youtube.com/watch?v=m1-C61AOY3Q.

7 Acesso por Cateter Venoso | Fundamentos

Michael Allon e Arif Asif

I. CONSIDERAÇÕES GERAIS. A diálise com uso de cateter venoso não tem resultados tão bons quanto a diálise por acesso arteriovenoso. As infecções são mais frequentes em pacientes com cateter; eles apresentam maiores níveis de marcadores inflamatórios como proteína C reativa e a morte é mais frequente. Não está claro se esses riscos associados são um reflexo das diferenças entre as populações de pacientes, de algum fator de risco ocorrido quando há falha do acesso arteriovenoso e necessidade de usar um cateter ou se decorrem totalmente de alguma propriedade do próprio uso do cateter. É provável que os três elementos sejam importantes. As taxas de sobrevida dos cateteres são de aproximadamente 60% em 6 meses e 40% em 1 ano, se forem incluídas as revisões. O fluxo sanguíneo insuficiente através dos cateteres venosos ainda é um problema importante. Raras vezes é possível obter fluxo nominal > 400 mℓ/min (fluxo real de 350 mℓ/min); o fluxo geralmente é limitado a um intervalo mais próximo de 300 mℓ/min. Esse problema limita o uso de cateteres venosos em pacientes maiores e causa taxas menores do que a média da razão de redução de ureia (URR) ou da depuração fracional de ureia (*Kt/V*).

Na diálise crônica, os cateteres venosos são usados como acesso vascular de longa permanência quando não é possível criar de imediato um acesso arteriovenoso. Entre esses casos estão crianças pequenas, alguns pacientes diabéticos com doença vascular grave, indivíduos com obesidade mórbida e pacientes submetidos a múltiplas inserções de acesso arteriovenoso sem outros locais de acesso. Outras indicações são pacientes com miocardiopatia incapazes de manter níveis satisfatórios de pressão arterial ou de fluxo no acesso. Embora os cateteres tenham sido inicialmente preferidos para diálise mais frequente, houve boas experiências recentes com diálise noturna e diálise diurna curta com fístulas ou enxertos arteriovenosos. Houve um reavivamento da discussão sobre a possível aceitabilidade do acesso por cateter venoso para diálise crônica em alguns pacientes idosos, sobretudo naqueles com comorbidades e expectativa de vida limitada (Drew e Lok, 2014). A taxa de infecção com cateteres venosos em pacientes idosos (> 75 anos) é relativamente baixa, um terço da observada em pacientes mais jovens (Murea, 2014). A adesão aos protocolos de lavagem das mãos e de cuidados com os cateteres, como as sugeridas pelo Centers for Disease Control norte-americano, causou diminuição geral da taxa de infecções relacionadas com o cateter de diálise (Patel, 2013).

II. TIPOS E MODELOS DE CATETER
   A. Com ou sem *cuff*. O uso de cateter sem *cuff* (anel) por mais de algumas semanas causa uma taxa relativamente alta de infecção e não é recomendado. Os *cuffs* de feltro ou dácron reduzem a incidência de infecções relacionadas com o cateter e de migração do cateter; devem ser usados sempre que houver previsão de uso prolongado ou de alta hospitalar com o cateter.
   B. Modelos. Os cateteres venosos de duplo lúmen estão disponíveis em "duplo D" ou lado a lado, nos quais os dois lumens estão relacionados de alguma maneira. Atualmente,

é menos frequente o uso de cateteres coaxiais. O modelo com abertura lado a lado permite que a parte intravenosa do cateter seja dividida em duas partes perto de seu término. O resultado é um cateter com extremidade mais macia e flexível, maior separação das aberturas de entrada e saída e, talvez, menor taxa de recirculação. O sistema de cateter Tesio com *cuff* (usado principalmente na diálise crônica) é constituído de dois cateteres totalmente separados, ambos de silicone macio, um de entrada e o outro de saída.

C. **Impregnação com antisséptico.** Alguns cateteres de diálise ou seus *cuffs* são impregnados com antisséptico ou revestimentos com prata na tentativa de inibir a proliferação bacteriana. Atualmente, não existem grandes estudos que demonstrem melhora do desfecho com esses cateteres.

III. **DIÁLISE AGUDA**
A. **Indicações.** Os cateteres venosos costumam ser usados para acesso vascular agudo nas seguintes situações: (a) insuficiência renal aguda; (b) necessidade de hemodiálise ou hemoperfusão por superdosagem ou intoxicação; (c) doença renal crônica em estágio avançado e necessidade de hemodiálise urgente, porém sem acesso maduro disponível; (d) hemodiálise de manutenção com perda do uso efetivo do acesso permanente e necessidade de acesso temporário até que seja possível restabelecer a função do acesso permanente; (e) necessidade de plasmaférese; (f) diálise peritoneal durante o repouso do abdome antes da inserção de novo cateter peritoneal (geralmente em caso de peritonite grave com necessidade de retirada do cateter peritoneal); e (g) receptores de transplante que necessitem de hemodiálise temporária durante episódios de rejeição grave. O ressurgimento do interesse na diálise peritoneal de início urgente, discutido no Capítulo 24, e a antecipação do encaminhamento de pacientes com DRC para inserção do acesso deve reduzir a necessidade de inserção urgente de cateter venoso central para hemodiálise.
B. **Local de inserção.** Entre os locais disponíveis estão as veias jugulares internas, as veias femorais e as veias subclávias direita e esquerda. A Tabela 7.1 mostra uma ordem de preferência desses vários locais. O local ideal para inserção é a *veia jugular interna direita*, pois o trajeto venoso até o átrio direito é relativamente curto e direto. De modo geral, deve-se evitar a veia subclávia, porque está associada a maior incidência de

---

Tabela 7.1	Alguns fatores que favorecem diferentes locais de inserção de cateter de hemodiálise temporário (não tunelizado).

1. Veia jugular interna direita
Pacientes gravemente enfermos e acamados com índice de massa corporal > 28
Pós-operatório de reparo de aneurisma aórtico
Paciente que deambula/mobilidade necessária para reabilitação

2. Veia femoral
Pacientes gravemente enfermos e acamados com índice de massa corporal < 24
Traqueostomia existente ou prevista em pouco tempo
Necessidade de acesso de hemodiálise a longo prazo atual, muito provável ou prevista
Necessidade de diálise de emergência associada a profissional inexperiente e/ou impossibilidade de acesso à ultrassonografia

3. Veia jugular interna esquerda
Contraindicações ao acesso nas veias jugular interna direita e femoral

4. Veia subclávia
Contraindicações ao acesso na veia jugular interna
Uso preferencial do lado direito

Fonte: Reproduzida, com autorização, de Macmillan Publishers Ltd: Clark EG, Barsuk JH. *Temporary hemodialysis catheters: recent advances*. *Kidney Int*. 2014. doi:10.1038/ki.2014.162.

complicações relacionadas à inserção (pneumotórax, hemotórax, perfuração da artéria subclávia, lesão do plexo braquial) e alta incidência (até 40%) de estenose venosa central. O uso da *veia jugular interna esquerda* para diálise aguda não é ideal, pois o trajeto até o átrio direito é relativamente longo e tortuoso; caso haja necessidade de diálise crônica subsequente, o ideal seria não usar as veias centrais do membro superior para limitar a taxa de estenose no futuro. O acesso pela *veia femoral* tem várias possíveis vantagens. A inserção tende a ser mais simples, sobretudo para profissionais inexperientes. Não há risco de pneumotórax, hemotórax nem lesão do plexo braquial, embora possa haver punção da artéria femoral e sangramento retroperitoneal. Originalmente, acreditava-se que o acesso femoral estivesse associado a maior risco de infecção, mas a experiência recente do Cathedia Study Group constatou taxas semelhantes de infecção e tempo até a colonização da ponta do cateter (14 dias) nos acessos femoral e jugular interno (Dugué, 2012). O acesso femoral é útil para a hemodiálise inicial de pacientes com edema pulmonar agudo, pois a cabeça e o tórax do paciente podem ser mantidos elevados durante a inserção. O risco de infecção com cateteres femorais é maior em pacientes obesos (IMC > 28 kg/m^2), embora o grau de risco provavelmente dependa da distribuição da gordura corporal. Quando se usa um cateter femoral, seu comprimento deve ser suficiente (em geral, no mínimo de 20 cm) para que a extremidade alcance a veia cava inferior, permitindo melhor fluxo e minimizando a recirculação. Outro achado do Cathedia Study foi que a URR e o *Kt/V* foram semelhantes com cateteres femorais e jugulares (Dugué, 2012). O European Best Practices Group não concorda com a ordem de preferência dos locais de inserção apresentados na Tabela 7.1, considera a veia jugular interna esquerda como a segunda opção e recomenda que os cateteres femorais sejam desencorajados (Vanholder, 2010).

C. **Uso de cateter com ou sem *cuff*.** O risco de infecção de cateteres sem *cuff* aumenta consideravelmente após a primeira semana. Por esse motivo, as diretrizes de acesso vascular KDOQI 2006 recomendam o uso de cateter com *cuff* se houver previsão de necessidade de diálise por mais de 1 semana. Eles também recomendam que os cateteres femorais em pacientes acamados não sejam mantidos no lugar por mais de 5 dias. Essas recomendações, sobretudo em relação a cateteres femorais, podem ser um pouco rigorosas demais quando se levam em conta os resultados do Cathedia Study (Dugué, 2012), no qual o tempo mediano até a colonização da ponta do cateter foi de 14 dias. Uma vez constatada a provável necessidade de diálise prolongada, pode-se substituir um cateter sem *cuff* na veia jugular interna por um cateter com *cuff*. Nos casos em que a necessidade provável de diálise prolongada é identificada desde o início, um cateter com *cuff* é inserido inicialmente na veia jugular interna direita, se possível. Recentemente, relataram-se alguns casos de sucesso com o uso de cateteres femorais tunelizados com *cuff* (Hingwala, 2014). Essa técnica tem as vantagens de situar o local de saída distante de pregas cutâneas salientes e de facilitar a retirada, desde que o cateter seja removido em um prazo de várias semanas após a inserção. A inserção de um cateter femoral com *cuff* dá tempo para obter acesso mais definitivo, seja para diálise peritoneal, seja para hemodiálise.

D. **Variação anatômica e orientação com ultrassonografia em tempo real.** Existem variações anatômicas das veias centrais do pescoço (Figura 7.1), às vezes com ausência de uma delas. As artérias carótidas atípicas ou com ectasia também são um problema. A orientação por ultrassonografia propicia aumento considerável da taxa de punção jugular interna bem-sucedida na primeira tentativa e redução acentuada da taxa de punção da artéria carótida e hematoma (Rabindranath, 2011). No acesso femoral, muitas vezes a veia femoral está atrás da artéria, superposição que aumenta em sentido inferior a partir do ligamento inguinal (Beaudoin, 2011). Mais uma vez, o uso da ultrassonografia ajuda a reduzir complicações (Clark e Barsuk, 2014).

E. **Treinamento simulado para inserção de cateter.** A inserção de cateter venoso para diálise é uma habilidade necessária para nefrologistas, mas muitos programas não têm

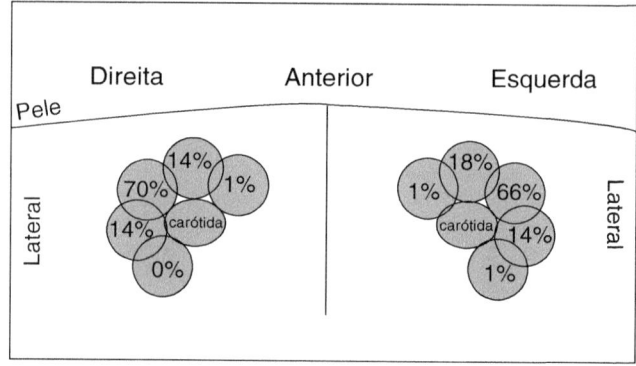

FIGURA 7.1 Variabilidade anatômica da veia jugular interna observada por ultrassonografia. (Modificada de Caridi JG *et al.* Sonographic guidance when using the right internal jugular vein for central vein access. *Am J Roentgenol.* 1998;171:1259-1263.)

recursos para oferecer o nível necessário de treinamento. Para corrigir essa situação, propôs-se o treinamento simulado, e o resultado desse treinamento intensivo foi a melhora dos desfechos relacionados com o cateter (Clark e Barsuk, 2014).

IV. TÉCNICA DE INSERÇÃO

A. **Preparo inicial do local.** Deve-se usar técnica asséptica para inserção do cateter; o profissional deve usar avental cirúrgico e luvas estéreis em ambiente de proteção de barreira máxima. Antes da limpeza da pele, é importante examinar o local escolhido com ultrassonografia para ter certeza da existência de uma veia adequada. Deve-se preparar a pele no local de inserção e nas áreas adjacentes e colocar os campos cirúrgicos (incluir ombro e parede torácica em caso de inserção de cateter tunelizado com *cuff*). O transdutor do aparelho de ultrassom deve ser protegido por cobertura estéril.

B. **Cateterização da veia jugular interna.** O transdutor do aparelho de ultrassom pode ser colocado paralelo ao eixo longitudinal do vaso, e a agulha de canulação é inserida adjacente à extremidade ou ao eixo transversal do transdutor. Outra opção é posicionar o transdutor perpendicular ao eixo longitudinal do vaso. Com essa técnica, a veia é observada com a aparência circular mais típica, mas a visualização da agulha é limitada. De modo geral, a leve pressão do transdutor causa colapso da veia, mas não da artéria. Além disso, o diâmetro da veia aumenta com a manobra de Valsalva e é possível observá-la facilmente por ultrassonografia. Na canulação da veia jugular interna, por exemplo, o transdutor é colocado em posição paralela e superior à clavícula, sobre o sulco entre as partes esternal e clavicular do músculo esternocleidomastóideo. É importante evitar a inserção do cateter através do músculo, pois provoca desconforto e causa disfunção do cateter ao girar o pescoço.

1. **Inserção inicial do fio-guia através de agulha 21G.** Infiltra-se anestésico local na região de inserção. Com orientação por ultrassonografia em tempo real, insere-se na veia uma microagulha para punção 21G acoplada a seringa. A agulha pequena limita possíveis complicações, caso haja punção acidental da artéria carótida, em comparação com uma agulha 18G, maior, que geralmente é incluída nos *kits* de cateter de diálise à venda. Sob visualização direta, nota-se que a veia é delicadamente empurrada antes de perfurar sua parede anterior. A seringa é retirada e um fio-guia de 0,018 pol (0,46 mm) é introduzido através da agulha. O fio-guia é empurrado e sua posição é confirmada por fluoroscopia.

2. **Inserção do dilatador sobre o fio-guia.** Retira-se agulha e introduz-se um dilatador coaxial 5F sobre o fio-guia. Retiram-se o fio-guia e o dilatador translacional interno 3F, mantendo o dilatador externo 5F. Conecta-se um regulador de fluxo ou uma válvula ao dilatador para evitar a possibilidade de embolia gasosa.

3. **Inserção de cateter sem** *cuff.* A próxima etapa varia com a inserção de um cateter temporário sem *cuff* ou de um cateter tunelizado com *cuff.* Quando se insere um cateter temporário, introduz-se na veia um fio-guia padrão de 0,035 pol (0,89 mm) e, depois, remove-se o dilatador 5F, deixando o fio-guia. Gradativamente, introduzem-se dilatadores cada vez maiores sobre o fio-guia para obter dilatação progressiva dos tecidos moles e do trajeto venoso; o dilatador deve mover-se livremente sobre o fio-guia. Não se deve forçar o avanço do dilatador, pois é possível que saia do eixo, ultrapasse o fio-guia e perfure a veia e/ou o mediastino. Consequentemente, não é necessário introduzir toda a extensão do dilatador, pois se deseja apenas a dilatação do trajeto da pele até a veia. Em caso de dúvida sobre a localização do dilatador ou de hesitação ou dificuldade para dilatar o trajeto, é recomendável usar a fluoroscopia para auxiliar o posicionamento. O último dilatador é substituído pelo cateter temporário, que é introduzido sobre o fio-guia até chegar à posição. Quando não se dispõe de fluoroscopia durante a inserção, deve-se, depois de fixar o cateter, fazer uma radiografia de tórax para confirmar a posição correta e verificar possíveis complicações. Se o paciente necessitar de diálise prolongada, o cateter temporário sem *cuff,* quando localizado na veia jugular interna, pode ser convertido com segurança em cateter tunelizado com *cuff* se não houver evidências de infecção no local de saída.

4. **Inserção de cateter com** *cuff*
   a. **Criação do túnel e do local de saída na pele.** Para inserção de cateter tunelizado com *cuff,* faz-se uma pequena incisão cutânea lateralmente ao local de saída do dilatador 5F. Em seguida, o tecido subcutâneo é exposto por divulsão, com a criação de uma bolsa subcutânea para que não haja dobras na curvatura do cateter. Prossegue-se com a divulsão para garantir que os tecidos moles ao redor do dilatador 5F estejam livres. Em seguida, determina-se o local de saída do cateter. Isso pode ser feito usando o quarto espaço intercostal como ponto de referência ou pode-se determinar o comprimento do cateter com maior precisão usando um fio-guia para medir a distância entre o local de inserção e a parte média do átrio direito. Orientando-se por essa medida, é possível calcular o comprimento do túnel para que o *cuff* esteja dentro do túnel, distante cerca de 1 a 2 cm do local de saída.

5. **Inserção do cateter através do local de saída na pele.** Uma vez identificado o local de saída do cateter, infiltra-se a área com anestésico local; faz-se uma incisão cutânea com lâmina de bisturi nº 11 paralela à pele. Insere-se bisturi até o ponto mais largo da lâmina; essa incisão acomoda a maioria dos cateteres de lúmen duplo. Usa-se uma agulha longa para infiltrar o trajeto do túnel, com anestesia local desde o local de saída até o local de inserção da venotomia. Monta-se o cateter sobre a extremidade do tunelizador e traciona-se o tunelizador no tecido subcutâneo do local de saída até o local de inserção. Traciona-se o *cuff* do cateter até o túnel e retira-se o tunelizador do cateter.

6. **Dilatação dos tecidos profundos e do trajeto venoso.** Um fio-guia (Benson ou angulado) é introduzido através do dilatador até a veia cava inferior. A inserção do fio-guia na veia cava inferior diminui a probabilidade de arritmias cardíacas. Pode-se usar também o fio-guia fornecido com a maioria das bandejas de cateter. Em seguida, retira-se o dilatador 5F e, gradativamente, introduzem-se dilatadores cada vez maiores sobre o fio-guia para realizar a dilatação progressiva dos tecidos moles e do trajeto venoso. O dilatador deve se mover livremente sobre o fio-guia. É possível que o dilatador saia do eixo, ultrapasse o fio-guia e perfure a veia

e/ou o mediastino. Nessa situação, não é necessário introduzir toda a extensão do dilatador, pois é necessário dilatar apenas o trajeto da pele até a veia. Em caso de dúvida sobre a localização do dilatador ou de hesitação ou dificuldade para dilatar o trajeto, é recomendável usar a fluoroscopia para verificar se a posição está correta.

7. **Conclusão da inserção de cateter.** Após a dilatação final, introduz-se o dilatador com bainha destacável (*peel away*). Durante a inserção da bainha, percebe-se uma resistência enquanto a bainha atravessa os tecidos moles e uma resistência final quando entra na veia. Em seguida, o dilatador e a bainha são retirados e o cateter é introduzido sobre o fio-guia sem usar a bainha e empurrado através do trajeto venoso até a posição final (inserção de cateter sem bainha). Pode ser necessário aplicar uma leve torção no cateter para empurrá-lo através do trajeto. Essa manobra diminui a possibilidade de embolia gasosa e pode resultar em menor venotomia e menos sangramento após o procedimento.

Por outro lado, caso seja usada, a bainha destacável é empurrada levemente e o dilatador é retirado enquanto se oclui a bainha, mantendo-se o fio-guia no lugar para garantir que o acesso esteja disponível se houver dificuldade. Deve-se segurar a bainha entre um dedo e o polegar e ocluí-la. Esse procedimento evita sangramento e/ou aspiração de ar, mas preserva comprimento suficiente de bainha para inserir o cateter. Uma vez retirados o dilatador e o fio-guia, o cateter é passado sobre o fio-guia e empurrado até a abertura da bainha, de modo a evitar sua torção. O cateter é inserido através da bainha e empurrado para seu interior; em seguida, a bainha é destacada para baixo em direção à pele. Assim que o cateter é introduzido ao máximo, a bainha é puxada para fora e destacada da venotomia, o que evita a criação de um trajeto venoso maior.

8. **Posicionamento e fixação do *cuff* do cateter.** Depois da remoção completa da bainha, o cateter é puxado de volta para o túnel e o *cuff* dista cerca de 1 a 2 cm do local de saída. Em seguida, verifica-se se o cateter está funcionando adequadamente. Uma seringa de 10 mℓ deve encher-se de sangue rapidamente sem qualquer interrupção quando o fluxo no cateter é maior que 300 mℓ/min.

O local de inserção da venotomia no pescoço é fechado por sutura após confirmação de fluxo adequado. Não se deve fazer sutura no local de saída, pois pode ser um foco de infecção. Outra sutura é usada para fixar o cateter no canhão. O uso de "nós aéreos" para fixar o canhão do cateter aumenta o conforto do paciente e diminui a probabilidade de necrose cutânea. O *cuff* subcutâneo mantém a posição do cateter e fixa-o ao tecido subcutâneo. Pode-se aplicar uma pomada antibiótica tópica nas incisões e nos locais de punção da agulha e cobrir com curativo de gaze.

C. **Cateterização da veia femoral.** Normalmente, são usados cateteres sem *cuff*, mas como observado antes, também se podem inserir cateteres com *cuff*. O paciente é colocado em decúbito dorsal plano, com leve flexão do joelho e abdução e rotação externa da perna. Procede-se a tricotomia, limpeza e antissepsia da região inguinal, seguidas de colocação do campo cirúrgico. A veia femoral deve ser localizada 2 a 4 cm abaixo do ligamento inguinal, com agulha 21G preenchida com solução salina heparinizada ou com anestésico local. Como já mencionado, a orientação por ultrassonografia em tempo real aumenta a chance de êxito do procedimento. Pode-se infiltrar uma pequena quantidade de anestésico local ao redor da veia para evitar o espasmo venoso. Uma vez localizada a veia, a agulha fina é substituída por uma agulha 18G. Através da agulha, introduz-se um fio-guia na veia. É importante que o fio-guia possa ser movimentado livremente nos dois sentidos depois da inserção. Caso pareça estar preso, é provável que tenha entrado em um ramo lateral da veia iliofemoral. Nessas circunstâncias, não se deve tentar inserir o cateter; em vez disso, deve-se retirar totalmente o fio-guia, modificar o ângulo da agulha na veia (às vezes,

Tabela 7.2	Complicações da cateterização venosa central.

Complicações imediatas
Punção arterial (todas)
Pneumotórax (JI, SC)
Hemotórax (JI, SC)
Arritmias (JI, SC)
Embolia gasosa (todas, JI, SC >> F)
Perfuração de câmara cardíaca (JI, SC)
Tamponamento pericárdico (JI, SC)
Hemorragia retroperitoneal (F)

Complicações tardias
Trombose (todas)
Infecção (todas)
Estenose venosa central (SC >> JI)
Fístula arteriovenosa (todas)

Lesão de estruturas adjacentes
Plexo braquial (JI, SC)
Nervo laríngeo recorrente (JI, SC)

JI, veia jugular interna; SC, veia subclávia; F, veia femoral.

é preciso aproximar o canhão da agulha da pele para que fique quase paralelo à veia) e reintroduzir o fio-guia. Depois de obter a livre movimentação do fio-guia inserido nos dois sentidos, a agulha 18G é retirada e a cânula, reintroduzida. De modo geral, o restante do procedimento é igual ao descrito anteriormente para cateterização da veia jugular.

V. **COMPLICAÇÕES RELACIONADAS À INSERÇÃO.** A Tabela 7.2 lista essas complicações. A punção arterial pela agulha fina usada na sondagem inicial deve ser tratada por compressão local contínua durante 15 a 20 min. Nunca se deve inserir a cânula em uma artéria. Em caso de inserção arterial acidental de um cateter de diálise, é preciso adiar a diálise e solicitar o parecer do cirurgião para evitar o surgimento de um grande hematoma e compressão da traqueia. No caso de inserções femorais, o sangramento retroperitoneal pode ser grave e acarretar risco à vida tanto por punção da artéria quanto por perfuração acidental da parede posterior da veia. De modo geral, um grande pneumotórax ou hemotórax exige drenagem com implantação cirúrgica de dreno torácico. A perfuração da veia cava superior ou das câmaras cardíacas pode ser fatal. O diagnóstico é sugerido por dor torácica, dispneia ou hipotensão inexplicadas logo após o início da diálise. Às vezes, há necessidade de intervenção cirúrgica para correção. As complicações relacionadas com infecção podem ser minimizadas no momento da inserção do cateter por higiene adequada das mãos, paramentação do profissional com avental, máscara, luvas e gorro estéreis, uso de um campo estéril grande (que cubra todo o corpo) sobre o paciente e antissepsia da pele com clorexidina antes do procedimento (O'Grady, 2011).

VI. **CATETERES VENOSOS – CUIDADOS E USOS**
A. **Curativos.** Tanto a equipe de diálise quanto o paciente devem usar máscara cirúrgica durante os procedimentos de conexão e desconexão do cateter. Não se deve usar protetor facial sem máscara cirúrgica, pois o protetor tende a concentrar a respiração do usuário diretamente sobre o canhão do cateter exposto. O lúmen e a extremidade do cateter nunca devem ser mantidos expostos ao ar. Deve-se colocar sempre uma tampa ou seringa sobre ou dentro do lúmen enquanto se mantém um campo limpo sob os conectores do cateter. É preciso manter os lumens do cateter estéreis: é proibido administrar infusões interdialíticas pelo cateter.

Após cada diálise, os canhões do cateter ou os conectores da linha de sangue devem ser imersos em antisséptico por 3 a 5 min e secos antes da separação. As soluções antissépticas de clorexidina (> 0,5%) parecem ter melhores resultados que a iodopovidona (Mimoz, 2007; Onder, 2009). Depois da desconexão de cada linha do cateter, é preciso desinfectar a rosca do conector do cateter por fricção com clorexidina (Tabela 7.3). O cateter deve ser coberto com curativo seco estéril. Devem-se evitar curativos de filme transparente não poroso, pois aumentam o risco de colonização do local de saída em comparação com curativos secos. O melhor tipo de

| **Tabela 7.3** | Principais intervenções do Centers for Disease Control para prevenção de infecção da corrente sanguínea (ICS) associada à diálise. |

1. Vigilância e *feedback* pela NHSN
Realizar vigilância mensal de ICS e outros eventos na diálise pela National Healthcare Safety Network (Rede Nacional de Segurança dos Cuidados à Saúde, NHSN) do CDC. Calcular as taxas na unidade e comparar às taxas em outras unidades da NHSN. Comunicar ativamente os resultados à equipe clínica na linha de frente
2. Higienização das mãos
Observar mensalmente as oportunidades de higienização das mãos e comunicar os resultados à equipe clínica
3. Observação de cuidados com o cateter/acesso vascular
Observar trimestralmente os cuidados com o acesso vascular e o acesso ao cateter. Avaliar a adesão da equipe à técnica asséptica ao conectar e desconectar cateteres e durante as trocas de curativo. Comunicar os resultados à equipe clínica.
4. Educação e competência da equipe.
Capacitar a equipe para o controle de infecções, inclusive no tocante aos cuidados com o acesso e à técnica asséptica. Avaliar a competência em habilidades como os cuidados com o cateter e a instituição de acesso por ocasião da admissão e a cada 6 a 12 meses.
5. Orientação/participação do paciente
Garantir orientação padronizada a todos os pacientes sobre prevenção de infecção, inclusive cuidados com o acesso vascular, higiene das mãos, riscos associados ao uso de cateter, reconhecimento de sinais de infecção e instruções para manejo do acesso fora da unidade de diálise.
6. Redução do uso de cateter
Incluir esforços (p. ex., por orientação do paciente, coordenador de acesso vascular) para reduzir o uso de cateter mediante a identificação e abordagem das barreiras à instituição de acesso vascular permanente e retirada do cateter.
7. Antissepsia cutânea com clorexidina
Usar solução alcoólica de clorexidina (> 0,5%) como antisséptico cutâneo de primeira linha para inserção de acesso central e durante as trocas de curativo[a]
8. Desinfecção do canhão do cateter
Desinfetar com fricção o canhão do cateter, com antisséptico apropriado, depois de retirar a tampa e antes do acesso. Repetir o procedimento todas as vezes em que houver acesso ao cateter ou desconexão[b]
9. Pomada antimicrobiana
Aplicar pomada de antibiótico ou iodopovidona nos locais de saída do cateter durante a troca de curativo[c]

---

[a]A iodopovidona (de preferência com álcool) ou o próprio álcool a 70% são alternativas para pacientes com intolerância à clorexidina.
[b]Caso se use conector sem agulha fechado, a desinfecção do conector deve ser feita de acordo com as instruções do fabricante.
[c]O CDC recomenda o uso de pomada de iodopovidona ou de bacitracina/gramicidina/polimixina B no local de saída do cateter de hemodiálise após inserção do cateter e a cada sessão de hemodiálise. Atualmente, a pomada de bacitracina/gramicidina/polimixina B não está disponível nos EUA. A pomada antibiótica tripla (bacitracina/neomicina/polimixina B) está disponível e pode ter efeito benéfico semelhante, mas os estudos não avaliaram totalmente seu efeito para prevenção de infecções da corrente sanguínea e do local de saída. Entre as outras pomadas estudadas estão aquelas que contêm apenas um antibiótico (p. ex., mupirocina). No entanto, existe a preocupação com o desenvolvimento de resistência antimicrobiana e também com sua capacidade de abranger o espectro de possíveis patógenos (p. ex., bactérias gram-negativas e gram-positivas) que podem causar infecção da corrente sanguínea em pacientes em diálise. Outro aspecto importante é que os ingredientes das pomadas de antibióticos e iodopovidona podem interagir com a composição química de alguns cateteres. Portanto, antes de aplicar qualquer produto no cateter, consulte o fabricante do cateter e verifique se a pomada escolhida não interage com o material do cateter. Reproduzida de National Center for Emerging and Zoonotic Infectious Diseases, Center for Disease Control and Prevention. http://www.cdc.gov/dialysis/PDFs/Dialysis-Core-Interventions-5_10_13.pdf.

curativo ainda é um tema controverso. As recomendações do CDC são "usar gaze estéril ou curativo semipermeável, transparente, estéril para cobrir o local do cateter" (O'Grady, 2011). O CDC dispõe de recursos, inclusive vídeos, que mostram as melhores técnicas de troca de curativo desses cateteres (CDC, 2014).

B. **Risco de embolia gasosa durante a retirada de cateteres de diálise do pescoço.** Há relatos de embolia gasosa fatal após a retirada de um cateter da veia jugular (Boer e Hené, 1999). Em virtude desse risco nada desprezível, devem-se seguir protocolos específicos para retirada de cateteres venosos do pescoço. O protocolo recomendado por Boer e Hené (1999) é o seguinte:
   • Não administrar heparina no dia da retirada do cateter. Usar protamina caso já se tenha administrado heparina
   • O paciente deve ser mantido em posição de cefalodeclive durante a retirada do cateter. O paciente é instruído a não tossir nem inspirar profundamente durante a retirada
   • O curativo deve ser oclusivo, impedindo a passagem de ar, e deve-se usar uma quantidade generosa de pomada inerte para garantir a vedação imediata
   • Observar o paciente por 30 min antes de sair da unidade de diálise
   • Manter o curativo oclusivo durante no mínimo 24 h.

C. **Troca de cateter sobre fio-guia (técnica).** As razões para troca de cateter sobre fio-guia (disfunção, infecção) são detalhadas no Capítulo 9. A técnica para troca de um cateter na veia jugular interna é a seguinte: a parede torácica e o cateter antigo são preparados e cobertos com campo estéril. Os profissionais devem usar duas luvas estéreis. Procede-se à infiltração de anestésico local no antigo local de saída e ao redor do *cuff* do cateter existente. Aspiram-se os dois acessos do cateter para retirar a heparina. Com o auxílio de uma pinça hemostática, faz-se a divulsão para soltar o *cuff* do cateter. Nesse ponto, introduz-se um fio-guia no lúmen venoso do cateter até a veia cava inferior. O cateter é delicadamente puxado até que esteja na veia braquiocefálica. Injeta-se contraste pelo acesso atrial do cateter para verificar se há bainha fibroepitelial. Se existente, deve-se considerar a angioplastia com balão percutânea e repetir a injeção de contraste para avaliar o resultado do tratamento. O antigo cateter é retirado enquanto se mantém o fio-guia.

Nesse momento, os profissionais devem retirar o par de luvas externas antes de manusear o novo cateter. Essa manobra ajuda a minimizar a transferência de microrganismos infecciosos do cateter antigo para o novo. O novo cateter é empurrado sobre o fio até o átrio direito. A função do cateter é avaliada conforme descrição anterior.

D. **Banho.** O local de saída nunca deve ser imerso na água do banho. É melhor evitar o banho de chuveiro, mas se o paciente preferir o chuveiro, deve tomar banho antes de ir para a unidade de diálise, onde haverá aplicação imediata de um novo curativo e pomada antibacteriana. O chuveiro só deve ser utilizado depois do estabelecimento do túnel no local de saída. Um estudo recente de garantia da qualidade sugeriu que, em determinados pacientes, o uso do chuveiro associado a uma técnica sem curativo para cateteres venosos centrais tunelizados não aumentou o risco de infecção (Lawrence, 2014). De modo geral, o banho de imersão em piscinas cloradas é desencorajado por risco de infecção.

E. **Selamento (*lock*) do cateter**
   1. **Heparina.** Depois de toda sessão de diálise, o espaço morto de cada lúmen é preenchido com heparina (1.000 a 5.000 unidades/mℓ) através dos acessos para injeção. Qualquer solução de selamento extravasa na altura do orifício lateral proximal do cateter. Portanto, o uso de maior concentração de heparina (5.000 *versus* 1.000 unidades/mℓ) pode acarretar considerável anticoagulação sistêmica, mas um estudo associou a maior concentração de heparina à menor necessidade de ativador de plasminogênio tecidual (Maya, 2010). O espaço morto de cada lúmen varia

de acordo com o fabricante e o comprimento do cateter. De modo geral, o volume necessário de heparina está identificado no canhão do cateter. É importante registrar essa informação no prontuário do paciente para que esteja em local de fácil acesso para a equipe de diálise. Deve-se evitar a injeção de um volume de solução de heparina maior que o necessário, pois acarreta algum grau de anticoagulação sistêmica, que pode ser perigoso quando há risco de sangramento. Antes de cada diálise, a heparina em cada lúmen é aspirada, o cateter é irrigado com solução salina heparinizada (100 unidades/mℓ) e a hemodiálise é iniciada.

2. **Citrato a 4%.** O citrato pode ser usado como anticoagulante, pois é quelante do cálcio, elemento essencial para que haja coagulação. Uma metanálise realizada em 2014 concluiu que as soluções de citrato para selamento que contêm antibióticos ou antissépticos eram melhores que os equivalentes com heparina para reduzir a taxa de infecção da corrente sanguínea associada a cateter venoso central (ICS-CVC). O citrato isolado foi mais efetivo que a heparina, sobretudo quando se usou uma alta concentração (30%). Aparentemente, não houve vantagem em relação à heparina quando a concentração de citrato foi menor (Zhao, 2014). Demonstrou-se que o citrato extravasa de selamentos do cateter para a circulação em pouco tempo, com rápida diminuição de sua concentração a níveis menores que a concentração que inibe a proliferação bacteriana (Schilcher, 2014). Nos EUA, no ano 2000, o uso de concentrações muito altas de citrato em um cateter de diálise foi associado a arritmia cardíaca e morte do paciente, provavelmente por injeção acidental de citrato concentrado no átrio esquerdo, com diminuição aguda do nível de cálcio ionizado (Polaschegg e Sodemann, 2003). Convém usar a menor concentração (citrato a 4%), reconhecendo que a eficácia do citrato nessa concentração pode não ser melhor que a da heparina. O uso de citrato em qualquer concentração é problemático em países (como os EUA) nos quais não está convenientemente disponível em pequenos volumes para uso em solução selante.

3. **Outros selamentos (*locks*).** Outras soluções selantes continham heparina, citrato, etanol ou EDTA com um ou mais antibióticos ou antissépticos. Por ora, o uso de selamentos com antibióticos ainda não se tornou prática corrente devido, em proporções variadas, ao aumento do custo, a questões práticas relacionadas às combinações e ao receio de promover a proliferação de microrganismos resistentes. Uma solução selante com vancomicina e gentamicina aumentou a prevalência de *Staphylococcus* e de *Enterobacter* resistentes a antibióticos, por exemplo (Dixon, 2012). Por enquanto, nem o CDC nem a National Kidney Foundantion recomendam o uso rotineiro de soluções selantes com antibióticos (Camins, 2013), enquanto o European Best Practices Group é um tanto ambíguo (Vanholder, 2010).

A solução selante para prevenção de infecção em cateteres é uma área de pesquisa ativa. Um objetivo é não só esterilizar o interior do cateter, mas também evitar a formação de biofilme. As soluções selantes que contêm etanol, citrato ou EDTA têm a vantagem teórica de ter alguma atividade no desenvolvimento de biofilme. Relatou-se que uma solução com trinitrato de glicerila, citrato e etanol tem alguns efeitos não só contra bactérias comuns encontradas em cateteres, mas também no biofilme (Rosenblatt, 2013). Outras soluções selantes foram desenvolvidas e estão em vários estágios de teste. Relatou-se que uma mistura de citrato, azul de metileno, metilparabeno e propilparabeno (C-MB-P) diminuiu consideravelmente a taxa de ICS-CVC (Maki, 2011). Há algum entusiasmo com soluções selantes que contenham uma combinação de taurolidina e citrato. É possível que o uso de taurolidina, que tende a agir como desinfetante e inibir a formação de biofilme, não esteja associado ao surgimento de bactérias resistentes (Liu, 2014).

F. **Antibióticos profiláticos.** A administração de antibióticos sistêmicos antes da inserção de cateter com *cuff* não é uma medida de rotina.

1. **Pomada no local de saída.** O tratamento do local de saída do cateter com pomada de mupirocina para diminuir a colonização por *Staphylococcus* reduziu a taxa de infecção relacionada com o cateter e aumentou a taxa de sobrevida do cateter (McCann and Moore, 2010; O'Grady, 2011), mas não é usado em larga escala por receio de que, a longo prazo, surjam microrganismos resistentes à mupirocina. O CDC recomenda o uso de pomadas no local de saída (Tabela 7.3), mas está muito preocupado com o surgimento de microrganismos resistentes. O grupo European Renal Best Practices, em um comentário feito em 2010, só recomenda o uso de pomada antibiótica no local de saída até a cicatrização do local de inserção (Vanholder, 2010). Como estratégia intermediária, o uso de pomadas no local de saída pode ser limitado aos pacientes com episódios repetidos de infecção. Antes do uso de qualquer pomada, deve-se descartar a possibilidade de reação adversa entre o veículo usado para dissolver a pomada e o material sintético do cateter.

2. **Descolonização nasal.** Em pacientes portadores de *Staphylococcus* nasal, a descolonização reduziu a taxa de ICS-CVC (Abad, 2013), mas o espectro de resistência à mupirocina persiste (Teo, 2011). Esta ainda é uma opção mais atraente em alguns pacientes que na unidade como um todo, mas a descolonização nasal (de *S. aureus* multirresistentes, por exemplo) foi aplicada a unidades de diálise inteiras, com resultados encorajadores a curto prazo (Kang, 2012).

Referências bibliográficas e leitura sugerida

Abad CL, et al. Does the nose know? An update on MRSE decolonization strategies. *Curr Infect Dis Rep.* 2013;15:455–464.

Allon M. Dialysis catheter-related bacteremia: treatment and prophylaxis. *Am J Kidney Dis.* 2004;44:779–791.

Beathard GA. Management of bacteremia associated with tunneled-cuffed hemodialysis catheters. *J Am Soc Nephrol.* 1999;10:1045–1049.

Beaudoin FL, et al. Bedside ultrasonography detects significant femoral vessel overlap: implications for central venous cannulation. *Can J Emerg Med.* 2011;13:245–250.

Bevilacqua JL, et al. Comparison of trisodium citrate and heparin as catheter-locking solution in hemodialysis patients. *J Bras Nefrol.* 2011;33:68–73.

Boer WH, Hené RJ. Lethal air embolism following removal of a double lumen jugular catheter. *Nephrol Dial Transplant.* 1999;14:1850–1852.

Camins BC. Preventions and treatment of hemodialysis-related bloodstream infections. *Semin Dial.* 2013;26:476–481.

Centers for Disease Control. Guidelines of the prevention of intravascular catheter-related infections. 2011. http://www.cdc.gov/hicpac/pdf/guidelines/bsi-guidelines-2011.pdf.

Centers for Disease Control. Training video and print resources for preventing bloodstream and other infections in outpatient hemodialysis patients. Best practices for dialysis staff. 2014. http://www.cdc.gov/dialysis/prevention-tools/training-video.html.

Clark EG, Barsuk JH. Temporary hemodialysis catheters: recent advances. *Kidney Int.* 2014. doi:10.1038/ki.2014.162.

Clase CM, et al. Thrombolysis for restoration of patency to hemodialysis central venous catheters: a systematic review. *J Thromb Thrombolysis.* 2001;11(2):127–136.

Dixon JJ, Steele M, Makanjuola AD. Anti-microbial locks increase the prevalence of *Staphylococcus aureus* and antibiotic-resistant *Enterobacter*: observational retrospective cohort study. *Nephrol Dial Transplant.* 2012;27:3575–3581.

Drew DA, Lok CE. Strategies for planning the optimal dialysis access for an individual patient. *Curr Opin Nephrol Hypertens.* 2014;23:314–320.

Dugué AE, et al; for the Cathedia Study Group. Vascular access sites for acute renal replacement in intensive care units. *Clin J Am Soc Nephrol.* 2012;7:70–77.

Frankel A. Temporary access and central venous catheters. *Eur J Vasc Endovasc Surg.* 2006;31:417–422.

Haymond J, et al. Efficacy of low-dose alteplase for treatment of hemodialysis catheter occlusions. *J Vasc Access.* 2005;6:76–82.

Hebert C, Robicsek A. Decolonization therapy in infection control. *Curr Opin Infect Dis.* 2010;23:340–345.

Hingwala J, Bhola C, Lok CE. Using tunneled femoral vein catheters for "urgent start" dialysis patients: a preliminary report. *J Vasc Access.* 2014;15(suppl 7):101–108.

Johnson DW, et al. A randomized controlled trial of topical exit site mupirocin application in patients with tunnelled, cuffed haemodialysis catheters. *Nephrol Dial Transplant.* 2002;17:1802–1807.

Kang YC, et al. Methicillin-resistant *Staphylococcus aureus* nasal carriage among patients receiving hemodialysis in Taiwan: prevalence rate, molecular characterization and de-colonization. *BMC Infect Dis.* 2012;12:284.

Lawrence JA, et al. Shower and no-dressing technique for tunneled central venous hemodialysis catheters: a quality improvement initiative. *Nephrol Nurs J.* 2014;41:67–72.

Lee T, Barker J, Allon M. Tunneled catheters in hemodialysis patients: reasons and subsequent outcomes. *Am J Kidney Dis.* 2005;46:501–508.

Little MA, Walshe JJ. A longitudinal study of the repeated use of alteplase as therapy for tunneled hemodialysis dysfunction. *Am J Kidney Dis.* 2002;39:86–91.

Liu H, et al. Preventing catheter-related bacteremia with taurolidine-citrate catheter locks. A systemic review and meta-analysis. *Blood Purif.* 2014;37:179–187.

Lok CE, et al. A patient-focused approach to thrombolytic use in the management of catheter malfunction. *Semin Dial.* 2006;19:381–390.

Maki DG, et al. A novel antimicrobial and antithrombotic lock solution for hemodialysis catheters: A multi-center, controlled, randomized trial. *Crit Care Med.* 2011;39:613–620.

Maya ID, Allon M. Outcomes of tunneled femoral hemodialysis catheters: comparison with internal jugular vein catheters. *Kidney Int.* 2005;68:2886–2889.

Maya ID, et al. Does the heparin lock concentration affect hemodialysis catheter patency? *Clin J Am Soc Nephrol.* 2010;5:1458–1462.

McCann M, Moore ZE. Interventions for preventing infectious complications in haemodialysis patients with central venous catheters. *Cochrane Database Syst Rev.* 2010;(1):CD006894.

Mermel LA, et al. Guidelines for the management of intravascular catheter-related infections. *Clin Infect Dis.* 2001;32:1249–1272.

Mimoz O, et al. Chlorhexidine-based antiseptic solution vs alcohol-based povidone-iodine for central venous catheter care. *Arch Intern Med.* 2007;167:2066–2067.

Mokrzycki MH, et al. A randomized trial of minidose warfarin for the prevention of late malfunction in tunneled, cuffed hemodialysis catheters. *Kidney Int.* 2001;59:1935–1942.

Murea M, et al. Risk of catheter-related bloodstream infection in elderly patients on hemodialysis. *Clin J Am Soc Nephrol.* 2014;9:764–770.

O'Grady NP, et al. Guidelines for the prevention of intravascular catheter-related infections. *Am J Infect Control* 2011;39(suppl):S1–S34.

Oliver MJ, et al. Risk of bacteremia from temporary hemodialysis catheters by site of insertion and duration of use: a prospective study. *Kidney Int.* 2000;58:2543–2545.

Onder AM, et al. Chlorhexidine-based antiseptic solutions effectively reduce catheter-related bacteremia. *Pediatr Nephrol.* 2009;224:1741–1747.

Patel PR, et al. Bloodstream infection rates in outpatient hemodialysis facilities participating in a collaborative prevention effort: a quality improvement report. *Am J Kidney Dis.* 62:322–30, 2013.

Polaschegg HD, Sodemann K. Risks related to catheter locking solutions containing concentrated citrate. *Nephrol Dial Transplant.* 2003;18:2688–2690.

Rabindranath KS, et al. Ultrasound use for the placement of haemodialysis catheters. *Cochrane Database Syst Rev.* 2011;(11):CD005279.

Rosenblatt J, et al. Glyceryl trinitrate complements citrate and ethanol in a novel antimicrobial catheter lock solution to eradicate biofilm organisms. *Antimicrob Agents Chemother.* 2013;57:3555–3560.

Schilcher G, et al. Loss of antimicrobial effect of trisodium citrate due to 'lock' spillage from haemodialysis catheters. *Nephrol Dial Transplant.* 2014;29:914–919.

Silva TNV, et al. Approach to prophylactic measures for central venous catheter-related infections in hemodialysis. A critical review. *Hemodial Int.* 2014;18:15–23.

Teo BW, et al. High prevalence of mupirocin-resistant staphylococci in a dialysis unit where mupirocin and chlorhexidine are routinely used for prevention of catheter-related infections. *J Med Microbiol.* 2011;60(pt 6):865–867.

Vanholder RM, et al. Diagnosis, prevention, and treatment of haemodialysis catheter-related bloodstreams infections (CRBSI): a position statement of European Renal Best Practice (ERBP). *Nephrol Dial Transplant.* 2010;3:234–246.

Zhao Y, et al. Citrate versus heparin lock for hemodialysis catheters: a systematic review and meta-analysis of randomized controlled trials. *Am J Kidney Dis.* 2014;63:479–490.

Sites para consulta

American Society of Diagnostic and Interventional Nephrology. http://www.asdin.org/.
Diretrizes do CDC para prevenção de infecções relacionadas ao cateter intravascular. http://www.cdc.gov/dialysis.
Canal de acesso vascular do HDCN. http://www.hdcn.com/ch/access/.
Diretrizes de acesso de 2006 da KDOQI. http://www.kidney.org/professionals/kdoqi/guideline_upHD_PD_VA/index.htm.
Diretrizes da Vascular Access Society. http://www.vascularaccesssociety.com/guidelines.html.
Link do YouTube (11 min). https://www.youtube.com/watch?v=_0zhY0JMGCA&feature=youtu.be.

8

Monitoramento e Complicações do Acesso Vascular Arteriovenoso

Alexander Yevzlin, Anil K. Agarwal, Loay Salman e Arif Asif

Os principais fatores que limitam a sobrevida de um acesso arteriovenoso em uso são estenose, trombose e infecção. De modo geral, as complicações são mais comuns nos enxertos que nas fístulas arteriovenosas.

I. **ESTENOSE.** A estenose do acesso vascular é um precursor da trombose, reduz o fluxo sanguíneo no acesso e pode acarretar diálise insuficiente. A causa mais comum de estenose em enxertos arteriovenosos é a hiperplasia da neoíntima, que geralmente ocorre na anastomose enxerto–veia ou em local imediatamente distal à anastomose. Nas fístulas arteriovenosas, a localização e a causa de estenose são mais variadas e é frequente o acometimento da região justa-anastomótica. As Figuras 8.1 e 8.2 mostram locais comuns de estenose nas fístulas arteriovenosas e nos enxertos. Como a perviedade do acesso é muito menor após trombectomia que após angioplastia eletiva, as diretrizes atuais da KDOQI recomendam vigilância e monitoramento prospectivo de fístulas e enxertos arteriovenosos para observar se há estenose com repercussão hemodinâmica. No entanto, nem todas as diretrizes recomendam o monitoramento de rotina, e há controvérsia acerca do benefício clínico geral da manutenção de um programa de vigilância do acesso (Kumbar, 2012; Paulson, 2012). Ensaios controlados randomizados não demonstraram de modo consistente que a vigilância melhore os desfechos em enxertos; nas fístulas, a vigilância reduziu a taxa de trombose, mas não prolongou a vida global da fístula.

Existem várias estratégias para detecção de estenose antes da visualização definitiva do trajeto do acesso por ultrassonografia com Doppler e, no caso de estenose venosa central, por venografia. Esses métodos de detecção precoce dependem da observação indireta da pressão, do fluxo ou da recirculação no acesso durante a diálise. A estratégia ideal de detecção precoce é um pouco diferente para fístulas e enxertos e para locais no antebraço ou acima do cotovelo. Os princípios básicos são: (a) A recirculação do sangue dialisado pelo dispositivo de acesso com retorno imediato ao circuito de diálise só é notada quando o fluxo no acesso cai a níveis semelhantes ao fluxo no circuito extracorpóreo ou menores que ele. Assim, exceto em caso de inversão acidental ou posição errada da agulha, a recirculação no acesso só ocorre quando o fluxo no acesso alcança níveis de 350 a 500 mℓ/min. Nesses níveis, é alto o risco de trombose de enxertos arteriovenosos; portanto, a detecção de verdadeira recirculação em um enxerto arteriovenoso é uma indicação urgente de exame de imagem do enxerto e correção da estenose. Por outro lado, é provável que a perviedade das fístulas arteriovenosas seja mantida mesmo quando há recirculação (fluxo de 350 a 500 mℓ/min). O rastreamento de recirculação no acesso de fístulas arteriovenosas tem benefícios relativamente pequenos em termos de prevenção de trombose, mas ajuda a evitar a diálise insuficiente. A estenose no acesso entre os locais habituais de inserção da agulha não causa recirculação, mas pode reduzir consideravelmente o fluxo no acesso, alcançando níveis que predispõem a trombose. Deve-se suspeitar de estenose nesse local quando o fluxo no acesso for menor que o fluxo na bomba de sangue, mas não se detecta recirculação. (b) A estenose na entrada é comum

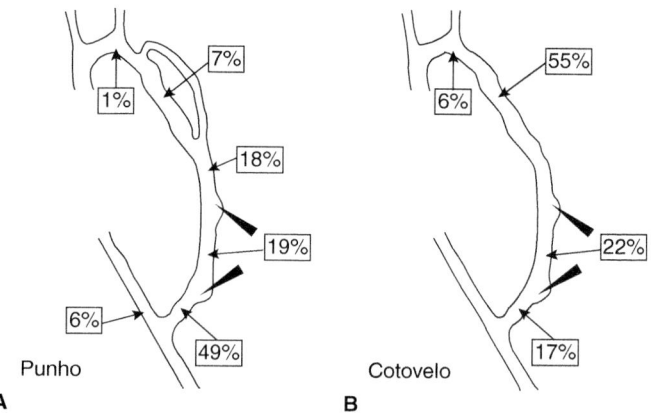

Punho

A

Cotovelo

B

FIGURA 8.1 Locais comuns de estenose em fístulas arteriovenosas. As localizações são mostradas em fístulas criadas no punho (**A**) e no cotovelo (**B**). (Reproduzida de Turmel-Rodrigues L *et al*. Treatment of stenosis and thrombosis in hae-modialysis fistulas and grafts by interventional radiology. *Nephrol Dial Transplant* 2000;15:2032-2036, com autorização.)

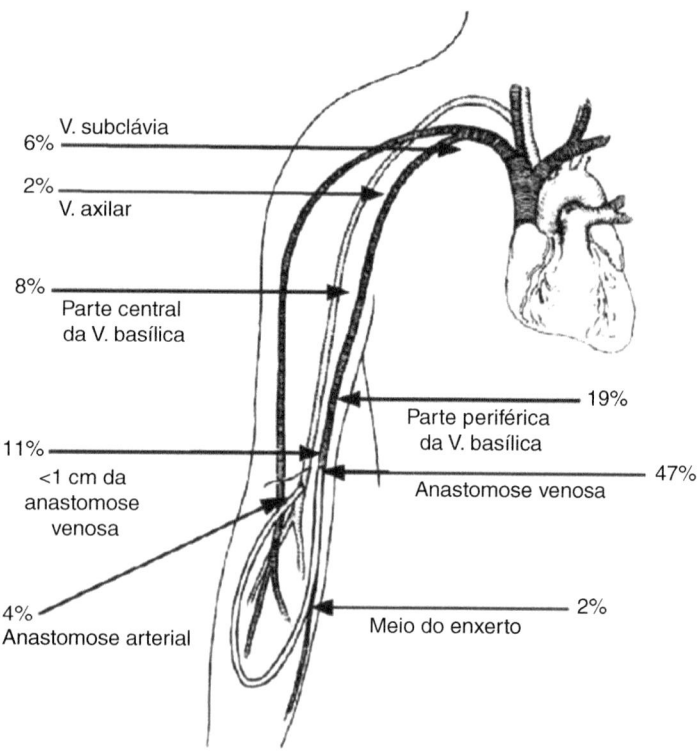

V. subclávia 6%

2% V. axilar

8% Parte central da V. basílica

19% Parte periférica da V. basílica

11% <1 cm da anastomose venosa

47% Anastomose venosa

4% Anastomose arterial

2% Meio do enxerto

FIGURA 8.2 Locais comuns de estenose em enxerto arteriovenoso. (Reproduzida de Roy-Chaudhury P *et al*. Vascular access in hemodialysis: issues, management, and emerging concepts. *Cardiol Clin*. 2005;23:249-273, com autorização de Elsevier.)

tanto em enxertos quanto em fístulas, portanto, as estratégias de detecção são úteis nos dois tipos de acesso arteriovenoso. (c) A estenose na saída é muito mais frequente nos enxertos que nas fístulas do antebraço, nas quais o grau de hiperplasia da neoíntima é menor e as veias de saída acessórias costumam compensar a obstrução de um canal de saída principal. No entanto, a estenose na saída é incomum em fístulas acima do cotovelo. Assim, as técnicas de detecção de estenose na saída são mais úteis para monitorar a função de enxertos arteriovenosos e de fístulas acima do cotovelo.

A. **O exame físico** do acesso arteriovenoso foi apresentado com alguns detalhes no Capítulo 6. A Tabela 8.1 mostra as alterações dos achados físicos em algumas complicações comuns do acesso. O exame físico é de grande auxílio para detectar estenoses isoladas na entrada ou na saída do acesso, porém é menos útil na detecção de lesões combinadas na entrada e na saída. A acurácia do exame físico é bem maior quando há treinamento especial dos profissionais (Coentrão, 2012). A ESRD Network do Texas patrocinou alguns documentos de treinamento e exemplos, que estão disponíveis na internet (Beathard, 2012).

B. **Vigilância do acesso com informações obtidas rotineiramente a cada sessão de diálise.** Muitas máquinas de diálise oferecem a opção de medida da dialisância iônica *in vivo*. Todas as máquinas de diálise monitoram a pressão venosa eferente. A tendência dessas medidas ao longo do tempo ajuda a detectar a estenose do acesso.

Tabela 8.1	Achados físicos em vários tipos de disfunção do acesso.					
Parâmetro	**Normal**	**Estenose aferente**	**Estenose eferente**	**Coexistência de estenose aferente e eferente**	**Estenose central**	**Coagulação do acesso**
Pulso	Mole, facilmente compressível	Pulso débil (hipopulsação)	Hiperpulsação (pulso em martelo d'água)	Pulso mole, facilmente compressível	Variável	Pulso ausente
Frêmito	Contínuo	Intermitente (o frêmito pode estar ausente na estenose aferente grave)	Mais agudo, forte, intermitente (o frêmito pode estar ausente na estenose eferente grave)	Intermitente (geralmente ausente)	Variável	Frêmito ausente
Teste de aumento	Normal	Pequeno aumento	Bom aumento	Pequeno aumento	Bom aumento	
Teste de elevação do braço (apenas na fístula)	Colapso normal	Colapso normal ou acentuado	Ausência de colapso	Ausência de colapso	Ausência de colapso	
Manifestações clínicas	Não há sangramento prolongado nem dificuldade de canulação	Dificuldade de canulação e elevação da pressão arterial negativa	Sangramento prolongado e pressão venosa elevada		Edema do braço e do ombro; aumento de volume da mama, da região supraclavicular, do pescoço e da face	Às vezes aspiração de coágulos do acesso
Fluxo no acesso	Normal	Diminuído	Diminuído	Diminuído	Variável	Ausente

1. **Acompanhamento da tendência da dialisância iônica.** A dialisância iônica medida por meio da condutividade abrange qualquer eventual componente da recirculação no acesso; à medida que aumenta o grau de recirculação no acesso, diminui a dialisância iônica *in vivo*, considerando-se constantes os demais aspectos da prescrição de diálise (K_0A do dialisador, fluxo de sangue e dialisato, heparinização). Máquinas de diálise que medem a dialisância iônica geralmente integram as depurações medidas durante cada tratamento (K) para calcular o Kt de tratamento (depuração × tempo) para essa sessão. Em uma série de casos de seis pacientes com fístulas arteriovenosas, uma queda mantida de 20% do Kt foi associada à recirculação no acesso (Fontseré, 2011). Outra técnica consiste em acompanhar a razão entre dialisância iônica e fluxo sanguíneo. Um relato mostrou que uma razão ≤ 0,5 teve alta sensibilidade e especificidade para detecção de recirculação no acesso (Mohan, 2010).

2. **Acompanhamento da tendência da pressão eferente venosa.** A pressão venosa é medida continuamente durante a rotina de hemodiálise e é uma função do tamanho da agulha, do hematócrito (por seu efeito sobre a viscosidade sanguínea) e do fluxo de sangue. Se as demais condições forem iguais, a elevação progressiva da pressão venosa ao longo do tempo (semanas a meses) é causada frequentemente por estenose eferente no acesso (Zasuwa, 2010). Alguns grandes sistemas de dados de organizações de diálise são capazes de registrar essa pressão e acompanhar sua tendência, e uma empresa dos EUA (Vasc-Alert, Lafayette, IN) vende um *software* que possibilita fácil acesso aos dados da tendência de pressão. Também é possível acompanhar a tendência da pressão arterial pré-bomba, que aumenta (no sentido negativo) com o agravamento da estenose aferente no acesso.

   A sensibilidade das medidas de pressão durante a diálise para detecção de estenose no acesso pode ser aumentada pela concentração nos níveis registrados no início da diálise, com baixo fluxo do sangue (200 a 225 mℓ/min), pois quando o fluxo de sangue é alto, grande parte da resistência ao fluxo é imposta pela agulha, e não pelo acesso vascular. É necessário determinar uma pressão de referência ao usar o acesso pela primeira vez. O limiar de pressão que deflagra a avaliação complementar depende do tamanho da agulha, da viscosidade do sangue e de outros fatores; com agulhas 15 G, o limiar de pressão venosa inicial poderia ser > 115 a 120 mmHg; com agulhas 16 G, o limiar poderia ser > 150 mmHg. É preciso que esses limiares sejam ultrapassados em três ou mais sessões sucessivas para que sejam relevantes.

C. **Medidas periódicas do fluxo de sangue no acesso.** A indicação de estenose e aumento do risco de trombose por um baixo fluxo no acesso depende do tipo de acesso. O fluxo médio através de uma fístula arteriovenosa no antebraço é de 500 a 800 mℓ/min; já nos enxertos, o fluxo é um pouco maior, de cerca de 1.000 mℓ/min. O fluxo em fístulas ou enxertos no braço pode ser consideravelmente maior. As fístulas arteriovenosas podem manter perviedade com fluxos de apenas 200 mℓ/min, enquanto nos enxertos arteriovenosos começa a haver coagulação com fluxos no acesso entre 600 e 800 mℓ/min – fluxos que costumam propiciar diálise satisfatória, mas oferecem poucos sinais clínicos premonitórios de risco de trombose no acesso. As recomendações da KDOQI (2006) são encaminhar o paciente para exame por imagem do acesso vascular se o fluxo no acesso for menor que 600 mℓ/min, ou se for menor que 1.000 mℓ/min e tiver diminuído mais de 25% nos 4 meses anteriores. Embora se tenha comprovado que a vigilância periódica da estenose no acesso vascular diminui as taxas de trombose em comparação com controles históricos, estudos prospectivos recentes não mostraram conclusivamente que a detecção e correção da estenose com angioplastia melhore a sobrevida do enxerto.

1. **Medida direta do fluxo no acesso por diluição com solução salina.** Esse método de medida do fluxo sanguíneo no acesso vascular durante sessões de hemodiálise foi

introduzido por Krivitski (1995). O equipamento necessário é produzido por Transonic Systems, Inc. (Ithaca, NY) e constituído de uma caixa de comando, dois sensores de fluxo/diluição combinados, um *laptop*, um *software* de análise de dados e um suporte com rodízios que pode ser facilmente deslocado entre os pacientes (Figura 8.3). A Figura 8.3 mostra a configuração usada para medida da recirculação no acesso; portanto, as agulhas não estão invertidas. Para medir o fluxo sanguíneo no acesso, é preciso provocar deliberadamente a recirculação no acesso no circuito de sangue extracorpóreo mediante a inversão das linhas arterial e venosa, de modo que o dialisador seja alimentado pela agulha a jusante (Figura 8.4). O grau de recirculação nesse sistema depende da razão entre o fluxo no acesso e o fluxo pelo dialisador. Conhecidas a porcentagem de recirculação e o fluxo de sangue pelo dialisador, é possível calcular o fluxo de sangue no acesso.

Para medir a quantidade (porcentagem) de recirculação com inversão da agulha, injeta-se um *bolus* de solução salina no sangue que sai do dialisador (Figura 8.4). A quantidade de diluição na linha de saída é medida por um sensor ultrassônico a jusante. A velocidade do som através do sangue depende da concentração de proteínas no plasma; por conseguinte, esse primeiro sensor mede o efeito de diluição do *bolus* de solução salina na linha de saída. Parte do sangue diluído atravessa o segmento de acesso vascular entre as duas agulhas e reaparece na entrada do dialisador. A proporção de sangue diluído que reaparece na entrada do dialisador depende da razão entre o fluxo no acesso e o fluxo através do dialisador. Um segundo sensor ultrassônico na linha de entrada do dialisador detecta a proporção de sangue diluído que reaparece na entrada (Figura 8.4). Na prática, faz-se outra medida de recirculação sem inversão das linhas, pois a eventual ocorrência de recirculação sem inversão afeta os cálculos.

2. **Outras medidas de fluxo no acesso por alterações da temperatura, do sódio ou da hemoglobina.** O módulo de temperatura do sangue Fresenius é capaz de causar alteração aguda da temperatura do sangue que sai do dialisador, e o módulo de condutividade iônica é capaz de causar alteração aguda da concentração de sódio no sangue que sai do dialisador. O mecanismo é a alteração abrupta da temperatura ou da condutividade da solução de diálise, respectivamente. Assim, é possível

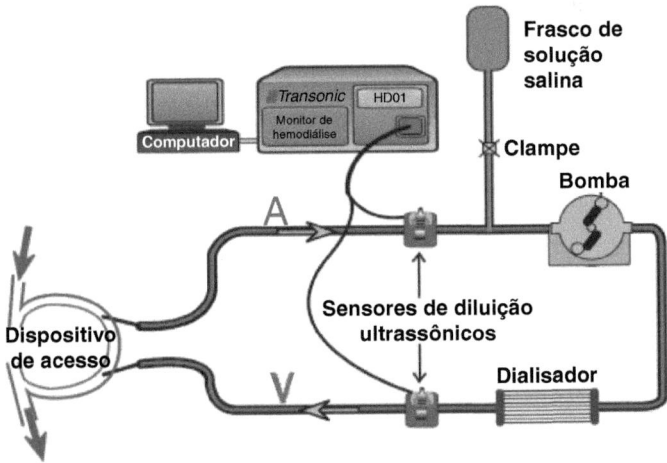

FIGURA 8.3 Configuração para medida de recirculação no acesso por diluição com solução salina e detecção ultrassônica. Para medir o fluxo sanguíneo no acesso, é preciso inverter as agulhas no acesso (não mostrado). Veja a descrição da configuração e do método no texto. (Reproduzida, com autorização, de Transonic Systems, Inc., Ithaca, NY.]

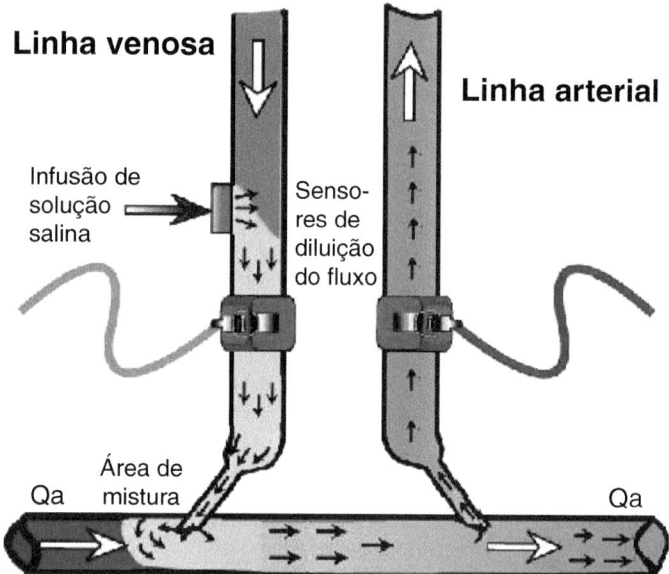

FIGURA 8.4 Medida do fluxo no acesso por diluição com solução salina mostrando a inversão das linhas de sangue e a posição dos sensores nas linhas. Veja detalhes sobre o método no texto. (Reproduzida, com autorização, de Transonic Systems, Inc., Ithaca, NY.)

medir o fluxo de sangue no acesso por um método semelhante ao da diluição com solução salina. Invertem-se as linhas, altera-se a temperatura ou a condutividade na saída de sangue do dialisador e calcula-se o grau dessa perturbação que é transmitido para a entrada do dialisador por recirculação forçada. A intervenção é repetida sem inversão das linhas de sangue para controle. A diluição da hemoglobina com monitor *on-line* de hemoglobina foi usada para medir o fluxo sanguíneo no acesso de modo análogo (Jiang, 2011; Roca-Tey, 2012). As evidências sugerem que esses métodos alternativos medem com bastante exatidão o fluxo sanguíneo no acesso, e talvez o método da temperatura tenha melhor desempenho (Badr, 2014). A vantagem de usar a temperatura ou a dialisância iônica é a dispensa do sensor de diluição ultrassônico separado e do *laptop*.

D. **Ultrassonografia com Doppler para medida do fluxo no acesso.** A ultrassonografia Doppler, embora geralmente seja usada para detecção direta de lesões, também pode medir o fluxo através de um acesso vascular. Usaram-se várias máquinas e diversos algoritmos de velocidade de fluxo. Algumas máquinas fazem uma subestimativa ou superestimativa sistemática do fluxo. A medida do fluxo por Doppler depende da exatidão da medida da velocidade e do diâmetro do vaso, o que pode ser difícil quando o fluxo é turbulento em um acesso e quando o diâmetro do vaso não é uniforme. Em virtude desses fatores causadores de confusão, a medida do fluxo é melhor na artéria braquial, onde o vaso é um cilindro uniforme de sangue e o fluxo não é turbulento. Quase todo o fluxo na artéria braquial (exceto o fluxo de nutrição de cerca de 60 a 80 mℓ/min) passa através do acesso vascular e há boa correlação entre o fluxo na artéria braquial e o fluxo no acesso.

E. **Pressão intra-acesso (P_{IA}) e fluxo no acesso.** Existe uma relação matemática entre fluxo, pressão e resistência. Em um enxerto arteriovenoso, a P_{IA} geralmente é < 50% da PAM (pressão arterial média). A maior parte dessa queda de pressão ocorre na

Tabela 8.2	Medida da razão EQP$_{IA}$/PAM.

Exemplo:

1. Medir a PAM: considerar que a PA seja de 190/100. A PAM é a pressão diastólica mais um terço da pressão diferencial, ou seja, 130 mmHg.

2. Medir a pressão estática intra-acesso:

   a. Com a bomba de sangue desligada e a linha de sangue a montante da câmara gotejadora venosa clampeada, a pressão na câmara gotejadora venosa é de 60 mmHg.

   b. Calcule o *offset* com a equação: *offset* (mmHg) = –1,6 + 0,74 × *H* (cm), em que *H* é a altura entre o acesso e o meio da câmara gotejadora. Suponha que *H* seja 35 cm. Então, *offset* = –1,6 + 25,9 = 24,3 mmHg.

   c. Some o *offset* para calcular EQP$_{IA}$: EQP$_{IA}$ = 60 + 24,3 = 84,3 mmHg.

   d. Calcule a razão EQP$_{IA}$/PAM. Nesse caso, 84/130 = 0,65, que é > 0,5. Há risco de estenose nesse acesso.

EQP$_{IA}$, pressão intra-acesso equivalente; PAM, pressão arterial média; PA, pressão arterial.
Fonte: Besarab A *et al*. Simplified measurement of intra-access pressure. *J Am Soc Nephrol*. 1998;9:284-289.

anastomose arterial, a menos que haja estenose intraenxerto. Quando há estenose da via eferente (p. ex., por hiperplasia da neoíntima na anastomose enxerto–veia ou a jusante), a P$_{IA}$ aumenta e o fluxo diminui. Quando a P$_{IA}$ aumenta acima de 50% da PAM (P$_{IA}$/PAM > 0,50), o fluxo no enxerto geralmente caiu a níveis de 600 a 800 mℓ/min, que causam propensão à trombose, e é provável que haja estenose. A Tabela 8.2 apresenta os detalhes do cálculo dessa razão com base em uma P$_{IA}$ equivalente (EQP$_{IA}$ = P$_{IA}$ ajustada para a altura relativa do ponto de medida no acesso e do transdutor de pressão). Nas fístulas arteriovenosas, o sangue que entra no sistema venoso retorna por múltiplas veias colaterais. Por conseguinte, a P$_{IA}$ em uma fístula arteriovenosa, que é, em média, menor que em um enxerto arteriovenoso, pode não aumentar na estenose eferente e, portanto, é menos útil que o instrumento de vigilância.

Em caso de estenose no corpo de um enxerto arteriovenoso entre as áreas usadas para canulação arterial e venosa, a P$_{IA}$ na agulha venosa continua normal ou até mesmo diminui apesar da estenose progressiva. A estenose na anastomose arterial de enxertos e fístulas causa queda da P$_{IA}$, e uma anastomose arterial com ampla perviedade causa elevada P$_{IA}$ basal na ausência de estenose.

  F. **Recirculação no acesso.** Para detectar a recirculação, usaram-se tanto técnicas baseadas em ureia quanto técnicas não baseadas em ureia (p. ex., diluição com ultrassom). Os métodos que empregam ureia foram descritos no Capítulo 3. A técnica de diluição com ultrassom já descrita pode ser usada para medir a recirculação. Nesse caso, não há inversão das linhas de sangue. Se o sangue que sai do dialisador recircular através do acesso e diluir o sangue na entrada do dialisador, o *bolus* de solução salina injetado na linha de saída será detectado pelo sensor colocado na linha de entrada logo após a injeção. A medida da recirculação no acesso por diluição térmica com um módulo de temperatura do sangue obtém resultados semelhantes aos obtidos pela técnica de diluição com ultrassom. A detecção de recirculação superior a 10% pelo método recomendado de dosagem de ureia com duas agulhas, superior a 5% pelo método de diluição com ultrassom ou superior a 15% pelo método de diluição térmica deve levar a investigação imediata.

II. EXAME POR IMAGEM DO ACESSO VASCULAR

  A. **Ultrassonografia com Doppler.** Essa técnica não invasiva possibilita o exame direto por imagem do padrão de fluxo em fístulas e enxertos arteriovenosos. O método ajudou a detectar estenoses e mapear aneurismas. As medidas de fluxo por Doppler têm custo proibitivamente alto para avaliação rotineira. A principal utilidade é a avaliação do fluxo e da anatomia em acessos avaliados por outras técnicas.

  B. **Angiografia do acesso.** A maioria dos centros encaminha os pacientes com alta probabilidade de estenose, identificada por métodos de baixo custo, diretamente para angiografia e angioplastia com balão, dispensando o Doppler. Deve-se usar a menor dose aceitável de meio de contraste não osmótico, diluído, se possível. A angiografia também pode ser usada para avaliação limitada da árvore arterial.

C. **Angiografia por ressonância magnética (ARM).** As diretrizes European Best Practice de 2007 recomendam o uso de ARM para exame do acesso vascular quando é necessário ver as partes venosa e arterial da circulação do membro superior (Tordoir, 2007). As diretrizes europeias citam vários estudos que usaram com êxito a ARM para visualização do acesso. A incidência de fibrose sistêmica nefrogênica por gadolínio é reduzida com os novos meios de contraste (Coca e Perazella, 2011), mas não se conhece o risco cumulativo de múltiplos procedimentos de ARM em pacientes em diálise.

III. **INTERVENÇÃO PERCUTÂNEA APÓS IDENTIFICAÇÃO DE ESTENOSE NO ACESSO.** Uma vez detectada uma estenose > 50%, deve-se realizar angioplastia percutânea com cateter transluminal ou revisão cirúrgica da lesão na existência de uma ou mais destas condições: (a) exame físico anormal, (b) histórico de trombose, (c) diminuição do fluxo no acesso e (d) pressões intra-acesso estáticas elevadas ou crescentes (normalizadas de acordo com a PAM). A experiência de cada instituição deve determinar qual será o procedimento realizado. Caso tenham sido necessárias angioplastias repetidas durante um curto período na mesma lesão, deve-se cogitar a revisão cirúrgica.

Na maioria das instituições, os procedimentos relacionados ao acesso vascular são realizados por cirurgiões e intervencionistas. Atualmente, muitos centros nos EUA oferecem aos nefrologistas treinamento formal nas técnicas de angioplastia percutânea e trombectomia. Como os nefrologistas têm uma visão clínica diferente dos pacientes e dos problemas relacionados com o acesso, sua participação direta em procedimentos intervencionistas ajuda a minimizar atrasos, diminuir as hospitalizações e os custos e aumentar a satisfação geral do paciente.

A. **Tratamento da disfunção precoce da fístula arteriovenosa.** Um número considerável (10 a 35%) das fístulas arteriovenosas não tem desenvolvimento satisfatório e não mantém a terapia de diálise. Os principais responsáveis são estenose vascular ou a existência de uma veia acessória importante (veia acessória é um ramo lateral que sai do canal venoso que constitui a fístula), isolados ou combinados. Dos dois problemas (estenose e veias acessórias), estenose ocorre em mais de 70% dos casos de ausência de maturação da fístula. Na maioria dos casos, a estenose está próxima da anastomose (uma lesão justa-anastomótica). A angioplastia percutânea por balão pode tratar essa lesão com êxito e salvar a grande maioria das fístulas que não amadurecem. Quando a ausência de maturação é causada pela existência de veias acessórias, três técnicas de obliteração (ligadura percutânea, dissecção venosa ou embolização com mola) podem salvar a fístula.

B. **Medidas do fluxo imediatamente após a revisão do acesso.** Às vezes, a correção radiológica de uma estenose aparente não causa melhora do fluxo de sangue no acesso. Outras vezes, há aumento inicial do fluxo sanguíneo no acesso, mas, em seguida, ocorre uma queda a níveis pré-tratamento 1 dia ou dois após o procedimento. A medida do fluxo no acesso logo após uma revisão ou angioplastia ajuda a determinar a probabilidade de que o acesso se mantenha aberto por um período clinicamente útil.

C. *Stents* **endovasculares e estenose vascular.** Os *stents* endovasculares destacaram-se como uma importante estratégia de tratamento da estenose do acesso vascular. Os intervencionistas usam os *stents* principalmente para tratar estenoses associadas a enxertos arteriovenosos na anastomose enxerto–veia ou em posição logo distal. Os *stents* também são usados no manejo do pseudoaneurisma (ver adiante). O *stent* revestido (*stent graft*) é um *stent* metálico revestido por PTFE na superfície interna, na superfície externa ou em ambas. Recentemente, um grande ensaio controlado randomizado multicêntrico (Haskal, 2010) constatou maiores taxas de perviedade com *stents* revestidos que com angioplastia simples para tratamento da estenose na anastomose enxerto–veia. Em 6 meses, a perviedade primária de lesões tratadas com *stent* revestido (51%) foi maior que a de estenoses tratadas apenas com angioplastia (23%; $P < 0,001$). Não é incomum que o acesso de diálise seja afetado por várias estenoses coexistentes. Os benefícios da correção de uma lesão-alvo primária podem ser menores na existência dessas estenoses coexistentes, que podem exigir a colocação de outros *stents* revestidos. É preciso comparar o aumento de custo ao usar um *stent* endovascular ao custo de uma angioplastia isolada ou da opção de reparo cirúrgico primário.

IV. **TROMBOSE.** A trombose é a complicação mais comum do acesso arteriovenoso e é responsável por 80 a 85% das perdas de acesso. A taxa de perviedade primária dos enxertos arteriovenosos é de aproximadamente 40 a 50% em 1 ano e de 25% em 2 anos. As causas de trombose incluem estase do fluxo, lesão endotelial vascular e alteração da coagulabilidade sanguínea, mas outros fatores são estenose arterial, compressão da fístula, formação de hematoma na lesão por canulação, hipovolemia, hipotensão e estados de hipercoagulabilidade. Ao exame físico, não há frêmitos nem sopros (Tabela 8.1). Tanto as técnicas endovasculares (mecânicas e/ou farmacológicas) quanto as técnicas cirúrgicas são efetivas na retirada de coágulos do acesso. Em caso de trombose recorrente, é importante investigar outras causas de trombose além de estenose.

A. **Fatores predisponentes.** É cada vez maior o número reconhecido de pacientes em diálise com leve acentuação da hemostasia, inclusive altos níveis de fibrinogênio, níveis diminuídos de proteína S ou C, mutação do fator V de Leiden, anticoagulante lúpico ou elevação do hematócrito por tratamento com eritropoetina. Não se sabe ao certo se essas condições estão ou não associadas a aumento da trombose no acesso. O uso de varfarina é problemático, porque em pacientes com deficiência de proteína S ou C, ou mesmo na ausência desta, a varfarina pode precipitar calcifilaxia com necrose cutânea. É difícil monitorar o uso de varfarina em pacientes com anticoagulante lúpico, pois o tempo de protrombina não é uma medida confiável da anticoagulação.

B. **Prevenção.** Os anticoagulantes e antiplaquetários podem ajudar a evitar a trombose no acesso arteriovenoso, porém a maioria dos estudos publicados não respalda seu uso rotineiro. Ensaios clínicos randomizados separados com varfarina em baixas doses (com meta de razão normalizada internacional de 1,4 a 1,9) e clopidogrel mais ácido acetilsalicílico em comparação com placebo em pacientes com enxertos de PTFE não mostraram diminuição de eventos trombóticos nem prolongamento da sobrevida do enxerto. Os dois estudos mostraram complicações hemorrágicas significantes, dos pontos de vista clinico e estatístico, nos pacientes tratados. No entanto, outro ensaio randomizado constatou a diminuição do risco relativo de trombose em pacientes com novos enxertos de PTFE tratados com dipiridamol. Uma metanálise, que estudou a utilidade da terapia antiplaquetária na prevenção da falha do acesso vascular e analisou 21 ensaios elegíveis, concluiu que os agentes antiplaquetários ajudaram a proteger as fístulas contra a trombose ou a perda de perviedade, mas tiveram pequeno ou nenhum efeito sobre a perviedade de enxertos arteriovenosos (Palmer, 2013).

C. **Tratamento**
   1. **Em fístulas arteriovenosas.** A trombose da fístula ocorre logo após sua criação ou é um evento tardio. Quando possível, deve-se ensinar os pacientes a monitorar a fístula diariamente. A trombose precoce é causada por fatores técnicos e quase sempre demanda intervenção cirúrgica ou percutânea, embora possa haver compressão acidental durante o sono. Na maioria dos casos, o fluxo insatisfatório precede a trombose tardia, mas a hipotensão arterial ou a hipercoagulabilidade também pode precipitar trombose na ausência de tendências de fluxo a jusante. O tratamento da trombose pode ser difícil, mas deve ser realizado por métodos percutâneos ou por trombectomia cirúrgica, dependendo da experiência de cada

instituição. As técnicas que têm como objetivo a diminuição do trombo têm maior taxa de sucesso (Palmer, 2006).

2. **Em enxertos arteriovenosos.** A trombose pode ser tratada por trombectomia cirúrgica ou por trombólise mecânica ou farmacomecânica, mais uma vez dependendo da experiência do centro médico. O tratamento deve ser iniciado com urgência para evitar a necessidade de acesso temporário. É preciso avaliar todo o circuito de acesso durante o exame de imagem. A estenose residual superior a 85% deve ser tratada novamente por angioplastia com balão ou revisão cirúrgica. Não se sabe qual é o papel dos fármacos antiplaquetários ou da varfarina em pacientes com trombose recorrente. Os pacientes com coagulação e fluxo intra-acesso > 1.000 mℓ/min devem ser orientados a evitar a compressão externa do acesso e submetidos a avaliação de hipercoagulabilidade e/ou exame para detecção de hipotensão tardia após diálise. O monitoramento e a vigilância de rotina do enxerto devem ser retomados logo após o tratamento bem-sucedido. Em pacientes com trombectomia e trombólise malsucedidas, o esforço cirúrgico deve concentrar-se na criação de uma fístula secundária a partir da drenagem venosa do enxerto. Essas fístulas são possíveis por causa do aumento e da dilatação da veia causados pelo enxerto prévio e têm a vantagem de ser usadas muito mais cedo após a criação da fístula. As diretrizes da KDOQI recomendam avaliação para criação de fístula secundária em todos os pacientes após cada episódio de disfunção do enxerto.

V. **ISQUEMIA EM MEMBRO COM ACESSO ARTERIOVENOSO.** A isquemia da mão associada ao acesso de diálise, conhecida como "síndrome de roubo", é uma complicação que ocorre em 1 a 20% dos acessos e pode causar dor, perda de função e, raramente, perda do membro. Acredita-se que um mecanismo de isquemia da mão seja o "roubo arterial" do fluxo retrógrado na artéria distal em direção ao acesso, mas a existência de estenose arterial ou arteriopatia distal dos pequenos vasos costuma contribuir. Os fatores de risco são acesso acima do cotovelo, doença arterial periférica e diabetes melito.

A. **Detecção.** Os pacientes com fístula devem ser avaliados mensalmente pela história no período e pelo exame físico. O quadro clínico é de dor, diminuição da temperatura e parestesia na parte distal do membro, sobretudo durante a diálise, que pode evoluir para cianose, pulsos impalpáveis, úlceras isquêmicas e gangrena seca em um período de dias, semanas a meses. O início pode ser imediato após a criação do acesso ou insidioso, ao longo de dias a semanas. O exame requer a comparação com a temperatura, o pulso e a função da mão oposta.

A pressão digital, as medidas de oxigênio transcutâneo e a arteriografia (com acesso aberto e fechado) são úteis na avaliação, mas não necessariamente específicos. O diagnóstico baseia-se nos sinais e sintomas clínicos, bem como na demonstração de má circulação no membro. O diagnóstico diferencial abrange síndrome do túnel do carpo, doença vascular periférica, neuropatia, trauma neural ou neuropatia monomélica isquêmica por perda do suprimento sanguíneo dos nervos.

B. **Manejo.** O manejo da isquemia leve, caracterizada por diminuição da temperatura ou parestesia, porém sem perda sensitiva nem motora, pode ser expectante. A dor na mão durante o exercício por um efeito de "roubo" (ou em casos extremos, a dor em repouso) ou o surgimento de úlceras que não cicatrizam geralmente exigem intervenção cirúrgica. A perda da função motora da mão é uma emergência cirúrgica e deve-se realizar imediatamente a cirurgia de avaliação para bandagem ou ligadura do acesso.

1. **Procedimento DRIL.** Na fístula laterolateral radiocefálica habitual, a anastomose da artéria radial "rouba" regularmente o fluxo sanguíneo do sistema arterial ulnar. Às vezes, pode-se converter a anastomose lateral da artéria em anastomose terminal para tratar a isquemia por roubo. Casos graves de síndrome de roubo

exigem a ligadura da fístula arteriovenosa, mas pode-se usar a revascularização distal interposta por ligadura (DRIL) para tratar a isquemia e preservar a perviedade da fístula. A técnica DRIL exige a ligadura da artéria imediatamente distal à origem da fístula arteriovenosa e a construção de uma derivação da veia safena invertida, que vai da artéria proximal à origem da fístula até a artéria distal ao local de ligadura. Um relato sugere que o sucesso do procedimento DRIL é maior se a origem do enxerto de derivação estiver bem a montante do local de anastomose da fístula para evitar uma região de baixa pressão na artéria a montante do local de anastomose da fístula (Kopriva, 2014).

2. **Bandagem.** O roubo decorrente do alto fluxo no acesso pode ser tratado por bandagem, realizada por um procedimento minimamente invasivo (Miller, 2010).

3. **Outros procedimentos.** O tratamento do edema da mão após a criação de uma fístula arteriovenosa consiste na conversão de uma anastomose lateral da veia em anastomose terminal ou na ligadura seletiva das veias afetadas. É comum haver um pequeno aumento da circunferência (2 a 3 cm) do braço após a criação do acesso arteriovenoso, porém aumentos maiores indicam hipertensão venosa causada por estenose das veias centrais.

VI. **PSEUDOANEURISMA.** O traumatismo do acesso arteriovenoso por canulação repetida da mesma área pode causar lesão de todas as camadas da veia nativa ou do material do enxerto. Grandes aneurismas podem impedir o posicionamento correto da agulha e limitar possíveis locais de punção. Essas dilatações podem expandir-se ainda mais, sobretudo se houver estenose a jusante com aumento da pressão intra-acesso. Os aneurismas e pseudoaneurismas são propensos à infecção ou podem favorecer a trombose. Uma importante preocupação é a ruptura, que pode acarretar exsanguinação e hemorragia fatal. Os sinais de ruptura iminente incluem pele fina e brilhante no local, extravasamento ou ulceração prolongada na superfície e rápido aumento do aneurisma. A intervenção precoce é essencial para evitar essas complicações.

A. **Fístula arteriovenosa.** O pseudoaneurisma é muito mais comum que um aneurisma verdadeiro. As causas são o descumprimento do rodízio apropriado dos locais de punção do acesso, a hemostasia insatisfatória e o extravasamento de sangue após a retirada da agulha de diálise. A maioria dos pseudoaneurismas e aneurismas verdadeiros é tratada apenas por observação, evitando-se a punção da fístula na área do aneurisma, embora às vezes haja necessidade de correção cirúrgica.

B. **Enxerto arteriovenoso.** Em enxertos arteriovenosos, não há real expansão do lúmen do vaso; a parede do "aneurisma" – na verdade, um pseudoaneurisma – é formada por uma camada externa de tecidos moles. O tratamento deve ser a ressecção e inserção de enxerto de interposição em caso de expansão rápida, diâmetro > 12 mm e/ou ameaça à viabilidade da pele sobrejacente. Deve-se proceder à revisão cirúrgica do enxerto arteriovenoso se a formação de pseudoaneurisma limitar o número de locais disponíveis para punção ou causar sintomas persistentes, como dor e pulsação.

C. **Uso de stents.** Os stents foram usados para tratamento percutâneo de pseudoaneurismas (Fotiadis, 2014). Embora esses dispositivos causem exclusão imediata do pseudoaneurisma, a recorrência de pseudoaneurisma e a lesão do stent revestido em decorrência da canulação repetida ainda são problemas importantes. Às vezes, hastes fraturadas do stent projetam-se através da pele, com risco de lesão da equipe de diálise. A exclusão de um pseudoaneurisma com stent revestido é um uso off-label do dispositivo. O risco de infecção do stent é outro ponto a considerar. A segurança da canulação através de stents revestidos usados no tratamento de pseudoaneurismas não foi confirmada por estudos prospectivos. Do mesmo modo, não houve comparação direta entre o papel da intervenção cirúrgica no tratamento de pseudoaneurismas e os resultados obtidos com stents revestidos. Os stents revestidos constituem uma terapia de resgate no caso de ruptura vascular induzida por angioplastia. A ruptura completa é uma situação em que há clara indicação de implantação de um *stent* revestido, pois estabiliza o acesso e evita a necessidade de um procedimento cirúrgico de emergência.

VII. INFECÇÕES. De modo geral, a infecção do acesso causa eritema, dor ou exsudato purulento dos locais de introdução da agulha. Com frequência, o primeiro sinal é a febre sem causa óbvia e hemoculturas positivas. O acesso não deve ser usado se houver infecção ativa. Devem-se fazer culturas (de sangue e de eventuais feridas) e iniciar a antibioticoterapia. É necessário investigar a possibilidade de endocardite ou de outras origens de infecção, dependendo do patógeno encontrado, sobretudo se não houver negativação das culturas após a antibioticoterapia. Às vezes, a ultrassonografia para avaliação dos tecidos ao redor do acesso ajuda a revelar o acúmulo de líquido localizado. Em geral, a infecção do acesso demanda intervenção cirúrgica para desbridamento ou excisão.

A. Fístula arteriovenosa. As infecções são raras e geralmente causadas por estafilococos; devem ser tratadas do mesmo modo que a endocardite subaguda, com antibioticoterapia por 6 semanas. O diagnóstico baseia-se em sinais locais de inflamação. O tratamento imediato com antimicrobianos antiestafilocócicos, após cultura local e hemocultura, costuma curar a infecção. A embolia séptica durante o tratamento é uma indicação para remoção da fístula.

B. Enxerto arteriovenoso. A infecção ocorre em 5 a 20% dos enxertos, e a taxa é ainda maior nos enxertos na coxa. Os antimicrobianos profiláticos devem ser usados quando pacientes com enxerto vascular são submetidos a procedimentos capazes de induzir bacteremia, como extração dentária ou manipulação geniturinária. A maioria das infecções de enxertos é estafilocócica. A cultura pode mostrar microrganismos gram-negativos como *Escherichia coli*, sobretudo em enxertos da coxa (Harish e Allon, 2011). A antibioticoterapia inicial deve ter atividade contra microrganismos gram-negativos e gram-positivos, além de *Enterococcus*. A infecção local de um enxerto pode ser tratada com antibióticos (de acordo com os resultados da cultura) e incisão/ressecção da parte infectada. A infecção extensa requer excisão/remoção completa.

Pode haver septicemia sem sinais locais. Nesses casos, uma cintigrafia de leucócitos marcados com tecnécio ajuda a revelar a infecção do enxerto, mas é preciso ter o cuidado de retirar eventuais curativos encharcados com sangue antes do exame, pois podem levar a um resultado falso-positivo. A ruptura de um enxerto infectado pode causar hemorragia. A infecção de enxerto nos primeiros 30 dias após sua implantação é uma provável indicação de retirada.

1. Infecção silenciosa de um enxerto arteriovenoso com trombose. A infecção de enxertos antigos com trombose pode causar poucos sinais locais, sugerindo que talvez se deva proceder à remoção eletiva desses enxertos logo depois que são abandonados. Isso pode causar elevação dos níveis séricos de proteína C reativa e resistência a agentes estimuladores da eritropoese (AEE). No entanto, como muitas vezes a remoção cirúrgica demanda extensa dissecção tecidual, é preciso estudar melhor o problema antes que se possa fazer uma recomendação coletiva.

VIII. INSUFICIÊNCIA CARDÍACA CONGESTIVA. A insuficiência cardíaca congestiva é incomum em acessos no antebraço, mas pode ocorrer em pacientes com fístulas acima do cotovelo ou femorais, sobretudo se houver cardiopatia coexistente. Embora se acredite que a função cardíaca a longo prazo geralmente não seja afetada por um acesso arteriovenoso, o fechamento do acesso foi associado a redução da massa ventricular esquerda e melhora da hipertrofia excêntrica e concêntrica do ventrículo esquerdo (Movilli, 2010). O aumento do fluxo arterial pulmonar (que pode estar associado a um acesso de alto fluxo) pode agravar a hipertensão pulmonar.

Alguns acessos arteriovenosos podem continuar a aumentar seu fluxo sanguíneo. Há maior risco de insuficiência cardíaca de alto débito quando o fluxo ultrapassa 20% do débito cardíaco. O acesso acima do cotovelo e o fluxo no acesso > 2.000 mℓ/min aumentam esse risco (Stern e Klemmer, 2011). Nesses casos, deve-se considerar a bandagem do acesso para diminuir o fluxo no acesso (Miller, 2010). Apesar dos benefícios teóricos, o estreitamento cirúrgico ou a bandagem devem ser considerados principalmente quando os exames cardíacos mostram alterações acentuadas do débito cardíaco após oclusão transitória do acesso. Em pacientes com estados de alto débito cardíaco inexplicado, deve-se primeiro cogitar e corrigir a eventual anemia. O uso de vasodilatadores como minoxidil ou hidralazina sem uso concomitante de betabloqueador é outra causa comum e corrigível do alto débito cardíaco. Por fim, a hipervolemia é comum em pacientes em diálise e deve ser cogitada em indivíduos com sinais e sintomas de insuficiência cardíaca.

IX. **COMPLICAÇÕES DAS INTERVENÇÕES PERCUTÂNEAS.** A complicação mais frequente de procedimentos associada à angioplastia é a ruptura vascular, evidenciada por extravasamento de meio de contraste e/ou sangramento. Essa complicação é relativamente rara (2%) e o quadro clínico varia de insignificante a grave. De modo geral, o extravasamento subclínico de meio de contraste no local da angioplastia não causa grande preocupação. Em casos leves de ruptura do vaso, pode haver hematoma, mas o paciente é assintomático. Hematomas maiores podem afetar o fluxo no acesso, e hematomas muito grandes podem ser causados por ruptura total ou quase total da veia de acesso. Nesses casos, a inserção de um *stent* endovascular pode ser muito útil para deter o sangramento.

Outra complicação associada à angioplastia percutânea é a embolia pulmonar, sobretudo durante a trombectomia. A embolia pulmonar clinicamente importante é pouco frequente. Pode haver embolização distal do trombo para uma artéria durante a trombectomia e, nesses casos, é necessária a remoção imediata do trombo por cateter de embolectomia.

X. **OBJETIVOS E MONITORAMENTO DO DESFECHO CLÍNICO**

A. **Organização de uma equipe de acesso vascular e melhoria contínua da qualidade (MCQ).** A organização de uma equipe de acesso vascular que inclua nefrologistas, cirurgiões, intervencionistas, um coordenador de acesso vascular e equipe de diálise é essencial para garantir bons desfechos do acesso vascular. Em condições ideais, a equipe de acesso vascular deve reunir-se periodicamente para analisar dados e medir o desempenho com base nas diretrizes da KDOQI. Os dados coletados devem incluir o número e o tipo de acessos vasculares, as taxas de infecção e trombose, o número e o tipo de intervenções realizadas e o tempo até a falha do acesso. Os centros devem monitorar os desfechos após trombose e definir objetivos mínimos para a perviedade imediata e a longo prazo. Devem-se analisar as tendências e dar *feedback* a todos os membros da equipe. Essa conduta estimula a ação preemptiva e de salvamento em vez da substituição de acessos arteriovenosos, além de ajudar a garantir uma exigência mínima para acesso de cateter venoso e uma dose suficiente de diálise.

Referências bibliográficas e leitura sugerida

Agarwal AK, Asif A. *Interventional Nephrology*. Washington, DC: American Society of Nephrology, NephSAP; 2009.

Asif A, et al., eds. *Textbook of Interventional Nephrology*. New York, NY: McGraw Hill; 2012.

Ayus AC, Sheikh-Hamad D. Silent infections in clotted hemodialysis access grafts. *J Am Soc Nephrol*. 1998;9:1314–1317.

Badr B, et al. Transonic, thermodilution, or ionic dialysance to manage vascular access: which method is best? *Hemodial Int*. 2014;18:127–135.

Beathard GD. A practicioner's resource guide to physical examination of the vascular access. ESRD Network of Texas; 2012. http://www.esrdnet15.org/QI/C5D.pdf.

Besarab A, et al. Simplified measurement of intra-access pressure. *ASAIO J*. 1996;42:M682–M687.

Besarab A, et al. The utility of intra-access monitoring in detecting and correcting venous outlet stenoses prior to thrombosis. *Kidney Int*. 1995;47:1364–1373.

Besarab A, Sherman R. The relationship of recirculation to access blood flow. *Am J Kidney Dis*. 1997;29:223–229.

Campos RP, et al. Stenosis in hemodialysis arteriovenous fistula: evaluation and treatment. *Hemodial Int.* 2006;10:152–161.

Chemla ES, et al. Complex bypasses and fistulas for difficult hemodialysis access: a prospective, single-center experience. *Semin Dial.* 2006;19:246–250.

Chin AI, et al. Intra-access blood flow in patients with newly created upper-arm arteriovenous native fistulas for hemodialysis access. *Am J Kidney Dis.* 2004;44:850–858.

Coca SG, Perazella MA. Use of iodinated and gadolinium-containing contrast media. In: Daugirdas JT, ed. *Handbook of Chronic Kidney Disease Management.* Philadelphia, PA: Kluwer; 2011:363–375.

Coentrão L, Faria B, Pestana M. Physical examination of dysfunctional arteriovenous fistulae by non-interventionalists: a skill worth teaching. *Nephrol Dial Transplant.* 2012;27:1993–1996.

Crowther MA, et al. Low-intensity warfarin is ineffective for prevention of PTFE graft failure in patients on hemodialysis: a randomized controlled trial. *Am J Soc Nephrol.* 2002;13(9):2331–2337.

Depner TA, Krivitsky NM, MacGibbon D. Hemodialysis access recirculation measured by ultrasound dilution. *ASAIO J.* 1995;41:M749–M753.

Fontseré N, et al. Practical utility of on-line clearance and blood temperature monitors as noninvasive techniques to measure hemodialysis blood access flow. *Blood Purif.* 2011;31:1–8.

Fotiadis N, et al. Endovascular repair of symptomatic hemodialysis access graft pseudoaneurysms. *J Vasc Access.* 2014;15:5–11.

Gradzki R, et al. Use of ACE inhibitors is associated with prolonged survival of arteriovenous grafts. *Am J Kidney Dis.* 2001;38:1240–1244.

Harish A, Allon M. Arteriovenous graft infection: a comparison of thigh and upper extremity grafts. *Clin J Am Soc Nephrol.* 2011;6:1739–1743.

Haskal ZJ, et al. Stent graft versus balloon angioplasty for failing dialysis access grafts. *N Engl J Med.* 2010;362:494–503.

Huijbregts HJ, Blankestijn PJ. Dialysis access—guidelines for current practice. *Eur J Vasc Endovasc Surg.* 2006;31:284–287.

Jiang SH, et al. Validation of the measurement of haemodialysis access flow using a haemoglobin dilution test. *Blood Purif.* 2011;32:48–52.

Kaufman JS, et al. Randomized controlled trial of clopidogrel plus aspirin to prevent hemodialysis access graft thrombosis. *J Am Soc Nephrol.* 2003;14:2313–2321.

Kopriva D, McCarville DJ, Jacob SM. Distal revascularization and interval ligation (DRIL) procedure requires a long bypass for optimal inflow. *Can J Surg.* 2014;57:112–115.

Krivitski NM. Theory and validation of access flow measurement by dilution technique during hemodialysis. *Kidney Int.* 1995;48:244–250.

Kumbar L, Karim J, Besarab A. Surveillance and monitoring of dialysis access. *Int J Nephrol.* 2012;2012:649735.

Lok CE, et al. Reducing vascular access morbidity: a comparative trial of two vascular access monitoring strategies. *Nephrol Dial Transplant.* 2003;18:1174–1180.

Maya ID, et al. Vascular access stenosis: comparison of arteriovenous grafts and fistulas. *Am J Kidney Dis.* 2004;44:859–865.

Miller GA, et al. The MILLER banding procedure is an effective method for treating dialysis-associated steal syndrome. *Kidney Int.* 2010;77:359–366.

Mohan S, et al. Effective ionic dialysance/blood flow rate ratio: an indicator of access recirculation in arteriovenous fistulae. *ASAIO J.* 2010;56:427–433.

Movilli E, et al. Long-term effects of arteriovenous fistula closure on echocardiographic functional and structural findings in hemodialysis patients: a prospective study. *Am J Kidney Dis.* 2010;55:682–689.

National Kidney Foundation. K/DOQI clinical practice guidelines for vascular access: update 2006. *Am J Kidney Dis.* 2006;48(suppl 1):S188–S306.

Oakes DD, et al. Surgical salvage of failed radiocephalic arteriovenous fistulas: techniques and results in 29 patients. *Kidney Int.* 1998;53:480–487.

Ohira S, Kon T, Imura T. Evaluation of primary failure in native AV-fistulae (early fistula failure). *Hemodial Int.* 2006;10:173–179.

Ortega T, et al. The timely construction of arteriovenous fistulas: a key to reducing morbidity and mortality and to improving cost management. *Nephrol Dial Transplant.* 2005;20:598–603.

Palmer RM, et al. Is surgical thrombectomy to salvage failed autogenous arteriovenous fistulae worthwhile? *Am J Surg.* 2006;72:1231–1233.

Palmer SC, et al. Antiplatelet therapy to prevent hemodialysis vascular access failure: systematic review and meta-analysis. *Am J Kidney Dis.* 2013;61:112–122.

Paulson WD, Moist L, Lok CE. Vascular access surveillance: an ongoing controversy. *Kidney Int.* 2012;81:132–142.

Rayner HC, et al. Vascular access results from the Dialysis Outcomes and Practice Patterns Study (DOPPS): performance against Kidney Disease Outcomes Quality Initiative (K/DOQI) Clinical Practice guidelines. *Am J Kidney Dis.* 2004;44 (5 suppl 3):22–26.

Roca-Tey R, et al. Five years of vascular access stenosis surveillance by blood flow rate measurements during hemodialysis using the Delta-H method. *J Vasc Access.* 2012;13:321–328.

Saran R, et al. Association between vascular access failures and the use of specific drugs: the Dialysis Outcomes and Practice Patterns Study (DOPPS). *Am J Kidney Dis.* 2002;40:1255–1263.

Sessa C, et al. Treatment of hand ischemia following angioaccess surgery using the distal revascularization interval-ligation technique with preservation of vascular access: description of an 18-case series. *Ann Vasc Surg.* 2004;18:685–694.

Stern AB, Klemmer PJ. High-output heart failure secondary to arteriovenous fistula. *Hemodial Int.* 2011;15:104–107.

Tessitore N, et al. Clinical access assessment. *J Vasc Access.* 2014;15(suppl 7):20–27.

Tordoir J, et al. EBPG on vascular access. *Nephrol Dial Transplant.* 2007;22(suppl 2):ii88–ii117.

White JJ, et al. Paulson relation between static venous pressure (VP), hemodialysis graft blood flow (Q), and stenosis: analysis by fluid mechanics model [Abstract]. *J Am Soc Nephrol.* 2005;16:F-PO531.

Zasuwa G, et al. Automated intravascular access pressure surveillance reduces thrombosis rates. *Semin Dial.* 2010;23:527–535.

Sites para consulta

Excelente guia de introdução ao acesso vascular, com ilustrações anatômicas etc. http://www.fistulafirst.org/atlas/index.html.

Informações sobre nefrologia intervencionista, reuniões anuais, credenciamento, publicações e declarações. http://www.asdin.org.

9

Infecções do Cateter Venoso e Outras Complicações

Loay Salman, Arif Asif e Michael Allon

Os principais problemas associados aos cateteres venosos são infecção, baixo fluxo, trombose e estenose venosa central.

I. **INFECÇÃO.** Apesar das melhores práticas detalhadas no Capítulo 7 (Tabela 7.3), há ocorrência de infecções associadas a cateteres venosos, em taxas consideravelmente maiores que nas fístulas arteriovenosas (AV). A infecção é a principal causa de perda do cateter e aumenta a morbidade e a mortalidade. Na maioria das vezes, a infecção é consequência de contaminação dos conectores do cateter, de contaminação do lúmen durante a diálise ou das soluções infundidas. A infecção também pode ser causada por migração da flora cutânea do paciente através do local de punção para a superfície externa do cateter. Às vezes, os cateteres são colonizados de locais mais distantes durante a bacteremia.

A. **A infecção no local de saída** é diagnosticada quando há eritema, secreção, crosta e dor à palpação no local de saída na pele, porém não há dor à palpação nem purulência no túnel. O tratamento com antibióticos tópicos em creme e antibióticos orais pode ser suficiente. Essas infecções podem ser evitadas por cuidados meticulosos com o local de saída. Deve-se investigar se o paciente é portador nasal de *Staphylococcus* e, se for o caso, tratá-lo com creme intranasal de mupirocina (meio tubo 2 vezes/dia em cada narina por 5 dias) para evitar infecções futuras. Quando há infecção no local de saída, é preciso retirar o cateter se surgirem sinais sistêmicos de infecção (leucocitose ou temperatura > 38°C), se houver saída de pus durante a expressão do trajeto do cateter ou se a infecção persistir ou reaparecer após um ciclo inicial de antibióticos. Se as hemoculturas forem positivas, deve-se retirar o cateter.

B. **A infecção do túnel** é a infecção ao longo do túnel subcutâneo que se estende proximal ao *cuff* em direção ao local de inserção e à venotomia. O quadro típico é de dor intensa à palpação, intumescência e eritema ao longo do trajeto do cateter, além de drenagem purulenta do local de saída. Pode acarretar em bacteremia sistêmica. Na existência de drenagem ou sinais de infecção sistêmica, deve-se remover o cateter imediatamente e prescrever antibióticos.

C. **Infecção da corrente sanguínea relacionada com cateteres (ICSRC).** Os pacientes apresentam sinais e sintomas de infecção sistêmica, que variam de mínimos a graves. Os casos mais leves causam febre ou calafrios, enquanto os mais graves causam instabilidade hemodinâmica. Os pacientes podem desenvolver sintomas sépticos após o início da diálise, sugerindo a liberação sistêmica de bactérias e/ou endotoxinas do cateter. Pode haver sinais de infecção metastática, inclusive endocardite, osteomielite, abscesso extradural e artrite séptica. Os microrganismos gram-positivos são os responsáveis pela maioria dos casos, mas as infecções por gram-negativos ocorrem em uma minoria bastante considerável. Os profissionais encontram detalhes sobre o tratamento da ICSRC em pacientes em diálise nas informações úteis contidas na seção sobre diálise do *site* do Centers for Disease Control (CDC) (http://www.cdc.gov/dialysis), nas diretrizes de acesso vascular NKF KDOQI 2006 (NKF, 2006), nas diretrizes de acesso das European Renal Best Practices (ERBP) (Tordoir, 2007), na atualização das diretrizes da Infectious Disease Society of North America (IDSA) para manejo de ICSRC (Mermel, 2009) e no comentário das ERBP sobre as diretrizes da IDSA (Vanholder, 2010). A Figura 9.1 e as Tabelas 9.1 e 9.2 reproduzem os algoritmos de tratamento e as dicas da IDSA, e a Figura 9.2 apresenta as principais recomendações das ERBP.

Os princípios do manejo da ICSRC em pacientes em diálise são diferentes das diretrizes de doenças infecciosas para tratamento de infecção em cateteres venosos centrais de curta permanência. Na hemodiálise, o cateter venoso é vital e às vezes é muito difícil substituí-lo. Assim, as diretrizes incluem várias manobras para salvar o cateter, entre as quais o uso de selagem (*lock*) do cateter com antibiótico ou a substituição do cateter infectado por um novo cateter no mesmo local com fio-guia.

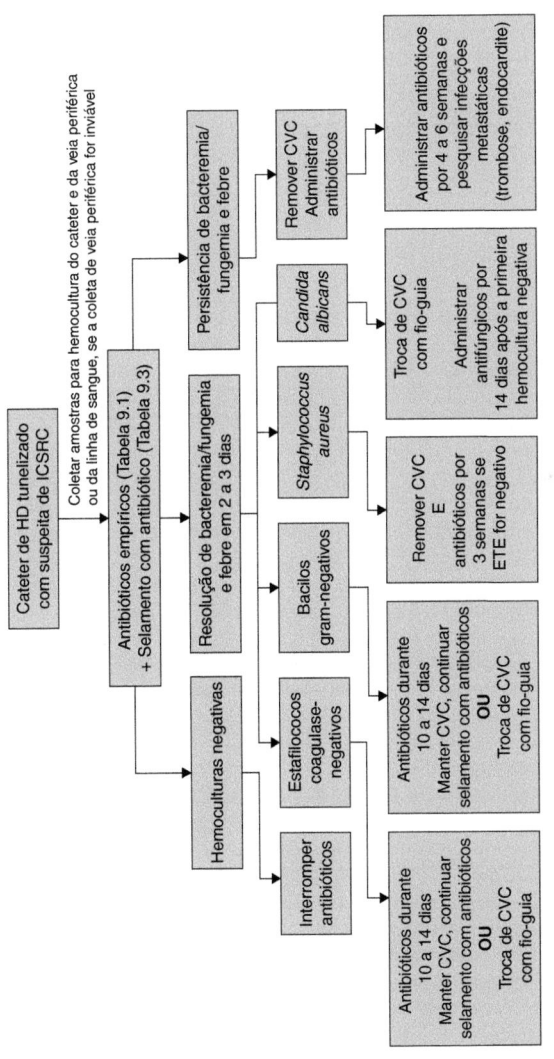

FIGURA 9.1 Algoritmo para tratamento das infecções de cateter de hemodiálise com *cuff* de acordo com a Infectious Disease Society of America, atualização de 2009. HD, hemodiálise; CVC, cateter venoso central (diálise); ETE, ecocardiograma transesofágico. (Reproduzida, com autorização, de Mermel LA *et al*. Clinical practice guidelines for the diagnosis and management of intravascular catheter-related infection: 2009 update by the Infectious Diseases Society of America. *Clin Infect Dis*. 2009;49:1-45.)

Tabela 9.1   Administração de antibióticos a pacientes em hemodiálise.

Administração empírica de antibióticos enquanto se aguardam os resultados da cultura

Vancomicina mais cobertura empírica contra bacilos gram-negativos com base em dados do antibiograma do local
OU
Vancomicina mais gentamicina
Doses típicas: é necessário ajustar as doses para função renal residual e para a remoção dialítica aumentada em caso de diálise frequente ou prolongada, eficiência muito alta, tratamentos de alto fluxo ou hemodiafiltração. Monitorar os níveis mínimos pré-diálise, se possível
(Pode-se usar cefazolina em vez de vancomicina em unidades com baixa prevalência de estafilococos resistentes à meticilina)
Vancomicina: dose de ataque de 20 mg/kg infundida durante a última hora da sessão de diálise, depois 500 mg durante os últimos 30 min de cada sessão de diálise subsequente
Gentamicina (ou tobramicina): 1 mg/kg, não ultrapassar 100 mg depois de cada sessão de diálise
Ceftazidima: 1 g IV depois de cada sessão de diálise
Cefazolina: 20 mg/kg IV depois de cada sessão de diálise

Na infecção por *Candida*

Uma equinocandina (caspofungina, dose de ataque de 70 mg IV, seguida por 50 mg/dia IV; micafungina, 100 mg/dia IV; ou anidulafungina, dose de ataque de 200 mg IV, seguida por 100 mg/dia IV); fluconazol (200 mg/dia VO); ou anfotericina B

IV, via intravenosa.
Adaptada de Mermel LA *et al.* Clinical practice guidelines for the diagnosis and management of intravascular catheter-related infection: 2009 update by the Infectious Diseases Society of America. *Clin Infect Dis.* 2009;49:1-45, com autorização.

Entretanto, essas técnicas para salvar o cateter só devem ser usadas em circunstâncias limitadas e definidas. Se a condição do paciente se agravar após uma tentativa de salvamento do cateter relativamente curto, é preciso retirar o cateter para minimizar o risco de disseminação da infecção para os órgãos do corpo.

1. **Hemocultura e cultura da ponta do cateter.** Na avaliação de suspeita de ICSRC, podem-se fazer culturas do canhão do cateter, de uma veia periférica ou das linhas de sangue durante a sessão de diálise. As recomendações da IDSA são fazer hemoculturas do canhão do cateter e de uma veia periférica e, quando um cateter tiver sido retirado por suspeita de infecção, também de um segmento distal de 5 cm da ponta. Para confirmar o diagnóstico de ICSRC, busca-se que ambas as hemoculturas ou que a hemocultura e a cultura da ponta do cateter sejam positivas para o mesmo microrganismo. Ao fazer culturas da pele ou do canhão do cateter, a IDSA recomenda a limpeza e a esterilização da área com clorexidina alcoólica em vez de iodopovidona, deixando o antisséptico secar antes de coletar a amostra; essas medidas evitam a contaminação do material cultivado pelo antisséptico líquido. As diretrizes da IDSA aceitam a coleta de sangue da linha de sangue da diálise como substituto aceitável de hemoculturas periféricas em muitos pacientes em hemodiálise.

As recomendações circunstanciais da ERBP são semelhantes às da IDSA. Elas também reconhecem as dificuldades para obter culturas de veias periféricas em pacientes em hemodiálise e acreditam que uma alternativa viável seja a simples coleta de hemoculturas do circuito de diálise. É provável que o sangue do circuito durante a diálise represente sangue periférico, e não sangue localizado do cateter; portanto, a hemocultura positiva obtida da linha de sangue pode indicar bacteremia de uma fonte diferente do cateter. O grupo ERBP sugere que a melhor maneira de lidar com essa possibilidade é por avaliação da história clínica, do exame clínico, das imagens e dos exames laboratoriais específicos, inclusive urinocultura, se possível.

Tabela 9.2	Aspectos específicos do manejo de pacientes em hemodiálise através de cateteres com suspeita ou diagnóstico de infecção relacionada com cateter.

Hemocultura e cultura do cateter

As amostras de sangue periférico para cultura devem ser obtidas de vasos que não deverão ser usados no futuro para criação de uma fístula de diálise (p. ex., veias da mão).

Quando não é possível obter uma amostra de sangue periférico, podem-se obter amostras durante a hemodiálise de linhas de sangue conectadas ao cateter de diálise.

Quando existe a suspeita de ICSRC e, depois da coleta de hemoculturas e início de antibioticoterapia, pode-se interromper a antibioticoterapia se as duas hemoculturas tiverem resultados negativos e não for identificada outra fonte de infecção.

Quando não é possível obter uma amostra de sangue periférico, não há nenhum outro cateter para obter mais uma amostra, não há drenagem do local de inserção disponível para cultura e não há evidências clínicas de outra origem de infecção, os resultados positivos da cultura realizada em uma amostra de sangue obtida de um cateter devem levar à continuação da terapia antimicrobiana para possível ICSRC em um paciente sintomático em hemodiálise.

Retirada, troca e salvamento de cateter por selamento com antimicrobianos

O cateter infectado sempre deve ser removido de pacientes com ICSRC associada a hemodiálise causada por *S. aureus, Pseudomonas* sp. ou *Candida* sp., com inserção de cateter temporário (não tunelizado) em outro local anatômico. Se não houver locais alternativos disponíveis para inserção do cateter, deve-se trocar o cateter infectado sobre um fio-guia.

Ao remover um cateter de hemodiálise por ICSRC, pode-se introduzir um cateter de hemodiálise de longa permanência depois que forem obtidas hemoculturas com resultados negativos.

Na ICSRC associada à hemodiálise causada por outros patógenos (p. ex., bacilos gram-negativos que não *Pseudomonas* sp. ou estafilococos coagulase-negativos), um paciente pode iniciar a antibioticoterapia intravenosa empírica sem retirada imediata do cateter. Se os sintomas persistirem ou se houver evidências de infecção metastática, deve-se remover o cateter. Se os sintomas que levaram ao início da antibioticoterapia (febre, calafrios, instabilidade hemodinâmica ou alteração do estado mental) cessarem em 2 a 3 dias e não houver infecção metastática, o cateter infectado pode ser trocado sobre um fio-guia por um novo cateter de hemodiálise de longa permanência.

Por outro lado, quando não há indicação de remoção do cateter (*i. e.*, em pacientes com resolução dos sintomas e da bacteremia no decorrer de 2 a 3 dias após o início dos antibióticos sistêmicos), pode-se manter o cateter e usar selamento com antibióticos como terapia adjuvante depois de cada sessão de diálise por 10 a 14 dias.

Antibioticoterapia

A antibioticoterapia empírica deve incluir vancomicina e cobertura de bacilos gram-negativos, com base no antibiograma local (p. ex., cefalosporina de terceira geração, carbapenéns ou combinação de betalactâmico/inibidor da betalactamase).

Nos pacientes tratados empiricamente com vancomicina e diagnóstico de ICSRC por *S. aureus* sensível a meticilina, deve-se substituir a vancomicina pela cefazolina. A dose de cefazolina é de 20 mg/kg (peso corpóreo real), arredondada para o acréscimo de 500 mg mais próximo, após a diálise.

Deve-se administrar um ciclo de antibióticos de 4 a 6 semanas se houver bacteremia ou fungemia persistente (*i. e.*, 172 h de duração) após a retirada do cateter de hemodiálise ou em pacientes com endocardite ou tromboflebite supurativa; deve-se administrar um ciclo de 6 a 8 semanas para tratamento de osteomielite em adultos.

Os pacientes em diálise com ICSRC causada por enterococos resistentes à vancomicina podem ser tratados com daptomicina (6 mg/kg após cada sessão de diálise) ou linezolida oral (600 mg de 12/12 h).

Selamentos (*locks*) com antibióticos

O selamento com antibióticos é indicado em pacientes com ICSRC associadas a cateteres de longa permanência, sem sinais de infecção no local de saída nem no túnel, nos quais o objetivo é salvar o cateter.

O selamento com antibiótico não deve ser a única medida na ICSRC, mas deve ser usado em conjunto com a terapia antimicrobiana sistêmica, ambos durante 7 a 14 dias.

De modo geral, o tempo de contato da solução de antibiótico para selamento não deve ser maior que 48 h antes da reinstalação da solução; de preferência, a reinstalação deve ser feita a cada 24 h em

(*continua*)

Tabela 9.2	Aspectos específicos do manejo de pacientes em hemodiálise através de cateteres com suspeita ou diagnóstico de infecção relacionada com cateter. (*continuação*)

pacientes ambulatoriais com cateter femoral. Entretanto, no caso de pacientes em hemodiálise, a solução de selamento pode ser renovada após cada sessão de diálise.

Recomenda-se a retirada do cateter na ICSRC por *S. aureus* e *Candida* sp. em vez do selamento com antibiótico e manutenção do cateter, exceto se houver circunstâncias atenuantes incomuns (p. ex., ausência de outro local de inserção do cateter).

Nos pacientes com múltiplas hemoculturas positivas de amostras do cateter e crescimento de estafilococos coagulase-negativos ou bacilos gram-negativos e hemoculturas periféricas negativas concomitantes, o selamento com antibióticos pode ser feito sem tratamento sistêmico por 10 a 14 dias.

A concentração de vancomicina deve ser, no mínimo, 1.000 vezes maior que a concentração inibitória mínima (CIM) do microrganismo.

Atualmente, não há dados suficientes para recomendar selamento com etanol para tratamento da ICSRC.

Culturas de acompanhamento

Não é necessário confirmar resultados negativos da cultura antes da troca do fio-guia de um cateter em paciente com ICSRC associada à hemodiálise se o paciente for assintomático.

Devem-se obter hemoculturas de vigilância 1 semana após a conclusão de um ciclo de antibióticos para ICSRC caso o cateter tenha sido mantido. Caso as hemoculturas tenham resultados positivos, deve-se retirar o cateter e inserir um novo cateter de diálise de longa permanência após a coleta de outras hemoculturas com resultados negativos.

Reproduzida de: Mermel LA *et al*. Clinical practice guidelines for the diagnosis and management of intravascular catheter-related infection: 2009 update by the Infectious Diseases Society of America. *Clin Infect Dis*. 2009;49:1-45.

2. **Indicações de retirada imediata do cateter.** Se houver evidências de trombose séptica, endocardite, osteomielite ou de sepse grave com hipotensão, é necessário retirar o cateter de diálise imediatamente. De modo geral, a mesma recomendação é válida nos casos de infecção do túnel com febre. A diálise deve ser mantida com inserção de cateter temporário em outro local.

3. **Escolha do antibiótico.** Os microrganismos gram-positivos, sobretudo *Staphylococcus* spp., são os mais comuns, porém microrganismos gram-negativos podem ser isolados em até 40% dos casos. Deve-se iniciar antibioticoterapia de amplo espectro imediatamente após a coleta das culturas. As unidades de diálise devem manter uma base de dados de todas as ICSRC, com os microrganismos causadores, sua suscetibilidade e a resposta ao tratamento, pois essas informações são valiosíssimas para guiar a antibioticoterapia em novos casos. Caso se saiba que o *Staphylococcus* resistente à meticilina é comum na população de hemodiálise local, o tratamento inicial deve empregar vancomicina, em vez de uma cefalosporina de primeira geração. A cobertura empírica satisfatória contra gram-negativos pode ser obtida com um aminoglicosídio ou uma cefalosporina de terceira geração. Entretanto, os aminoglicosídios causam ototoxicidade em até 20% dos pacientes em hemodiálise. Caso se tenha iniciado tratamento para *Staphylococcus* resistentes à meticilina e a cultura mostre um microrganismo sensível à meticilina, deve-se substituir o antibiótico por cefazolina ou outro semelhante.

4. **Dose de antibiótico.** É conveniente usar antibióticos que possam ser administrados ao fim de cada sessão de diálise e mantenham os níveis sanguíneos desejados no intervalo entre as sessões. As Tabelas 9.1 e 9.2 apresentam algumas doses iniciais (reproduzidas de IDSA, Mermel, 2009). No entanto, pode ser necessário aumentar essas doses em pacientes com função renal residual considerável ou em diálise intensiva, como diálise frequente, hemodiafiltração de alta intensidade ou terapia de substituição renal contínua. Quando possível, devem-se monitorar os níveis mínimos dos fármacos pré-diálise, mas essa prática geralmente só é viável em pacientes internados. A estratégia de administração de antibióticos na hemodiálise

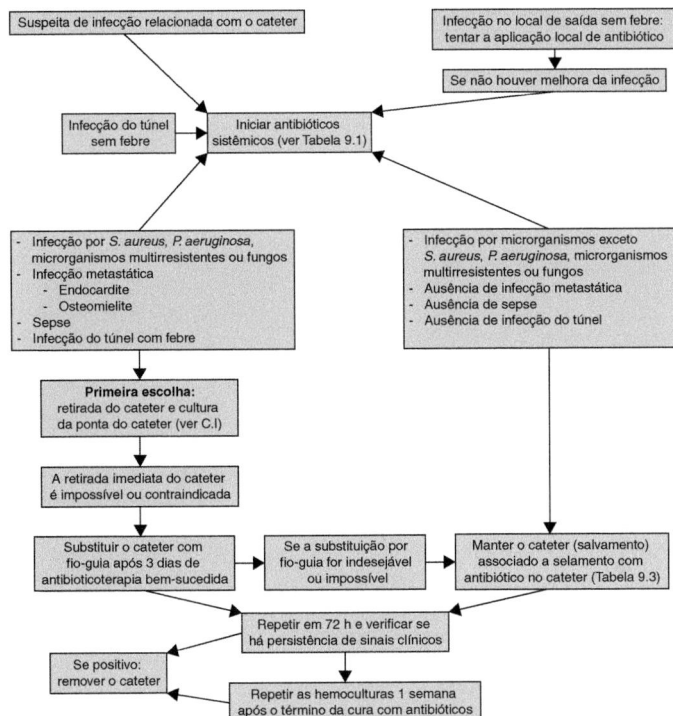

FIGURA 9.2 Tratamento das infecções de cateter de hemodiálise com *cuff* de acordo com a European Best Practices Group, atualização de 2010. (Adaptada com autorização de Vanholder R *et al*. Catheter-related blood stream infections (CRBSI): a European view. *Nephrol Dial Transplant.* 2010;25:1753-1756.)

e em pacientes submetidos a terapia de substituição renal contínua é analisada com mais detalhes nos Capítulos 15 e 35, e esquemas detalhados de dose são apresentados em Mermel (2009).

5. **Duração do tratamento e evolução.** Os antibióticos devem ser interrompidos imediatamente se não houver proliferação nas hemoculturas originais e os sintomas dos pacientes forem compatíveis com ausência de infecção. No caso de culturas positivas, o esquema antibiótico escolhido inicialmente deve ser ajustado depois de obter o resultado do antibiograma. Um ciclo de 2 a 3 semanas de antibióticos sistêmicos é suficiente em casos sem complicações de bacteremia relacionada com o cateter. Há indicação de um ciclo mais longo (4 a 8 semanas) em casos de infecção metastática, como endocardite ou osteomielite (ver Figura 9.1 e Tabela 9.2).

6. **Remoção e troca de cateter por fio-guia.** Do ponto de vista de uma doença infecciosa, o cateter é removido sempre que há uma ICSRC, qualquer que seja o microrganismo causador. No entanto, já que o paciente continuará a necessitar de diálise, é preciso inserir um cateter temporário. Assim, a decisão de remover o cateter deve ser personalizada, de acordo com a gravidade da sepse e a existência de outros locais de acesso venoso. Em caso de quadro clínico de sepse e instabilidade apesar da administração de antibióticos sistêmicos, é preciso remover o cateter logo que possível. As tentativas de manter o mesmo cateter com tratamento da infecção não tiveram êxito, com uma taxa de sucesso < 30% e com risco de infecção metastática. Entretanto, vários estudos respaldam a troca com fio-guia em pacientes

cujos sintomas desaparecem 2 a 3 dias após o início de antibióticos intravenosos, com uma taxa de salvamento do cateter e cura de 70 a 80%. Assim, a retirada do cateter infectado (e, com ele, provavelmente o biofilme que abriga as bactérias) e sua substituição por um novo cateter através da mesma venotomia preserva o local de acesso venoso enquanto cura a infecção. A troca com fio-guia só deve ser feita se os sintomas que levaram ao início do tratamento com antibióticos desaparecerem durante um período de 2 a 3 dias de antibioticoterapia e não houver evidências de infecção metastática.

a. **Infecções relacionadas com o cateter causadas por** *Staphylococcus aureus, Pseudomonas* **sp. ou** *Candida* **sp.** Quando a infecção inicial é causada por um desses microrganismos, tanto a IDSA quanto as ERBP recomendam a retirada do cateter assim que houver conhecimento do fato. A troca do cateter com fio-guia ou as tentativas de salvar o cateter com selamento (ver adiante) não são recomendadas em casos de infecção por esses microrganismos infecciosos, exceto se houver circunstâncias atenuantes.

7. **Selamentos com antibióticos para tratar infecções relacionadas com o cateter confirmadas.** Outra conduta para o tratamento de pacientes com bacteremia relacionada com o cateter é instilar uma solução concentrada de antibiótico para selar o lúmen do cateter ao fim de cada sessão de diálise, como auxiliar dos antibióticos sistêmicos (Tabela 9.3). O selamento com antibióticos é usado somente durante o tratamento com antibióticos sistêmicos; depois disso, volta-se a usar o selamento convencional com heparina ou citrato. Em cerca de dois terços dos casos, o selamento com antibióticos esteriliza o biofilme do cateter, o que enseja o tratamento bem-sucedido da bacteremia ao mesmo tempo que salva o cateter infectado. No terço restante, o paciente tem febre persistente ou culturas de vigilância positivas, com indicação de substituição imediata do cateter. O êxito do protocolo de selamento com antibióticos é mais comum na bacteremia relacionada com cateter decorrente de infecções por *Staphylococcus epidermidis* (75%) ou gram-negativos (87%) e menos comum nas infecções por *S. aureus* (40%) (Allon, 2004; Poole, 2004), nas quais não é recomendado. Há uma grande quantidade de extravasamento da solução instilada no selamento de cateter ao longo de 24 h (Sungur, 2007; Schilcher, 2014). Por esse motivo, a concentração de antibiótico no selo deve ser consideravelmente maior que a concentração inibitória mínima do microrganismo em questão. De modo geral, a solução de selamento também contém 2.500 ou 5.000 UI/mℓ de heparina ou é misturada a citrato de sódio a 4%. A Tabela 9.3 mostra algumas concentrações mais usadas de selamento com antibióticos.

8. **Hemoculturas de acompanhamento.** Normalmente, as hemoculturas de vigilância são obtidas após 72 h de tratamento, dependendo da evolução clínica do paciente. Além disso, é importante obter hemoculturas de acompanhamento 1 semana depois do término do ciclo de tratamento planejado para confirmar que não houve recorrência de infecção.

D. **Complicações da ICSRC.** O atraso do tratamento ou as tentativas prolongadas de salvar um cateter com *cuff* infectado podem acarretar complicações graves, entre as quais a endocardite, a osteomielite, a tromboflebite supurativa e o abscesso extradural vertebral. Este último é uma complicação neurológica rara, porém grave em pacientes em hemodiálise. Em uma série, 50% dos casos de abscesso extradural vertebral foram associados à tentativa de salvar um cateter venoso com *cuff* infectado (Kovalik, 1996). As queixas iniciais são febre, dor nas costas, dor local à palpação da coluna vertebral, dor e fraqueza na perna, disfunção de esfíncter, paresia e/ou paralisia. Para diagnóstico, a ressonância magnética parece ser menos sensível que a mielografia por tomografia computadorizada. A tomografia computadorizada simples, sem mielografia, tem baixa sensibilidade e os resultados podem induzir a erro (p. ex., protrusão do disco). De modo geral, é recomendável proceder à cirurgia de descompressão

Tabela 9.3	Concentrações de alguns antimicrobianos em soluções de selamento.[a]

Amicacina 25 mg/ml
Anfotericina B 2,5 mg/ml
Ampicilina 10 mg/ml
Cefazolina 5 mg/ml
Cefazolina 5 mg/ml mais gentamicina 1 mg/ml
Ceftazidima 5 mg/ml
Ciprofloxacino 0,2 mg/ml
Daptomicina 5 mg/ml
Linezolida 1 mg/ml
Gentamicina 1 mg/ml
Gentamicina 1 mg/ml mais vancomicina 2,5 mg/ml
Vancomicina 2,5 a 5,0 mg/ml[b]

[a] Esses podem ser misturados com heparina, 2.500 ou 5.000 UI/ml, ou com citrato a 4%.
[b] Demonstrou-se incompatibilidade da vancomicina, em concentração de 20 mg/ml, com citrato de sódio a 4%.
Mermel LA *et al.* Clinical practice guidelines for the diagnosis and management of intravascular catheter-related infection: 2009 update by the Infectious Diseases Society of America. *Clin Infect Dis.* 2009;49:1-45; Joshi AJ, Hart PD. Antibiotic catheter locks in the treatment of tunneled hemodialysis catheter-related blood stream infection. *Semin Dial.* 2013;26:223-226; Dotson B *et al.* Physical compatibility of 4% sodium citrate with selected antimicrobial agents. *Am J Health Syst Pharm.* 2010;67:1195-1198.

precoce (imediata), embora raramente o tratamento apenas com antibióticos seja bem-sucedido.

Deve-se suspeitar de endocardite em pacientes com febre e bacteremia persistente apesar da administração de antibióticos apropriados e da retirada do cateter. Essa complicação é mais comum na bacteremia por *S. aureus*. Os sinais incluem o desenvolvimento de insuficiência cardíaca sintomática e um novo sopro cardíaco. O ecocardiograma transtorácico ou transesofágico confirma a existência de vegetações valvulares e insuficiência.

E. **Ácido acetilsalicílico.** O tratamento com ácido acetilsalicílico foi associado a uma incidência reduzida de ICSRC por *S. aureus* (Sedlacek, 2007). O uso prévio de ácido acetilsalicílico foi associado a diminuição dos sintomas de infecção e do tamanho das vegetações em dispositivos eletrônicos implantáveis cardiovasculares (Habib, 2013). É preciso confirmar esse achado, e o uso de ácido acetilsalicílico para limitar a incidência de infecção em cateteres venosos tunelizados não é recomendado por grupos de diretrizes no momento.

II. **FLUXO INSATISFATÓRIO NO CATETER (DISFUNÇÃO DO CATETER).** Pode-se definir a disfunção do cateter como a incapacidade de manter um fluxo de sangue mínimo de 300 ml/min com uma pressão pré-bomba menos negativa que −250 mmHg. Os problemas associados são incapacidade de aspirar sangue livremente dos lumens do cateter e acionamento frequente de alarmes de pressão, que não respondem ao reposicionamento do paciente nem à irrigação do cateter.

A. **Disfunção inicial (precoce).** As causas de baixo fluxo em cateteres inseridos recentemente são dobra, compressão do túnel por edema, mau posicionamento com inserção do cateter nas veias ázigo ou hemiázigo ou posicionamento impróprio da ponta (Figura 9.3). A radiografia do tórax auxilia a avaliação. De modo geral, o edema do túnel resolve-se em 24 h. A dobra e o posicionamento errado da ponta demandam substituição do cateter com uso de um túnel diferente ou de um cateter de comprimento diferente. Também é importante que o local de inserção esteja na parte inferior do pescoço, perto da clavícula; a inserção em posição alta no pescoço pode causar o cateter "posicional", com variação do fluxo de acordo com a posição do pescoço. As pontas do cateter acabam por ascender com o movimento do pescoço, o que acarreta fluxo sanguíneo insatisfatório. O local de saída próximo do tecido

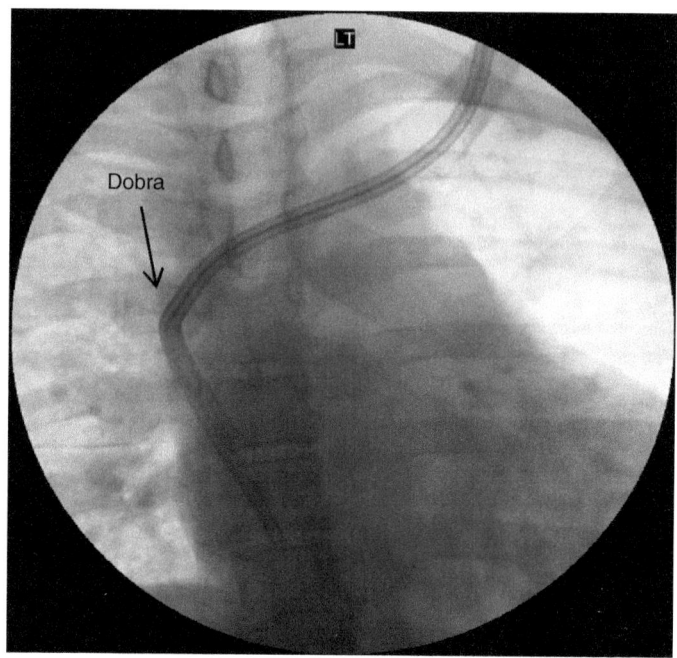

FIGURA 9.3 Dobra: cateter dobrado na veia jugular interna esquerda.

mamário também pode tracionar para cima a ponta do cateter até a veia cava superior. A exposição do *cuff* ou túnel por tração da linha ou erosão tecidual aumenta o risco de disfunção e infecção. É necessário trocar esses cateteres. Caso haja erosão ou infecção do túnel, é preciso criar um novo túnel ou um novo local de inserção. A incidência de disfunção é maior nos cateteres na veia jugular interna esquerda que no lado direito (Engstrom, 2013) por motivos não totalmente esclarecidos, mas provavelmente relacionados com o trajeto tortuoso necessário para chegar à abertura para o átrio direito.

1. **Protocolos de alteplase.** Às vezes, a causa da disfunção precoce pode ser a trombose intracateter. A instilação curta (uma hora) ou prolongada (durante a noite) de ativador de plasminogênio tecidual (tPA) geralmente é efetiva no tratamento da trombose luminal a curto prazo, embora a sobrevida do cateter a longo prazo não seja muito boa. Foram descritos vários protocolos de tPA (Savader, 2001; Clase, 2001) (Tabela 9.4). Nem sempre os protocolos curtos têm melhor desempenho que os protocolos de contato (Vercaigne, 2012). Leia uma descrição pormenorizada de vários protocolos de alteplase em BC Renal Agency (2011).

B. **Disfunção tardia.** A disfunção tardia geralmente é causada pelo surgimento de uma bainha de fibrina (Figura 9.4) ou um trombo mural. Quase todos os cateteres introduzidos em uma veia central desenvolvem uma bainha de fibrina no decorrer de 1 ou 2 semanas. No início, essas bainhas de fibrina são clinicamente silenciosas até que obstruem os acessos na extremidade distal do cateter. De modo geral, há infusão de solução salina em um acesso, mas a aspiração é difícil, o que produz um efeito de "válvula". As bainhas de fibrina podem servir como foco de infecção. Não se demonstrou redução da bainha de fibrina ou formação de trombo no cateter com o uso crônico de varfarina ou outros anticoagulantes (Mokrzycki, 2001).

Tabela 9.4	Administração de ativador do plasminogênio tecidual (tPA) para tratamento da oclusão de cateter.

Técnica de selamento do cateter e aspiração

Alteplase (1 mg/mℓ): infundir 2 mg ou volume correspondente à capacidade do cateter em cada lúmen, conforme a necessidade. Quando a capacidade do lúmen for > 2 mℓ, após a injeção de 2 mℓ de tPA, injetar soro fisiológico em quantidade suficiente para preencher o cateter. Por exemplo, um cateter de 40 cm com capacidade de 2,6 mℓ por lúmen: injeção de 2 mℓ de alteplase (1 mg/mℓ), seguidos por 0,6 mℓ de soro fisiológico.

Após a administração inicial, manter o trombolítico em contato por 30 min e, em seguida, aspirar. Se não houver retorno de sangue, manter o trombolítico por mais 30 min. Se ainda não houver retorno de sangue, repetir a dose e, em seguida, aspirar em 30 e 60 min.

Se um cateter estiver "ocluído" e não for possível injetar o trombolítico, conectar uma torneira de três vias para ocluir o canhão do cateter e, com uma seringa de 20 mℓ vazia, aspirar o cateter. A outra abertura da torneira de três vias deve estar conectada a uma seringa com trombolítico. Com pressão negativa no cateter, gire a torneira para que fique aberta para o cateter e o trombolítico. A pressão negativa será transferida para a seringa com trombolítico, aspirando seu conteúdo para o cateter.

Técnica de infusão

Quando a técnica de contato não tem êxito, deve-se tentar uma infusão de curta duração.
Iniciar preenchendo cada lúmen do cateter com 2 mℓ de tPA. A concentração de tPA é de 1 mg/mℓ. Uma vez preenchido, inicia-se uma infusão de tPA, 1 mg por lúmen por hora, durante 2 a 4 h, seguida por reavaliação.

A quantidade de trombolítico usada na infusão provavelmente não é suficiente para causar complicações hemorrágicas, mas devem-se considerar contraindicações absolutas e relativas e, depois, comparar riscos e benefícios.

O selamento de cateteres e as instilações quinzenais ou mensais de trombolíticos reduziram os casos de oclusão do cateter.

Veja outros protocolos sobre trombolíticos em Lok (2006) e BC Renal Agency (2011).
Adaptada com autorização de www.venousaccess.com.

1. **Tratamento da bainha de fibrina.** A existência de uma bainha de fibrina geralmente é identificada por ocasião da troca do cateter com uso de meio de contraste radiológico administrado pela abertura venosa do cateter antigo (Figura 9.4). De modo geral, é tratada com um cateter-balão para angioplastia inserido sobre um fio-guia através do túnel do cateter. O cateter-balão é introduzido no lúmen da bainha de fibrina e insuflado para romper o tecido fibroepitelial. O balão com diâmetro de 8 mm costuma ser suficiente. Em seguida, a ruptura da bainha é confirmada por outra injeção de meio de contraste radiológico após a inserção do novo cateter. A técnica de angioplastia por balão leva à restauração do fluxo de sangue no cateter suficiente para diálise na grande maioria dos pacientes (Rasmussen, 2010; Shanaah, 2013).

C. **Disfunção recorrente do cateter.** Uma minoria importante de pacientes com disfunção do cateter tratada com substituição do cateter e angioplastia por balão desenvolve disfunção recorrente do cateter. Esses pacientes necessitam de várias substituições de cateter (Rasmussen, 2010). Não há solução ideal para esses casos. O uso de anticoagulantes não se mostrou útil, e a melhor solução é a conversão em acesso arteriovenoso, quando possível.

III. **TROMBOSE**

A. **Trombose intraluminal.** A trombose do cateter geralmente é tratada por instilação de tPA por uma hora ou mais. A Tabela 9.4 apresenta alguns protocolos comuns. A escovação mecânica do trombo foi sugerida, mas é impopular. A anticoagulação oral profilática com varfarina não melhora a perviedade do cateter, a menos que se alcancem níveis terapêuticos de anticoagulação com elevada RNI, o que pode estar associado

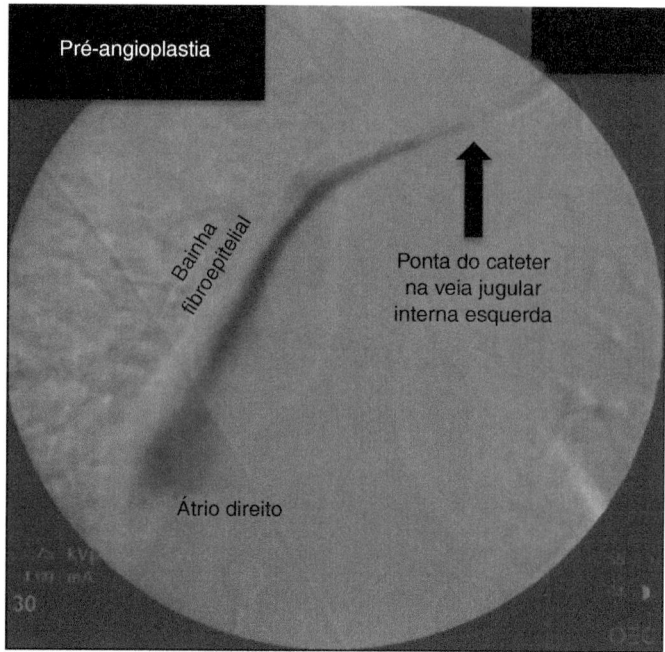

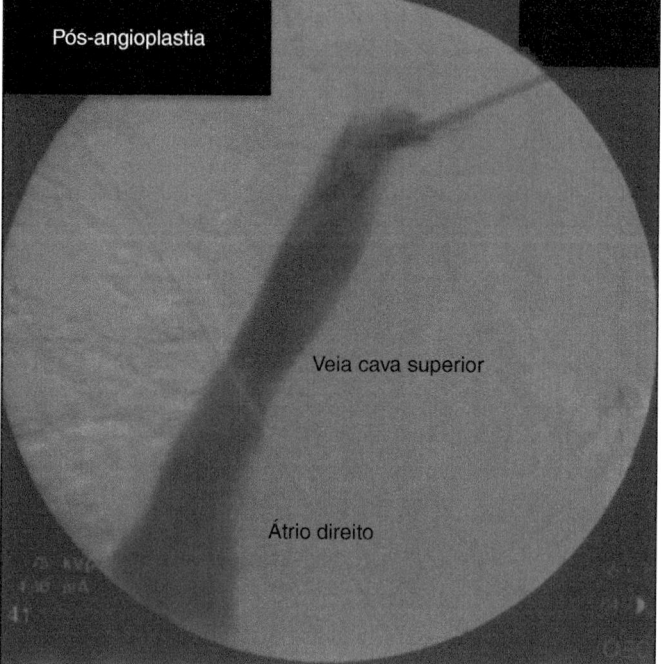

FIGURA 9.4 Bainha de fibrina: cateter na veia jugular interna esquerda com bainha de fibrina que se estende além da ponta do cateter retraído.

a complicações hemorrágicas. Além disso, o temor de calcifilaxia e necrose cutânea com a varfarina tende a limitar seu uso em pacientes em diálise.

B. **A trombose venosa central ou intracardíaca** pode estar associada a cateteres grandes e de longa permanência, e raramente acarreta complicações embólicas. A resolução de trombos intra-arteriais demanda anticoagulação sistêmica prolongada (por 6 meses ou mais) e acompanhamento.

C. **Complicações embólicas.** Grandes coágulos aderidos à extremidade do cateter ou à parede do vaso podem ser clinicamente silenciosos ou acarretar eventos embólicos. Grandes trombos murais podem evoluir para estenose e trombose venosa central. As opções de tratamento de um trombo esférico ou de um trombo atrial direito associado ao cateter incluem a simples retirada do cateter, a terapia fibrinolítica sistêmica ou assistida por cateter e, raras vezes, a toracotomia com trombectomia.

IV. **ESTENOSE VENOSA CENTRAL**

A. **Causas.** A estenose venosa central origina-se de lesão endotelial nos locais de contato do cateter com o endotélio mediante a liberação de vários fatores de crescimento. A incidência aumenta com o uso de cateteres rígidos sem silicone; com o uso de acesso subclávio (provavelmente por causa da maior tensão angular sobre o cateter na posição subclávia) e em pacientes com infecções relacionadas com cateter prévias. Entre os fatores de risco estão a história de múltiplas inserções de cateter (inclusive de cateteres venosos pequenos e grandes, além de cateteres centrais de inserção periférica, conhecidos como CCIP) e a longa permanência desses cateteres. É comum o desenvolvimento de vasos colaterais, mas estes podem não ser satisfatórios para aliviar o edema do membro.

B. **Quadro clínico inicial e diagnóstico.** O quadro clínico inicial da estenose ou oclusão da veia subclávia, veia braquiocefálica ou veia cava superior geralmente é de hipertensão venosa (aumento de volume da mama, do ombro, do pescoço e da face) ou disfunção do acesso vascular (elevada pressão venosa em diálise, diálise insatisfatória e sangramento prolongado). A estenose pode ser assintomática e clinicamente silenciosa até ser revelada pela criação de uma fístula arteriovenosa. Pode acarretar trombose do acesso arteriovenoso. A oclusão de múltiplas veias centrais no tórax pode levar ao desenvolvimento da síndrome da veia cava superior. A anamnese e o exame físico meticuloso costumam revelar várias cicatrizes de cateteres venosos centrais. Pode haver um dispositivo de controle do ritmo cardíaco. Ao exame físico, observam-se vários vasos sanguíneos colaterais.

C. **Tratamento.** A ligadura do acesso vascular causa melhora mais rápida, porém sacrifica o acesso. A anticoagulação inicial (com heparina seguida por varfarina) e a elevação do membro superior no lado acometido podem aliviar os sinais e sintomas de trombose, quando for o caso. De modo geral, é necessário tratamento mais definitivo: a angioplastia por balão foi usada para tratamento da estenose, mas tende a haver recorrência da lesão. A inserção de *stent* combinada à angioplastia (Figura 9.5) é indicada nas lesões de veias centrais elásticas (facilmente distensíveis) ou quando há recorrência de uma estenose dilatada no curso de 3 meses. Raramente, porém, o *stent* resolve o problema a longo prazo, pois pode surgir uma nova estenose ao seu redor. Às vezes, é possível aliviar a estenose da veia subclávia por uma derivação da veia axilar para a veia jugular interna.

V. **ADERÊNCIA DO CATETER.** Com o tempo, os cateteres de longa permanência podem aderir ao endotélio venoso ou atrial. Deve-se suspeitar de aderência quando a tentativa de retirar o cateter causar dor intensa ou demandar tração considerável. À fluoroscopia, pode-se observar o desvio do coração ou do mediastino para um lado. A retirada de cateteres aderidos é um desafio e pode exigir técnicas invasivas, entre as quais a dissecção com *laser* ou a cirurgia aberta. Algumas novas manobras fechadas tiveram êxito (Hong, 2011).

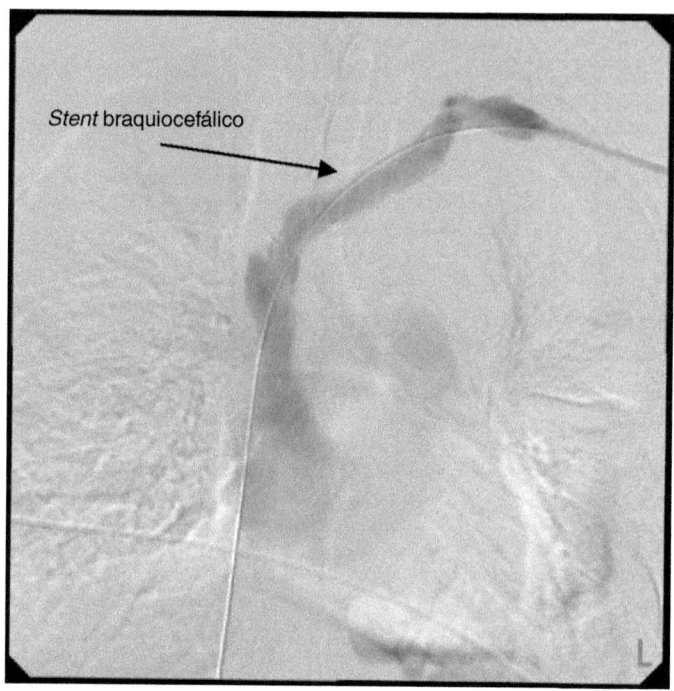

FIGURA 9.5 *Stent* venoso central: oclusão da veia braquiocefálica esquerda após angioplastia e inserção de *stent.*

VI. FRATURA DO CLAMPE DA ABERTURA. Não é incomum a fratura da abertura ou do clampe em um cateter de diálise tunelizado. Isso pode causar aspiração de ar ou impossibilitar o selamento das aberturas após a diálise, com aumento do risco de sangramento (Amin, 2011). Com frequência, é possível substituir uma ou ambas as aberturas ou clampes usando *kits* de substituição para cateteres específicos sem precisar trocar todo o cateter. Caso haja fratura da abertura com aspiração de ar, o risco de infecção é maior e, por ocasião do reparo, devem-se administrar antibióticos profiláticos após a coleta de hemoculturas.

Referências bibliográficas e leitura sugerida

Abad CL, Pulia MS, Safdar N. Does the nose know? An update on MRSA decolonization strategies. *Curr Infect Dis Rep.* 2013;15:455–464.

Allon M. Dialysis catheter-related bacteremia: Treatment and prophylaxis. *Am J Kidney Dis.* 2004;44:779–791.

Amin P, et al. Broken clamp on a cuffed tunneled catheter—are all catheters equal? *Semin Dial.* 2011;24:104–106.

Asif A, et al. Transvenous cardiac implantable electronic devices and hemodialysis catheters: recommendations to curtail a potentially lethal combination. *Semin Dial.* 2012;25:582–586.

BC Renal Agency. Alteplase use for occluded hemodialysis catheters. Vascular Access Guideline. Approved July 24, 2006; Updated March 4, 2011. http://www.bcrenalagency.ca/sites/default/files/documents/files/Use-of-Alteplase-FINAL-March-4-2011.pdf. Accessed May 26, 2014.

Clase CM, et al. Thrombolysis for restoration of patency to haemodialysis central venous catheters: a systematic review. *J Thromb Thrombolysis.* 2001;11:127–36.

Dotson B, et al. Physical compatibility of 4% sodium citrate with selected antimicrobial agents. *Am J Health Syst Pharm.* 2010;67:1195–1198.

Engstrom BI, et al. Tunneled internal jugular hemodialysis catheters: impact of laterality and tip position on catheter dysfunction and infection rates. *J Vasc Interv Radiol.* 2013;24:1295–1302.

Habib A, et al; for the Mayo Cardiovascular Infections Study Group. Impact of prior aspirin therapy on clinical manifestations of cardiovascular implantable electronic device infections. *Europace*. 2013;15:227–235.

Hickson LJ, et al. Clinical presentation and outcomes of cardiovascular implantable electronic device infections in hemodialysis patients. *Am J Kidney Dis*. 2014;64:104–110.

Hong JH. A breakthrough technique for the removal of a hemodialysis catheter stuck in the central vein: endoluminal balloon dilatation of the stuck catheter. *J Vasc Access*. 2011;12:381–384.

Hwang HS, et al. Comparison of the palindrome vs. step-tip tunneled hemodialysis catheter: a prospective randomized trial. *Semin Dial*. 2012;25:587–591.

Joshi AJ, Hart PD. Antibiotic catheter locks in the treatment of tunneled hemodialysis catheter-related blood stream infection. *Semin Dial*. 2013;26:223–226.

Kovalik EC, et al. A clustering of epidural abscesses in chronic hemodialysis patients: risks of salvaging access catheters in cases of infection. *J Am Soc Nephrol*. 1996;7:2264–2267.

Lok CE, et al. Trisodium citrate 4% - an alternative to heparin capping of haemodialysis catheters. *Nephrol Dial Transplant*. 2007;22:477–483.

Mandolfo S, et al. Hemodialysis tunneled central venous catheters: five-year outcome analysis. *J Vasc Access*. 2014 Apr 25. doi:10.5301/jva.5000236.

Maya ID, et al. Does the heparin lock concentration affect hemodialysis catheter patency? *Clin J Am Soc Nephrol*. 2010;5:1458–1462.

Mermel LA, et al. Clinical practice guidelines for the diagnosis and management of intravascular catheter-related infection: 2009 update by the Infectious Diseases Society of America. *Clin Infect Dis*. 2009;49:1–45.

Mokrzycki MH, et al. A randomized trial of minidose warfarin for the prevention of late malfunction in tunneled, cuffed hemodialysis catheters. *Kidney Int*. 2001;59:1935–1942.

Poole CV, et al. Treatment of catheter-related bacteremia with an antibiotic lock protocol: effect of bacterial pathogen. *Nephrol Dial Transplant*. 2004;19:1237–1244.

Quaretti P, et al. A refinement of Hong's technique for the removal of stuck dialysis catheters: an easy solution to a complex problem. *J Vasc Access*. 2014;15:183–188.

Rasmussen RL. The catheter-challenged patient and the need to recognize the recurrently dysfunctional tunneled dialysis catheter. *Semin Dial*. 2010;23:648–652.

Sabry AA, et al. The level of C-reactive protein in chronic hemodialysis patients: a comparative study between patients with noninfected catheters and arteriovenous fistula in two large Gulf hemodialysis centers. *Hemodial Int*. 2014 ;18:674–679.

Savader SJ, et al. Treatment of hemodialysis catheter-associated fibrin sheaths by rt-PA infusion: critical analysis of 124 procedures. *J Vasc Interv Radiol*. 2001;12:711–5.

Schiller B, et al. Spurious hyperphosphatemia in patients on hemodialysis with catheters. *Am J Kidney Dis*. 2008;52:617–620.

Schilcher G, et al. Loss of antimicrobial effect of trisodium citrate due to 'lock' spillage from haemodialysis catheters. *Nephrol Dial Transplant*. 2014;29:914–919.

Sedlacek M, et al. Aspirin treatment is associated with a significantly decreased risk of Staphylococcus aureus bacteremia in hemodialysis patients with tunneled catheters. *Am J Kidney Dis*. 2007;49:401–8.

Shanaah A, Brier M, Dwyer A. Fibrin sheath and its relation to subsequent events after tunneled dialysis catheter exchange. *Semin Dial*. 2013;26:733–737.

Sungur M, et al. Exit of catheter lock solutions from double lumen acute haemodialysis catheters—an in vitro study. *Nephrol Dial Transplant*. 2007;22:3533–3537.

Tordoir J, et al. EBPG on Vascular Access. *Nephrol Dial Transplant*. 2007;22 Suppl 2:ii88–117.

Vanholder R, et al. Catheter-related blood stream infections (CRBSI): a European view. *Nephrol Dial Transplant*. 2010;25:1753–1756.

Vercaigne LM, et al. Alteplase for blood flow restoration in hemodialysis catheters: a multicenter, randomized, prospective study comparing "dwell" versus "push" administration. *Clin Nephrol*. 2012;78:287–296.

Wang AY, et al. Anticoagulant therapies for the prevention of intravascular catheters malfunction in patients undergoing hemodialysis: systematic review and meta-analysis of randomized, controlled trials. *Nephrol Dial Transplant*. 2013;28:2875–2888.

Yaseen O, et al. Comparison of alteplase (tissue plasminogen activator) high-dose vs. low-dose protocol in restoring hemodialysis catheter function: the ALTE-DOSE study. *Hemodial Int*. 2013;17:434–440.

10

Prescrição de Hemodiálise Aguda

Edward A. Ross, Allen R. Nissenson e John T. Daugirdas

I. **PRESCRIÇÃO DE HEMODIÁLISE.** Todos os pacientes são diferentes e as circunstâncias que determinam a necessidade de hemodiálise aguda variam muito. A prescrição de hemodiálise varia de acordo com esses fatores. Apenas como instrumento didático, apresentamos uma prescrição "típica" de hemodiálise aguda para um adulto de 70 kg.

Prescrição: hemodiálise aguda (não se destina ao tratamento inicial)

Duração da sessão: realizar hemodiálise durante 4 h

Fluxo do sangue: 350 mℓ/min

Dialisador:

Membrana do dialisador: à sua escolha

K_{UF} do dialisador: à sua escolha

Eficiência do dialisador: em geral, usa-se com K_0A de 800 a 1.200

Composição da solução de diálise (variável):

Base: 25 mM de bicarbonato

Sódio: 145 mM

Potássio: 3,5 mM

Cálcio: 1,5 mM (3,0 mEq/ℓ)

Magnésio: 0,375 mM (0,75 mEq/ℓ)

Glicose: 5,5 mM (100 mg/dℓ)

Fosfato: zero

Fluxo da solução de diálise: 500 mℓ/min

Temperatura da solução de diálise: 35°C a 36°C

Prescrições de remoção de líquido:

Remover 2,2 ℓ durante 4 h em fluxo constante

Prescrições de anticoagulação:

Ver Capítulo 14

A. **Determinação da duração da sessão de diálise e do fluxo de sangue.** A duração da sessão da diálise e o fluxo do sangue são os determinantes fundamentais da frequência de diálise a ser administrada (a eficiência do dialisador também é um fator).

1. **Reduzir a frequência de diálise na primeira ou duas primeiras sessões.** No tratamento inicial, sobretudo quando os níveis séricos de nitrogênio ureico antes da diálise são muito altos (p. ex., > 125 mg/dℓ [44 mmol/ℓ]), devem-se reduzir tanto a duração da sessão de diálise quanto o fluxo de sangue. A meta deve ser uma taxa de redução de ureia de < 40%. Em geral, isso significa um fluxo de apenas 200 mℓ/min (150 mℓ/min em pacientes pequenos) em adultos associada a uma duração de 2 h e um hemofiltro de eficiência relativamente baixa. Uma sessão de diálise inicial mais longa, ou o uso de fluxo de sangue excessivamente alto na situação aguda, pode acarretar a **síndrome de desequilíbrio**, descrita com mais detalhes no Capítulo 12. Essa síndrome neurológica, que inclui o desenvolvimento de obnubilação, ou até mesmo de convulsões e coma, durante ou após a diálise, foi associada à remoção excessivamente rápida de solutos sanguíneos.

O risco de síndrome de desequilíbrio é maior quando o nível de NUS antes da diálise é alto. Após a sessão inicial de diálise, o paciente é reavaliado e geralmente é submetido a nova sessão no dia seguinte. Em geral, a duração da segunda sessão de diálise é aumentada para 3 h, desde que o nível de NUS pré-diálise seja < 100 mg/dℓ (36 mmol/ℓ). As sessões de diálise subsequentes podem ter a duração necessária. Raras vezes a duração de uma única sessão de diálise é superior a 6 h, exceto quando o objetivo da diálise é o tratamento de uma superdosagem medicamentosa. A hemodiálise lenta de baixa eficiência (HDLBE) usa baixos fluxos de sangue e solução de diálise e sessões mais longas com a finalidade de remover líquido com mais segurança. A HDLBE é descrita no Capítulo 15.

2. **Frequência e dose de diálise para tratamentos subsequentes e adequação da diálise.** É difícil realizar uma grande frequência de diálise quando o quadro do paciente é agudo. A maioria dos pacientes na unidade de terapia intensiva tem sobrecarga hídrica, e o volume de distribuição de ureia é, com frequência, muito maior que 50 a 60% do peso corporal. O fluxo de sangue real através de um cateter venoso raramente ultrapassa 350 mℓ/min e muitas vezes é bem mais baixo. Nos cateteres venosos ocorre recirculação, que é maior nos cateteres em posição femoral devido ao baixo fluxo venoso pericateter. É frequente a interrupção do tratamento por hipotensão. Além disso, o grau de sequestro de ureia no músculo pode estar aumentado, pois esses pacientes frequentemente estão em tratamento com vasopressores, reduzindo o fluxo sanguíneo muscular e cutâneo, que contém uma parcela considerável de ureia e de outras escórias dissolvidas. Infusões intravenosas simultâneas, que frequentemente são administradas a pacientes em situação aguda, diluem a ureia sanguínea e diminuem ainda mais a eficiência da diálise.

Uma sessão de diálise aguda típica de 3 a 4 h tem um Kt/V de compartimento único de apenas 0,9, com um Kt/V equilibrado de 0,7. A remoção de ureia no lado do dialisato pode ser ainda menor (Evanson, 1999). Esse baixo nível de Kt/V, se administrado 3 vezes/semana, está associado a alta taxa de mortalidade em pacientes estáveis crônicos. Uma opção é submeter os pacientes enfermos com insuficiência renal aguda a diálise diária (6 ou 7 vezes/semana). Cada sessão dura cerca de 3 a 4 h. Dados de Schiffl *et al.* (2002) sugerem que a taxa de mortalidade é reduzida em pacientes com insuficiência renal aguda submetidos a diálise 6 vezes/semana em comparação com pacientes em diálise em dias alternados. Caso se institua diálise em dias alternados, a duração da sessão provavelmente será de 4 a 6 h, para manter um Kt/V de compartimento único mínimo de 1,2 a 1,3, conforme recomendado para terapia crônica. O estudo de VA/NIH (2008) comparou os desfechos em pacientes em condição aguda em diálise 3 ou 6 vezes/semana e não constatou nenhuma diferença no desfecho. A intensidade da diálise no grupo tratado 3 vezes/semana foi bem maior (Kt/V de 1,3 ou mais) que no artigo de Schiffl. Por esse motivo, o grupo de trabalho KDIGO sobre lesão renal aguda (2012) recomenda que, ao tentar manter pacientes com quadro agudo em programa de diálise 3 vezes/semana, cada sessão deve ter um $Kt/V \geq 1,3$. Quando há preocupação de que a diálise seja irregular (p. ex., problemas de fluxo no cateter ou de trombose com dialisador de fibra oca), pode-se verificar a adequação da HD por avaliação da URR com exames de sangue ou dispositivos que medem a depuração de soluto em tempo real (tecnologia de condutância iônica ou absorção de UV).

Às vezes é necessário aumentar a frequência de diálise em pacientes hipercatabólicos. O nível baixo de NUS pré-diálise não deve ser usado como justificativa para reduzir a frequência de diálise, a menos que haja comprovação de depuração de ureia renal residual considerável; muitos pacientes em insuficiência renal aguda tendem a apresentar menores taxas de geração de ureia por baixa ingestão de proteínas e/ou comprometimento da síntese de ureia pelo fígado. Portanto, nesses pacientes, um baixo nível de NUS nem sempre indica baixos níveis de outras toxinas urêmicas.

B. Escolha do dialisador

1. Material da membrana. Um relato Cochrane sugeriu que não é possível tirar conclusões firmes, a partir de 2006, acerca dos benefícios de qualquer grupo de membranas de diálise modernas em relação aos outros na diálise aguda ou crônica. Assim, não está claro qual é o melhor dialisador a escolher para diálise aguda. No momento, não se podem fazer recomendações favoráveis ao uso de membranas de alto fluxo na diálise aguda, pois nenhum estudo randomizado de diálise aguda analisou o fluxo da membrana.

a. Reações anafilactoides. Essas reações são possíveis e dependem tanto do material da membrana quanto do modo de esterilização. Ver detalhes no Capítulo 12.

2. Coeficiente de ultrafiltração (K_{UF}). Todas as máquinas de diálise modernas dispõem de controladores de ultrafiltração, que regulam com acurácia a taxa de ultrafiltração por meio de bombas e circuitos especiais. As máquinas com controladores de ultrafiltração volumétrica são projetadas para usar dialisadores de alta permeabilidade à água (p. ex., $K_{UF} > 6,0$) e podem perder a acurácia caso se tente obter uma alta taxa de remoção de líquido com uso de um dialisador relativamente impermeável à água.

Na hipótese improvável de não haver uma máquina de diálise com controle de ultrafiltração disponível, deve-se escolher uma membrana com permeabilidade relativamente baixa à água (K_{UF}), de modo que a pressão transmembrana (PTM) deverá ser relativamente alta para remover a quantidade de líquido desejada; assim, os erros inevitáveis na manutenção da PTM desejada terão menor impacto na taxa de remoção de líquido. Quando for necessário o monitoramento rigoroso da taxa de remoção de líquido e não houver uma máquina com circuito avançado de controle de ultrafiltração, pode-se colocar o paciente sobre uma balança eletrônica no leito ou na cadeira e acompanhar o peso continuamente durante a diálise.

3. Depuração de ureia no dialisador. Nas primeiras sessões de diálise é melhor evitar dialisadores de eficiência muito alta, embora estes possam ser usados desde que o fluxo sanguíneo seja baixo. Recomenda-se o uso de dialisador com K_0A de ureia *in vitro* de cerca de 500 a 600 mℓ/min na sessão inicial para minimizar o risco de diálise excessiva acidental e de síndrome de desequilíbrio, embora mesmo com esses dialisadores de menor eficiência, seja necessário diminuir bastante a duração da sessão para evitar a diálise excessiva. Na diálise sem heparina, o risco de coagulação é (teoricamente) menor quando se usa um fluxo de sangue menor com um dialisador menor, porque a velocidade do sangue através do pequeno feixe de fibras será maior. Após a primeira ou as duas primeiras sessões, sobretudo se for usado um elevado fluxo de sangue, podem-se escolher dialisadores de tamanho normal.

C. Escolha da solução de diálise. Em nosso exemplo, escolhemos um nível de 25 mM de bicarbonato, com 145 mM de sódio, 3,5 mM de potássio, 1,5 mM (3,0 mEq/ℓ) de cálcio, 0,375 mM (0,75 mEq/ℓ) de magnésio; 5,5 mM (100 mg/dℓ) de glicose, sem fósforo. Dependendo das circunstâncias, pode ser preciso alterar essa prescrição em determinados pacientes. É importante reconhecer que a composição da solução de diálise deve ser adaptada para pacientes com quadro agudo. A composição "padronizada" destinada a pacientes em diálise crônica com acidose, hiperfosfatemia, hiperpotassemia costuma ser imprópria na situação aguda.

1. Concentração de bicarbonato na solução de diálise. Na prescrição mencionada, escolhemos usar um nível de bicarbonato de 25 mM. Os pacientes em unidade de terapia intensiva costumam apresentar alcalose relativa pelos motivos descritos adiante; desse modo, não se deve prescrever solução de diálise com concentração "padrão" de bicarbonato de 35 a 38 mM sem cuidadosa avaliação prévia do equilíbrio acidobásico.

Se o nível plasmático de bicarbonato antes da diálise for de 28 mM ou maior, ou se o paciente tiver alcalose respiratória, deve-se usar uma solução de diálise habitual que contenha um nível menor apropriado de bicarbonato (p. ex., 20 a 28 mM, dependendo do grau de alcalose). É preciso lembrar que muitas soluções de diálise contêm mais 4 a 8 mEq/ℓ de bases geradoras de bicarbonato, provenientes do acetato ou do citrato, conforme exposto no Capítulo 5. Nas máquinas que dispõem de ajuste do nível de bicarbonato no dialisato por modificação da razão de proporcionamento entre os concentrados ácido e básico, os níveis finais de bicarbonato no dialisato mostrados na tela geralmente correspondem ao bicarbonato após a mistura com o concentrado ácido; assim, o valor mostrado pode não incluir o conteúdo de base acrescentado proveniente do acetato ou citrato.

a. **Perigos da alcalose metabólica.** Um paciente em diálise com alcalose metabólica, ainda que leve (p. ex., nível plasmático de bicarbonato de 30 mmol/ℓ), necessita de pouquíssima hiperventilação para que o pH sanguíneo aumente e alcance níveis perigosos. A alcalemia (pH sanguíneo > 7,50) pode ser mais perigosa que a acidemia. Os perigos da alcalemia incluem calcificação dos tecidos moles e arritmia cardíaca (às vezes, com morte súbita), embora não seja fácil encontrar na literatura a documentação deste último risco. A alcalemia também foi associada a sintomas adversos como náuseas, letargia e cefaleia.

As causas mais comuns de alcalose metabólica nos pacientes em diálise são consumo reduzido de proteínas, diálise intensiva por qualquer motivo (p. ex., diálise diária) e vômitos ou aspiração nasogástrica. Outra causa comum é o lactato ou acetato administrado nas soluções de nutrição parenteral total (NPT), ou o citrato usado na anticoagulação.

b. **Alcalose respiratória pré-diálise.** Muitos pacientes candidatos a diálise aguda têm alcalose respiratória preexistente. As causas de alcalose respiratória são as mesmas de pacientes com função renal normal e incluem doença pulmonar (pneumonia, edema, embolia), insuficiência hepática e distúrbios do sistema nervoso central. Normalmente, a compensação da alcalose respiratória é dupla. Há redução aguda do nível plasmático de bicarbonato devido à liberação de íons hidrogênio pelas reservas corporais de tampão. Nos pacientes com função renal normal, há ainda uma queda compensatória tardia (2 a 3 dias) do nível plasmático de bicarbonato por causa da excreção de bicarbonato na urina. É óbvio que não há excreção renal de bicarbonato nos pacientes em diálise.

O objetivo terapêutico sempre deve ser normalizar o pH, e não o nível plasmático de bicarbonato. Nos pacientes com alcalose respiratória, o nível plasmático de bicarbonato em que o pH do sangue será normal pode ser de apenas 17 a 20 mmol/ℓ; a solução de diálise a ser usada deve conter quantidade de bicarbonato menor que a habitual para obter o nível subnormal desejado de bicarbonato plasmático pós-diálise.

c. **Obtenção de um baixo nível de bicarbonato adequado na solução de diálise.** Algumas máquinas têm uma razão fixa de proporcionamento entre o concentrado e a água tratada e, portanto, só é possível reduzir o nível de bicarbonato na solução de diálise pela alteração do nível de bicarbonato do concentrado. Nessas máquinas, não é possível reduzir o bicarbonato abaixo de cerca de 32 mM. Nas máquinas que dispõem do recurso de modificar a razão entre o concentrado e a água tratada, geralmente é possível usar níveis de bicarbonato de apenas 20 mM, porém não menores, e esse valor não inclui os 4 a 8 mEq/ℓ

provenientes do acetato ou citrato. Ao tentar obter um dialisato com baixo teor de bases, não se deve usar concentrado que contenha diacetato de sódio, pois este aumenta de 8 mEq/ℓ esse teor.

d. Pacientes com acidose pré-diálise grave.

1. **Perigos da correção excessiva da acidose metabólica.** A correção excessiva da acidose metabólica grave (nível plasmático inicial de bicarbonato < 10 mmol/ℓ) pode ter consequências adversas, entre as quais a diminuição do nível de cálcio ionizado, a acidificação paradoxal do líquido cerebrospinal e o aumento da taxa de produção tecidual de ácido láctico. A terapia inicial deve visar apenas à correção parcial do nível plasmático de bicarbonato; a meta de bicarbonato plasmático pós-diálise de 15 a 20 mmol/ℓ geralmente é adequada; em pacientes com acidose grave, costuma-se usar um nível de bicarbonato de 20 a 25 mM na solução de diálise.

2. **Acidose respiratória.** A compensação normal da acidose respiratória é uma resposta de tamponamento aguda, que pode causar o aumento de 2 a 4 mmol/ℓ no nível plasmático de bicarbonato, seguido pelo aumento tardio (3 a 4 dias) da geração renal de bicarbonato. Como a segunda resposta é impedida nos pacientes em diálise, a acidose respiratória tem efeito mais acentuado no pH sanguíneo do que em pacientes com função renal normal. Nesses pacientes, os níveis de bicarbonato na solução de diálise devem estar na faixa mais alta, com o objetivo de manter o pH normal.

2. **Nível de sódio na solução de diálise.** O nível de sódio na solução de diálise dada como exemplo é de 145 mM. De modo geral, esse nível é aceitável em pacientes com concentrações séricas de sódio pré-diálise normais ou levemente reduzidas. Em caso de hiponatremia ou hipernatremia acentuada pré-diálise, é preciso ajustar o nível de sódio na solução de diálise.

a. Hiponatremia. A hiponatremia é comum em pacientes com quadro grave que necessitam de diálise aguda, sobretudo porque é frequente a administração a esses pacientes de um grande volume de soluções intravenosas hipossódicas com os medicamentos e a nutrição parenteral. Muitas vezes, a hiponatremia está associada à hiperglicemia grave nos pacientes diabéticos em diálise. Para cada aumento de 100 mg/dℓ (5,5 mmol/ℓ) da glicemia, há uma redução inicial correspondente de 1,6 mmol/ℓ da concentração sérica de sódio em consequência do deslocamento osmótico de água do compartimento intracelular para o extracelular. Como não ocorre diurese osmótica secundária à hiperglicemia, o excesso de água plasmática não é excretado e a hiponatremia é mantida. A correção da hiperglicemia pela administração de insulina reverte o deslocamento de água inicial e, portanto, corrige a hiponatremia.

1. **Nível sérico de sódio pré-diálise > 130 mmol/ℓ.** Os pacientes em terapia intensiva tendem a apresentar leve hiponatremia devido à frequente administração de fármacos intravenosos diluídos em soro glicosado a 5%. O objetivo deve ser manter um nível sérico de sódio mínimo de 140 mmol/ℓ, e o nível de sódio na solução de diálise deve ser de 140 a 145 mM. Davenport (2008) analisou os possíveis benefícios de manter o nível de sódio na solução de diálise < 10 mM acima do nível sérico em pacientes com possível edema cerebral e/ou hipotensão.

2. **Nível sérico de sódio pré-diálise < 130 mmol/ℓ.** Quando o grau de hiponatremia pré-diálise é moderado a grave, e sobretudo se a hiponatremia for de longa duração, é perigoso normalizar o nível sérico de sódio com muita rapidez. A correção rápida da hiponatremia foi associada a uma síndrome neurológica potencialmente fatal conhecida como síndrome de desmielinização osmótica (Huang, 2007). A velocidade máxima segura de correção da concentração sérica de sódio em pacientes com hiponatremia grave é controversa, mas

provavelmente é da ordem de 6 a 8 mmol/ℓ por 24 h. Nesse estágio de conhecimento incompleto, parece prudente, ao tratar pacientes com hiponatremia prolongada grave, usar o menor nível de sódio possível na solução de diálise (a maioria das máquinas não permite um valor inferior a 130 mM, embora a máquina Dialog Plus, de B.Braun, possibilite reduzir o nível de sódio no dialisato a ~123 mM) e um baixo fluxo de sangue (50 a 100 mℓ/min) para diálise, durante no máximo uma hora por vez, alternando com ultrafiltração isolada, quando for necessário controlar o volume. Pode-se verificar o nível sérico de sódio depois de cada 30 a 60 min de diálise para garantir que não seja ultrapassada a taxa desejada de aumento de sódio. Em um relato de caso, o uso de um fluxo de sangue de 50 mℓ/min durante 3 h causou o aumento desejado do nível sérico de sódio de 6 mmol/ℓ durante o período de 3 h de diálise (Wendland e Kaplan, 2012). Outra técnica é atrasar a diálise por alguns dias, se possível, e tratar a hiponatremia com solução salina hipertônica, removendo o excesso de líquido por ultrafiltração isolada, quando necessário. Caso haja hemodiálise ou hemofiltração contínua disponível, o uso de uma dessas modalidades com um líquido de reposição/uma solução de diálise apropriada com baixo teor de sódio é outra boa opção e possibilita o máximo controle da taxa de aumento do sódio sérico (Yessayan, 2014).

b. **Hipernatremia.** A hipernatremia é menos comum que a hiponatremia na hemodiálise, mas ocorre, geralmente em situações de desidratação, diurese osmótica e incapacidade de administrar volume suficiente de água sem eletrólitos. É um tanto perigoso tentar corrigir a hipernatremia por hemodiálise com solução de diálise com baixo teor de sódio. Três complicações ocorrem com maior incidência sempre que o nível de sódio na solução de diálise está mais de 3 a 5 mM abaixo do valor no plasma:

1. Há contração osmótica do volume plasmático à medida que a água passa do sangue dialisado (que contém menos sódio que antes) para o interstício relativamente hiperosmótico, com consequente hipotensão.
2. Há aumento da propensão a cãibras musculares.
3. A água do sangue dialisado e com hiponatremia relativa entra nas células, com consequente edema cerebral e exacerbação da síndrome de desequilíbrio.

O risco de síndrome de desequilíbrio é o mais importante; certamente, deve-se evitar o uso de solução de diálise com baixo teor de sódio quando o nível de NUS pré-diálise é alto (p. ex., > 100 mg/dℓ [36 mmol/ℓ]). A conduta mais segura é primeiro realizar a diálise, usando uma solução de diálise com nível de sódio semelhante ao plasmático e, depois, corrigir a hipernatremia por administração lenta de líquidos com nível de sódio levemente reduzido.

3. **Nível de potássio na solução de diálise.** A concentração habitual de potássio na solução de diálise para a diálise aguda varia de 2,0 a 4,5 mM. Um número considerável de pacientes que necessitam de diálise aguda tem níveis plasmáticos de potássio normais, ou até mesmo subnormais, sobretudo pacientes com insuficiência renal aguda não oligúrica e pacientes oligúricos se a alimentação for insatisfatória. A hipopotassemia também é uma complicação da nutrição parenteral total. A correção da acidose grave durante a diálise desloca potássio para o interior das células, reduzindo ainda mais o nível plasmático de potássio, com possibilidade de hipopotassemia e arritmia.

Quando o nível sérico de potássio pré-diálise é < 4,5 mmol/ℓ, o nível de potássio na solução de diálise pode ser ≥ 4,0 mM, com necessidade de cautela especial em pacientes cardiopatas propensos a arritmia. Nos pacientes com nível plasmático de potássio pré-diálise > 5,5 mmol/ℓ, o nível de potássio de 2,0 na solução de diálise geralmente é adequado em pacientes estáveis, mas a concentração de potássio na solução de diálise deve ser elevada para 2,5 a 3,5 nos pacientes sob risco de arritmia ou em tratamento com digitálicos. Nos casos em que o nível de potássio é > 7,0, alguns nefrologistas usam solução de diálise com nível de potássio abaixo de 2,0 mM. Entretanto, é preciso monitorar o nível plasmático de potássio a cada hora, pois é considerável o risco de precipitar uma arritmia se a concentração plasmática de potássio cair muito rapidamente.

a. **Rebote de potássio.** No decorrer de 1 a 2 h após a diálise, ocorre um acentuado aumento de rebote do nível sérico de potássio. É preciso resistir à tentação de tratar a hipopotassemia pós-diálise com suplementos de potássio, a menos que existam circunstâncias atenuantes.

b. **Hiperpotassemia aguda.** Os pacientes com hiperpotassemia muito grave apresentam alterações no eletrocardiograma (ondas P baixas, ondas T apiculadas, alargamento de QRS, parada cardíaca), associadas a fraqueza e letargia. Esses pacientes devem ser imediatamente tratados com infusão intravenosa de cloreto de cálcio ou gluconato de cálcio e/ou insulina mais glicose intravenosa enquanto são feitos os preparativos para hemodiálise em caráter de emergência. A resposta à administração intravenosa de bicarbonato de sódio é insatisfatória em pacientes em diálise. Outra opção é a administração intravenosa ou inalatória de albuterol.

c. **Hiperpotassemia subaguda.** O tratamento inicial sempre deve incluir uma revisão minuciosa da dieta para verificar se inclui alimentos ricos em potássio. A maioria dos pacientes responde à redução do consumo alimentar de potássio. Se esse procedimento não der resultado, pode-se experimentar a administração oral de uma resina de troca sódio-potássio (p. ex., poliestirenossulfonato de sódio). De modo geral, a resina é administrada por via oral com sorbitol para evitar constipação intestinal, ou misturada com sorbitol como enema. Entretanto, foram publicados vários relatos de necrose intestinal associada ao sorbitol e ao poliestirenossulfonato de sódio oral (p. ex., Gardiner, 1997). Novos quelantes de potássio gastrintestinais, possivelmente mais seguros e mais efetivos, como ZS-9 (ZS Pharma, Inc., Coppell, TX) e Patiromer (Relypsa, Redwood City, CA) estão sendo submetidos a ensaios clínicos.

d. **Remoção de potássio e concentração de glicose na solução de diálise.** A remoção de potássio quando se usa uma solução de diálise sem glicose pode ser 30% maior que a remoção de potássio com uma solução de glicose de 200 mg/dℓ (11 mmol/ℓ), porque a translocação intradialítica de potássio para o interior das células pode ser reduzida (Ward, 1987) com a solução de diálise sem glicose. O uso de solução de diálise com concentração de glicose de 100 mg/dℓ (5,5 mmol/ℓ) pode ser a melhor opção e está se tornando o padrão da indústria.

4. **Níveis de cálcio na solução de diálise.** O nível de cálcio recomendado para diálise aguda geralmente é de 1,5 a 1,75 mM (3,0 a 3,5 mEq/ℓ). Há algumas evidências de que os níveis de cálcio < 1,5 mM (3,0 mEq/ℓ) na solução de diálise predisponham à hipotensão durante a diálise (van der Sande, 1998). Nos pacientes com hipocalcemia pré-diálise, a menos que se use um nível de cálcio suficientemente alto na solução de diálise, a correção da acidose pode causar redução adicional do nível plasmático de cálcio ionizado (com possível precipitação de convulsões). Um estudo mostrou aumento da dispersão de QTc (que pode promover arritmias) quando se usou uma solução de diálise com baixa concentração de cálcio (Nappi, 2000). O uso rotineiro de 1,25 mM (2,5 mEq/ℓ) de cálcio na solução de diálise (agora padrão no tratamento de pacientes em diálise crônica em uso de quelantes de fósforo que contenham cálcio) para tratar pacientes com lesão renal aguda não é incomum, porém, há poucas evidências sólidas de que essa prática seja prejudicial.

a. **Tratamento dialítico da hipercalcemia aguda.** Nos pacientes com hipercalcemia, a hemodiálise pode ser efetiva para reduzir a concentração sérica de cálcio.

A concentração de cálcio da maioria das soluções de hemodiálise comerciais varia de 1,25 a 1,75 mM (2,5 a 3,5 mEq/ℓ). Na maioria das circunstâncias, prefere-se acrescentar, pelo menos, 1,25 mM (2,5 mEq/ℓ) de cálcio à solução de hemodiálise para minimizar a possibilidade de redução excessivamente rápida dos níveis séricos de cálcio ionizado (que poderia causar tetania ou convulsões). É preciso realizar com frequência a dosagem da concentração sérica de cálcio ionizado e o exame físico do paciente durante a diálise para evitar essas complicações.

5. **Níveis de magnésio na solução de diálise.** O nível habitual de magnésio na solução de diálise varia de 0,25 a 0,75 mM (0,5 a 1,5 mEq/ℓ). O magnésio é um vasodilatador e, na diálise aguda, um relato preliminar sugere que a manutenção da pressão arterial foi melhor quando se usou uma solução de diálise com concentração de magnésio de 0,375 mM (0,75 mEq/ℓ) do que com uma solução de diálise com 0,75 mM (1,5 mEq/ℓ) de magnésio (Roy e Danziger, 1996). Em outro artigo (Kyriazis, 2004), um baixo nível de magnésio (0,25 mM [0,50 mEq/ℓ]) no dialisato foi associado a hipotensão intradialítica, sobretudo quando o dialisato também continha um baixo nível de cálcio. Portanto, ainda não se sabe qual é o melhor nível de magnésio na solução de diálise a ser utilizado na diálise aguda para manutenção da pressão arterial.

   a. **Hipomagnesemia.** A hipomagnesemia ocorre em pacientes desnutridos em diálise e em pacientes em diálise tratados com NPT (devido à entrada de magnésio nas células durante o anabolismo). Pode causar arritmias cardíacas e comprometer a liberação e a ação do paratormônio. Às vezes, é necessária a suplementação cautelosa (p. ex., oral, intravenosa) ou o aumento da concentração no dialisato. Os níveis séricos de magnésio devem ser cuidadosamente monitorados nos pacientes em diálise durante a NPT, e os líquidos da NPT devem ser rotineiramente suplementados com magnésio, a menos que o nível sérico de magnésio esteja alto.

   b. **Hipermagnesemia.** A hipermagnesemia geralmente é causada por uso acidental ou dissimulado de laxantes, enemas ou antiácidos que contenham magnésio. As manifestações clínicas de hipermagnesemia incluem hipotensão arterial, fraqueza e bradiarritmias. O tratamento é a interrupção da ingestão de compostos que contenham magnésio. A hemodiálise também reduz o nível sérico de magnésio.

6. **Nível de glicose na solução de diálise.** A solução de diálise para diálise aguda sempre deve conter glicose (100 a 200 mg/dℓ; 5,5 a 11 mmol/ℓ). Os pacientes com sepse, diabetes e em uso de betabloqueadores correm risco de desenvolver hipoglicemia grave durante a diálise. O acréscimo de glicose à solução de diálise reduz o risco de hipoglicemia e também pode diminuir a incidência de efeitos colaterais relacionados com a diálise. A interação de potássio e glicose na solução de diálise já foi discutida.

7. **Níveis de fosfato na solução de diálise.** Normalmente, a solução de diálise não contém fosfato, o que é justificado, porque os pacientes com insuficiência renal costumam apresentar níveis séricos elevados de fosfato. O uso de um dialisador com grande área de superfície, bem como o aumento da duração da sessão de diálise elevam a quantidade de fosfato removida durante a diálise.

   a. **Hipofosfatemia.** Os pacientes desnutridos e aqueles que estão recebendo hiperalimentação podem apresentar níveis séricos de fosfato baixos ou no limite mínimo antes da diálise. A hipofosfatemia pré-diálise também pode ocorrer nos pacientes em diálise intensiva por qualquer motivo. Nesses pacientes, a hipofosfatemia pode ser agravada pela diálise com banho sem fosfato. A hipofosfatemia grave pode causar fraqueza da musculatura respiratória e alteração da afinidade da hemoglobina pelo oxigênio, com possibilidade de parada respiratória durante a diálise. Nos pacientes de risco, pode-se acrescentar fosfato à solução de diálise. Outra opção é administrar o fosfato por via intravenosa, embora seja necessário ter cuidado para evitar a correção excessiva e a hipocalcemia. A correção rápida da hipofosfatemia com fosfato intravenoso foi associada à lesão renal aguda (LRA). Em um estudo, a administração de 20 mmol durante um período médio de 310 min geralmente foi considerada segura, mas foi associada à queda do nível de cálcio ionizado em alguns pacientes, sugerindo que pode ser desejável menor taxa de reposição (Agarwal, 2014).

b. **Acréscimo de fósforo a soluções de diálise que contêm bicarbonato.** Para prevenção da hipofosfatemia, a concentração de fósforo na solução de diálise final deve ser de aproximadamente 1,3 mmol/ℓ (4 mg/dℓ). Não se pode acrescentar fósforo ao concentrado quando as soluções de diálise contêm acetato por causa dos problemas de solubilidade do Ca-Mg-PO_4. O fósforo destinado ao uso intravenoso pode ser adicionado ao componente bicarbonato do concentrado, que não contém cálcio nem magnésio (Hussain, 2005). Uma alternativa é acrescentar preparações de enema com fosfato sódico ao concentrado de bicarbonato ou ácido, conforme descrito no Capítulo 16. Pode-se estipular a quantidade adicionada para alcançar uma concentração de fósforo de 1,3 mM na solução de diálise final (4,0 mg/dℓ); entretanto, essa prática não é aprovada pela Food and Drug Administration.

De importância prática, o acréscimo de fosfato ou outros suplementos pode ser tecnicamente difícil ou inviável em unidades que usam a máquina de diálise para mistura automática da solução básica com reagente seco de bicarbonato.

D. **Escolha do fluxo da solução de diálise.** Na diálise aguda, o fluxo habitual da solução de diálise é de 500 mℓ/min.

E. **Temperatura da solução de diálise.** A temperatura geralmente é de 35°C a 37°C. Nos pacientes propensos à hipotensão, deve-se usar um nível menor (ver Capítulo 12).

F. **Prescrição de ultrafiltração.** A necessidade de remoção de líquido varia de 0 a 5 kg por sessão de diálise.

1. **Diretrizes para prescrição de ultrafiltração.** Algumas diretrizes para avaliar o volume total de líquido que se deve remover são:

   a. Até mesmo quando os pacientes apresentam edema significativo e edema pulmonar, raramente é necessário remover mais de 4 ℓ de líquido durante a sessão inicial. É melhor remover o excesso de líquido remanescente durante uma segunda sessão no dia seguinte.

   b. Se o paciente não apresentar edema dos pés nem anasarca, na ausência de congestão pulmonar, é incomum a necessidade de remover mais de 2 a 3 ℓ durante a sessão de diálise. Na verdade, pode não ser necessária a remoção de líquido em pacientes com pouca, ou nenhuma, distensão da veia jugular. De modo geral, a taxa de remoção de líquido de 10 mℓ/kg por hora é bem tolerada por pacientes com sobrecarga volêmica.

   c. O plano para remoção de líquido durante a diálise deve levar em consideração o volume de 0,2 ℓ que o paciente receberá ao final da diálise, na forma de solução salina para lavar o dialisador, e qualquer outro líquido ingerido ou administrado durante a sessão de hemodiálise.

   d. Conforme já mencionado, se essa for a diálise inicial, a duração da sessão deve ser limitada a 2 h. Entretanto, se for necessário remover um grande volume de líquido (p. ex., 4 ℓ), é inviável e perigoso retirar esse volume em um período de 2 h. Nesses casos, pode-se interromper inicialmente o fluxo da solução de diálise e realizar apenas a ultrafiltração (ver Capítulo 15) por 1 a 2 h, com retirada de 2 a 3 kg de líquido. Imediatamente depois, pode-se realizar a diálise por 2 h e remover o restante do volume desejado de líquido. (Em caso de anormalidade eletrolítica grave, como hiperpotassemia, pode ser necessário realizar a diálise antes da ultrafiltração isolada.)

e. Em geral, é melhor manter uma taxa constante de remoção de líquido durante toda a diálise. Caso se use uma solução de diálise com nível de sódio menor que o nível plasmático (p. ex., no tratamento da hipernatremia), pode-se reduzir a taxa de ultrafiltração inicial para compensar a contração osmótica do volume sanguíneo que ocorrerá com a redução da concentração plasmática de sódio.

Nos pacientes com insuficiência renal aguda, é importantíssimo evitar a hipotensão em todas as ocasiões, inclusive durante a diálise. Em um modelo de rato com insuficiência renal aguda, Kelleher (1987) mostrou acentuado comprometimento da resposta autorreguladora renal à hipotensão sistêmica. Eles constataram que os episódios transitórios de hipotensão causados pela retirada de sangue provocavam lesão renal adicional e retardo da recuperação da função renal.

2. **Impacto da frequência de diálise sobre a necessidade de ultrafiltração.** No quadro agudo, é difícil limitar o ganho de líquido a < 2 ℓ por dia. Com frequência, os pacientes em nutrição parenteral absorvem 3 ℓ/dia. O uso de um esquema diário de diálise (4 a 7 vezes/semana) reduz o volume de líquido que precisa ser removido a cada sessão, assim diminuindo o risco de hipotensão intradialítica e de agravamento da lesão isquêmica de rins já comprometidos. Um método opcional para a remoção relativamente assintomática de líquido é usar a hemodiálise lenta de baixa eficiência (HDLBE), um procedimento descrito no Capítulo 15.

II. PROCEDIMENTO DE HEMODIÁLISE

A. **Lavagem e preenchimento do dialisador (uso único).** A lavagem completa do dialisador é importante, pois pode reduzir a incidência ou a gravidade de reações anafiláticas associadas ao dialisador mediante a remoção de alergênios extraíveis (p. ex., óxido de etileno em dialisadores esterilizados com esse produto).

B. **Obtenção de acesso vascular.**

1. **Cânula venosa percutânea.** Primeiro, aspira-se o coágulo ou a heparina residual do lúmen de cada cateter. A perviedade dos lumens é verificada por irrigação com uma seringa cheia de solução salina. Na diálise aguda, a diálise sem heparina está se tornando cada vez mais popular com inclusão na rotina de alguns centros. Caso se use heparina, a dose de ataque é administrada na abertura do cateter venoso e irrigada com solução salina. O fluxo sanguíneo é iniciado depois de 3 min (para permitir que a heparina se misture com o sangue).

2. **Fístula arteriovenosa (AV) (ver também Capítulo 6).** As duas agulhas são colocadas na veia a jusante da anastomose. O fluxo através do ramo venoso segue no sentido distal–proximal; portanto, a agulha arterial é colocada em posição distal. Adiante, apresentamos algumas dicas para a colocação da agulha:

a. No paciente com distensão insatisfatória do ramo venoso, a aplicação de um torniquete por um curto período pode ajudar a definir sua localização. Esse torniquete deve ser retirado durante a diálise, porque estimula a recirculação.

b. A escolha do tamanho ideal da agulha é analisada no Capítulo 6. Podem-se usar agulhas maiores quando se deseja maior fluxo de sangue.

c. Prepare os locais de inserção da agulha com clorexidina ou outro desinfetante adequado.

d. **Agulha arterial.** Introduza primeiro a agulha arterial, a uma distância mínima de 3 cm do local da anastomose arteriovenosa. A agulha deve ser introduzida com o bisel para cima, apontada no sentido a montante ou a jusante.

e. **Agulha venosa.** Introduza o bisel para cima, apontado no sentido a montante (em geral, em direção ao coração). O local habitual de inserção é, no mínimo,

3 a 5 cm a jusante em relação à agulha arterial para minimizar a entrada de sangue dialisado na agulha arterial (recirculação), embora um estudo sugira que não há recirculação se a agulha estiver mais próxima (ver Capítulo 6).

f. **Ângulo de inserção da agulha.** O ângulo depende da profundidade do acesso a partir da superfície cutânea; geralmente é de 20° a 35° nas fístulas arteriovenosas e de 45° nos enxertos arteriovenosos (Brouwer, 1995).

3. **Enxerto arteriovenoso.** A anatomia do enxerto deve ser conhecida e, de preferência, esquematizada no prontuário do paciente. As recomendações de posicionamento das agulhas são iguais às dadas para a fístula arteriovenosa. Nunca é necessário usar torniquete.

Depois da colocação das agulhas, caso seja necessário usar heparina, a dose de ataque é administrada na agulha venosa e lavada com solução salina. Depois de 3 min, é iniciado o fluxo através do circuito de sangue.

C. **Início da diálise.** O fluxo de sangue inicial é de 50 mℓ/min, depois, de 100 mℓ/min, até que todo o circuito de sangue esteja cheio de sangue. À medida que o circuito de sangue se enche, o líquido de preenchimento do dialisador e do equipo pode ser administrado ao paciente ou drenado. Neste último caso, a linha de sangue venoso é drenada até que a coluna de sangue atravesse o dialisador e chegue ao cata-bolhas venoso. Em pacientes instáveis, geralmente se administra o líquido de preenchimento ao paciente para ajudar a manter o volume sanguíneo.

Depois que o circuito é preenchido com sangue e são garantidos níveis de sangue apropriados na câmara gotejadora venosa, o fluxo de sangue deve ser aumentado imediatamente até o nível desejado. Os níveis pressóricos no monitor de entrada (arterial), entre o local de acesso e a bomba de sangue, e no monitor de saída (venoso), entre o dialisador e o cata-bolhas venoso, são observados, e os limites pressóricos são configurados ligeiramente acima e abaixo da pressão operacional para maximizar a probabilidade de interrupção da bomba de sangue e acionamento de alarmes em caso de desconexão da linha. Em caso de desconexão, a pressão na linha de sangue aproxima-se de zero com rapidez. Durante a queda, deve acionar um interruptor limitador de pressão ajustado adequadamente. O limite pressórico inferior no medidor de pressão venosa deve estar, no máximo, 10 a 20 mmHg abaixo da pressão de operação; uma diferença maior pode levar à falha de acionamento dos alarmes em caso de desconexão da linha. Infelizmente, até mesmo limites de pressão venosa adequados podem não interromper a bomba se a agulha venosa estiver fora do lugar ou se houver desconexão da linha. O Capítulo 4 analisa com mais detalhes essa questão. Por esse motivo, as conexões ao acesso devem estar sempre bem fixadas e à vista dos cuidadores (Van Waeleghem, 2008; Ribitsch, 2013).

Agora se pode iniciar a solução de diálise. Nas máquinas com controlador de ultrafiltração, basta selecionar a taxa de remoção de líquido desejada.

D. **Bipes, campainhas e alarmes.** Conforme apresentado no Capítulo 4, os monitores na máquina de solução de diálise incluem:

Circuito de sangue	Circuito de solução de diálise
Pressão de entrada	Condutividade
Pressão de saída	Temperatura
Detector de ar	Hemoglobina

1. **Circuito de sangue (ver Figura 4.1)**
   a. **Monitor da pressão de entrada (pré-bomba).** Em geral, a pressão de entrada (proximal à bomba de sangue) é de –80 a –200 mmHg; a pressão de –250 mmHg é considerada o limite habitual.

   Se o acesso não fornecer sangue suficiente para a bomba, a sucção proximal à bomba de sangue aumenta, e o alarme soa, desligando a bomba de sangue.

1. **Causas de sucção excessiva na entrada**
   a. **Acesso por cateter venoso.** As causas habituais são posição imprópria da ponta do cateter e trombo com mecanismo de válvula esférica ou tampão de fibrina na ponta do cateter.
   b. **Acesso arteriovenoso**
      i. Agulha arterial em posição imprópria (a agulha não está no vaso ou está contra a parede do vaso).
      ii. Diminuição da pressão arterial do paciente (e, portanto, do fluxo através do acesso).
      iii. Espasmo do vaso de acesso (apenas fístula arteriovenosa).
      iv. Estenose da anastomose arterial de um enxerto ou uma fístula arteriovenosa.
      v. Coagulação da agulha arterial ou do acesso.
      vi. Acotovelamento da linha arterial.
      vii. Colapso do acesso devido à elevação do braço (se houver suspeita dessa condição, colocar o paciente sentado, se a pressão arterial permitir, de modo que o local de acesso esteja abaixo do nível do coração).
      viii. Uso de agulha pequena demais para o fluxo de sangue utilizado.
2. **Manejo**
   a. **Cateter venoso.** Verifique se há acotovelamento das linhas. Às vezes, a mudança de posição do braço ou do pescoço ou a leve movimentação do cateter restaura a função do cateter. A inversão das aberturas do cateter é outra manobra útil algumas vezes. Se essas medidas iniciais não forem bem-sucedidas, as etapas subsequentes incluem a infusão de uroquinase ou ativador de plasminogênio tecidual, a verificação da posição do cateter no serviço de radiologia ou a retirada da bainha de fibrina, conforme descrito no Capítulo 9.
   b. **Acesso arteriovenoso**
      i. Reduza o fluxo de sangue até diminuir a sucção na entrada e cessar o alarme.
      ii. Verifique se a pressão arterial do paciente não está baixa. Nesse caso, deve-se corrigi-la por administração de líquido ou redução da taxa de ultrafiltração.
      iii. Se a pressão arterial não estiver muito baixa, solte a agulha arterial, movimente-a um pouco para cima ou para baixo ou gire-a.
      iv. Eleve o fluxo do sangue para o nível anterior. Caso a sucção de entrada continue excessiva, repita a etapa (iii).
      v. Se não houver melhora, continue a diálise por mais tempo com menor fluxo do sangue ou introduza uma segunda agulha arterial (mantendo a original, lavada com solução salina heparinizada, até o final da diálise) e realize a diálise através da segunda agulha.
      vi. Se a sucção excessiva de entrada persistir apesar da mudança de agulha, pode haver estenose da entrada para o acesso vascular. Oclua o acesso entre as agulhas arterial e venosa por aplicação de pressão temporária com dois dedos. O aumento acentuado da pressão negativa no monitor pré-bomba quando o segmento entre as agulhas estiver ocluído é um sinal de que parte do afluxo era oriunda do ramo a jusante do acesso e que o fluxo sanguíneo através do ramo a montante do acesso é insuficiente.
   b. **Monitor da pressão de saída (venosa).** A pressão habitual nesse local é de +50 a +250 mmHg, dependendo do tamanho da agulha, do fluxo de sangue e do hematócrito.

1. **Causas de elevação da pressão venosa**
   a. A pressão pode alcançar níveis de até 200 mmHg quando se utiliza um enxerto arteriovenoso, pois é frequente a transmissão da alta pressão arterial no enxerto para a linha venosa.
   b. Alto fluxo de sangue quando se utiliza uma agulha venosa relativamente pequena (16G).
   c. Coagulação no filtro da linha venosa, caso se use filtro. A coagulação no filtro pode ser o primeiro sinal de heparinização insuficiente e de coagulação incipiente de todo o dialisador.
   d. Estenose (ou espasmo) no ramo venoso do acesso vascular.
   e. Posição imprópria da agulha venosa ou acotovelamento da linha venosa.
   f. Coagulação na agulha venosa ou no ramo venoso do acesso vascular.

2. **Manejo da elevação da pressão venosa**
   a. Se houver coagulação no filtro da linha de sangue venosa, o dialisador deve ser lavado com solução salina (abrindo-se a linha de infusão de solução salina e pinçando rapidamente a linha de entrada de sangue proximal à abertura para infusão de solução salina). Se não houver coágulo no dialisador (as fibras são claras na lavagem com solução salina), então uma nova linha venosa pode ser rapidamente preenchida com solução salina para substituir a linha parcialmente coagulada, e a diálise pode prosseguir após o ajuste da dose de heparina.
   b. Para avaliar a presença ou ausência de obstrução na agulha venosa ou no ramo venoso do acesso, pode-se desligar a bomba de sangue, clampear rapidamente a linha de sangue venoso, desconectar a linha de sangue venoso da agulha venosa, irrigar através da agulha venosa com solução salina e observar o grau de resistência.
   c. Ocluir o acesso entre as agulhas arterial e venosa por compressão suave com dois dedos. Se a estenose a jusante estiver causando obstrução da saída através do acesso vascular, a pressão positiva medida no monitor venoso aumentará ainda mais quando o acesso a montante for ocluído.

c. **Detector de ar.** O perigo da entrada acidental de ar é máximo entre o local de acesso vascular e a bomba de sangue, onde a pressão é negativa. Os locais comuns de entrada de ar incluem a região ao redor da agulha arterial (sobretudo se a sucção de entrada for muito alta), o extravasamento nas conexões de tubos, os tubos de sangue quebrados ao atravessarem a bomba de rolete ou o equipo de infusão de solução salina. O ar também pode entrar no corpo do paciente se houver um retorno de ar impróprio ao final da diálise. Muitos casos de embolia gasosa ocorrem depois que o detector de ar é desligado devido a falsos alarmes. Essa prática deve ser evitada. A embolia gasosa pode ser fatal.

A criação de microbolhas durante a diálise e seus possíveis efeitos adversos são discutidos no Capítulo 4.

d. **Acotovelamento da linha de sangue e hemólise.** O acotovelamento da linha de sangue entre a bomba e o dialisador pode provocar hemólise grave. Essa é uma causa relativamente comum de disfunção na máquina de diálise/linha de sangue com consequentes danos para o paciente. As linhas de sangue configuradas para monitoramento da pressão antes da bomba não fazem soar o alarme se forem encontradas pressões elevadas no segmento pós-bomba entre a bomba e o dialisador. Ainda que se esteja usando uma linha de sangue com monitor de pressão pós-bomba, se o local do acotovelamento for a montante da origem da linha de monitoramento de pressão, a elevação da pressão não será detectada.

2. **Monitores no circuito da solução de diálise.** Os perigos do uso de uma solução de diálise excessivamente concentrada, diluída ou quente foram discutidos no Capítulo 4.

a. **Condutividade.** A causa mais comum de aumento da condutividade da solução de diálise é o acotovelamento do equipo que conduz água purificada até a máquina de diálise, ou a baixa pressão da água, resultando na liberação insuficiente de água para a máquina. A causa mais comum de condutividade reduzida é o esvaziamento do frasco de concentrado. Caso contrário, a causa geralmente está na bomba de proporcionamento. A válvula para desvio da solução de diálise é ativada assim que a condutividade se afasta dos limites especificados, desviando a solução de diálise anormal do dialisador para o dreno.

b. **Temperatura.** A temperatura anormal geralmente é causada por alguma disfunção no circuito de aquecimento do dialisato. Mais uma vez, uma válvula de derivação com funcionamento adequado protege o paciente.

c. **Hemoglobina (extravasamento de sangue).** Alarmes falsos podem ser decorrentes da existência de bolhas de ar na solução de diálise, de bilirrubina no dialisato em pacientes ictéricos ou de sujeira no sensor. A alteração da cor do dialisato pode não ser percebida a olho nu. Um alarme de extravasamento de sangue deve ser confirmado testando-se o dialisado efluente com uma fita reagente do tipo usado para detectar hemoglobina na urina.

Caso o extravasamento seja confirmado, deve-se devolver o sangue e interromper a diálise.

E. **Monitoramento do paciente e complicações.** A pressão arterial do paciente deve ser monitorada com a frequência necessária, mas pelo menos a cada 15 min na diálise aguda em pacientes instáveis. As manifestações e o tratamento da hipotensão e de outras complicações durante a diálise são discutidos no Capítulo 12.

F. **Término da diálise.** O sangue no circuito extracorpóreo pode ser devolvido com uso de solução salina ou ar. Se for usada solução salina, o paciente geralmente recebe 100 a 300 mℓ desse líquido durante o procedimento de retorno do sangue, anulando a quantidade correspondente de líquido removido por ultrafiltração. Entretanto, se a pressão arterial do paciente estiver baixa ao final da diálise, a injeção IV rápida (*bolus*) de solução salina ajuda a elevá-la rapidamente. Quando se usa ar, primeiro a bomba de sangue é desligada e a linha do sangue arterial é clampeada perto do paciente. A linha de sangue arterial é desconectada logo distal ao clampe, abrindo-o para o ar. A bomba de sangue é reiniciada com um fluxo reduzido (20 a 50 mℓ/min) e permite-se que o ar desloque o sangue no dialisador. Quando o ar chega ao cata-bolhas venoso, ou quando bolhas de ar são vistas pela primeira vez na linha de sangue venoso, a linha venosa é clampeada, a bomba de sangue é desligada e o procedimento de retorno é concluído. O uso de ar para retornar o sangue aumenta o risco de embolia gasosa, e o término do procedimento deve ser supervisionado com extremo cuidado quando se emprega o retorno de ar.

G. **Avaliação pós-diálise.**
1. **Emagrecimento.** O paciente deve ser pesado após a diálise sempre que possível, com comparação do peso pós-diálise e pré-diálise. Não é incomum que a perda ponderal seja maior ou menor que o previsto com base na taxa de ultrafiltração calculada. Considerando-se a alta acurácia dos controladores de ultrafiltração volumétricos em máquinas de HD modernas, as variações imprevistas de peso antes e após a diálise geralmente ocorrem porque não se leva em conta o líquido administrado ao paciente durante a diálise na forma de solução salina, medicamentos, hiperalimentação ou ingestão de líquidos.
2. **Níveis sanguíneos pós-diálise.** Pode-se obter uma amostra de sangue imediatamente após a diálise para confirmar a adequação da remoção de ureia e a correção da acidose. A amostra pós-diálise para dosagem de ureia, sódio e cálcio pode ser coletada no período de 20 a 30 s até 2 min depois da diálise, embora geralmente haja um aumento de 10 a 20% do nível plasmático de ureia em 30 min devido ao reequilíbrio da ureia entre os vários compartimentos do corpo.

O método de coleta da amostra de sangue após a diálise é muito importante; se houver recirculação no acesso, pode ocorrer contaminação da amostra de sangue na entrada com o sangue dialisado da saída, com resultados erroneamente baixos de ureia plasmática. O momento de coleta da amostra é crucial, pois pode ajudar a distinguir a recirculação no acesso, a recirculação cardiopulmonar e os efeitos de rebote entre compartimentos. Os Capítulos 3 e 11 apresentam métodos confiáveis para coletar a amostra pós-diálise.

a. **Nitrogênio ureico.** Os métodos descritos nos Capítulos 3 e 11 podem ser usados para estimar o Kt/V previsto e a taxa de redução de ureia. Se a redução do nível plasmático de nitrogênio ureico for menor, as possíveis causas são coagulação parcial do dialisador, erro no ajuste do fluxo de sangue e recirculação no local do acesso vascular. Os métodos *on-line* de monitoramento da depuração do dialisador *in vivo* (condutância iônica) e do Kt/V (absorbância ultravioleta do dialisato consumido) são descritos no Capítulo 11.

b. **Potássio.** É difícil prever a alteração do nível plasmático de potássio resultante da diálise, pois ocorre entrada simultânea de potássio nas células em virtude da correção da acidose ou da captação celular de glicose. No quadro agudo, o melhor momento para obter a amostra de sangue para dosagem de potássio é no mínimo 1 h após o final da diálise.

Referências bibliográficas e leitura sugerida

Agarwal B, et al. Is parenteral phosphate replacement in the intensive care unit safe? *Ther Apher Dial.* 2014;18:31–36.

Brouwer DJ. Cannulation camp: basic needle cannulation training for dialysis staff. *Dial Transplant.* 1995;24:1-7.

Casino FG, Marshall MR. Simple and accurate quantification of dialysis in acute renal failure patients during either urea non-steady state or treatment with irregular or continuous schedules. *Nephrol Dial Transplant.* 2004;19:1454–1466.

Davenport A. Practical guidance for dialyzing a hemodialysis patient following acute brain injury. *Hemodial Int.* 2008;12:307–312.

Emmett M, et al. Effect of three laxatives and a cation exchange resin on fecal sodium and potassium excretion. *Gastroenterology.* 1995;108:752–760.

Evanson JA, et al. Measurement of the delivery of dialysis in acute renal failure. *Kidney Int.* 1999;55:1501–1508.

Gardiner GW. Kayexalate (sodium polystyrene sulphonate) in sorbitol associated with intestinal necrosis in uremic patients. *Can J Gastroenterol.* 1997;11:573–577.

Herrero JA, et al. Pulmonary diffusion capacity in chronic dialysis patients. *Respir Med.* 2002;96:487–492.

Huang WY, et al. Central pontine and extrapontine myelinolysis after rapid correction of hyponatremia by hemodialysis in a uremic patient. *Ren Fail.* 2007;29:635-8.

Hussain S, et al. Phosphorus-enriched hemodialysis during pregnancy: two case reports. *Hemodial Int.* 2005;9:147–150.

Jörres A, et al; and the ad-hoc working group of ERBP. A European Renal Best Practice (ERBP) position statement on the Kidney Disease Improving Global Outcomes (KDIGO) Clinical Practice Guidelines on Acute Kidney Injury: part 2: renal replacement therapy. *Nephrol Dial Transplant.* 2013;28:2940–2945.

Kanagasundaram NS, et al; for the Project for the Improvement of the Care of Acute Renal Dysfunction (PICARD) Study Group. Prescribing an equilibrated intermittent hemodialysis dose in intensive care unit acute renal failure. *Kidney Int.* 2003;64:2298–2310.

KDIGO. KDIGO clinical practice guidelines for acute kidney injury. *Kidney Int.* 2012;2(suppl 1):1–141.

Kelleher SP, et al. Effect of hemorrhagic reduction in blood pressure on recovery from acute renal failure. *Kidney Int.* 1987;31:725.

Ketchersid TL, Van Stone JC. Dialysate potassium. *Semin Dial.* 1991;4:46.

Kyriazis J, et al. Dialysate magnesium level and blood pressure. *Kidney Int.* 2004;66:1221–1231.

MacLeod AM, et al. Cellulose, modified cellulose and synthetic membranes in the haemodialysis of patients with end-stage renal disease. *Cochrane Database Syst Rev.* 2005;(3):CD003234.

Madias NE, Levey AS. Metabolic alkalosis due to absorption of "nonabsorbable" antacids. *Am J Med.* 1983;74:155–158.

Nappi SE, et al. QTc dispersion increases during hemodialysis with low-calcium dialysate. *Kidney Int.* 2000;57:2117–2122.

Palevsky PM, et al. KDOQI US commentary on the 2012 KDIGO clinical practice guideline for acute kidney injury. *Am J Kidney Dis.* 2013;61:649–672.

Ribitsch W, et al. Prevalence of detectable venous pressure drops expected with venous needle dislodgement. *Semin Dial.* 2013 Dec 17. doi:10.1111/sdi.12169.

Roy PS, Danziger RS. Dialysate magnesium concentration predicts the occurrence of intradialytic hypotension [Abstract]. *J Am Soc Nephrol.* 1996;7:1496.

Schiffl H, Lang SM, Fischer R. Daily hemodialysis and the outcome of acute renal failure. *N Engl J Med.* 2002;346:305–310.

Subramanian S, Venkataraman R, Kellum JA. Related articles, links influence of dialysis membranes on outcomes in acute renal failure: a meta-analysis. *Kidney Int.* 2002;62:1819–1823.

Sweet SJ, et al. Hemolytic reactions mechanically induced by kinked hemodialysis lines. *Am J Kidney Dis.* 1996;27:262–266.

van der Sande FM, et al. Effect of dialysate calcium concentrations in intradialytic blood pressure course in cardiac-compromised patients. *Am J Kidney Dis.* 1998;32:125–131.

Van Waeleghem JP, et al. Venous needle dislodgement: how to minimise the risks. *J Ren Care.* 2008;34:163–168.

VA/NIH Acute Renal Failure Trial Network, Palevsky PM, et al. Intensity of renal support in critically ill patients with acute kidney injury. *N Engl J Med.* 2008;359:7–20.

Ward RA, et al. Hemodialysate composition and intradialytic metabolic, acid–base and potassium changes. *Kidney Int.* 1987;32:129.

Wendland EM, Kaplan AA. A proposed approach to the dialysis prescription in severely hyponatremic patients with end-stage renal disease. *Semin Dial.* 2012;25:82-5.

Yessayan L, et al. Treatment of severe hyponatremia in patients with kidney failure: Role of continuous venovenous hemofiltration with low sodium replacement fluid. *Am J Kidney Dis.* 2014;64:305-310.

Sites para consulta

Diálise aguda – artigos e resumos recentes. http://www.hdcn.com/ddacut.htm.

11

Prescrição de Hemodiálise Crônica

John T. Daugirdas

É hora de fazer uma revisão do Capítulo 3. Muitos conceitos nele analisados serão apenas brevemente mencionados aqui.

I. **UREIA COMO SOLUTO MARCADOR.** Embora a toxicidade urêmica seja causada por solutos de alto e baixo peso molecular, as toxinas pequenas parecem ser mais importantes. Por esse motivo (e também por questões práticas de dosagem laboratorial), a frequência de diálise prescrita é baseada na remoção de ureia, que tem peso molecular de 60 Da. A ureia propriamente dita tem baixa toxicidade, portanto, seu nível plasmático é apenas um reflexo da concentração de outras toxinas urêmicas provavelmente mais prejudiciais.

A. **Remoção *versus* nível sérico de ureia.** A remoção e o nível sérico devem ser monitorados ao avaliar a adequação da diálise. O monitoramento da remoção da ureia é mais importante. Se a remoção for insuficiente, a diálise é insuficiente, qualquer que seja o nível sérico. Por outro lado, o nível sérico baixo de ureia não indica necessariamente diálise satisfatória. O nível sérico depende não só da taxa de remoção, mas também da taxa de geração de ureia. A taxa de geração está associada à taxa de aparecimento de nitrogênio proteico, porque a maior parte do nitrogênio proteico é excretada como ureia. Podem-se encontrar níveis séricos baixos de ureia em pacientes nos quais a remoção é insatisfatória, mas a taxa de geração também é baixa (p. ex., por aporte insuficiente de proteínas).

B. **Medidas da remoção de ureia.** As medidas são a taxa de redução da ureia (*URR*), o *Kt/V* de compartimento único (*spKt/V*), o *Kt/V* equilibrado (*eKt/V*) e o *Kt/V* padrão (*stdKt/V*) semanal (ver Capítulo 3).

C. **Dose de diálise em termos de remoção de ureia para três sessões por semana.** Em uma análise secundária do estudo randomizado National Cooperative Dialysis Study, a taxa de insucesso do tratamento aumentou drasticamente em pacientes submetidos a diálise 3 vezes/semana quando o *spKt/V* foi < 0,8 em comparação com valores > 1,0. Grandes estudos observacionais mostraram resultados semelhantes. Por esse motivo, os grupos de trabalho de adequação (Adequacy Workgroups) da KDOQI recomendaram um *spKt/V* mínimo para pacientes em diálise de 1,2, com meta mínima de 1,4. Isso é traduzido por um *stdKt/V* de ureia de 2,1 quando o *stdKt/V* é calculado por modelagem ou por um método que leve em conta a contração do volume. As diretrizes da European Best Practice recomendam uma frequência mínima de diálise levemente maior, definida como um *eKt/V* mínimo de 1,2. Os valores de *eKt/V* tendem a ser cerca de 0,15 unidades menores que o *spKt/V*; o grau depende da taxa de diálise. As recomendações das diretrizes de evidências de alto nível dependem de estudos randomizados e, no campo da adequação da diálise, existe apenas mais um grande estudo randomizado, o estudo HEMO, no qual um *spKt/V* de 1,7 foi comparado a um *spKt/V* de 1,3 (na verdade, as doses do estudo foram definidas em termos de *eKt/V*). Não se constatou nos pacientes tratados com a maior dose de diálise prolongamento de vida, diminuição da frequência de hospitalizações nem benefícios nutricionais ou de outro tipo. Com exceção desses dois estudos, há poucas evidências de alta qualidade sobre a dose de diálise e os desfechos, e quase todas as recomendações e diretrizes nessa área baseiam-se principalmente em opiniões.

1. **Efeito de gênero.** Na análise randomizada do estudo HEMO, as mulheres tratadas com a maior dose de diálise sobreviveram por mais tempo que as mulheres tratadas com uma dose padronizada. A sobrevida dos homens tratados com a maior dose de diálise foi um pouco menor; portanto, o efeito geral da dose no estudo HEMO foi negativo, e não está claro se essa interação dose–gênero é real ou apenas um acaso estatístico. Se as mulheres necessitam de mais diálise, o motivo é desconhecido. Como foi detalhado no Capítulo 3, outro método de escalonamento da dose de diálise poderia ser dimensioná-la de acordo com a área de superfície corporal (ASC), e não por volume de distribuição de ureia (V). Em pacientes saudáveis e em crianças, a taxa de filtração glomerular (TFG) é naturalmente dimensionada de acordo com a ASC, e homens e mulheres adultos com ASC semelhantes têm níveis semelhantes de TFG (Daugirdas, 2009). Como há uma diferença aproximada de 12 a 15% da razão V:ASC em homens e mulheres, nas diretrizes atuais de dose, um homem e uma mulher com níveis iguais de V recebem a mesma dose de diálise; entretanto, a ASC é 12 a 15% maior na mulher, assim teoricamente pode-se afirmar que as mulheres necessitam de uma dose de diálise cerca de 15% maior que os homens. Caso se deseje aumentar a dose de diálise em termos de $stdKt/V$, é necessário que o aumento do $spKt/V$ seja cerca de duas vezes maior. Portanto, essa linha de raciocínio sugere que o $spKt/V$ mínimo em mulheres deve ser 25 a 30% maior do que em homens. No entanto, o método ideal de escalonamento da dose de diálise é desconhecido, e não existem outros dados sólidos, além do estudo HEMO e de alguns estudos observacionais, sugestivos de que se deva usar a ASC em vez de V para calcular a dose de diálise.

2. **Pacientes menores.** Podem-se propor quatro razões pelas quais a diálise deve ser relativamente maior em pacientes menores quando a dose é medida por $spKt/V$:

    a. Pacientes pequenos (com pequenos valores de V) obteriam maior frequência de diálise se a dose fosse calculada pela ASC

    b. As metas de dose da KDOQI são apresentadas como $spKt/V$, e não eKt/V; o rebote de ureia pós-diálise tende a ser maior em pacientes menores

    c. É bem fácil administrar um Kt/V elevado a pacientes pequenos (e também a mulheres) em uma sessão de curta duração (p. ex., 2,5 h). Essas sessões curtas podem não ser suficientes para a remoção de moléculas médias, nem para a remoção suficiente do excesso de líquido, e têm como possível consequência a hiperidratação crônica do paciente

    d. As sessões curtas podem produzir um nível de Kt/V aparentemente satisfatório, mas em pacientes que ganham grandes volumes de líquidos entre os tratamentos, as sessões curtas podem exigir uma taxa de ultrafiltração (UF) relativamente alta para remover esse líquido, e as altas taxas de UF estão associadas a pior desfecho.

3. **Pacientes desnutridos.** No caso de pacientes com peso consideravelmente menor que seus pares, ou que perderam muito peso, uma corrente defende o cálculo da dose de diálise de acordo com o peso "saudável" ideal, e não com o peso reduzido atual. O raciocínio é que o aumento da frequência de diálise ajuda o paciente a voltar à condição mais saudável pré-mórbida.

4. **Depuração renal residual de ureia (Kru).** Ainda não se sabe se é possível usar menores doses de diálise no manejo de pacientes com função renal residual considerável. Em um grande estudo, quando o volume de urina do paciente foi > 100 mℓ/dia, a frequência de diálise administrada teve pequeno impacto sobre a sobrevida (Temorshuizen, 2004). Os métodos de ajuste da dose de diálise de acordo com a

Tabela 11.1	Valores mínimos[a] de $spKt/V$ para esquemas com várias frequências de diálise (obtenção de $stdKt/V$[a] estimada = 2,1).	
Esquema[b]	$K_r < 2$ mℓ/min por 1,73 m²	$K_r > 2$ mℓ/min por 1,73 m²
2 vezes/semana	Não é recomendado	2,0
3 vezes/semana	1,2	0,9
4 vezes/semana	0,8	0,6

Pressupõe sessões com duração de 3,5 a 4 h; K_r = depuração renal residual.
[a]A meta de $spKt/V$ deve ser cerca de 15% maior que os valores mínimos mostrados.
[b]A diálise frequente (cinco e 6 vezes/semana) é discutida com mais detalhes no Capítulo 16. Adaptada de NKF-KDOQI Clinical Practice Recommendations. Hemodialysis Adequacy. Update 2006. *Am J Kidney Dis.* 2006:48:(Suppl1):S2-S90.

função renal residual são totalmente baseados em opiniões. Existem vários ajustes fundamentados em modelagem que podem ser usados. Os leitores podem consultar as sugestões nas recomendações da European Best Practice (2002) e nas diretrizes de adequação de 2006 da NKF-KDOQI.

D. **Metas de adequação para esquemas diferentes de 3 vezes/semana.** Não há evidências de alto nível para orientação do ajuste da dose quando o esquema de diálise é diferente de 3 vezes/semana. Uma conduta é manter um $stdKt/V$ mínimo (calculado por modelagem ou pela equação FHN) de 2,1 em todos os esquemas de diálise (Tabela 11.1). O valor de 2,1 foi escolhido porque corresponde a um esquema de 3 vezes/semana com $spKt/V$ de 1,2 (NKF-KDOQI, 2006).

1. **Quatro a seis sessões por semana.** Em um ensaio randomizado que mostrou benefício da diálise mais frequente, o FHN Daily Trial, a média de $stdKt/V$ foi de 3,7, consideravelmente maior que a dose mínima de 2,1 sugerida pela NKF- KDOQI. O número médio de tratamentos por semana foi cinco, e a duração média da sessão foi 154 min (FHN Trial Group, 2010).

2. **Diálise 2 vezes/semana.** Nos países em desenvolvimento, muitos pacientes são dialisados apenas 2 vezes/semana por motivos econômicos, e nos EUA, isso não era incomum no passado recente. O uso de modelos cinéticos com $stdKt/V$ sugere que a diálise 2 vezes/semana não é apropriada em pacientes que não tenham, pelo menos, algum pequeno grau de função renal residual. Por outro lado, existem dados preliminares sugestivos de que o início de diálise 2 vezes/semana em pacientes incidentes pode levar à preservação mais duradoura da função renal residual (Kalantar Zadeh, 2014). Um estudo observacional de diálise 2 vezes/semana nos EUA não mostrou associação adversa com essa estratégia de tratamento e, na verdade, os desfechos foram um pouco melhores que em pacientes submetidos a diálise 3 vezes/semana. A ausência de danos pode ter sido causada pela seleção preferencial de pacientes com alguma função renal residual (Hanson, 1999), mas não houve evidências definitivas de que isso tenha acontecido.

E. **Metas de adequação baseadas em outras medidas que não a remoção de ureia.**

1. **Tempo de diálise.** A remoção de ureia é apenas uma medida da adequação da diálise. O tempo total semanal é o principal determinante da remoção de solutos como o fósforo e as moléculas de tamanho médio. O curto tempo semanal também dificulta a remoção segura e efetiva do excesso de água e sal dos pacientes. O grupo de trabalho de adequação KDOQI 2006 dos EUA recomenda que a duração mínima da sessão seja de 3 h para pacientes submetidos a diálise 3 vezes/semana com baixa função renal residual. O European Best Practices Group (2002) recomenda um tempo mínimo de 4 h de tratamento. Os benefícios das sessões de diálise com duração maior de 3,5 h não estão claros e parecem ser máximos no Japão e intermediários na Europa; é difícil demonstrar os benefícios nos EUA (Tentori, 2012), talvez por causa da diálise mais intensa administrada nesse país. Além disso, os dados de comparação entre dose e desfecho podem ser confundidos

pelos viés de objetivo da dose de diálise, uma situação na qual a sobrevida é maior em pacientes que alcançam o objetivo da dose, qualquer que seja a meta (Daugirdas, 2013). Nos EUA, o tempo médio de diálise é de aproximadamente 3,5 h e está aumentando em direção a 4 h, semelhante à prática no restante do mundo. Atualmente, está em curso nos EUA um grande estudo randomizado (TiMe trial) para determinar se o estabelecimento de um tempo mínimo de diálise de 4,25 h para todos os pacientes novos (incidentes), qualquer que seja a área de superfície corporal, trará benefícios significativos para o desfecho. Um número considerável de pacientes nos EUA é submetido a diálise durante a noite em centro de diálise por cerca de 6 a 9 h por tratamento. O Capítulo 16 apresenta uma descrição mais completa de estratégia.

Outro argumento contra o *Kt/V* é que a ênfase na remoção de ureia tende a promover diálise de alta eficiência, com uso de dialisadores grandes e altos fluxos; a alta eficiência desses tratamentos pode acarretar desequilíbrio de solutos e efeitos colaterais intradialíticos. Além disso, os altos fluxos de sangue administrados com as necessárias agulhas de maior calibre podem gerar maior turbulência sanguínea, ativação das plaquetas e disfunção no acesso. Outra questão é se convém fazer uso "ótimo" do tempo de diálise mediante a prescrição do fluxo máximo sistematicamente alcançável e o uso do dialisador mais eficiente (alto K_0A) possível. Um método "lento e suave" alternativo mantém sua popularidade na Europa, com uso de baixo fluxo de sangue e dialisadores relativamente pequenos. Não existem ensaios randomizados que ajudem a escolher entre essas duas opções. A melhor conduta pode ser estabelecer metas de acordo com o *Kt/V* (talvez com metas mínimas mais altas para mulheres e pacientes menores) e o tempo de diálise. A alteração da meta de *Kt/V* para um valor ajustado pela área de superfície corporal é suficiente para resolver o problema do tempo curto de diálise em pacientes menores e mulheres, pois a frequência de diálise com base na área de superfície corporal para esses pacientes deve ser consideravelmente maior, o que demanda mais tempo.

II. ELABORAÇÃO DA PRESCRIÇÃO INICIAL

A. **A dose de diálise: $K \times t$.** A prescrição de diálise abrange dois componentes principais: *K*, a depuração do dialisador, e *t*, a duração da sessão de diálise. *K*, por sua vez, depende do tamanho do dialisador e do fluxo de sangue. O fluxo de dialisato também tem um pequeno papel, conforme exposto no Capítulo 3.

1. **K geralmente varia de 200 a 260 mℓ/min.** Em pacientes adultos submetidos a diálise com fluxo de sangue de 400 mℓ/min, a depuração do dialisador (*K*) é de cerca de 230 ± 30 mℓ/min. Pode-se usar uma calculadora da cinética da ureia ou um nomograma, mostrado na Figura 13.6, para obter uma estimativa razoável da depuração do dialisador a partir do fluxo de sangue e da eficiência do dialisador (K_0A) usado. Se partirmos do pressuposto de que *K* será de 250 mℓ/min com duração de 4 h da sessão de diálise, $K \times t$ será $250 \times 240 = 60.000$ mℓ ou 60 ℓ. Esse resultado representa o volume total de sangue depurado de ureia durante a sessão de diálise.

2. **Ajuste de $K \times t$ para o tamanho do paciente e o Kt/V desejado.** Suponhamos que a depuração seja de 250 mℓ/min e que a sessão dure 4 h. Que tamanho o paciente poderia ter para atender às diretrizes KDOQI? Lembre-se de que as diretrizes sugerem o uso de um $(K \times t)/V$ prescrito de 1,4 para garantir que a dose administrada mantenha-se acima de 1,2. Durante a sessão de 4 h, administramos 60 ℓ de $K \times t$ e, se desejarmos um Kt/V prescrito de 1,4, *V* tem de ser $60/1,4 = 43$ ℓ, correspondente ao peso aproximado de 78 kg. Veja alguns outros exemplos nas Tabelas 11.2 e 11.3.

B. **Como a variação de peso durante a diálise afeta a prescrição de diálise.** Nos pacientes com ganho de peso acentuado, o *Kt/V* necessário para obter determinada *URR* é maior do

Tabela 11.2   Prescrição inicial para um paciente específico alcançar um *spKt/V* desejado.

1ª etapa: estime o *V* do paciente.

2ª etapa: multiplique *V* pelo *Kt/V* desejado para obter o *K* × *t* necessário.

3ª etapa: calcule o *K* necessário para determinado *t*, ou o *t* necessário para determinado *K*.

1ª etapa. Estimativa de *V*. O melhor método para fazer essa estimativa é usar equações antropométricas, que incluem altura, peso, idade e sexo, criadas por Watson (Apêndice A). Se o paciente for afro-americano, some 2 kg ao valor de Watson para V_{ant}. Outra opção é usar as equações de Hume-Weyers ou o nomograma derivado delas (Apêndice A). Suponha que, nesse caso, o *V* estimado seja de 40 ℓ.

2ª etapa. Cálculo do *K* × *t* necessário. Se o *Kt/V* desejado for 1,5 e o *V* estimado for 40 ℓ, então, o *K* × *t* necessário é 1,5 multiplicado por *V*, ou seja, 1,5 × 40 = 60 ℓ.

3ª etapa. Cálculo do *t* ou *K* necessário. O *K* × *t* necessário pode ser obtido com várias combinações diferentes de *K* (que depende de K_0A, Q_B e Q_D) e *t*. Existem vários programas de modelagem de ureia que fazem uma simulação digital de várias situações e apresentam muitas combinações possíveis de *K* e *t*. As referências de *sites* para consulta, no final deste capítulo, indicam várias calculadoras disponíveis na internet.

Dada a duração desejada da sessão, *t*, saiba como calcular o *K* necessário.

Um método é indicar a duração *t* da sessão e perguntar: que tipo de dialisador, fluxo de sangue e fluxo de dialisato são necessários para obter o *K* × *t* necessário? Mais uma vez, basta um simples cálculo algébrico. A partir do exemplo anterior:

spKt/V desejado = 1,5; V_{ant} = 40 ℓ, *K* × *t* = 60 ℓ

Primeiro, converta *K* × *t* para mililitros: 60.000 mℓ. Se a duração desejada da sessão for de 4 h, ou 240 min:

t desejado = 240 min

K necessário = (*K* × *t*)/*t* = 60.000/240 = 250 mℓ/min

Agora que conhecemos o *K* necessário, aprenda a escolher K_0A, Q_B e Q_D.

Como escolher K_0A, Q_B e Q_D? Um método simples é escolher o valor mais rápido de Q_B que seja confiável e compatível. Suponha que seja possível usar uma velocidade da bomba de sangue de 400 mℓ/min nesse paciente. Em seguida, pode-se consultar o nomograma K-K_0A-Q_B (Figura 13.6) para encontrar o valor aproximado de K_0A do dialisador necessário para obter um *K* de 250 mℓ/min com fluxo de sangue de 400 mℓ/min.

Para encontrar o K_0A necessário do dialisador, encontre 400 (que corresponde a Q_B) no eixo horizontal e suba até encontrar 250 (*K* desejado) no eixo vertical. Agora você está em uma linha de K_0A de cerca de 900, portanto, o K_0A mínimo do dialisador deverá ser de 900 mℓ/min. Se esse dialisador de alta eficiência não estiver disponível, será necessário que a diálise dure mais de 4 h. É possível obter uma melhora aproximada de 5 a 10% do *K* por aumento do fluxo de dialisato para 800 mℓ/min. Entretanto, o aumento do fluxo de dialisato de 600 para 800 mℓ/min teve impacto muito pequeno com alguns dialisadores modernos que dispõem de fios separadores para otimizar o fluxo de dialisato em torno das fibras (Ward, 2011).

que nos pacientes com ganho ponderal mínimo (ver Figura 3.14). Por exemplo, para obter uma *URR* de 70%, é necessário prescrever um *Kt/V* de apenas 1,3 se não houver remoção de líquido, mas é necessário um *Kt/V* de 1,5 se a perda ponderal durante a diálise (*UF/P*) for de 6% (ver linha 0,06 *UF/P* na Figura 3.14).

III. **VERIFICAÇÃO DA DOSE DE DIÁLISE ADMINISTRADA.** Em geral, há monitoramento mensal da dose de diálise, de acordo com as diretrizes KDOQI, por dosagem do nitrogênio ureico sérico (NUS) antes e depois da diálise. Como alternativa ou complementação, pode-se monitorar a depuração do dialisador *in vivo* durante cada tratamento, mediante a verificação da depuração de sódio do dialisador, ou acompanhar a dose de diálise pela absorbância UV do dialisato usado, conforme a descrição no Capítulo 3.

Tabela 11.3	Dado o fluxo de sangue real (Q_B), saiba como calcular a duração necessária da sessão com duas opções de dialisador.

Uma situação comum ocorre quando é conhecida o fluxo máximo de sangue que se pode usar com segurança. Com frequência, pode-se escolher entre um dialisador maior (mais caro) ou menor (um pouco mais barato). Suponhamos que seja necessário usar um fluxo de dialisato de 500 mℓ/min. Qual seria a duração da sessão de diálise necessária para alcançar a meta de *spKt/V* de 1,5? Vamos supor que estamos fazendo a prescrição para o mesmo paciente, com V estimado de 40 ℓ, o que significa que $K \times t$ tem de ser, mais uma vez, de 60 ℓ, ou 60.000 mℓ. Suponha que o fluxo de sangue planejado seja de 400 mℓ/min. Verificamos o K_0A (depuração máxima) dos dois dialisadores disponíveis, que são, de 1.400 mℓ/min (maior) e 800 mℓ/min (menor). Qual deve ser a duração da diálise desse paciente com cada um dos dialisadores?

1ª etapa: Na Figura 13.6 (que podemos usar, pois Q_D = 500 mℓ/min), encontre o K correspondente a Q_B de 400 mℓ/min (no eixo x) para cada dialisador.

K será o valor no eixo vertical correspondente à interseção das linhas de 1.400 e 800 K_0A com a linha vertical que parte do ponto que representa 400 mℓ/min no eixo horizontal (Q_B). Constatamos que os valores de K são de aproximadamente 270 mℓ/min com o dialisador maior (K_0A = 1.400) e 220 mℓ/min com o dialisador menor (K_0A = 800).

2ª etapa: Sabemos que *spKt/V* = 1,5 e o V estimado é de 40 ℓ. Nosso K × t desejado é de 60 ℓ, ou 60.000 mℓ. Resolvendo algebricamente:

$$K_0A \text{ do dialisador} = 800, K = 200: \quad t = \frac{(K \times t)}{K} = \frac{60.000}{220} = 273 \text{ min}$$

$$K_0A \text{ do dialisador} = 1.400, K = 270: \quad t = \frac{(K \times t)}{K} = \frac{60.000}{270} = 222 \text{ min}$$

Assim, nossos cálculos sugerem que a sessão de diálise com o dialisador menor (K_0A = 800) deve ser 50 min mais longa para alcançar o mesmo *spKt/V* de 1,5.

Os valores de NUS pré e pós-diálise são usados para calcular a *URR*, que é combinada às informações relativas a *UF/P* e a alguns outros ajustes para calcular o *spKt/V* administrado. Uma ressalva: ao verificar a *URR*, é preciso usar uma amostra de sangue pós-diálise coletada apropriadamente. Na existência de recirculação no acesso, o sangue pós-diálise pode ter baixo nível de NUS devido à mistura com o sangue que sai do dialisador, a menos que se use uma técnica de fluxo sanguíneo lento ou de interrupção do fluxo de dialisato. A Tabela 11.4 descreve duas técnicas sugeridas pela KDOQI para coleta de sangue, e o Capítulo 3 explica as razões.

A. **Métodos de cálculo do *spKt/V* a partir do NUS pré e pós-diálise.**
  1. **Método do nomograma.** A Figura 3.14 é usada da maneira já descrita. Suponha que seja medida uma *URR* de 0,70 ou 70%. O *spKt/V* do tratamento será de 1,3, 1,4 ou 1,5 respectivamente para a remoção de 0%, 3% ou 6% do peso corporal durante a diálise.
  2. **Métodos mais exatos.** O método ideal recomendado pelas diretrizes da KDOQI para calcular o *Kt/V* é usar um programa de modelagem cinética de ureia. O Capítulo 3 descreve os princípios básicos de ação desses programas. Esses programas podem ser comprados e um deles, Solute Solver, está disponível na internet (http://www.ureakinetics.org). Outro método aprovado pela KDOQI é usar a seguinte equação (Daugirdas, 1993):

$$spKt/V = -\ln(R - 0,008 \times t) + (4 - 3,5 \times R) \times UF/P$$

em que R é (1 − *URR*), ou simplesmente NUS pós-diálise/NUS pré-diálise, t é a duração da sessão em horas, −ln é o logaritmo natural negativo, *UF* é a perda de peso em quilogramas e P é o peso pós-diálise. O Capítulo 3 analisa essa fórmula com mais detalhes.

Tabela 11.4	Diretrizes para coleta de amostra para dosagem de nitrogênio ureico sérico pós-diálise.

Princípios

O efeito da recirculação no acesso é revertido rapidamente. Quando o fluxo sanguíneo diminui para 100 mℓ/min, a concentração de ureia no afluxo aumenta em cerca de 10 a 20 s (dependendo da quantidade de espaço morto na linha arterial, geralmente cerca de 10 mℓ).

Método

1. Ajustar a taxa de UF para 0.
2. Diminuir o fluxo da bomba de sangue para 100 mℓ/min por 10 a 20 s.
3. Interromper a bomba.
4. Coletar uma amostra, seja da abertura de amostra da linha de sangue arterial ou do equipo acoplado à agulha arterial.

Método alternativo

1. Ajustar a taxa de UF para 0.
2. Colocar o dialisato em *bypass*.
3. Manter o fluxo sanguíneo habitual; aguardar 3 min.
4. Coletar a amostra.

IV. **AJUSTE DA PRESCRIÇÃO DE DIÁLISE INICIAL.** Quando os pacientes são submetidos a determinada prescrição de diálise, mesmo quando não há modificações evidentes na terapia, é frequente a variação considerável, de um mês para outro, do *spKt/V* derivado da *URR* medida. Os motivos não são totalmente claros, mas erros laboratoriais na medida dos valores de NUS nas amostras, possíveis variações no modo de coleta de sangue pós-diálise e variações na duração real da sessão, na média temporal do fluxo de sangue e na depuração do dialisador podem ter papel nessa variação. Pode ser útil medir o *spKt/V* de três tratamentos semanais para verificar se está sendo administrado o *spKt/V* mínimo padrão de 1,2.

Exemplo: Pressuponha que desejemos um *spKt/V* de 1,5. O paciente é monitorado mensalmente e, a partir da *URR*, são obtidos os seguintes valores de *spKt/V*:

Mês	*spKt/V*
Jan	1,40
Fev	1,35
Mar	1,54
Abr	1,30

A média desses valores é 1,40. Embora esteja dentro das metas da KDOQI para adequação da diálise, caso se queira alcançar a meta original de *spKt/V* de 1,5, é necessário o aumento de 1,5/1,4 – ou seja, 1,07 (7%) – do numerador ($K \times t$) da fórmula *Kt/V*.

Agora, pode-se escolher entre aumentar de 7% o termo K ou t (ou aumentar cada um de maneira a elevar de 7% seu produto). Um método simples de aumentar o *Kt/V* de 1,4 para 1,5 é aumentar de 7 a duração da sessão de diálise. Isso significaria somar 17 min a uma sessão de 4 h (1,07 × 240 = 257 min). Outra opção é tentar aumentar o termo K por aumento do fluxo de sangue, uso de um dialisador maior ou aumento do fluxo de dialisato. Muitas vezes, porém, é difícil aumentar ainda mais o fluxo de sangue. O impacto da troca por um dialisador mais eficiente pode ser estimado a partir do nomograma K_0A versus depuração, mostrado na Figura 3.6. O aumento do fluxo de dialisato para 800 mℓ/min, cuja consequência típica é o aumento de cerca de 5 a 10% da depuração, desde que o fluxo de sangue seja maior que 400 mℓ/min, também pode obter esse resultado, mas nem sempre é útil quando se usam alguns dialisadores avançados nos quais o trajeto de dialisato já é otimizado (Ward, 2011).

V. **O CONCEITO DE V MODELADO.** Uma das vantagens de usar um programa de modelagem é que o computador calcula a magnitude da retirada da ureia e, depois, de acordo com a *URR*, a variação de peso e a duração da sessão, calcula o volume do qual a ureia aparentemente foi removida. Para fazer isso, o computador usa um método de "bolas de gude na caixa" descrito no Capítulo 3. É importante reconhecer que *V* é um instrumento usado para avaliar a adequação da diálise. Nem sempre reflete o verdadeiro volume de distribuição da ureia. Os computadores não são muito inteligentes, no sentido de que usam apenas as informações fornecidas a ele. Por exemplo, se a *URR* e, portanto, o *spKt/V* diminuírem subitamente em virtude de um lote de dialisadores de má qualidade, tudo que o computador sabe é que houve uma queda súbita do *spKt/V*, mas não é informado de que houve modificação da depuração do dialisador (*K*). Além disso, a duração da sessão (*t*) não se modificou. Como, então, o computador pode explicar a súbita diminuição de *spKt/V* se não houve alteração de *K* × *t*? Tudo que ele sabe é que o (*K* × *t*)/*V* é menor que antes e que (*K* × *t*) não se modificou. A única maneira pela qual o computador pode explicar essa situação é supor que o volume de distribuição de ureia (*V*) do paciente aumentou. A alteração acentuada do volume real do paciente é rara, portanto, o aumento do *V* modelado geralmente significa que, por algum motivo, administrou-se menos diálise do que o prescrito ou planejado.

A. **Monitoramento de V modelado em pacientes individuais.**
   Exemplo 1. Em outro paciente, no mês de maio, é administrado um *spKt/V* de 1,5, e o computador modela o volume de ureia do paciente (V modelado) como 43 ℓ. São apresentados os valores referentes aos 4 meses subsequentes.

Mês	*spKt/V*	V modelado
Mai	1,5	43
Jun	1,43	45
Jul	1,7	38
Ago	1,8	36
Set	1,1	58

Observou-se um aumento transitório do valor de *V* em setembro devido à queda inesperada de *spKt/V*.
   O que se deve fazer nesse momento?
1ª **etapa:** Analise a folha de evolução da diálise referente ao tratamento de setembro. O *spKt/V* baixo e o evidente aumento de *V* provavelmente refletem uma diminuição de *K* ou *t* não registrada. A duração da sessão foi diminuída? O fluxo de sangue caiu durante todo o tratamento ou parte dele? Houve esgotamento do concentrado de dialisato? Houve problemas com o acesso durante o tratamento? Se a resposta a essas perguntas for não, pode-se supor que a causa mais provável do resultado anômalo foi um erro de medida.
2ª **etapa:** Não se deve modificar a prescrição nesse momento. Uma conduta consiste em obter uma ou mais outras medidas de NUS antes e depois da diálise para determinar se o baixo valor de *spKt/V* foi um acaso ou algo preocupante. O *spKt/V* de setembro ainda é 1,1, que é semelhante ao mínimo de 1,2 da diretriz da KDOQI, portanto, poderia ser justificado aguardar a próxima coleta de sangue periódica mensal. Essa situação mostra por que ter algum tipo de

Tabela 11.5	Razões pelas quais o *spKt/V* administrado com base na razão de redução da ureia pode ser diferente do *Kt/V* prescrito.

Razões pelas quais o *Kt/V* pode ser menor que o prescrito (neste caso, o *V* modelado será aumentado)

V do paciente maior que a estimativa inicial (apenas no tratamento inicial)

Fluxo sanguíneo real menor que o marcado na bomba de sangue (muito comum quando a pressão negativa pré-bomba é alta)

Diminuição temporária do fluxo sanguíneo (sintomas ou outros motivos)

Duração real da sessão de diálise menor que a prescrita

K_0A do dialisador menor que o esperado (erro das especificações do fabricante, diminuído por causa do reúso etc.)

Recirculação no acesso ou inversão acidental da agulha (quando a amostra para dosagem do NUS pós-diálise é obtida corretamente, precedida por um período de fluxo lento)

Rebote (uso de NUS pós-diálise tardio para o cálculo de *spKt/V* e *V*)

Motivos pelas quais o *Kt/V* pode ser maior que o prescrito (neste caso, o *V* modelado será diminuído)

V do paciente menor que a estimativa inicial (apenas no tratamento inicial) ou emagrecimento intenso recente

Diminuição artificial do NUS pós-diálise

Recirculação no acesso ou inversão acidental da agulha e sangue pós-diálise contaminado pelo sangue da saída do dialisador (sem uso do método de fluxo lento)

Coleta de amostra da linha de saída de sangue do dialisador

Duração da sessão maior que o tempo registrado

Correção recente de recirculação no acesso ou inversão acidental da agulha

NUS, nitrogênio ureico sérico.

depuração gerada pela máquina, seja por depuração de sódio do dialisador, seja por absorbância UV do dialisato, seria de grande ajuda, pois essas depurações são medidas a cada tratamento e mostrariam se o valor baixo em setembro é uma anomalia ou algum tipo de erro laboratorial.

Deve-se repetir a medida de *spKt/V*, e um valor novamente baixo indica que houve algum problema importante na administração do *K* ou *t* prescrito. A explicação mais provável que causaria uma diminuição do *spKt/V* dessa magnitude seria a ocorrência de recirculação no acesso. A Tabela 11.5 analisa outras causas possíveis.

Exemplo 2 (queda sustentada de *V*). Suponha que outro paciente apresente um aumento constante de *spKt/V* sem motivo aparente, causando uma diminuição de *V* modelado:

Mês	spKt/V	V modelado
Jul	1,2	54
Ago	1,15	56
Set	1,35	48
Out	1,18	55
Nov	1,5	43
Dez	1,43	45
Jan	1,5	43
Fev	1,43	45
Mar	1,7	38
Abr	1,47	43

Nesse caso, o paciente tinha um *V* inicial de 54 ℓ que, perto de novembro, pareceu cair subitamente para cerca de 44 ℓ. O tratamento não foi alterado. O *spKt/V* saltou de 1,2 para 1,5, o que o computador interpreta como uma diminuição do paciente. Qual poderia ser a causa dessa alteração (Tabela 11.5)?

1ª etapa: A primeira possibilidade a descartar é a diminuição real de *V*, que pode ser causada pela melhor remoção da hiperidratação crônica ou pela perda de massa corporal magra em consequência de uma doença intercorrente. Uma mudança tão substancial é improvável e pode ser facilmente descartada pela análise dos pesos do paciente.

2ª etapa: Analise a folha de evolução da diálise. Supondo-se que não tenha havido uma grande diminuição de peso, o *V* verdadeiro não diminuiu. Então, o *K* × *t* aumentou de algum modo em relação ao de outubro. O objetivo é explicar como isso poderia ter ocorrido. É necessário comparar as folhas de evolução antes e depois de outubro. É possível que um problema preexistente na administração de toda a duração da sessão ou do fluxo de sangue prescrito antes de outubro tenha sido corrigido em outubro e nos meses subsequentes.

3ª etapa: Recirculação no acesso/posição da agulha. Uma eventual modificação em outubro poderia ter levado ao fim da recirculação no acesso, ou talvez as agulhas estivessem sendo invertidas antes de outubro e o problema tenha sido constatado e corrigido depois de outubro.

4ª etapa: Verifique se houve alguma mudança sistemática no método de coleta das amostras de sangue. Considere a seguinte situação: esse paciente sempre teve recirculação no acesso; entretanto, antes de outubro, a amostra pós-diálise foi coletada por um método de fluxo lento apropriado. Em outubro, chegou um novo técnico, que coletou as amostras pós-diálise logo depois de desligar a bomba de sangue, sem nenhum período de fluxo lento para eliminar o sangue recirculado da linha de sangue. A modificação acarretou uma queda súbita e inexplicada do NUS pós-diálise, traduzido por elevação artificial da *URR* e do *spKt/V*, com queda concomitante de *V* modelado.

VI. MONITORAMENTO DE ALTERAÇÕES DE *V* EM TODA A UNIDADE COMO INSTRUMENTO DE GARANTIA DA QUALIDADE. Embora possa haver grandes oscilações individuais de *V*, o cálculo da média do *V* modelado de toda a unidade é útil como instrumento para garantia da qualidade e identifica vários problemas associados à diálise. Muitas vezes, é possível detectar uma pequena variação de *V* na unidade ao longo do tempo. Convém calcular tanto o V antropométrico (V_{ant}) quanto o *V* modelado de cada paciente e acompanhar a razão dos dois. A média de V/V_{ant}, um valor unitário, deve ser próxima de 0,90 a 1,0. Uma razão média > 1,0 sugere superestimativa de um ou de ambos os componentes de *K* × *t*.

VII. INCAPACIDADE DE ALCANÇAR O *spKt/V* DESEJADO. Existem três categorias de pacientes nos quais é difícil alcançar um *spKt/V* mínimo de 1,2: (1) pacientes com acesso insatisfatório, com consequente limitação do fluxo sanguíneo e/ou recirculação no acesso; (b) pacientes muito grandes; e (c) pacientes com hipotensão, angina ou outros efeitos colaterais frequentes, que acarretam frequentes reduções do fluxo sanguíneo durante a diálise.

A. Tratamento quatro vezes/semana. Os programas de quatro sessões por semana são cada vez mais usados no tratamento de pacientes de maior tamanho, bem como em pacientes com hipertensão arterial e problemas para remoção do excesso de líquido. A versão de 2006 das recomendações da KDOQI para a prática clínica sugerem que nesses esquemas, quando a depuração de ureia renal residual é menor que 2,0 mℓ/min por 1,73 m², o *spKt/V* mínimo pode ser reduzido de 1,2 para cerca de 0,8 (Tabela 11.1). Outra vantagem do esquema 4 vezes/semana é que evita o longo intervalo interdialítico no fim de semana, quando são mais comuns os eventos adversos e as mortes (Foley, 2011).

VIII. CÁLCULO E MONITORAMENTO DA TAXA DE APARECIMENTO DE NITROGÊNIO PROTEICO NORMALIZADO (nPNA). Esse assunto é abordado no Capítulo 3 e o monitoramento do estado nutricional, no Capítulo 31.

IX. ESCOLHA DO DIALISADOR
    A. Material da membrana. As questões relativas à biocompatibilidade e às reações agudas ao dialisador são discutidas nos Capítulos 4, 10 e 12.
    B. Convém usar um dialisador de alto fluxo? Essa pergunta foi parcialmente respondida pelo estudo HEMO do NIH. Embora a randomização para membranas de alto fluxo tenha sido associada a aumento aproximado de 8% da sobrevida, esse valor não alcançou significância estatística. Mediram-se benefícios significativos no subgrupo predefinido de pacientes que estavam em diálise há mais de 3,7 anos (o nível mediano dos pacientes no estudo HEMO). Além disso, a taxa de mortalidade cardiovascular pareceu diminuir em todos os pacientes encaminhados para diálise de alto fluxo. Esses dados geralmente estão de acordo com o estudo MPO europeu (Locatelli, 2009). Os resultados levaram o grupo de trabalho de adequação da KDOQI em 2006 (reiterado em 2015) e o grupo de European Best Practices a recomendar o uso de membranas de alto fluxo sempre que se dispuser de sistema apropriado de tratamento de água. O uso de membranas de alto fluxo também pode reduzir a incidência de amiloidose por beta-2 microglobulina nos pacientes em diálise por muitos anos. Não está claro se esse benefício se deve ao aumento da remoção de beta-2 microglobulina ou se o uso de tecnologia de diálise mais avançada associada à diálise de alto fluxo diminui a inflamação relacionada com o procedimento.

X. PRESCRIÇÕES DE REMOÇÃO DE LÍQUIDO
    A. Conceito de "peso seco" ou peso ótimo pós-diálise. O "peso seco" (o termo "peso ótimo pós-diálise" é melhor) é o peso pós-diálise depois da remoção de todo o excesso de líquido corporal ou da maior parte dele. Se o peso seco estipulado for muito alto, o paciente permanece com sobrecarga hídrica ao término da sessão de diálise. A ingestão de líquido no intervalo entre as sessões de diálise poderia, então, acarretar edema tecidual ou congestão pulmonar. Por outro lado, se o peso seco estipulado for muito baixo, o paciente pode apresentar episódios frequentes de hipotensão durante a última parte da sessão de diálise. Muitas vezes, os pacientes submetidos a ultrafiltração até alcançarem um valor menor que o peso ótimo pós-diálise apresentam mal-estar, sensação de cansaço, cãibras e tontura após a diálise. A recuperação pós-diálise é muito estressante e desagradável.
    Na prática, é preciso calcular o peso ótimo pós-diálise de cada paciente pelo método de tentativa e erro. Ao ajustar a taxa de UF, leve em conta que o paciente receberá 0,2 ℓ de solução salina durante o procedimento de retorno do sangue ao fim da diálise. É preciso considerar também qualquer ingestão de líquido ou administração de líquido parenteral durante a sessão de tratamento.
    1. Redefinição frequente do peso ótimo pós-diálise. Um erro comum em unidades de diálise é não reavaliar o peso ótimo pós-diálise com frequência suficiente. Se um paciente perde peso tecidual, o peso seco definido previamente torna-se muito alto e, se mantido, pode acarretar hiperidratação e hospitalização por sobrecarga hídrica. Portanto, o peso ótimo pós-diálise deve ser reavaliado com periodicidade mínima de 2 semanas. A diminuição progressiva do peso ótimo pós-diálise pode ser uma indicação de distúrbio nutricional ou processo mórbido.
    Como foi exposto no Capítulo 33, a determinação clínica do peso ótimo pós-diálise com base em sinais de edema tecidual ou estertores pulmonares não é confiável. Os dispositivos de bioimpedância identificam um importante subgrupo de pacientes que parecem apresentar acentuada sobrecarga hídrica apesar da ausência de sinais externos de edema. Outro subgrupo é o de pacientes abaixo

do peso ótimo pós-diálise (Hecking, 2013). A possível consequência é o alto ganho de peso interdialítico e o aumento do aporte de sódio quando os pacientes tentam voltar a um peso mais próximo do ideal; além disso, a perda de função renal residual pode ser acelerada.

O uso de bioimpedância para ajudar a identificar o peso ótimo pós-diálise, além de outra tecnologia como a ultrassonografia pulmonar ("cometas"), é analisado com mais detalhes no Capítulo 33. Embora a nova tecnologia seja útil, a experiência com esses dispositivos está no início; no caso da bioimpedância corporal total, por exemplo, não está claro em que grau a estimativa da sobrecarga hídrica é aplicável aos pacientes em diálise com vários níveis de índice de massa corporal.

B. **Taxa de remoção de líquido.** De modo geral, a taxa de remoção de líquido durante a diálise é constante. Houve interesse na restrição da taxa máxima de UF como instrumento de garantia da qualidade. As evidências sugerem que a taxa de sobrevida é maior em pacientes com taxa de UF < 12 mℓ/kg por hora (Movilli, 2007). Não está claro se os limites de UF devem ser proporcionais ao peso corporal, proporcionais à ASC ou não proporcionais (p. ex., < 800 mℓ/h) (Lacson, 2014). Existem vários métodos para reduzir a taxa de remoção de líquido. O mais óbvio é aumentar o tempo de diálise, mas esse não é o único método: a redução do ganho de peso interdialítico por limitação da ingestão de sódio costuma ser mais aceitável para o paciente e mais fácil de implementar (Burkart, 2012). Em pacientes com considerável volume de urina, o uso de diuréticos diminui a taxa de UF em virtude do aumento do volume diário de urina, a menos que o paciente consuma mais líquidos.

Existe certo interesse no uso de taxa variável de remoção de líquido durante uma sessão de diálise. Um método é o aumento da taxa de remoção de líquido durante a primeira hora ou duas primeiras horas de diálise, com redução perto do fim da diálise. O nível de sódio na solução de diálise também pode ser aumentado no início para ajudar a manter o volume sanguíneo por meios osmóticos. Os benefícios desse método ainda são controversos.

XI. **SOLUÇÕES DE DIÁLISE** (Tabela 11.6)
A. **Fluxo.** O fluxo padrão da solução de diálise é de 500 mℓ/min. Quando o fluxo de sangue é alto (p. ex., > 400 mℓ/min) e o dialisador tem alto K_0A, o aumento do fluxo da solução de diálise para 800 mℓ/min aumenta cerca de 5 a 10% a depuração (K) do dialisador. O ideal é que o fluxo da solução de diálise seja 1,5 a 2,0 vezes maior que o fluxo do sangue.

Tabela 11.6	Prescrições de solução de diálise.

Fluxo:

500 mℓ/min

Base:

Bicarbonato (32 mM)/mais acetato (4 mM); ou bicarbonato 28 mM/mais acetato 8 mM[a]

Eletrólitos e glicose:

Potássio = 2,0 mM (3,0 mM para pacientes tratados com digitálicos, ou pacientes com nível de potássio normal-baixo pré-diálise)

Sódio = 135 a 145 mM (138 mM)

Glicose = 100 mg/dℓ (5,5 mmol/ℓ)

Cálcio = 1,25 a 1,5 mM (2,5 a 3,0 mEq/ℓ); depende do tipo de quelante de fosfato usado)

Magnésio = 0,50 mM (1,0 mEq/ℓ)

[a] Por exemplo, ao usar concentrado ácido seco de diacetato de sódio.

B. Composição

1. **Concentração de bicarbonato.** A solução de diálise com bicarbonato é o líquido de escolha; atualmente o dialisato com acetato é considerado obsoleto na maioria dos países.

   A concentração de base deve ser ajustada para obter uma concentração plasmática de bicarbonato pré-diálise de 20 a 23 mmol/ℓ. Houve certo interesse em aumentar o nível de bicarbonato na solução de diálise, ou no suplemento oral de bicarbonato, para aumentar o nível de HCO_3 antes da diálise. Não há comprovação definitiva do benefício clínico do aumento dos níveis de HCO_3 além de 20 a 23 antes da diálise. Esses pacientes podem apresentar alcalose metabólica após a diálise, com aumento teórico do risco de precipitação de cálcio-fósforo e de arritmia cardíaca.

   Conforme exposto no Capítulo 4, a leitura das máquinas de diálise capazes de ajustar o nível de bicarbonato na solução de diálise geralmente mostra o nível de bicarbonato do dialisato produzido sem levar em conta a existência de ânions geradores de bicarbonato como acetato ou citrato. O acetato, sobretudo quando se usa diacetato de sódio no concentrado, pode acrescentar até 8 mM de base geradora de bicarbonato ao dialisato. É preciso ter em mente esse teor adicional de base ao ajustar o nível de bicarbonato da solução de diálise de acordo com o nível sérico.

   O nível médio de bicarbonato na solução de diálise tende a ser maior nos EUA que em alguns países europeus, e os altos valores de bicarbonato foram associados a aumento da mortalidade (Tentori, 2013), causado principalmente por doenças infecciosas, e não cardiovasculares. Não se esclareceu totalmente se há uma associação causal ou se o aumento é mediado por algum tipo de fator de confusão. A mortalidade é aumentada tanto em pacientes com níveis baixos quanto altos de bicarbonato sérico pré-diálise, mas a mortalidade associada a níveis altos é confundida pela desnutrição, que é comum em pacientes com nível sérico baixo de bicarbonato pré-diálise.

   O alto nível de bicarbonato na solução de diálise, em ação sinérgica com o baixo nível de cálcio e potássio na solução de diálise (Di Iorio, 2012), prolonga o intervalo QTc no eletrocardiograma, alteração associada a aumento do risco de arritmia.

2. **Potássio.** O nível habitual de potássio na solução de diálise é de 2,0 mM, exceto se a concentração plasmática habitual de potássio pré-diálise estiver abaixo de 4,5 ou se o paciente estiver em uso de digitálicos. Nesses dois últimos casos, o nível de potássio na solução de diálise geralmente deve ser de 3,0 mM. Caso os níveis séricos de potássio estejam altos entre as sessões de diálise devido ao uso da solução de diálise de 3 mM, pode ser necessária a administração crônica da resina poliestirenossulfonato de sódio. Os novos compostos de ligação ao potássio em desenvolvimento, ZS-9 (ZS Pharma, Coppell, TX) e Partiromer (Relypsa, Redwood City, CA) respectivamente, podem aumentar as opções do profissional.

   Os pacientes desnutridos podem apresentar baixos níveis séricos de potássio pré-diálise; nesses casos, o nível de potássio no dialisato pode e deve ser aumentado para evitar hipopotassemia. O uso crônico de dialisato com 1,0 mM de potássio para controlar a hiperpotassemia foi associado a aumento da incidência de parada cardíaca (Lafrance, 2006). Caso se use um baixo nível de potássio na solução de diálise, o período de uso deve ser relativamente curto. Se, por qualquer motivo, o paciente parar de ingerir uma dieta rica em potássio, a continuação do uso de uma solução de diálise com baixo teor de potássio pode ter consequências adversas. A sobrevida é máxima em pacientes dialisados com um banho de 3 K ou maior (Jadoul, 2012).

3. **Sódio.** O nível de sódio habitual na solução de diálise varia entre 135 e 145 mM. Níveis acima de 138 mM estão associados a aumento da sede e ganho de peso

entre as sessões de diálise, embora muitas vezes seja possível remover o excesso de líquido durante a diálise com menos sintomas. A pressão arterial pode aumentar. Os níveis de sódio na solução de diálise abaixo de 135 mM predispõem a hipotensão e cãibras. Um estudo sugere que os pacientes podem ter "pontos de ajuste" individuais para o sódio (Keen, 1997). Pouco se sabe sobre o motivo pelo qual alguns pacientes em diálise têm baixos níveis de sódio pré-diálise. A hiponatremia pré-diálise foi associada à hiperidratação e ao aumento do ganho de peso interdialítico. Em populações não submetidas a diálise, assim como em pacientes em diálise, a hiponatremia está associada a aumento do risco de mortalidade. Esses pacientes podem apresentar disfunção cardíaca com liberação não osmótica de vasopressina, ou algum tipo de síndrome de "células enfermas" com comprometimento da troca de Na–K, um reflexo das más condições gerais de saúde. Em pacientes com um baixo ponto de ajuste de sódio, pode-se usar logicamente um menor nível de sódio na diálise, o que deve minimizar a sede e o ganho de peso após a diálise. No entanto, um estudo transversal constatou leve melhora da sobrevida quando se empregou solução de diálise com maior nível de sódio em pacientes com hiponatremia (Hecking, 2012).

4. **Glicose.** Nos EUA, é comum acrescentar glicose (200 mg/dℓ ou 11 mmol/ℓ) às soluções de diálise. A existência de glicose pode reduzir a incidência de hipoglicemia durante a diálise. Na Europa, é comum usar menor concentração de glicose, 100 mg/dℓ ou 5,5 mmol/ℓ. Os europeus podem estar certos, pois alguns dados sugerem que o menor nível de glicose ainda protege contra a hipoglicemia, mas está associado a melhor controle da glicemia. Além disso, as soluções de diálise com alto nível de glicose promovem a entrada de potássio (e talvez de fósforo) nas células, com diminuição de sua remoção durante a diálise.

5. **Cálcio.** Normalmente, o nível de cálcio na solução de diálise usada em pacientes crônicos varia de 1,25 a 1,5 mM (2,5 a 3,0 mEq/ℓ). O nível habitual usado em pacientes tratados com quelantes de fósforo que contêm cálcio é de 1,25 mM (2,5 mEq/ℓ), mas pode ser necessário aumentá-lo ou diminuí-lo de acordo com a resposta clínica e o nível de paratormônio. Em pacientes tratados com as novas resinas quelantes de fosfato, que não contêm cálcio, pode ser necessário aumentar o nível de cálcio na solução de diálise para evitar o balanço de cálcio negativo. Alguns defenderam níveis de cálcio na solução de diálise abaixo de 1,25 mM (2,5 mEq/ℓ) quando os quelantes de fósforo usados contêm cálcio, com a finalidade de evitar sobrecarga de cálcio. No entanto, o uso dessas soluções de diálise com baixo teor de cálcio foi associado a aumento do risco de parada cardíaca súbita (Pun, 2013).

6. **Magnésio.** O nível habitual de magnésio na solução de diálise é de 0,25 a 0,5 mM (0,5 a 1,0 mEq/ℓ). Em geral, a sobrevida dos pacientes em diálise é maior quando não há hipomagnesemia. Além disso, o uso frequente de inibidores da bomba de prótons nessa população pode reduzir a absorção oral de magnésio e aumentar o risco de hipomagnesemia (Alhosaini, 2014). A tendência é usar solução de 0,5 mM (1,0 mEq/ℓ), no nível máximo desse intervalo.

C. **Temperatura.** Deve-se estipular a menor temperatura do dialisato possível, sem causar desconforto para o paciente, geralmente na faixa de 34,5°C a 36,5°C. Como será exposto no Capítulo 12, a individualização do dialisato frio, realizada por medida da temperatura na membrana timpânica do paciente e ajuste da temperatura da solução de diálise 0,5°C abaixo, pode preservar os benefícios da solução de diálise fria em termos de proteção contra a hipotensão intradialítica e encurtamento do tempo de recuperação pós-diálise e, ao mesmo tempo, evitar o desconforto de sentir frio e calafrios. O dialisato frio individualizado também pode reduzir a incidência de atordoamento miocárdico e de lesão isquêmica da substância branca encefálica associada à diálise. Em um estudo realizado na China, o uso crônico de solução de diálise fria foi associado à diminuição da morbidade e da mortalidade cardiovascular (Hsu, 2012).

XII. **PRESCRIÇÕES DE ANTICOAGULAÇÃO.** Ver Capítulo 14.

XIII. **PRESCRIÇÕES FIXAS PARA COMPLICAÇÕES.** As complicações são analisadas com detalhes no Capítulo 12. O manejo das complicações frequentes, como hipotensão, cãibras, inquietude, náuseas, vômitos, prurido e dor torácica, pode ser feito com um conjunto de prescrições fixas. No entanto, os sintomas durante a diálise podem ser causados por um processo mórbido mais grave, com necessidade de diagnóstico imediato e tratamento específico.

XIV. **MONITORAMENTO DO PACIENTE**
  A. **Antes e durante a sessão de diálise**
    1. **Antes da diálise**
      a. **Peso.** O peso pré-diálise deve ser comparado ao último peso pós-diálise e à meta de peso ideal para se ter uma noção do ganho de peso interdiálise. Um grande ganho de peso interdiálise, sobretudo quando associado a sintomas de ortopneia ou dispneia, deve justificar um exame cardiovascular completo e a reavaliação da meta de peso (pode ser alta demais). Os pacientes devem tentar manter o ganho de peso interdiálise abaixo de 1,0 kg/dia, embora o ganho de peso médio tenda a ser maior. Eles também devem ser aconselhados sobre a limitação da ingestão de sódio, em vez da ingestão de líquidos, pois o consumo de sal geralmente é seguido pelo consumo de água. A sede excessiva pode ser causada por alto nível de sódio na solução de diálise. As queixas de cansaço ou cãibra muscular persistente após a diálise sugerem que a meta de peso pós-diálise é baixa demais. Como observado anteriormente, o tempo de recuperação pós-diálise pode ser diminuído pelo uso de solução de diálise fria.
      b. **Pressão arterial.** A pressão arterial ideal a monitorar é controversa, e a pressão intradialítica média ou a pressão pós-diálise podem ser mais preditivas de sobrecarga de volume que a pressão pré-diálise (ver Capítulo 33). Em alguns pacientes, a pressão arterial pode aumentar durante a diálise apesar da remoção de líquido. As causas são conjecturas, mas esse aumento foi associado à baixa sobrevida. Às vezes, pacientes hipertensos resistentes ao volume são beneficiados pela remoção adicional de líquidos, e a pressão arterial pode só diminuir após um período de vários meses (Fishbane, 1996).
      Os pacientes hipertensos são rotineiramente aconselhados a suspender os medicamentos anti-hipertensivos no dia da diálise para limitar a incidência de hipotensão associada à diálise. Essa suspensão não é imprescindível, sobretudo em pacientes que serão dialisados à tarde. O manejo da hipertensão arterial é descrito no Capítulo 33, mas concentra-se basicamente em restrição de sódio, aumento do tempo de diálise semanal e, se possível, sessões mais frequentes. Comprovou-se que o uso de bioimpedância corporal total para guiar a remoção de líquido reduz a pressão arterial. O cumprimento de uma taxa de UF máxima e seu uso como incentivo para que os pacientes reduzam o ganho de peso entre as sessões de diálise também pode reduzir a pressão arterial (Burkart, 2012).
      Embora seja importante investigar, e talvez tratar, pacientes com níveis muito altos de pressão arterial pré-diálise, as condutas muito agressivas para reduzir a pressão arterial pré-diálise foram associadas a aumento da taxa de hipotensão por diálise e de disfunção do acesso (ver Capítulo 33).
      c. **Temperatura.** Deve-se verificar a temperatura do paciente. A febre antes da diálise é um achado grave e deve ser investigada com rigor. As manifestações de

infecção em pacientes em diálise podem ser sutis. Por outro lado, uma elevação da temperatura corporal de cerca de 0,5°C durante a diálise é normal e não necessariamente um sinal de infecção ou reação pirogênica.

d. **Local de acesso.** Haja ou não febre, é preciso sempre examinar o local de acesso vascular para verificar se há sinais de infecção antes de cada diálise.

2. **Durante a sessão de diálise.** Em geral, a pressão arterial e a frequência de pulso são medidas a cada 30 a 60 min. Queixas de tontura ou sensação de cansaço sugerem hipotensão e devem levar à verificação imediata da pressão arterial. Os sintomas de hipotensão podem ser muito sutis; às vezes os pacientes continuam assintomáticos até que a pressão arterial tenha caído a níveis perigosamente baixos.

B. **Exames complementares (valores pré-diálise)**
1. **Nível sérico de nitrogênio ureico.** A dosagem deve ser semanal, como parte da *URR*. Resta saber se é possível dispensar a dosagem de NUS pós-diálise nas unidades em que a depuração do dialisador *in vivo* é monitorada pela condutividade, ou o *Kt/V* do paciente é monitorado por absorbância UV do dialisato. O uso do nitrogênio ureico pré-diálise continuaria a ser útil, pois possibilita o cálculo do nPNA.

2. **Nível sérico de albumina.** A cada 3 meses, deve-se verificar o nível sérico de albumina pré-diálise. A concentração sérica de albumina é um importante indicador do estado nutricional. O nível sérico baixo de albumina é um preditor muito forte de doença ou morte subsequente em pacientes em diálise. O aumento do risco de mortalidade começa com níveis séricos de albumina < 4,0 g/dℓ (40 g/ℓ). É alto o risco de eventos mórbidos em pacientes com níveis séricos de albumina < 3,0 g/dℓ (30 g/ℓ), e deve-se fazer tudo que for possível para identificar e corrigir a causa do baixo nível de albumina.

3. **Nível sérico de creatinina.** A dosagem sérica de creatinina pré-diálise é mensal. O valor médio habitual em pacientes em hemodiálise é de cerca de 10 mg/dℓ (884 mcmol/ℓ), com um intervalo comum de 5 a 15 mg/dℓ (440 a 1.330 mcmol/ℓ). De modo paradoxal, nos pacientes em diálise, o alto nível sérico de creatinina está associado a baixo risco de mortalidade, provavelmente porque o nível sérico de creatinina é um indicador da massa muscular e do estado nutricional.

   Os níveis séricos de creatinina e de nitrogênio ureico devem ser examinados em sequência. Se ambos apresentarem alterações paralelas, deve-se suspeitar de alteração da prescrição da diálise ou do grau de função renal residual. Se o nível sérico de creatinina for constante, mas houver alteração acentuada do nível sérico de nitrogênio ureico, é mais provável que esta seja causada por modificação da ingestão de proteínas ou por alteração do catabolismo de proteínas endógenas.

4. **Nível sérico de colesterol total.** O nível sérico de colesterol total é um indicador do estado nutricional. Um nível de 200 a 250 mg/dℓ (5,2 a 6,5 mmol/ℓ) pré-diálise está associado a risco mínimo de mortalidade nos pacientes em diálise. Níveis séricos baixos de colesterol total, sobretudo < 150 mg/dℓ (3,9 mmol/ℓ), estão associados a alto risco de morte nos pacientes em diálise, provavelmente porque refletem um estado nutricional insatisfatório.

5. **Nível sérico de potássio.** O risco de morte é menor em pacientes em diálise cujo nível sérico de potássio pré-diálise é de 5,0 a 5,5 mmol/ℓ. O risco aumenta muito quando os valores estão acima de 6,5 e abaixo de 4,0 mmol/ℓ.

6. **Nível sérico de fósforo.** A dosagem deve ser mensal. O nível pré-diálise associado à menor taxa de mortalidade é inferior a 5,5 mg/dℓ (1,8 mmol/ℓ). Há aumento acentuado das taxas de mortalidade com valores acima de 9,0 mg/dℓ (2,9 mmol/ℓ) e abaixo de 3,0 mg/dℓ (1,0 mmol/ℓ). As metas atuais da KDOQI são "diminuir o nível sérico de fósforo em direção ao intervalo normal". Os níveis séricos de fósforo tendem a ser ligeiramente maiores na segunda e terça-feira, isto é, depois de 3 dias sem diálise.

7. **Nível sérico de cálcio.** A dosagem deve ser mensal (mais frequente ao modificar a dose de vitamina D). A taxa de mortalidade mais baixa está associada a valores de 9 a 12 mg/dℓ (2,25 a 3,0 mmol/ℓ). Há aumento acentuado das taxas de mortalidade com valores acima de 12 mg/dℓ (3,0 mmol/ℓ) e abaixo de 7 mg/dℓ (1,75 mmol/ℓ). A meta deve ser um nível de cálcio normal. Não é mais recomendável ter como meta a faixa superior normal do nível sérico de cálcio, por temor de precipitar calcificação vascular.

8. **Nível sérico de magnésio.** O monitoramento do nível sérico de magnésio de pacientes em hemodiálise não faz parte da rotina. No entanto, a hipomagnesemia é comum nos pacientes em hemodiálise tratados com inibidores da bomba de prótons (Alhosaini, 2014), e o nível sérico baixo de magnésio está associado à fibrilação atrial e ao desfecho cardiovascular insatisfatório em muitas populações. A relação custo-benefício do monitoramento periódico de rotina do nível sérico de magnésio não foi estudada.

9. **Nível sérico de fosfatase alcalina.** A dosagem deve ser trimestral. Níveis elevados são um sinal de hiperparatireoidismo ou de hepatopatia e estão associados a alto risco de morte.

10. **Nível sérico de bicarbonato.** A dosagem deve ser mensal. A mortalidade mais baixa está associada a valores entre 20 e 22,5 mmol/ℓ. A mortalidade aumenta com valores abaixo e acima desse intervalo. Há aumento acentuado da taxa de mortalidade quando o valor pré-diálise é inferior a 15 mmol/ℓ. A acidose pré-diálise pode ser corrigida pela administração de álcalis entre as diálises.

11. **Hemoglobina.** A dosagem é, no mínimo, mensal; em muitos casos, é feita a cada 2 semanas. A dosagem de hemoglobina por aparelhos com sensor óptico é cada vez mais usada. O Capítulo 34 analisa o manejo ideal da anemia relacionada com a doença renal crônica. Às vezes, a elevação espontânea dos níveis de hemoglobina (sem tratamento com eritropoetina) é um sinal de doença renal policística, doença cística renal adquirida, hidronefrose ou carcinoma renal. É preciso verificar a cada 3 meses os níveis séricos de ferritina, os níveis de ferro e a capacidade de ligação ao ferro, além dos índices eritrocitários.

12. **A dosagem de aminotransferase sérica geralmente é mensal.** Níveis altos, ou mesmo níveis no limite máximo normal, podem indicar hepatopatia silenciosa, sobretudo hepatite ou hemossiderose. É necessária a pesquisa no sangue do antígeno de superfície da hepatite B e também de hepatite C (ver Capítulo 35).

13. **Os níveis séricos de paratormônio** devem ser verificados a cada 3 a 6 meses, conforme detalhado no Capítulo 36.

Referências bibliográficas e leitura sugerida

Alhosaini M, et al. Hypomagnesemia in hemodialysis patients: role of proton pump inhibitors. *Am J Nephrol.* 2014;39:204–209.

Cheung AK, et al. Effects of high-flux hemodialysis on clinical outcomes: results of the HEMO study. *J Am Soc Nephrol.* 2003;14:3251–3263.

Daugirdas JT. Dialysis time, survival, and dose-targeting bias. *Kidney Int.* 2013;83:9–13.

Daugirdas JT. Dialysis dosing for chronic hemodialysis: beyond *Kt/V. Semin Dial.* 2014;27:98–107.

Daugirdas JT, et al. Relationship between apparent (single-pool) and true (double-pool) urea distribution volume. *Kidney Int.* 1999;56:1928–1933.

Daugirdas JT. Second generation logarithmic estimates of single-pool variable volume *Kt/V*: an analysis of error. *J Am Soc Nephrol.* 1993;4:1205–1213.

Depner T, et al. Dialysis dose and the effect of gender and body size on outcome in the HEMO Study. *Kidney Int.* 2004;65:1386–1394.

Di Iorio B, et al. Dialysate bath and QTc interval in patients on chronic maintenance hemodialysis: pilot study of single dialysis effects. *J Nephrol.* 2012;25:653–660.

Eknoyan G, et al. Effect of dialysis dose and membrane flux in maintenance hemodialysis. *N Engl J Med.* 2002;347:2010–2019.

European Best Practice Guidelines Expert Group. Haemodialysis. *Nephrol Dial Transplant.* 2002;17(suppl 7):S16–S31.

FHN Trial Group. In-center hemodialysis six times per week versus three times per week. *N Engl J Med.* 2010;363:2287–2300.

Fishbane S, et al. Role volume overload in dialysis-refractory hypertension. *Am J Kidney Dis.* 1996;28:257–261.

Foley RN, et al. Long interdialytic interval and mortality among patients receiving hemodialysis. *N Engl J Med.* 2011;365:1099–1107.

Hanson JA, et al. Prescription of twice-weekly hemodialysis in the USA. *Am J Nephrol.* 1999;19:625–633.

Hecking M, et al. Predialysis serum sodium level, dialysate sodium, and mortality in maintenance hemodialysis patients: the Dialysis Outcomes and Practice Patterns Study (DOPPS). *Am J Kidney Dis.* 2012;59:238–248.

Hecking M, et al. Significance of interdialytic weight gain vs. chronic volume overload: consensus opinion. *Am J Nephrol.* 2013;38:78–90.

Hsu HJ, et al. Association between cold dialysis and cardiovascular survival in hemodialysis patients. *Nephrol Dial Transplant.* 2012;27:2457–2464.

Jadoul M, et al. Modifiable practices associated with sudden death among hemodialysis patients in the Dialysis Outcomes and Practice Patterns Study. *Clin J Am Soc Nephrol.* 2012;7:765–774.

Kalantar-Zadeh K, et al. Twice-weekly and incremental hemodialysis treatment for initiation of kidney replacement therapy. *Am J Kidney Dis.* 2014;64:181–186.

Karnik JA, et al. Cardiac arrest and sudden death in dialysis units. *Kidney Int.* 2001;60:350–357.

Keen M, Janson S, Gotch F. Plasma sodium (CpNa) "set point": relationship to interdialytic weight gain (IWG) and mean arterial pressure (MAP) in hemodialysis patients (HDP) [Abstract]. *J Am Soc Nephrol.* 1997;8:241A.

Lacson, Jr, et al. Body size and gender dependent differences in mortality risks associated with ultrafiltration rates [Abstract]. *J Am Soc Nephrol.* 2013;25.

Lafrance J, et al. Predictors and outcome of cardiopulmonary resuscitation (CPR) calls in a large haemodialysis unit over a seven-year period. *Nephrol Dial Transplant.* 2006;21:1006–1012.

Locatelli F, et al. Membrane Permeability Outcome (MPO) Study Group. Effect of membrane permeability on survival of hemodialysis patients. *J Am Soc Nephrol.* 2009;20:645–654.

Movilli E, et al. Association between high ultrafiltration rates and mortality in uraemic patients on regular haemodialysis: a 5-year prospective observational multicentre study. *Nephrol Dial Transplant.* 2007;22:3547–3552.

NKF-KDOQI clinical practice guidelines; update 2006. *Am J Kidney Dis.* 2006;48(suppl 1):S2–S90.

Pirkle JL, et al. Effect of limiting maximum ultrafiltration rate in an in-center hemodialysis population [Abstract]. *J Am Soc Nephrol.* 2012:23:6A.

Pun PH, et al. Dialysate calcium concentration and the risk of sudden cardiac arrest in hemodialysis patients. *Clin J Am Soc Nephrol.* 2013;8:797–803.

Saran R, et al. Longer treatment time and slower ultrafiltration in hemodialysis: associations with reduced mortality in the DOPPS. *Kidney Int.* 2006;69:1222–1228.

Tentori F, et al. Association of dialysate bicarbonate concentration with mortality in the Dialysis Outcomes and Practice Patterns Study (DOPPS). *Am J Kidney Dis.* 2013;62:738–746.

Tentori F, et al. Longer dialysis session length is associated with better intermediate outcomes and survival among patients on in-center three times per week hemodialysis: results from the Dialysis Outcomes and Practice Patterns Study (DOPPS). *Nephrol Dial Transplant.* 2012;27:4180–4188.

Termorshuizen F, et al for the NECOSAD Study Group. Relative contribution of residual renal function and different measures of adequacy to survival in hemodialysis patients: an analysis of the Netherlands Cooperative Study on the Adequacy of Dialysis (NECOSAD)-2. *J Am Soc Nephrol* .2004;15:1061–1070.

Twardowski ZJ. Safety of high venous and arterial line pressures during hemodialysis. *Semin Dial.* 2000;13:336–337.

Ward RA, et al. Dialysate flow rate and delivered Kt/Urea for dialyzers with enhanced dialysate flow distribution. *Clin J Am Soc Nephrol.* 2011;6:2235–2239.

Sites para consulta

Canal HDCN sobre adequação da diálise: http://www.hdcn.com/ch/adeq/.

Diretrizes da NKF KDOQI para adequação da hemodiálise: http://www.kidney.org.

Calculadoras da cinética da ureia. http://www.ureakinetics.org.

12 Complicações Durante a Hemodiálise

Richard A. Sherman, John T. Daugirdas e Todd S. Ing

As complicações mais comuns durante a hemodiálise são, em ordem decrescente de frequência, hipotensão, cãibras, náuseas e vômitos, cefaleia, dor torácica, lombalgia e prurido.

I. **HIPOTENSÃO ARTERIAL INTRADIALÍTICA.** A hipotensão intradialítica (HID) é importante não só porque pode causar sintomas perturbadores, mas também por estar associada a desfechos insatisfatórios a longo prazo. Os pacientes com HID apresentam maior taxa de mortalidade (Flythe, 2014) e um aumento da taxa de anormalidades de movimento da parede cardíaca, conhecidas como atordoamento miocárdico, durante a diálise (McIntyre e Odudu, 2014). Existem várias definições de HID, entre as quais a PA sistólica mínima inferior a 90 mmHg, a queda de 20 ou 30 mmHg da PA sistólica ou uma queda percentual da pressão arterial inicial. Para fins de garantia de qualidade, a definição de PA sistólica mínima abaixo de 90 mmHg pode ser mais útil, pois é mais forte a associação com o aumento da mortalidade (Flythe, 2014). A incidência de HID é máxima em pacientes com hipotensão antes da diálise. A hipotensão arterial pré-diálise pode ser um marcador de doença cardíaca e, em caso de anormalidade funcional ou estrutural, o coração pode ter menor capacidade de fazer a compensação hemodinâmica da remoção de líquido. A HID também está associada a aumento do risco de trombose no acesso (Chang, 2011). A Tabela 12.1 apresenta detalhes sobre as causas mecânicas de HID.

A. **HID relacionada com alterações do volume sanguíneo.** As causas de HID relacionadas com o volume sanguíneo são mais importantes, pois normalmente a pressão arterial não cai (com exceção de uma queda trivial inicial) durante a hemodiálise se não houver remoção de líquido. Assim, qualquer manobra que reduza a taxa de ultrafiltração, por aumento do tempo semanal de diálise, redução do volume de líquidos ingeridos na semana ou aumento do volume de urina excretada, deve reduzir a taxa de HID.

1. **Evite grande ganho ponderal interdialítico.** Ressaltamos que a restrição de sal é muito mais efetiva para diminuir o ganho de peso interdialítico (GPID) que a ênfase na restrição de líquidos (Tomson, 2001). Os dados observacionais constatam associação entre a maior ingestão de sódio e o pior desfecho (McCausland, 2012).

2. **Aumento do tempo de tratamento semanal.** Por definição, o aumento do tempo de tratamento semanal diminui a taxa de ultrafiltração necessária (mesma perda de peso, maior duração), o que diminui a frequência de HID. O longo intervalo interdialítico no fim de semana é associado a um maior GPID; caso o peso-alvo pós-diálise seja mantido igual após o fim de semana, será necessário usar maior taxa de ultrafiltração. Os pacientes atendidos em centro de diálise com problemas de remoção de líquido costumam ser tratados em esquema de segunda, quarta, sexta e sábado. Assim, há diminuição do longo intervalo interdialítico no fim de semana e aumento do tempo semanal de diálise.

   As diretrizes de adequação de 2006 da KDOQI recomendam que a duração da sessão não seja inferior a 3 h (na diálise 3 vezes/semana) em pacientes com débito

Tabela 12.1	Causas de hipotensão intradialítica.

1. Relacionadas ao volume
   a. Grande aumento de peso (alta taxa de ultrafiltração).
   b. Tempo semanal de diálise curto (alta taxa de ultrafiltração)
   c. Peso-alvo ("seco") excessivamente baixo
2. Vasoconstrição insatisfatória
   a. Temperatura elevada da solução de diálise
   b. Neuropatia autonômica
   c. Medicamentos anti-hipertensivos
   d. Alimentação durante o tratamento
   e. Anemia
3. Fatores cardíacos
   a. Disfunção diastólica
4. Causas incomuns
   a. Tamponamento pericárdico
   b. Infarto do miocárdio
   c. Hemorragia oculta
   d. Septicemia
   e. Reação ao dialisador
   f. Hemólise
   g. Embolia gasosa

urinário residual baixo ou nulo, ainda que o *Kt/V* seja alto. As diretrizes European Best Practice recomendam a duração de 4 h da sessão em todos os pacientes dialisados 3 vezes/semana, qualquer que seja o tamanho do corpo. O aumento da frequência de diálise sem aumento do tempo de diálise semanal nem sempre reduz a HID, embora um estudo tenha mostrado diminuição do grau de atordoamento miocárdico com a hemodiálise diária de curta duração (Jeffries, 2011).

3. **Manutenção e aumento do volume urinário.** Em pacientes com função renal residual, o volume de urina é subtraído diretamente do volume de líquido que deve ser removido durante a diálise. É possível aumentar o volume de urina com diuréticos (Lemes, 2011).

4. **Escolha com cuidado o peso-alvo.** Em geral, o peso-alvo ou "peso seco" de um paciente é escolhido com base clínica, levando em conta a pressão arterial, a existência de edema e a tolerância da ultrafiltração até o peso escolhido. A decisão pode ser auxiliada pelos resultados de exames que, aos poucos, estão ganhando espaço na clínica (p. ex., aparelhos de bioimpedância, dosagem sérica de fator natriurético atrial, monitores do volume sanguíneo relativo e ultrassonografia pulmonar). O termo "peso-alvo" pode ser mais apropriado que "peso seco", pois muitos pacientes necessitam de algum nível de sobrecarga de volume para evitar a HID. Isso ocorre porque à medida que o paciente se aproxima do peso seco, cai a taxa de reenchimento do compartimento sanguíneo a partir dos espaços teciduais adjacentes. Os pacientes que necessitam de altas taxas de ultrafiltração podem não alcançar o peso seco verdadeiro, porque a diminuição progressiva da taxa de reenchimento no decorrer da diálise causa hipovolemia transitória ao fim do tratamento, com frequência acompanhada por HID, câibras, tontura e mal-estar pós-diálise. O que é ainda mais grave, a hipoperfusão do coração, do encéfalo e do intestino pode ter consequências adversas cumulativas.

Monitores do hematócrito intradialítico podem ajudar a reconhecer um peso seco alto demais. Uma resposta "plana" do hematócrito (p. ex., ausência de aumento durante a diálise) apesar da remoção de líquido indica rápido reenchimento do compartimento de sangue e sugere sobrecarga hídrica. No entanto, um estudo randomizado com uso clínico desses dados resultou (paradoxalmente) em aumento, e não diminuição, da taxa de hospitalização (Reddan, 2005). A identificação de um nível específico de hemoconcentração (limiar de hematócrito [*crash-crit*]) não parece ajudar a evitar a HID.

O uso de dispositivos de bioimpedância por multifrequência para ajustar o peso-alvo pós-diálise está se tornando mais popular. A redução da sobrecarga hídrica diminui a prevalência de hipertrofia ventricular esquerda, um achado fortemente associado a desfecho insatisfatório. A tentativa de redução intensiva da pressão arterial sem orientação tecnológica foi associada a aumento da HID (Davenport, 2008), com aumento da taxa de disfunção do acesso e de hospitalização por doença cardiovascular (Curatola, 2011). O uso de monitor de impedância por multifrequência foi associado à redução da pressão arterial e da massa ventricular esquerda (Hur, 2013) sem efeitos colaterais aparentes, embora a taxa de perda de volume de urina tenha sido acelerada no grupo que usa bioimpedância para reduzir o peso-alvo.

5. **Uso de nível apropriado de sódio na solução de diálise.** Quando o nível de sódio na solução de diálise é menor que o nível plasmático de sódio, o sangue que retorna do dialisador é hipotônico em relação ao líquido nos espaços teciduais adjacentes. Para manter o equilíbrio osmótico, a água sai do compartimento sanguíneo e causa redução aguda do volume sanguíneo. O maior nível de sódio na solução de diálise limita a redução do volume sanguíneo que acompanha a ultrafiltração, mas também aumenta o GPID, a pressão arterial e a sede pós-diálise.

A modelagem de sódio (ou diálise com gradiente de sódio) é usada em larga escala. De modo geral, usa-se uma solução de diálise com alto nível de sódio na fase inicial do tratamento (145 a 155 mM) com diminuição progressiva (linear, em etapas ou logarítmica) para níveis menores (135 a 140 mM) ao fim do tratamento. O objetivo é obter os benefícios da solução de diálise com alto nível de sódio sem suas complicações. A revisão da extensa literatura sobre esse assunto mostra que o benefício da modelagem de sódio é incerto (Stiller, 2001). Também se deve observar que o nível sérico de sódio pós-diálise é uma função da média temporal da concentração de sódio na solução de diálise, não de seu nível terminal.

Em vez de um nível de sódio na solução de diálise igual para todos, o uso de um nível fixo semelhante ao valor sérico pré-diálise – um nível de sódio "individualizado" na solução de diálise – pode reduzir os sintomas e a sede interdialítica (Santos, 2010). Dados recentes indicam que o uso de um nível relativamente alto de sódio na solução de diálise (> 142 mmol/ℓ) pode ser vantajoso para pacientes frágeis sob alto risco de HID, provavelmente porque as consequências da HID recorrente são piores que as do uso de uma solução de diálise com alto nível de sódio (Marshall e Dunlop, 2012). Por outro lado, o uso de um nível relativamente baixo de sódio no dialisato pode reduzir a HID, pois tende a reduzir o GPID e a necessidade de ultrafiltração (Shah e Davenport, 2012).

6. **Dispositivos de controle do volume sanguíneo com alça de *feedback*.** Há vários anos, o uso de *software* tem permitido melhor controle da taxa de ultrafiltração por *feedback* com base no monitoramento do volume sanguíneo durante a diálise. Alguns ensaios randomizados sugerem que esses dispositivos de *feedback* podem reduzir a incidência de hipotensão induzida por diálise ao mesmo tempo em que evitam um balanço de sódio positivo (Davenport, 2011).

B. **Hipotensão arterial relacionada com a ausência de vasoconstrição.** No estado hipovolêmico, o débito cardíaco é limitado pelo enchimento cardíaco; nessa situação, a redução da resistência vascular ou do enchimento cardíaco pode precipitar hipotensão. Em condições de diminuição do enchimento cardíaco, os aumentos da frequência cardíaca têm pouco efeito sobre o débito cardíaco. Como mais de 80% do volume sanguíneo total circula nas veias, as alterações na capacidade venosa podem ter efeitos importantes sobre o volume sanguíneo circulante efetivo e o débito cardíaco. Quando a resistência arteriolar diminui, a transmissão da pressão arterial para as veias aumenta, o que causa distensão e estiramento passivo e aumento do sequestro de sangue. Embora não seja importante em pacientes euvolêmicos tratados com vasodilatador (porque o enchimento cardíaco é mais que satisfatório), esse mecanismo pode causar hipotensão quando há hipovolemia (Daugirdas, 1991). O grau de constrição arteriolar, ou resistência periférica total (RPT), também é importante porque a RPT determina a pressão arterial para qualquer nível de débito cardíaco.

1. **Diminua a temperatura da solução de diálise.** O ideal é que a temperatura da solução de diálise seja tal que mantenha a temperatura do sangue arterial do paciente em nível igual ao inicial durante toda a sessão de diálise. Quando a temperatura da solução de diálise está acima deste nível ideal, ocorre vasodilatação cutânea para possibilitar a dissipação do calor. Essa vasodilatação reduz a resistência vascular e predispõe o paciente à hipotensão. Existem módulos de temperatura do sangue para as máquinas de diálise que podem garantir um tratamento eutérmico aos pacientes. Sem esse dispositivo, a escolha da temperatura da solução de diálise é difícil, pois até mesmo pequenas diferenças (1,1°C) da temperatura têm impacto significativo na pressão arterial (Sherman, 1984). A temperatura de 37°C da solução de diálise, usada em larga escala, está quase sempre acima dos valores eutérmicos. Níveis de 35,5°C a 36°C são escolhas iniciais melhores, com aumento ou diminuição de acordo com a tolerância (calafrios) e a efetividade (pressão arterial). A solução de diálise fria só causa desconforto do paciente quando a temperatura do dialisato está abaixo do nível ideal (em geral, desconhecido); a diálise eutérmica não está associada a tremores e apenas raramente a calafrios (Maggiore, 2002). Um grupo preferiu individualizar a temperatura da solução de diálise. Mede-se a temperatura na membrana timpânica, e ajusta-se a temperatura da solução de diálise 0,5°C abaixo desse nível. Esse sistema de resfriamento individualizado evita a sensação de frio e calafrios que é comum quando simplesmente se reduz a temperatura do dialisato a determinado nível para todos os pacientes (Odudu, 2012). O dialisato resfriado individualizado está associado a menor tempo de recuperação pós-diálise, melhor manutenção da pressão arterial, redução do atordoamento miocárdico e menor evidência de lesão progressiva da substância branca relacionada com a isquemia (McIntyre, 2014).

   Vários estudos constataram que a hemodiafiltração está associada a melhor tolerância à ultrafiltração e a menor HID que a hemodiálise. No entanto, parece que o efeito benéfico da hemodiafiltração pode se dever principalmente a menor temperatura do circuito extracorpóreo por causa do efeito de resfriamento da solução de reposição. Quando a transferência de calor do circuito extracorpóreo manteve-se constante, não se verificou mais a vantagem da hemodiafiltração sobre a hemodiálise no que diz respeito à pressão arterial (Kumar, 2013).

2. **Evite a ingestão de alimentos durante a diálise por pacientes propensos à hipotensão arterial.** A alimentação durante a hemodiálise pode precipitar ou acentuar a queda da pressão arterial (Sherman, 1988; Strong, 2001). Esse efeito provavelmente é consequência da dilatação dos vasos de resistência no leito esplâncnico, o que reduz a RPT e aumenta a capacidade venosa esplâncnica (Barakat, 1993). A duração provável do "efeito dos alimentos" sobre a pressão arterial é de, no mínimo, 2 h. Os pacientes propensos à hipotensão durante a diálise devem evitar a alimentação logo antes ou no decorrer da sessão de diálise.

3. **Minimize a isquemia tecidual durante a diálise.** Durante qualquer tipo de estresse hipotensivo, a isquemia tecidual resultante causa liberação de adenosina. Por sua vez, a adenosina bloqueia a liberação de norepinefrina pelas terminações nervosas simpáticas, além de ter propriedades vasodilatadoras intrínsecas. Portanto, a hipotensão grave pode se agravar: hipotensão → isquemia → liberação de adenosina → comprometimento da liberação de norepinefrina → vasodilatação → hipotensão.

Esse pode ser o motivo para a observação clínica de que pacientes com níveis baixos de hematócrito (p. ex., < 20 a 25%) são muito suscetíveis à hipotensão na diálise (Sherman, 1986). Atualmente, poucos pacientes têm anemia grave o suficiente para causar hipotensão. Esses pacientes podem ser beneficiados por transfusão, embora a tendência atual seja desencorajar veementemente a transfusão em pacientes com enfermidade aguda internados em unidade de terapia intensiva. A administração nasal de oxigênio a pacientes propensos à hipotensão pode ser outra maneira de limitar a isquemia tecidual e a HID (Jhawar, 2011).

4. **Midodrina.** A midodrina, um agonista alfa-adrenérgico de ação oral, reduz a frequência de HID. A dose oral típica é de 10 mg, 1,5 a 2 h antes da sessão de diálise, embora tenha sido relatado o uso de até 40 mg. A hipertensão em decúbito dorsal é o principal fator limitador da dose. A isquemia cardíaca ativa (mas não a simples coronariopatia) é uma contraindicação. O uso simultâneo de bloqueadores alfa-adrenérgicos torna a midodrina inefetiva. Não existem dados sobre a utilidade especial da midodrina em pacientes com insuficiência autonômica (metade da população em diálise), o que teoricamente poderia ocorrer. Um problema da midodrina é que seu uso não parece aumentar o efeito do dialisato frio (Cruz, 1999).

5. **Sertralina.** Pelo menos três relatos indicaram que 4 a 6 semanas de tratamento com sertralina, um inibidor seletivo de recaptação de serotonina, diminuem a frequência de HID. Algumas evidências sugerem que a sertralina melhore a função autônoma (Yalcin, 2003). Assim como a midodrina, a sertralina não aumentou a proteção contra HID quando se usou dialisato frio (Brewster, 2003).

6. **Medicamentos anti-hipertensivos.** A administração de medicamentos anti-hipertensivos antes da diálise compromete a capacidade de adaptação do sistema circulatório à remoção de volume. Não há bons estudos que indiquem se os medicamentos com propriedades vasodilatadoras causam mais problemas que os anti-hipertensivos com outros mecanismos de ação.

7. **Nível de potássio no líquido de diálise.** A baixa concentração (1 mEq/ℓ) de potássio no líquido de diálise está associada a maior frequência de HID, talvez por efeitos autonômicos. Se possível, é aconselhável usar maior nível de potássio para obter benefícios hemodinâmicos, além de diminuir o efeito arritmogênico.

8. **Fludrocortisona.** Um relato preliminar (Landry, 2011) constatou baixos níveis aleatórios de aldosterona em um grupo de cinco pacientes submetidos a diálise com baixa pressão arterial pré-diálise e HID refratária. O teste de estimulação com ACTH (cortrosina) foi normal em todos eles. O tratamento com fludrocortisona propiciou melhora da pressão arterial, aumento dos volumes de ultrafiltração e queda da taxa de HID. Não houve melhora com a fludrocortisona em pacientes hipotensos com níveis normais de hormônios suprarrenais.

9. **Vasopressina.** Normalmente, há aumento dos níveis de vasopressina em caso de hipotensão, mas esse aumento costuma ser insuficiente nos pacientes em diálise. A vasopressina causa constrição preferencial dos vasos esplâncnicos, que pode auxiliar a redistribuição central do volume sanguíneo durante a remoção de líquido. Um estudo mostrou redução da incidência de HID pela infusão de vasopressina (van der Zee, 2007).

C. **Hipotensão arterial relacionada com fatores cardíacos**
1. **Disfunção diastólica.** A hipertrofia e a rigidez do coração causam propensão especial à redução do débito mesmo quando há uma pequena redução da pressão de enchimento. A disfunção diastólica é comum em pacientes em diálise devido aos efeitos da hipertensão arterial, da coronariopatia e, provavelmente, da própria uremia. Alguns dados limitados sugerem que o uso de verapamil como agente anti-hipertensivo pode reduzir a frequência de HID nesses pacientes.

2. **Frequência e contratilidade cardíaca.** A maioria dos casos de hipotensão durante a diálise está associada à diminuição do enchimento cardíaco, uma situação na

qual mecanismos compensatórios cardíacos têm pequeno efeito no aumento do débito cardíaco. Em alguns pacientes, a RPT pode cair (por causa dos efeitos da temperatura, ingestão de alimentos ou isquemia tecidual) sem queda do enchimento cardíaco. Nessa situação, o comprometimento de mecanismos de compensação cardíaca pode ter papel direto no desenvolvimento de hipotensão.

3. **Nível de cálcio na solução de diálise.** A concentração de cálcio de 1,75 mM na solução de diálise aumenta a contratilidade cardíaca e é melhor para manter a pressão arterial intradialítica que um nível de 1,25 mM, sobretudo em pacientes com doença cardíaca (van der Sande, 1998). No entanto, em pacientes ambulatoriais crônicos (ao contrário daqueles que estão em unidade de terapia intensiva), a HID sintomática não é menos frequente quando se usa solução de diálise com maior concentração de cálcio (Sherman, 1986); o uso de altos níveis de cálcio na solução de diálise pode contribuir para a calcificação vascular, e a tendência é não usá-los por longos períodos. Os níveis de magnésio na solução de diálise podem influenciar a hipotensão durante a diálise, mas ainda há controvérsia sobre o uso de um nível maior ou menor (Capítulo 10).

D. **Causas incomuns de hipotensão durante a diálise.** Raramente, a hipotensão durante a diálise pode ser sinal de um evento grave. A Tabela 12.1 lista as causas.

E. **Detecção da hipotensão.** A maioria dos pacientes queixa-se de tonturas, atordoamento ou náuseas quando há hipotensão. Alguns têm cãibras musculares. Outros podem apresentar sintomas muito sutis, só reconhecidos pela equipe de diálise familiarizada com o paciente (p. ex., redução do estado de alerta, escurecimento da visão); com frequência, os próprios pacientes conhecem bem os sintomas indicativos de HID. Alguns pacientes permanecem assintomáticos até que a pressão arterial caia a níveis baixíssimos (e perigosos). Por esse motivo, é necessário o monitoramento periódico da pressão arterial durante toda a sessão de hemodiálise. O monitoramento a intervalos de uma hora, 30 min ou menos depende de cada caso.

F. **Manejo da HID.** O manejo do episódio de hipotensão aguda é direto. Deve-se colocar o paciente em posição de Trendelenburg (se a condição respiratória permitir) e administrar um *bolus* de solução salina a 0,9% (100 mℓ ou mais, conforme a necessidade) rapidamente através da linha de sangue. A taxa de ultrafiltração deve ser reduzida até quase zero, se possível e o paciente deve ser observado com atenção. A ultrafiltração pode ser reiniciada (com menor fluxo inicial) depois de estabilizados os sinais vitais. Como alternativa à solução salina, podem-se usar soluções de glicose, manitol ou albumina para tratar o episódio hipotensivo; a albumina tem alto custo e propicia pequeno benefício em relação a outras condutas (Knoll, 2004); o manitol se acumula, o que reduz seu benefício em tratamentos subsequentes. A HID pode responder melhor à administração rápida de solução salina hipertônica (por 2 min) que à administração lenta (5 min) de uma carga de sódio (provavelmente) equivalente administrada na forma de solução salina a 0,9%; o aumento dos níveis de vasopressina induzido pela tonicidade é a provável explicação dos diferentes efeitos (Shimizu, 2012). No entanto, é aconselhável ter cuidado, caso se use um alto nível de sódio na solução de diálise. De modo geral, a administração nasal de oxigênio não é benéfica durante episódios de hipotensão, embora possa ser útil em alguns pacientes (Jhawar, 2011).

1. **Diminuição do fluxo de sangue.** A prática de diminuir o fluxo de sangue durante a HID desenvolveu-se em uma época em que se usavam dialisadores de placas e solução de diálise com acetato e não se usavam sistemas de controle de ultrafiltração. Acreditava-se que essa prática fosse benéfica, pois menores fluxos de sangue diminuíam (a) o volume sanguíneo intradialisador, (b) a transferência de acetato (um vasodilatador) para o paciente, (c) a ultrafiltração e (d) o "roubo" por fístula. Este último refere-se à crença de que a diminuição do fluxo sanguíneo reduz o fluxo no acesso e permite o aumento do fluxo sistêmico, um conceito

provavelmente errado, exceto na estenose intra-acesso (Trivedi, 2005). Na prática atual de diálise, é improvável que a redução do fluxo de sangue para manejo da HID traga algum benefício. No entanto, se a hipotensão for grave ou resistente à interrupção da ultrafiltração e infusão de expansores volêmicos, é possível reduzir transitoriamente o fluxo da bomba de sangue. A repetição da diminuição do fluxo de sangue reduz a remoção de solutos e causa diálise insuficiente.

G. **Prevenção.** A Tabela 12.2 apresenta uma estratégia que ajuda a evitar a hipotensão durante a diálise.

II. CÃIBRAS MUSCULARES

A. **Etiologia.** A patogenia das cãibras musculares durante a diálise é desconhecida. Os quatro fatores predisponentes mais importantes são hipotensão, hipovolemia (paciente abaixo do peso seco), alta velocidade de ultrafiltração (grande ganho ponderal) e uso de solução de diálise com baixo teor de sódio. Esses fatores tendem a favorecer a vasoconstrição, com consequente hipoperfusão muscular e comprometimento secundário do relaxamento muscular. As cãibras musculares são mais comuns em associação com a hipotensão, embora seja frequente sua persistência após a aparente restauração da pressão arterial adequada. A frequência das cãibras aumenta em proporção logarítmica com a necessidade de perda ponderal; perdas ponderais de 2%, 4% e 6% foram associadas respectivamente a frequências de cãibras de 2%, 26% e 49%.

As cãibras são mais comuns durante o primeiro mês de diálise que nos períodos subsequentes. É mais comum em pacientes com baixo índice cardíaco. Elevações dos níveis séricos de creatinofosfoquinase, obscuras do ponto de vista diagnóstico, nos exames complementares mensais de rotina podem ser causadas por cãibras musculares durante a diálise. A hipomagnesemia pode causar cãibras musculares resistentes ao tratamento durante a diálise. A hipocalcemia também deve ser considerada uma causa em potencial, sobretudo em pacientes tratados com solução de diálise com concentração de cálcio relativamente baixa (1,25 mM) e quelantes de fosfato sem cálcio e/ou cinacalcete. A hipopotassemia pré-diálise será exacerbada pelo nível habitual de potássio na solução de diálise (2 mM) e também pode precipitar cãibras.

Tabela 12.2 Estratégia para ajudar a evitar a hipotensão durante a diálise.

1. Use a temperatura de 35,5°C da solução de diálise ou individualize e ajuste a temperatura da solução de diálise a 0,5°C abaixo da temperatura média da membrana timpânica pré-diálise.
2. Analise o aporte nutricional de sódio e qualquer outro motivo para o aporte excessivo de líquido. O aporte de líquidos ideal é < 1 ℓ/dia em pacientes anúricos. Caso o nível sérico de sódio pré-diálise seja baixo, considere o nível de sódio na solução de diálise em relação ao sódio sérico.
3. Caso haja função renal residual considerável, considere o aumento do volume de urina com diuréticos.
4. Aumente o tempo semanal de diálise se a taxa de ultrafiltração for > 13 mℓ/kg por hora.
5. Considere a elevação do peso-alvo do paciente.
6. Em casos refratários, considere uma prova com maior concentração de sódio (140 a 145 mM) na solução de diálise, conforme a tolerância, sobretudo se o GPID alto não for um problema. Caso o GPID seja alto, considere a redução cautelosa do nível de sódio na solução de diálise.
7. Administre a dose diária de medicamentos anti-hipertensivos depois, não antes, da diálise; modifique o tratamento para agentes de ação mais curta.
8. Avalie os benefícios de um nível de hemoglobina pré-diálise uniforme de 10 a 11 g/dℓ (100 a 110 g/ℓ).
9. No caso de pacientes propensos a hipotensão, não administre alimentos nem glicose VO no decorrer, ou imediatamente antes, da diálise.
10. Considere o uso de um monitor de volume sanguíneo.
11. Considere uma prova terapêutica com midodrina ou sertralina.
12. Considere o uso de uma solução com maior nível de potássio (p. ex., 3,0 mM) se o nível pré-diálise permitir.

B. Manejo. Nos casos de hipotensão e cãibras musculares concomitantes, ambas podem responder ao tratamento com solução salina a 0,9%; entretanto, não é incomum a persistência das cãibras musculares. As soluções hipertônicas (solução salina, glicose, manitol) podem ser mais efetivas na dilatação dos vasos sanguíneos musculares. Essas soluções são mais efetivas no manejo agudo das cãibras musculares. Como a carga de sódio concentrada associada à administração de solução salina hipertônica pode causar problemas, a administração de glicose hipertônica é preferível no tratamento de cãibras em pacientes não diabéticos (Sherman, 1982). O manitol pode se acumular em pacientes em diálise, sobretudo quando administrado em uma fase avançada da sessão – o período habitual de ocorrência de cãibras. Às vezes, o nifedipino (10 mg) é capaz de reverter as cãibras. Embora não haja relatos de que cause queda acentuada da pressão arterial, o nifedipino deve ser reservado para o tratamento de cãibras em pacientes hemodinamicamente estáveis. O estiramento forçado do músculo acometido (p. ex., flexão do tornozelo na cãibra da panturrilha) pode trazer alívio. A utilidade da massagem varia de acordo com o indivíduo.

C. Prevenção. A prevenção de episódios de hipotensão evita a maioria das cãibras.

1. **Exercícios de alongamento.** Um programa de exercícios de alongamento dos grupos musculares afetados pode ser útil e deve ser o tratamento de primeira linha tanto para as cãibras relacionadas com a diálise quanto para as cãibras noturnas (Evans, 2013).

2. **Concentração de sódio no dialisato.** A frequência de cãibras está inversamente relacionada ao nível de sódio na solução de diálise. A elevação da concentração de sódio até níveis logo abaixo do limiar para indução de sede pós-diálise é benéfica, e o uso de diálise com gradiente de sódio pode reduzir definitivamente as cãibras, embora algumas vezes isso ocorra à custa do aumento do GPID e da pressão arterial.

3. **Concentração de magnésio no dialisato.** Também pode ser útil evitar baixos níveis de magnésio, cálcio e potássio antes da diálise. Em um estudo preliminar, o uso de 0,5 mM (1 mEq/ℓ) de magnésio na solução de diálise foi associado a menor incidência de cãibras que quando se usou uma solução com 0,375 mM (0,75 mEq/ℓ) (Movva, 2011). Não se demonstrou utilidade dos suplementos de magnésio em indivíduos não urêmicos, e o magnésio deve ser administrado com grande cuidado a pacientes em diálise. O uso de acetato de cálcio/carbonato de magnésio como quelante de fosfato, em lugar do sevelâmer, não alterou a incidência de cãibras.

4. **Biotina.** A biotina, em dose de 1 mg/dia, melhorou as cãibras intradialíticas, apesar dos níveis séricos iniciais maiores que em indivíduos de controle (Oguma, 2012). É preciso confirmar esse estudo antes que se possa recomendar a ampliação do uso de biotina.

5. **Carnitina, oxazepam e vitamina E.** A administração de suplementos de carnitina a pacientes em diálise pode reduzir as cãibras musculares intradialíticas (Ahmad, 1990), assim como o oxazepam (5 a 10 mg, administrados 2 h antes da diálise) e a vitamina E. Ver revisão em Evans (2013).

6. **Dispositivos de compressão.** Um tipo de dispositivo de compressão sequencial pode ser útil (Ahsan, 2004).

7. **Quinina.** A administração de sulfato de quinina antes da diálise, embora efetiva na prevenção de cãibras intradialíticas, não é aconselhável por causa de sua associação com trombocitopenia, reações de hipersensibilidade e prolongamento do intervalo QT. A FDA publicou vários documentos de orientação com a finalidade de aconselhar profissionais de saúde a não usar quinina para alívio de cãibras nas pernas.

III. NÁUSEAS E VÔMITOS

A. Etiologia. As náuseas ou vômitos ocorrem em até 10% das sessões de diálise de rotina. A causa é multifatorial. A maioria dos episódios em pacientes estáveis provavelmente está relacionada com a hipotensão. As náuseas ou vômitos também podem ser a manifestação inicial da síndrome de desequilíbrio descrita adiante. Tanto o tipo A quanto o tipo B das reações ao dialisador podem causar náuseas e vômitos. A gastroparesia, muito comum no diabetes, mas também observada em pacientes não diabéticos, é exacerbada pela hemodiálise e pode ter influência em alguns pacientes. A solução de diálise contaminada ou formulada incorretamente (alta concentração de sódio e cálcio) pode causar náuseas e vômitos entre vários outros sintomas. A frequência de náuseas e vômitos parece ser maior nos pacientes em diálise que em outros pacientes (p. ex., infecção respiratória alta, uso de narcóticos, hipercalcemia); a diálise pode precipitar esses sintomas nessa situação de predisposição.

B. **Manejo.** O primeiro passo é tratar a hipotensão associada. O vômito pode causar problemas associados principalmente à redução do nível de consciência induzida por hipotensão, devido ao risco de aspiração. Os antieméticos podem ser administrados em outras causas de vômito, conforme a necessidade.

C. **Prevenção.** É fundamental evitar a hipotensão durante a diálise. Os sintomas persistentes não relacionados com a hemodinâmica podem ser aliviados pela metoclopramida. Às vezes, é suficiente administrar dose única de 5 a 10 mg antes da diálise.

IV. CEFALEIA

A. **Etiologia.** Até 70% dos pacientes apresentam cefaleia durante a diálise; sua causa é praticamente desconhecida. Pode ser manifestação leve da síndrome de desequilíbrio (ver seção VII, adiante). Nos pacientes que consomem café, a cefaleia pode ser manifestação da abstinência de cafeína, pois há redução aguda da concentração de cafeína durante a diálise. A diálise pode precipitar a enxaqueca em pacientes com história deste distúrbio. Na cefaleia atípica ou muito intensa, deve-se considerar uma causa neurológica (sobretudo um evento hemorrágico precipitado pela anticoagulação).

B. **Manejo.** Pode-se administrar paracetamol durante a diálise.

C. **Prevenção.** A diminuição da concentração de sódio na solução de diálise também pode ser útil em pacientes tratados com altos níveis de sódio. Uma xícara de café forte ajuda a evitar (ou tratar) os sintomas da abstinência de cafeína. Os pacientes com cefaleia durante a diálise podem ter deficiência de magnésio (Goksel, 2006). Pode haver indicação de um estudo cauteloso de suplementação de magnésio, tendo em mente os riscos da administração de magnésio a pacientes com insuficiência renal.

V. DOR TORÁCICA E DORSALGIA.

Durante as sessões de hemodiálise, 1 a 4% dos pacientes apresenta dor ou desconforto torácico leve (com frequência associados à dorsalgia). A causa é desconhecida. Não há estratégia específica de manejo ou prevenção, embora a substituição da membrana do dialisador por um tipo diferente às vezes seja útil. A ocorrência de angina durante a diálise é comum e tem de ser incluída no diagnóstico diferencial, com muitas outras possíveis causas de dor torácica (p. ex., hemólise, embolia gasosa, pericardite). O Capítulo 38 discorre sobre o manejo e a prevenção da angina.

VI. PRURIDO.

O prurido, um problema comum nos pacientes em diálise, algumas vezes é precipitado ou exacerbado pela diálise. O prurido que só ocorre durante a sessão, sobretudo se acompanhado de outros sintomas alérgicos menores, pode ser manifestação de hipersensibilidade de baixo grau ao dialisador ou aos componentes do circuito de sangue. Entretanto, na maioria das vezes o prurido é crônico e percebido durante a sessão, quando o paciente é forçado a permanecer sentado e parado por um longo período. A hepatite viral (ou induzida por fármaco) e a escabiose não devem ser desprezadas como possíveis causas do prurido.

Nos casos crônicos, recomenda-se a hidratação e a lubrificação geral da pele com emolientes, e essa deve ser a primeira linha de tratamento. É preciso confirmar se a

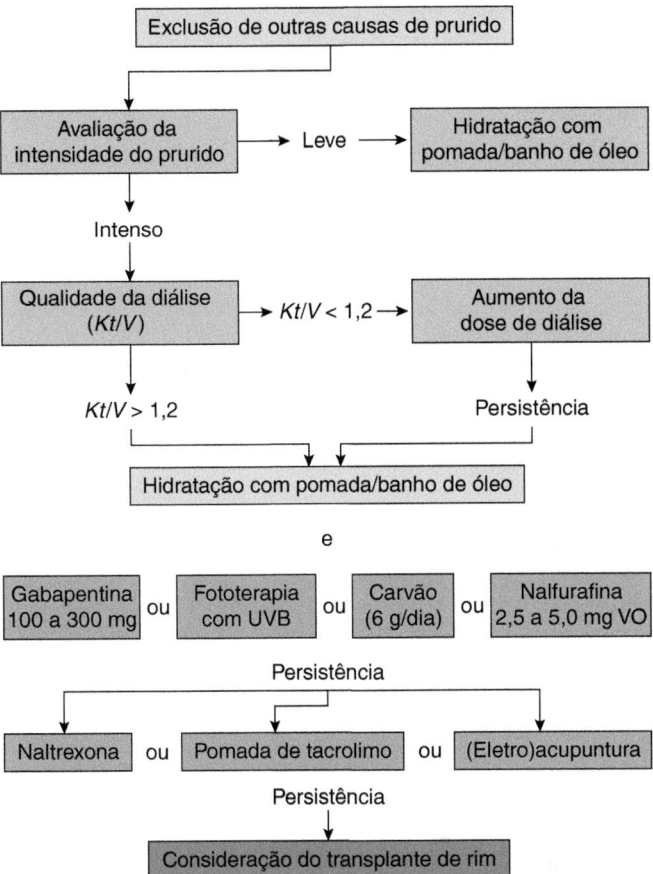

FIGURA 12.1 Algoritmo de manejo do prurido. UVB = luz ultravioleta B. (Reproduzida, com autorização, de Mettang T, Kremer AE. Uremic pruritus. *Kidney Int*. 2014.)

diálise é satisfatória e que haja administração de um *Kt/V* mínimo de 1,2, possivelmente maior, embora as evidências de alívio do prurido por um *Kt/V* maior não sejam fortes. O prurido é frequente em pacientes com elevação dos níveis séricos de cálcio ou fósforo e/ou aumento considerável do nível de paratormônio (PTH); é indicada a redução dos níveis de fósforo, cálcio (para o nível mínimo normal) e PTH.

O tratamento sintomático convencional com anti-histamínicos é útil. A gabapentina (ou pregabalina), a terapia com UVB (luz ultravioleta B), o carvão oral ou a nalfuralfina podem ser as próximas linhas de tratamento, seguidas por pomada de naltrexona ou tacrolimo (Figura 12.1) (Mettang e Kremer, 2014).

VII. **SÍNDROME DE DESEQUILÍBRIO**

A. **Definição.** A síndrome de desequilíbrio é caracterizada por um conjunto de sintomas sistêmicos e neurológicos, frequentemente associados a achados eletroencefalográficos característicos, que podem ocorrer durante ou após a diálise. As manifestações iniciais são náuseas, vômitos, inquietação e cefaleia. As manifestações mais graves são convulsões, obnubilação e coma (ver também Capítulo 40).

B. **Etiologia.** A causa da síndrome de desequilíbrio é controversa. A maioria acredita que esteja relacionada ao aumento agudo do teor de água no encéfalo. Quando os níveis plasmáticos de soluto são rapidamente reduzidos durante a diálise, o plasma torna-se hipotônico em relação às células encefálicas, e a água passa do plasma para o tecido encefálico. Outros atribuem-na a alterações agudas no pH do líquido cerebrospinal durante a diálise como causa desse distúrbio.

A síndrome de desequilíbrio representava um problema muito maior há duas ou mais décadas, quando era comum submeter pacientes com uremia aguda e níveis séricos muito altos de ureia a diálise prolongada. Entretanto, formas mais brandas da síndrome, caracterizadas por náuseas, vômitos ou cefaleia, ainda podem ocorrer nos pacientes em diálise prolongada. A síndrome de desequilíbrio plena, que inclui coma e/ou convulsões, ainda pode ser precipitada quando um paciente com uremia aguda é submetido a diálise muito intensa.

C. **Manejo.**

1. **Desequilíbrio leve.** Os sintomas de náuseas, vômitos, inquietude e cefaleia são inespecíficos; quando ocorrem, é difícil ter certeza de que sejam causados por desequilíbrio. O tratamento é sintomático. Se um paciente com uremia aguda desenvolver sintomas leves de desequilíbrio durante a diálise, é preciso reduzir o fluxo de sangue para diminuir a eficiência da remoção de solutos e a variação do pH, devendo-se considerar o término da diálise antes do planejado. Soluções hipertônicas de cloreto de sódio ou de glicose podem ser administradas para tratamento das cãibras musculares.

2. **Desequilíbrio grave.** Em caso de convulsões, obnubilação ou coma durante uma sessão de diálise, é necessário interromper a sessão. Deve-se considerar o diagnóstico diferencial de síndrome de desequilíbrio grave (ver Capítulo 40). O tratamento das convulsões é discutido no Capítulo 40. O manejo do coma é de suporte. É necessário controlar as vias respiratórias e ventilar o paciente, se necessário. A administração intravenosa de manitol pode ser benéfica. Se o coma for decorrente de desequilíbrio, o paciente deve melhorar no decorrer de 24 h.

D. **Prevenção**

1. **Em quadro de diálise aguda.** Ao planejar a diálise para um paciente com uremia aguda, não se deve prescrever uma sessão de intensidade excessiva (ver Capítulo 10). A meta inicial de redução dos níveis plasmáticos de nitrogênio ureico deve ser limitada a 40%. O uso de solução de diálise com baixo nível de sódio (mais de 2 a 3 mM abaixo do nível plasmático de sódio) pode exacerbar o edema cerebral e deve ser evitado. Em pacientes com hipernatremia, não se deve tentar corrigir ao mesmo tempo a concentração plasmática de sódio e a uremia. Em pacientes com hipernatremia, é mais seguro usar inicialmente uma solução de diálise com nível de sódio semelhante ao nível plasmático e, em seguida, corrigir aos poucos a hipernatremia após a diálise pela administração de solução de glicose a 5%.

2. **Em quadro de diálise crônica.** A incidência da síndrome de desequilíbrio pode ser reduzida pelo uso de solução de diálise com concentração de sódio mínima de 140 mM. Demonstrou-se que a frequência de sintomas durante a diálise é semelhante com concentrações de glicose de 200 *versus* 100 mg/dℓ (11 *versus* 5,5 mM) no dialisato (Raimann, 2012). Nessa situação, defende-se o uso de solução de diálise com alta concentração de sódio (145 a 150 mM), que é diminuída durante a sessão: a concentração de sódio inicialmente alta na solução de diálise eleva os níveis plasmáticos de sódio, o que pode anular os efeitos osmóticos da remoção rápida inicial de ureia e de outros solutos do plasma. Há evidências de que esse método reduza a incidência de sintomas intradialíticos do tipo desequilíbrio, mas pode aumentar o GPID e a pressão arterial por causa da difusão de sódio da solução de diálise para o sangue durante a sessão.

VIII. REAÇÕES AO DIALISADOR. Esse amplo grupo de eventos inclui reações anafiláticas e reações adversas pouco definidas de causa desconhecida (Jaber e Pereira, 1997). No passado, muitas dessas reações eram agrupadas sob a expressão síndrome do "primeiro uso", pois eram muito mais frequentes quando se usavam dialisadores novos (ao contrário do que ocorria com dialisadores reutilizados). Entretanto, reações semelhantes ocorrem com dialisadores reutilizados, e agora são discutidas sob a categoria mais geral usada aqui. Parecem existir duas variedades: um tipo anafilático (tipo A) e um tipo inespecífico (tipo B). A ocorrência das reações do tipo B parece ter diminuído consideravelmente nas últimas décadas.

A. Tipo A (tipo anafilático)

1. **Manifestações.** As manifestações da reação grave clássica são iguais às da anafilaxia. Dispneia, sensação de morte iminente e sensação de calor no local da fístula ou em todo o corpo são manifestações iniciais frequentes. Em seguida, pode haver parada cardíaca e até mesmo morte. Os casos mais brandos podem causar apenas prurido, urticária, tosse, espirros, coriza ou lacrimejamento. Há também casos de manifestações gastrintestinais, como cólica abdominal ou diarreia. Os pacientes com eosinofilia e/ou história de atopia tendem a desenvolver essas reações. De modo geral, os sintomas surgem nos primeiros minutos de diálise, mas às vezes o início pode demorar 30 min ou mais.

2. **Etiologia**

   a. **Óxido de etileno.** No passado, a maioria das reações do tipo A (anafilática) era causada por reações de hipersensibilidade ao óxido de etileno, amplamente usado por fabricantes para esterilizar os dialisadores. O óxido de etileno tendia a se acumular no composto da estrutura interna usada para acoplamento das fibras ocas, o que dificultava a remoção por desgaseificação antes da comercialização. Essas reações só foram observadas durante o primeiro uso dos dialisadores. Atualmente, os fabricantes usam métodos variados de esterilização (radiação gama, vapor, feixe de elétrons); quando se usa óxido de etileno, o volume residual nos dialisadores é pequeno. Desse modo, as reações ao óxido de etileno são incomuns nos dias de hoje.

   b. **Reações associadas a AN69.** Essas reações foram descritas inicialmente em pacientes submetidos a diálise com a membrana AN69 (acrilonitrilo–metalilsulfonato de sódio) e tratamento concomitante com inibidores da enzima conversora de angiotensina (ECA). Acreditava-se que as reações fossem mediadas pelo sistema da bradicinina. A membrana AN69, com carga elétrica negativa, ativa o sistema da bradicinina com os efeitos ampliados, porque os inibidores da ECA bloqueiam a inativação da bradicinina. Durante as reações, há aumento considerável dos níveis plasmáticos de bradicinina, maiores inicialmente em pacientes tratados com dialisadores de AN69. O efeito da bradicinina deve ser menos acentuado com bloqueadores do receptor da angiotensina do que com inibidores da ECA (Ball, 2003). Não está clara qual é a extensão das reações associadas a inibidores da ECA quando se usam outras membranas que contenham ou não PAN (poliacrilonitrilo).

   c. **Solução de diálise contaminada.** As reações do tipo A ao dialisador podem ser responsáveis por alguns casos de contaminação da solução de diálise com altos níveis de bactérias e endotoxinas, sobretudo quando se usam dialisadores de alto fluxo. É provável que essas reações sejam imediatas (em 2 min) após o início da diálise; o início das reações mediadas por complemento é mais demorado (15 a 30 min). Febre e calafrios são sintomas particularmente comuns nessas reações. Quanto mais altos são os níveis de bactérias e de endotoxinas, maior é o risco de reação.

   d. **Reúso.** Houve vários casos de reações do tipo anafilático ao dialisador em situações de reúso. Muitas vezes, o problema foi associado à desinfecção insatisfatória do dialisador durante o processo de reúso, porém a causa é desconhecida em muitos casos. Metade das investigações do Centers for Disease Control and Prevention (CDC) sobre surtos de bacteremia ou reações pirogênicas nos pacientes em diálise durante um período 20 anos foi atribuída a problemas de reúso do dialisador (Roth e Jarvis, 2000).

    e. Heparina. A heparina foi associada a episódios ocasionais de reações alérgicas, inclusive urticária, congestão nasal, sibilos e até mesmo anafilaxia. Quando um paciente parece ser alérgico a vários dialisadores diferentes, qualquer que seja o modo de esterilização, e também se descartou com razoável grau de certeza a contaminação da solução de diálise, deve-se considerar uma prova terapêutica de diálise sem heparina ou a anticoagulação com citrato. As heparinas de baixo peso molecular não são substitutos seguros nesses pacientes em consequência da reação cruzada com a heparina, com possível reação anafilática.

    f. Liberação de fragmento do complemento. Houve registro de elevação aguda da pressão na artéria pulmonar, tanto em animais quanto em seres humanos, durante a diálise com membranas de celulose não substituída. Entretanto, não existem boas evidências de que a ativação do complemento cause reações do tipo A ao dialisador. Vários estudos não constataram diferença das taxas de reação do tipo A entre as membranas que ativam imediatamente o complemento (cuprofano) e as que não ativam (polissulfona, AN69).

    g. Eosinofilia. As reações do tipo A tendem a ser mais imediatas em pacientes com eosinofilia leve a moderada. Reações muito graves a diálise ou plasmaférese foram descritas em pacientes com contagens muito altas de eosinófilos; acreditava-se que essa elevação fosse causada por desgranulação súbita dos eosinófilos com liberação de broncoconstritores e outros mediadores.

3. Manejo. Com frequência, não é possível identificar a verdadeira causa de uma reação ao dialisador. É mais seguro interromper imediatamente a diálise, clampear as linhas de sangue e descartar o dialisador e as linhas de sangue *sem devolver o sangue contido nelas*. Pode ser necessário suporte cardiorrespiratório imediato. De acordo com a gravidade da reação, podem-se administrar anti-histamínicos, esteroides e epinefrina por via intravenosa.

4. Prevenção. Em todos os pacientes, é importante a lavagem adequada dos dialisadores antes do uso para eliminar o óxido de etileno residual e outros eventuais alergênios. No paciente com história de reação do tipo A a um dialisador esterilizado com óxido de etileno, pode-se trocar o dialisador por um tipo esterilizado por raios gama, vapor ou feixe de elétrons (ver Tabela 4.1). A necessidade de usar linhas de sangue não esterilizadas com óxido de etileno ao trocar o dialisador por outro esterilizado por método alternativo não foi confirmada. Em pacientes com persistência de sintomas leves do tipo A após a troca por equipamento sem óxido de etileno, a administração de anti-histamínicos antes da diálise pode ser benéfica. A conduta de colocar o paciente em programa de reúso e submeter até mesmo os novos dialisadores ao procedimento de reúso antes do primeiro uso pode ser benéfica, pois melhora a eliminação de possíveis substâncias nocivas ou alergênios. Também se pode tentar a modificação ou interrupção da heparina, o uso de membrana menos ativadora do complemento e a substituição de um inibidor da ECA por um bloqueador do receptor de angiotensina. Convém considerar também a exposição ao látex no início da diálise em pacientes sensibilizados.

B. Reações inespecíficas do tipo B ao dialisador

1. Sintomas. As principais manifestações de uma reação do tipo B são dor torácica, às vezes acompanhada de dorsalgia. De modo geral, os sintomas surgem 20 a 40 min após o início da diálise. As reações do tipo B típicas são muito menos graves que as reações do tipo A.

2. **Etiologia.** A causa é desconhecida. A ativação do complemento foi sugerida como responsável, mas seu papel etiológico no surgimento desses sintomas é incerto. A dor torácica e a dorsalgia podem ser menos frequentes com os dialisadores reutilizados que com os novos, embora existam controvérsias a esse respeito. Qualquer efeito benéfico pode ser devido ao aumento da biocompatibilidade pelo revestimento proteico da membrana (não observado no reprocessamento com hipoclorito de sódio) ou à eliminação de substâncias potencialmente tóxicas do dialisador. Outras causas de dor torácica e de dorsalgia têm de ser excluídas, e o diagnóstico de reação do tipo B ao dialisador é de exclusão. É preciso descartar principalmente a possibilidade de hemólise subclínica. Há relato de uma síndrome de angústia respiratória aguda associada à trombocitopenia induzida por heparina (Popov, 1997), que pode guardar semelhança superficial com uma reação do tipo B ao dialisador.

3. **Manejo.** O manejo é de suporte, com administração de oxigênio por via nasal. É preciso considerar a possibilidade de isquemia miocárdica e, se houver suspeita de angina de peito, pode-se instituir o tratamento descrito no Capítulo 38. De modo geral, a diálise pode ser mantida, pois os sintomas sempre diminuem após a primeira hora.

4. **Prevenção.** Pode ser conveniente experimentar uma membrana de dialisador diferente.

IX. **HEMÓLISE.** A hemólise aguda durante a diálise pode ser uma emergência médica.

A. **Manifestações.** Os sintomas de hemólise são dorsalgia, opressão torácica e dispneia. Às vezes, há intensificação acentuada da pigmentação cutânea. São comuns a aparência de vinho do Porto do sangue na linha venosa, a coloração rosa do plasma em amostras de sangue centrifugadas e a queda acentuada do hematócrito. Caso não haja detecção precoce da hemólise substancial, a hiperpotassemia pode ser consequência da liberação de potássio pelos eritrócitos hemolisados, com consequente fraqueza muscular, anormalidades eletrocardiográficas e, por fim, parada cardíaca.

B. **Etiologia.** A hemólise aguda foi descrita em duas situações primárias: (a) obstrução ou estreitamento da linha de sangue, do cateter ou da agulha ou (b) problema na solução de diálise. Deve-se considerar a possibilidade de hemólise induzida pela combinação de deficiência de G6PD e tratamento com sulfato de quinina antes da diálise.

1. **Obstrução/estreitamento da linha de sangue.** Uma das causas é o acotovelamento na linha de sangue arterial (Sweet, 1996). Também há relato de uma epidemia de hemólise decorrente de defeitos de fabricação na conexão entre a linha de sangue que sai do dialisador e a câmara de captura de ar venoso (CDC, 1998). A hemólise (em geral, subclínica) também pode ocorrer quando o fluxo de sangue é alto e são usadas agulhas relativamente pequenas (De Wachter, 1997). A rotina de monitoramento da pressão na linha de sangue chama a atenção para muitos desses problemas, mas não todos.

2. Problemas com a **solução de diálise.** Estes são:
   • Solução de diálise superaquecida
   • Solução de diálise hipotônica (razão concentrado–água insuficiente)
   • Solução de diálise contaminada com formaldeído, hipoclorito de sódio, cloramina (do abastecimento público de água), cobre (da tubulação de cobre), fluoreto, nitratos (do abastecimento de água), zinco ou peróxido de hidrogênio (ver Capítulo 5).

C. **Manejo.** A bomba de sangue deve ser imediatamente interrompida e as linhas de sangue, clampeadas. O sangue hemolisado contém teor muito alto de potássio e não deve ser reinfundido. É preciso estar preparado para tratar a hiperpotassemia resultante e a possível queda do hematócrito. Deve-se observar o paciente com rigor e considerar a hospitalização. A hemólise tardia de eritrócitos lesados pode continuar por algum tempo após a sessão de diálise. A hiperpotassemia grave é possível e pode exigir diálise adicional ou outras medidas de controle (p. ex., administração de resina de troca de íons Na/K por via oral ou retal). Os exames a realizar são hemograma completo, contagem de reticulócitos e dosagem de haptoglobina, desidrogenase láctica (LDH) e meta-hemoglobina. É preciso avaliar também a água da solução de diálise (cloramina, nitratos, metais) e, se reprocessado, o dialisador (esterilizante residual).

D. **Prevenção.** A menos que o problema seja uma obstrução no trajeto do sangue ou defeito na bomba de roletes que cause traumatismo excessivo do sangue, deve-se presumir que a causa da hemólise esteja na solução de diálise e investigar amostras da solução para identificar o motivo.

X. **EMBOLIA GASOSA.** A embolia gasosa é uma possível catástrofe que pode acarretar a morte, exceto quando a detecção e o tratamento forem rápidos.
A. **Manifestações**
   1. **Sintomas.** Os sintomas dependem, em certo grau, da posição do paciente. Quando estão sentados, o ar infundido tende a migrar para o sistema venoso cerebral sem entrar no coração, obstruindo o retorno venoso cerebral, com perda da consciência, convulsões e até mesmo morte. Quando estão em decúbito dorsal, o ar tende a entrar no coração, gerar espuma no ventrículo direito e entrar nos pulmões, provocando dispneia, tosse, opressão torácica e arritmias. A passagem adicional de ar através do leito capilar pulmonar para o ventrículo esquerdo pode acarretar embolização gasosa das artérias encefálicas e cardíacas, com disfunção neurológica e cardíaca aguda.
   2. **Sinais.** É frequente a observação de espuma na linha de sangue venoso do dialisador. Caso haja entrada de ar no coração, a ausculta pode detectar um ruído de agitação característico.
B. **Etiologia.** O Capítulo 4 apresentou os fatores predisponentes e os possíveis locais de entrada de ar. Os locais mais comuns de entrada de ar são a agulha arterial, o segmento pré-bomba da linha arterial e uma extremidade acidentalmente aberta de um cateter venoso central.
C. **Manejo.** O primeiro passo é clampear a linha de sangue venoso e desligar a bomba de sangue. O paciente é colocado imediatamente em decúbito lateral esquerdo com o tórax e a cabeça em declive. O tratamento adicional inclui suporte cardiorrespiratório, com administração de oxigênio a 100% por máscara ou tubo endotraqueal. Dependendo do volume de ar, pode ser necessário aspirar o ar do átrio ou do ventrículo, por inserção de agulha percutânea ou por cateterismo cardíaco.
D. **Prevenção.** Ver Capítulos 4 e 10.

XI. **OUTRAS COMPLICAÇÕES.** O Capítulo 38 discorre sobre as arritmias e o tamponamento cardíaco. O Capítulo 40 analisa a síndrome de desequilíbrio grave, as convulsões e o sangramento intracerebral.

Referências bibliográficas e leitura sugerida

Ahmad S, et al. Multicenter trial of L-carnitine in maintenance hemodialysis patients. II. Clinical and biochemical effects. *Kidney Int.* 1990;38:912–918.

Ahsan M, et al. Prevention of hemodialysis-related muscle cramps by intradialytic use of sequential compression devices: a report of four cases. *Hemodial Int.* 2004;8:283–286.

Brewster UC, et al. Addition of sertraline to other therapies to reduce dialysis-associated hypotension. *Nephrology (Carlton).* 2003;8:296–301.

Brunet P, et al. Tolerance of haemodialysis: a randomized cross-over trial of 5-h versus 4-h treatment time. *Nephrol Dial Transplant.* 1996;11(suppl 8):46–51.

Centers for Disease Control and Prevention (CDC). Multistate outbreak of hemolysis in hemodialysis patients. *JAMA.* 1998;280:1299.

Chang TI, et al. Intradialytic hypotension and vascular access thrombosis. *J Am Soc Nephrol.* 2011;22:1526–1533.

Che-yi C, et al. Acupuncture in haemodialysis patients at the Quchi acupoint for refractory uremic pruritus. *Nephrol Dial Transplant.* 2005;20:1912–1915.

Cruz DN, et al. Midodrine and cool dialysis solution are effective therapies for symptomatic intradialytic hypotension. *Am J Kidney Dis.* 1999;33:920–926.

Curatola G, et al. Ultrafiltration intensification in hemodialysis patients improves hypertension but increases AV fistula complications and cardiovascular events. *J Nephrol.* 2011;24:465–473.

Davenport A. Using dialysis machine technology to reduce intradialytic hypotension. *Hemodial Int.* 2011;15:S37.

Davenport A, et al. Achieving blood pressure targets during dialysis improves control but increases intradialytic hypotension. *Kidney Int.* 2008;73:759–764.

Daugirdas JT. Dialysis hypotension: a hemodynamic analysis. *Kidney Int.* 1991;39:233–246.

Daugirdas JT, Ing TS. First-use reactions during hemodialysis: a definition of subtypes. *Kidney Int.* 1988;24:S37–S43.

De Wachter DS, et al. Blood trauma in plastic haemodialysis cannulae. *Int J Artif Organs.* 1997;20:366–370.

Evans EC. Hemodialysis-related cramps and nocturnal leg cramps—what is best practice? *Nephrol Nurs J.* 2013;40:549–553.

Evans RD, Rosner M. Ocular abnormalities associated with advanced kidney disease and hemodialysis. *Semin Dial.* 2005;18:252–257.

Flythe J, et al. Association of mortality risk with various definitions of intradialytic hypotension. *J Am Soc Nephrol.* 2014; in press.

Franssen CFM. Adenosine and dialysis hypotension. *Kidney Int.* 2006;69:789–791.

Geller AB, et al. Increase in post-dialysis hemoglobin can be out of proportion and unrelated to ultrafiltration. *Dial Transplant.* 2010:39:57

Goksel BK, et al. Is low blood magnesium level associated with hemodialysis headache? *Headache.* 2006;46:40–45.

Gunal AL, et al. Gabapentin therapy for pruritus in hemodialysis patients: a randomized placebo-controlled, double-blind trial. *Nephrol Dial Transplant.* 2004;19:3137–3139.

Gwinner W, et al. Life-threatening complications of extracorporeal treatment in patients with severe eosinophilia. *Int J Artif Organs.* 2005;28:1224–1227.

Herrero JA, et al. Pulmonary diffusing capacity in chronic dialysis patients. *Respir Med.* 2002;96:487–492.

Huang CC, et al. Oxygen, arterial blood gases and ventilation are unchanged during dialysis in patients receiving pressure support ventilation. *Respir Med.* 1998;92:534.

Hur E, Usta M, Toz H, et al. Effect of fluid management guided by bioimpedance spectroscopy on cardiovascular parameters in hemodialysis patients: a randomized controlled trial. *Am J Kidney Dis.* 2013;61:857–965.

Jaber BL, Pereira JBG. Dialysis reactions. *Semin Dial.* 1997;10:158–165.

Jansen PH, et al. Randomised controlled trial of hydroquinine in muscle cramps. *Lancet.* 1997;349:528.

Jefferies HJ, et al. Frequent hemodialysis schedules are associated with reduced levels of dialysis-induced cardiac injury (myocardial stunning). *Clin J Am Soc Nephrol.* 2011;6:1326–1332.

Jhawar N, et al. Effect of oxygen therapy on hemodynamic stability during hemodialysis with continuous blood volume and O_2 saturation monitoring [abstract]. *J Am Soc Nephrol.* 2011;22:812A.

Kimata N, et al. Pruritus in hemodialysis patients: results from the Japanese Dialysis Outcomes and Practice Patterns Study (JDOPPS). *Hemodial Int.* 2014;18:657–67.

Kitano Y, et al. Severe coronary stenosis is an important factor for induction and lengthy persistence of ventricular arrhythmias during and after hemodialysis. *Am J Kidney Dis.* 2004;44:328–336.

Knoll GA, et al. A randomized, controlled trial of albumin versus saline for the treatment of intradialytic hypotension. *J Am Soc Nephrol.* 2004;15:487–492.

Ko MJ, et al. Narrowband ultraviolet B phototherapy for patients with refractory uraemic pruritus: a randomized controlled trial. *Br J Dermatology.* 2011;165:633.

Krieter DH, et al. Anaphylactoid reactions during hemodialysis in sheep are ACE inhibitor dose-dependent and mediated by bradykinin. *Kidney Int.* 1998;53:1026–1035.

Kumar S, et al. Haemodiafiltration results in similar changes in intracellular water and extracellular water compared to cooled haemodialysis. *Am J Nephrol.* 2013;37:320–324.

Landry DL, Hosseini SS, Osagie OJ, et al. Aldosterone deficiency as the cause of intradialytic hypotension and its successful management with fludricortisone [abstract]. *J Am Soc Nephrol.* 2011;22:94.

Lemes HP, et al. Use of small doses of furosemide in chronic kidney disease patients with residual renal function undergoing hemodialysis. *Clin Exp Nephrol.* 2011;15:554–559.

Lemke H-D, et al. Hypersensitivity reactions during hemodialysis: role of complement fragments and ethylene oxide antibodies. *Nephrol Dial Transplant.* 1990;5:264.

Locatelli F, et al.; The Italian Cooperative Dialysis Study Group. Effects of different membranes and dialysis technologies on patient treatment tolerance and nutritional parameters. *Kidney Int.* 1996;50:1293–1302.

Maggiore Q, et al. The effects of control of thermal balance on vascular stability in hemodialysis patients: results of the European randomized clinical trial. *Am J Kidney Dis.* 2002;40:280–290.

Marshall MR, Dunlop JL. Are dialysate sodium levels too high? *Semin Dial.* 2012;25:277.

McCausland FR, et al. Increased dietary sodium is independently associated with greater mortality among prevalent hemodialysis patients. *Kidney Int.* 2012;82:204–211.

McIntyre CW, Odudu A. Hemodialysis-associated cardiomyopathy: a newly defined disease entity. *Semin Dial.* 2014;27:87–97.

Mettang T, Kremer AE. Uremic pruritus. *Kidney Int.* 2014.

Movva S, Lynch PG, Wadhwa NK. Interaction of potassium, sodium with higher magnesium dialysate on muscle cramps in chronic hemodialysis patients [abstract]. *J Am Soc Nephrol.* 2011; 22:810A.

Najafabadi MM, et al. Zinc sulfate for relief of pruritus in patients on maintenance hemodialysis. *Ther Apher Dial.* 2012;16:142.

Narita I, et al. Etiology and prognostic significance of severe uremic pruritus in chronic hemodialysis patients. *Kidney Int.* 2014;69:1626–1632.

Odudu A, et al. Rationale and design of a multi-centre randomised controlled trial of individualised cooled dialysate to prevent left ventricular systolic dysfunction in haemodialysis patients. *BMC Nephrol.* 2012;13:45.

Oguma S, et al. Biotin ameliorates muscle cramps of hemodialysis patients: a prospective trial. *Tohoku J Exp Med.* 2012;227:217–223.

Parker TF, et al. Effect of the membrane biocompatibility on nutritional parameters in chronic hemodialysis patients. *Kidney Int.* 1996;49:551–556.

Parnes EL, Shapiro WB. Anaphylactoid reactions in hemodialysis patients treated with the AN69 dialyzer. *Kidney Int.* 1991;40:1148.

Pegues DA, et al. Anaphylactoid reactions associated with reuse of hollow-fiber hemodialyzers and ACE inhibitors. *Kidney Int.* 1992;42:1232.

Poldermans D, et al. Cardiac evaluation in hypotension-prone and hypotension-resistant dialysis patients. *Kidney Int.* 1999;56:1905–1911.

Popov D, et al. Pseudopulmonary embolism: acute respiratory distress in the syndrome of heparin-induced thrombocytopenia. *Am J Kidney Dis.* 1997;29:449–452.

Raimann JG, et al. Metabolic effects of dialyzate glucose in chronic hemodialysis: results from a prospective, randomized crossover trial. *Nephrol Dial Transplant.* 2012;27:1559–1568.

Reddan DN, et al. Intradialytic blood volume monitoring in ambulatory hemodialysis patients: a randomized trial. *J Am Soc Nephrol.* 2005;16:2162–2169.

Ritz E, et al. Cardiac changes in uraemia and their possible relationship to cardiovascular instability on dialysis. *Nephrol Dial Transpl.* 1990;5:93–97.

Roth VR, Jarvis WR. Outbreaks of infection and/or pyrogenic reactions in dialysis patients. *Semin Dial.* 2000;13:92–96.

Santos SFF, Peixoto AJ. Sodium balance in maintenance hemodialysis. *Semin Dial.* 2010;23:549

Sav MY, Sav T, Senocak E, et al. Hemodialysis-related headache. *Hemodial Int.* 2014.

Selby NM, McIntyre CW. A systematic review of the clinical effects of reducing dialysate fluid temperature. *Nephrol Dial Transplant.* 2006;21:1883–1898.

Seukeran D, et al. Sudden deepening of pigmentation during haemodialysis due to severe haemolysis. *Br J Dermatol.* 1997;137:997–999.

Shah A, Davenport A. Does a reduction in dialysate sodium improve blood pressure control in haemodialysis patients? *Nephrology (Carlton).* 2012;17:358–363.

Sherman RA, et al. Effect of variations in dialysis solution temperature on blood pressure during hemodialysis. *Am J Kidney Dis.* 1984;4:66–68.

Sherman RA, et al. The effect of dialysis solution calcium levels on blood pressure during hemodialysis. *Am J Kidney Dis.* 1986;8:244–227.

Sherman RA, et al. The effect of red cell transfusion on hemodialysis-related hypotension. *Am J Kidney Dis.* 1988;11:33–35.

Sherman RA, et al. Postprandial blood pressure changes during hemodialysis. *Am J Kidney Dis.* 1988;12:37–39.

Shimizu K, et al. Vasopressin secretion by hypertonic saline infusion during hemodialysis: effect of cardiopulmonary recirculation. *Nephrol Dial Transplant.* 2012;27:796–803.

Silver SM. Dialysis disequilibrium syndrome (DDS) in the rat: role of the "reverse urea effect." *Kidney Int.* 1992;42:161–166.

Steuer RR, et al. Reducing symptoms during hemodialysis by continuously monitoring the hematocrit. *Am J Kidney Dis.* 1996;27:525–532.

Stiller S, et al. A critical review of sodium profiling for hemodialysis. *Semin Dial.* 2001;14:337–347.

Straumann E, et al. Symmetric and asymmetric left ventricular hypertrophy in patients with end-stage renal failure on long-term hemodialysis. *Clin Cardiol.* 1998;21:672–678.

Sweet SJ. Hemolytic reactions mechanically induced by kinked hemodialysis lines. *Am J Kidney Dis.* 1996;27:262–266.

Tomson CRV. Advising dialysis patients to restrict fluid intake without restricting sodium intake is not based on evidence and is a waste of time. *Nephrol Dial Transplant.* 2001;16:1538–1542.

Trivedi H, et al. Effect of variation of blood flow rate on blood pressure during hemodialysis. ASN Annual Meeting, Philadelphia, PA. *J Am Soc Nephrol.* 2005;16:39A.

Van der Sande FM, et al. Effect of dialysis solution calcium concentration on intradialytic blood pressure course in cardiac-compromised patients. *Am J Kidney Dis.* 1998;32:125–131.

Van der Zee S, et al. Vasopressin administration facilitates fluid removal during hemodialysis. *Kidney Int.* 2007;71:318–324.

Wikström B, et al. Kappa-opioid system in uremic pruritus: multicenter, randomized, double-blind, placebo-controlled clinical studies. *J Am Soc Nephrol.* 2005;16:3742–3747.

Yalcin AU, et al. Effect of sertraline hydrochloride on cardiac autonomic dysfunction in patients with hemodialysis-induced hypotension. *Nephron Physiol.* 2003;93:P21–P28.

13 Reutilização do Dialisador

Peter B. DeOreo

A unidade de diálise pode usar os dialisadores em várias sessões para o mesmo paciente. A reutilização do dialisador pode ser segura e efetiva. Como o custo dos dialisadores biocompatíveis de alto fluxo caiu, a prevalência do reúso nos EUA caiu de 78% das unidades em meados da década de 1990 para cerca de 50% das unidades (47% dos pacientes) em 2013 (Upadhyay, 2007; Neumann, 2013). Somente os dialisadores de fibra oca, identificados pelo fabricante como destinados a uso múltiplo, podem ser reprocessados.

I. **TÉCNICA DE REPROCESSAMENTO.** Para usar um dialisador múltiplas vezes, a unidade de diálise tem de seguir com rigor os padrões estipulados pela Association for the Advancement of Medical Instrumentation (ANSI/AAMI RD47:2002/A1:2003). Esses padrões da AAMI estão incluídos nas condições da unidade de doença renal terminal para cobertura pelo Medicare (ESRD Facility Conditions for Coverage [ESRD Interpretive Guidance, V304-V368]). Parte do texto e da linguagem nas condições do Medicare difere do texto e da linguagem no documento da AAMI; entretanto, o Centers for Medicare and Medicaid Services (CMS) determina que a unidade é responsável pelo texto e pela linguagem no documento da AAMI.

Embora seja possível realizar o reprocessamento seguro e efetivo pela técnica manual, a maioria deles é feita em equipamento automático. Atualmente são fabricados vários tipos de máquinas automáticas. Algumas são capazes de processar simultaneamente vários dialisadores. Com os **métodos automáticos**, é possível reproduzir os ciclos de limpeza e estão incluídos vários testes de controle de qualidade que medem o volume celular total (VCT) (volume do feixe de fibras + volume dos encabeçamentos), o coeficiente de ultrafiltração e a capacidade do dialisador reutilizado de manter a aplicação de uma pressão ao compartimento de sangue. O equipamento automático também facilita a impressão de rótulos do dialisador e a análise computadorizada dos registros e resultados dos testes.

Qualquer diretor médico que deseje usar um **sistema manual** tem de validar cada etapa do processo e definir etapas apropriadas de controle de qualidade e auditorias para garantir a adesão e a uniformidade. Por outro lado, todo equipamento automático usado deve ter a autorização da Food and Drug Administration (FDA) 510(k). (A 510[k] é uma submissão pré-comercialização feita à FDA para comprovar que o dispositivo a ser comercializado tem, no mínimo, segurança e efetividade equivalente, ou seja, é em grande parte equivalente a um dispositivo comercializado legalmente que não está sujeito a aprovação pré-comercialização.) É dever do diretor médico ao usar equipamentos automáticos cumprir as determinações de uso do fabricante.

O reprocessamento é dividido em três fases: antes do primeiro uso, o tratamento de diálise e pós-diálise.

A. **Antes do primeiro uso.** O dialisador é registrado no inventário, designado para um paciente (quando é identificado de modo indelével com o nome do paciente, observando se há pacientes com nomes semelhantes na unidade de diálise). Antes do primeiro uso, o dialisador é processado para medir o VCT inicial. Durante o pré-processamento, o dialisador é lavado, submetido a teste de pressão e preenchido com germicida.

B. **Tratamento de diálise.** Antes de permitir o uso de um dialisador reprocessado, o profissional responsável pelo paciente deve inspecionar o dialisador para ter certeza de que não haja alteração da cor, extravasamento nem coagulação importante das fibras no encabeçamento. O diretor médico da unidade deve definir o que se considera "coagulação importante" para orientar a equipe. O ácido peracético não tem pressão de vapor e sua efetividade depende do contato direto; caso tenha sido usado ácido peracético para desinfetar o dialisador, o profissional precisa confirmar se o volume de líquido desinfetante no dialisador é suficiente para garantir contato direto. Para isso, ele verifica o nível hidroaéreo nos encabeçamentos com o dialisador em posição horizontal: os dois encabeçamentos devem estar preenchidos no mínimo até a altura de dois terços. É necessário confirmar se há germicida no dialisador, se o tempo de contato do dialisador com o germicida ultrapassa o número mínimo de horas necessário para esse germicida específico e se o dialisador foi aprovado em todos os testes de desempenho exigidos. A existência de germicida é confirmada por uma tira de teste com sensibilidade adequada. Em seguida, o profissional preenche o dialisador com soro fisiológico e inicia a lavagem de recirculação, com ultrafiltração mínima e fluxo de recirculação no compartimento de sangue mínimo de 200 mℓ/min, enquanto o dialisato flui por seu compartimento com fluxo mínimo de 500 mℓ/min. Essa lavagem é mantida por 15 a 30 min. É importante evitar a introdução de ar no circuito arterial durante esse processo de lavagem, pois todo ar aprisionado nas fibras ou no compartimento do dialisato pode reduzir a efetividade de remoção do germicida. O dialisador deve ser girado periodicamente durante a irrigação para liberar o ar aprisionado no compartimento de dialisato. Depois da lavagem, é preciso garantir que o dialisador, o circuito extracorpóreo e o recipiente de solução salina não contenham resíduos de germicida por teste com fita de sensibilidade adequada.

Concluída a lavagem, se o início do tratamento for adiado por algum motivo, antes de iniciar a diálise, o profissional deve testar novamente se houve um "rebote" de germicida causado pela interrupção do fluxo de dialisato ou solução salina enquanto o dialisador estava em modo de espera. O diretor médico deve elaborar diretrizes para a unidade de diálise, especificando por quanto tempo um dialisador, uma vez preparado para um paciente, pode permanecer na máquina antes que seja considerado inadequado para uso sem repetir o ciclo de reprocessamento.

Antes de iniciar a sessão, dois profissionais devem realizar uma "pausa", durante a qual, seguindo uma lista de verificação, confirmam se os elementos críticos da prescrição de diálise estão ajustados corretamente para o tratamento desse paciente. No caso de reúso, os elementos essenciais são que o dialisador se destina ao paciente, que é o modelo correto de dialisador, que o tempo de contato com o germicida foi adequado, que não contém germicida e que a informação no rótulo de reprocessamento confirma a segurança de uso do dialisador. Se possível, convém que o paciente participe dessa etapa. Os dois profissionais devem aprovar a lista de verificação de segurança.

C. **Pós-diálise.** Ao fim da sessão, o profissional devolve ao paciente o sangue contido no dialisador para minimizar o volume de sangue que permanece no dialisador. O profissional responsável pelo paciente ou a equipe de reúso transporta o dialisador até a área de reprocessamento, verificando se as aberturas do dialisador estão fechadas e garantindo que não haja contaminação cruzada com outros dialisadores transportados ao mesmo tempo. O dialisador é lavado, limpo, testado, desinfetado, inspecionado, rotulado e armazenado até o próximo uso. É preciso que o diretor médico valide todas as práticas do processo de reúso que não estejam explicitamente descritas nos padrões da AAMI ou nas "instruções de uso" do fabricante.

1. **Lavagem e ultrafiltração reversa pós-diálise.** Para manter a permeabilidade das fibras e minimizar a coagulação após a diálise, o sangue pode ser devolvido com solução salina heparinizada. Depois de desconectar o paciente do circuito extracorpóreo, o profissional pode aplicar pressão positiva ao dialisato para forçar a saída do sangue residual das fibras. Se não for possível reprocessar o dialisador imediatamente depois do uso, deve-se refrigerá-lo em recipiente com monitoramento da temperatura (evitar o congelamento) no decorrer de 2 h (AAMI RD47:2002). O procedimento da unidade, aprovado pelo diretor médico, deve estipular o tempo máximo de refrigeração dos dialisadores antes do reprocessamento ou descarte. Habitualmente, esse tempo máximo é de 36 a 48 h a partir do fim do tratamento. A equipe não pode refrigerar um dialisador que foi exposto à lavagem por osmose reversa (OR) com água não estéril; embora os padrões da AAMI não exijam água estéril para lavagem, é preciso reprocessar o dialisador imediatamente quando o compartimento é exposto a líquidos não estéreis.

2. **Limpeza.** Em geral, é realizada em duas etapas. A primeira é a lavagem inicial do dialisador e a limpeza dos encabeçamentos com água por OR. A segunda é a colocação do dialisador em uma máquina que lava e limpa as fibras usando vários agentes químicos de limpeza (ou fazer isso manualmente).

   a. **Água.** A água usada para lavagem e reprocessamento deve, no mínimo, atender os padrões da AAMI. As atuais "condições de cobertura" do Medicare (ESRD Interpretive Guidance, V176-V278, 2008; ANSI/AAMI RD52: 2004) exigem adesão aos padrões da AAMI de 2008, quando foram publicadas essas condições. Em 2008, esses padrões especificavam um limite máximo de bactérias < 200 UFC/mℓ (unidades formadoras de colônia/mℓ) e um limite máximo de endotoxinas < 2 UE/mℓ (unidades de endotoxinas/mℓ). Os níveis de ação foram < 50 UFC/mℓ e < 1 UE/mℓ, respectivamente. Esses são os padrões exigidos pelos técnicos do Medicare. No entanto, em 2011, a AAMI reduziu a contagem máxima permitida de bactérias na água para < 100 UFC/mℓ e o nível de endotoxinas para < 0,25 UE/mℓ, com níveis de ação respectivamente de < 0,50 UFC/mℓ e < 0,125 UE/mℓ. Os novos limites mais rigorosos também demandam técnicas microbiológicas mais rigorosas e maior tempo de incubação para avaliar a contagem de unidades formadoras de colônias bacterianas. A partir de 2014, a CMS não reformulou as "condições de cobertura" para incluir esses padrões reformulados e mais rigorosos. O diretor médico que aprovou a política e o procedimento deve explicar o significado da expressão água "padrão AAMI". No mínimo, a água usada deve atender os padrões das "condições de cobertura" do Medicare.

   b. **Lavagem e ultrafiltração reversa.** Embora esse processo possa ter sido iniciado com solução salina (heparinizada ou de outro tipo) enquanto o dialisador ainda estava na máquina de diálise (ver Seção I.C.1), o procedimento mais comum é conectar o dialisador a um distribuidor (*manifold*) que irriga os compartimentos de sangue e dialisato com água padronizada (ver discussão anterior) durante 20 a 30 min. Durante a lavagem, mantém-se um gradiente de pressão positiva do compartimento de dialisato para o compartimento de sangue com a finalidade de ajudar a remover coágulos e detritos plasmáticos do circuito de sangue. A pressão nesse distribuidor não deve ultrapassar a especificada pelo fabricante para evitar ruptura ou colapso das fibras ocas.

   Durante essa etapa de limpeza, a equipe inspeciona e limpa os encabeçamentos para remover lipídios e coágulos. Quando as tampas do encabeçamento do dialisador não são removíveis, existem dispositivos auxiliares que usam água por OR para lavar o encabeçamento. Caso sejam removíveis, as tampas podem ser retiradas com as juntas do tipo *O ring* associadas para lavagem direta das extremidades expostas do feixe de fibras e do composto da estrutura interna.

Qualquer procedimento que invada o compartimento sanguíneo acarreta risco de contaminação cruzada. A água segundo os padrões da AAMI, mesmo na definição da revisão de 2011, não é estéril. Se o procedimento empregar dispositivos auxiliares, é preciso especificar que estes sejam usados em apenas um dialisador até que sejam limpos e imersos em germicida apropriado. Caso as tampas do encabeçamento sejam retiradas, elas e os *O rings* devem ser desinfetados com hipoclorito de sódio ou ácido peracético antes de recolocados no dialisador. A equipe deve ter cuidado para não danificar a extremidade exposta do feixe de fibras. Com frequência, o descumprimento das práticas corretas na etapa de limpeza do encabeçamento do dialisador foi a causa de surtos de infecções da corrente sanguínea e reações pirogênicas.

A geração atual do equipamento de reprocessamento não é efetiva na remoção de grandes volumes de coágulos e detritos do feixe de fibras ou do encabeçamento. É necessário submeter o dialisador às etapas de pré-limpeza descritas. Uma nova máquina de reprocessamento de dialisadores (ClearFlux^{TM}, da empresa Novaflux, Princeton, NJ) não demanda pré-limpeza com líquidos não estéreis antes do reprocessamento. Com essa máquina específica, a primeira etapa do reprocessamento é introduzir pelo dialisador uma mistura de ar comprimido e um agente de limpeza exclusivo; essa mistura remove efetivamente os coágulos dos encabeçamentos do dialisador (Wolff, 2005).

c. Hipoclorito de sódio. O hipoclorito de sódio, diluído a 0,06% ou menos, dissolve depósitos proteináceos que podem ocluir fibras ocas do dialisador. O hipoclorito de sódio usado não deve conter corantes nem fragrâncias e deve ser considerado adequado para limpeza e desinfecção pela EPA (Environmental Protection Agency).

d. Ácido peracético. O ácido peracético (mistura de ácido acético e peróxido de hidrogênio) é o agente de limpeza mais usado (HICPAC, 2008). O ácido peracético está disponível nas versões de marca e genérica. A remoção das proteínas depositadas na membrana do dialisador pode não ser completa.

3. Testes de desempenho do dialisador. Esses testes avaliam a integridade da membrana, sua depuração (VCT) e suas propriedades de ultrafiltração. Podem ser manuais ou usar técnicas automáticas.

a. Testes de pressão para detectar vazamentos. O teste da integridade do trajeto do sangue é realizado pela geração de gradiente de pressão através da membrana e observação da queda de pressão no compartimento de sangue ou de dialisato. O gradiente pode ser produzido por instilação de ar ou nitrogênio pressurizado no lado do sangue do dialisador ou por geração de vácuo no lado do dialisato. O extravasamento de ar através de uma membrana molhada intacta deve ser mínimo; fibras danificadas costumam se romper quando se aplica um gradiente de pressão transmembrana. Os testes de vazamento também detectam defeitos nas juntas *O rings* do dialisador, no composto da estrutura interna e nas tampas das extremidades.

b. Volume do compartimento de sangue. Esse teste faz a medida indireta de alterações na depuração da membrana de moléculas pequenas como a ureia. O volume do compartimento de sangue (VCS) é medido por esvaziamento do compartimento de sangue preenchido (volume do encabeçamento e das fibras) com ar e verificação do volume de líquido obtido. Todo dialisador destinado a reprocessamento deve ser processado antes do primeiro uso para medida de seu VCS inicial específico. A variação do VCS é acompanhada por nova medida após cada reúso. A diminuição de 20% do VCS corresponde à redução de 10% da depuração de ureia, a diminuição máxima aceitável para continuação do uso. Em determinado paciente, a impossibilidade de repetidas vezes em alcançar o número desejado de reúsos por reprovação no teste do

VCS, sugere formação excessiva de coágulos durante a diálise e justifica a revisão da prescrição de heparina.

c. **Permeabilidade à água (K_{UF} in vitro).** O coeficiente de ultrafiltração do dialisador (K_{UF}; descrito no Capítulo 3) mede a permeabilidade à água, mas também é uma medida indireta das propriedades de transferência de massa da membrana para substâncias de maior peso molecular. O K_{UF} in vitro pode ser medido por cálculo do volume de água que atravessa a membrana sob determinada pressão e temperatura. As variações do K_{UF} não afetam a remoção de líquido durante a diálise, pois a maioria das diálises realizadas atualmente usa máquinas com controle automático de ultrafiltração, que compensam até mesmo a diminuição moderada da permeabilidade à água com ajustes apropriados da pressão transmembrana. No entanto, a diminuição do K_{UF} geralmente é acompanhada por redução da depuração de β_2-microglobulina.

d. **Confirmação clínica.** A depuração de sódio ou iônica determinada por condutividade on-line, que é semelhante à depuração de ureia, ou a medida on-line de outros substitutos da depuração de ureia também são métodos aceitáveis de monitoramento do desempenho do dialisador (AAMI RD47:2002). Essas medidas on-line da depuração são realizadas durante a diálise e exigem um processo de manutenção de registro para acompanhá-las e compará-las ao número de reúsos ou ao VCS.

A equipe de garantia da qualidade/melhoria do desempenho da unidade (QAPI, do inglês *Quality Assurance/Performance Improvement*) pode correlacionar o *Kt/V* medido no laboratório ao número de reúsos em todos os pacientes da unidade de diálise ou pode investigar falhas do *Kt/V* ou da URR adequada como uma função da história de reúso em determinado paciente. A equipe de QAPI deve demonstrar que o reúso não está prejudicando a eficiência da diálise.

4. **Desinfecção/esterilização.** Uma vez limpo, o dialisador deve ser submetido a um processo químico (germicida) ou físico (calor) que inative todos os organismos vivos. A desinfecção de alto nível é diferente da esterilização, pois a primeira pode não destruir esporos. Os padrões atuais exigem apenas a desinfecção de alto nível. Não é tão fácil realizar a esterilização definida pela lei em uma unidade de diálise.

a. **Germicidas.** Depois da limpeza e do teste do dialisador, instilam-se germicidas nos compartimentos de sangue e de dialisato durante um período de contato apropriado (ver Seção I.C.7). O ácido peracético é o germicida mais comum usado. O uso de formaldeído ou glutaraldeído quase desapareceu, provavelmente porque não existem métodos automáticos de reprocessamento do dialisador que usem formaldeído ou glutaraldeído e porque os métodos manuais de reúso com aldeído sejam difíceis e tenham que satisfazer os padrões de manuseio, de atenção aos limites de exposição e de vigilância e exame respiratório da equipe exposta instituídos pela Occupational Safety and Health Administration (OSHA) norte-americana.

b. **Documentação da existência de germicida.** A existência de germicida precisa ser garantida por controles de procedimentos e deve ser verificada tanto ao fim do reprocessamento quanto antes do uso (ver Seção I.B). A existência de ácido peracético é confirmada com fitas de teste. Ao usar formaldeído, pode-se acrescentar corante azul FD&C (U.S. Food, Drugs & Cosmetic Act) ao formol concentrado (37%) para que o dialisador se torne azul-claro depois que o formaldeído for diluído. Nos sistemas com reprocessamento manual, é preciso confirmar a existência de germicida em cada dialisador. Em sistemas automáticos, é preciso testar apenas uma amostra por dia.

c. **Esterilização por calor.** O ácido cítrico a 1,5% aquecido a 95°C (Levin, 1995) ou o método original de uso de água aquecida a 105°C (Kaufman, 1992) são opções químicas não nocivas à desinfecção. Estudos laboratoriais mostraram que esses métodos de desinfecção destroem os esporos. Os métodos de desinfecção que usam calor com ou sem ácido cítrico são eficazes; no entanto, são um tanto difíceis, pois não estão disponíveis para uso na forma automática. Além disso, a desinfecção por calor afeta a durabilidade de muitos tipos de dialisadores reprocessados. Os diretores médicos que escolhem a desinfecção pelo calor devem demonstrar sua efetividade na unidade de diálise e precisam elaborar e implementar procedimentos apropriados de controle de qualidade e auditoria.

5. **Inspeção final.** A inspeção visual completa do dialisador deve ser feita por um membro da equipe de reprocessamento ao fim do procedimento de reprocessamento e, mais uma vez, pelo profissional responsável pela diálise ao ajustar o dialisador reprocessado antes da sessão de diálise. Se o dialisador não satisfizer os padrões de inspeção visual (descritos na Seção I.B), deve ser enviado para outro ciclo de reprocessamento (p. ex., se o volume de germicida não for suficiente) ou descartado se estiver danificado ou com má aparência.

6. **Rotulagem.** Depois de aprovar o dialisador no teste de desempenho e na inspeção, a equipe deve fixar um rótulo no dialisador sem encobrir o nome do paciente nem o rótulo do fabricante. Esse rótulo deve conter, no mínimo, o nome do paciente, uma advertência acerca da existência de um paciente com nome semelhante na unidade, se for o caso, o número de reúsos, o VCS inicial e o atual, a hora e a data de reprocessamento do dialisador e a aprovação do dialisador no teste de desempenho. As mesmas informações e outros detalhes, conforme a indicação, devem ser registrados no arquivo principal de reúso. A reprovação do dialisador em algum teste e seu descarte devem ser registrados. Essas informações podem ser usadas pela equipe de QAPI para avaliar a qualidade e a padronização do programa de reúso.

7. **Armazenamento.** Uma vez inspecionado e rotulado, o dialisador tem de ser armazenado de modo que possibilite a vigilância contínua e o manejo de múltiplos dialisadores destinados ao mesmo paciente. A temperatura da sala de armazenamento é importante, pois o tempo de contato recomendado do germicida depende da temperatura de armazenamento. O ácido peracético tem meia-vida de 14 a 21 dias, que pode ser menor em dialisadores com volume considerável de sangue residual, pois a interação do sangue residual com o ácido peracético reduz sua concentração. Por esse motivo, a cada 14 dias é preciso repetir a desinfecção dos dialisadores esterilizados com ácido peracético. Não se sabe ao certo por quanto tempo se pode armazenar com segurança um dialisador (mesmo com repetição periódica da desinfecção) antes de descartá-lo. O diretor médico deve especificar o limite de tempo para repetir a desinfecção e descartar os dialisadores armazenados.

II. **QUESTÕES CLÍNICAS.** Quando o reprocessamento é realizado de acordo com os padrões e as práticas aceitas, os riscos do procedimento são controláveis, mas há desafios. A equipe de reprocessamento pode ser a equipe menos supervisionada na unidade de diálise. Em algumas unidades, o reprocessamento é realizado externamente, sem supervisão da equipe da unidade. Levantamentos do Medicare mostram numerosas citações publicadas sobre a incapacidade de cumprir as condições e os padrões para reprocessamento na diálise (Port, 1995). A decisão de reprocessar dialisadores é um cálculo de risco *versus* benefício que o diretor médico e o corpo administrativo devem fazer (Upadhyay, 2007).

A. **Benefícios clínicos, os argumentos favoráveis**
1. **Custo.** Essa questão é discutida adiante no capítulo da Seção III.B.
2. **Reações ao primeiro uso e ativação do complemento.** As reações ao dialisador caracterizadas por inquietude, dor torácica, tosse, dispneia, hipoxemia e hipotensão

pareceram menos frequentes quando se usaram dialisadores reprocessados, embora alguns pacientes demonstrem sensibilidade à membrana, mesmo com dialisadores reprocessados várias vezes. Uma causa dessas reações é a interação membrana–sangue (bioincompatibilidade), que acarreta o sequestro de leucócitos, mediado pelo complemento (via alternativa), na circulação pulmonar. Durante o uso, a membrana do dialisador é revestida por material proteináceo.

Muitos métodos de reprocessamento, sobretudo aqueles que usam ácido peracético, não removem esse revestimento de proteínas durante a fase de limpeza, o que torna a membrana mais biocompatível durante o uso subsequente. O reprocessamento de um dialisador com hipoclorito de sódio remove esse revestimento proteico, o que pode diminuir a biocompatibilidade do dialisador. Outras reações podem ser causadas por uma reação anafilactoide verdadeira, mediada por IgE, ao óxido de etileno residual usado para esterilizar o dialisador ou por componentes não caracterizados extravasados do dialisador ou das linhas de sangue. O pré-processamento e o reprocessamento removem o óxido de etileno e outras substâncias químicas usadas na fabricação do dialisador, o que diminui a possibilidade de entrada no organismo do paciente durante a diálise. No entanto, o abandono de membranas de celulose não substituída, a esterilização com óxido de etileno e o desenvolvimento de membranas sintéticas mais biocompatíveis diminuíram consideravelmente a incidência dessas reações com o uso único, o que reduz as vantagens do reprocessamento nessa área.

3. **Resíduos com risco biológico.** A maioria das unidades de diálise paga pelo descarte de resíduos com risco biológico, calculado por quilograma. O reprocessamento do dialisador reduz o peso de dialisadores e embalagens incluídos nesses resíduos. Além de poupar dinheiro da unidade de diálise, essa medida também reduz a quantidade de resíduos no ambiente. Por outro lado, o reprocessamento também está associado a questões ambientais: há gasto de água e energia, e as substâncias químicas usadas para limpar e desinfetar os dialisadores são descartadas na água, que deve ser tratada pelos serviços de esgoto. Alguns especialistas no tratamento de resíduos não permitem o descarte de formaldeído na água. Luvas, cordões, máscaras e aventais usados no procedimento de reprocessamento também contribuem para a quantidade de resíduos (Hoenich, 2005; Upadhyay 2007).

B. **Preocupações clínicas, os argumentos contrários**
1. **Formaldeído.** Quando o formaldeído era usado em larga escala, os profissionais relataram casos de pacientes que desenvolveram anticorpos anti-N (Vanholder, 1988) e "reações agudas ao formaldeído" caracterizadas por queimação no local da agulha e prurido no braço de acesso durante a diálise.
2. **Morbidade e mortalidade.** Esse é o aspecto mais contestado do reúso de dialisadores. A maioria dos estudos de desfecho do reúso foi realizada durante a era dos dialisadores de celulose no início da introdução das membranas sintéticas mais biocompatíveis e de maior custo. Os estudos publicados até hoje foram observacionais, com todo o potencial associado de viés e confusão por indicação. Não é provável que esses estudos anteriores sejam generalizáveis para as práticas atuais de reprocessamento. Não houve grandes estudos controlados randomizados e prospectivos de comparação entre o reúso de dialisadores e o uso único. Em uma revisão sistemática (Galvao, 2012), os autores concluíram que não foram publicadas evidências que respaldassem um efeito adverso sobre a taxa de mortalidade associada o uso múltiplo em comparação com o uso único. Um estudo recente que incluiu a grande coorte de pacientes submetidos a diálise em DaVita (Bond, 2011) não mostrou efeito adverso do uso múltiplo sobre a taxa de mortalidade. Um estudo menor, que acompanhou uma amostra de pacientes em 23 unidades Fresenius em que houve conversão do reprocessamento com ácido peracético em uso único (Lacson, 2011), mostrou diminuição

do risco relativo de mortalidade e redução de marcadores inflamatórios após a conversão em uso único. Nenhum desses dois estudos foi incluído na revisão sistemática de Galvao (2012).

Alguns estudos iniciais associaram o reúso com formaldeído a melhores desfechos que o reúso com ácido peracético (Held, 1994). O formaldeído, com sua pressão de vapor, poderia ser considerado para garantir maior margem de segurança que o ácido peracético, o que depende do contato direto para desinfecção. A resposta da FDA aos estudos iniciais foi exigir a melhora considerável das instruções de uso do ácido peracético e controle de qualidade mais rigoroso. Estudos observacionais posteriores na base de dados do Medicare não mostraram diferença de desfechos entre formaldeído e ácido peracético (Collins, 2004). Isso sugere que as unidades que usam ácido peracético podem ter melhorado o reprocessamento ao longo do tempo.

3. **Possível contaminação por bactérias/pirogênios.** A bacteremia e as reações a pirogênios podem ser causadas pelo processamento impróprio dos dialisadores. Os aglomerados de casos de reações a pirogênios são um pouco mais frequentes em centros que reúsam os dialisadores. Os aglomerados de casos de bacteremia causada por bactérias gram-negativas veiculadas pela água (*Stenotrophomonas maltophilia*, *Burkholderia cepacia* ou *Ralstonia pickettii*) raramente, ou nunca, são descritos em unidades de diálise de uso único, mas houve relatos de surtos em unidades que reprocessam o dialisador. A verdadeira incidência desses surtos é desconhecida, pois a notificação é improvável, exceto se a magnitude ou persistência exigirem a consulta a autoridades de saúde estaduais ou federais. Em geral, a origem desses problemas é a água usada para lavar e limpar os dialisadores e preparar os germicidas usados na desinfecção. É necessária atenção rigorosa ao tratamento da água (desinfecção, trajeto do circuito e velocidade do fluxo) (Hoenich, 2003). Qualquer etapa do procedimento de reprocessamento que introduza um objeto estranho e/ou água não estéril no compartimento de sangue é uma possível fonte de contaminação cruzada. O ácido peracético é menos efetivo em dialisadores com volume considerável de sangue e proteínas residuais. As bactérias sequestradas nas fibras coaguladas podem não ser expostas ao esterilizante, mas podem ser deslocadas durante a diálise.

4. **Potencial de reações anafilactoides com o uso dos agentes de reúso ácido peracético/peróxido de hidrogênio/ácido acético e de inibidores da enzima conversora de angiotensina (IECA).** Houve um surto de reações anafilactoides a dialisadores reutilizados em pacientes tratados com dialisador de celulose-cupramônio, acetato de celulose e polissulfona reprocessados com ácido peracético. A maioria era tratada com IECA (Pegues, 1992). O reúso de dialisadores com agentes oxidantes, como o ácido peracético, pode causar uma forte carga negativa sobre a membrana revestida por proteínas e, portanto, ativar o fator XII, o cininogênio, a calicreína e, em seguida, a bradicinina. A inibição da degradação de bradicinina induzida pelo IECA pode potencializar a reação. Reações semelhantes foram descritas com o uso de membrana de poliacrilonitrila e atribuídas à geração de bradicinina induzida pela membrana. Em outra pequena série de casos, as reações em pacientes tratados com IECA surgiram quando se acrescentou hipoclorito de sódio ao procedimento de reúso e cessaram quando o uso do hipoclorito de sódio foi interrompido (Schmitter e Sweet, 1998). Nos pacientes com reações adversas inexplicadas no início do tratamento, convém avaliar a lista de medicamentos e verificar se inclui IECA, qualquer que seja a técnica de reprocessamento ou o germicida.

5. **Limpeza com hipoclorito de sódio e reações ao dialisador.** Durante a diálise normal, a membrana do dialisador é revestida por um material proteináceo, que frequentemente tem o efeito de tornar a membrana mais biocompatível. O reprocessamento

de um dialisador com hipoclorito de sódio remove esse revestimento proteico, o que pode diminuir a biocompatibilidade do dialisador.

6. **Possível transmissão de agentes infecciosos.** Os agentes que causam preocupação são o vírus da hepatite B (HBV), o vírus da hepatite C (HCV) e o vírus da imunodeficiência. As "condições de cobertura" atuais do Medicare exigem a exclusão de pacientes com HBV do reúso (V301) e determinam que a diálise desses pacientes seja realizada em sala de isolamento (V128). De acordo com as recomendações atuais do Centers for Disease Control and Prevention (CDC), os pacientes com HIV podem continuar no programa de reúso. Os pacientes com HIV não necessitam de diálise em sala de isolamento. O diretor médico pode preferir excluir pacientes com HIV do reúso para limitar a exposição da equipe ao sangue infectado pelo HIV. Atualmente, o CDC não exige o isolamento nem veta o reúso em pacientes com HCV. No que diz respeito ao HIV e ao HCV, o CDC considera as precauções universais suficientes para proteger a equipe e outros pacientes.

7. **Possibilidade de diminuição do desempenho do dialisador**
   a. **Depuração da ureia.** Um dialisador de fibras ocas reutilizado acaba por se tornar menos eficiente, pois parte de seus capilares é obstruída por proteínas ou coágulos de usos anteriores. No entanto, enquanto o volume do feixe de fibras corresponder a, no mínimo, 80% do valor inicial, a depuração de ureia continua clinicamente aceitável. O estudo HEMO confirmou esses dados e constatou, em um grande número de pacientes que usaram dialisadores reprocessados por diferentes métodos, que a diminuição da depuração de ureia (Cheung, 1999) foi, no máximo, modesta. O estudo HEMO constatou que, qualquer que seja o método de reúso, a depuração de ureia diminuiu de 1,4 a 2,9% ao longo de 20 usos.
   1. **Dose de heparina.** A possibilidade de reúso dos dialisadores diminui com rapidez, exceto quando se administra anticoagulação com heparina. Um grupo relatou o aumento do número de reúsos com doses individuais específicas de heparina (Ouseph, 2000). A importância da dose apropriada de heparina não é menor nos programas de uso único.
   2. **Solução de diálise de bicarbonato com ácido cítrico.** O dialisato de bicarbonato que contém uma pequena quantidade de citrato, em vez de acetato, causou aumento da depuração de ureia em uma situação de reúso (Ahmad, 2005; Sands, 2012). Essa observação pode estar relacionada com a quelação de cálcio pelo citrato proveniente do dialisato na camada limite da membrana, talvez com redução da ativação de fatores da coagulação e plaquetas. Esse efeito anticoagulante também pode ser benéfico em programas de uso único.
   b. **Depuração de β_2-microglobulina.** Os depósitos de proteínas adsorvidos na membrana ou transportados por convecção até a superfície da membrana e não removidos pelo processo de reúso podem diminuir a taxa de ultrafiltração e a depuração de moléculas maiores. O reúso pode causar alteração drástica do desempenho do dialisador de alto fluxo em relação à depuração de β_2-microglobulina, dependendo do tipo de membrana e do tipo de procedimento de reúso (Cheung, 1999). Causa maior preocupação a rápida queda da β_2-microglobulina quando dialisadores de celulose de alto fluxo são reutilizados com ácido peracético/peróxido de hidrogênio/ácido acético sem um ciclo de hipoclorito de sódio. Essa perda de depuração associada ao reúso com ácido peracético não ocorre com o uso da máquina de reprocessamento Novaflux, na qual o uso do sistema de limpeza em duas fases, com ar e líquido, parece manter tanto a permeabilidade à água quanto a depuração de moléculas de maior peso molecular.

8. **Perda de albumina.** A exposição de alguns dialisadores ao hipoclorito de sódio durante os procedimentos de reúso pode causar aumento da permeabilidade à

albumina, que está correlacionado ao número de reúsos. Isso é mais acentuado em dialisadores com permeabilidade muito alta à água.

III. **OUTRAS QUESTÕES**
  A. **Aspectos reguladores**
    1. **Regulamentações federais dos EUA.** Existem diretrizes para reúso do dialisador (NKF, 2007) que os diretores médicos devem analisar e levar em conta ao desenvolver e/ou administrar um programa de reúso de dialisadores. As "condições de cobertura" do Medicare que incorporam os padrões da AAMI (V304-V368, RD47:2002) são as regras usadas para controle. O diretor médico é responsável pela decisão de manter um programa de reprocessamento (V311), decisão essa que deve constar das atas do corpo administrativo. O diretor médico é responsável pelo treinamento e pela competência da equipe de reúso (V308 ff). O nefrologista deve concordar e solicitar o reprocessamento para seu paciente (V311). O diretor médico deve suspender o reúso quando houver um aglomerado de casos de eventos adversos que poderiam ser atribuídos ao programa de reúso (V382). O programa de reúso deve ser objeto de reavaliação e monitoramento contínuos pela equipe de QAPI da unidade (V594, V626).
    2. **Recomendação de uso único do fabricante.** Em virtude da antiga prática disseminada de reúso de dialisadores rotulados para uso único, a FDA elaborou diretrizes que permitem aos fabricantes rotular seus dialisadores para uso múltiplo, recomendar um método apropriado de reúso e fornecer dados do desempenho dos dialisadores durante 15 reúsos (FDA, 1995). Os fabricantes de dialisador podem optar por continuar rotulando seus dialisadores apenas para uso único.
    3. **Reúso de outros materiais descartáveis para diálise.** As condições do Medicare não permitem o reúso de protetores do transdutor. Publicaram-se diretrizes para reúso do equipo de sangue (Reuse of hemodialyzers, AAMI, 2002). Entretanto, o reúso do equipo só é permitido quando o fabricante elabora um protocolo específico aceito pela FDA. Atualmente não existe esse tipo de produto.
    4. **Consentimento livre e esclarecido.** Não existe regra que exija o consentimento livre e esclarecido para reprocessamento de dialisadores. As condições do Medicare exigem que os pacientes e a família (cuidadores) sejam totalmente informados sobre todos os aspectos do tratamento. Para reúso, a unidade deve oferecer informações por escrito sobre os riscos e benefícios do reprocessamento em linguagem apropriada para o paciente. As informações devem conter a justificativa para o programa. O paciente deve ser convidado a participar, de acordo com seu interesse, da confirmação da identificação correta do dialisador e da segurança para reúso.
  B. **Custo.** O argumento mais forte a favor dos dialisadores de múltiplo uso é que a economia possibilita o uso de dialisadores com maior coeficiente de transferência de massa e mais biocompatíveis. Esse argumento é menos convincente atualmente, pois o custo de dialisadores eficientes de alto fluxo caiu. Além disso, como os EUA são o principal mercado de dialisadores rotulados para uso múltiplo, os fabricantes podem optar por não arcar com os custos e as exigências de certificação do dialisador de uso múltiplo somente para satisfazer esse mercado. O efeito paradoxal dessa medida é a diminuição das opções de dialisadores disponíveis para os pacientes. Quando os serviços de diálise levam em conta todos os custos do reprocessamento de dialisadores, a diferença pode ser pequena. Embora o custo inicial do dialisador de uso múltiplo seja maior que o custo do dialisador equivalente de uso único, o custo médio do dialisador de uso múltiplo cai a cada reúso. O custo real do dialisador de uso múltiplo não pode ser menor que o custo do reprocessamento, não importa o número de vezes em que é usado. O custo do reprocessamento inclui os salários e benefícios da equipe de reprocessamento, o custo do treinamento, da documentação

e da manutenção da competência. É preciso levar em conta o custo do capital e o custo da depreciação do equipamento de reprocessamento. Além disso, cada ciclo de reprocessamento consome eletricidade, água, substâncias químicas de limpeza e germicidas. Também é preciso incluir o custo das fitas de testes, culturas de rotinas e testes do lisado de amebócito de *Limulus* (LAL) da água de reúso, assim como o custo dos outros procedimentos de QAPI necessários para manter um programa de reúso seguro e efetivo.

C. **Garantia de qualidade e melhoria do desempenho.** O programa de reúso deve ser parte do programa de QAPI sob a responsabilidade do diretor médico (V594, V626). Os registros de QAPI devem acompanhar o treinamento da equipe, a competência continuada da equipe, as auditorias, a validação, a microbiologia, o número médio de reúsos, os motivos de falhas, os eventos adversos, as queixas dos pacientes e a análise da causa raiz de qualquer evento que exija a suspensão do reúso. Os requisitos são detalhados nos padrões da AAMI. A unidade tem de manter o histórico do dialisador desde o pré-processamento até o descarte.

D. **Treinamento.** Deve-se instituir um curso de treinamento abrangente para toda a equipe responsável pelo reprocessamento. É preciso verificar a competência de cada item no currículo. O diretor médico é responsável pelo programa de treinamento e pelo desempenho competente da equipe (V308 ff).

E. **Considerações sobre a segurança pessoal e a planta física.** O uso de óculos e vestimentas de proteção é enfatizado, bem como o manuseio apropriado de respingos de germicida. Quando se usam germicidas, o espaço de trabalho deve ter renovação de ar no mínimo equivalente à área clínica com entrada forçada de ar e ductos adicionais de exaustão no teto, bem como ductos mais baixos, próximos do piso se for usado formaldeído. A exposição a germicidas é regulada pela OSHA. A exposição média ponderada no tempo (MPT) máxima permitida ao formaldeído é de 1 ppm; na exposição de curta duração é de 3 ppm. O limite máximo de exposição ao peróxido de hidrogênio é de 1 ppm MPT e o do glutaraldeído é de 0,2 ppm. Atualmente, a OSHA não estabelece limites de exposição ao ácido peracético.

Referências bibliográficas e leitura sugerida

Ahmad S, et al. Increased dialyzer reuse with citrate dialysate. *Hemodial Int.* 2005;9:264–267.

Association for the Advancement of Medical Instrumentation. *Reuse of Hemodialyzers.* Washington, DC: American National Standards Institute; 2002. ANSI/AAMI RD47.

Association for the Advancement of Medical Instrumentation. *Dialysate for Hemodialysis.* Arlington, VA: Association for the Advancement of Medical Instrumentation; 2004. ANSI/AAMI RD52.

Association for the Advancement of Medical Instrumentation. *AAMI Standards—Dialysis.* Arlington, VA: Association for the Advancement of Medical Instrumentation; 2011.

Bond TC, et al. Dialyzer reuse with peracetic acid does not impact patient mortality. *Clin J Am Soc Nephrol.* 2011;6:1368–1374.

Charoenpanich R, et al. Effect of first and subsequent use of hemodialyzers on patient well being. *Artif Organs.* 1987;11:123.

Cheung A, et al. Effects of hemodialyzer use on clearances of urea and beta-2 microglobulin. The Hemodialysis (HEMO) Study Group. *J Am Soc Nephrol.* 1999;10:117–127.

Collins AJ, et al. Dialyzer reuse-associated mortality and hospitalization risk in incident Medicare haemodialysis patients, 1998–1999. *Nephrol Dial Transplant.* 2004;19:1245–1251.

ESRD interpretive guidance. 2008. http://www.cms.gov/Medicare/Provider-Enrollment-and-Certification/GuidanceforLawsAndRegulations/Downloads/esrdpgmguidance.pdf.

Fan Q, et al. Reuse-associated mortality in incident hemodialysis patients in the United States, 2000–2001. *Am J Kidney Dis.* 2005;46:661–668.

Food and Drug Administration (FDA). Guidance for hemodialyzer reuse labeling. U.S. Food and Drug Administration, Rockville, MD. October 6, 1995. http://www.fda.gov/downloads/MedicalDevices/DeviceRegulationandGuidance/GuidanceDocuments/UCM078470.pdf. Last accessed 08/04/2014.

Galvao F, et al. Dialyzer reuse and mortality risk in patients with end-stage renal disease: a systematic review. *Am J Nephrol.* 2012;35:249–258.

Gotch FA, et al. Effects of reuse with peracetic acid, heat and bleach on polysulfone dialyzers [Abstract]. *J Am Soc Nephrol.* 1994;5:415.

Hakim RM, Friedrich RA, Lowrie EG. Formaldehyde kinetics in reused dialyzers. *Kidney Int.* 1985;28:936.

Held PJ, et al. Analysis of the association of dialyzer reuse practices and patient outcomes. *Am J Kidney Dis.* 1994;23:692–708.

HICPAC. Guideline for disinfection and sterilization in healthcare facilities. 2008. http://www.cdc.gov/hicpac/disinfection_sterilization/13_06peraceticacidsterilization.html. Accessed March 3, 2014.

Hoenich NA, Levin R. The implications of water quality in hemodialysis. *Semin Dial.* 2003;16:492–497.

Hoenich NA, Levin R, Pearce C. Clinical waste generation from renal units: implications and solutions. *Semin Dial.* 2005;18:396–400.

Kaplan AA, et al. Dialysate protein losses with bleach processed polysulfone dialyzers. *Kidney Int.* 1995;47:573–578.

Kaufman AM, et al. Clinical experience with heat sterilization for reprocessing dialyzers. *ASAIO J.* 1992;38:M338–M340.

Kliger AS. Patient safety in the dialysis facility. *Blood Purif.* 2006;24:19–21.

Lacson E, et al. Abandoning peracetic acid-based dialyzer reuse is associated with improved survival. *Clin J Am Soc Nephrol.* 2011;6:297–302.

Levin NW, et al. The use of heated citric acid for dialyzer reprocessing. *J Am Soc Nephrol.* 1995;6:1578–1585.

Lowrie EG, et al. Reprocessing dialyzers for multiple uses; recent analysis of death risks for patients. *Nephrol Dial Transplant.* 2004;19: 2823–2830.

National Kidney Foundation task force on the reuse of dialyzers. *Am J Kidney Dis.* 2007;30:859–871.

Neumann ME. Moderate growth for dialysis providers. *Nephrol News and Issues.* 2013;27:18.

Ouseph R, et al. Improved dialyzer reuse after use of a population pharmacodynamic model to determine heparin doses. *Am J Kidney Dis.* 2000;35:89–94.

Pegues DA, et al. Anaphylactoid reactions associated with reuse of hollow fiber hemodialyzers and ACE inhibitors. *Kidney Int.* 1992;42:1232–1237.

Pizziconi VB. Performance and integrity testing in reprocessed dialyzers: a QC update. In: AAMI, ed. *AAMI Standards and Recommended Practices.* Vol 3. Dialysis. Arlington, VA: AAMI; 1990:176.

Port FK. Clinical outcomes in patients with reprocessed dialyzers. Paper presented at: National Kidney Foundation Symposium on Dialyzer Reprocessing; November 3, 1995; San Diego, CA.

Rahmati MA, et al. On-line clearance: a useful tool for monitoring the effectiveness of the reuse procedure. *ASAIO J.* 2003;49:543–546.

Rancourt M, Senger K, DeOreo P. Cellulosic membrane induced leucopenia after reprocessing with sodium hypochlorite. *Trans Am Soc Artif Intern Organs.* 1984;30:49–51.

Sands JJ, et al. Effects of citrate acid concentrate (Citrasate®) on heparin requirements and hemodialysis adequacy: a multicenter, prospective noninferiority trial. *Blood Purif.* 2012;33:199–204.

Schmitter L, Sweet S. Anaphylactic reactions with the additions of hypochlorite to reuse in patients maintained on reprocessed polysulfone hemodialyzers and ACE inhibitors. Paper presented at: Annual Meeting of the American Society for Artificial Internal Organs; April 1998; New Orleans.

Vanholder R, et al. Development of anti-N-like antibodies during formaldehyde reuse in spite of adequate predialysis rinsing. *Am J Kidney Dis.* 1988;11:477–480.

Twardowski ZJ. Dialyzer reuse—part I: historical perspective. *Semin Dial.* 2006;19:41–53.

Twardowski ZJ. Dialyzer reuse—part II: advantages and disadvantages. *Semin Dial.* 2006;19:217–226.

Upadhyay A, Sosa MA, Javer BL. Single-use versus reusable dialyzers: the known and unknowns. *Clin J Am Soc Nephrol.* 2007;2:1079–1086.

US Renal Data System. *USRDS Annual Report.* Bethesda, MD: USRDS; 2004.

Verresen L, et al. Bradykinin is a mediator of anaphylactoid reactions during hemodialysis with AN69 membranes. *Kidney Int.* 1994;45:1497–1503.

Wolff, SW. *Effects of Reprocessing on Hemodialysis Membranes* [doctoral thesis in chemical engineering]. Department of Chemical Engineering, Pennsylvania State University College of Engineering; 2005.

Zaoui P, Green W, Hakim M. Hemodialysis with cuprophane membrane modulates interleukin-2 receptor expression. *Kidney Int.* 1991;39:1020.

14 Anticoagulação

Andrew Davenport, Kar Neng Lai, Joachim Hertel e Ralph J. Caruana

I. **COAGULAÇÃO SANGUÍNEA NO CIRCUITO EXTRACORPÓREO.** Durante o procedimento de diálise, o sangue do paciente é exposto a cânulas intravenosas, equipos, câmaras de gotejamento, encabeçamentos, compostos da estrutura interna e membranas. Essas superfícies apresentam graus variáveis de trombogenicidade e podem iniciar a coagulação do sangue, sobretudo quando associadas à exposição do sangue ao ar nas câmaras de gotejamento. A consequente formação de trombo pode ser suficiente para causar oclusão e disfunção no circuito extracorpóreo. A formação do coágulo no circuito extracorpóreo começa com a ativação de leucócitos e plaquetas, com consequente surgimento de bolhas na superfície e liberação de micropartículas ricas em lipídios da superfície da membrana, que iniciam a geração de trombina, a ativação das cascatas de coagulação, a formação de mais trombina e a deposição de fibrina. A Tabela 14.1 apresenta os fatores que favorecem a coagulação.

A. **Avaliação da coagulação durante a diálise**

1. **Inspeção visual.** A Tabela 14.2 apresenta os sinais de coagulação no circuito extracorpóreo. A visualização do circuito pode ser melhor quando se lava o sistema com solução salina enquanto se oclui temporariamente a entrada de sangue.

2. **Pressões no circuito extracorpóreo.** A leitura da pressão arterial e da pressão venosa pode ser alterada pela coagulação no circuito extracorpóreo, dependendo da localização do trombo. Uma vantagem do uso de linhas de sangue com monitor de pressão arterial pós-bomba é que a diferença entre as pressões pós-bomba e venosa pode servir como indicador da localização do coágulo. Observa-se um aumento da diferença de pressão quando o coágulo está confinado ao dialisador propriamente dito (pressão pós-bomba aumentada, pressão venosa reduzida). Quando a coagulação ocorre na câmara de sangue venoso, ou em local distal a ela, há aumento conjunto das pressões pós-bomba e venosa. Se a coagulação for extensa, a elevação da pressão é abrupta. A coagulação na agulha venosa ou seu mau posicionamento também causam aumento da leitura pressórica.

3. **Aparência do dialisador após diálise.** A existência de algumas fibras coaguladas não é incomum e os encabeçamentos costumam reunir pequenos coágulos de sangue ou depósitos esbranquiçados (sobretudo em pacientes com hiperlipidemia).

Tabela 14.1	Fatores que favorecem a coagulação no circuito extracorpóreo.

Fluxo sanguíneo baixo

Hematócrito alto

Taxa de ultrafiltração alta

Recirculação no acesso da diálise

Transfusão de sangue e produtos do sangue durante a diálise

Infusão de lipídios durante a diálise

Uso de câmaras de gotejamento (exposição ao ar, formação de espuma, turbulência)

Tabela 14.2 Sinais de coagulação no circuito extracorpóreo.

Sangue extremamente escuro
Sombras ou estrias negras no dialisador
Espuma com subsequente formação de coágulo nas câmaras de gotejamento e na câmara de captura de ar venoso
Enchimento rápido dos monitores do transdutor com sangue
"Oscilação" (sangue, no segmento da linha venosa pós-dialisador, que não consegue continuar até a câmara venosa e volta para o segmento da linha)
Existência de coágulos no encabeçamento de entrada do dialisador

A coagulação de maior monta no dialisador deve ser registrada pela equipe de diálise e servir como parâmetro clínico para ajuste da dose de anticoagulante. Convém classificar o grau de coagulação com base na estimativa visual da porcentagem de fibras coaguladas com a finalidade de padronizar a documentação (p. ex., < 10% de fibras coaguladas, grau 1; < 50% de fibras coaguladas, grau 2; > 50% de fibras coaguladas, grau 3).

4. **Medida do volume residual no dialisador.** As unidades que reutilizam dialisadores empregam métodos automáticos ou manuais para calcular a perda de fibras por coagulação durante cada tratamento. Esse processo é realizado por comparação do volume do feixe de fibras antes e depois da diálise. Os dialisadores adequados para reúso apresentam caracteristicamente perda de < 1% de fibras durante os primeiros 5 a 10 reúsos.

II. **USO DE ANTICOAGULANTES DURANTE A DIÁLISE.** Quando não se utiliza anticoagulante, a taxa de coagulação no dialisador durante uma sessão de diálise de 3 a 4 h é considerável (5 a 10%), com consequente perda dos equipos do dialisador e de sangue, além da perda de cerca de 100 a 180 mℓ de sangue (a soma do volume de preenchimento do dialisador e da linha de sangue no circuito extracorpóreo). Esse risco é aceitável em muitos pacientes nos quais o risco de sangramento induzido por anticoagulante é moderado a alto, pois muitas vezes o sangramento nesses casos pode ter consequências catastróficas. Nesses pacientes, pode-se usar apropriadamente a diálise sem anticoagulação (descrita adiante). Entretanto, pode-se empregar algum tipo de anticoagulação na grande maioria dos pacientes, nos quais não há aumento acentuado do risco de sangramento. Nos programas com reutilização dos dialisadores, os níveis adequados de anticoagulação durante a diálise são fundamentais para obter um número razoável de reúsos.

Há variação considerável entre as regiões do mundo, entre os países e até mesmo entre as unidades de diálise no que diz respeito ao tipo de anticoagulação usada durante a hemodiálise intermitente. Apesar das muitas alternativas promissoras, a heparina é o anticoagulante mais usado. Nos EUA, a heparina não fracionada é a mais utilizada, enquanto na União Europeia, a heparina de baixo peso molecular (HBPM) é o anticoagulante de escolha recomendado pelas European Best Practice Guidelines (2002). Poucas unidades de diálise fazem a anticoagulação do circuito de sangue com citrato de sódio e, em circunstâncias especiais, podem-se usar como alternativas os inibidores diretos da trombina, como argatrobana, os heparinoides (danaparoide, fondaparinux), os prostanoides e o maleato de nafamostato.

III. **MEDIDA DA COAGULAÇÃO DO SANGUE DURANTE A DIÁLISE.** Embora seja importante compreender os princípios do uso de testes de coagulação para monitorar a terapia com heparina, nos EUA, por causa de restrições econômicas, do risco relativamente baixo de complicações hemorrágicas decorrentes do uso de heparina durante a diálise e de questões regulatórias (a exigência de certificação do laboratório local), a prescrição da terapia com heparina geralmente é empírica, sem monitoramento da coagulação.

Em casos de alto risco de sangramento, a necessidade de monitorar a anticoagulação costuma ser evitada pela diálise sem heparina.

Quando são realizadas provas de coagulação, a amostra de sangue deve ser coletada da linha de sangue arterial, proximal a qualquer local de infusão de heparina, para refletir o estado de coagulação do paciente e não do circuito extracorpóreo. É muito difícil obter provas de coagulação iniciais de um cateter venoso que foi selado com heparina, em virtude de problemas com a heparina residual no cateter, e essa etapa raramente é tentada (Hemmelder, 2003).

A. **Provas da coagulação usadas para monitorar a terapia com heparina**
1. **Tempo de tromboplastina parcial ativada (TTPA).** Esse teste é usado apenas para monitorar a heparina não fracionada. É o teste usado com maior frequência em hospitais. Os resultados do TTPA variam com os ensaios individuais, portanto, muitos centros informam a razão em comparação com o controle (TTPAr). Níveis elevados de fator VIII podem sugerir falsamente estados de resistência à heparina. Os níveis iniciais podem estar prolongados por causa do anticoagulante lúpico (Olson, 1998).
2. **Tempo de tromboplastina parcial no sangue total (TTPST).** Esse teste é semelhante ao mencionado antes, mas realizado à beira do leito. Para determinar o TTPST, acelera-se o processo de coagulação pelo acréscimo de 0,2 mℓ do reagente actina FS (Thrombofax®) a 0,4 mℓ de sangue. A mistura é colocada em um bloco de aquecimento a 37°C durante 30 s e, depois, inclinada a cada 5 s até a formação de coágulo. Há uma relação linear entre o prolongamento do TTPST e a concentração sanguínea de heparina (no intervalo aplicável à diálise). Esse teste não deve ser usado para monitorar a terapia com heparina de baixo peso molecular (HBPM).
3. **Tempo de coagulação ativada (TCA).** O TCA é semelhante ao TTPST, mas usa terra diatomácea para acelerar o processo de coagulação. O TCA é menos reprodutível do que o TTPST, sobretudo com baixos níveis sanguíneos de heparina. Dispositivos que inclinam automaticamente o tubo e detectam a formação de coágulo facilitam a padronização e a reprodutibilidade do TTPST e do TCA. Esse teste destina-se apenas ao monitoramento da heparina não fracionada.
4. **Tempo de coagulação de Lee-White (TCLW).** O teste de Lee-White é realizado pelo acréscimo de 0,4 mℓ de sangue a um tubo de vidro, com inversão do tubo a cada 30 s até a coagulação do sangue. Em geral, o sangue é mantido em temperatura ambiente. As desvantagens do teste TCLW incluem o longo tempo necessário até que ocorra a coagulação, o extenso uso do tempo do técnico e a padronização e reprodutibilidade relativamente insatisfatórias do teste. O TCLW é o método menos desejável de monitoramento da coagulação durante a hemodiálise e seu uso é raro na atualidade.
5. **Fator Xa ativado.** A dosagem de fator Xa pode ser feita por ensaios de coagulação cromogênicos ou funcionais. Os ensaios laboratoriais da atividade anti-Xa diferem, pois alguns contêm antitrombina (AT) purificada exógena, e a atividade anti-Xa medida por esses ensaios pode não estar necessariamente correlacionada com o efeito biológico (Greeves, 2002). Embora a heparina não fracionada possa ser monitorada pela atividade do fator Xa, esse método costuma ser reservado para a HBPM e os heparinoides; a meta típica é a atividade anti-Xa máxima de 0,4 a 0,6 UI/mℓ, e < 0,2 UI/mℓ no fim ou logo após a conclusão da diálise.
6. **Fator Xa-tempo de coagulação ativada.** Esse exame foi proposto como um método mais sensível para o monitoramento da anticoagulação durante o uso de HBPM (Frank, 2004), mas não é usado em larga escala na prática clínica.

IV. **TÉCNICAS DE ANTICOAGULAÇÃO**
A. **Heparina não fracionada**
1. **Mecanismos de ação.** A heparina modifica a conformação da antitrombina, o que leva à inativação rápida de fatores da coagulação, sobretudo, de fator IIa.

Infelizmente, a heparina estimula a agregação e a ativação plaquetária, mas esses efeitos indesejáveis são neutralizados por interferência com a ligação e ativação de fatores da coagulação na membrana plaquetária. Os efeitos colaterais indesejáveis da heparina são prurido, alergia – inclusive reações anafilactoides –, alopecia, osteoporose, hiperlipidemia, trombocitopenia e sangramento excessivo.

2. **Metas de tempo de coagulação.** Em geral, a heparina pode ser administrada generosamente durante a diálise, sem receio de precipitar um episódio hemorrágico em pacientes que não correm risco de sangramento anormal. A Figura 14.1 mostra o efeito sobre o tempo de coagulação de dois esquemas de rotina com heparina. O objetivo é manter o TTPST ou o TCA 80% acima do valor inicial durante a maior parte da sessão de diálise (Tabela 14.3). Entretanto, ao término da sessão, o tempo de coagulação deve ser menor (TTPST ou TCA 40% acima do valor inicial) para reduzir o risco de sangramento no local de acesso após a retirada das agulhas de acesso.

A Tabela 14.3 também apresenta metas de tempo de coagulação com o teste de Lee-White. Com o TCLW, ao contrário do TTPST ou do TCA, as metas de tempo de coagulação durante a diálise são consideravelmente maiores que o valor inicial mais 80%, e as metas de TCLW ao término da sessão são maiores que o valor inicial mais 40%.

3. **Prescrições de heparina de rotina.** Existem duas técnicas básicas de administração de heparina de rotina. Uma delas emprega um *bolus* de heparina seguido por infusão constante de heparina. Na segunda, um *bolus* de heparina é seguido por *bolus* repetidos quando necessário. Para o propósito desta discussão, nós apresentamos uma prescrição típica de cada categoria.

Prescrição: heparina de rotina, método de infusão constante
Administre o *bolus* inicial (p. ex., 2.000 unidades). A melhor técnica para administração da dose inicial de heparina é pela linha de acesso venoso, seguida por irrigação com solução salina (em vez da infusão na linha de sangue arterial). A introdução de heparina na linha de sangue arterial significa que o sangue não heparinizado aferente precisa ser bombeado através do dialisador até que a dose de ataque tenha tempo de atravessar o circuito extracorpóreo para fazer a anticoagulação do sangue no corpo. Aguarde a dispersão de heparina por 3 a 5 min antes do início da diálise.

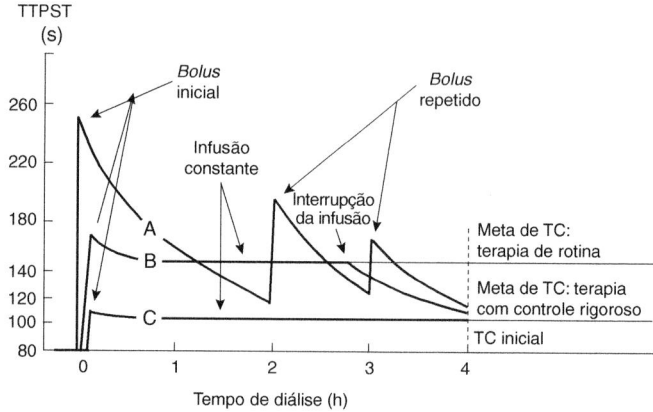

FIGURA 14.1 Efeito de vários esquemas com heparina sobre o tempo de coagulação refletido pelo TTPST. Tempo de coagulação (TC) pelo teste de TTPST. **A.** Esquema de rotina, método de repetição do *bolus*. **B.** Esquema de rotina, método de infusão constante. **C.** Esquema com controle rigoroso, método de infusão constante.

Tabela 14.3	Metas de tempo de coagulação durante a diálise.					
			Heparina de rotina		**Heparina com controle rigoroso**	
			Intervalo desejado		**Intervalo desejado**	
Prova	**Reagente**	**Valor inicial**	**Durante a diálise**	**Ao fim da diálise**	**Durante a diálise**	**Ao fim da diálise**
TTPAr		1,0	2,0 a 2,5	1,5 a 2,0	1,5 a 2,0	1,5 a 2,0
TTPST	Actina FS	60 a 85 s	+80% (120 a 140)	+40% (85 a 105)	+40% (85 a 105)	+40% (85 a 105)
TCA[a]	Terra diatomácea	120 a 150 s	+80% (200 a 250)	+40% (170 a 190)	+40% (170 a 190)	+40% (170 a 190)
TCLW[b]	Nenhum	4 a 8 min	20 a 30	9 a 16	9 a 16	9 a 16

TCA, tempo de coagulação ativada; TCLW, tempo de coagulação de Lee-White.
[a] Existem vários métodos para realizar o TCA, e o valor inicial com alguns métodos é muito menor (p. ex., 90 a 120 s).
[b] Os valores iniciais do TCLW variam muito, dependendo do método de teste.

Inicie a infusão de heparina na linha de sangue arterial (p. ex., 1.200 unidades/h).

Prescrição: heparina de rotina, método de dose única ou *bolus* repetidos
Administre o *bolus* inicial (p. ex., 4.000 unidades).
Depois, administre mais um *bolus* de 1.000 a 2.000 unidades, se necessário.
No entanto, as prescrições usadas nos EUA variam muito. Os centros que reutilizam dialisadores tendem a usar mais heparina para maximizar o número de reúsos. Alguns centros administram apenas uma dose inicial (p. ex., 2.000 unidades) de heparina, sem infusão nem *bolus* subsequentes. Outros administram um *bolus* inicial bastante grande (75 a 100 unidades/kg) seguido por infusão de 500 a 750 unidades/h. As pesquisas realizadas até agora são poucas para demonstrar de maneira convincente qual é o método ideal de administração de heparina (Brunet, 2008).

a. **Efeito do peso sobre a dose de heparina.** Embora um estudo farmacocinético populacional tenha constatado que o volume de distribuição de heparina aumenta quando o peso corporal aumenta (Smith, 1998), muitos centros de diálise não ajustam periodicamente a dose de heparina de acordo com pesos entre 50 e 90 kg. Alguns centros ajustam as doses de ataque e manutenção de acordo com o peso do corpo.

b. **Efeito da prescrição de anticoagulantes orais sobre a dose de heparina.** Os anticoagulantes orais cumarínicos são prescritos a um número cada vez maior de pacientes idosos, e novos inibidores anti-Xa orais (apixabana, rivaroxabana) e inibidores diretos da trombina (dabigatrana) estão entrando na prática médica. A via predominante de excreção desses novos agentes é renal; desse modo, é provável que se acumulem em pacientes submetidos a diálise e aumentem o risco de sangramento. A maioria dos pacientes tratados com anticoagulantes cumarínicos com RNI < 2,5 ainda necessita de anticoagulação para diálise, mas os pacientes com valvas cardíacas metálicas e RNI > 3,0 não costumam necessitar de heparina. Do mesmo modo, os pacientes tratados com ácido acetilsalicílico e outros agentes antiplaquetários também necessitam de doses padronizadas de heparina, mas as doses de heparina devem ser reduzidas ou suspensas em pacientes com trombocitopenia (< 50.000 × $10^6/\ell$). Atualmente existem poucos dados clínicos sobre as novas gerações de anticoagulantes orais, mas é aconselhável cuidado, sobretudo com os inibidores diretos da trombina e anti-Xa.

c. **Quando interromper a infusão de heparina.** A meia-vida média da heparina em pacientes em diálise é de 50 min, mas varia de 30 min a 2 h. Em um paciente no qual a meia-vida média da heparina é de 1 h, se a infusão de heparina durante a diálise prolongar o TTPST ou o TCA até a meta de valor inicial mais 80%, a interrupção da infusão de heparina cerca de 1 h antes do término da diálise resulta na meta de TTPST ou de TCA de valor inicial mais 40% ao término da sessão. Quando se usam cateteres venosos, as infusões de heparina costumam continuar até o término da diálise.

d. **Sangramento no local de punção da agulha após o tratamento.** Quando isso acontece, além da reavaliação da dose de heparina, deve-se avaliar o acesso vascular (enxerto ou fístula) e verificar se há estenose de saída, pois o aumento da pressão intra-acesso pode predispor ao sangramento pós-tratamento. Também se deve avaliar a técnica de inserção da agulha. A técnica insatisfatória e a ausência de rodízio dos locais de punção podem causar fragmentação da parede de um enxerto, com extravasamento após a retirada da agulha a despeito do bom controle da anticoagulação.

4. **Avaliação da coagulação durante heparinização de rotina.** Espera-se uma pequena incidência de coagulação acidental no sistema extracorpóreo e geralmente não é preciso modificar a prescrição de heparina. Quando ocorre coagulação, convém avaliar a causa provável. Com frequência, é possível corrigir a causa (p. ex., revisão do acesso). Erros induzidos pelo operador, conforme mostra a Tabela 14.4, precisam ser considerados e corrigidos com orientação. A coagulação recorrente é uma indicação de reavaliação individual e de ajuste da dose de heparina.

5. **Complicações hemorrágicas da heparinização de rotina.** O risco de aumento do sangramento por anticoagulação sistêmica é de 25 a 50% em pacientes de alto risco com lesões gastrintestinais hemorrágicas (gastrite, úlcera péptica, angiodisplasia), cirurgia recente, pericardite ou trombocitopenia. O novo sangramento pode acometer o sistema nervoso central, o retroperitônio e o mediastino. A tendência ao sangramento é potencializada por distúrbios da função das plaquetas associados à uremia e, possivelmente, por anormalidades endoteliais.

B. **Heparina com controle rigoroso**

1. **Comentários gerais.** Os esquemas de heparinização com controle rigoroso são recomendados para os pacientes com pequeno risco de sangramento, quando

---

Tabela 14.4   Fatores técnicos ou operador induzidos que podem resultar em coagulação.

Preenchimento do dialisador

Retenção de ar no dialisador (por preenchimento insuficiente ou técnica de preenchimento insatisfatória)
Preenchimento inadequado da linha de infusão de heparina

Administração de heparina

Ajuste incorreto do fluxo da bomba de heparina
Dose de ataque errada
Acionamento tardio da bomba de heparina
Não liberação do clampe da linha de heparina
Intervalo insuficiente após a dose de dose de ataque para que haja heparinização sistêmica

Circuito de diálise

Acotovelamento da linha de saída de sangue do dialisador

Acesso vascular

Fluxo de sangue insatisfatório em virtude da posição da agulha/cateter ou de coagulação
Recirculação excessiva no acesso decorrente da posição da agulha/torniquete
Interrupção frequente do fluxo sanguíneo por causa de alarmes da máquina

o risco é crônico e prolongado, e nos casos em que a diálise sem heparina não foi bem-sucedida devido à coagulação frequente. Ao utilizar TTPST ou TCA para monitorar a terapia, a meta do tempo de coagulação (ver Tabela 14.3 e curva C na Figura 14.1) é igual ao valor inicial mais 40%. As metas de tempo de coagulação pelo método de Lee-White são apresentadas na Tabela 14.3. Se o valor inicial do TTPST ou do TCA for > 140% do valor inicial médio para pacientes na unidade de diálise, é melhor não usar heparina e empregar a técnica sem heparina ou a anticoagulação regional com citrato.

2. **Prescrição de heparina com controle rigoroso.** Uma dose em *bolus* seguida por infusão constante de heparina é a melhor técnica para administrar a prescrição com controle rigoroso da heparina, pois a infusão constante evita a elevação e a queda dos tempos de coagulação inevitáveis na terapia com *bolus* repetidos. Uma prescrição típica de heparina com controle rigoroso é a seguinte:

   Prescrição: heparina com controle rigoroso, método de infusão constante
   Verifique o tempo de coagulação inicial (TTPST ou TCA).
   Dose do *bolus* inicial = 750 unidades.
   Verifique novamente o TTPST ou o TCA após 3 min.
   Administre uma dose *em bolus* suplementar, se necessário, para prolongar o TTPST ou o TCA até o valor inicial mais 40%.
   Inicie a diálise e a infusão de heparina com 600 unidades/h.
   Monitore os tempos de coagulação a cada 30 min.
   Ajuste o fluxo da infusão de heparina para manter o TTPST ou o TCA em valor inicial mais 40%.
   Continue a infusão de heparina até o término da sessão de diálise.

C. **Complicações associadas à heparina.** Além do sangramento, as complicações a destacar são o aumento dos lipídios sanguíneos, a trombocitopenia e a possibilidade de hipoaldosteronismo e exacerbação da hiperpotassemia, sobretudo em pacientes com função renal residual considerável. Alguns pacientes podem se queixar de alopecia.

   1. **Lipídios.** A heparina ativa a lipase lipoproteica e, dessa maneira, pode aumentar a concentração sérica de triglicerídios. Níveis menores de colesterol ligado à lipoproteína de alta densidade (HDL) estão associados ao uso de heparina.

   2. **Trombocitopenia induzida por heparina.** Existem dois tipos de trombocitopenia induzida heparina (TIH). Na TIH do tipo 1, a redução da contagem de plaquetas depende do tempo e da dose e responde à redução da dose de heparina. Na TIH do tipo 2, ocorre aglutinação de plaquetas e trombose arterial e/ou venosa paradoxal. A TIH do tipo 2, que é atribuível ao desenvolvimento de anticorpos imunoglobulina G (IgG) ou IgM contra o complexo heparina-fator 4 plaquetário, é mais comumente induzida pela heparina bovina que pela heparina suína, e menos comum com a HBPM. Devido à frequência de TIH na população não submetida à diálise, é surpreendente que ela não seja encontrada com maior frequência nos pacientes em diálise. O diagnóstico de TIH do tipo 2 é um diagnóstico clínico respaldado por ensaio imunossorvente ligado a enzima (ELISA), que usa um complexo de fator 4 plaquetário e heparina em combinação com um teste de agregação plaquetária anormal.

      A HBPM não deve ser usada para tratamento da TIH, pois frequentemente há reatividade cruzada de anticorpos contra o complexo heparina-fator 4 plaquetário com esses fármacos. Os outros anticoagulantes de escolha incluem a argatrobana, um inibidor direto da trombina (Tang, 2005), e os heparinoides danaparoide e fondaparinux (Haase, 2005). A varfarina só deve ser introduzida depois que a contagem de plaquetas tiver se recuperado acima de $150.000 \times 10^6/\ell$, pois pode causar necrose cutânea e gangrena do ramo venoso se administrada na fase aguda da doença (Srinivasan, 2004).

3. **Prurido.** A heparina pode causar prurido local quando injetada por via subcutânea, e especula-se que a heparina possa ser a causa do prurido e de outras reações alérgicas durante a diálise. Por outro lado, a HBPM foi usada no tratamento do prurido associado ao líquen plano, por sua ação de inibição da atividade da heparanase dos linfócitos T (Hodak, 1998). Não há evidências de que a remoção de heparina do circuito extracorpóreo cause melhora confiável do prurido urêmico.

4. **Reações anafilactoides.** Ver Capítulo 12.

5. **Hiperpotassemia.** A hiperpotassemia associada à heparina, atribuível à supressão da síntese de aldosterona induzida pela heparina, foi bem descrita. Em pacientes oligúricos submetidos a diálise, especulou-se que a aldosterona ainda poderia auxiliar a excreção de potássio por mecanismo gastrintestinal (Hottelart, 1998).

6. **Osteoporose.** A administração prolongada de heparina pode causar osteoporose.

D. **Diálise sem heparina**

1. **Comentários gerais.** A diálise sem heparina é o método de escolha nos pacientes com sangramento ativo, que correm risco de sangramento moderado a alto, ou nos quais o uso de heparina é contraindicado (p. ex., pessoas com alergia a heparina). A Tabela 14.5 apresenta as indicações de diálise sem heparina. Por causa da simplicidade e segurança, atualmente muitos centros usam a diálise sem heparina como rotina na maioria das sessões de diálise realizadas na unidade de terapia intensiva. O preenchimento cuidadoso para minimizar a interface sangue–ar é importante na prevenção da coagulação no circuito extracorpóreo. O circuito de diálise deve ser escolhido para minimizar o comprimento da linha, evitando áreas de estagnação e turbulência por alterações no diâmetro interno do lúmen e conectores de três vias. A ativação plaquetária é reduzida por resfriamento do dialisato.

2. **A prescrição de diálise sem heparina.** Existem várias técnicas, mas todas são semelhantes à descrita adiante.

Prescrição: diálise sem heparina

a. **Lavagem com heparina.** (Essa etapa é opcional e evitada em caso de trombocitopenia associada à heparina.) Lave o circuito extracorpóreo com solução salina que contenha 3.000 unidades de heparina/ℓ, de modo que as superfícies extracorpóreas e a membrana do dialisador sejam revestidas por heparina para reduzir a resposta trombogênica. Para evitar a administração sistêmica de heparina ao paciente, deixe o líquido de preenchimento com heparina drenar por enchimento do circuito extracorpóreo com o sangue do paciente ou solução salina não heparinizada no início da diálise.

b. **Fluxo de sangue relativamente alto.** Ajuste o fluxo de sangue para 300 a 400 mℓ/min, se tolerado. Se houver contraindicação ao alto fluxo de sangue devido ao risco de desequilíbrio (p. ex., paciente pequeno, níveis plasmáticos

Tabela 14.5	Estratégia de anticoagulação: indicações de diálise sem heparina.

Pericardite
Cirurgia recente, com complicações hemorrágicas ou risco de sangramento, sobretudo:
    Cirurgia vascular e cardíaca
    Cirurgia oftálmica (da retina e catarata)
    Transplante renal
    Cirurgia encefálica
    Cirurgia das paratireoides
Coagulopatia
Trombocitopenia
Hemorragia intracerebral
Hemorragia ativa
Uso de rotina por muitos centros na diálise dos pacientes com quadro agudo

de ureia pré-diálise muito altos), considere o uso de períodos de diálise ultra-curtos (p. ex., 1 h) intercalados com períodos de ultrafiltração isolada. Além disso, pode-se considerar o uso de um dialisador com pequena área de superfície ou a diminuição do fluxo de dialisato. De modo geral, os cateteres de hemodiálise de lúmen duplo conduzem fluxos de sangue suficientemente altos para que a diálise sem heparina seja efetiva.

c. **Lavagem periódica com solução salina.** A utilidade dessa etapa é controversa; um estudo recente sugeriu que a lavagem com solução salina pode, na verdade, promover a coagulação (talvez pela introdução de microbolhas no circuito) (Sagedal, 2006). O objetivo da lavagem periódica é permitir a inspeção do dialisador de fibra oca à procura de evidências de coagulação e a oportuna interrupção do tratamento ou troca de dialisador. Além disso, alguns acreditam que a lavagem periódica com solução salina reduz a tendência de coagulação no dialisador ou a interferência na formação de coágulo.

Procedimento: lave o dialisador rapidamente com 250 mℓ de solução salina durante a oclusão da linha de entrada de sangue a cada 15 min. A frequência das irrigações pode ser aumentada ou diminuída conforme a necessidade. O uso de controle volumétrico é desejável para a remoção de volumes de ultrafiltrado iguais aos administrados nas lavagens com solução salina.

d. **Material da membrana do dialisador.** A carga da molécula de heparina é muito negativa, com capacidade de adsorção à superfície do dialisador; essa propriedade foi usada para desenvolver membranas de dialisador revestidas com heparina, que permitem a diálise sem heparina ou com menor quantidade desse anticoagulante (Evenepoel, 2007).

e. **Área de superfície do dialisador.** Em teoria, os dialisadores com grande área de superfície estão associados a maior risco de coagulação, sobretudo se o fluxo for mais lento nas fibras externas; dialisadores com menor área de superfície destinam-se a garantir fluxo mais rápido nas fibras capilares externas e são preferidos.

f. **Ultrafiltração e hemodiafiltração.** A taxa de ultrafiltração muito alta causa hemoconcentração e aumenta o risco de interação da membrana do dialisador com as plaquetas e de deposição de coágulos na superfície do dialisador.

g. **Transfusão de produtos do sangue ou administração de lipídios.** A administração pela linha de sangue de entrada aumenta o risco de coagulação durante a diálise.

E. **Solução de diálise com bicarbonato e baixa concentração de citrato (Citrasate™).** Usa-se uma pequena quantidade de ácido cítrico em vez de ácido acético como acidificante. Quando os concentrados de ácido e de base são misturados, a solução de diálise resultante geralmente contém 0,8 mmol/ℓ (2,4 mEq/ℓ) de citrato. Sugeriu-se que essa pequena quantidade de citrato, ao formar complexos com o cálcio, cause inibição local da coagulação do sangue e da ativação das plaquetas na superfície da membrana do dialisador, resultando em melhor depuração do dialisador e aumento da possibilidade de sua reutilização (Ahmad, 2005). Esse tipo de solução de diálise pode ser usado com menor dose de heparina, ou como parte da técnica de diálise sem heparina, com incidência reduzida de coagulação no dialisador. A quantidade de citrato usada é baixa o suficiente para dispensar o monitoramento do cálcio ionizado.

V. **OUTRAS TÉCNICAS DE ANTICOAGULAÇÃO**

A. **HBPM.** As frações de HBPM (peso molecular = 4.000 a 6.000 Da) são obtidas por degradação química, digestão enzimática ou seleção da heparina bruta (peso molecular = 2.000 a 25.000 Da). A HBPM inibe o fator Xa, o fator XIIa e a calicreína, mas causa tão pouca inibição da trombina e dos fatores IX e XI que a elevação do tempo de tromboplastina parcial e do tempo de trombina é de apenas 35% durante a primeira hora e, depois disso, o prolongamento é mínimo, o que diminui, portanto, o risco de sangramento. Estudos a longo prazo demonstraram que a hemodiálise com uso de HBPM como único anticoagulante é segura e efetiva. A meia-vida mais longa da HBPM permite anticoagulação com dose única administrada no início da diálise, embora possa ser melhor fracionar a dose nas sessões prolongadas. Em comparação com a heparina não fracionada, as HBPMs têm maior biodisponibilidade, com menor ligação específica ao endotélio, às proteínas plasmáticas e às plaquetas. Desse modo, as HBPMs têm início de ação mais rápido e causam menor ativação de plaquetas e leucócitos (Aggarwal, 2004) e deposição de fibrina na superfície do dialisador que a heparina não fracionada. Como as moléculas da HBPM são menores, parte do *bolus* pode ser perdida quando é injetada a montante do dialisador, sobretudo durante a hemodiafiltração (Sombolos, 2009).

Atualmente, a HBPM é comercializada nos EUA, mas não é amplamente usada na hemodiálise por causa do maior custo e de questões regulatórias. Em geral, a dose de HBPM é expressa em unidades Institute Choay de antifator Xa (AXaICU). Existe uma série de HBPMs, com diferentes pesos moleculares (PM), meias-vidas e atividades anti-Xa em relação à atividade anti-IIa. A Tabela 14.6 apresenta as características das HBPMs comumente disponíveis e as doses iniciais habituais. Devem-se usar doses menores em pacientes com pequeno aumento do risco de hemorragia. Não há monitoramento rotineiro das provas de coagulação durante o tratamento com HBPM, pois não há pronta disponibilidade de ensaios da atividade anti-Xa. Um ensaio anti-Xa realizado à beira do leito mostrou resultados promissores para avaliar os níveis de anticoagulação por tinzaparina em um estudo preliminar (Pauwels, 2014). Os possíveis benefícios da HBPM, expostos anteriormente, incluem facilidade de administração e efeitos mais previsíveis; a HBPM pode reduzir o risco de osteoporose induzida por heparina associado à administração prolongada de heparina não fracionada (Lai, 2001). As diretrizes da European Best Practices recomendam o uso de HBPM em vez da heparina não fracionada.

1. **Reações anafiláticas a *bolus* de heparina de baixo peso molecular.** A síndrome do primeiro uso (Capítulo 12) foi descrita não apenas com a heparina não fracionada, mas também com a HBPM. Quando há reação, os pacientes parecem reagir a todos os tipos de heparina. Como as heparinas têm alta carga negativa, a bradicinina e as anafilatoxinas (C3a e C5a) podem ser geradas à medida que o sangue heparinizado atravessa o dialisador, com consequente hipotensão (Kishimoto, 2000), o que pode explicar o caso de um paciente aparentemente alérgico à heparina que podia ser submetido à diálise quando a heparina era infundida pelo método de infusão constante, mas não quando se administrava uma dose em *bolus* (De Vos, 2000).

2. **Complicações hemorrágicas.** Há relato de complicações hemorrágicas em pacientes com doença renal crônica tratados com HBPM em associação com clopidogrel e ácido acetilsalicílico (Farooq, 2004).

Tabela 14.6   Compostos de HBPM comumente usados.

Nome	Peso molecular (Da)	Razão da atividade anti-Xa/anti-IIa	Dose em *bolus* média durante a diálise
Dalteparina	6.000	2,7	5.000 UI
Nadroparina	4.200	3,6	70 UI/kg
Reviparina	4.000	3,5	85 UI/kg
Tinzaparina	4.500	1,9	1.500 a 3.500 UI
Enoxaparina	4.200	3,8	0,5 a 0,8 mg/kg

B. **Heparinoides (danaparoide e fondaparinux).** O danaparoide é uma mistura de 84% de sulfato de heparana, 12% de sulfato de dermatana e 4% de sulfato de condroitina. O danaparoide afeta predominantemente o fator Xa e, portanto, tem de ser monitorado com ensaios anti-Xa. A meia-vida é prolongada na insuficiência renal, de modo que, às vezes, o monitoramento é usado para verificar a atividade anti-Xa antes da sessão de diálise subsequente. Em pacientes > 55 kg, recomenda-se uma dose de ataque de 750 UI, enquanto em pacientes que pesem 55 kg ou menos, a dose de ataque pode ser de 500 UI. As doses subsequentes são ajustadas gradualmente para obter atividade anti-Xa de 0,4 a 0,6 após o *bolus*. O danaparoide pode apresentar reação cruzada com anticorpos da trombocitopenia induzida por heparina (TIH) em até 10% dos casos. Mais recentemente, desenvolveu-se uma série de pentassacarídios, como o fondaparinux, que não apresenta reação cruzada com anticorpos da TIH. A dose típica pré-diálise é de 2,5 a 5,0 mg. O fondaparinux também tem meia-vida prolongada. A finalidade do monitoramento da atividade anti-Xa é evitar o acúmulo de heparinoides, com meta de anti-Xa ≤ 0,2 UI/mℓ pré-diálise. A hemodiafiltração aumenta as perdas de danaparoide e de fondaparinux, com possível necessidade de doses maiores.

C. **Anticoagulação regional com citrato (alta concentração).** Uma alternativa à diálise sem heparina é a anticoagulação do sangue no circuito extracorpóreo por diminuição da concentração de cálcio ionizado (o cálcio é necessário para o processo de coagulação). O nível de cálcio ionizado no sangue extracorpóreo é reduzido pela infusão de citrato de sódio (que se associa ao cálcio) na linha de sangue arterial e pelo uso de solução de diálise sem cálcio. Para evitar o retorno de sangue com concentração muito baixa de cálcio ionizado para o paciente, o processo é revertido por meio da infusão de cloreto de cálcio na linha de saída de sangue do dialisador. Cerca de um terço do citrato infundido é eliminado na diálise e os dois terços restantes são rapidamente metabolizados pelo paciente. As vantagens da anticoagulação regional com citrato em comparação com a diálise sem heparina são (a) o fluxo de sangue não tem de ser alto e (b) a coagulação é rara. As principais desvantagens são a necessidade de duas infusões (uma de citrato e outra de cálcio) e a necessidade de monitorar o nível plasmático de cálcio ionizado. Como o metabolismo do citrato de sódio gera bicarbonato, o uso desse método causa aumento maior que o habitual do nível plasmático de bicarbonato. Portanto, a anticoagulação regional com citrato deve ser usada com cautela em pacientes sob risco de alcalemia. Quando há necessidade de uso prolongado da anticoagulação com citrato, deve-se reduzir o nível de bicarbonato na solução de diálise (p. ex., para 25 mM) a fim de evitar alcalose metabólica (van der Meulen, 1992). Essa técnica não é usada em larga escala para hemodiálise intermitente, porém é mais popular nas formas contínuas de diálise. Uma vantagem teórica da anticoagulação com citrato é a prevenção da ativação/desgranulação de plaquetas (Gritters, 2006).

D. **Inibidores da trombina.** A argatrobana, um peptídio sintético derivado da arginina, atua como inibidor direto da trombina e é metabolizada principalmente no fígado. A argatrobrana está licenciada para tratamento de pacientes com TIH. Na hemodiálise, pode-se administrar um *bolus* inicial de 250 mcg/kg, seguido por infusão com dose inicial de 2,0 mcg/kg/min, ou 6 a 15 mg/h (Murray, 2004), ajustada gradualmente para obter TTPAr de 2,0 a 2,5. Assim como a heparina, a infusão deve ser interrompida 20 a 30 min antes do fim da sessão de diálise para evitar o sangramento excessivo nos locais de inserção da agulha na fístula. Não há depuração importante da argatrobrana durante a hemodiálise de alto fluxo ou a hemodiafiltração em virtude da ligação a proteínas, porém são necessárias doses muito menores em pacientes com hepatopatia (Greinachre, 2008). Um fármaco relacionado, a melagatrana, foi usada para anticoagulação quando acrescentado ao dialisato, mas esse tratamento ainda é experimental (Flanigan, 2005).

A lepirudina é uma forma recombinante de inibidor irreversível da trombina, é eliminada por via renal e tem meia-vida biológica prolongada em pacientes submetidos a diálise. A dose de ataque na hemodiálise intermitente varia de 0,2 a 0,5 mg/kg (5 a 30 mg). A lepirudina é eliminada durante a hemodiafiltração e pela maioria dos dialisadores de alto fluxo (Benz, 2007). Há relato de surgimento de anticorpos contra hirudina em cerca de um terço dos pacientes, com potencialização do efeito anticoagulante. Os ajustes da dose em *bolus* são feitos por medidas do TTPAr antes da diálise subsequente, com a meta de TTPAr < 1,5 para evitar acúmulo, mas como não há correlação entre o TTPAr e a concentração plasmática de lepirudina, desenvolveram-se ensaios de lepirudina com meta de intervalo terapêutico de 0,5 a 0,8 mcg/mℓ. A hemorragia é um risco importante, e não existe antídoto simples, portanto pode ser necessário administrar plasma fresco congelado ou concentrados de fator VIIa. Às vezes, a lepirudina causa reações anafilactoides. A bivalirudina é um inibidor direto e reversível da trombina que tem meia-vida muito mais curta que a da lepirudina. O fluxo típico de infusão é de 1,0 a 2,5 mg/h (0,009 a 0,023 mg/kg/h) ajustada para alcançar um TTPAr de aproximadamente 1,5 a 2,0.

E. **Prostanoides.** A prostaciclina (PGI2) e seu análogo epoprostenol são potentes agentes antiplaquetários que bloqueiam o cAMP. Eles podem ser usados como anticoagulantes regionais em pacientes sob risco de hemorragia. Embora a PGI2 seja um potente vasodilatador, é possível reduzir o risco de hipotensão por administração de infusão sistêmica de 0,5 ng/kg/min, com aumento progressivo até 5 ng/kg/min, que é substituída pela infusão no circuito de diálise ao iniciar a sessão, pois há perda de cerca de 40% da dose para o dialisato. A meia-vida é muito curta e, de modo geral, é possível reverter com rapidez os episódios de hipotensão por interrupção da infusão.

F. **Mesilato de nafamostato.** O mesilato de nafamostato é um inibidor da protease que tem meia-vida curta e pode ser usado como anticoagulante regional. A maior parte da experiência provém do Japão, com uso de uma dose em *bolus* de 20 mg, seguida por infusão em dose inicial de 40 mg/h, ajustada para manter meta de TTPAr de 1,5 a 2,0 ou um TCA de 140 a 180 s.

Referências bibliográficas e leitura sugerida

Aggarwal A. Attenuation of platelet reactivity by enoxaparin compared with unfractionated heparin in patients undergoing haemodialysis. *Nephrol Dial Transplant.* 2004;19:1559–1563.

Ahmad S, et al. Increased dialyzer reuse with citrate dialysate. *Hemodial Int.* 2005;9:264.

Apsner R, et al. Citrate for long-term hemodialysis: prospective study of 1,009 consecutive high-flux treatments in 59 patients. *Am J Kidney Dis.* 2005;45:557.

Benz K, et al. Hemofiltration of recombinant hirudin by different hemodialyzer membranes, implications for clinical use. *Clin J Am Soc Nephrol.* 2007;2:470–476.

Brunet P, et al. Pharmacodynamics of unfractionated heparin during and after a haemodialysis session. *Am J Kidney Dis.* 2008;51:789–795.

Caruana RJ, et al. Heparin-free dialysis: comparative data and results in high-risk patients. *Kidney Int.* 1987;31:1351.

De Vos JY, Marzoughi H, Hombrouckx R. Heparinisation in chronic haemodialysis treatment: bolus injection or continuous homogeneous infusion? *EDTNA ERCA J.* 2000;26(1):20–21.

European Best Practice Guidelines. V.1–V.5 Hemodialysis and prevention of system clotting (V.1 and V.2); prevention of clotting in the HD patient with elevated bleeding risk (V.3); heparin-induced thrombocytopenia (V.4); and side effects of heparin (V.5). *Nephrol Dial Transplant.* 2002;17(suppl 7):63.

Evenepoel P, et al. Heparin-coated polyacrylonitrile membrane versus regional citrate anticoagulation: a prospective randomized study of 2 anticoagulation strategies in patients at risk of bleeding. *Am J Kidney Dis.* 2007;49:642–649.

Farooq V, et al. Serious adverse incidents with the usage of low molecular weight heparins in patients with chronic kidney disease. *Am J Kidney Dis.* 2004;43:531.

Flanigan MJ. Melagatran anticoagulation during haemodialysis—'Primum non nocere.' *Nephrol Dial Transplant.* 2005;20:1789.

Frank RD, et al. Factor Xa-activated whole blood clotting time (Xa-ACT) for bedside monitoring of dalteparin anticoagulation during haemodialysis. *Nephrol Dial Transplant.* 2004;19:1552.

Gotch FA, et al. Care of the patient on hemodialysis. In: Cogan MG, Garovoy MR, (eds). *Introduction to Dialysis,* 2nd ed. New York, NY: Churchill Livingstone; 1991.

Gouin-Thibault I, et al. Safety profile of different low-molecular weight heparins used at therapeutic dose. *Drug Saf.* 2005;28:333.

Greaves M. Control of anticoagulation subcommittee of the scientific and standardization committee of the International Society of Thrombosis and Haemostasis: limitations of the laboratory monitoring of heparin therapy. Scientific and standardization committee communications on behalf of the control of anticoagulation subcommittee of the scientific and standardization committee of the International Society of Thrombosis and Haemostasis. *Thromb Haemost.* 2002;87:163–164.

Greinacher A, Warkentin TE. The direct thrombin inhibitor hirudin. *Thromb Haemost.* 2008;99:819–829.

Gritters M, et al. Citrate anticoagulation abolishes degranulation of polymorphonuclear cells and platelets and reduces oxidative stress during haemodialysis. *Nephrol Dial Transplant.* 2006;21:153.

Haase M, et al. Use of fondaparinux (ARIXTRA) in a dialysis patient with symptomatic heparin-induced thrombocytopaenia type II. *Nephrol Dial Transplant.* 2005;20:444.

Handschin AE, et al. Effect of low molecular weight heparin (dalteparin) and fondaparinux (Arixtra) on human osteoblasts in vitro. *Br J Surg.* 2005;92:177.

Hemmelder MH, et al. Heparin lock in hemodialysis catheters adversely affects clotting times: a comparison of three catheter sampling methods [Abstract]. *J Am Soc Nephrol.* 2003;14:729A.

Ho G, et al. Use of fondaparinux for circuit patency in hemodialysis patients. *Am J Kidney Dis.* 2013;61:525–526.

Hodak E, et al. Low-dose low-molecular-weight heparin (enoxaparin) is beneficial in lichen planus: a preliminary report. *J Am Acad Dermatol.* 1998;38:564.

Hottelart C. Heparin-induced hyperkalemia in chronic hemodialysis patients: comparison of low molecular weight and unfractionated heparin. *Artif Organs.* 1998;22:614–617.

Kishimoto TK, et al. Contaminated heparin associated with adverse clinical events and activation of the contact system. *N Engl J Med.* 2008;358:2457–2467.

Krummel T, et al. Haemodialysis in patients treated with oral anticoagulant: should we heparinize? *Nephrol Dial Transplant.* 2014;29:906–913.

Lai KN, et al. Effect of low molecular weight heparin on bone metabolism and hyperlipidemia in patients on maintenance hemodialysis. *Int J Artif Organs.* 2001;24:447.

Lim W, et al. Safety and efficacy of low molecular weight heparins for hemodialysis in patients with end-stage renal failure: a meta-analysis of randomized trials. *J Am Soc Nephrol.* 2004;15:3192.

McGill RL, et al. Clinical consequences of heparin-free hemodialysis. *Hemodial Int.* 2005;9:393.

Molino D, et al. In uremia, plasma levels of anti-protein C and anti-protein S antibodies are associated with thrombosis. *Kidney Int.* 2005;68:1223.

Murray PT, et al. A prospective comparison of three argatroban treatment regimens during hemodialysis in end-stage renal disease. *Kidney Int.* 2004;66:2446.

Olson JD, et al. College of American Pathologists Conference XXXI on laboratory monitoring of anticoagulant therapy: laboratory monitoring of unfractionated heparin therapy. *Arch Pathol Lab Med.* 1998;122:782–798.

Ouseph R, et al. Improved dialyzer reuse after use of a population pharmacodynamic model to determine heparin doses. *Am J Kidney Dis.* 2000;35:89.

Pauwels R, et al. Bedside monitoring of anticoagulation in chronic haemodialysis patients treated with tinzaparin. *Nephrol Dial Transplant.* 2014;29:1092–1096.

Sagedal S, et al. Intermittent saline flushes during haemodialysis do not alleviate coagulation and clot formation in stable patients receiving reduced doses of dalteparin. *Nephrol Dial Transplant.* 2006;21:444.

Schwab SJ, et al. Hemodialysis without anticoagulation: one year prospective trial in hospitalized patients at risk for bleeding. *Am J Med.* 1987;83:405.

Smith BP, et al. Prediction of anticoagulation during hemodialysis by population kinetics in an artificial neural network. *Artif Organs.* 1998;22:731.

Sombolos KI, et al. The anticoagulant activity of enoxaparin sodium during on-line hemodiafiltration and conventional haemodialysis. *Haemodial Int.* 2009;13:43–47.

Srinivasan AF, et al. Warfarin-induced skin necrosis and venous limb gangrene in the setting of heparin-induced thrombocytopenia. *Arch Int Med.* 2004;164:66.

Tang IY, et al. Argatroban and renal replacement therapy in patients with heparin-induced thrombocytopenia. *Ann Pharmacother.* 2005;39:231.

Van Der Meulen J, et al. Citrate anticoagulation and dialysate with reduced buffer content in chronic hemodialysis. *Clin Nephrol.* 1992;37:36–41.

Wright S, et al. Citrate anticoagulation during long term haemodialysis. *Nephrology (Carlton).* 2011;6:396–402.

Zhang W, et al. Clinical experience with nadroparin in patients undergoing dialysis for renal impairment. *Hemodial Int.* 2011;15:379–394.

Terapias de Substituição Renal Contínua

Boon Wee Teo, Jennifer S. Messer, Horng Ruey Chua, Priscilla How e Sevag Demirjian

As terapias de substituição renal contínua (TSRC) mais usadas no tratamento de pacientes com insuficiência renal em estado crítico são a hemodiálise e a hemodiafiltração contínuas. Duas terapias de substituição renal intermitente prolongada (TSRIP), a hemodiálise sustentada de baixa eficiência e a hemodiafiltração sustentada de baixa eficiência, também são usadas com bastante frequência. A hemofiltração contínua e a ultrafiltração contínua lenta também são usadas, porém com menor frequência.

I. **NOMENCLATURA.** Nesta obra, usamos a abreviação HDC para a hemodiálise contínua, tanto aplicada em acesso arteriovenoso (AV) quanto em acesso venovenoso. Do mesmo modo, a hemofiltração contínua é abreviada como HFC, e sua combinação, hemodiafiltração contínua lenta, como HDFC. Antigamente, acrescentava-se "AV" ou "VV" após a letra "C" para especificar que a terapia foi administrada por acesso AV ou venovenoso, denominados HDCAV ou HDCVV (hemodiálise), HFCAV ou HFCVV (hemofiltração) e HDFCAV ou HDFCVV (hemodiafiltração); hoje, porém, a maioria dos tratamentos emprega acesso por cateter venoso e, portanto, o uso de "VV" tornou-se desnecessário. A ultrafiltração contínua lenta é abreviada como UFCL, e a hemodiálise e hemodiafiltração sustentadas de baixa eficiência são abreviadas respectivamente como HDSBE e HDFSBE. A HDSBE e a HDFSBE são reunidas no grupo de terapias de substituição renal intermitente prolongada (TSRIP). O tratamento intermitente convencional é denominado HDI (hemodiálise intermitente) ou, em um sentido amplo, TSRI (terapia de substituição renal intermitente), dado o fato de que nem sempre o tratamento intermitente administrado é a hemodiálise.

A. **Quais são as diferenças entre HDC, HFC e HDFC?** Todos esses procedimentos demandam a passagem lenta e contínua de sangue, de origem arterial ou venosa, através de um filtro. A Tabela 15.1 compara essas técnicas.

1. **Hemodiálise contínua (HDC).** Na HDC (Figura 15.1), a solução de diálise atravessa o compartimento de dialisato do filtro de modo contínuo e lento. A difusão é o método principal de remoção de solutos. O volume de líquido ultrafiltrado através da membrana é pequeno (em geral, cerca de 3 a 6 ℓ/dia) e limitado à remoção do excesso de líquido.

2. **Hemofiltração contínua (HFC).** A solução de diálise não é usada na HFC (Figura 15.2). Em vez disso, infunde-se um grande volume (cerca de 25 a 50 ℓ/dia) de líquido de reposição na linha de sangue de entrada ou saída (modo de pré-diluição ou pós-diluição, respectivamente). Na HFC o volume de líquido ultrafiltrado através da membrana é a soma do líquido de reposição e do líquido em excesso removido, portanto, é muito maior que na HDC.

3. **Hemodiafiltração contínua (HDFC).** Esse método (Figura 15.2) é a simples combinação de HDC e HFC. Usa-se solução de diálise, e o líquido de reposição também é infundido na linha de entrada ou saída de sangue. O volume diário de líquido ultrafiltrado através da membrana é igual ao volume de líquido de reposição infundido mais o volume removido. De modo geral, o volume de líquido de reposição

Tabela 15.1 Comparação de técnicas.						
	HDI	**HDSBE**	**UFCL**	**HFC**	**HDC**	**HDFC**
Permeabilidade da membrana	Variável	Variável	Alta	Alta	Alta	Alta
Anticoagulação	Curta	Longa	Contínua	Contínua	Contínua	Contínua
Fluxo de sangue (mℓ/min)	250 a 400	100 a 200	100 a 200	200 a 300	100 a 300	200 a 300
Fluxo de dialisato (mℓ/min)	500 a 800	100	0	0	16 a 35	16 a 35
Filtrado (ℓ/dia)	0 a 4	0 a 4	0 a 5	24 a 96	0 a 4	24 a 48
Líquido de reposição (ℓ/dia)	0	0	0	22 a 90	0	23 a 44
Saturação do efluente (%)	15 a 40	60 a 70	100	100	85 a 100	85 a 100
Mecanismo de depuração de solutos	Difusão	Difusão	Convecção. (mínima)	Convecção	Difusão	Difusão + convecção
Depuração de ureia (mℓ/min)	180 a 240	75 a 90	1,7	17 a 67	22	30 a 60
Duração (h)	3 a 5	8 a 12	Variável	> 24	> 24	> 24

HDC, hemodiálise contínua lenta; HFC, hemofiltração contínua lenta; HDFC, hemodiafiltração contínua lenta; HDI, hemodiálise intermitente; UFCL, ultrafiltração contínua lenta; HDSBE, hemodiálise sustentada de baixa eficiência.
Modificada de Metha RL. Continuous renal replacement therapy in the critically ill patient. *Kidney int.* 2005;67;781-795.

na HDFC corresponde a cerca de metade do usado na HFC, mas o volume total de efluente (líquido de reposição + solução de diálise + líquido em excesso removido) na HDFC é semelhante ao da HFC, na qual o volume de efluente é a soma do volume de líquido de reposição e de líquido em excesso.

4. **Ultrafiltração contínua lenta (UFCL).** A organização é semelhante à da HDC e da HFC, mas não se usa solução de diálise nem líquido de reposição. O volume diário de líquido ultrafiltrado através da membrana é pequeno (em geral, cerca de 3 a 6 ℓ/dia), semelhante ao da HDC.

B. **Hemodiálise e hemodiafiltração sustentadas de baixa eficiência (HDSBE e HDFSBE).** A HDSBE é uma forma de hemodiálise intermitente (HDI) com duração prolongada da sessão (6 a 10 h) e redução dos fluxos de sangue e dialisato. O fluxo de sangue típico é de cerca de 200 mℓ/min e o fluxo de dialisato é de 100 a 300 mℓ/min. Pode-se usar o equipamento habitual de hemodiálise, desde que haja suporte para baixos fluxos de sangue e de dialisato; às vezes é necessário atualizar o programa de algumas máquinas de diálise para obter os fluxos menores. Com frequência, a mesma máquina usada para HDI durante o dia pode ser usada para HDSBE durante a noite, e os enfermeiros de hemodiálise podem ser facilmente treinados para realizar a HDSBE, propiciando alguma economia com instrução da equipe. A HDSBE possibilita que as unidades que não disponham de equipamento ou pessoal, ou com limitação desses recursos, ofereçam uma modalidade terapêutica que deve trazer benefícios semelhantes aos da TSRC. A HDFSBE requer infusão adicional de líquido de reposição, a menos que o líquido de reposição possa ser preparado *on-line* pela máquina de diálise a partir da solução de diálise (Marshall, 2004).

II. **INDICAÇÕES CLÍNICAS DE TSRC *VERSUS* TERAPIA DE SUBSTITUIÇÃO RENAL INTERMITENTE.** A Tabela 15.2 mostra as possíveis vantagens dos vários procedimentos de TSRC bem como de HDSBE. Elas incluem menor velocidade de remoção de líquido, bem como melhor controle da azotemia em comparação com a HDI convencional. Apesar das vantagens

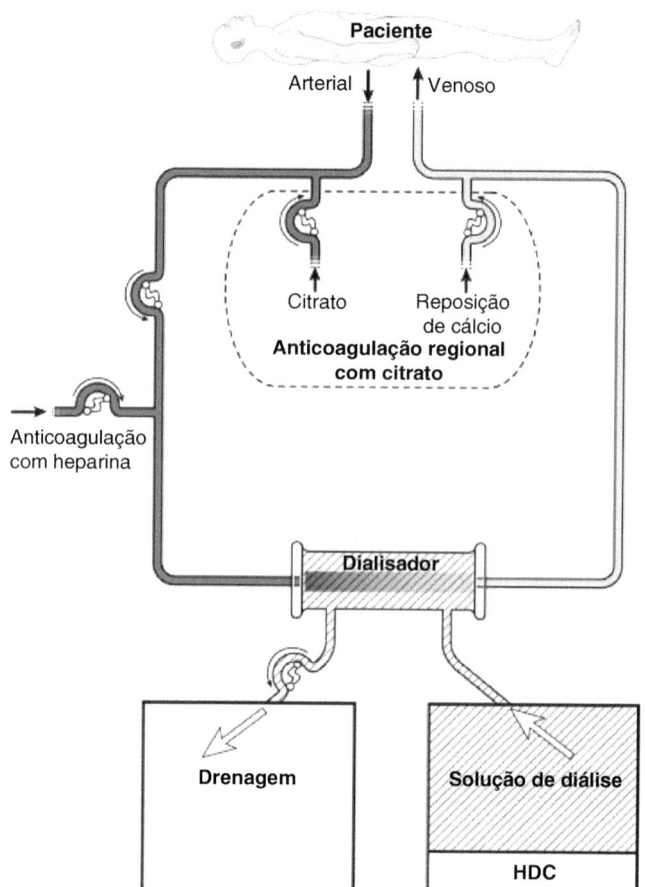

FIGURA 15.1 Circuito típico de hemodiálise contínua lenta. Anticoagulação com heparina ou anticoagulação regional com citrato. O circuito da ultrafiltração contínua lenta é igual, exceto por não se usar fluxo de solução de diálise.

aparentemente óbvias das terapias contínuas lentas, vários ensaios randomizados não mostraram evidências de que, em caso de insuficiência renal aguda, o uso da TSRC ofereça vantagens para a sobrevida em relação à HDI (Rabinsdranath, 2007). Entretanto, a maioria dos estudos excluiu os pacientes mais enfermos da HDI convencional. As diretrizes de 2012 da KDIGO para lesão renal aguda (LRA) sugerem (evidências de nível 2B) que os profissionais de saúde usem TSRC em vez de TSRI em pacientes com instabilidade hemodinâmica, e também sugerem o uso de TSRC para tratar pacientes com LRA e lesão encefálica aguda ou outras causas de aumento da pressão intracraniana ou edema encefálico generalizado (KDIGO AKI, 2012). No entanto, as diretrizes reconhecem que as TSRI prolongadas, como a HDSBE ou a HDFSBE, podem ser tão úteis para tratamento de pacientes com instabilidade hemodinâmica quanto a TSRC, mas indicam a escassez de estudos de desfechos que comparem a TSRC à TSRI prolongada. Algumas comparações iniciais (Van Berendoncks, 2010; Marshall, 2011) sugerem que os desfechos da TSRI prolongada são semelhantes aos da TSRC, e que a economia obtida com a TSRI prolongada é considerável.

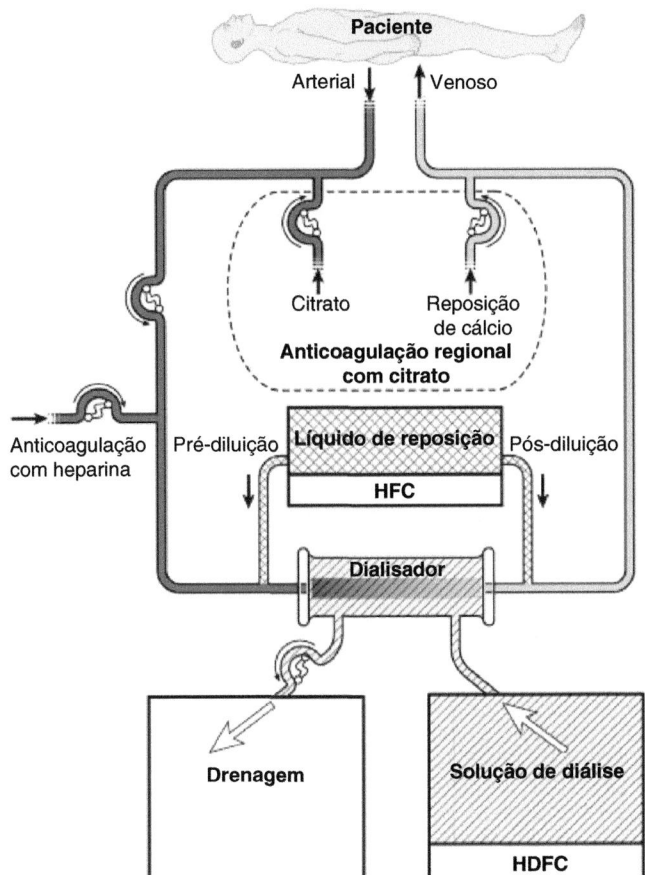

FIGURA 15.2 Circuito típico de hemofiltração contínua e de hemodiafiltração contínua lenta. Na hemofiltração contínua lenta (HFC), o líquido de reposição pode ser infundido no modo pré-diluição, no modo pós-diluição ou em ambos simultaneamente. Na hemodiafiltração contínua lenta, a hemodiálise é realizada simultaneamente com a HFC. A ilustração mostra a anticoagulação com heparina ou anticoagulação regional com citrato.

III. **CUSTOS COM TREINAMENTO E EQUIPAMENTO.** O uso de procedimentos contínuos exige que a equipe de enfermagem na UTI faça um esforço para se familiarizar com eles. Nas unidades com alta rotatividade de equipes e naquelas em que as terapias contínuas são pouco frequentes, o uso de terapias intermitentes prolongadas, como a HDSBE, pode ser uma opção mais prática. Entretanto, nas unidades de alto volume nas quais as terapias contínuas constituem uma parte comum do arsenal da diálise, o uso dessas terapias auxilia o manejo de líquidos, de solutos e nutricional dos casos mais difíceis.

IV. **DIFERENÇAS ENTRE HDC, HFC E HDFC NA DEPURAÇÃO DE SOLUTOS DE ALTO E BAIXO PESO MOLECULAR**
   A. **Depuração de solutos por HDC.** Na HDC, na qual o fluxo de sangue é de 150 a 200 mℓ/min ou maior, e o fluxo de dialisato típico é de 25 a 30 mℓ/min, a depuração de ureia e de outras moléculas pequenas é determinada principalmente pelo fluxo da solução de

| **Tabela 15.2** | Possíveis vantagens das terapias contínuas lentas. |

1. Hemodinamicamente bem toleradas; menor alteração da osmolalidade plasmática.
2. Melhor controle da azotemia e do equilíbrio eletrolítico e acidobásico; corrigem as anormalidades à medida que elas evoluem; bioquímica estável.
3. Altamente efetivas na remoção de líquidos (após cirurgia, edema pulmonar, SARA).
4. Facilitam a administração de nutrição parenteral e de medicamentos intravenosos obrigatórios (*i. e.*, fármacos pressóricos, inotrópicos) ao criarem "espaço" ilimitado em virtude de ultrafiltração contínua.
5. Menor efeito na pressão intracraniana.
6. Disponibilidade de novas máquinas mais fáceis de usar.

diálise. Como regra prática, o fluxo de sangue na HDC deve corresponder a, no mínimo, o triplo do fluxo de dialisato. Com esse baixo fluxo de sangue e alta razão entre fluxos de sangue e de dialisato, a saturação de ureia e de outros solutos de baixo peso molecular (PM) no efluxo de dialisato é de quase 100%. Assim, a depuração de ureia pode ser estimada pelo volume de efluente, que inclui o volume de solução de diálise usada mais qualquer líquido em excesso removido.

Agora, o fluxo padrão de entrada da solução de diálise é de aproximadamente 20 a 25 mℓ/kg por hora. Em um indivíduo de 70 kg, isso significa um fluxo de 23 a 29 mℓ/min. Quando se pressupõe um fluxo de 26 mℓ/min e saturação de 100%, a depuração de ureia é de 26 mℓ/min ou cerca de 37 ℓ/dia; caso acrescentemos 3 ℓ/dia de remoção de líquido em excesso, obtêm-se volume diário de efluente e depuração de ureia de 37 + 3 = 40. Em termos de cinética da ureia, pode-se pensar nesses 40 ℓ como a conhecida medida ($K \times t$) de depuração. Para um paciente com volume de distribuição de ureia de 40 ℓ, a prescrição seria de um Kt/V diário de 40/40 = 1,0, ou cerca de 7,0 por semana. Esse valor é melhor que um Kt/V de ureia semanal equivalente obtido com HDI 3 vezes/semana de cerca de 2,7 (ver no Capítulo 3 como é calculado o Kt/V de ureia semanal equivalente).

B. **Depuração de solutos por HFC.** A HFC é uma técnica de limpeza do sangue que emprega apenas a convecção. À medida que o sangue atravessa o hemofiltro, um gradiente de pressão transmembrana entre o compartimento de sangue e o compartimento de ultrafiltrado causa a filtragem da água plasmática através da membrana altamente permeável. À medida que atravessa a membrana, a água leva moléculas pequenas e grandes (não ligadas a proteínas) (de acordo com o tamanho dos poros) e, portanto, causa sua retirada do sangue. O ultrafiltrado removido é reposto por uma solução de eletrólitos equilibrada infundida na linha de entrada (pré-diluição) ou saída (pós-diluição) do hemofiltro. Em geral, o volume de líquido de reposição infundido é de cerca de 20 a 25 mℓ/kg por hora. A saturação de ureia do líquido que sai do filtro ou "líquido de drenagem" é de quase 100% quando se usa o modo pós-diluição.

1. **Fração de filtração.** Essa é a fração do plasma que flui através do hemofiltro que é removida. É possível calcular a fração de filtração como a taxa de ultrafiltração dividida pelo fluxo de plasma. Esta última é calculada como fluxo de sangue × (1 – hematócrito). Por exemplo, se o fluxo de sangue for de 150 mℓ/min e o hematócrito for de 33%, o fluxo de plasma será 0,67 × 150 = 100 mℓ/min. Se a taxa de UF for de 25 mℓ/min, a fração de filtração será 25/97, ou seja, cerca de 25%. A regra prática é manter a fração de filtração em 25% ou menos para evitar a concentração excessiva de hemácias e proteínas plasmáticas no hemofiltro. A concentração excessiva deixa resíduos nos poros da membrana, o que pode comprometer a eficiência da UF e diminuir o coeficiente de *sieving* (peneiramento); além disso, aumenta a probabilidade de coagulação. Para evitá-la e manter a fração de filtração abaixo de 25%, quando se deseja um alto fluxo de infusão de líquido de reposição no modo pós-diluição, é preciso aumentar o fluxo de sangue acima dos 150 mℓ/min habituais.

2. **Modo pré-diluição.** Outra maneira de evitar o aumento da fração de filtração é usar o modo pré-diluição. Com a pré-diluição, há leve diminuição da concentração de ureia no ultrafiltrado (geralmente 80 a 90% do valor plasmático correspondente), mas isso é superado pela capacidade de usar um maior fluxo de infusão da solução de reposição, com aumento da depuração geral de moléculas médias. Nós recomendamos o uso de pré-diluição sempre que se desejar remover mais de 25 ℓ por dia. A pré-diluição também é realizada em casos de elevação relativa da viscosidade inicial do sangue (p. ex., hematócrito > 35%). Alguns profissionais defenderam uma combinação de pré e pós-diluição.

3. **Cálculo dos efeitos dilucionais do modo pré-diluição.** A título de exemplo, suponha que o fluxo de infusão do líquido de reposição seja de 25 mℓ/min e que o fluxo de sangue seja de 150 mℓ/min. O grau de diluição de escórias no sangue que entra no filtro será de 25/(150 + 25) = 14%. Supondo-se que sejam usados 35 ℓ de líquido de reposição por dia e que sejam removidos 5 ℓ de líquido em excesso por dia, o volume diário de efluente será de aproximadamente 40 ℓ/dia. No modo pós-diluição, $(K \times t)$ t será de 40 ℓ. No modo pré-diluição, talvez $(K \times t)$ seja 15% menor, ou seja, 34 ℓ; assim, considerando-se que $V = 40$ ℓ, o Kt/V diário com HFC será de aproximadamente 40/40 = 1,0 (pós-diluição) ou 34/40 = 0,85 (pré-diluição).

C. **Depuração de ureia por HDFC.** Na HDFC, a soma do fluxo da solução de diálise, fluxo de infusão do líquido de reposição e remoção de excesso de líquido geralmente é estipulada em um nível semelhante ao fluxo de saída na HDC ou na HDFC pós-diluição. Os cálculos de depuração são semelhantes aos apresentados anteriormente. A depuração de moléculas pequenas na HDFC é semelhante à obtida na HDC e na HFC quando os volumes diários de efluente são semelhantes.

D. **Remoção de solutos de peso molecular baixo *versus* médio por HFC *versus* HDC.** Na HDC, o dialisato que sai não está tão saturado de substâncias de maior peso molecular (PM) que se difundem lentamente em solução e, portanto, têm menor taxa de transferência por difusão através da membrana do dialisador. Já na HFC, o ultrafiltrado do plasma está quase totalmente saturado de solutos de baixo e médio PM, pois as taxas de remoção por convecção de solutos com baixo PM e com maior PM são semelhantes. Portanto, a HFC é mais eficiente que a HDC em termos de remoção das toxinas com maior PM, entre as quais estão os peptídios, certos antibióticos e a vitamina B_{12}. A vantagem teórica da HFC exige grande perícia técnica, pois pode ser difícil ultrafiltrar mais de 25 ℓ de pacientes que não conseguem manter o alto fluxo de sangue necessário para evitar a concentração excessiva. Além disso, o balanço de líquido torna-se crítico quando o fluxo de infusão de líquido de reposição é alto. Na HFC de alto volume, qualquer diminuição do fluxo de sangue causa hemoconcentração transitória no hemofiltro, com o consequente risco de coagulação. Por outro lado, é fácil realizar a HDC com fluxo de solução de diálise de 50 ℓ/dia. Por esse motivo, na prática diária, a HDC tende a ser a terapia mais popular e, caso se deseje promover a remoção de moléculas médias, acrescenta-se um componente de líquido de reposição (HDFC).

1. **Área de superfície do filtro e depuração de substâncias com maior PM.** Um estudo *in vitro* da depuração de substâncias de maior PM por HFC *versus* HDC com dois filtros de tamanhos diferentes (0,4 e 2,0 m^2) apresentou alguns resultados inesperados: com a membrana maior, a depuração de substâncias de maior PM foi idêntica com a HDC e a HFC; com a membrana menor (0,4 m^2), a depuração de substâncias de maior PM foi pior com a HFC que com a HDC (Messer, 2009). A explicação proposta foi o aumento da impregnação de proteínas da membrana menor no modo de HFC. Esses resultados sugerem que o uso de um alto fluxo de líquido de reposição com um pequeno hemofiltro pode não ser um método eficiente de aumentar a remoção de moléculas médias e maiores.

V. **ACESSO VASCULAR**

A. **Acesso venovenoso.** O acesso vascular é obtido com uma cânula de duplo lúmen inserida em uma veia de grande calibre (jugular interna ou femoral). A veia subclávia pode ser usada, mas não é o local de primeira escolha. Ver Capítulo 7. As diretrizes de lesão renal aguda da KDIGO 2012 recomendam o uso de cateteres venosos sem *cuff* para TSRC (5.4.1). O nível de evidência é fraco (2D). A justificativa é que é mais fácil inserir um cateter sem *cuff*, que a necessidade de um cateter com *cuff* poderia algumas vezes retardar o início do tratamento e que a duração média da TSRC é de apenas 12 a 13 dias (KDIGO, 2012). Um estudo (Morgan, 2012) comparou o uso de cateteres temporários de silicone macios e mais longos (20 a 24 cm) para TSRC, com o objetivo de posicionar a extremidade do cateter perto do átrio direito, ao uso de cateteres mais curtos (15 a 20 cm), com o objetivo de posicionar a extremidade do cateter perto da veia cava superior; os cateteres mais longos foram associados a maior vida do filtro e a maior dose de tratamento. Outro estudo, que analisou a taxa de sucesso da TSRC alcançada por acesso venoso femoral, a longevidade média do filtro foi de 15 h, quando o cateter venoso foi inserido no lado direito, e de 10 h quando se usou a veia femoral esquerda (Kim, 2011). O mecanismo da vantagem do cateter femoral direito não foi esclarecido.

B. **Acesso arteriovenoso.** É possível canular uma artéria de grande calibre, geralmente a artéria femoral, e impulsionar o sangue através do circuito extracorpóreo pelo uso da pressão arterial do próprio paciente em vez de uma bomba. O sangue retorna através de qualquer veia de grande calibre. O uso do acesso AV na TSRC não é mais praticado em larga escala. Há risco de lesão da artéria femoral com possível isquemia distal do membro; além disso, muitas vezes, o acesso AV não conduz fluxo alto o suficiente para manter as TSRC mais intensivas que são de uso comum atualmente. Entretanto, a TSRC por acesso AV pode salvar vidas em situações de catástrofe em massa (p. ex., terremoto com lesão renal decorrente de rabdomiólise) e nas quais as fontes de energia elétrica não são confiáveis, porque o fluxo sanguíneo é impulsionado pela própria pressão arterial do paciente e a ultrafiltração é ajustada pela gravidade (ou por clampe) de acordo com a altura do recipiente de coleta do efluente. A terceira edição deste livro contém uma descrição detalhada da TSRC por acesso AV.

C. **Substituições do cateter: comparação entre substituições programadas e substituições apenas por indicação clínica.** Os cateteres de TSRC só devem ser trocados quando houver indicação clínica; as trocas não devem obedecer a um programa predeterminado na esperança de minimizar a taxa de sepse relacionada com o cateter. A rotina de substituição programada do cateter, que já foi muito usada, não é recomendada pelo Centers for Disease Control and Prevention (CDC), e os estudos não respaldam essa conduta.

VI. **FILTROS DE TSRC.** Neste capítulo, os termos "hemofiltro" e "dialisador" são usados como sinônimos. Os hemofiltros têm apenas uma saída na caixa, o que impossibilita o uso da solução de diálise. Os dialisadores têm uma segunda abertura. Os dialisadores usados para TSRC devem ter alta permeabilidade à água e, portanto, estão na categoria de "alto fluxo". Alguns dos filtros iniciais, destinados basicamente à HFC, tinham excelente permeabilidade à água e depuração de solutos por convecção, porém baixa depuração por difusão quando usados para HDC; havia pouca otimização do contato entre a solução de diálise e todas as partes da membrana nesses filtros. Os filtros de TSRC atuais possibilitam o equilíbrio imediato entre a ureia no compartimento de sangue e no dialisato, o que os torna adequados tanto para HFC quanto para HDC.

A. **Área de superfície e tamanho do filtro.** O tamanho do filtro deve levar em conta o fluxo de sangue. Quando se usam filtros grandes com baixo fluxo de sangue, o risco de coagulação pode aumentar, pois esses filtros são projetados para fluxos de sangue muito maiores. A velocidade do fluxo através de cada fibra será lenta. Além disso, a permeação do feixe de fibras pela solução de diálise pode ser insatisfatória com dialisadores grandes projetados para uso com altos fluxos de dialisato. Por outro lado, dialisadores maiores podem ser usados com maiores fluxos de sangue, como aqueles em alguns protocolos de HDBE de maior eficiência, para maximizar depurações de solutos de moléculas médias. O estudo de Messer *et al.* (2009) descrito anteriormente também sugere que se pode considerar o uso de um filtro maior quando se deseja a remoção de solutos de maior PM e se usa um alto fluxo de líquido de reposição.

VII. **DIALISATOS E SOLUÇÕES DE REPOSIÇÃO.** Os líquidos para TSRC estão disponíveis como soluções estéreis prontas, geralmente em bolsas de 2,5 ℓ ou de 5 ℓ. Em alguns casos, as bolsas têm dois compartimentos que devem ser misturados imediatamente antes do uso.
  A. **Composição.** A Tabela 15.3 lista a composição de algumas soluções comerciais comuns para TSRC.
    1. **Tampões.** As soluções contêm lactato ou bicarbonato.
      a. **Soluções de lactato.** Em geral, o líquido de reposição apenas com lactato contém 40 a 46 mM de lactato. As soluções de lactato corrigem efetivamente a acidose metabólica na maioria dos pacientes. O lactato é metabolizado em bicarbonato em uma base molar 1:1, mas, na prática, a solução de diálise deve ter uma concentração de lactato maior que a concentração de bicarbonato para obter graus semelhantes de correção da acidose.
      b. **Soluções de bicarbonato.** As bolsas que contêm bicarbonato são vendidas como sistemas de dois compartimentos, semelhantes aos usados para preparar a solução de diálise com bicarbonato para diálise peritoneal. O bicarbonato é o tampão de escolha, e a concentração total de base típica é de 25 a 35 mM. Algumas soluções contêm uma pequena quantidade (3 mM) de lactato, remanescente do ácido láctico usado para acidificar a solução final. Não há indicações de que essa pequena quantidade de lactato contribua para a hiperlactatemia.
      Quando se prescreve um alto fluxo de solução de diálise ou solução de reposição (p. ex., > 30 mℓ/kg/h), o uso de soluções com menor concentração de bicarbonato ajuda a evitar a alcalose metabólica. As soluções com menor concentração de bicarbonato ou sem bicarbonato também são indicadas quando se usa anticoagulação regional com citrato, pois o citrato é metabolizado em bicarbonato pelo fígado.
      c. **Quando as soluções com alta concentração de lactato devem ser usadas com cuidado:** o uso de soluções nas quais o lactato é a principal base geradora de bicarbonato agrava a hiperlactatemia em pacientes com instabilidade circulatória grave com hipoperfusão tecidual e em pacientes com comprometimento hepático grave. As diretrizes de 2012 da KDIGO sugerem o uso de soluções de bicarbonato em todos os pacientes com LRA, com baixo nível de evidência (2C), porém recomendam com mais veemência o uso dessas soluções em pacientes com insuficiência hepática e/ou acidose láctica (nível de evidência 2B) e em pacientes em choque circulatório (nível de evidência 1B).
      d. **Soluções de citrato.** Esses líquidos desenvolveram-se a partir das tentativas de unir as propriedades de tampão e anticoagulação do citrato, bem como da necessidade de simplificar protocolos complexos de anticoagulação regional com citrato (ARC). É preciso administrar os líquidos com citrato antes do filtro para permitir a anticoagulação satisfatória no filtro. Quarenta a 60% do citrato infundido no modo pré-diluição é removido no efluente, e o restante é principalmente metabolizado em bicarbonato pelo fígado (1 mmol de citrato produz 3 mmol de bicarbonato). Portanto, não convém usar essas soluções na HDC, na qual o dialisato e o sangue circulam em contracorrente, nem na HFC/HDFC,

Tabela 15.3	Composição de algumas soluções de terapia de substituição renal contínua.						
Componente (mM)	Preparada na máquina de diálise	Líquido de diálise peritoneal	Solução de Ringer com lactato	B. Braun Duosol (bolsa de 5 ℓ)	Baxter Accusol (bolsa de 2,5 ℓ)	Gambro Prismasol (bolsa de 5 ℓ)	Nxstage Pureflow (bolsa de 5 ℓ)
Sódio	140	132	130	136 ou 140	140	140	140
Potássio	Variável	–	4	0 ou 2	0 ou 2 ou 4	0 ou 2 ou 4	0 ou 2 ou 4
Cloreto	Variável	96	109	107 a 111	109,5 a 116,3	106 a 113	111 a 120
Bicarbonato	Variável	–	–	25 ou 35	30 ou 35	32	25 ou 35
Cálcio	Variável	1,75 (3,5 mEq/ℓ)	1,35 (2,7 mEq/ℓ)	0 ou 1,5 (0 ou 3,0 mEq/ℓ)	1,4 ou 1,,75 (2,8 ou 3,5 mEq/ℓ)	0 ou 1,25 ou 1,75 (0 ou 2,5 ou 3,5 mEq/ℓ)	0 ou 1,25 ou 1,5 (0 ou 2,5 ou 3,0 mEq/ℓ)
Magnésio	0,75 (1,5 mEq/ℓ)	0,25 (0,5 mEq/ℓ)	–	0,5 ou 0,75 (1,0 ou 1,5 mEq/ℓ)	0,5 ou 0,75 (1,0 ou 1,5 mEq/ℓ)	0,5 ou 0,75 (1,0 ou 1,5 mEq/ℓ)	0,5 ou 0,75 (1,0 ou 1,5 mEq/ℓ)
Lactato	2	40	28	0	0	3	0
Glicose (mg/dℓ)	100	1.360	–	0 ou 100	0 ou 100	0 ou 100	100
Glicose (mM)	5,5	75,5	–	0 ou 5,5	0 ou 5,5	0 ou 5,5	5,5
Método de preparo	Bolsa de 6 ℓ via filtração por membrana	Premix	Premix	Bolsa com dois compartimentos	Bolsa com dois compartimentos	Bolsa com dois compartimentos	Bolsa com dois compartimentos
Esterilidade	Não	Sim	Sim	Sim	Sim	Sim	Sim

com reposição predominantemente pós-filtro. As preparações que contêm citrato em concentrações de 11 a 12 mM podem não ter capacidade satisfatória de tamponamento (Naka, 2005). Líquidos com maior concentração de citrato (14 mM) garantem melhor correção da acidose com aumento da vida do filtro (Egi, 2005, 2008). Existem soluções de citrato a 18 mM, mas as consequências acidobásicas não foram estudadas satisfatoriamente. É melhor administrar uma infusão de líquido de reposição com citrato antes da diluição, ajustando o fluxo para alcançar uma razão ideal entre o citrato pré-filtro e o fluxo sanguíneo; depois, pode-se obter remoção adicional de solutos pelo uso de soluções de bicarbonato administradas como dialisato ou como líquido de reposição pós-diluição. Outros métodos de anticoagulação com citrato, bem como as possíveis vantagens dessa conduta, são discutidos adiante neste capítulo.

2. **Sódio.** De modo geral, os líquidos de TSRC à venda contêm concentrações fisiológicas de sódio de 140 mM ou semelhantes. Ao tratar pacientes com hiponatremia grave, e sobretudo prolongada, quando o objetivo é aumentar lentamente o nível sérico de sódio, a uma taxa máxima de 6 a 8 mmol/ℓ por dia, é preciso diluir o líquido de reposição ou a solução de diálise com água para obter uma concentração apenas levemente maior que o nível de sódio pré-diálise. Para obter detalhes, consulte Yessayan *et al.* (2014). Em alguns métodos de anticoagulação que demandam a infusão de citrato de sódio nas linhas de sangue, podem-se usar soluções de diálise/reposição individualizadas com baixo teor de sódio (100 mM) para limitar a ocorrência de hipernatremia.

3. **Potássio.** Os líquidos de TSRC sem potássio são adequados para o tratamento inicial de pacientes com LRA e hiperpotassemia grave. Quando o nível sérico de potássio tiver caído a um nível seguro, usam-se líquidos com 4 mM de potássio para minimizar o risco de arritmia e a depleção de potássio no corpo. Os líquidos prontos são vendidos já misturados, com concentrações de potássio de 0, 2 ou 4 mM. As soluções com menor teor de potássio também podem ser usadas quando necessário em pacientes com elevado catabolismo e hiperpotassemia persistente.

4. **Fosfato.** A hipofosfatemia é comum durante a TSRC prolongada e pode acarretar fraqueza dos músculos respiratórios e insuficiência respiratória prolongada em pacientes em estado crítico (Demirjian, 2011). A reposição de fosfato é uma medida de rotina na hipofosfatemia grave, mas é necessário monitoramento frequente dos níveis séricos de fósforo. O acréscimo *off-label* de fosfato ao líquido de TSRC para manter um nível de 1,2 mM assegura um nível sérico de fósforo com boa eficácia clínica (Troyanov, 2004). Existe uma solução de reposição com 1,2 mM de fosfato e 30 mM de bicarbonato, mas seu uso foi associado a acidose metabólica leve e a hiperfosfatemia em comparação com os líquidos convencionais usados na TSRC (Chua, 2012). O teor ideal de fosfato no líquido provavelmente deve ser menor e é desejável fazer outras pesquisas.

   Houve relato de lesão renal aguda após enemas de fosfato e após a infusão intravenosa de fósforo. Em uma auditoria, a infusão de uma solução intravenosa de fosfato de sódio/potássio com 20 mM de fosfato durante uma média de 5 h não foi associada à elevação da creatinina em pacientes com função renal residual, mas foi associada a alguma redução da concentração de cálcio ionizado (Agarwal, 2014).

5. **Cálcio e magnésio.** A maioria das soluções de diálise/reposição contém 1,5 a 1,75 mM de cálcio e 0,5 a 0,6 mM de magnésio, e seu uso geralmente permite a manutenção de níveis sistêmicos desejados. Durante a anticoagulação regional com citrato (ARC), o citrato liga-se ao cálcio e ao magnésio séricos e causa sua depleção. Com frequência, as soluções de TSRC usadas durante a ARC não contêm cálcio para facilitar a redução de cálcio ionizado no filtro pelo citrato e permitir anticoagulação satisfatória no circuito. Na ARC, portanto, são necessárias

infusões sistêmicas separadas de cálcio e, às vezes, de magnésio com protocolos rigorosos de monitoramento.

6. **Glicose.** As soluções modernas para TSRC não contêm glicose ou contêm concentrações fisiológicas de glicose, geralmente 5,5 mM (100 mg/dℓ). O uso de líquidos sem glicose na TSRC está associado a hipoglicemia, portanto, é preferível usar líquidos que contenham glicose; o monitoramento periódico e a administração de insulina são necessários para evitar a hiperglicemia e alcançar um nível sérico de glicose de 6 a 8 mM, um nível que foi associado aos melhores desfechos. Outro argumento contrário ao uso de soluções sem glicose na TSRC é a possibilidade de remover quantidades consideráveis de glicose do corpo com seu uso, o que pode afetar adversamente o balanço nutricional (Stevenson, 2013).

B. **Métodos de preparo de soluções com bicarbonato para TSRC quando não existem soluções prontas para uso.** Soluções personalizadas podem ser preparadas na farmácia, ou pela máquina de diálise como soluções ultrapuras; estas últimas só são apropriadas nos países em que a hemodiafiltração *on-line* seja aprovada pelas autoridades reguladoras. É possível preparar líquido de diálise/reposição estéril manualmente para obter soluções que contenham 30 a 35 mM de bicarbonato. O bicarbonato está em equilíbrio com o ácido carbônico, que é decomposto em CO_2 e H_2O; portanto, as soluções de bicarbonato são instáveis. O bicarbonato também forma sais insolúveis quando em solução com cálcio e magnésio. Portanto, as soluções de diálise/reposição com bicarbonato devem ser preparadas imediatamente antes do uso.

1. **Método de bolsa única.** A solução de diálise ou reposição com bicarbonato e sem lactato é preparada pelo acréscimo (geralmente na farmácia do hospital) de $NaHCO_3$ e um mais pouco de NaCl à solução de NaCl a 0,45% comprada pronta. Acrescenta-se também uma pequena quantidade de $CaCl_2 \cdot 2H_2O$, e administra-se magnésio por via parenteral quando necessário.

   Formulação: 1,0 ℓ de NaCl a 0,45% + 35 mℓ de $NaHCO_3$ a 8,4% (35 mmol) + 10 mℓ de NaCl a 23% (40 mmol) + 2,1 mℓ de $CaCl_2 \cdot 2H_2O$ a 10% (1,45 mmol ou 2,9 mEq); volume total = 1,047 ℓ.

   Concentrações finais em mM: Na, 145; Cl, 114; HCO_3, 33; e Ca, 1,35 (2,7 mEq/ℓ).

2. **Método de duas bolsas.** Bolsas de solução salina a 0,9% com acréscimo de cálcio são alternadas com bolsas de solução salina a 0,45% com acréscimo de bicarbonato.

   Formulação: *Solução A:* 1,0 ℓ de solução salina a 0,9% + 4,1 mℓ de $CaCl_2 \cdot 2H_2O$ a 10% (2,8 mmol ou 5,6 mEq). *Solução B:* 1,0 ℓ de solução salina a 0,45% + 75 mℓ de $NaHCO_3$ a 8,4% (75 mmol); volume total = 2,079 ℓ.

   Concentrações finais em mM (quando juntos): Na, 147; Cl, 114; HCO_3, 36; e Ca, 1,35 (2,7 mEq/ℓ).

3. **Método da máquina de diálise (apenas HDC).** É possível também preparar solução de diálise com bicarbonato para HDC por ultrafiltração da solução de diálise, preparada por máquina de diálise convencional, através de um dialisador (para remover bactérias) e armazenamento da solução em uma bolsa de drenagem estéril de 15 ℓ de um ciclador de diálise peritoneal. Essas soluções devem ser usadas imediatamente após o preparo. A técnica foi modificada, passando-se a armazenar as soluções em bolsas estéreis de 6 ℓ, que são mais convenientes. Os testes mostram ausência de proliferação de bactérias no líquido preparado durante, no mínimo, 72 h e por até 1 mês. O procedimento de rotina, porém, é descartar as bolsas não utilizadas em até 72 h do preparo por protocolo. Em 10 anos de uso não foram registrados eventos adversos, e ensaios de lisado de amebócito de *Limulus* para pesquisa de endotoxinas mostram que estão seguramente abaixo do limite de detecção (Teo, 2006).

C. **Esterilidade.** A solução de diálise estéril é usada para HDC e HDFC porque o trânsito lento do dialisato mais o tempo prolongado de uso do mesmo circuito e dialisador poderia incentivar a proliferação bacteriana no circuito de dialisato. Todas as infusões de líquido de reposição diretamente nas linhas de sangue têm de ser estéreis.

D. **Temperatura da solução de diálise/líquido de reposição.** A TSRC pode ser configurada de modo que a solução de diálise e o líquido de reposição sejam infundidos em temperatura ambiente. Essa é uma diferença da diálise convencional, na qual a solução de diálise é aquecida. O uso de líquido em temperatura ambiente retira calor do paciente; na verdade, os benefícios hemodinâmicos da TSRC parecem ser, em grande parte, decorrentes desses efeitos de resfriamento. Quando aplicada durante períodos longos, a subtração de calor associada à TSRC pode mascarar a febre, assim reduzindo a confiabilidade da temperatura corporal como marcador de infecção ou inflamação. Ainda não se estudou se a subtração de calor afeta a capacidade do corpo de resistir à infecção. Um estudo realizado em carneiros como modelo de choque séptico sugeriu que o aquecimento do sangue no circuito extracorpóreo aumentou a taxa de sobrevida (Rogiers, 2006). Os sistemas atuais de TSRC dispõem de aquecimento. Às vezes, o aquecimento está associado ao surgimento de bolhas nas soluções de reposição ou de diálise, sobretudo quando contêm bicarbonato; ainda não se conhece a importância clínica desse efeito.

VIII. **PRESCRIÇÃO E REALIZAÇÃO DA TSRC**
A. **Dose e desfecho.** A dose de TSRC sugerida na lesão renal aguda é o volume de efluente de 20 a 25 mℓ/kg por hora (KDIGO AKI, 2012). No entanto, essa recomendação foi apresentada sem grau de classificação e não existem evidências de que menores níveis de tratamento acarretem resultados piores. Alguns poucos ensaios controlados randomizados, que sugeriram o uso de um volume de efluente consideravelmente maior, obtiveram melhores desfechos, mas esses resultados não foram confirmados. Uma análise mecânica sugeriu que o uso de um maior volume de efluente causa aumento muito pequeno da depuração de moléculas de tamanho médio (Hofmann, 2010) e que a melhor maneira de aumentar a remoção dessas moléculas é aumentar o fluxo sanguíneo e a área de superfície da membrana. Não há evidências de que as terapias convectivas (HFC OU HDFC) propiciem melhores desfechos que os tratamentos por difusão (HDC). A dose suficiente de TSRC é uma área que demanda mais pesquisa.

Para obter um volume de efluente de 20 a 25 mℓ/kg por hora, normalmente seria necessário prescrever um menor fluxo de entrada de líquido, pois o volume de efluente também inclui 2 a 5 ℓ/dia de excesso de líquido removido do paciente. No entanto, os problemas técnicos são frequentes, com consequente interrupção do tratamento ou redução da eficiência em virtude da coagulação parcial do dialisador e, portanto, é prudente prescrever um volume de entrada ligeiramente maior que a meta. Como observado anteriormente, ao se usar o modo pré-diluição, o fluxo de infusão do líquido de reposição deve ser aumentado de 15 a 20%, dependendo da razão entre o fluxo de infusão de líquido pré-diluição e o fluxo sanguíneo. O efeito de diluição será mais acentuado para compostos removidos apenas do plasma, porque será proporcional à razão entre o fluxo de infusão de líquido de reposição e o fluxo de plasma, e não à razão entre o fluxo de infusão de líquido de reposição e o fluxo de sangue.

B. **Cálculo empírico da dose.** A intensidade do tratamento deve ser ajustada de acordo com as circunstâncias clínicas. Pode ser necessário aumentar a intensidade da TSRC em pacientes com elevado catabolismo para facilitar o suporte nutricional, na síndrome de lise tumoral ou na intoxicação por fármacos ou drogas quando a terapia intermitente não é tolerada. Convém considerar a administração de dose suficiente de TSRC por avaliação diária do nível sérico de nitrogênio ureico durante o tratamento. De acordo com as informações do estudo RENAL e do estudo ATN, o nível sérico médio de nitrogênio ureico alcançado deve ser inferior a 45 mg/dℓ (16 mmol/ℓ).

| **Tabela 15.4** | Cálculo da dose de TSRC para alcançar um nível sanguíneo específico de nitrogênio ureico. |

O equilíbrio de solutos entre efluente e soro diminui com o tempo em virtude da obstrução da membrana (Claure-Del Granado, 2011). Além disso, a modelagem cinética da ureia não considera a depuração de solutos de médio ou alto peso molecular, e o impacto destes últimos ainda não foi esclarecido.

1. **Seis passos para calcular a prescrição**
   a. Estime ou meça a **taxa de geração de ureia** do paciente.
   b. Escolha o **nível desejado de NUS**.
   c. Calcule a **depuração de ureia total** necessária para manter o NUS no nível desejado para a taxa de geração de ureia obtida no 1º passo.
   d. Meça a **depuração renal residual de ureia**. Se desejado, subtraia esse valor da depuração de ureia total para obter a **depuração de ureia extracorpórea** que será necessária.
   e. Calcule o **volume de líquido de drenagem necessário**. Ajuste esse valor igual à depuração de ureia extracorpórea necessária, pressupondo que a saturação seja de 100%. Exceção: na HFC pré-diluição ou na HDC, ao usar um fluxo de entrada da solução de diálise > 2 ℓ/h, a saturação de ureia do líquido de drenagem será < 100%. Nesses casos, deve-se aumentar apropriadamente o "volume de drenagem" necessário (em geral, de 15 a 20%), de acordo com a medida da saturação percentual.
   f. Calcule o fluxo **de entrada da solução de diálise/líquido de reposição necessária**. Esta é igual ao volume de drenagem necessário menos a **remoção esperada (ℓ/dia) de excesso de líquido**.

2. **Caso problema:** um paciente de **60 kg** do sexo masculino tem NUS de **40** mg/dℓ (14 mmol/ℓ) no dia 1 e de **65** mg/dℓ (23 mmol/ℓ) no dia 2. A coleta de urina de 24 h do dia 1 para o dia 2 contém **5 g** (178 mmol) de nitrogênio ureico. No dia 2, o peso corporal aumentou para **64 kg**. O líquido de edema estimado é de **8** ℓ no dia 1 e de **12** ℓ no dia 2. Calcule a depuração necessária para manter o NUS em 40 mg/dℓ (14 mmol/ℓ).

Solução:

a. **Determine a taxa de geração de nitrogênio ureico.**
   1. **Estime a água corporal total inicial e final.**
      Água corporal total inicial: o peso inicial é de 60 kg com estimativa de 8 kg de líquido de edema. Então, o peso sem edema é de 52 kg. Estime a água corporal total como 55% do peso "sem edema".

      Portanto, a água corporal total é 8 ℓ + (0,55 × 52) = 8 ℓ + 28,6 ℓ = **36,6** ℓ.

      Água corporal total final: o peso final é 64 kg, ou 4 kg a mais, totalmente constituído de água, portanto, a água corporal total final é 36,6 + 4 = **40,6** ℓ.
   2. **Estime o nitrogênio ureico corporal total inicial e final.**
      i. Os níveis de NUS inicial e final são respectivamente de 40 mg/dℓ e 65 mg/dℓ (cerca de 14 e 23 mmol/ℓ).
      ii. Nitrogênio ureico corporal total no momento 1 = 36,6 ℓ × 0,40 g/ℓ = 14,6 g.

      Em unidades SI: Ureia corporal total no momento 1 = 36,6 ℓ × 14,3 mmol/ℓ = 523 mmol.

      iii. Nitrogênio ureico corporal total no momento 2 = 40,6 ℓ × 0,65 g/ℓ = 26,4 g.

      Em unidades SI: Nitrogênio ureico corporal total no momento 2 = 40,6 ℓ × 23,2 mmol/ℓ = 942 mmol.
   3. **Calcule a variação do nitrogênio ureico corporal total.**
      i. A variação do nitrogênio ureico corporal total do momento 1 para o momento 2 é de 26,4 g − 14,6 g = 11,8 g de nitrogênio ureico (ou, em unidades SI, 942 mmol − 523 mmol = 420 mmol).
      ii. Agora é preciso corrigir diariamente essa variação de 11,75 g do nitrogênio ureico. Se houver um intervalo de 24 h entre os momentos 1 e 2, a variação do nitrogênio ureico corporal é de cerca de 11,75 g/dia (420 mmol/dia).
   4. **Leve em conta as perdas urinárias.** Mediu-se a perda de nitrogênio ureico na urina durante o período de observação de 24 h, que é de 5 g/dia (178 mmol/dia).
   5. **Calcule a taxa de geração de nitrogênio ureico.** Essa é igual a 11,75 + 5 = **16,75** g/dia (ou, em unidades SI, 420 + 178 = 598 mmol/dia).

b. **Decida a meta do nível de NUS.** Conforme foi comentado anteriormente, digamos que seja de 40 mg/dℓ (14,3 mmol/ℓ).

(*continua*)

Tabela 15.4	Cálculo da dose de TSRC para alcançar um nível sanguíneo específico de nitrogênio ureico. (*continuação*)

c. Calcule a depuração total desejada. Suponha que a meta de NUS seja 40 mg/dℓ = 0,40 g/ℓ.

Remoção de nitrogênio ureico = depuração (K_D) × nível sérico = K_D × 0,40 g/ℓ.

Em estado de equilíbrio dinâmico, geração de ureia = remoção, 16,75 = K_D × 0,40.

K_D = (16,75 g/dia)/(0,40 g/ℓ) = **42 ℓ/dia**.

Em unidades SI: suponha que a meta de nível sérico de ureia = 14,3 mmol/ℓ.

Remoção de nitrogênio ureico = depuração (K_D) × nível sérico = K_D × 14,3 mmol/ℓ.

Em estado de equilíbrio dinâmico, geração de ureia = remoção, 598 = K_D × 14,3.

K_D = (598 mmol/dia)/(14,3 mmol/ℓ) = **42 ℓ/dia**.

d. Ajuste de acordo com a função renal residual. Na verdade, esse paciente tinha uma depuração de ureia de cerca de 10 ℓ/dia (cerca de 7 mℓ/min), portanto, podemos subtrair esse valor da depuração total necessária. Assim, a depuração extracorpórea necessária é de 32 ℓ/dia.

e. Determine o fluxo de entrada da solução de diálise. Esta deve ser de 32 ℓ/dia (supondo saturação de 100%) menos o volume de remoção de excesso de líquido. Por exemplo, se for necessário remover 3 ℓ de líquido por dia para compensar a hiperalimentação e os líquidos administrados com medicamentos, subtraia 3 ℓ de 32 no exemplo e obtenha o fluxo de entrada de dialisato necessária de 29 ℓ por dia. De modo geral, nós ignoramos a função renal residual, pois pode ser efêmera, portanto acrescentaríamos de volta os 10 ℓ/dia e usaríamos um fluxo de entrada de solução de diálise de 39 ℓ/dia.

A Tabela 15.4 apresenta um método de cálculo da dose para alcançar determinado nível sanguíneo de nitrogênio ureico. A Figura 15.3 apresenta um nomograma simplificado para alcançar determinado nível sanguíneo de nitrogênio ureico.

C. **Dose de HDSBE e HDFSBE.** Em vista da relativa ausência de estudos sobre determinação da dose, não existem diretrizes específicas sobre a quantidade de HDSBE ou HDFSBE a administrar. As diretrizes de lesão renal aguda KDIGO recomendam um Kt/V semanal mínimo de 3,9 quando se usa TSR intermitente (TSRI), na qual o Kt/V semanal é definido como a simples soma dos tratamentos administrados a cada semana. De modo geral, a HDSBE é realizada por 6 a 12 h, 4 a 7 vezes/semana, com um fluxo de sangue de 200 a 300 mℓ/min e fluxo de solução de diálise de 300 a 400 mℓ/min (Kumar, 2000). Essa prescrição é muito maior que o "Kt/V semanal" de 3,9 recomendado pela diretriz KDIGO.

IX. **EQUIPAMENTO.** Existem muitas máquinas avançadas para administrar várias formas de TSRC. Algumas delas também realizam plasmaférese, que está além do escopo deste capítulo. Não é possível analisar todas elas, e a seleção de dispositivos descritos adiante não deve ser considerada uma aprovação desses dispositivos em relação aos concorrentes.

A. **Sistema Prismaflex®, Gambro (Lakewood, CO).** O Sistema Prismaflex é constituído de cinco bombas integradas (sangue, dialisato, efluente, líquido de substituição e pré-sangue) e quatro balanças retráteis com alças removíveis (para efluente, bomba pré-sangue, dialisato e líquido de substituição), que possibilitam o controle de líquidos com diferentes variantes de TSRC. O acréscimo da bomba pré-sangue possibilita a infusão de líquido no modo pré-diluição ou a infusão contínua de anticoagulante no circuito. A diluição simultânea antes e depois do filtro pode ser realizada por duas válvulas de mangote internas que controlam a oferta de líquido de reposição para o circuito. Podem-se usar diferentes fontes de líquidos de diálise e de substituição. O controle da ultrafiltração e a remoção de líquido final do paciente são obtidos por um painel de controle integrado com tela sensível ao toque, que regula a velocidade

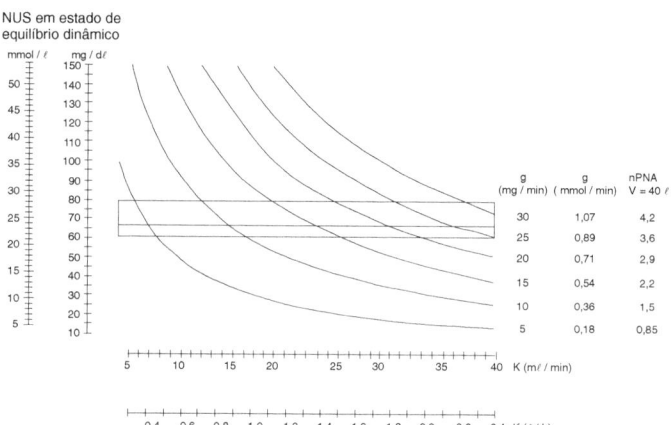

FIGURA 15.3 Estimativa da depuração de ureia extracorpórea total necessária para alcançar vários níveis séricos de nitrogênio ureico em estado de equilíbrio dinâmico. A depuração, na parte de baixo, é verificada na interseção entre o nível de geração de nitrogênio ureico (g) e a meta de nitrogênio ureico sérico em estado de equilíbrio dinâmico. (Reproduzida de Garred LJ. *Syllabus of the Second International Conference on CRRT*, San Diego, CA, Feb 9, 1997, p. 7.)

do dialisato, do efluente, da bomba pré-sangue e da bomba de líquido de substituição. Outros recursos são cartuchos pré-conectados que incluem o filtro, uma seringa programável com anticoagulante e aquecedor de sangue opcional.

B. **Uso de máquinas de diálise "2008 K" ou "2008T" modificadas, produzidas por Fresenius, EUA (Walnut Creek, CA).** A HDC pode ser realizada usando equipamento convencional de diálise, mas algumas máquinas desse tipo precisam ser alteradas para permitir a oferta de um fluxo de solução de diálise de 100 mℓ/min. As linhas de sangue e os dialisadores são substituídos a cada 24 h.

C. **Uso de máquinas de diálise "2008 K/H" atualizadas, produzidas por Fresenius, EUA (Walnut Creek, CA).** Outros avanços foram introduzidos para permitir que a HDC se torne uma opção terapêutica integrada sem alteração da máquina. A máquina pode ser calibrada para operar com fluxos de dialisato de apenas 100 a 200 mℓ/min, mas é preciso selecionar essa opção no menu de manutenção e calibrar. A ultrafiltração ou os perfis variáveis de sódio não estão disponíveis, e não há tempo de ultrafiltrado nem meta a estipular. O circuito extracorpóreo, inclusive o dialisador, deve ser substituído a cada 48 h, de acordo com as recomendações do fabricante. Essas máquinas também são muito usadas para HDSBE, na qual se usam fluxos de sangue e dialisato mais convencionais.

D. **NxStage System One, de NxStage Medical Inc. (Lawrence, MA).** O NxStage System One é um sistema modular constituído de tela sensível ao toque, ciclador com interface com o usuário, pedestal com suporte para infusão IV e aquecedor de líquidos opcional. Pode ser usado como máquina de hemodiálise portátil e para TSRC. O modelo de cartucho de encaixe e uso único, com ou sem filtro pré-acoplado, possibilita várias terapias e minimiza as exigências de manutenção e desinfecção do ciclador. O cartucho tem câmaras de volume para equilíbrio volumétrico, assim eliminando a necessidade de balança, e libera o efluente diretamente no dreno. Um aspecto especial é a ausência de interface sangue–ar no cartucho; o objetivo é otimizar o fluxo de sangue e reduzir a coagulação.

E. **Braun Diapact, produzida por B. Braun Medical Inc. (Bethlehem, PA).** O sistema de TSRC Diapact é uma unidade de diálise simples e compacta originalmente projetada para uso em situações de emergência nas quais não se disponha de um suprimento de água purificada. Opera com um sistema de três bombas (sangue, solução de diálise/infusão, ultrafiltração) e uma balança eletrônica. Essa máquina também dispõe de interface simplificada com o usuário, aquecedor de líquido integrado e opção de capacidade do dialisador. As opções flexíveis de tratamento além da TSRC incluem HDI e hemofiltração.

X. ANTICOAGULAÇÃO. Na maioria dos pacientes com baixo risco de sangramento, a heparina sistêmica faz parte da rotina, pois tem baixo custo e fácil implementação. Um paciente que já esteja em anticoagulação terapêutica sistêmica por outro motivo (p. ex., uso de balão intra-aórtico) não necessita de anticoagulação complementar. Pacientes com trombocitopenia grave ou comprometimento da coagulação devem ser submetidos a uma prova de TSRC sem anticoagulação. Em pacientes no pós-operatório imediato ou sob alto risco de sangramento, pode-se usar TSRC sem heparina ou anticoagulação regional com citrato (ARC). Em pacientes com trombocitopenia induzida por heparina (TIH) não imune, pode-se empregar ARC. Com frequência, é necessária a terapia anticoagulante em pacientes com TIH tipo II mediada pelo sistema imune, um distúrbio associado a trombose venosa ou arterial além de trombocitopenia. Há relato de uso de anticoagulação sistêmica com lepirudina ou argatrobrana nos pacientes que também necessitam de TSRC.

A. Heparina. Depois do acoplamento do hemofiltro ou dialisador preenchido, se os tempos de coagulação iniciais não estiverem elevados, injetam-se 2.000 a 5.000 unidades de heparina no paciente, de preferência pela linha de sangue venoso (de saída). Depois, devem-se aguardar 2 a 3 min para que a heparina se misture ao sangue do paciente. Em seguida, uma infusão constante de heparina (500 a 1.000 unidades/h) é iniciada através de uma bomba de infusão intravenosa que se esvazia na linha de sangue arterial (entrada), e o fluxo sanguíneo através do circuito extracorpóreo é iniciado. A Tabela 15.5 mostra como é monitorado o tratamento com heparina.

B. Método sem heparina. A TSRC pode ser realizada sem heparina em casos de hepatopatia, pós-operatório, hemorragia ativa ou recente ou TIH. Há coagulação periódica do filtro, com necessidade de trocas mais frequentes. Em caso de sangramento agudo durante a TSRC com heparina, o procedimento pode continuar mesmo depois que a administração de heparina for interrompida. Quando não se administra heparina, podem-se tomar várias medidas para reduzir a probabilidade de coagulação.

1. Na HDC, o fluxo de entrada da solução de diálise é aumentado de 20 a 40%. O maior fluxo de dialisato compensa a perda de depuração prevista à medida que o sangue coagula lentamente no dialisador não heparinizado. Ao usar o método de HDC sem heparina, geralmente não infundimos solução salina na linha de sangue arterial periodicamente, ao contrário do que é comum no caso de HDI sem

---

Tabela 15.5	Protocolo de heparina para terapias contínuas.

1. *Terapia inicial:* heparina na solução de preenchimento e lavagem, conforme a descrição no texto. No início do procedimento, administre 2.000 a 5.000 UI de heparina ao paciente pela linha venosa ou por outro acesso. Aguarde 2 a 3 min para que a heparina se misture à circulação. Depois, inicie a infusão contínua de heparina (500 a 1.000 UI/h) na linha de sangue arterial (entrada).

2. *Monitoramento:* verificação do TTP nas linhas de sangue arterial e venoso a cada 6 h.
Manter TTP arterial de 40 a 45 s.
Manter TTP venoso > 65 s.
Caso o TTP arterial seja > 45 s, diminua a heparina de 100 UI/h.
Caso o TTP venoso seja > 65 s, diminua a heparina de 100 UI/h, mas apenas se o TTP arterial for < 45 s.
Caso o TTP arterial seja > 40 s, aumente a heparina de 200 UI/h.

TTP, tempo de tromboplastina parcial.

heparina, por receio de introduzir microbolhas no filtro, o que pode causar a formação de coágulos.

2. Na HFC sem heparina, o modo pré-diluição é preferido porque a reposição de líquido pré-filtro reduz a hemoconcentração no hemofiltro quando se remove a água plasmática. A manutenção de fluxo sanguíneo de 200 mℓ/min ou maior também pode evitar a coagulação precoce ou excessiva.

Quando não se usa heparina em pacientes sem distúrbios da coagulação, os dialisadores geralmente coagulam em 8 h. Um sinal de coagulação precoce é a redução da razão entre os níveis de nitrogênio ureico no dialisato e no soro a menos de 0,8. Quando a razão é < 0,6, a coagulação é iminente.

C. **Anticoagulação regional com citrato.** O citrato faz a quelação de cálcio (e magnésio) e impede a cascata de coagulação. Os complexos de citrato de cálcio são removidos no efluente, e os que retornam à circulação são metabolizados pelo fígado e pelos músculos esqueléticos. A ARC pode reduzir o risco de sangramento em comparação com a heparina na TSRC (Wu, 2012), com eficácia semelhante ou maior sobre a perviedade do circuito, dependendo da dose de citrato administrada (Monchi, 2004). A anticoagulação com citrato, por reduzir a concentração local de cálcio ionizado, também pode diminuir a ativação de neutrófilos e do complemento no circuito extracorpóreo (Schilder, 2014). Quando não há contraindicação ao uso de citrato, as diretrizes KDIGO 2012 de lesão renal aguda recomendam o uso de ARC para TSRC.

Em média, são necessários 3 mmol de citrato por litro de sangue circulado para inibir o cálcio ionizado plasmático pós-filtro para 0,3 a 0,4 mmol/ℓ, o nível necessário para anticoagulação efetiva do circuito. As perdas de cálcio e magnésio são repostas por infusões sistêmicas de acordo com protocolos rigorosos. A toxicidade é determinada pela carga total de citrato e é exacerbada em casos de disfunção hepática e insuficiência de múltiplos órgãos; nesses pacientes, a quantidade de citrato infundido pode sobrecarregar a capacidade de metabolização do paciente, levando ao acúmulo de complexos de citrato de cálcio e à regeneração insuficiente de cálcio livre. Por sua vez, isso pode causar acidose metabólica com elevado intervalo aniônico (citrato) e elevada razão (> 2,5) entre o cálcio total e o cálcio ionizado (Meier-Kriesche, 2001), achados que exigem a interrupção da ARC e a correção da hipocalcemia.

A solução ACD-A (solução anticoagulante de citrato e glicose em formulação A), que contém citrato de sódio a 3% (2,2 g/100 mℓ), ácido cítrico (0,73 g/100 mℓ) e glicose (2,45 g/100 mℓ) (Baxter-Fenwal Healthcare Corp., Deerfield, IL) é preferida ao citrato de sódio para ARC de rotina, pois a ACD-A é adquirida pronta e é menos hipertônica, reduzindo a possibilidade de erros de mistura e os riscos de infusão excessiva. Foram descritos muitos protocolos de ARC para TSRC. As principais complicações da ARC são reduções sintomáticas dos níveis séricos de cálcio ionizado e alcalose metabólica por metabolismo do citrato.

Preferimos os métodos de ARC que minimizam a quantidade de citrato infundido, e esses costumam usar líquidos de diálise ou de reposição sem cálcio, pois a infusão de citrato só precisa neutralizar o cálcio no sangue do paciente. No entanto, descreveram-se métodos de ARC nos quais o cálcio é mantido no líquido de reposição ou na solução de diálise (Mitchell, 2003). A vantagem é evitar o retorno de infusato com baixa concentração de cálcio ionizado perto do coração no caso de disfunção da bomba de solução de reposição de cálcio.

1. **Protocolo de Swartz** (Figura 15.4). Como exemplo, eis um procedimento de ARC na HDC, de acordo com Swartz (2004).

a. Introduza a bolsa de 1.000 mℓ de ACD-A na bomba de infusão e administre na linha arterial mais próxima do paciente. Uma válvula de pressão negativa é inserida nessa linha, de modo que, se a bomba de sangue parar, a infusão deverá ocorrer na direção da bomba de sangue e não diretamente no paciente. A princípio, o fluxo de infusão em mililitros por hora é 50% maior que o fluxo

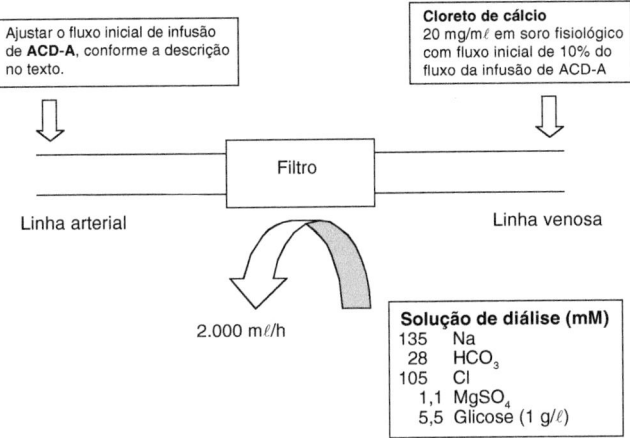

FIGURA 15.4 Diagrama do circuito para hemodiálise contínua lenta com citrato. O nível de MgSO₄ foi modificado para 1,1 mM (vs 1,3 mM, conforme demonstrado originalmente na publicação de Swartz). (Reproduzida de Swartz R *et al.* Improving the delivery of continuous renal replacement therapy using regional citrate anticoagulation. *Clin Nephrol.* 2004;61:134-143.)

de sangue em mililitros por minuto. Por exemplo, quando o fluxo de sangue for de 200 mℓ/min, o fluxo de citrato será de 300 mℓ/h

b. Administra-se uma infusão de cloreto de cálcio (20 mg/mℓ em soro fisiológico) por uma torneira de três vias colocada na abertura venosa do cateter de diálise. A infusão de gluconato de cálcio também pode ser feita por cateter na veia periférica, mas isso aumenta o volume de líquido. O fluxo inicial de infusão de cálcio deve corresponder a 10% do fluxo de infusão de ACD-A. Por exemplo, se o fluxo de ACD-A for de 300 mℓ/h, o fluxo de infusão de cálcio é de 30 mℓ/h

c. A amostra para dosagem de cálcio ionizado é coletada a cada 2 h × 4, depois a cada 4 h × 4 nas primeiras 24 h, depois a cada 6 a 8 h. Deve-se fazer a dosagem de cálcio ionizado a cada 1 a 2 h sempre que houver mudança do local de infusão ou da linha de sangue. As amostras para dosagem de cálcio ionizado devem ser coletadas de dois locais e identificadas com cuidado, uma sendo "pós-filtro", da abertura de amostra venosa pós-filtro, e a outra do paciente via linha arterial ou venosa sistêmica. Devem-se fazer exames bioquímicos básicos e dosagem de cálcio total a cada 6 a 8 h. O ajuste da infusão das soluções de citrato ACD-A e de cloreto de cálcio é feito de acordo com a Tabela 15.6

d. A solução de diálise preparada por esse método não contém cálcio e contém 135 mM de sódio, 1,1 mM (2,2 mEq/ℓ) de magnésio (como sulfato de magnésio), 28 mM de bicarbonato, 105 mM de cloreto, 1,1 mM de sulfato e 5,5 mM (1 g/ℓ) de glicose. As menores concentrações de sódio e bicarbonato ajudam a neutralizar a tonicidade e a quantidade de bicarbonato pela infusão de ACD-A. O fluxo da solução de diálise é de 2,0 ℓ/h. Nota: a concentração de magnésio na solução de diálise (1,1 mM) no método mostrado é maior que na maioria das outras soluções disponíveis (0,5 a 0,75 mM, Tabela 15.3).

D. **Protocolos regionais de citrato para HDSBE.** Há vários protocolos descritos, inclusive o de Fiaccadori (2013), além de um sistema automático descrito por Szamosfalvi (2010); este último grupo também está trabalhando em sensores para dosagem de citrato e cálcio ionizado (Yang, 2011).

E. **Anticoagulação com lepirudina e argatrobana.** Ver parâmetros de doses na Tabela 15.7. A **lepirudina** (hirudina recombinante) e a argatrobana são inibidores diretos da

Tabela 15.6	Diretrizes de ajuste da dose de solução de citrato ACD-A e de cálcio (para o protocolo de ARC de Swartz).

Cálcio ionizado pós-filtro (mM)	Ajuste do fluxo de ACD-A
< 0,20	Reduzir o fluxo de 5 mℓ/h
0,20 a 0,40	Não é necessário ajuste
0,40 a 0,50	Aumentar o fluxo de 5 mℓ/h
> 0,50	Aumentar o fluxo de 10 mℓ/h

A infusão de cloreto de cálcio é ajustada de acordo com o nível **sistêmico** de cálcio ionizado.

Cálcio ionizado sistêmico (mmol/ℓ)	Ajuste da infusão de cálcio
> 1,45	Reduzir o fluxo de 10 mℓ/h
1,21 a 1,45	Reduzir o fluxo de 5 mℓ/h
1,01 a 1,20	Não é necessário ajuste
0,90 a 1,00	Aumentar o fluxo de 5 mℓ/h
< 0,90	*Bolus* de cloreto de cálcio (10 mg/kg); aumentar o fluxo de 10 mℓ/h

ACD-A, anticoagulante de citrato e glicose em formulação A.

trombina. A lepirudina é eliminada principalmente pelos rins. É necessário ajustar a dose de acordo com a depuração renal residual e a depuração da diálise. Pode ser administrada como infusão contínua ou repetição de *bolus*. As doses típicas são de 0,005 a 0,025 mg/kg peso corporal por hora. O efeito da anticoagulação é monitorado pelo tempo de tromboplastina parcial ativada (TTPa), com o objetivo de mantê-lo cerca de 1,5 a 2,0 vezes acima do normal, assim garantindo a anticoagulação sem excesso de complicações hemorrágicas. Depois de mais de 5 dias de uso de lepirudina, pode haver desenvolvimento de anticorpos antilepirudina. Esses anticorpos estimulam os efeitos anticoagulantes da lepirudina, e pode ser necessário reduzir a dose de infusão para minimizar o risco de sangramento. Recomenda-se a verificação diária do TTPa durante o uso prolongado de lepirudina. A **argatrobana** é eliminada principalmente por metabolismo hepático e secreção biliar e, por esse motivo, pode ser preferida em pacientes com insuficiência renal. A infusão de argatrobana é iniciada com 0,5 a 1,0 mcg/kg/min, usando doses menores em pacientes com disfunção hepática. O efeito da anticoagulação também é monitorado pelo TTPa. A administração de plasma fresco congelado é necessária para reverter o sangramento em virtude da superdosagem de lepirudina ou argatrobana. A hemofiltração com dialisadores de alto fluxo pode diminuir a concentração plasmática de hirudina.

F. **Outros anticoagulantes.**

1. **Heparinas de baixo peso molecular:** Sagedal e Hartmann (2004) analisaram o uso de heparinas de baixo peso molecular (HBPM) na TSRC. O monitoramento da anticoagulação exige a medida da atividade antifator Xa, mas ainda não se definiu o uso dessa medida para orientar o uso de HBPM na TSRC. A HBPM não é prontamente reversível com protamina. Na HDFC, a dalteparina pode ser administrada

Tabela 15.7	Parâmetros de dose na terapia de substituição renal contínua com lepirudina ou argatrobana.	
	Lepirudina	**Argatrobana**
Fluxo de infusão	Iniciar com 0,005 a 0,01 mg/kg/h	Iniciar com 0,5 a 1,0 mcg/kg/min; iniciar com doses menores em pacientes com disfunção hepática
Teste de monitoramento	TTPa	TTPa
Meta	1,5 a 2 vezes acima do normal	1,5 a 2 vezes acima do normal

TTPa, tempo de tromboplastina parcial ativada.

em *bolus* de aproximadamente 20 U/kg, seguido por infusão de 10 U/kg por hora para anticoagulação adequada sem excesso de sangramento. Em um estudo de HDC, uma dose de dalterapina em *bolus* de 35 U/kg, seguida por 13 U/kg por hora, produziu boas taxas de perviedade do filtro, mas houve episódios de hemorragia. Quando se usou uma dose menor de dalterapina, com *bolus* de 8 U/kg e infusão de 5 U/kg, a vida do circuito foi pequena, portanto, talvez a dose ideal seja intermediária. Podem-se usar **enoxaparina** e **nadroparina**, mas a experiência é limitada. A nadroparina foi comparada à ARC para HFC; em pacientes que pesavam > 100 kg, a nadroparina foi administrada em *bolus* de 3.800 UI seguida por infusão contínua com fluxo de 456 UI/h. Em pacientes ≤ 100 kg, a dose de nadroparina foi um *bolus* de 2.850 UI, seguido por infusão de 380 UI/h. Isso foi realizado sem monitoramento de atividade anti-Xa. Os pacientes no grupo tratado com nadroparina tiveram mais complicações hemorrágicas que aqueles tratados com ARC (Oudemans- van Straaten, 2009).

2. **O mesilato de nafamostato** é um inibidor sintético da serinoprotease e análogo da prostaciclina com atividade hipotensora mínima. Seu uso na TSRC foi associado à melhora da duração do circuito e a risco de sangramento relativamente baixo. A dose inicial foi uma infusão contínua de solução de nafamostato (200 mg de nafamostato misturados com 20 mℓ de solução de glicose a 5%) com fluxo de 10 mg/h. Usou-se o tempo de coagulação ativada à beira do leito para monitorar a coagulação no circuito, e o fluxo de infusão foi ajustado conforme o necessário (Baek, 2012).

G. **Microbolhas.** Existe a possibilidade de introdução de microbolhas no circuito extracorpóreo durante o preenchimento e a qualquer momento em que uma conexão é feita ou reajustada a montante do filtro. As microbolhas podem entrar nas fibras ocas, com consequente coagulação do filtro. É preciso ter cuidado para minimizar esse problema durante o preenchimento e as infusões.

H. **Sinais de coagulação no filtro.** Os sinais de diminuição acentuada do fluxo sanguíneo são escurecimento do sangue no circuito extracorpóreo, resfriamento do sangue na linha de sangue venoso e separação de eritrócitos e plasma no circuito extracorpóreo. A infusão de solução salina ajuda a diagnosticar um sistema quase coagulado, pois torna visíveis os coágulos nas partes transparentes do hemofiltro.

Ao usar HDC, pode-se verificar a razão de nitrogênio ureico no filtrado (NUF):NUS. Caso seja < 0,6, a coagulação é iminente. Usou-se um método de ultrassonografia para medir o volume do feixe de fibras (VFF) no filtro durante o uso, mas as medidas *on-line* do VFF não previram a longevidade do filtro. Um problema é que a maior parte da coagulação parece ocorrer na câmara venosa de captura de ar, e não no dialisador propriamente dito (Liangos, 2002).

XI. **VITAMINAS E MINERAIS.** A remoção de aminoácidos totais é de 12 g/24 h com fluxo do efluente de 1 ℓ/h e quando as soluções convencionais de nutrição parenteral são infundidas com fluxo de 60 a 100 mℓ/h. As vitaminas e os oligoelementos hidrossolúveis são removidos facilmente por TSRC. Caso haja expectativa de terapia prolongada, recomenda-se a suplementação; deve-se considerar a administração de vitamina D ativa, vitamina E, vitamina C, zinco, selênio, cobre, manganês, cromo e tiamina.

XII. **PRINCÍPIOS DE REMOÇÃO DE FÁRMACOS POR TSRC.** A depuração de fármacos por TSRC depende (a) das propriedades do fármaco como PM, grau de ligação a proteínas, volume de distribuição e proporção do fármaco eliminada por via renal, (b) das características do paciente, como função renal residual, volemia, concentração sérica de albumina e função de outros órgãos implicados no metabolismo/excreção do fármaco (p. ex., fígado) e (c) dos parâmetros da TSRC (p. ex., dialisato/ultrafiltração/sangue/fluxo de efluente/ tamanho do hemofiltro). Tanto a HDC quanto a HFC removem pequenos solutos com efetividade, mas a HFC é superior na remoção de fármacos de médio e alto PM por causa da convecção. Em geral, considera-se que a depuração de fármacos seja maior por HFC que por HDC com fluxos iguais de efluente, ou seja, HFVVC > HDFVVC > HDVVC (Churchwell, 2009).

As diferentes intensidades de TSRC e o nível de função renal residual do paciente podem causar acentuada variabilidade da remoção de fármacos. A literatura disponível sobre doses de fármacos em pacientes tratados por TSRC só deve ser usada como orientação, considerando-se que podem não ser aplicáveis às prescrições de TSRC específicas para determinado paciente. Um método para calcular a dose do fármaco em pacientes em TSRC é estimar a depuração total de creatinina (Cr_{Cl}) com base na função renal residual do paciente e a depuração de creatinina esperada com a TSRC (Matzke, 2011). Pode-se considerar o procedimento de TSRC como um rim extra, cuja taxa de filtração glomerular (TFG) depende do volume total de efluente. Cada 10 ℓ/dia de efluente equivalem a cerca de 7 mℓ/min de TFG (7,0 mℓ/min × 1.440 min/dia = 10,8 ℓ/dia). Assim, ao prescrever fármacos para pacientes anúricos em TSRC, é preciso que a dose seja calculada como para um paciente com TFG de 7 mℓ/min para cada 10 ℓ de efluente.

A Tabela 15.8 lista a posologia aproximada de antibióticos em pacientes com insuficiência renal tratados com HDC e HDFC. Sempre que possível, deve-se realizar o monitoramento terapêutico de fármacos (MTF) durante o tratamento com antibióticos como a vancomicina, os aminoglicosídios e outros fármacos com índice terapêutico estreito. Qualquer alteração da prescrição de TSRC ou da condição clínica (p. ex., agravamento ou melhora da função renal) pode exigir monitoramento adicional e ajuste da posologia.

A quantidade de fármacos pressores removidos durante a TSRC geralmente não é um problema clínico, pois o fluxo de infusão desses fármacos geralmente é ajustado para manter uma resposta hemodinâmica desejada. A Tabela 15.9 apresenta as doses de outros fármacos comumente usados em pacientes na UTI com informações sobre o ajuste da dose durante a TSRC.

XIII. ULTRAFILTRAÇÃO ISOLADA E ULTRAFILTRAÇÃO CONTÍNUA LENTA (UFCL).
A ultrafiltração isolada (UI) é realizada com equipamento convencional de diálise, pela simples colocação do dialisato em *bypass*, antes, depois ou independentemente da diálise. Em pacientes com insuficiência renal, na maioria das vezes a UI é realizada imediatamente antes da hemodiálise. O circuito da UFCL é igual ao da HDC (Figura 15.1), porém sem uso de solução de diálise.

A. **Ultrafiltração isolada.** Em geral, a UI é realizada durante a HDI. A UI ajuda a remover mais líquido ao mesmo tempo que evita a síndrome de desequilíbrio na primeira ou nas duas primeiras sessões de diálise em pacientes com uremia aguda. Também é usada em algumas unidades de diálise ambulatoriais em pacientes com dificuldade de remoção de líquido. A principal vantagem da UI é que a remoção de líquido é mais bem tolerada que por hemodiálise convencional. Hoje, a UI pode não ser mais um método superior de remoção de líquido. Em outros tempos, a baixa tolerância à remoção de líquidos durante a HDI devia-se parcialmente ao uso de solução de diálise com acetato, ao uso de solução de diálise excessivamente aquecida e ao uso de soluções que continham concentração muito baixa de sódio (p. ex., 5 a 10 mM abaixo da concentração plasmática). Caso esses fatores sejam evitados (*i. e.*, se for usada uma solução de diálise com bicarbonato, rica em sódio e levemente resfriada), a superioridade da UI em termos de estabilidade hemodinâmica não é mais demonstrável. A remoção de resíduos é mínima durante a UI. Por esse motivo, não se deve reduzir a duração da sessão subsequente de hemodiálise e, portanto, é preciso prolongar o tempo total de tratamento para a combinação UI-hemodiálise separada.

Apesar da tolerância relativamente boa à remoção de líquido com UI, ainda pode haver hipotensão se a taxa de ultrafiltração for excessiva. Caso haja edema franco, a hipotensão é rara com taxas de ultrafiltração de até 1,5 ℓ/h, mas não se deve

Tabela 15.8	Posologia de antimicrobianos na TSRC.		
Fármaco	**DA**	**HFVVC**	**HDVVC ou HDFVVC**
Aciclovir[a, b, c] (IV)	Nenhuma	5 a 10 mg/kg a cada 24 h	HSV: 5 a 7,5 mg/kg a cada 24 h. Encefalite/herpes-zóster por HSV: 7,5 a 10 mg/kg a cada 12 h
Amicacina[a, d]	10 mg/kg	7,5 mg/kg a cada 24 a 48 h	Igual
Ampicilina (IV)	2 g	1 a 2 g a cada 8 a 12 h	1 a 2 a cada 6 a 8 h Meningite/endocardite: 2 g a cada 6 h
Ampicilina-sulbactam	3 g	1,5 a 3 g a cada 8 a 12 h	1,5 a 3 g a cada 6 a 8 h
Azitromicina (IV/VO)	Nenhuma	250 a 500 mg a cada 24 h	250 a 500 mg a cada 24 h
Aztreonam	2 g	1 a 2 g a cada 12 h	1 g a cada 8 h ou 2 g a cada 12 h
Cefazolina	2 g	1 a 2 g a cada 12 h	1 g a cada 8 h ou 2 g a cada 12 h
Cefepima	2 g	1 a 2 g a cada 12 h	Geral: 1 g a cada 8 h Grave: 2 g a cada 12 h
Cefotaxima	Nenhuma	1 a 2 g a cada 8 a 12 h	1 a 2 g a cada 8 h
Ceftazidima	2 g	1 a 2 g a cada 12 h	1 g a cada 8 h ou 2 g a cada 12 h
Ceftriaxona	2 g	1 a 2 g a cada 24 h Meningite, endocardite por *Enterococcus faecalis*: 2 g a cada 12 h	Igual
Ciprofloxacino (IV)	Nenhuma	200 a 400 mg a cada 12 a 24 h	400 mg a cada 12 a 24 h
Ciprofloxacino (VO)	Nenhuma	500 mg a cada 12 a 24 h	
Clindamicina (IV)	Nenhuma	600 a 900 mg a cada 8 h	Igual
Clindamicina (VO)	Nenhuma	150 a 450 mg a cada 6 h	Igual
Colistina[b, c] (IV)	Nenhuma	2,5 mg/kg a cada 24 a 48 h	2,5 mg/kg a cada 12 a 24 h
Daptomicina[e]	Nenhuma	4 a 6 mg/kg a cada 48 h	4 a 8 mg/kg a cada 48 h
Fluconazol[a] (IV/VO)	400 a 800 mg	200 a 400 mg a cada 24 h	400 a 800 mg a cada 24 h
Ganciclovir IV[a]	2,5 mg/kg	1,25 mg/kg a cada 24 h	DA para todos, seguida por 2,5 mg/kg a cada 12 a 24 h (indução) 2,5 mg/kg a cada 24 h (manutenção)
Gentamicina	2 a 3 mg/kg		
• ITU leve ou sinergia		• 1 mg/kg a cada 24 a 36 h, depois, por nível	• Igual
• ITU moderada a grave		• 1 a 1,5 mg/kg a cada 24 a 36 h, depois, por nível	• Igual
• Infecção por bacilos gram-negativos		• 1,5 a 2,5 mg/kg a cada 24 a 48 h, depois, por nível	• Igual
Imipeném–cilastatina	1 g	250 mg a cada 6 h ou 500 mg a cada 8 h	500 mg a cada 8 h Grave: 500 mg a cada 6 h
Levofloxacino (IV/VO)	500 a 750 mg	250 mg a cada 24 h	DA, depois, 250 a 750 mg a cada 24 h
Linezolida (IV/VO)	Nenhuma	600 mg a cada 12 h	Igual
Meropeném	1 g	500 mg a cada 8 h ou 1 g a cada 12 h	500 mg a cada 6 a 8 h ou 1 g a cada 8 a 12 h Grave/FC/SNC: 2 g a cada 12 h
Metronidazol (IV/VO)	Nenhuma	500 mg a cada 6 a 12 h	500 mg a cada 6 a 8 h

(*continua*)

Tabela 15.8 Posologia de antimicrobianos na TSRC. (*continuação*)

Fármaco	DA	HFVVC	HDVVC ou HDFVVC
Moxifloxacino (IV/VO)	Nenhuma	400 mg a cada 24 h	Igual
Nafcilina	Nenhuma	2 g a cada 4 a 6 h	2 g a cada 4 h Infecções leves: 1 g a cada 4 h
Penicilina G (IV)	4 MU	2 MU a cada 4 a 6 h	DA, depois, 2 a 4 MU a cada 4 a 6 h
Piperacilina-tazobactam	Nenhuma	2,25 a 3,375 g a cada 6 a 8 h	3,375 g a cada 6 h ou infusão prolongada: 3,375 g a cada 8 h (infusão durante 4 h)
Rifampicina (IV/VO)	Nenhuma	300 a 600 mg a cada 12 a 24 h	Igual
Ticarcilina-clavulanato	3,1 g	2 g a cada 6 a 8 h	3,1 g a cada 6 h
Tigeciclina	100 mg	50 mg a cada 12 h	Igual
Tobramicina[a, e]	2 a 3 mg/kg		
• ITU leve ou sinergia		• 1 mg/kg a cada 24 a 36 h, depois, por nível	• Igual
• ITU moderada a grave		• 1 a 1,5 mg/kg a cada 24 a 36 h, depois, por nível	• Igual
• Infecção por bacilos gram-negativos		• 1,5 a 2,5 mg/kg a cada 24 a 48 h, depois, por nível	• Igual
TMP-SMX[a, e] (IV/VO)	Nenhuma	2,5 a 7,5 mg/kg (TMP) a cada 12 h	2,5 a 5,0 mg/kg (TMP) a cada 12 h PCP/*Stenotrophomonas*: 5 a 7,5 mg/kg (TMP) a cada 12 h
Vancomicina[f] (IV)	15 a 25 mg/kg ou 1 g a cada 48 h	10 a 15 mg/kg a cada 24 a 48 h ou 1 g a cada 24 h	DA, depois, 10 a 15 mg/kg a cada 24 h
Voriconazol (VO)	400 mg a cada 12 h × 2	200 mg a cada 12 h	Igual

PAC, pneumonia adquirida na comunidade; FC, fibrose cística; SNC, sistema nervoso central; HFVVC, hemofiltração venovenosa contínua; HDVVC/HDFVVC, hemodiálise venovenosa contínua, hemodiafiltração venovenosa contínua; HSV, herpes-vírus simples; ITU, infecção urinária; IV, via intravenosa; DA, dose de ataque; DN, dose de manutenção; MU, milhões de unidades; PCP, pneumonia por *Pneumocystis carinii*; VO, oral; TMP, trimetoprima; SMX, sulfametoxazol.
[a] Baseado em fluxos de dialisato/ultrafiltração de 1 a 2 ℓ/h e função renal residual mínima.
[b] Usar PCI (kg); peso corporal ideal PCI (sexo masculino) = 50 kg + 2,3 para cada 2,5 cm de altura acima de 1,52 m; PCI (sexo feminino) = 45 kg + 2,3 por cada 2,5 cm de altura acima de 1,52 m.
[c] Usar o PCI (kg) em obesos.
[d] Usar o PC ajustado (kg) em casos de obesidade mórbida; peso corporal ajustado (PCA) (kg) = PCI + 0,4 (PCT [peso corporal total] – PCI).
[e] Usar PC ajustado (kg) em obesos.
[f] Usar peso corporal real (kg).
Dados reproduzidos de: Aoki FY, Allen UD, Stiver HG *et al.*, AMMI Canada Guidelines, "The Use of Antiviral Drugs for Influenza: Guidance for Practitioners 2012/2013," *Can J Infect Dis Med Microbiol*, 2012, 23(4):e79-92;
Facts and Comparisons: disponíveis em http://online.factsandComparisons.com. Acesso em 23 de abril de 2013;
Heintz BH, Matzke GR, Dager WE. Antimicrobial dosing concepts and recommendations for critically ill adult patients receiving continuous renal replacement therapy or intermittent hemodialysis. *Pharmacotherapy*. 2009;29:562-77;
Trotman RL, Williamson JC, Shoemaker DM *et al.* Antibiotic dosing in critically ill adult patients receiving continuous renal replacement therapy. Clin Infect Dis. 2005;41:1159-1166.
Up to date: Disponível em http://www.uptodate.com/contents/search. Acesso em 23 de abril de 2013.
Stanford Hospital & Clinics Antimicrobial Dosing Reference Guide 2013. Disponível em http://bugsanddrugs.stanford.edu/documents/2013SHCABXDosingGuide.pdf. Acesso em 10 de abril de 2014.
Lexi-Drug, Lexi-Comp [Internet database]. Hudson, OH: Lexi-Comp, Inc.. Disponível em http://www.crlonline.com. Acesso em 10 de abril de 2014.

Tabela 15.9 Posologias recomendadas para adultos de alguns fármacos comuns usados na UTI.

Fármaco	Indicação	Dose normal	Dose de TSRC com base no CrCl (mℓ/min)	
			10 a 30	30 a 50
Amiodarona	Fibrilação atrial	5 a 7 mg/kg durante 30 a 60 min, seguidos por 1,2 a 1,8 g/dia em infusão contínua ou fracionados em doses orais até um total de 10 g.	Igual	Igual
Digoxina	Fibrilação atrial em pacientes com insuficiência cardíaca	Dose de ataque (DA): 0,25 mg a cada 2 h, até 1,5 mg no decorrer de 24 h. Dose de manutenção (DM): 0,125 a 0,375 mg 1 vez/dia.	DA: reduza a dose a 50%. DM: administre 25 a 75% da dose ou a cada 36 h.	DM: administre 25 a 75% da dose ou a cada 36 h.
Haloperidol	*Delirium* na UTI	Inicial: 2 a 10 mg dependendo do grau de agitação; se insuficiente, pode-se repetir a dose em *bolus* (com duplicação sequencial da dose em *bolus* inicial) a cada 15 a 30 min até alcançar a calma; depois, administre 25% da última dose em *bolus* a cada 6 h.	Igual (monitorar o ECG e o intervalo QTc)	Igual (monitorar o ECG e o intervalo QTc)
Lorazepam	Estado de mal epiléptico Agitação na UTI	4 mg/dose (administrada por injeção IV lenta, fluxo máx.: 2 mg/min); pode ser repetida em 10 a 15 min; dose máx. habitual: 8 mg; 0,02 a 0,06 mg/kg a cada 2 a 6 h ou 0,01 a 0,1 mg/kg/h; reduza a dose a 50% se associado à probenecida ou ao ácido valproico.	Igual (risco de intoxicação pelo propilenoglicol; monitorar cuidadosamente se usar por longos períodos ou em altas doses)	Igual (risco de intoxicação pelo propilenoglicol; monitorar cuidadosamente se usar por longos períodos ou em altas doses)

(*continua*)

Tabela 15.9 Posologias recomendadas para adultos de alguns fármacos comuns usados na UTI. (*continuação*)

Fármaco	Indicação	Dose normal	Dose de TSRC com base no CrCl (mℓ/min)	
			10 a 30	**30 a 50**
Fenitoína	Estado de mal epiléptico	DA: 10 a 20 mg/kg com taxa máxima de 50 mg/min. DM: 100 mg a cada 6 a 8 h.	Igual. Ajustar a dose de acordo com a resposta e realizar MTF para manter concentração de fenitoína livre de 1 a 2,5 mcg/mℓ.	Igual. Ajustar a dose de acordo com a resposta e realizar MTF para manter concentração de fenitoína livre de 1 a 2,5 mcg/mℓ.
Fenobarbital	Anticonvulsivante/estado de mal epiléptico	DA: 10 a 20 mg/kg (taxa máx.: ≤ 60 mg/min em pacientes ≥ 60 kg); pode-se repetir a dose a intervalos de 20 min quando necessário (dose total máx.: 30 mg/kg). DM: 1 a 3 mg/kg/dia em doses fracionadas ou 50 a 100 mg 2 a 3 vezes/dia.	Igual	Igual
Teofilina	DPOC (sintomas agudos)	DA: 4,6 mg/kg, se não houve administração de teofilina nas últimas 24 h, caso contrário, não é recomendável administrar dose de ataque antes de verificar a concentração sérica do fármaco. DM: adultos de 16 a 60 anos: 0,4 mg/kg/h (máx. de 900 mg/dia); adultos > 60 anos: 0,3 mg/kg/h (máx. de 400 mg/dia).	Realizar MTF para manter concentração sérica de teofilina de 5 a 15 mcg/mℓ.	Realizar MTF para manter concentração sérica de teofilina de 5 a 15 mcg/mℓ.

Todas as posologias anteriores referem-se à administração intravenosa e pressupõem TSRC com depuração de 25 mℓ/kg/h de efluente, na qual cada 10 ℓ/dia de volume de ultrafiltrado equivale a 7 mℓ/min de TFG (*i. e.*, para um paciente de 50 a 70 kg, a TFG estimada é de 20 a 30 mℓ/min). Os intervalos de dose são apresentados para acomodar diferenças nos fluxos de UF e diálise, bem como da função renal residual do paciente.

Reproduzida de: Lexi-Comp, Inc. (Lexi-Drugs™). Lexi-Comp, Inc.; 22/5/2013.

ultrapassar esse valor, exceto se houver monitoramento do volume sanguíneo com sensor de hematócrito. A hiperpotassemia de rebote foi descrita após UI intensiva, talvez pela passagem de potássio intracelular para o líquido extracelular. Embora a existência dessa complicação seja controversa, o melhor método para evitar a possibilidade de hiperpotassemia com UI é a rotina de instituir um período de hemodiálise após a UI.

B. **UFCL.** A UFCL é usada principalmente na UTI para remover o excesso de líquido de pacientes com função renal residual substancial e sem desequilíbrio eletrolítico e acidobásico. A UFCL também é usada no tratamento hospitalar de pacientes com insuficiência cardíaca refratária e leve comprometimento da função renal, conforme descrição adiante. Uma desvantagem da UFCL é a necessidade de corrigir os distúrbios acidobásicos e os desequilíbrios eletrolíticos por métodos não dialíticos.

1. **UFCL na insuficiência cardíaca congestiva.** Os pacientes com insuficiência cardíaca congestiva podem desenvolver insuficiência renal concomitante, com consequente sobrecarga hídrica. Eles podem apresentar anúria, oligúria ou débito urinário insuficiente (< 1 ℓ/dia) apesar do tratamento clínico ideal com doses máximas de diuréticos, inotrópicos e peptídios natriuréticos por via intravenosa. A ultrafiltração é uma opção de tratamento nessas situações. Embora haja relato de UI intermitente hospitalar e ambulatorial para HFC, a UFCL tem várias vantagens que devem ser levadas em conta. A remoção lenta de líquido acarreta menos problemas hemodinâmicos, como hipotensão sintomática. Além disso, muitos desses pacientes apresentam considerável sobrecarga de volume, às vezes 10 a 15 kg acima do peso associado ao "bem-estar"; o tratamento contínuo possibilita a remoção de maiores volumes de líquido ao mesmo tempo que minimiza os problemas hemodinâmicos. As técnicas de ultrafiltração podem ser aprimoradas pelo uso de um cateter de Swan-Ganz para monitoramento central do volume, assim guiando o desfecho do tratamento, e pelo uso de um instrumento *on-line* de monitoramento do volume sanguíneo para proteger contra a taxa de ultrafiltração excessiva. Hoje existem máquinas pequenas e portáteis específicas para UFCL. No entanto, um grande ensaio randomizado de comparação entre a farmacoterapia gradual e a ultrafiltração para pacientes hospitalizados por insuficiência cardíaca aguda descompensada e diminuição da função renal constatou que a conduta farmacológica teve melhores resultados para preservação da função renal em 96 h após o início do tratamento (Bart, 2012).

XIV. **HEMODIAFILTRAÇÃO INTERMITENTE.** A descrição é apresentada no Capítulo 17.

XV. **INDICADORES DE TSRC PARA DETERMINADOS GRUPOS DE PACIENTES**

A. **Edema encefálico.** Em pacientes em estado crítico com insuficiência renal aguda, demonstrou-se que a TSRC causa menos alterações em termos de edema encefálico que a HDI. As diretrizes de lesão renal aguda KDIGO 2012 recomendam especificamente o uso de TSRC em vez de HDI convencional em pacientes com evidências de edema encefálico ou aumento da pressão intracraniana. A TSRC minimiza perturbações rápidas do sistema circulatório, sobretudo em termos de volume sanguíneo e pressão arterial, assim reduzindo grandes variações da pressão de perfusão cerebral e da pressão intracraniana. Os pacientes com insuficiência hepática constituem um grupo em risco de edema cerebral devido à dificuldade para manter a autorregulação cerebral do fluxo sanguíneo. Davenport (1999) usou HFC e HDC para lidar com a elevação da pressão intracraniana e o edema cerebral. Existem poucos dados que comparem a TSRC à HDSBE nesse aspecto. Em um estudo, a HDSBE e a TSRC tiveram os mesmos efeitos sobre a pressão intracraniana em pacientes dialisados após hemorragia encefálica (Wu, 2013).

Em pacientes de risco para edema cerebral, devem-se usar sistemas de HFC e HDC que disponham da nova geração de máquinas contínuas com controle rigoroso de volume e membranas biocompatíveis. Se possível, deve-se evitar a anticoagulação, pois pode aumentar o risco de hemorragia intracerebral no local da lesão ou perto de um monitor de pressão intracraniana.

O líquido de diálise ou de reposição deve ter uma concentração relativamente maior de sódio (> 140 mM) e uma concentração menor de bicarbonato (30 mM). A maior concentração de sódio reduz o gradiente osmótico hematencefálico e minimiza a entrada de água no encéfalo. A rápida elevação do bicarbonato plasmático aumenta a entrada de CO_2 nas células do encéfalo. Como os íons bicarbonato estão carregados, eles entram nas células com menos facilidade que o CO_2 e levam à diminuição paradoxal do pH encefálico. A súbita diminuição do pH encefálico acarreta a geração de osmóis idiogênicos, que aumentam o gradiente osmótico e, assim, favorecem a entrada de água no encéfalo.

Em casos graves de pressão intracraniana não controlada, pode ser útil o resfriamento das soluções de diálise ou de reposição, além de outras medidas usadas para resfriar o paciente a 32 a 33°C. Nessas temperaturas, há diminuição das demandas cranianas de oxigênio (Davenport, 2001).

B. **Sepse e insuficiência de múltiplos órgãos.** A síndrome de disfunção de múltiplos órgãos é consequência da liberação de mediadores pró-inflamatórios (fator de necrose tumoral β, tromboxano B_2, fator de ativação de plaquetas) e anti-inflamatórios (interleucina-10). Essa resposta é provocada por endotoxinas de bactérias gram-negativas, bactérias gram-positivas, vírus, isquemia esplâncnica e traumatismo. Na HFC, muitos desses mediadores sépticos são encontrados no filtrado de pacientes sépticos ou adsorvidos à membrana do filtro, sugerindo que a HFC é capaz de remover mediadores sépticos da circulação. Defendeu-se o uso de HFC de alto volume para esses pacientes. No entanto, embora as concentrações de mediadores sépticos sejam reduzidas por esses tratamentos, não se constatou benefício clínico regular; assim, os benefícios da HFC de maior volume (2 ℓ/h) para esses pacientes ainda são controversos. Muitos centros, porém, tratam pacientes sépticos com HDFC, em vez de HDC, para aumentar a remoção de possíveis moléculas mediadoras de sepse e, ao mesmo tempo, preservar a eficiência associada ao uso de diálise. O uso de uma dose de depuração de 35 mℓ/kg por hora com divisão igual entre diálise e hemofiltração é uma estratégia comum. Ver revisão sobre esse tópico em Joannidis (2009).

C. **Lesão pulmonar aguda e síndrome de angústia respiratória aguda (SARA).** A instituição precoce de TSRC para remoção de volume pode ajudar a melhorar os parâmetros de oxigenação e ventilação (razão PaO_2/FiO_2 e índice de oxigenação) em pacientes com SARA e insuficiência renal aguda concomitante. A melhora respiratória parece se dever mais ao efeito da remoção de volume que à remoção de mediadores inflamatórios (Hoste, 2002).

D. **Prevenção de nefropatia induzida por meio de contraste radiológico.** Embora alguns estudos tenham constatado benefícios da TSRC periprocedimento em pacientes com doença renal crônica que recebem meio de contraste por via intravenosa (Marenzi, 2003), o grupo de revisão de lesão renal aguda KDIGO 2012 concluiu que as evidências para uso de TSRC nessa situação não eram fortes e não recomenda essa intervenção até que haja pesquisas mais conclusivas.

E. **Intoxicação por substâncias ou toxinas dialisáveis ou que atravessam o filtro.** O uso de vários modos de TSRC pode ser vantajoso no tratamento de várias intoxicações, sobretudo quando os níveis plasmáticos são baixos (ver Capítulo 20).

F. **Oxigenação por membrana extracorpórea (OMEC).** A UFCL ou a HDC podem ser realizadas em pacientes tratados com OMEC sem necessidade de um sistema separado de TSRC. As linhas de sangue da OMEC podem ser adaptadas para conexão em paralelo com um dialisador. Isso possibilita a realização concomitante de HDC ou UFCL. Como esses pacientes têm SARA ou sobrecarga de volume que exige a OMEC em primeiro lugar, a remoção adicional de volume pode ser útil, sobretudo em pacientes com insuficiência renal crônica. Quando se deseja a HDC para tratamento da IRA concomitante nesses pacientes, é preferível usar soluções de diálise estéreis, pois as altas pressões no circuito de OMEC podem causar elevada retrofiltração. Usou-se anticoagulação regional com citrato (Shum, 2014).

XVI. LACTENTES E CRIANÇAS. O uso de TSRC em crianças escapa à finalidade deste livro. Ver a revisão de Sutherland (2012).

Referências bibliográficas e leitura sugerida

Augustine JJ, et al. A randomized controlled trial comparing intermittent with continuous dialysis in patients with ARF. *Am J Kidney Dis.* 2004;44:1000-1007.

Baek NN, et al. The role of nafamostat mesylate in continuous renal replacement therapy among patients at high risk of bleeding. *Ren Fail.* 2012;34:279-285.

Bart BA, et al.; the Heart Failure Clinical Research Network. Ultrafiltration in decompensated heart failure with cardiorenal syndrome. *N Engl J Med.* 2012;367:2296-2304.

Bunchman TE, Maxvold NJ, Brophy PD. Pediatric convective hemofiltration: normocarb replacement fluid and citrate anticoagulation. *Am J Kidney Dis.* 2003;42:1248-1252.

Chua HR, et al. Biochemical effects of phosphate-containing replacement fluid for continuous venovenous hemofiltration. *Blood Purif.* 2012;34:306-312.

Churchwell MD, et al. Drug dosing during continuous renal replacement therapy. *Semin Dial.* 2009;22:185-188.

Claure-Del Granado R, et al. Effluent volume in continuous renal replacement therapy overestimates the delivered dose of dialysis. *Clin J Am Soc Nephrol.* 2011;6:467-475.

Cole L, et al. High-volume haemofiltration in human septic shock. *Intensive Care Med.* 2001;27:978-986.

Dager WE, White RH. Argatroban for heparin-induced thrombocytopenia in hepato-renal failure and CVVHD. *Ann Pharmacother.* 2003;37:1232-1236.

Davenport A. Is there a role for continuous renal replacement therapies in patients with liver and renal failure? *Kidney Int Suppl.* 1999;72:S62-S66.

Davenport A. Renal replacement therapy in the patient with acute brain injury. *Am J Kidney Dis.* 2001;37:457-466.

Egi M, et al. A comparison of two citrate anticoagulation regimens for continuous veno-venous hemofiltration. *Int J Artif Organs.* 2005;28:1211-1218.

Egi M, et al. The acid-base effect of changing citrate solution for regional anticoagulation during continuous veno-venous hemofiltration. *Int J Artif Organs.* 2008;31:228-236.

Eichler P, et al. Antihirudin antibodies in patients with heparin-induced thrombocytopenia treated with lepirudin: incidence, effects on aPTT, and clinical relevance. *Blood.* 2000;96:2373-2378.

Fiaccadori E, et al. Efficacy and safety of a citrate-based protocol for sustained low-efficiency dialysis in AKI using standard dialysis equipment. *Clin J Am Soc Nephrol.* 2013;8:1670-1678.

Fischer KG, van de Loo A, Bohler J. Recombinant hirudin (lepirudin) as anticoagulant in intensive care patients treated with continuous hemodialysis. *Kidney Int Suppl.* 1999;72:S46-S50.

Golper TA. Update on drug sieving coefficients and dosing adjustments during continuous renal replacement therapies. *Contrib Nephrol.* 2001;132:349-353.

Heintz BH, et al. Antimicrobial dosing concepts and recommendations for critically ill adult patients receiving continuous renal replacement therapy or intermittent hemodialysis. *Pharmacotherapy.* 2009;29:562-577.

Hofmann CL, Fissell WH. Middle-molecule clearance at 20 and 35 ml/kg/h in continuous venovenous hemodiafiltration. *Blood Purif.* 2010;29:259-263.

Hoste EA, et al. No early respiratory benefit with CVVHDF in patients with acute renal failure and acute lung injury. *Nephrol Dial Transplant.* 2002;17:2153-2158.

Jacobi J et al. Clinical practice guidelines for the sustained use of sedatives and analgesics in the critically ill adult. *Crit Care Med.* 2002;30:119-141.

James M, et al. Canadian Society of Nephrology Commentary on the 2012 KDIGO Clinical Practice Guideline for Acute Kidney Injury. *Am J Kidney Dis.* 2013;61:673-685.

Jaski BE, et al. Peripherally inserted veno-venous ultrafiltration for rapid treatment of volume overloaded patients. *J Card Fail.* 2003;9:227-231.

Joannidis M. Continuous renal replacement therapy in sepsis and multisystem organ failure. *Semin Dial.* 2009;22:160-164.

Jörres A, et al.; the ad-hoc working group of ERBP. A European Renal Best Practice (ERBP) position statement on the Kidney Disease Improving Global Outcomes (KDIGO) Clinical Practice Guidelines on Acute Kidney Injury: part 2: renal replacement therapy. *Nephrol Dial Transplant.* 2013;28:2940-2945.

KDIGO. KDIGO clinical practice guidelines for acute kidney injury. *Kidney Int.* 2012;2(suppl1):1-141.

Kellum JA, Bellomo R, Ronco C, (eds). *Continuous Renal Replacement Therapy.* Oxford: Oxford University Press; 2010.

Kim IB, et al. Insertion side, body position and circuit life during continuous renal replacement therapy with femoral vein access. *Blood Purif.* 2011;31:42–46.

Kumar VA, et al. Extended daily dialysis: a new approach to renal replacement for acute renal failure in the intensive care unit. *Am J Kidney Dis.* 2000;36:294–300.

Lexi-Comp, Inc. (Lexi-Drugs™). Lexi-Comp, Inc. May 22, 2013.

Liangos O, et al. Dialyzer fiber bundle volume and kinetics of solute removal in continuous venovenous hemodialysis. *Am J Kidney Dis.* 2002;39:1047–1053.

Lins RL, et al. for the SHARF investigators. Intermittent versus continuous renal replacement therapy for acute kidney injury patients admitted to the intensive care unit: results of a randomized clinical trial. *Nephrol Dial Transplant.* 2009;26:512–518.

Lowenstein DH. Treatment options for status epilepticus. *Curr Opin Pharmacol.* 2005;5:334–339.

Kalviainen R. Status epilepticus treatment guidelines. *Epilepsia.* 2007;48:99–102.

Marenzi G, et al. Interrelation of humoral factors, hemodynamics, and fluid and salt metabolism in congestive heart failure: effects of extracorporeal ultrafiltration. *Am J Med.* 1993;94:49–56.

Marenzi G, et al. The prevention of radiocontrast-agent-induced nephropathy by hemofiltration. *N Engl J Med.* 2003;349:1333–1340.

Marshall MR, et al. Sustained low-efficiency daily diafiltration (SLEDD-f) for critically ill patients requiring renal replacement therapy: towards an adequate therapy. *Nephrol Dial Transplant.* 2004;19:877–884.

Marshall MR, et al. Mortality rate comparison after switching from continuous to prolonged intermittent renal replacement for acute kidney injury in three intensive care units from different countries. *Nephrol Dial Transplant.* 2011;26:2169–2175.

Matzke GR et al. Drug dosing consideration in patients with acute and chronic kidney disease—a clinical update from kidney disease: improving global outcomes (KDIGO). *Kidney Int.* 2011;80:1122–1137.

McLean AG, et al. Effects of lactate-buffered and lactate-free dialysate in CAVHD patients with and without liver dysfunction. *Kidney Int.* 2000;58:1765–1772.

Mehta RL. Indications for dialysis in the ICU: renal replacement vs. renal support. *Blood Purif.* 2001;19:227–232.

Meier-Kriesche HU, et al. Unexpected severe hypocalcemia during continuous venovenous hemodialysis with regional citrate anticoagulation. *Am J Kidney Dis.* 1999;33:e8.

Meier-Kriesche HU, et al. Increased total to ionized calcium ratio during continuous venovenous hemodialysis with regional citrate anticoagulation. *Crit Care Med.* 2001;29:748–752.

Messer J, et al. Middle-molecule clearance in CRRT: in vitro convection, diffusion and dialyzer area. *ASAIO J.* 2009;55:224–226.

Mitchell A, et al. A new system for regional citrate anticoagulation in continuous venovenous hemodialysis (CVVHD). *Clin Nephrol.* 2003;59:106–114.

Monchi M, et al. Citrate vs. heparin for anticoagulation in continuous venovenous hemofiltration: a prospective randomized study. *Intensive Care Med.* 2004;30:260–265.

Morgan D, et al. A randomized trial of catheters of different lengths to achieve right atrium versus superior vena cava placement for continuous renal replacement therapy. *Am J Kidney Dis.* 2012;60:272–279.

Morgera S, et al. Long-term outcomes in acute renal failure patients treated with continuous renal replacement therapies. *Am J Kidney Dis.* 2002;40:275–279.

Naka T, et al. Low-dose citrate continuous veno-venous hemofiltration (CVVH) and acid-base balance. *Int J Artif Organs.* 2005;28:222–228.

Oudemans-van Straaten HM, et al. Citrate anticoagulation for continuous venovenous hemofiltration. *Crit Care Med.* 2009;37:545–552.

Palevsky PM, et al. KDOQI US commentary on the 2012 KDIGO clinical practice guideline for acute kidney injury. *Am J Kidney Dis.* 2013;61:649–672.

RENAL Replacement Therapy Study Investigators, Bellomo R, et al. Intensity of continuous renal-replacement therapy in critically ill patients. *N Engl J Med.* 2009;361:1627–1638.

Rogiers P, et al. Blood warming during hemofiltration can improve hemodynamics and outcome in ovine septic shock. *Anesthesiology.* 2006;104:1216–1222.

Rokyta R Jr, et al. Effects of continuous venovenous haemofiltration-induced cooling on global haemodynamics, splanchnic oxygen and energy balance in critically ill patients. *Nephrol Dial Transplant.* 2004;19:623–630.

Sagedal S, Hartmann A. Low molecular weight heparins as thromboprophylaxis in patients undergoing hemodialysis/hemofiltration or continuous renal replacement therapies. *Eur J Med Res.* 2004;9:125–130.

Salvatori G, et al. First clinical trial for a new CRRT machine: the Prismaflex. *Int J Artif Organs.* 2004;27:404–409.

Schilder L, et al. Citrate confers less filter-induced complement activation and neutrophil degranulation than heparin when used for anticoagulation during CVVH in critically ill patients. *BMC Nephrol.* 2014;15:19.

Schindler R, et al. Removal of contrast media by different extracorporeal treatments. *Nephrol Dial Transplant.* 2001;16:1471–1474.

Shum HP, et al. The use of regional citrate anticoagulation continuous venovenous haemofiltration in extracorporeal membrane oxygenation. *ASAIO J.* 2014.

Splendiani G, et al. Continuous renal replacement therapy and charcoal plasmaperfusion in treatment of amanita mushroom poisoning. *Artif Organs.* 2000;24:305–308.

Stevenson JM, et al. In vitro glucose kinetics during continuous renal replacement therapy: implications for caloric balance in critically ill patients. *Int J Artif Organs.* 2013;36:861–868.

Sutherland SM, Alexander SR. Continuous renal replacement therapy in children. *Pediatr Nephrol.* 2012;27:2007–2016.

Swartz R, et al. Improving the delivery of continuous renal replacement therapy using regional citrate anticoagulation. *Clin Nephrol.* 2004;61:134–143.

Szamosfalvi B, Frinak S, Yee J. Automated regional citrate anticoagulation: technological barriers and possible solutions. *Blood Purif.* 2010;29:204–209.

Teo BW, et al. Machine generated bicarbonate dialysate for continuous therapy: a 10-year experience. *Blood Purif.* 2006;24:247–273.

Troyanov S, et al. Phosphate addition to hemodiafiltration solutions during continuous renal replacement therapy. *Intensive Care Med.* 2004;30:1662–1665.

Van Berendoncks AM, et al.; SHARF Study Group. Outcome of acute kidney injury with different treatment options: long-term follow-up. *Clin J Am Soc Nephrol.* 2010;5:1755–62.

van der Sande FM, et al. Thermal effects and blood pressure response during postdilution hemodiafiltration and hemodialysis: the effect of amount of replacement fluid and dialysate temperature. *J Am Soc Nephrol.* 2001;12:1916–1920.

Wester JP, et al. Catheter replacement in continuous arteriovenous hemodiafiltration: the balance between infectious and mechanical complications. *Crit Care Med.* 2002;30:1261–1266.

Wu MY, et al. Regional citrate versus heparin anticoagulation for continuous renal replacement therapy: a meta-analysis of randomized controlled trials. *Am J Kidney Dis.* 2012;59:810–818.

Wu VC, et al.; the NSARF Group. The hemodynamic effects during sustained low-efficiency dialysis versus continuous veno-venous hemofiltration for uremic patients with brain hemorrhage: a crossover study. *J Neurosurg.* 2013;119:1288–1295.

Yagi N, et al. Cooling effect of continuous renal replacement therapy in critically ill patients. *Am J Kidney Dis.* 1998;32:1023–1030.

Yang Y, et al. Development of an online citrate/Ca2+ sensing system for dialysis. *Analyst.* 2011;136:317–320.

Yessayan L, et al. Treatment of severe hyponatremia in patients with kidney failure: Role of continuous venovenous hemofiltration wit low sodium replacement fluid. *Am J Kidney Dis.* 2014;64:305–310.

Sites para consulta

Iniciativa ADQI: http://www.adqi.org.

Canal HDCN CRRT: http://www.hdcn.com/ch/cavh/.

Diretriz de Prática Médica da KDIGO para Doença Renal Aguda: http://www.kdigo.org/clinical_practice_guidelines/AKI.php.

16 Hemodiálise Domiciliar e Intensiva

Gihad E. Nesrallah, Rita S. Suri, Robert M. Lindsay e Andreas Pierratos

O interesse na hemodiálise (HD) domiciliar continua a crescer. As preferências do provedor e do paciente, a diminuição do custo do equipamento e dos suprimentos, novos modelos de financiamento e tecnologias de uso mais simples podem ser fatores facilitadores. Além disso, o ambiente domiciliar presta-se bem a sessões de HD mais longas e mais frequentes (coletivamente, "intensivas") que as oferecidas nos centros de diálise, embora esses esquemas mais intensos também possam ser administrados no centro. Convém distinguir entre (a) HD convencional (3 a 5 h, 3 vezes/semana), (b) HD frequente (5 a 7 vezes/semana), que pode ser frequente e de curta duração (1,5 a 3 h), frequente e convencional (3 a 5 h) ou frequente e de longa duração (> 5 h) ou (c) esquemas de sessões de longa duração (> 5 h) administradas 3 dias por semana ou em dias alternados. A HD frequente de curta duração e convencional é tipicamente denominada "HD diária" (HDD), enquanto a HD frequente e de longa duração costuma ser realizada à noite e é denominada "HD noturna" (HDN) frequente.

I. **ESCOLHA DA MODALIDADE.** Na ausência de diretrizes baseadas em evidências que abordem a escolha da modalidade, nós propomos alguns princípios gerais de orientação: (a) pacientes em terapia de substituição renal devem ser apresentados a todas as modalidades disponíveis, inclusive a atenção conservadora sem diálise, o transplante preemptivo, a HD domiciliar, a diálise peritoneal (DP) e a HD em centro de diálise; (b) se clinicamente apropriado e viável, as modalidades domiciliares (inclusive a DP) devem ser promovidas como terapias de primeira linha quando o transplante não é iminente; (c) a escolha entre DP e HD domiciliar deve ser baseada na preferência do paciente, na disponibilidade, na viabilidade e nos fatores médicos (p. ex., pacientes que desejam engravidar devem ser submetidas, de preferência, a HDN frequente; os pacientes sob risco de depuração insatisfatória com DP devem considerar a HD domiciliar); (d) a HD domiciliar deve ser considerada após o insucesso da DP ou de um aloenxerto renal – essa conduta demanda educação e planejamento em momento adequado, mas pode levar mais pacientes a manter sua independência da HD no centro; e (e) esquemas de HD (domiciliar ou em centro) mais intensos podem ser considerados para melhorar o volume de líquido extracelular (sobretudo em pacientes com alto ganho de líquido), a pressão arterial (PA), a massa ventricular esquerda (VE), o nível de fosfato e a qualidade de vida.

A. **HD frequente *versus* convencional.** Os padrões de prescrição variam geograficamente e também de acordo com o programa e as preferências do provedor. Não há diretrizes baseadas em evidências que abordem diretamente a escolha entre HD convencional e frequente (de longa ou curta duração). Na maioria dos casos, o esquema terapêutico depende das preferências do paciente (como conveniência e não interferência com o trabalho, o sono e a programação social) e das necessidades de depuração e ultrafiltração. O início de um esquema específico não impede a mudança para outro a qualquer tempo, e muitos pacientes usaram combinações de sessões de longa e curta duração para conciliar o trabalho e outras atividades. Quando possível, recomendamos que se evite um intervalo de 3 dias sem diálise, estabelecendo um limite mínimo de dias alternados para a HD domiciliar, embora seja menos provável que se disponha dessa possibilidade em centros de diálise.

B. HD domiciliar

1. **Seleção de pacientes.** Em geral, as taxas de prevalência de HD domiciliar são < 5% na maioria das jurisdições, porém chegam a alcançar 15% em algumas. O pré-requisito básico para HD domiciliar é um paciente ou parceiro disposto e capaz de aprender a realizar com segurança o procedimento de diálise. Convulsões não controladas, hipoglicemia, desobediência aos cuidados médicos e instabilidade hemodinâmica intradialítica importante, com necessidade de frequentes intervenções de enfermagem, são contraindicações relativas. A impossibilidade de usar heparina impede a HD de longa duração com menor fluxo de sangue (p. ex., 150 mℓ/min), mas não as prescrições com maior fluxo de sangue (p. ex., > 300 mℓ/min). A existência de comorbidades múltiplas ou graves não é contraindicação à HD domiciliar, mas a fragilidade e a incapacidade de realizar autocuidados de HD podem ser barreiras importantes se não houver assistência. Os programas de HD domiciliar devem desenvolver procedimentos padronizados de ingestão, e os critérios de elegibilidade à HD domiciliar devem incluir características do paciente ou do ajudante, como habilidades motoras, força, visão, audição, capacidade de leitura, motivação e adesão ao tratamento. Quando se identificam barreiras funcionais importantes, pode-se considerar, se for viável, o uso de cuidadores pagos.

2. **Adequação do ambiente domiciliar.** É necessário que um tecnólogo avalie a casa, concentrando-se (a) na quantidade e qualidade da água, (b) na oferta de eletricidade, (c) no espaço para armazenamento e (d) na limpeza. Esses fatores raramente criam barreiras insuperáveis à diálise domiciliar, embora seja necessário que o paciente compreenda a natureza e a extensão das mudanças necessárias para acomodar o equipamento. É preciso cumprir o código de edificação local e, às vezes, solicitar permissão a locador antes de iniciar qualquer alteração da infraestrutura de tubulações e eletricidade.

C. HD em centro de diálise. As razões para escolher a HD em centro de diálise em vez da HD domiciliar são (a) preocupações com a segurança do paciente, (b) problemas com o acesso vascular ou a canulação, (c) incapacidade ou relutância com respeito ao procedimento de HD em casa, (d) ambiente domiciliar inadequado (espaço, eletricidade, higiene ou limitações de encanamento) e (e) preferência do paciente.

Embora haja predomínio dos esquemas convencionais, a HD intensificada é cada vez mais oferecida por centros de diálise, com variação das práticas de acordo com a jurisdição. No Canadá, na Austrália e na Europa, a HDD é oferecida para uma grande variedade de indicações, entre as quais (a) a sobrecarga de volume refratária, (b) a hiperfosfatemia e/ou calcifilaxia refratária, (c) o atraso do crescimento e (d) a gravidez, embora as evidências que respaldem essas indicações sejam limitadas. A HD diurna de longa duração, 3 vezes/semana, em centro de diálise é comum na França, e a HD de longa duração, 3 vezes/semana à noite é cada vez mais oferecida nos EUA. A HDN frequente e de longa duração não costuma ser realizada em centros de diálise. O transporte, a proximidade do centro tratamento, o estilo de vida e as demandas da família do paciente são fatores importantes que podem determinar a cogitação da HD intensiva no centro. Os esquemas intensificados em centros também exigem mais espaço, equipamento e equipe de enfermagem e técnica. Em geral, os programas demandam uma "massa crítica" de pacientes submetidos a esquemas intensificados para manter um grupo de profissionais capacitados e obter economia de escala. A ausência de equipe noturna e de capacidade para lidar rapidamente com um número maior de tratamentos de HDD pode exigir modelos alternativos de constituição da equipe.

II. CONSIDERAÇÕES TÉCNICAS PARA HD DOMICILIAR

A. **Treinamento.** A duração do período de treinamento depende da experiência prévia do paciente com HD. Quando não há experiência prévia, os pacientes costumam necessitar de treinamento individual com uma enfermeira experiente durante um período mínimo de 6 semanas para que adquiram segurança e proficiência, enquanto os pacientes já acostumados a cuidar da própria HD necessitam de menos tempo de treinamento. Alguns programas com longos tempos de espera para treinamento da HD domiciliar oferecem treinamento em unidades de HD de autocuidado. Manuais de ensino escritos no idioma do paciente e em nível apropriado de leitura e compreensão também são úteis. Muitos programas exigem a "recertificação" anual dos pacientes, por demonstração na unidade de treinamento de que são capazes de realizar corretamente o procedimento de diálise e o acesso vascular e de resolver efetivamente os problemas.

B. **Acesso vascular.** As diretrizes da Canadian Society of Nephrology (CSN) para manejo de pacientes com DRT (doença renal terminal) tratados com HD intensiva (Nesrallah, 2013) recomendam fístulas e enxertos arteriovenosos (AV) em vez de cateteres, por causa do menor risco de infecção (recomendação condicional/fraca, evidências com qualidade muito baixa), mas reconhecem que as demandas técnicas da canulação podem constituir uma barreira para a HD domiciliar em alguns pacientes.

Em pacientes com fístulas AV, a técnica de "casa de botão" (*buttonhole*), que exige a recanulação exatamente dos mesmos dois (ou dois pares de) locais com agulhas de ponta romba, tornou-se popular, pois pode ser mais fácil de aprender que o método convencional de "escada" (rodízio de locais) (ver Capítulo 6). No entanto, a canulação tipo de casa de botão pode acarretar maiores taxas de bacteremia por *Staphylococcus aureus* (Muir, 2014) e, desse modo, as diretrizes CSN recomendam o uso conjunto de profilaxia antimicrobiana tópica com mupirocina (recomendação condicional/fraca, evidência de qualidade muito baixa) (Nesrallah, 2010, 2013). Com enxertos sintéticos, o rodízio dos locais da agulha é feito da maneira habitual. O baixo fluxo de sangue de 200 a 250 mℓ/min e uma agulha única são suficientes para HDN, na qual é desnecessária a alta eficiência da diálise.

C. **Membranas de diálise.** Na atualidade, não existem dados que respaldem a preferência por um tipo de membrana de diálise na HD domiciliar. Nos últimos anos, a maioria dos centros relatou o uso de dialisadores de alto fluxo. Dialisadores com pequena área de superfície são aceitáveis na HD de longa duração (Pierratos, 1999). Há relato de reúso do dialisador na diálise domiciliar (Pierratos, 2000), mas esse procedimento foi praticamente abandonado com a queda de preço das membranas de diálise.

D. **Segurança do paciente e precauções.** A seleção de pacientes, o treinamento e a supervisão contínua são de máxima importância para garantir a segurança em casa. A tela da máquina de diálise deve estar sempre visível, qualquer que seja a posição do paciente durante a diálise, e o acesso aos controles deve ser fácil. Algumas precauções adicionais são:

1. **Alarmes e comunicação.** O paciente (ou cuidador) tem de ser capaz de ouvir a máquina de diálise e seus alarmes e receber treinamento para agir em resposta a eles. É preciso que haja um telefone ao alcance do paciente durante a diálise para que ele possa ligar para serviços de emergência, se necessário. Alguns programas preferem um telefone fixo com fio ao telefone celular para garantir o funcionamento em caso de falta de energia elétrica ou recepção inadequada da rede. A campainha do telefone tem de ser audível para o caso de tentativa de contato por um centro de monitoramento a distância.

2. **Prevenção de desconexão da linha**

   a. **Técnica apropriada de canulação.** A competência do paciente ou do cuidador no procedimento de canulação e de fixação da cânula são pré-requisitos obrigatórios para o tratamento domiciliar.

b. **Fixação das linhas de sangue.** A fixação meticulosa da conexão da linha de sangue ao cateter de diálise é muito importante para evitar a exsanguinação por desconexão acidental. Caixas plásticas articuladas de proteção foram usadas para evitar que o cateter se separe do equipo. É fácil adquirir um pequeno clipe para o conector da linha de sangue (HemaSafe, Fresenius NA, Lexington, MA).

3. **Prevenção da morbidade em caso de desconexão da linha**

a. **Conectores fechados.** Recomenda-se o uso de um conector fechado se o paciente realizar diálise durante o sono (recomendação condicional/fraca, evidência de qualidade muito baixa) (Nesrallah, 2013) para evitar a embolização aérea e o sangramento por desconexão acidental do tubo do cateter de diálise. Estes são protetores das extremidades com um diafragma tipo fenda, que possibilita o fluxo de sangue. A substituição é feita com periodicidade semanal a mensal dependendo das práticas locais e das recomendações do fabricante. O InterLink System (Becton Dickinson, Franklin Lakes, NJ) só é usado na HD de longa duração, pois causa aumento das pressões arterial e venosa com a maior velocidade da bomba usada nos outros esquemas. O conector TEGO (ICU Medical, CA) oferece menor resistência ao fluxo e pode ser usado com maiores fluxos de sangue. O conector Swan-Lock (Codan, Lensahn, Germany) também foi usado.

b. **Detectores de umidade.** Um alarme de enurese, como o Drisleeper (Alpha Consultants Ltd., Nelson, Nova Zelândia), pode ser acoplado aos pontos de entrada da cânula para detectar sangramento. Também existem detectores de vazamento descartáveis (RedSense Medical AB, Halmstad, Suécia). Recentemente, foi lançado um detector de umidade sem fio, que interrompe a atividade da bomba de sangue da máquina (Fresenius Medical Care, Lexington, MA). Por fim, sensores de umidade podem ser colocados no assoalho ao redor da máquina e perto do suprimento de água para detectar vazamentos de sangue, dialisato e água (Pierratos, 2000).

c. **Sistema de uma agulha e duas bombas.** Em caso de desconexão acidental da linha venosa, pode haver perda de sangue considerável e até mesmo exsanguinação. Conforme exposto no Capítulo 4, não é possível confiar em uma queda da pressão na linha venosa após a desconexão da linha para interromper a bomba de sangue, e deve-se usar a tecnologia descrita anteriormente. A diálise com uma agulha diminui o risco de sangramento por desconexão da linha, pois o sangramento será restrito ao fluxo da fístula ou cateter, em vez da bomba de sangue. Por essa razão, é provável que a diálise com uma agulha seja uma opção mais segura para HDN frequente realizada em casa. Em virtude da duração e da frequência das sessões na HD de longa duração, a depuração ligeiramente menor associada à HD com uma agulha não é uma preocupação importante.

4. **Monitoramento.** Em geral, o monitoramento só é considerado na HDN. A conexão da máquina de HD a equipamento especializado por *modem* ou internet de alta velocidade possibilita o monitoramento por *software* em tempo real para detectar eventuais problemas técnicos e alarmes (p. ex., vazamentos de ar e sangue). O monitoramento também ajuda a acompanhar a adesão ao tratamento. Raras vezes, há monitoramento de dados do paciente, como a PA, durante a diálise noturna; portanto, embora o monitoramento garanta tranquilidade e segurança ao paciente, não está claro se realmente evita eventos catastróficos. Em algumas jurisdições (p. ex., Nova York), a lei exige monitoramento remoto ao vivo, porém a maioria dos programas fazem durante os primeiros 3 meses de HDN domiciliar (Heidenheim, 2003); alguns programas não fazem esse monitoramento (Humber River Hospital, Toronto). O iCare (Fresenius Medical Care, Lexington, MA) é um

desses sistemas de monitoramento em tempo real disponíveis em escala comercial. Os sistemas de resposta telefônica automática também foram usados com sucesso variável.

III. REQUISITOS DE INFRAESTRUTURA PARA HD DOMICILIAR

A. **Equipe de apoio.** É necessário contar com uma equipe de enfermeiros, técnicos biomédicos e médicos especialmente treinados. Os enfermeiros são responsáveis por avaliação e treinamento, acompanhamento telefônico e solução de problemas, solicitação de suprimentos para o paciente e consultas domiciliares, enquanto os técnicos fazem a manutenção da máquina e monitoram a qualidade da água. A equipe de engenharia biomédica deve participar do desenvolvimento de políticas locais regulamentadoras de práticas, padrões e protocolos para instalação e manutenção do equipamento. O responsável pelo pagamento do programa de diálise deve ser informado sobre qualquer alteração dos serviços prestados.

B. **Espaço.** É necessário espaço clínico satisfatório com encanamento apropriado para possibilitar treinamento e avaliação do paciente, além de consultas de acompanhamento com o médico e a equipe de saúde.

C. **Suprimento de água.** É preciso avaliar qualidade da água, qualquer que seja sua origem. Deve-se fazer a dosagem de endotoxinas, minerais e cloraminas. É necessário ainda pesquisar bactérias coliformes em suprimentos rurais de água. Existem padrões internacionais de pureza da água (ver Capítulo 5), que devem ser atendidos. Os fabricantes do sistema de purificação da água e do equipamento de HD costumam especificar os requisitos de pressão de água.

1. **Purificação da água.** Tanto o sistema de osmose reversa quanto o sistema de deionização foram usados com êxito na diálise domiciliar. Os sistemas de purificação tornaram-se cada vez mais compactos e suficientemente silenciosos para instalar no quarto do paciente, embora a instalação mais distante também seja possível quando desejado. Os pacientes devem ser instruídos sobre procedimentos de manutenção dos sistemas de água, inclusive trocas de filtro e desinfecção de linhas e unidades. O dialisato ultrapuro (gerado por ultrafiltro) também foi usado pela maioria dos programas e pode ser preferível para HDN, na qual o grau de exposição ao dialisato (cerca de 108 a 144 ℓ por sessão) pode ampliar os efeitos da qualidade inferior da água. A desinfecção e a frequência de amostragem da água (geralmente mensal) dependem do sistema usado e têm de seguir as normas nacionais para água.

D. **Máquinas de diálise.** Não existem dados favoráveis ao uso de qualquer tipo de máquina de HD em detrimento de outro; portanto, qualquer máquina usada para tratamento em centro de diálise pode ser usada para diálise diária domiciliar. Algumas máquinas são grandes, incômodas e difíceis de usar, embora pareça haver um interesse crescente na produção de máquinas mais adequadas para a diálise domiciliar. O ruído é um fator importante nas máquinas usadas para HDN. Outras considerações no projeto da máquina de HD domiciliar incluem simplicidade/facilidade de uso, visibilidade da tela e acessibilidade dos controles, configuração rápida e simplicidade dos procedimentos de manutenção e desinfecção.

O NxStage System One (NxStage Medical Inc., Lawrence, MA) é descrito separadamente, pois difere de outros dispositivos no uso de menor fluxo do dialisato com bolsas de dialisato previamente preenchidas, além de um dialisador com cartucho e cateteres (Clark e Turk, 2004). O dialisato com lactato pode ser fornecido em bolsas de 5 ℓ prontas ou preparado pelo sistema PureFlow™ a partir da mistura em pó para dialisato e reconstituído em volumes entre 15 e 60 ℓ para tratamentos mais longos. A quantidade de água necessária é semelhante ao volume de dialisato, como ocorre quando são usados deionizadores. O dispositivo NxStage é portátil e pode ser usado durante viagens. As modificações na casa do paciente são menos numerosas ou dispensadas. Uma limitação atual do dispositivo NxStage é o fluxo máximo de dialisato de 200 mℓ/min. Embora não disponha de bomba de heparina, pode-se usar heparina de baixo peso molecular ou bomba de heparina externa. O significado clínico do baixo fluxo de dialisato é discutido adiante, na seção sobre adequação e dose.

1. **Programas de manutenção do equipamento.** Esses programas são decisivos para a segurança do paciente. A maioria dos fabricantes sugere esquemas de manutenção, que devem ser usados como a exigência mínima para evitar complicações e falhas do equipamento. Além de um esquema rigoroso de manutenção da purificação de água, o exame microbiológico e a pesquisa de endotoxinas da água tratada e da solução de diálise são cruciais, sobretudo quando se usam membranas de alto fluxo. Alguns recomendam avaliações mensais.

E. **Monitoramento noturno a distância.** Os dispositivos e *softwares* disponíveis em escala comercial já foram citados no texto. Os programas podem ter sua própria estação central de monitoramento com equipe noturna treinada; também se pode considerar a opção de uma estação centralizada para vários programas com a finalidade de reduzir custos.

IV. PRESCRIÇÃO DE HD INTENSIVA
A. **Justificativa fisiológica**
1. **Vantagem na remoção de solutos pelo aumento do tempo semanal de diálise.** No caso de solutos como moléculas médias dialisadas de maneira insatisfatória, a concentração plasmática não se modifica muito durante a diálise e, por esse motivo, o principal fator determinante da remoção é o tempo de diálise semanal total. A distribuição do mesmo tempo semanal em sessões mais frequentes tem benefício limitado. Isso também é válido para o fosfato. Há uma queda súbita da concentração de fosfato durante a primeira hora de diálise, com subsequente estabilização; desse modo, a remoção semanal de fosfato depende basicamente do tempo total de diálise durante a semana.

2. **Vantagem na remoção de solutos pelo aumento da frequência.** No caso de solutos como a ureia, e dos solutos teoricamente "sequestrados" modelados com *Kt/V* padrão (ver descrição de *Kt/V* padrão [*stdKt/V*] no Capítulo 3), a concentração plasmática durante a diálise continua a cair durante a sessão de diálise por esse motivo, o benefício do prolongamento da sessão além de 4 h é limitado e é vantajoso distribuir o mesmo tempo semanal em sessões mais frequentes. A remoção mais eficiente de solutos ocorre durante a parte inicial da sessão de diálise, quando a concentração plasmática de solutos é máxima. A medida de *Kt/V* padrão reflete melhor o efeito de esquemas de diálise mais frequentes sobre solutos altamente sequestrados, porém facilmente dialisáveis.

   O aumento da frequência de diálise também propicia uma vantagem para a remoção de fósforo, pois a retirada de fósforo é consideravelmente maior durante a hora inicial de diálise que durante a "fase de platô". Quando longo (> 20 h), o tempo semanal de diálise é o principal determinante da remoção de fósforo. Quando o tempo semanal de diálise é < 12 h, a divisão em seis sessões semanais, em vez de três, costuma diminuir o nível sérico de fósforo pré-diálise, ainda que levemente.

3. **Vantagem do aumento do tempo semanal de diálise para a ultrafiltração.** A quantidade de líquido que deve ser removida por semana é uma função da ingestão semanal de líquidos menos volume residual de urina semanal. Caso se duplique o tempo semanal de diálise, e se a ingestão de líquidos se mantiver constante, a taxa de ultrafiltração será reduzida pela metade, com grande diminuição do estresse hemodinâmico associado à remoção de líquido.

4. **Vantagem de aumento da frequência de diálise para ultrafiltração.** Ainda que o tempo semanal de diálise não aumente, o aumento da frequência pode ser vantajoso, pois no início da sessão de diálise, maior parte do excesso de líquido está associada ao

compartimento central do volume sanguíneo. O "Daily" Trial da FHN (Frequent Hemodialysis Network) (Chertow, 2010), no qual houve pequeno aumento do tempo semanal de diálise e da ingestão semanal de líquidos, constatou benefício em termos de redução de episódios de hipotensão intradialítica por sessão, mas como o número semanal de sessões foi maior, o número semanal de episódios de hipotensão aumentou.

5. **Benefício de evitar um longo intervalo interdialítico.** Estudos observacionais mostram que, em pacientes submetidos a três sessões de diálise por semana, a taxa de mortalidade é máxima às segundas-feiras em pacientes tratados às segundas, quartas e sextas, e às terças-feiras em pacientes tratados às terças, quintas e sábados. Não está claro se o aumento da mortalidade se deve à necessidade de maior remoção de líquidos ou ao acúmulo de várias toxinas urêmicas, inclusive potássio, durante o intervalo de 3 dias sem diálise no fim de semana. Essa observação desaconselha o uso de um esquema domiciliar 3 vezes/semana quando a diálise em dias alternados for viável.

6. **Possível efeito adverso de esquemas de hemodiálise noturna frequente e de longa duração sobre a função renal residual.** O Noturnal Trial da FHN constatou aceleração da perda da função renal residual quando a frequência de diálise foi maior que 4,5 vezes/semana com sessões de longa duração (tempo semanal de diálise superior a 28 h) (Daugirdas, 2013). Isso não foi constatado em paciente com menores tempos semanais de diálise. É preciso confirmar essa observação, mas em pacientes com função renal residual substancial, um esquema de diálise muito intensivo (frequente e de longa duração) pode não ser o ideal, exceto se for necessário controlar a sobrecarga de volume ou a hiperfosfatemia refratária.

B. **Adequação e depuração de ureia**

1. *Kt/V* **padrão.** Em geral, o conceito de *Kt/V* padrão *(stdKt/V)* descrito nos Capítulos 3 e 11 é usado para medir a depuração de ureia na HDD e na HDN. O *stdKt/V* é uma medida da dose de diálise independente da frequência. É uma expressão semanal (normalizada para *V*) de uma depuração de ureia equivalente modificada e definida como a taxa de geração de ureia dividida pela média do nível máximo de nitrogênio ureico sérico (NUS) pré-diálise. O efeito da frequência de diálise sobre o *stdKt/V* pode ser observado graficamente com mais facilidade e é mostrado na Figura 16.1. Pode-se observar que quando se administram três sessões semanais de diálise, cada uma delas com duração aproximada de 3,5 h e *Kt/V* em compartimento único *(spKt/V)* de 1,2, o *stdKt/V* resultante será de 2,15 (quando calculado por modelagem ou pela "equação FHN"). O aumento do *spKt/V* com um esquema 3 vezes/semana tem efeito modesto de aumento do *stdKt/V*. Pode-se observar que, para alcançar o mesmo *stdKt/V* de 2,15 com um programa de HDCD (hemodiálise diária de curta duração) 6 vezes/semana, é preciso administrar um *spKt/V* de cerca de 0,5 a cada sessão. Veja no Apêndice C métodos simplificados de cálculo do *stdKt/V*.

2. **Recomendações de prescrição para depuração de ureia**

a. **HDD.** Pacientes submetidos a um esquema de HDD 6 vezes/semana foram tratados com sessões com duração de 1,5 a 3 h (Tabela 16.1), correspondente a tempos semanais de diálise de 9 a 18 h. Em geral, os fluxos de sangue e dialisato, assim como os dialisadores, são semelhantes aos usados na diálise convencional. No FHN Daily Trial, pacientes submetidos a HDD receberam um *Kt/V* padrão médio de 3,6 por semana, correspondente a um *Kt/V* equilibrado médio de 1,06 por sessão administrado, em média, 5 vezes/semana. É razoável iniciar com sessões de 2 h, com um total de 12 h semanais. Esse esquema pode ser ajustado dependendo da dose administrada e da satisfação do paciente, lembrando que não é necessário que todas as sessões de diálise tenham a mesma duração. Em pacientes selecionados, devem-se considerar aumentos

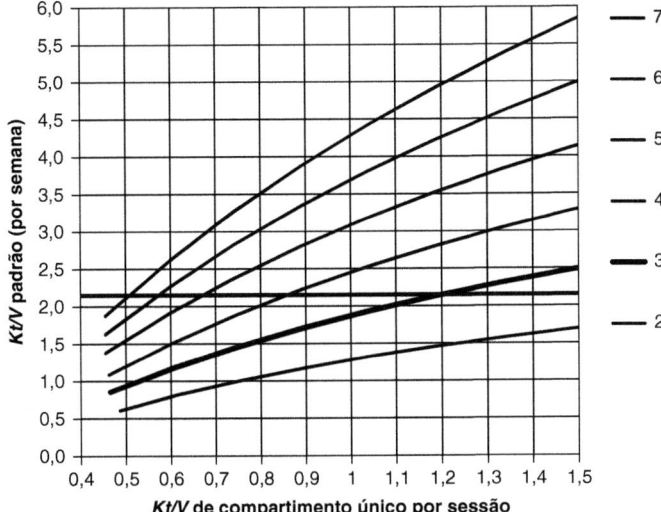

FIGURA 16.1 Relação entre *stdKt/V* semanal e *Kt/V* de compartimento único *(spKt/V)* por diálise. Os dados supõem V de 40 ℓ, depuração do dialisador de 200 mℓ/min e tempo de diálise que varia de 30 a 270 min. A linha horizontal de 2,15 representa o *stdKt/V* (calculado pelo método da FHN ou por modelagem cinética da ureia) associado ao *spKt/V* mínimo da sessão de 1,2, determinado pela KDOQI, com sessões de diálise 3 vezes/semana. Os números à direita mostram o número de tratamentos semanais.

adicionais da duração da sessão (além de 2 h), pois isso pode ajudar a remover mais fosfato e também sal e água, conforme a descrição adiante. Sessões de HDD de 1,5 h podem ser suficientes quando há função renal residual substancial, mas é preciso monitorar o *stdKt/V* semanal.

b. **HDN.** Na HD por 6 a 10 h, três ou mais vezes/semana, os valores de *stdKt/V* estão tipicamente bem acima de 2,0, supondo-se que seja administrado um *spKt/V* mínimo de 1,2 por sessão. O *stdKt/V* é afetado moderadamente pela duração da sessão, e a mudança da duração de 3,5 h para 6 a 10 h causa aumento modesto do *stdKt/V* na diálise 3 vezes/semana, mesmo quando o *spKt/V* não é alterado. Em vista do aumento acentuado da depuração com HDN, podem-se usar fluxos de sangue submáximos por diálise com agulha única, para otimizar a segurança, e menores fluxos de dialisato para reduzir os gastos com a água. Nós recomendamos um Q_B de 200 a 250 mℓ/min com agulha única, com Q_D de 300 mℓ/min. No FHN Nocturnal Trial, a prescrição típica mínima era de 6 h, administrada, em média, cinco noites por semana, alcançando um *stdKt/V* de 5,0.

C. **Composição do dialisato.** Há poucas evidências sobre a composição ideal do dialisato para HD frequente e de longa duração. Pode-se usar composição semelhante do dialisato ao trocar a diálise convencional por HD frequente ou de longa duração, com exceção de que pode ser necessário reduzir o nível de bicarbonato e acrescentar fosfato. A composição do dialisato deve ser individualizada para alcançar níveis pré e pós-diálise no intervalo laboratorial "normal" local (ver adiante). Um dialisato típico contém 135 a 140 mM de Na^+, 2,0 a 3,5 mM de K^+, 28 a 34 mM de HCO_3^-, 1,25 a 1,75 mM (2,5 a 3,5 mEq/ℓ) de Ca^{++} e 0,5 mM (1 mEq/ℓ) de Mg^{++}.

1. **Bicarbonato.** A concentração de HCO_3^- deve ser ajustada para obter uma concentração de bicarbonato pré-diálise de 22 a 24 mmol/ℓ. Em geral, iniciamos com uma concentração de 28 a 33 mmol/ℓ de bicarbonato para pacientes tratados

Tabela 16.1	Prescrições típicas de HDCD e HDN frequente.	
	HDCD	**HDN frequente**
Frequência (sessões por semana)	6 a 7	5 a 7
Duração (horas)	1,5 a 3,0	6 a 10
Dialisador (de preferência, alto fluxo)	Qualquer	Qualquer (menor)
Q_B (mℓ/min)	400 a 500	200 a 300
Q_D (mℓ/min)	500 a 800	100 a 300
Acesso	Qualquer	Qualquer
Monitoramento a distância	Nenhuma	Opcional
Reutilização do dialisador	Opcional	Opcional

HDN, hemodiálise noturna.

com HD frequente (HDD ou HDN). É preciso lembrar que a leitura da concentração de bicarbonato na maioria das máquinas de diálise não leva em conta o efeito alcalinizante do acetato de sódio ou citrato de sódio presente em dialisatos com bicarbonato. Sobretudo com a HDN frequente e de longa duração, a concentração de bicarbonato na solução de diálise deve ser ajustada perto do limite inferior para restringir a ocorrência de alcalemia pós-diálise.

2. **Fósforo.** Para controlar o nível sérico de fósforo em pacientes que ingerem uma quantidade habitual de proteínas, são necessárias cerca de 24 a 28 h semanais de diálise na ausência de ingestão de quelante de fósforo. O aumento da frequência de diálise na HDCD sem aumento do tempo semanal de diálise tem apenas efeito trivial sobre o nível sérico de fósforo, sobretudo porque muitos pacientes tendem a aumentar a ingestão de proteínas e fósforo. Os pacientes tratados com três sessões noturnas por semana, ou com diálise em noites alternadas, apresentam redução mais acentuada do nível sérico de fósforo; alguns podem não necessitar mais de quelantes de fósforo, mas um número considerável continua a precisar deles. Os pacientes tratados com sessões de longa duração 5 a 6 vezes/ semana costumam apresentar balanço de fósforo negativo, a menos que se acrescente fosfato ao dialisato. Embora a hipofosfatemia ao fim da diálise seja comum, a hipofosfatemia pré-diálise é indesejável e está associada a alto risco de morte. A hipofosfatemia é exacerbada durante períodos de redução da ingestão, como durante doenças intercorrentes. Por esse motivo, a maioria dos pacientes submetidos a diálise por mais de 30 h semanais necessita do acréscimo de fosfato ao dialisato.

Preparações de fosfato de sódio foram usadas para enriquecer o dialisato com fósforo e evitar ou tratar a hipofosfatemia em pacientes submetidos a diálise de alta intensidade em regime crônico. Em geral, a concentração de fósforo no dialisato é de 0,32 a 0,65 mM (1 a 2 mg/dℓ), embora possam ser necessárias maiores concentrações em alguns pacientes. O fosfato pode ser acrescentado ao concentrado líquido de ácido ou de bicarbonato. As preparações de enema que contêm fosfato de sódio (C. B. Fleet Company, Lynchburg, VA) constituídas de uma mistura de $NaH_2PO_4 \cdot H_2O$ e $Na_2HPO_4 \cdot 7\ H_2O$ foram amplamente usadas para esse propósito. No entanto, o uso não retal de enemas de fosfato não foi aprovado pela Food and Drug Administration (FDA), e a pureza dessas preparações de fosfato é desconhecida. As soluções de enema contêm pequena quantidade de cloreto de benzalcônio (biocida e conservante) e EDTA dissódico, que são substancialmente diluídos na solução de diálise final. Outro método de suplementação com fosfato é acrescentar uma quantidade apropriada de fósforo usandos sais de fosfato de sódio de grau USP (United States Pharmacopeia) (Sam, 2013). Preparações de fosfato para uso intravenoso (Troyanov, 2004; Hussain, 2005) foram acrescentadas às soluções de hemodiafiltração para aumentar a concentração de fósforo, mas o uso rotineiro na diálise noturna de longa duração teria custo muito alto devido ao grande volume de solução de diálise necessário.

3. **Cálcio.** Os pacientes submetidos a HDN frequente e de longa duração podem apresentar depleção do cálcio corporal total a menos que se use uma solução de diálise com concentração de cálcio ligeiramente maior que a habitual (Al Hejaili, 2003). O uso de uma concentração de cálcio no dialisato de 2,5 mEq/ℓ (1,25 mM) nesses pacientes causou hiperparatireoidismo refratário ao tratamento com análogos da vitamina D, sobretudo se o paciente não estiver mais tomando quelantes de fósforo que contenham cálcio. A concentração ideal de cálcio no dialisato varia com o aporte nutricional de cálcio, a ingestão de cálcio suplementar (inclusive quelantes de fósforo que contêm cálcio), o uso de análogos da vitamina D, o volume de ultrafiltração e o nível de atividade da paratireoide. A dosagem dos níveis de cálcio antes e depois da diálise ajuda a identificar a concentração ideal de cálcio no banho. Atualmente, a diretriz clínica da CSN para HD intensiva (Nesrallah, 2013) recomenda o uso de concentração de cálcio no dialisato de 1,5 mM (3,0 mEq/ℓ) ou maior na HD frequente e de longa duração. Se não houver concentrados com o nível desejado de cálcio, pode-se acrescentar a quantidade necessária de cloreto de cálcio em pó (o programa Humber usa $CaCl_2 \cdot 2H_2O$ USP) ao concentrado ácido. A necessidade de maior concentração de cálcio no dialisato é um problema apenas na HDN frequente e de longa duração; a HDCD não está associada a alterações acentuadas dos níveis de cálcio e, nesse caso, o costume é usar concentrações padronizadas de cálcio no dialisato de 1,25 mM (2,5 mEq/ℓ).

D. **Anticoagulação.** Em geral, não é possível realizar a HD de longa duração com baixa velocidade da bomba de sangue sem anticoagulação. Podem-se usar protocolos padronizados de heparina com todos os esquemas de HD frequente. Alguns programas usaram heparina de baixo peso molecular em *bolus*, com ou sem uma dose complementar no meio da diálise, nas sessões de maior duração, mas não há evidências publicadas sobre a segurança e a eficácia dessa conduta.

E. **Ultrafiltração, ajuste da meta de peso e medicamentos anti-hipertensivos.** A melhora do controle da PA já pode ser observada uma semana após a mudança para HD intensificada, é mais acentuada nos primeiros meses e pode continuar por muitos meses depois. Não é raro que a melhora da PA pela HD de longa duração ou frequente seja tão acentuada que os fármacos anti-hipertensivos se tornam desnecessários. Fármacos cardioprotetores como os inibidores da enzima conversora da angiotensina ou os betabloqueadores ainda podem ser prescritos, se desejado, porém com doses menores, conforme a tolerância.

A meta de peso corporal com a HD intensiva é ajustada conforme a prática habitual, com o objetivo de alcançar euvolemia clínica e PA normal antes e depois da diálise, enquanto se evitam a hipotensão intradialítica e os sintomas. Há expectativa de maior ganho de peso interdialítico quando os pacientes aumentam a ingestão de sódio e líquidos com sessões de maior duração e mais frequentes. Os pacientes podem aprender a ajustar as metas de ultrafiltração de acordo com os parâmetros de peso e PA, aumentando aos poucos a meta de peso (p. ex., 0,3 a 0,5 kg por sessão) até alcançar o valor desejado.

F. **Acompanhamento**
1. **Consultas clínicas.** A maioria dos pacientes deve ser avaliada no decorrer de 2 a 4 semanas após o início da terapia domiciliar, depois mensalmente por 3 meses e, em seguida, a cada 2 a 3 meses. Isso supõe a disponibilidade de suporte de enfermagem de sobreaviso dia e noite. O uso de "folhas de evolução" de diálise permite a documentação do peso, da PA e das complicações durante a diálise. Os pacientes devem trazê-las a cada consulta.

2. **Exames de sangue.** Os pacientes que fazem diálise em casa podem receber centrífugas de sangue e ser instruídos a manusear e preparar corretamente as amostras de sangue.

V. EFETIVIDADE E SEGURANÇA DA HD DOMICILIAR E INTENSIVA EM COMPARAÇÃO COM OUTRAS MODALIDADES

A. **HD domiciliar convencional.** Ainda não houve estudos que comparassem a HD domiciliar à HD realizada em centros de diálise. Estudos observacionais sugeriram melhora da sobrevida com a HD domiciliar, mas características não medidas do paciente, inclusive conhecimentos sobre saúde, motivação, bem-estar psicológico, estruturas de apoio social, capacidade funcional e fatores socioeconômicos, podem ser responsáveis pelas maiores taxas de sobrevida observadas nas populações em HD domiciliar. A relutância dos pacientes em serem designados aleatoriamente para hemodiálise domiciliar ou em centros de diálise é uma importante barreira para a realização de estudos randomizados. Embora não seja medida diretamente, a liberdade associada a autoprogramação, autogestão e dieta mais liberal provavelmente melhora a qualidade de vida do paciente em HD domiciliar.

B. **HD frequente**

1. **HD frequente de curta duração e padronizada.** Não há ensaios clínicos que comparem a HDD domiciliar a nenhuma outra modalidade. Um estudo observacional australiano sugeriu que não houve diferença da taxa de mortalidade entre os pacientes tratados com HD domiciliar intensiva e os pacientes submetidos a HD domiciliar convencional (Marshall, 2011). No FHN Daily Trial, os pacientes submetidos a HDCD em centro de diálise apresentaram melhora estatística e clinicamente significativa dos índices de SF-36 (sumário do componente físico) e regressão da hipertrofia ventricular em comparação com pacientes tratados com HD convencional em centro de diálise (Chertow, 2010). Deve-se observar que os tratamentos administrados a esses pacientes tiveram duração média de 2,5 h e foram administrados, em média, 5,2 vezes/semana. Há evidências preliminares de que a sobrevida foi melhor nos pacientes randomizados para o braço de tratamento frequente (Chertow, 2013). Um estudo de sobrevida multinacional recente mostrou maior risco de morte com HDCD; entretanto, esse estudo foi propenso a fatores de confusão residuais, pois os pacientes tratados com HDCD provavelmente tinham maior risco inicial (não medido) do que seria possível ajustar em modelos estatísticos (Suri, 2013). Embora haja vários estudos observacionais que avaliam desfechos fisiológicos da HDD, o FHN Daily Trial oferece as estimativas desses efeitos com menor viés. Nesse estudo, pacientes submetidos a HDCD tiveram melhor controle do nível de fosfato e da PA, mas não se detectaram diferenças de variáveis nutricionais, do manejo da anemia, da saúde mental nem da função cognitiva.

   Um importante sinal de segurança nos estudos da FHN foi o aumento da necessidade de intervenções para manter a perviedade do acesso AV. Não ficou claro se o motivo foi a diferença de vigilância (consultas mais frequentes) ou um efeito da canulação frequente. Houve tendência de menos complicações com a canulação em casa de botão com HDD (Suri, 2013 [JASN]).

2. **HD frequente de longa duração.** Até hoje, dois estudos randomizados compararam a HDN frequente à HD convencional. Um estudo canadense demonstrou regressão da hipertrofia ventricular esquerda (HVE) em pacientes randomizados para HDN (Culleton, 2007), porém o maior estudo noturno da FHN não demonstrou (Rocco, 2011). O efeito da HDN sobre a massa do VE pode ter sido atenuado pela função renal residual preservada na população do estudo da FHN. Os dois estudos constataram melhora do controle da PA e do fosfato com a HDN. Os estudos de avaliação dos efeitos da HDN na sobrevida dos pacientes foram observacionais. Como nos estudos de HD domiciliar convencional, a HDN está associada a maior

sobrevida em comparação com a HD convencional, mas deve-se considerar os fatores de confusão residuais ao interpretar esses resultados.

No FHN Nocturnal Trial, houve aumento significativo dos procedimentos para manter o acesso vascular com a HD domiciliar frequente e de longa duração em comparação com a HD domiciliar convencional, e também houve tendência ao aumento da carga percebida sobre os cuidadores. Por fim, o risco de perda completa da função renal residual em 12 meses foi maior em pacientes submetidos a HDN frequente que em pacientes tratados 3 vezes/semana. Esses possíveis efeitos adversos devem ser discutidos com os pacientes antes do início da HDN frequente. Os efeitos sobre a taxa de mortalidade não estão claros; o risco de mortalidade a longo prazo nos pacientes randomizados para o grupo tratado seis noites por semana foi maior que nos pacientes do grupo tratado com HD convencional (Rocco, 2013), mas as significativas taxas de cruzamento e o diminuto tamanho da amostra impedem a interpretação definitiva desses resultados.

C. **Diálise de longa duração 3 vezes/semana ou em dias alternados.** A experiência de Tassin mostrou melhora acentuada da sobrevida, da PA e do controle de fosfato nos receptores de HD 3 vezes/semana em centro de diálise com duração de 8 h por sessão (Charra, 2004). Mais recentemente, grandes organizações de diálise nos EUA ofereceram HDN 3 vezes/semana em centros de diálise e relataram maior sobrevida e melhores variáveis fisiológicas em comparação com a HD convencional no centro de diálise; a experiência publicada com a HD domiciliar em dias alternados na Austrália e na Nova Zelândia mostrou resultados semelhantes. No entanto, todas essas evidências são observacionais, com a possibilidade de vieses de seleção de pacientes e de confundimento.

VI. **CONCLUSÕES E PERSPECTIVAS.** A diálise domiciliar em geral e os esquemas intensificados de HD estão ganhando popularidade, sobretudo em países de alta renda. As tentativas de compreender os benefícios e os riscos dessas prescrições alternativas de diálise continuam a depender de estudos observacionais, pois é muito difícil realizar estudos randomizados nessa área. Até que existam evidências de melhor qualidade para fundamentar a decisão, os provedores atenderiam bem seus pacientes concentrando as discussões sobre a modalidade nos valores e nas preferências dos pacientes e nas considerações fisiológicas específicas descritas neste capítulo.

Referências bibliográficas e leitura selecionada

Al-Hejaili F, et al. Nocturnal but not short hours quotidian hemodialysis requires an elevated dialysate calcium concentration. *J Am Soc Nephrol.* 2003;14:2322–2328.

Ayus JC, et al. Effects of short daily versus conventional hemodialysis on left ventricular hypertrophy and inflammatory markers: a prospective, controlled study. *J Am Soc Nephrol.* 2005;16:2778–2788.

Blagg CR. A brief history of home hemodialysis. *Adv Ren Replace Ther.* 1996;3:99–105.

Chan CT, et al. Short-term blood pressure, noradrenergic, and vascular effects of nocturnal home hemodialysis. *Hypertension.* 2003;42:925–931.

Charra B, et al. Long thrice weekly hemodialysis: the Tassin experience. *Int J Artif Organs.* 2004;27:265–283.

Chertow GM, et al. (for the FHN Trial group). In-center hemodialysis six times per week versus three times per week. *N Engl J Med.* 2010;363:2287–2300.

Chertow GM, et al.; the FHN Group. Effects of randomization to frequent in-center hemodialysis on long-term mortality: frequent hemodialysis daily trial [abstract FR-PO342]. *J Am Soc Nephrol.* 2013;24:442A.

Clark WR, Turk JE. The NxStage system one. *Semin Dial.* 2004;17:167–170.

Culleton BF, et al. Effect of frequent nocturnal hemodialysis vs conventional hemodialysis on left ventricular mass and quality of life: a randomized controlled trial. *JAMA.* 2007;298:1291–1299.

Daugirdas JT, et al.; the FHN Trial Group. Effect of frequent hemodialysis on residual kidney function. *Kidney Int.* 2013;83:949–958.

Depner TA. Daily hemodialysis efficiency: an analysis of solute kinetics. *Adv Ren Replace Ther.* 2001;8:227–235.

Diaz-Buxo JA, Schlaeper C, VanValkenburgh D. Evolution of home hemodialysis monitoring systems. *Hemodial Int.* 2003;7:353–355.

Gotch FA. The current place of urea kinetic modelling with respect to different dialysis modalities. *Nephrol Dial Transplant.* 1998;13(suppl 6):10–14.

Heidenheim AP, et al. Patient monitoring in the London daily/nocturnal hemodialysis study. *Am J Kidney Dis.* 2003;42(1 suppl):61–65.

Hussain SA, et al. Phosphate enriched hemodialysis during pregnancy: two case series. *Hemodial Int.* 2005;9:147–152.

Ing TS, et al. Phosphorus-enriched hemodialysates: formulations and clinical use. *Hemodial Int.* 2003;7:148–155.

Muir CA, et al. Buttonhole cannulation and clinical outcomes in a home hemodialysis cohort and systematic review. *Clin J Am Soc Nephrol.* 2014;9:110–119.

Leitch R, et al. Nursing issues related to patient selection, vascular access, and education in quotidian hemodialysis. *Am J Kidney Dis.* 2003;42(1 suppl):56–60.

Marshall MR, et al. Home hemodialysis and mortality risk in Australian and New Zealand populations. *Am J Kidney Dis.* 2011;58(5):782–793.

McFarlane PA. Reducing hemodialysis costs: conventional and quotidian home hemodialysis in Canada. *Semin Dial.* 2004;17:118–124.

Mucsi I, et al. Control of serum phosphate without any phosphate binders in patients treated with nocturnal hemodialysis. *Kidney Int.* 1998;53:1399–1404.

Muir CA, et al. Buttonhole cannulation and clinical outcomes in a home hemodialysis cohort and systematic review. *Clin J Am Soc Nephrol.* 2014;9:110–119.

Mustafa RA, et al. Vascular access for intensive maintenance hemodialysis: a systematic review for a Canadian Society of Nephrology clinical practice guideline. *Am J Kidney Dis.* 2013;62:112–131.

Nesrallah GE, et al. *Staphylococcus aureus* bacteremia and buttonhole cannulation: long-term safety and efficacy of mupirocin prophylaxis. *Clin J Am Soc Nephrol.* 2010;5:1047–1053.

Nesrallah GE, et al. Canadian Society of Nephrology guidelines for the management of patients with end stage renal disease treated with intensive hemodialysis. *Am J Kidney Dis.* 2013;62:187–198.

Pierratos A. Nocturnal home haemodialysis: an update on a 5-year experience. *Nephrol Dial Tranplant.* 1999;14:2835–2840.

Pierratos A. Delayed dialyzer reprocessing for home hemodialysis. *Home Hemodial Int.* 2000;4:51–54.

Rocco MV et al., (for the FHN Trial Group). The effects of frequent nocturnal home hemodialysis: the frequent hemodialysis network nocturnal trial. *Kidney Int.* 2011;80:1080–1091.

Rocco MV, et al., the FHN Group. Effects of randomization to frequent nocturnal hemodialysis on long-term mortality: Frequent Hemodialysis Nocturnal Trial [abstract FR-PO345]. *J Am Soc Nephrol.* 2013;24:443A.

Sam R, et al. Using disodium monohydrogen phosphate to prepare a phosphate-enriched hemodialysate. *Hemodial Int.* 2013;17:667–668.

Suri RS, et al. Daily hemodialysis: a systematic review. *Clin J Am Soc Nephrol.* 2006;1:33–42.

Suri RS, et al. Risk of vascular access complications with frequent hemodialysis. *J Am Soc Nephrol.* 2013;24:498–505.

Suri RS, et al. A multinational cohort study of in-center daily hemodialysis and patient survival. *Kidney Int.* 2013;83:300–307.

Troyanov S, et al. Phosphate addition to hemodiafiltration solutions during continuous renal replacement therapy. *Intensive Care Med.* 2004;30:1662–1665.

Walsh M, et al. A systematic review of the effect of nocturnal hemodialysis on blood pressure, left ventricular hypertrophy, anemia, mineral metabolism, and health-related quality-of-life. *Kidney Int.* 2005;67:1501–1508.

Sites para consulta

Central de diálise domiciliar: http://www.homedialysis.org.

Manual de diálise da ISHD: http://www.ishdn.net.

17 Hemodiafiltração

Bernard Canaud, Sudhir Bowry e Stefano Stuard

As modalidades convencionais de diálise por difusão, inclusive a hemodiálise de alto fluxo, têm capacidade limitada de remover efetivamente toxinas urêmicas de maior peso molecular. A hemodiafiltração (HDF) é uma modalidade que promove o transporte por convecção de solutos de uma grande variedade de toxinas urêmicas implicadas na uremia (Vanholder, 2003) e pode propiciar vários benefícios, entre os quais melhores desfechos.

I. **DEPURAÇÃO POR DIFUSÃO OU CONVECÇÃO.** A hemodiálise depende do transporte por difusão. A taxa de difusão das moléculas é inversamente proporcional à raiz quadrada de seu peso molecular. As moléculas maiores têm velocidade de difusão relativamente baixa e, portanto, depuração relativamente lenta por hemodiálise. O transporte por convecção depende do arrasto pelo solvente, no qual as moléculas de qualquer peso molecular são transportadas através da membrana pelo movimento do líquido. O grau com que o soluto é levado através da membrana depende do coeficiente de *sieving* (peneiramento), que varia de 0 a 1,0, de acordo com o tipo de soluto e também com as características da membrana. O transporte por convecção assegura aumento considerável da remoção de moléculas médias e grandes cuja depuração por terapias de difusão é insatisfatória.

II. **PRINCÍPIOS DA HEMODIAFILTRAÇÃO.** A HDF é uma terapia "híbrida" que combina, no mesmo módulo do dialisador, os dois principais mecanismos de transporte de solutos descritos: difusão e convecção.

   A. **Depuração por difusão e convecção na HDF.** A depuração total é o resultado da soma das depurações por difusão e convecção. A Tabela 17.1 apresenta as equações detalhadas. A depuração por convecção de determinado soluto depende do volume total de ultrafiltrado e do coeficiente de *sieving* de solutos da membrana. O volume ultrafiltrado total é a soma do líquido removido durante o tratamento para corrigir a sobrecarga hídrica extracelular mais o volume de "líquido de reposição ou substituição" infundido durante o tratamento para promover a convecção.

   B. **Modo de substituição: pós-diluição, pré-diluição e diluição mista.** A infusão da solução de líquido de substituição no modo pós-diluição (Figura 17.1) significa que o líquido é acrescentado à corrente sanguínea que sai do hemodialisador. Essa é a opção mais eficiente para depuração de solutos (Figura 17.1), pois não há diluição do sangue no dialisador, onde ocorre a convecção. No entanto, quando o fluxo de sangue é limitado, as condições hemorreológicas são adversas (como em casos de elevada concentração de hemoglobina ou proteínas) ou o fluxo de infusão do líquido de substituição tem de ser muito alto, para evitar a hemoconcentração no filtro, pode-se infundir todo o líquido de reposição (modo pré-diluição, Figura 17.2) ou parte dele (diluição mista, Figura 17.3) na linha de sangue a montante do filtro (Pedrini, 2003). Os modos de pré-diluição e diluição mista reduzem consideravelmente a depuração de solutos, pois a concentração de toxinas no sangue que entra no dialisador é diluída pelo

Tabela 17.1 Fórmulas da depuração de solutos por hemodiafiltração.

O grupo EUDIAL (Tattersall, 2013) propôs as seguintes equações para descrever a depuração por HDF.

O componente de difusão (K_D) pode ser estimado da seguinte maneira:

$$K_D = \frac{1 - e^{K_o A \times [(Q_b - Q_d)/(Q_b \times Q_d)]}}{(1 / Q_b) - (1/Q_b) \times e^{K_o A \times [(Q_b - Q_d)/(Q_b \times Q_d)]}}.$$

na qual Q_b é o fluxo de sangue; Q_d é o fluxo do líquido de diálise; e $K_o A$ é o coeficiente de área de transferência de massa do dialisador específico para o soluto.

O componente de convecção (K_C) pode ser estimado da seguinte maneira:

$$K_C = \frac{Q_b - K_D}{Q_b} \times Q_f \times S,$$

na qual Q_f é o fluxo por convecção e S é o coeficiente de *sieving*.

A depuração total K_T pode ser estimada pela soma dos dois componentes:

$$K_T = (K_D + K_C) \times DF$$

na qual DF é o fator de diluição, dependendo do modo de infusão do líquido de reposição durante o tratamento (pós-diluição, pré-diluição ou diluição mista).

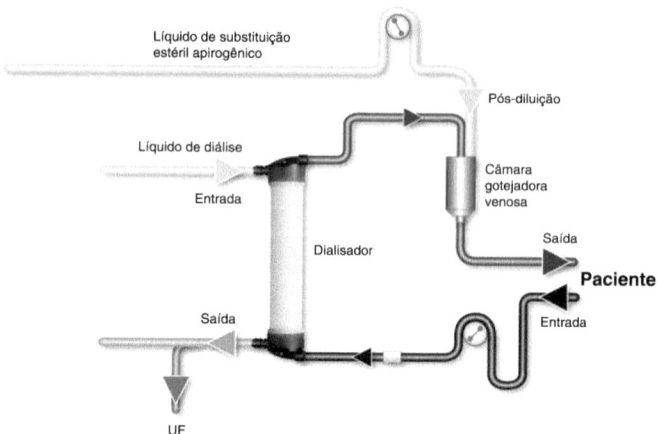

FIGURA 17.1 Hemodiafiltração *on-line* pós-diluição.

líquido de substituição. A Tabela 17.2 apresenta as vantagens e desvantagens de cada modo de infusão de líquido de substituição.

C. **Questões técnicas**

1. **Acesso vascular.** Pacientes tratados com HDF necessitam de acesso vascular capaz de conduzir com segurança um fluxo sanguíneo extracorpóreo mínimo de 350 a 400 mℓ/min.

2. **Hemodiafiltro de alto fluxo.** A membrana semipermeável deve ter alta permeabilidade hidráulica (KUF > 50 mℓ/h por mmHg), alta permeabilidade a solutos

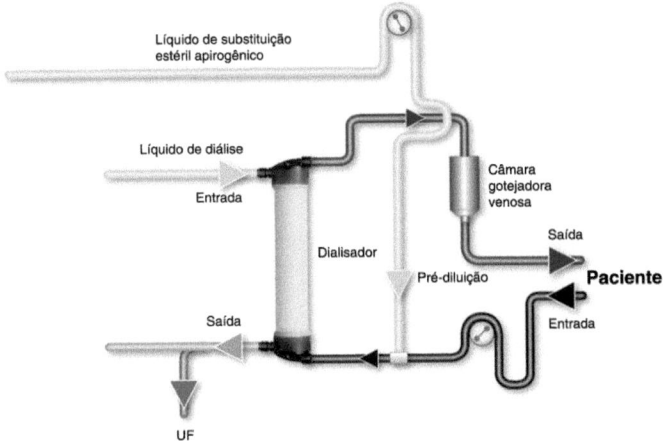

FIGURA 17.2 Hemodiafiltração *on-line* pré-diluição.

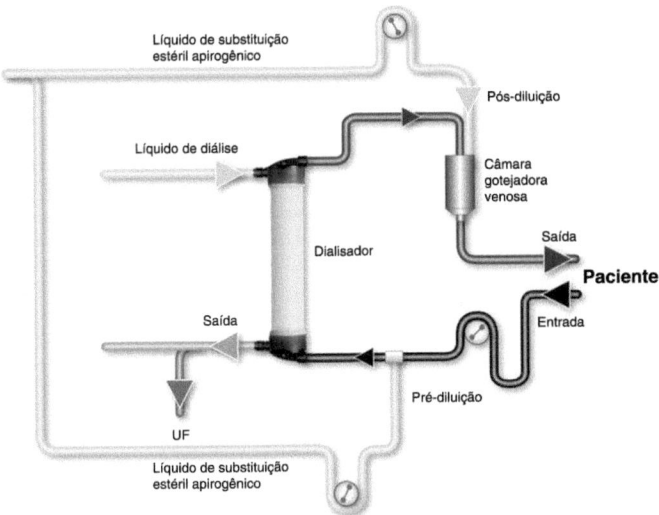

FIGURA 17.3 Hemodiafiltração *on-line* com diluição mista.

(coeficiente de *sieving* de β_2-microglobulina > 0,6) e uma área de superfície de troca ideal (1,60 a 1,80 m^2). Além disso, a baixa resistência interna ao sangue (diâmetro interno das fibras > 200 micrômetros, número suficiente de fibras; comprimento do feixe de fibras < 30 cm) é altamente desejável para reduzir a hemoconcentração e facilitar a ultrafiltração.

3. **Produção *on-line* de líquido de substituição.** Fora dos EUA, a maioria dos fabricantes de máquinas de diálise oferece como recurso opcional a possibilidade de produção direta de líquido de substituição para infusão intravenosa a partir da solução de diálise (Blankestijn, 2010). Algumas técnicas *on-line* possibilitam a oferta de quantidades quase ilimitadas de líquido de substituição apirogênico estéril a um custo

Tabela 17.2 Vantagens e desvantagens de cada modalidade de HDF.

Pós-diluição	Pré-diluição	Diluição mista
Vantagens		
• Elevada depuração de solutos e remoção de solutos de baixo, médio e alto peso molecular • Menor volume de líquido de substituição em relação às outras modalidades	• Hemodiluição - Diminuição do proteinócrito e do hematócrito - Redução da viscosidade e da pressão oncótica - Diminuição da deposição de resíduos nas fibras e na membrana - Permite HDF com fluxo sanguíneo abaixo do ideal ou em condições hemorreológicas desfavoráveis • Facilita a depuração e a remoção de solutos ligados a proteínas • Preserva a permeabilidade hidráulica e aos solutos da membrana (reduz o estresse na membrana)	• Evita as desvantagens dos métodos pós e pré-diluição • Permite HDF em condições de fluxo sanguíneo abaixo do ideal e em condições hemorreológicas desfavoráveis
Desvantagens		
• Hemoconcentração - Aumento do proteinócrito e do hematócrito - Aumento da viscosidade e da pressão oncótica - Possível deposição de resíduos na membrana • Redução da permeabilidade hidráulica e aos solutos da membrana - Aumento da pressão transmembrana - Redução do coeficiente de *sieving* - Coagulação das fibras - Possíveis alarmes - Aumento do estresse da membrana - Possível extravasamento de albumina	• Reduzida depuração de solutos e remoção de solutos de baixo, médio e alto peso molecular • Aumento do volume necessário de líquido de substituição (o dobro)	• Necessidade de equipamento específico - Duas bombas de infusão - Linhas de sangue específicas • Necessidade de *software* e algoritmo específicos - Considerar alterações do hematócrito e do proteinócrito - Ajustar a razão pós/pré-infusão, mantendo a pressão transmembrana dentro do intervalo desejado - Aumento do volume do líquido de substituição (apenas 30% maior)

relativamente baixo. Todos os estudos mostraram que a produção *on-line* de líquido de substituição é uma solução segura, confiável e economicamente viável para aplicação clínica de rotina (Canaud, 2000). Essa conduta obteve a aprovação de todos os órgãos regulamentadores europeus que operam na Comunidade Europeia.

A produção de líquido de diálise estéril e apirogênico (dialisato ultrapuro) é obtida por "esterilização a frio" da solução de diálise recém-preparada com uso de ultrafiltros esterilizantes exclusivos. O módulo de infusão é constituído de uma bomba de infusão ajustável que pode ser configurada para operar no intervalo de 0 a 250 mℓ/min. O dialisato ultrapuro produzido dessa maneira é desviado pela bomba de infusão e atravessa um segundo ultrafiltro. Depois, o líquido de substituição filtrado duas vezes é infundido no sangue do paciente. Os ultrafiltros esterilizantes são incorporados ao percurso do líquido de diálise e desinfectados *in situ* na máquina. É necessário substituí-los periodicamente de acordo com os critérios definidos (número de sessões ou duração de uso) para evitar a perda da capacidade de adsorção de endotoxinas.

4. **Qualidade da água.** A água usada nas terapias por convecção tem de satisfazer critérios de pureza muito rigorosos. Esse alto refinamento da purificação da água levou ao conceito de "água ultrapura" – água praticamente estéril e apirogênica. A meta geral desse conceito é garantir a pureza química e microbiológica de todos os líquidos usados. Os aspectos técnicos dos sistemas de tratamento de água e dos sistemas de tubulação para distribuição de água foram detalhados em outra parte do texto. As opções técnicas básicas necessárias para produzir água ultrapura consistem em um sistema pré-tratamento (microfiltração, descalcificação, carvão ativado, microfiltração a jusante) seguido por dois módulos de osmose reversa em série. A água ultrapurificada é levada às máquinas de diálise por um circuito de distribuição que garante sua recirculação contínua. Como já foi descrito, o líquido de diálise com qualidade microbiológica é produzido a partir dessa água quimicamente pura pelo uso de ultrafiltros esterilizantes a jusante incorporados à máquina de diálise.

5. **Garantia de qualidade e regras de higiene.** É necessário um processo de garantia de qualidade para manter, com regularidade, a ultrapureza da água produzida e conduzida a todas as máquinas de HDF. Esse processo exige a desinfecção periódica do sistema de tratamento de água (química e/ou térmica) e o monitoramento biológico da água produzida (exames bacteriológicos por métodos apropriados e avaliação do conteúdo de endotoxinas por ensaio de lisado de amebócito de Limulus [LAL]). Além disso, as máquinas de HDF *on-line* são submetidas à desinfecção regular, substituição de ultrafiltros esterilizantes e monitoramento microbiológico de acordo com as recomendações do fabricante e as regulamentações locais.

III. **PRESCRIÇÃO DE HDF.** Em pacientes com doença renal crônica, os esquemas convencionais de HDF empregam três sessões de diálise por semana, cada uma delas com duração de 4 h (12 h por semana). Este capítulo não abrange a discussão dos esquemas com sessões mais frequentes ou prolongadas.

A. **Volume ultrafiltrado.** Para obter o benefício completo da terapia de HDF, a meta de volume ultrafiltrado total no modo pós-diluição, um substituto da dose por convecção, deve ser de 20 a 24 ℓ por sessão (85 a 90 mℓ/kg por hora) (Canaud, 2006; Bowry, 2013). Para obter uma dose por convecção equivalente no modo pré-diluição, deve-se duplicar a meta de volume de ultrafiltração; no modo com diluição mista, deve-se multiplicar esse volume por 1,3.

B. **Composição eletrolítica.** A prescrição de eletrólitos é crucial, sobretudo quando se usa grande volume de líquido de reposição. A composição eletrolítica dos líquidos de diálise deve ser personalizada de acordo com a situação clínica. A concentração de sódio no dialisato pode ser alinhada à concentração plasmática de sódio pré-diálise para reduzir o deslocamento por gradiente osmótico e facilitar a remoção do excesso de sódio. A concentração de potássio no dialisato deve ser, de preferência, entre 2 e 4 mM. A concentração de cálcio no dialisato, dependendo da meta de balanço de massa de cálcio, deve ser de 1,25 a 1,50 mM (2,5 a 3,0 mEq/ℓ) para garantir um balanço de cálcio neutro ou minimamente positivo. O uso de maior concentração de cálcio (1,75 mM ou 3,5 mEq/ℓ) deve ser restrito à hipocalcemia grave e a indicações específicas (p. ex., hipoparatireoidismo, uso de calcimimético). A concentração de magnésio típica no dialisato é de 0,50 mM (1,0 mEq/ℓ). A concentração de bicarbonato no dialisato (medida após reação com o concentrado ácido) deve variar, de preferência, entre 28 e 30 mM, considerando-se o efeito alcalinizante adicional do acetato (4 a 8 mM) ou citrato (0,8 a 1,0 mM, 2,4 a 3,0 mEq/ℓ) que também são comuns na solução de diálise final/reposição.

C. **Anticoagulação.** A HDF pode acarretar maior atividade pró-coagulação do sangue que a hemodiálise convencional devido à ultrafiltração forçada e à possível perda de anticoagulante. A administração de heparina de baixo peso molecular e, em menor escala, de heparina não fracionada pela linha arterial causa depuração importante de heparina, pois a HDF pode remover moléculas desse tamanho. A heparina não deve ser administrada em *bolus* na linha de sangue na entrada do hemodiafiltro, pois até 50% da heparina não fracionada ou 80% da heparina de baixo peso molecular podem ser removidas na primeira passagem pelo equipamento de HDF de alta eficiência (esse fenômeno só ocorre na "primeira passagem" quando a heparina não está ligada à antitrombina nem às proteínas; não ocorre mais tarde, quando a heparina já se misturou ao sangue e está ligada à antitrombina). Em vez disso, a dose inicial de heparina em *bolus* deve ser infundida através da agulha venosa ou pela linha de sangue venoso, esperando-se 3 a 5 min antes de iniciar o fluxo sanguíneo extracorpóreo para que ela se misture ao sangue do paciente. A dose necessária de heparina varia muito de um paciente para outro e é preciso aumentar a dose gradualmente. A ultrafiltração insatisfatória ou a coagulação no circuito costumam responder ao aumento da dose de heparina. Os protocolos de ajuste da dose devem ser baseados na avaliação do risco de sangramento, na perviedade do circuito extracorpóreo e no tipo de heparina usada.

IV. **BENEFÍCIOS CLÍNICOS DAS TERAPIAS POR CONVECÇÃO**
   A. **Remoção de solutos**
      1. **Depuração de moléculas médias.** Vários estudos controlados prospectivos confirmaram a melhora da depuração e da massa extraída de β_2-microglobulina com a HDF (30 a 40% maior que na hemodiálise de alto fluxo), acompanhada de declínio da concentração de β_2-microglobulina no sangue circulante (Ward, 2000; Maduell, 2002; Lornoy, 2006; Pedrini, 2011). Quando se reconhece o valor preditivo da morbidade e da mortalidade das concentrações de β_2-microglobulina em pacientes em hemodiálise, parece crucial a meta de um menor nível circulante dessa toxina urêmica ao considerar a adequação da diálise (Cheung, 2006).
      2. **Depuração de fosfato.** A massa extraída de fosfato na HDF é de 15 a 20% (Lornoy, 2000). Um grande estudo constatou queda de 6% dos níveis séricos de fosfato pré-diálise com HDF e aumento de 64% para 74% da porcentagem de pacientes que alcançaram a meta de fósforo sérico pré-tratamento (Penne, 2010).
      3. **Outras substâncias.** Altas taxas de remoção de várias outras substâncias consideradas toxinas urêmicas foram documentadas com o uso de HDF, inclusive fator D do complemento (um mediador pró-inflamatório), leptina (16 kDa; a remoção efetiva de leptina favorece a melhora do estado nutricional do paciente), FGF23 (30 kDa; mediador associado a distúrbios ósseos metabólicos e à calcificação vascular) e várias citocinas, inibidores da eritropoese como o ácido 3-carboxi-4-metil-5-propil-2-furanpropiônico (CMPF), cadeias leves de imunoglobulina (κ, λ) e produtos finais da glicosilação avançada (AGE) circulantes e precursores de AGE (Chun-Liang, 2003; Stein, 2001).
   B. **Comparações clínicas entre HDF e hemodiálise**
      1. **Sintomas intradialíticos.** Alguns estudos mostraram redução substancial de episódios de hipotensão intradialíticos com a HDF em comparação com a hemodiálise convencional. Esse efeito benéfico foi atribuído ao balanço térmico negativo (por infusão de líquido de reposição relativamente frio), à alta concentração de sódio no líquido de substituição e/ou à remoção de mediadores vasodilatadores (Van der Sande, 2001). A HDF pode ter efeito cardioprotetor pela redução de lesões cardíacas isquêmicas repetitivas (Ohtake, 2012). Um estudo de comparação da HDF à hemodiálise com taxas semelhantes de transferência de calor extracorpórea não demonstrou benefício em termos de melhor estabilidade do sangue, o que ilustra a possível importância da temperatura (Kumar, 2013).

2. **Função renal residual.** Vários pequenos estudos observacionais (com acompanhamento de menos de 60 pacientes) sugeriram que a HDF contribui para a preservação melhor e mais duradoura da função renal residual que a HD convencional (Schiffl, 2013). As maiores comparações randomizadas da HDF à hemodiálise não descreveram esse fato. Se verdadeiro, o efeito benéfico poderia ser devido à redução da microinflamação e à prevenção de lesões isquêmicas renais repetitivas causadas por hipotensão intradialítica.

3. **Menor perfil inflamatório.** Vários estudos prospectivos mostraram que o comportamento de biomarcadores sensíveis da reação da fase aguda (proteína C reativa, várias interleucinas) é reduzido na HDF em relação à hemodiálise convencional (Susantitaphong, 2013).

4. **Correção da anemia e consumo de agente estimulante da eritropoese (ESA).** Várias metanálises sugerem que a HDF não tem grande impacto na dose de ESA (Susantitaphong, 2013), embora logicamente deva haver um efeito positivo em consequência da melhor remoção de substâncias inibidoras da eritropoese e/ou da redução da inflamação. Em alguns estudos nos quais a dose de ESA foi reduzida, o benefício pode estar relacionado ao uso de tecnologia avançada de diálise, com água e solução de diálise de melhor qualidade, associada à HDF.

5. **Desnutrição.** A maioria dos estudos não constatou alteração significativa dos parâmetros antropométricos nem das proteínas marcadoras de nutrição (albumina, pré-albumina) em pacientes tratados com terapias por convecção avançadas. Vários estudos relataram melhora do apetite.

6. **Dislipidemia e estresse oxidativo.** Demonstrou-se que o uso periódico de terapias por convecção avançadas melhora os níveis de lipídios, reduz marcadores séricos de estresse oxidativo e diminui as concentrações séricas de AGE. Parte desses efeitos benéficos pode ser decorrente da maior biocompatibilidade geral do sistema de diálise, com prevenção da inflamação e do estresse carbonila, e, mais especulativamente, da remoção de toxinas urêmicas pró-oxidativas.

7. **Amiloidose por β$_2$-microglobulina.** Vários grandes estudos de coorte indicam que o uso estendido de membranas de alto fluxo e de terapias por convecção tem impacto benéfico no desenvolvimento da amiloidose por β$_2$-microglobulina, com redução da incidência de síndrome do túnel do carpo. É provável que o efeito benéfico seja consequência do uso regular de água ultrapura e de materiais biocompatíveis que evitam a inflamação, combinado às modalidades de convecção que promovem a remoção de β$_2$-microglobulina (Schiffl, 2014).

C. **Benefícios sobre as taxas de morbidade e mortalidade.** Realizaram-se três ensaios randomizados de comparação das taxas de sobrevida e de hospitalização em pacientes tratados com HDF e em pacientes tratados com hemodiálise, de alto ou baixo fluxo. Cada ensaio incluiu cerca de 700 a 900 pacientes. Um estudo inicial (Ok, 2013) não constatou diferenças na taxa de sobrevida, na taxa de hospitalização nem na incidência de hipotensão intradialítica. O volume médio de ultrafiltração (volume de líquido de substituição mais volume em excesso removido) nesse estudo foi de aproximadamente 19,5 ℓ, e uma análise posterior mostrou maior sobrevida dos pacientes nos quais se usou maior volume de líquido de substituição. Dois ensaios randomizados prospectivos subsequentes (CONTRAST e ESHOL), nos quais os volumes médios de ultrafiltração foram um pouco maiores, chegaram a diferentes conclusões. No estudo CONTRAST (Grooteman, 2012), o volume médio de ultrafiltração foi de 21 ℓ, e obteve-se redução substancial do nível sérico de β$_2$-microglobulina em comparação com o grupo controle, tratado com hemodiálise de baixo fluxo. No entanto, não houve diferença entre os grupos submetidos à HDF e à hemodiálise em termos de sobrevida ou hospitalizações. No estudo ESHOL (Maduell, 2013), o volume médio de ultrafiltração foi de cerca de 23 a 24 ℓ, e o grupo de comparação foi tratado com diálise de alto fluxo. Nesse caso, o resultado foi bem diferente; houve redução de 30%

da taxa de mortalidade por todas as causas no grupo tratado com HDF. Assim, o efeito da HDF na sobrevida é um tanto incerto na atualidade. Ainda é possível que sejam necessárias doses relativamente altas de HDF para obter melhora da taxa de mortalidade. Nos três estudos houve tendência à redução da taxa de mortalidade cardiovascular nos pacientes tratados com HDF (Mostovaya, 2014).

V. ASPECTOS A CONSIDERAR AO APLICAR MODALIDADES POR CONVECÇÃO

A. **Qualidade do dialisato e da água.** Em caso de falha da esterilização a frio do líquido de reposição ou de desinfecção insatisfatória das máquinas de HDF, os possíveis efeitos adversos de produtos bacterianos (endotoxinas, peptidoglicanas, DNA bacteriano) que entram na corrente sanguínea são uma consideração importante. Esses riscos devem ser minimizados pela aplicação de regras higiênicas rigorosas de desinfecção da máquina de HDF, pelo monitoramento microbiano rigoroso e pela substituição periódica de ultrafiltros esterilizantes. Constitui boa prática clínica monitorar os sintomas clínicos de pacientes tratados com HDF e medir periodicamente o nível sanguíneo de PCR por ensaio sensível.

B. **Perda de proteínas.** O uso de membranas altamente permeáveis submetidas à alta pressão transmembrana pode aumentar a perda de albumina. O aprimoramento da tecnologia de fabricação de membranas diminuiu o coeficiente de *sieving* de albumina em membranas de HDF comumente usadas a um valor muito baixo (< 0,001). Membranas com um limite de peso molecular maior, com passagem de albumina, não constituem uma boa opção para HDF e expõem o paciente ao risco de perda considerável de albumina. Segundo uma linha de pensamento, a perda de alguma quantidade de albumina durante a hemodiálise pode ser benéfica, pois aumenta a remoção de toxinas urêmicas ligadas à albumina (Niwa, 2013), mas os benefícios dessas membranas permeáveis a proteínas ainda estão sendo discutidos.

C. **Síndromes de deficiência.** O aumento da perda de nutrientes é um risco teórico associado a todas as modalidades que usam membranas de alto fluxo. Pode haver perda de vitaminas solúveis, oligoelementos, aminoácidos, pequenos peptídios e proteínas. A quantidade perdida por sessão é baixa e, na maioria dos casos, pode ser compensada por ingestão oral suficiente (Morena, 2002; Cross e Davenport, 2011). O papel da suplementação vitamínica em tratamentos de alto fluxo é discutido nos Capítulos 31 e 34.

VI. OUTROS MÉTODOS POR CONVECÇÃO.
Outras variantes são hemofiltração pura, HDF de diluição média, HDF com alternância de ultrafiltração e retrofiltração (*push/pull HDF*), hemodiálise de alto fluxo dupla e HDF pareada (*paired HDF*). A descrição desses métodos está além do escopo deste texto.

Referências bibliográficas e leitura sugerida

Altieri P, et al. Predilution hemofiltration, the Second Sardinian Multicenter Study: comparisons between hemofiltration and haemodialysis during identical Kt/V and session times in a long-term cross-over study. *Nephrol Dial Transplant*. 2001;16:1207–1213.

Blankestijn PJ, Ledebo I, Canaud B. Hemodiafiltration: clinical evidence and remaining questions. *Kidney Int*. 2010;77:581–587.

Bowry SK, Canaud B. Achieving high convective volumes in on-line hemodiafiltration. *Blood Purif*. 2013;35(suppl 1):23–28.

Canaud B, Bowry SK. Emerging clinical evidence on online hemodiafiltration: does volume of ultrafiltration matter? *Blood Purif*. 2013;35:55–62.

Canaud B, et al. On-line haemodiafiltration: safety and efficacy in long-term clinical practice. *Nephrol Dial Transplant*. 2000;15(suppl 1):60–67.

Canaud B, et al. Mortality risk for patients receiving hemodiafiltration versus hemodialysis: European results from the DOPPS. *Kidney Int*. 2006;69:2087–2093.

Cheung AK, et al. Serum beta-2 microglobulin levels predict mortality in dialysis patients: results of the HEMO study. *J Am Soc Nephrol*. 2006;17:546–555.

Chun-Liang L, et al. Reduction of advanced glycation end products levels by on-line hemodiafiltration in long-term hemodialysis patients. *Am J Kidney Dis*. 2003;42:524.

Cross J, Davenport A. Does online hemodiafiltration lead to reduction in trace elements and vitamins? *Hemodial Int.* 2011;15:509–14.

European Best Practice Guidelines (EBPG) Expert Group on Hemodialysis, European Renal Association: Section II. Haemodialysis adequacy. *Nephrol Dial Transplant.* 2002;17(suppl 7):16.

Grooteman MP, et al; CONTRAST Investigators. Effect of online hemodiafiltration on all-cause mortality and cardiovascular outcomes. *J Am Soc Nephrol.* 2012;23:1087–1096.

Jirka T, et al. Mortality risk for patients receiving hemodiafiltration versus hemodialysis. *Kidney Int.* 2006;70:1524

Kumar S, et al. Haemodiafiltration results in similar changes in intracellular water and extracellular water compared to cooled haemodialysis. *Am J Nephrol.* 2013;37:320–324.

Locatelli F, Canaud B. Dialysis adequacy today: a European perspective. *Nephrol Dial Transplant.* 2012;27:3043–3048.

Locatelli F, et al. Hemofiltration and hemodiafiltration reduce intradialytic hypotension in ESRD. *J Am Soc Nephrol.* 2010;21:1798–1807.

Lornoy W, et al. On-line haemodiafiltration. Remarkable removal of beta2-microglobulin: long-term clinical observations. *Nephrol Dial Transplant.* 2000;15(suppl 1):49.

Lornoy W, et al. Impact of convective flow on phosphorus removal in maintenance hemodialysis patients. *J Ren Nutr.* 2006;16:47–53.

Maduell F, et al. Osteocalcin and myoglobin removal in on-line hemodiafiltration versus low- and high-flux hemodialysis. *Am J Kidney Dis.* 2002;40:582–589.

Maduell F, et al; ESHOL Study Group. High-efficiency postdilution online hemodiafiltration reduces all-cause mortality in hemodialysis patients. *J Am Soc Nephrol.* 2013;24:487–497.

Morena M, et al. Convective and diffusive losses of vitamin C during haemodiafiltration session: a contributive factor to oxidative stress in haemodialysis patients. *Nephrol Dial Transplant.* 2002;17:422.

Mostovaya IM, et al on behalf of EUDIAL—an official ERA-EDTA Working Group. Clinical evidence on hemodiafiltration: a systematic review and a meta-analysis. *Semin Dial.* 2014;27:119–127.

Nistor I, et al. Convective versus diffusive dialysis therapies for chronic kidney failure: an updated systematic review of randomized controlled trials. *Am J Kidney Dis.* 2014;63:954–67.

Niwa T. Removal of protein-bound uraemic toxins by haemodialysis. *Blood Purif.* 2013;35 Suppl 2:20–5.

Ohtake T, et al. Cardiovascular protective effects of on-line hemodiafiltration: comparison with conventional hemodialysis. *Ther Apher Dial.* 2012;16:181–188.

Ok E, et al; Turkish Online Haemodiafiltration Study. Mortality and cardiovascular events in online haemodiafiltration (OL-HDF) compared with high-flux dialysis: results from the Turkish OL-HDF Study. *Nephrol Dial Transplant.* 2013;28:192–202.

Panichi V, et al; RISCAVID Study Group. Chronic inflammation and mortality in haemodialysis: effect of different renal replacement therapies. Results from the RISCAVID study. *Nephrol Dial Transplant.* 2008;23:2337–2343.

Pedrini LA, De Cristofaro V. On-line mixed hemodiafiltration with a feedback for ultrafiltration control: effect on middle-molecule removal. *Kidney Int.* 2003;64:1505.

Pedrini LA, et al. Long-term effects of high-efficiency on-line haemodiafiltration on uraemic toxicity: a multicentre prospective randomized study. *Nephrol Dial Transplant.* 2011;26:2617–2624.

Penne EL, et al; CONTRAST Investigators. Short-term effects of online hemodiafiltration on phosphate control: a result from the randomized controlled Convective Transport Study (CONTRAST). *Am J Kidney Dis.* 2010;55:77.

Schiffl H. Impact of advanced dialysis technology on the prevalence of dialysis-related amyloidosis in long-term maintenance dialysis patients. *Hemodial Int.* 2014;18:136–141.

Schiffl H, Lang SM, Fischer R. Effects of high efficiency post-dilution on-line hemodiafiltration or conventional hemodialysis on residual renal function and left ventricular hypertrophy. *Int Urol Nephrol.* 2013;45:1389–1396.

Stein G, et al. Influence of dialysis modalities on serum AGE levels in end-stage renal disease patients. *Nephrol Dial Transplant.* 2001;16:999.

Susantitaphong P, Siribamrungwong M, Jaber BL. Convective therapies versus low-flux hemodialysis for chronic kidney failure: a meta-analysis of randomized controlled trials. *Nephrol Dial Transplant.* 2013;28:2859–2874.

Tattersall JE, Ward RA; EUDIAL group. Online haemodiafiltration: definition, dose quantification and safety revisited. *Nephrol Dial Transplant.* 2013;28:542–550.

Van der Sande FM, et al. Thermal effects and blood pressure response during postdilution hemodiafiltration and hemodialysis: the effect of amount of replacement fluid and dialysate temperature. *J Am Soc Nephrol.* 2001;12:1916.

van der Weerd NC, et al. Haemodiafiltration: promise for the future? *Nephrol Dial Transplant.* 2008;23:438–443.

Vanholder R, et al. Back to the future: middle molecules, high flux membranes, and optimal dialysis. *Hemodial Int.* 2003;7:52.

Vilar E, et al. Long-term outcomes in online hemodiafiltration and high-flux hemodialysis: a comparative analysis. *Clin J Am Soc Nephrol.* 2009;4:1944–1953.

Wang AY, et al. Effect of hemodiafiltration or hemofiltration compared with hemodialysis on mortality and cardiovascular disease in chronic kidney failure: a systematic review and meta-analysis of randomized trials. *Am J Kidney Dis.* 2014;63:968–78.

Ward RA, et al. A comparison of on-line hemodiafiltration and high-flux hemodialysis: a prospective clinical study. *J Am Soc Nephrol.* 2000;11:2344.

Aférese Terapêutica

Dobri D. Kiprov, Amber Sanchez e Charles Pusey

A aférese terapêutica (AT) refere-se a um grupo de procedimentos extracorpóreos nos quais se usa tecnologia de separação do sangue para remover células do sangue e/ou constituintes do plasma anormais. Os termos plasmaférese, leucoaférese, eritrocitoaférese e trombocitoaférese indicam o elemento sanguíneo específico removido. Na plasmaférese, ou troca terapêutica de plasma (TTPl), um grande volume de plasma é removido do paciente e substituído por plasma fresco congelado (PFC) ou por soluções de albumina em soro fisiológico.

I. **FUNDAMENTOS DA PLASMAFÉRESE (TTPl).** Os efeitos benéficos da plasmaférese ocorrem por vários mecanismos (Tabela 18.1). O principal deles é a rápida depleção de fatores específicos associados a doenças. É capaz também de remover outras proteínas de alto peso molecular implicadas no processo inflamatório (complemento C3 intacto, C4, produtos do complemento ativados, fibrinogênio e citocinas). Propuseram-se vários outros efeitos teóricos da TTPl sobre a função imune, inclusive ações imunomoduladoras, como a alteração do equilíbrio de anticorpos idiotípicos/anti-idiotípicos, o desvio da razão anticorpo-antígeno para formas mais solúveis de imunocomplexos (facilitando sua depuração) e a estimulação de clones de linfócitos para reforçar a terapia citotóxica. A troca terapêutica de plasma possibilita ainda a infusão de plasma normal, que pode repor um componente plasmático deficiente, talvez seu principal mecanismo de ação na púrpura trombocitopênica trombótica (PTT).
   A. **Princípios terapêuticos**
      1. **Uso de imunossupressão concomitante.** Por causa da natureza imunológica da maioria das doenças tratadas por plasmaférese, a terapia sempre deve incluir imunossupressão concomitante. De modo geral, os protocolos de medicamentos

---

Tabela 18.1 Possíveis mecanismos de ação da troca terapêutica de plasma.

Remoção de fator circulante anormal
Anticorpos (doença anti-MBG, miastenia *gravis*, síndrome de Guillain-Barré)
Proteína monoclonal (macroglobulinemia de Waldenström, proteína do mieloma)
Imunocomplexos circulantes (crioglobulinemia, LES)
Aloanticorpo (aloimunização Rh na gravidez)
Fator tóxico

Reposição de fator plasmático específico
PTT

Outros efeitos no sistema imune
Melhora na função do sistema reticuloendotelial
Remoção de mediadores inflamatórios (citocinas, complemento)
Desvio na razão anticorpo-antígeno, resultando em formas mais solúveis de imunocomplexos
Efeitos no sistema imune celular

MBG, membrana basal glomerular; LES, lúpus eritematoso sistêmico; PTT, púrpura trombocitopênica trombótica.

adjuvantes incluem altas doses de corticosteroides, fármacos citotóxicos e produtos biológicos. A expectativa é de que esses medicamentos reduzam a taxa de ressíntese de anticorpos patológicos e modulem ainda mais a imunidade celular, que pode contribuir para muitos desses distúrbios.

2. **Tratamento precoce.** Nas doenças que respondem à plasmaférese, o tratamento precoce é a melhor modalidade para interromper a resposta inflamatória que, com frequência, contribui para o avanço da doença. Na doença antimembrana basal glomerular (MBG), por exemplo, a plasmaférese é mais efetiva se iniciada quando os níveis séricos de creatinina são menores que 5 mg/dℓ (440 mcmol/ℓ).

II. **FARMACOCINÉTICA DA REMOÇÃO DE IMUNOGLOBULINA (Ig)**

A. **Meia-vida plasmática.** A meia-vida das imunoglobulinas é relativamente longa; cerca de 21 dias, no caso da IgG, e 5 dias, no caso da IgM. Em função disso, são necessárias várias semanas para que os imunossupressores que diminuem sua taxa de produção reduzam os níveis plasmáticos de um autoanticorpo patogênico, mesmo que a produção seja interrompida por completo. Essa é a justificativa básica para a remoção por métodos extracorpóreos.

B. **Distribuição extravascular e taxa de equilíbrio.** A distribuição extravascular das imunoglobulinas é substancial (Tabela 18.2). A proporção da distribuição intravascular e extravascular determina a efetividade da remoção de imunoglobulinas durante uma única sessão de plasmaférese. A taxa de equilíbrio no sentido intravascular-extravascular é de aproximadamente 1 a 2% por hora, enquanto o equilíbrio extravascular-intravascular pode ser um pouco mais rápido, porque é controlado pelo fluxo linfático. Apesar disso, em virtude da relativa lentidão do equilíbrio extravascular-intravascular, ao se calcular a cinética de remoção de imunoglobulinas por troca de plasma pode-se usar a cinética de primeira ordem que determina as taxas de remoção de um único compartimento (o espaço intravascular).

C. **Razão de redução de macromoléculas e V_e/V_p.** A relação entre a razão de redução da ureia (URR) e o Kt/V foi descrita no Capítulo 3. Observa-se uma relação semelhante na remoção de imunoglobulinas por TTPl.

A cinética de remoção de imunoglobulinas por TTPl segue uma relação exponencial:

$$C_t = C_0 e^{-V_e/V_p},$$

em que C_0 = concentração plasmática inicial da macromolécula em questão, Ct = sua concentração no momento t, V_e = volume de plasma trocado no momento t e V_p = volume de plasma estimado, que, embora menor que o volume de distribuição de muitas dessas macromoléculas, atua como o volume do qual são removidas, dado o lento equilíbrio entre os compartimentos extravascular e intravascular.

Tabela 18.2	Volumes de distribuição de imunoglobulinas.			
Substância	Peso molecular	% Intravascular	Meia-vida (dias)	Concentração sérica normal (mg/dℓ)
Albumina	69.000	40	19	3.500 a 4.000
IgG	180.000	45	21	640 a 1.430
IgA	150.000	50	6	30 a 300
IgM	900.000	80	5	60 a 350
LDL-colesterol (β-lipoproteína)	1.300.000	100	3 a 5	140 a 200

A razão de redução de macromoléculas (MRR), expressa como porcentagem, é de $100 \times (1 - Ct/C_0)$, de modo que $MRR = 100 \times (1 - e^{-Ve/Vp})$. Se atribuirmos a V_e valores de 1.400 mℓ a 8.400 mℓ (Tabela 18.3), e se considerarmos que o V_p do paciente é de 2.800 mℓ, obteremos valores de V_e/V_p de 0,5 a 3,0. A TTPl com uso dessas razões V_e/V_p resulta em valores de MRR (Tabela 18.3) que variam de 39% (quando $V_e/V_p = 0,5$) a 95% (quando $V_e/V_p = 3,0$). Observe que para $V_e/V_p = 1,0$, a MRR é de 63%. A maior redução (MRR) ocorre com a remoção do primeiro volume de plasma; a remoção de volumes plasmáticos subsequentes durante a mesma sessão torna-se progressivamente menos efetiva para reduzir a concentração da macromolécula em questão. A efetividade do procedimento após um volume de plasma é ainda mais reduzida por causa da diluição da substância a ser removida pelo líquido de troca. Por esse motivo, geralmente há troca de 1,0 a 1,5 equivalente do volume de plasma (V_e/V_p) durante uma sessão de plasmaférese.

D. **Reacúmulo.** Após a remoção, há reacúmulo da macromolécula em questão no espaço vascular a partir de duas fontes: redistribuição e síntese. A redistribuição do espaço extravascular ocorre por drenagem linfática para o espaço vascular e também por difusão da macromolécula através dos capilares do espaço intersticial para o espaço intravascular. A síntese endógena foi documentada na síndrome de Goodpasture, na qual os níveis de anticorpos anti-MBG são previsivelmente reduzidos por determinado tratamento de troca de plasma, mas o aumento dos níveis séricos entre os tratamentos é rápido demais para ser compatível com o simples reequilíbrio a partir dos depósitos extravasculares.

E. **Base farmacocinética para as prescrições de TTPl.** Com base nesses conceitos, uma conduta racional para a prescrição da TTPl geralmente é recomendar a troca de um volume de plasma diariamente ou em dias alternados, dependendo do processo mórbido, de modo a dar tempo para a redistribuição satisfatória das macromoléculas por drenagem linfática para o espaço vascular. A taxa de acúmulo e a frequência da TTPl devem ser voltadas para a macromolécula patogênica específica, caso seja conhecida. Enquanto a IgG, por exemplo, tem meia-vida aproximada de 21 dias, a IgM e IgA têm meia-vida muito mais curta (5 a 7 dias). Portanto, se a macromolécula em questão for IgM, o período da TTPl pode ser prolongado, já que se espera que a taxa de síntese endógena de IgM seja mais alta que a de IgG. Além disso, a distribuição de IgM é predominantemente intravascular, enquanto a distribuição de IgG é principalmente extravascular. Assim, há indicação de TTPl diária ao remover anticorpos IgM ou paraproteínas. Por outro lado, pacientes com presumidos autoanticorpos IgG devem ser tratados em dias alternados para permitir a redistribuição de IgG do espaço extravascular para o compartimento intravascular. Se a substância a ser removida for mensurável por meios quantitativos confiáveis (como por autoanticorpos específicos), deve-se planejar o esquema terapêutico para obter redução significativa dessa

Tabela 18.3	Relação entre o volume de plasma removido e a concentração da substância.	
Porção do volume de plasma[a] trocado (V_e/V_p)	**Volume trocado (V_e, mℓ)**	**Imunoglobulina ou outra substância removida (MRR, %)**
0,5	1.400	39
1,0	2.800	63
1,5	4.200	78
2,0	5.600	86
2,5	7.000	92
3,0	8.400	95

V_e, volume de plasma trocado; V_p, volume de plasma estimado; MRR, razão de redução de macromoléculas.
[a] Volume de plasma = 2.800 mℓ em paciente de 70 kg, considerando-se hematócrito de 45%.

substância com base em considerações cinéticas. Se os tratamentos forem realizados sem a identificação do agente agressor, o médico continua a depender de esquemas terapêuticos empíricos.

F. **Estimativa do volume de plasma.** É necessário estimar o volume de plasma para fazer uma prescrição adequada de plasmaférese. Existem vários nomogramas e equações com essa finalidade, que usam a altura, o peso e o hematócrito (Ht) e foram incorporados às novas versões de equipamento de plasmaférese. Uma regra prática é considerar um volume de plasma aproximado de 35 a 40 mℓ/kg de peso corporal magro; o valor menor (35 mℓ/kg) é aplicável a pacientes com valores normais de Ht e o valor de 40 mℓ/kg é aplicável a pacientes com Ht abaixo do normal. Por exemplo, o volume de plasma (V_p) de um homem de 70 kg com Ht normal (45%) seria de 70 × 40 = 2.800 mℓ.

As equações usadas para prever o volume de sangue foram obtidas por técnicas de ajuste de curvas com uso da altura (cm) e do peso corporal (kg) comparados ao volume sanguíneo real medido por técnicas de diluição com isótopos (albumina marcada com iodo-131): $V_p = (1 - Ht)(b + cW)$, em que W = peso corporal magro, b = 1.530 para homens, 864 para mulheres e c = 41 para homens e 47,2 para mulheres. É importante lembrar que esses cálculos se baseiam no peso corporal magro. Portanto, no caso de pacientes obesos, é preciso usar a massa corporal magra para evitar trocas de volume desnecessárias e perigosamente elevadas.

III. **CONSIDERAÇÕES TÉCNICAS.** A plasmaférese pode ser realizada com separadores de células sanguíneas por centrifugação ou por separação do plasma através de membranas (SPM). É comum o uso de sistemas de centrifugação para armazenamento de sangue, pois estes são capazes de fazer a remoção seletiva das células (citoaférese) além da plasmaférese. A SPM usa filtros de fibras ocas de alta permeabilidade, semelhantes aos dialisadores, mas com poros grandes, e equipamento de diálise adequadamente modificado. A Tabela 18.4 apresenta as vantagens e desvantagens de cada técnica.

A. **Aférese por centrifugação.** Durante a centrifugação, as células do sangue são separadas pela gravidade, com base nas diferentes densidades dos componentes sanguíneos. Os separadores de células sanguíneas empregam dois métodos de centrifugação: sistemas de **fluxo intermitente** (ou descontínuo) e sistemas de **fluxo contínuo**. As hemácias saem do compartimento giratório, enquanto o plasma, o componente mais

Tabela 18.4	Comparação entre a separação do plasma por membrana e a aférese por centrifugação.	
	Vantagens	**Desvantagens**
Separação do plasma por membrana	Equipamento menor e mais rápido	Remoção de substâncias limitada pelo coeficiente de remoção da membrana Eficiência reduzida nas síndromes de hiperviscosidade e na crioglobulinemia
	Dispensa o uso de citrato	Impossibilidade de realizar citoaférese
	Possibilidade de adaptação para filtração em cascata	Necessidade de alto fluxo sanguíneo e acesso venoso central
		Necessidade de anticoagulação com heparina, o que limita o uso em distúrbios hemorrágicos
Aférese por centrifugação	Possibilidade de realizar citoaférese	Equipamento grande e pesado
	Dispensa o uso de heparina	Necessidade de anticoagulação com citrato
	Remoção mais eficiente de todos os componentes do plasma	Perda de plaquetas

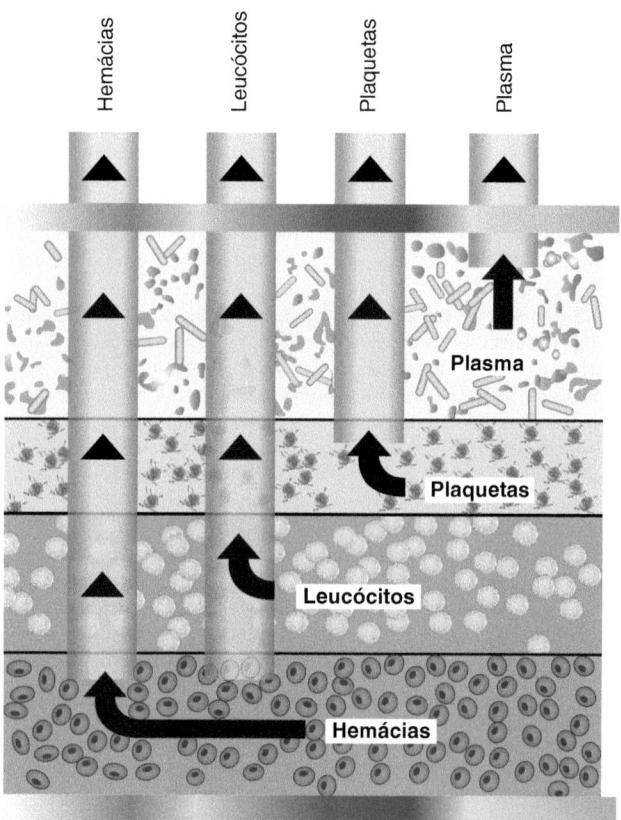

FIGURA 18.1 Durante a aférese por centrifugação, o plasma e as células são separados em camadas de acordo com a densidade específica. É possível remover cada camada, dependendo do procedimento, com infusão simultânea de líquido e/ou células de reposição. (Cortesia de Dobri Kiprov, MD. Reproduzida de Linz W *et al. Principles of Apheresis Technology.* 5th ed. American Society for Apheresis; 2014. www.apheresis.org.)

leve, permanece nesse compartimento. As plaquetas e os leucócitos ocupam a posição entre as camadas de hemácias e de plasma. Todos esses componentes podem ser coletados, descartados ou reinfundidos (Figura 18.1).

Nos sistemas de separação por **fluxo intermitente**, há retirada sequencial de múltiplas alíquotas de sangue, que são desviadas para uma câmara onde cada alíquota é processada e reinfundida. No **método de fluxo contínuo**, o sangue é retirado, centrifugado e separado; o componente desejado é removido ou devolvido ao paciente de modo contínuo, utilizando um anel que tem aberturas estratégicas (Figura 18.1) para coleta de plasma, hemácias, leucócitos e plaquetas. O método de fluxo intermitente exige acesso vascular único, com agulha, enquanto o sistema de fluxo contínuo requer dois acessos venosos (um para retirada e outro para retorno) ou um cateter venoso de duplo lúmen tipo diálise. Atualmente, é raro o uso de separadores de células sanguíneas de fluxo intermitente (Haemonetics Corporation, Braintree, MA) para aférese terapêutica. Os sistemas de fluxo contínuo são preferidos para procedimentos terapêuticos em função do menor volume de sangue extracorpóreo, da maior rapidez do procedimento e da menor necessidade de anticoagulante. Os separadores de células sanguíneas por centrifugação mais usados são produzidos por Terumo BCT (Lakewood, CO) e Fresenius Kabi (Bad Homburg, Alemanha).

B. **Separação do plasma por membrana (SPM).** Os separadores de plasma por membrana são derivados da tecnologia usada em diálise. Os filtros de fibras ocas usados na SPM são muito semelhantes aos filtros de diálise. É fácil supor que se pode apenas substituir o filtro de diálise por um filtro de SPM e realizar um procedimento de hemofiltração sem dialisato. Entretanto, a remoção do plasma é fisiologicamente diferente da remoção de ultrafiltrado. Quando se remove água do compartimento intravascular, pode haver difusão de líquido extravascular para esse compartimento com a finalidade de repor o volume removido. Quando se remove plasma do compartimento intravascular, a taxa de reenchimento do compartimento vascular é reduzida. Portanto, há aumento do risco de complicações cardiovasculares durante a troca de plasma. É obrigatório usar equipamento especificamente destinado à separação do plasma por membrana para garantir a segurança do paciente. As membranas usadas têm limite de peso molecular de cerca de 3 milhões de dáltons, suficiente para permitir a passagem de imunocomplexos (PM ≈ 1 milhão). Os filtros de SPM podem ter configuração de fibras ocas ou de placas paralelas. Um exemplo de separador de plasma de fibra oca é o Plasma-Flo produzido por Asahi (Apheresis Technologies, Palm Harbor, FL). A membrana permite apenas a passagem do plasma, pois os poros são pequenos o suficiente para reter os elementos figurados do sangue. A membrana tem coeficiente de remoção (razão entre a concentração no filtrado e no sangue) entre 0,8 e 0,9 para albumina, IgG, IgA, IgM, C3, C4, fibrinogênio, colesterol e triglicerídios (com fluxo de sangue de 100 mℓ/min e pressão transmembrana [PTM] de 40 mmHg) (Figura 18.2). Vários fabricantes oferecem equipamento de TSRC modificada ou instrumentos exclusivos para plasmaférese por membrana.

A separação do plasma por membrana (SPM) precisa ser realizada com baixa PTM (< 500 mmHg) para evitar hemólise. Nos dispositivos de fibra oca, o fluxo de sangue deve estar acima de 50 mℓ/min para evitar coagulação. Em geral, o fluxo de sangue ideal (Qb) é de 100 a 150 mℓ/min. Quando esse fluxo é de 100 mℓ/min, pode-se esperar que a remoção de plasma seja de 30 a 50 mℓ/min. Portanto, o tempo médio necessário para a filtração por membrana típica (V_e = 2.800 mℓ) é < 2 h (40 mℓ/min × 60 min = 2.400 mℓ/h).

C. **Comparação dos sistemas de membrana e de centrifugação (Tabela 18.4).** Os separadores de células sanguíneas por centrifugação são os dispositivos preferidos para aférese terapêutica nos EUA, e capazes de realizar citoaférese (leucoaférese, eritrocitoaférese e trombocitoaférese) além de plasmaférese. Os dispositivos de centrifugação também operam com menor fluxo de sangue total e de plasma (Qb de 40 a 50 mℓ/min). Esses fluxos podem ser obtidos em uma grande veia periférica (veias da fossa antecubital), o que elimina os riscos associados ao acesso vascular central em muitos casos.

A SPM é mais rápida na realização da plasmaférese. Entretanto, é inadequada para o tratamento de pacientes com síndrome de hiperviscosidade por paraproteinemia (na maioria dos casos, macroglobulinemia de Waldenström) ou com crioglobulinemia, pois os sistemas existentes não são eficientes na remoção de macromoléculas muito grandes. Normalmente, usa-se heparina como anticoagulante na SPM; ao tratar distúrbios hemorrágicos, como a PTT, não se deve usar heparina, mas um método à base de citrato.

IV. **ACESSO VASCULAR.** Como observado antes, os sistemas de centrifugação exigem um Qb na faixa de 40 a 50 mℓ/min. Às vezes, esse valor é obtido em uma veia periférica de grande calibre (veia da fossa antecubital). Por outro lado, é necessário acesso venoso central ao usar SPM, pois o fluxo de sangue deve ser de 100 a 150 mℓ/min para

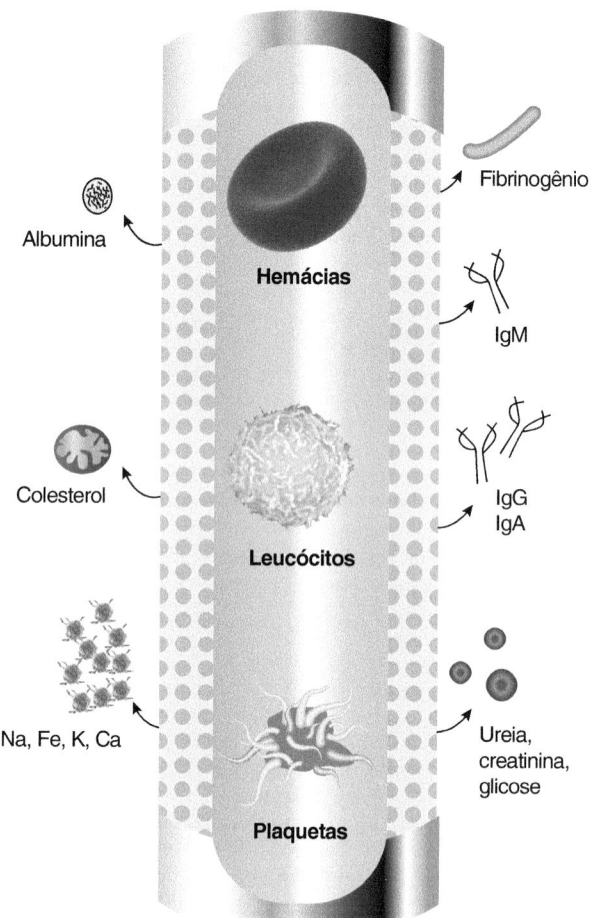

FIGURA 18.2 Durante a separação do plasma por membrana, as células do sangue não conseguem atravessar os poros do filtro, mas os constituintes do plasma, sim. (Cortesia de Dobri Kiprov, MD. Reproduzida de Linz W *et al. Principles of Apheresis Technology.* 5th ed. American Society for Apheresis; 2014. www.apheresis.org.)

a operação bem-sucedida e eficiente do sistema de filtração. A melhor conduta para SMP é usar um cateter de lúmen duplo e grande calibre, semelhante aos utilizados para diálise e específicos para aférese. A maioria dos dispositivos intravasculares disponíveis para uso extradiálise, como os cateteres de Swan-Ganz e de lúmen triplo, quase nunca mantém fluxo sanguíneo suficiente para plasmaférese, embora seja adequada para o retorno do sangue.

A infusão de citrato (ver adiante) causa diminuição aguda do nível plasmático de cálcio ionizado (quando o nível sérico total de cálcio é normal), que pode ter efeito local sobre o sistema de condução cardíaco e acarretar arritmias potencialmente fatais, sobretudo quando o sangue é reconduzido em sentido central perto do nó atrioventricular do coração. É necessário monitorar o ritmo cardíaco e usar dispositivos de aquecimento do sangue, sobretudo para a recondução central do sangue processado.

Quando a natureza da doença demanda TTPl (p. ex., hipercolesterolemia, crioglobulinemia), é preferível criar um acesso permanente. Pode-se inserir um cateter central de uso prolongado ou instituir um acesso de uso prolongado por fístula arteriovenosa ou enxerto de politetrafluoroetileno.

V. ANTICOAGULAÇÃO. A anticoagulação é obrigatória em procedimentos de aférese terapêutica, seja por SPM, seja por dispositivos de centrifugação. Em geral, os dispositivos de filtração usam heparina, enquanto as máquinas de centrifugação necessitam de citrato.

A. Heparina. A sensibilidade e a meia-vida da heparina variam muito nos pacientes e é necessário ajuste individual da posologia. Às vezes é preciso aumentar a dose de heparina em casos de baixo Ht (volume de distribuição aumentado) e de elevada taxa de filtração plasmática (que aumenta a remoção final de heparina, cujo coeficiente de remoção é igual a 1,0).

B. Citrato. O anticoagulante de citrato e glicose (ACD) é usado como solução anticoagulante na maioria dos procedimentos de TTPl. O citrato é um quelante de cálcio, um cofator necessário na cascata de coagulação, e inibe a formação de trombo e a agregação de plaquetas. O ACD é apresentado em duas formulações padronizadas. A formulação A (ACD-A) contém 2,2 g/dℓ de citrato de sódio e 0,73 g/dℓ de ácido cítrico. A formulação B (ACD-B) contém 1,32 g/dℓ de citrato de sódio e 0,44 g/dℓ de ácido cítrico. O ACD-A é usado em todos os sistemas de centrifugação com fluxo contínuo.

Embora o sangramento seja incomum com o uso de citrato, é comum a ocorrência de baixos níveis plasmáticos de cálcio ionizado. Portanto, é necessário atenção a sinais e sintomas de hipocalcemia (parestesia perioral e/ou acral; alguns pacientes apresentam calafrios, atordoamento, fasciculações, tremores e, raras vezes, contrações musculares contínuas com espasmo carpopedal involuntário). A queda mais acentuada dos níveis plasmáticos de cálcio ionizado causa avanço dos sintomas para tetania franca e espasmo em outros grupos musculares, inclusive laringospasmo que pode ser fatal. Há relatos de convulsões tônico-clônicas generalizadas (grande mal). Esses sinais e sintomas podem ser acentuados pela alcalose decorrente da hiperventilação. A redução dos níveis de cálcio ionizado também prolonga a fase de platô da despolarização miocárdica, caracterizada por prolongamento do intervalo QT no eletrocardiograma. Níveis muito elevados de citrato, com baixo nível de cálcio ionizado correspondente, deprimem a contratilidade miocárdica, o que, embora muito raro, pode causar arritmias fatais em pacientes submetidos à aférese.

1. Prevenção de baixos níveis de cálcio ionizado durante anticoagulação com citrato. Podem-se considerar as medidas a seguir.

a. Limitação da taxa de administração de citrato ao paciente. A taxa de infusão de citrato não pode exceder a capacidade de metabolismo rápido dessa substância pelo corpo. A capacidade de metabolizar o citrato varia de acordo com o paciente. Como a quantidade de citrato infundida é proporcional ao fluxo de sangue, não se deve usar alto fluxo. A maioria dos sistemas com centrifugação estima o volume sanguíneo do paciente por um nomograma e ajusta automaticamente o fluxo de sangue para limitar a taxa de infusão de citrato.

Os pacientes com insuficiência hepática e renal podem ter comprometimento da capacidade de metabolizar o citrato; nesses casos, a infusão de citrato deve ser realizada com grande cuidado. O PFC (plasma fresco congelado) contém até 14% de citrato por volume. Nos casos de necessidade de PFC como líquido de reposição, em vez de albumina, a taxa total de reinfusão de citrato deve incluir o citrato contido no PFC.

b. Administração adicional de cálcio ao paciente durante o procedimento de plasmaférese. O cálcio pode ser administrado por via oral ou intravenosa. É possível, por exemplo, administrar por via oral comprimidos de 500 mg (5,0 mmol) de carbonato de cálcio a cada 30 min. Outra conduta é a infusão intarvenosa contínua de gluconato de cálcio a 10%, na proporção de 10 mℓ de solução de gluconato de cálcio por litro de líquido de reposição (Weinstein, 1996). Além dessas medidas, injeções intravenosas em *bolus* de cálcio podem ser administradas sempre que surgirem sintomas de hipocalcemia.

2. **Alcalose durante a infusão de citrato.** Existe o perigo de desenvolver alcalose metabólica (embora essa seja uma ocorrência muito rara), pois o citrato como citrato de sódio é metabolizado em bicarbonato. Nos pacientes com doença hepática, cujo metabolismo de citrato pode estar comprometido, o estado acidobásico durante a plasmaférese com anticoagulação com citrato deve ser monitorado com atenção especial.

VI. **SOLUÇÃO DE REPOSIÇÃO.** A escolha do tipo e da quantidade de líquidos de reposição é uma consideração importante na prescrição de plasmaférese. A diversidade de doenças e das condições dos pacientes dificulta a elaboração de sugestões uniformes sobre o líquido de reposição. Apesar disso, algumas diretrizes são úteis e podem ser modificadas pelas condições específicas encontradas.

Na maioria dos procedimentos de plasmaférese, a reposição com agentes coloidais é essencial para manter a estabilidade hemodinâmica. Na prática, isso se limita à albumina, geralmente como solução a 5% isonátrica, ou ao plasma como PFC. A Tabela 18.5 apresenta as vantagens e desvantagens de cada procedimento.

A. **Plasma fresco congelado.** O PFC tem a vantagem de ter composição semelhante à do filtrado que está sendo removido do paciente, mas está associado a efeitos colaterais, como reações alérgicas. A urticária, que pode ser grave, é frequente com o uso de PFC. Raramente as reações anafiláticas provocam um tipo de edema pulmonar não cardiogênico causado pela transfusão passiva de leucoaglutininas. Outra causa de anafilaxia é a infusão de PFC contendo IgA no paciente com deficiência seletiva de IgA. Como o PFC pode conter quantidade considerável de isoaglutininas anti-A e anti-B, é necessário que haja compatibilidade AB0 entre o doador e o receptor. Conforme já mencionado, o PFC contém citrato, e seu uso aumenta o risco de reações ao baixo nível de cálcio ionizado mediadas pelo citrato. Além disso, há uma incidência pequena, porém mensurável, de transmissão de hepatite B pelo PFC (0,0005% por unidade), hepatite C (0,03% por unidade) e HIV (0,0004% por unidade). Embora atualmente esses riscos infecciosos sejam muito menores com os testes realizados antes e após a doação, é preciso lembrar que a cada sessão de plasmaférese, na qual 3 ℓ de plasma são substituídos por PFC, esse volume de PFC de reposição é constituído de 10 a 15

Tabela 18.5	Escolha da solução de reposição.	
Solução	**Vantagens**	**Desvantagens**
Albumina	Não há risco de hepatite Armazenada em temperatura ambiente Reações alérgicas são raras Não há preocupação com o grupo sanguíneo AB0 Causa depleção de mediadores inflamatórios	Alto custo Ausência de fatores da coagulação Ausência de imunoglobulinas
Plasma fresco congelado	Fatores da coagulação Imunoglobulinas Fatores "benéficos" Complemento	Risco de transmissão de hepatite e HIV Reações alérgicas É necessário descongelamento É necessária compatibilidade AB0 Carga de citrato

HIV, vírus da imunodeficiência humana.

unidades de plasma provenientes de igual número de doadores. Vários fabricantes produzem plasma tratado com detergente. O uso de PFC como líquido de reposição dificulta a medida da eficácia da plasmaférese em alguns pacientes (p. ex., não se pode simplesmente acompanhar os níveis séricos de IgG e de outras imunoglobulinas). Além disso, o PFC pode repor alguns fatores removidos durante a plasmaférese e que poderiam participar do processo inflamatório.

No momento, as indicações específicas para reposição de parte ou de todo o plasma removido com PFC durante a troca de plasma são (a) púrpura trombocitopênica trombótica-síndrome hemolítico-urêmica (PTT/SHU), (b) defeito preexistente da hemostasia e/ou baixo nível sérico de fibrinogênio antes do tratamento (< 125 mg/dℓ) e (c) risco de sangramento; por exemplo, antes ou depois de cirurgia. Em relação à PTT/SHU, existe uma justificativa para o uso de PFC como único líquido de reposição, porque a infusão do próprio PFC pode ser terapêutica e porque, em caso de trombocitopenia, o risco de sangramento em consequência de perturbações leves dos fatores da coagulação pode ser maior.

Em geral, como a plasmaférese também causa depleção de fatores de coagulação, a reposição apenas com albumina e soluções cristaloides pode provocar a depleção desses fatores e aumentar o risco de sangramento. É improvável que isso ocorra após uma ou duas sessões de troca de plasma, sobretudo se forem realizadas com mais de um dia de intervalo, porque a meia-vida da maioria dos fatores de coagulação é de aproximadamente 24 a 36 h.

B. **Albumina.** Por causa das preocupações já mencionadas com o uso de PFC, recomendamos a albumina como solução de reposição inicial. A solução de albumina a 5%, em concentração de 5 g/dℓ (50 g/ℓ) em solução salina com 130 a 160 mmol de cloreto de sódio por litro, pode ser reposta em volume igual ao do plasma removido. Com o equipamento moderno, esse processo pode ser realizado simultaneamente e com taxa igual à de remoção do plasma. Entretanto, como uma parte substancial da albumina infundida no início do procedimento é trocada no decorrer da plasmaférese, uma conduta mais econômica (quando o volume de troca é igual a um volume de plasma e não há hipoalbuminemia) é repor os 20 a 30% do volume de plasma removido inicialmente com solução cristaloide, como soro fisiológico, e, a seguir, substituir pela solução de albumina a 5% já mencionada. Esse método resultaria na concentração final de albumina no espaço vascular de cerca de 3,5 g/dℓ (35 g/ℓ), o suficiente para manter a pressão oncótica e evitar a hipotensão. A conduta não deve ser usada em pacientes com hiperviscosidade, doenças neurológicas e outras causas de hipotensão.

As soluções de albumina sérica humana (ASH) purificada não transmitem doenças virais, pois são submetidas a tratamento prolongado com calor durante o processamento e se tornaram o líquido de reposição favorito na TTPl. Essas soluções têm excelente registro de segurança geral. A incidência estimada de reações adversas de qualquer tipo é de 1 em cada 6.600 infusões. Reações graves potencialmente fatais ocorrem em cerca de 1 em cada 30.000 infusões. Ao preparar soluções de albumina a 5% a partir de soluções mais concentradas, é preciso usar solução salina a 0,9% como diluente; o uso de água como diluente causou hiponatremia grave e hemólise (Steinmuller *et al.*, 1998).

A quantidade de líquido de reposição administrado depende da volemia do paciente. O volume de reposição pode ser ajustado, manual ou automaticamente, de 100% do volume removido a menos de 85%. Em geral, não se recomenda o uso de menor volume de reposição, pois pode contrair o volume intravascular e acarretar instabilidade hemodinâmica.

VII. **COMPLICAÇÕES.** Os efeitos colaterais observados na troca de plasma não costumam ser graves e podem ser tratados com facilidade se forem esperados. A Tabela 18.5 mostra os principais efeitos colaterais.

As complicações variam de 4 a 25%, com média de 10%. Reações mínimas ocorrem em cerca de 5% das sessões e são caracterizadas por urticária, parestesias, náuseas, tontura e cãibras nas pernas. As reações moderadas (5 a 10% das sessões) incluem hipotensão, dor torácica e ectopia ventricular. Em geral, todas as reações têm curta duração e não deixam sequelas. Eventos graves ocorrem em < 3% dos tratamentos e estão relacionados principalmente com reações anafilactoides associadas à administração de PFC. A taxa de mortalidade estimada associada à plasmaférese é de 3 a 6 por 10.000 procedimentos. A maioria das mortes inclui anafilaxia associada à reposição de PFC, embolia pulmonar e perfuração vascular. A Tabela 18.6 apresenta um resumo das complicações mais importantes. A Tabela 18.7 apresenta um resumo das estratégias de prevenção e manejo dessas complicações.

A. **Citrato.** A complicação mais comum da aférese terapêutica ao usar máquinas de centrifugação está relacionada a toxicidade do citrato, conforme descrito na seção sobre anticoagulação.

B. **Complicações hemodinâmicas.** A hipotensão (incidência total de 2%) é causada principalmente por depleção do volume intravascular, que pode ser exagerada pelo grande volume (250 a 375 mℓ) de sangue exteriorizado no circuito extracorpóreo. Outras causas são episódios vasovagais, uso de líquido de reposição hipo-oncótico, reposição de volume tardia ou insuficiente, anafilaxia, arritmia cardíaca e colapso cardiovascular.

C. **Complicações hematológicas.** Os episódios hemorrágicos são raros. Há relatos de sangramento após a inserção de cateter femoral, sangramento oriundo do local de um cateter prévio, hematêmese e epistaxe.

Após uma única sessão de troca de plasma, há queda típica de 80% dos níveis séricos de fibrinogênio e de cerca de 50 a 70% dos níveis de protrombina e de muitos outros fatores de coagulação. Em geral, há aumento de 100% do tempo de tromboplastina parcial. A recuperação dos níveis plasmáticos dos fatores de coagulação é

Tabela 18.6 Complicações da plasmaférese.

Relacionadas ao acesso vascular

Hematoma
Pneumotórax
Hemorragia retroperitoneal
Infecção local ou sistêmica

Relacionadas ao procedimento

Hipotensão por exteriorização do sangue no circuito extracorpóreo
Hipotensão por diminuição da pressão oncótica intravascular
Sangramento por redução dos níveis plasmáticos de fatores da coagulação
Formação de edema por diminuição da pressão oncótica intravascular
Perda de elementos celulares (plaquetas)
Reações de hipersensibilidade (óxido de etileno)

Relacionadas à anticoagulação

Sangramento, sobretudo com heparina
Sintomas de hipocalcemia (com citrato)
Arritmias
Hipotensão arterial
Dormência e formigamento das extremidades
Alcalose metabólica por citrato

Relacionadas aos líquidos de reposição

Hipotensão arterial (uso de solução salina hipo-oncótica)
Anafilaxia (PFC)

Tabela 18.7	Estratégias para evitar complicações durante a plasmaférese.

Complicação	Manejo
Baixo nível de cálcio ionizado	Infusão profilática de gluconato de cálcio a 10% durante o tratamento
Hemorragia	2 a 4 unidades de plasma fresco congelado ao fim do procedimento
Trombocitopenia	Considerar separação do plasma por membrana
Hipotensão arterial relacionada à volemia	Ajustar o equilíbrio volumétrico
Infecção pós-aférese	Infusão de imunoglobulina intravenosa (100 a 400 mg/kg)
Hipopotassemia	Garantir uma concentração de potássio de 4 mM na solução de reposição
Biocompatibilidade da membrana	Trocar a membrana ou considerar o método de separação de plasma por centrifugação
Hipotermia	Líquidos de reposição aquecidos
IECA	Interromper o tratamento com IECA 24 a 48 h antes dos tratamentos
Sensibilidade ao PFC ou à albumina	Considerar a dosagem de anti-IgA. Esquema de pré-medicação para indivíduos sensibilizados: (a) hidrocortisona IV ou prednisona; (b) difenidramina IV ou oral; e (c) antagonistas de H_2 (cimetidina) IV

IECA, inibidores da enzima conversora da angiotensina; Ig, imunoglobulina.

bifásica, caracterizada pelo rápido aumento inicial até 4 h após a aférese, seguido por aumento mais lento 4 a 24 h após a troca. Vinte e quatro horas após o tratamento, os níveis de fibrinogênio são de aproximadamente 50% e os níveis de antitrombina III correspondem a 85% dos níveis iniciais; a recuperação completa de ambos leva de 48 a 72 h. Um dia após o tratamento, o nível de protrombina corresponde a 75% e o de fator X a 30% do nível original; nessa ocasião, os níveis de todos os outros fatores de coagulação já terão se normalizado. Quando se realizam múltiplas sessões em um curto período, a depleção de fatores de coagulação é mais acentuada e sua resolução espontânea pode levar vários dias. Como já foi mencionado, quando se realizam múltiplas sessões a intervalos pequenos, é aconselhável repor duas unidades de PFC ao término de cada sessão. A trombocitopenia dispositivo-específica foi descrita como consequência da TTPI, o que causou confusão na avaliação da resposta durante o tratamento de distúrbios como a PTT (Perdue, 2001).

D. **Inibidores da enzima conversora da angiotensina (IECA).** Descreveram-se reações anafiláticas ou anafilactoides atípicas em pacientes tratados com IECA durante hemodiálise, aférese de lipoproteína de baixa densidade (LDL) por afinidade e outras colunas específicas para aférese. Essas reações foram relacionadas com membranas ou filtros com carga negativa. Evidências experimentais mostraram que as reações não estão relacionadas apenas com a circulação extracorpórea. Especula-se que os fragmentos de fator ativador de pré-calicreína presente na albumina humana causem liberação endógena de bradicinina. A intensidade das reações depende de diferentes variáveis, inclusive do tipo de fármaco e do lote de albumina (que pode conter diferentes concentrações de fator ativador de pré-calicreína). O ideal, portanto, é suspender os IECA de ação curta por 24 h, e os IECA de ação prolongada por 48 h, antes da troca de plasma com sistemas de membrana.

E. **Infecção.** A verdadeira incidência de infecção na TTPI é uma questão controversa. Os estudos realizados não mostraram com clareza uma ocorrência significativamente maior de infecção oportunista nos pacientes tratados com imunossupressão e TTPI em comparação com aqueles tratados apenas com terapia imunossupressora.

Entretanto, uma conduta razoável em caso de infecção grave no período pós-plas-maférese imediato seria administrar uma única infusão de imunoglobulinas (100 a 400 mg/kg IV).

F. Remoção de eletrólitos, vitaminas e fármacos

1. **Hipopotassemia.** O uso de albumina em solução salina como solução de reposição pode causar redução de 25% dos níveis séricos de potássio no período pós-aférese imediato. O risco de hipopotassemia pode ser reduzido pelo acréscimo de 4 mmol de potássio a cada litro de solução de reposição.

2. **Alcalose metabólica.** Pode ser causada pela infusão de grande quantidade de citrato de sódio.

3. **Fármacos.** Em geral, os medicamentos depurados em quantidade significativa por plasmaférese são aqueles com pequeno volume de distribuição e ampla ligação a proteínas. As evidências mostram que não é necessário administrar doses suplementares de prednisona, digoxina, ciclosporina, ceftriaxona, ceftazidima, ácido valproico e fenobarbital após a plasmaférese. Já as doses de salicilatos, azatioprina e tobramicina devem ser suplementadas. Os muitos relatos da depuração de fenitoína são conflitantes; portanto, é necessário monitorar com atenção os níveis do fármaco livre. De modo geral, recomendamos que todos os medicamentos programados sejam administrados imediatamente após o procedimento.

VIII. INDICAÇÕES DE PLASMAFÉRESE. As diretrizes mais abrangentes para uso de aférese terapêutica são publicadas pela American Society of Apheresis (ASFA). A conduta baseada em evidências da ASFA atribui categorias às doenças após revisão sistemática da literatura. Além disso, a qualidade das evidências de apoio é classificada em graus. A categoria I abrange distúrbios nos quais a aférese é aceita como primeira linha de tratamento. A categoria II inclui doenças nas quais a aférese é aceita como terapia de segunda linha (geralmente após o fracasso da primeira linha de tratamento). A categoria III compreende situações nas quais não se comprovou a função ideal da aférese. Nesses casos, a decisão deve ser individualizada. A categoria IV engloba distúrbios nos quais as evidências publicadas demonstram que a aférese é inefetiva ou prejudicial. A Tabela 18.8 lista distúrbios nos quais a aférese é considerada a primeira linha de tratamento, seja isoladamente, seja associada a outras modalidades de tratamento. Nesses casos, deve-se iniciar a aférese o mais cedo possível para obter o melhor desfecho possível. Adiante há um resumo do uso da plasmaférese em distúrbios renais.

A. Doença anti-MBG. Há evidências convincentes da patogenicidade de anticorpos anti-MBG nessa doença, que costumava levar os pacientes não tratados à morte rapidamente. Há forte indicação de uso precoce da plasmaférese, pois a taxa de resposta é

Tabela 18.8	Indicações de plasmaférese e citoaférese de urgência.

Síndrome de Goodpasture (doença anti-MBG)

PTT/SHU

Crioglobulinemia grave

Síndrome pulmonar-renal com lesão alveolar difusa (LAD)

Rejeição de enxerto renal mediada por anticorpos

Síndrome de hiperviscosidade

Crise por doença falciforme (troca de hemácias)

Polineuropatia desmielinizante aguda (síndrome de Guillain-Barré)

Hiperleucocitose (leucemia) (leucocitoaférese)

Crise por miastenia *gravis*

Trombocitose (trombocitoaférese)

máxima quando o nível sérico de creatinina é relativamente baixo (< 500 mcmol/ℓ ou 5,7 mg/dℓ). No maior estudo a longo prazo com uso de plasmaférese associada a fármacos imunossupressores, quase todos os pacientes com creatinina < 500 mcmol/ℓ (5,7 mg/dℓ) recuperaram a função renal, mas essa recuperação só ocorreu em 8% daqueles que já estavam em diálise. Em pacientes oligúricos dependentes de diálise, sobretudo com alta porcentagem de crescentes na biopsia renal, a plasmaférese provavelmente deve ser reservada para casos de hemorragia pulmonar, pois não tende a haver recuperação da função renal.

A frequência de plasmaférese deve ser suficiente para causar rápida diminuição dos níveis de anticorpos anti-MBG. Na grande série já descrita, houve troca de 50 mℓ/kg (cerca de 1,5 volume de plasma) por 14 dias consecutivos ou até que os níveis de anticorpos anti-MBG se tornassem indetectáveis. Outros autores aconselhariam a troca diária de dois volumes de plasma por 7 dias, seguida por plasmaférese em dias alternados por mais 1 semana. Embora a biopsia renal seja preferida para confirmar o diagnóstico, se a suspeita clínica for alta e um ensaio confiável para anticorpos anti-MBG for positivo, o início do tratamento deve ser imediato. Caso ainda haja indicação clínica, a biopsia renal é realizada após as duas ou três primeiras trocas, com adiamento da plasmaférese por 24 h após a biopsia. Pode-se preferir a anticoagulação com citrato, quando disponível, em caso de hemorragia pulmonar ou após biopsia renal. Às vezes é necessário continuar a plasmaférese além da segunda semana, dependendo das manifestações clínicas e dos níveis de anticorpos anti-MBG.

Em geral, o plasma é substituído por albumina a 5%, porém com uso de PFC para o último litro da troca em pacientes com hemorragia pulmonar ou biopsia recente. Em caso de grave sobrecarga hídrica, é possível reduzir a quantidade de solução de albumina a 85% (porém não menos) do volume de plasma removido.

B. **PTT e SHU.** Tanto a PTT quanto a SHU causam microangiopatia trombótica que, na SHU, afeta principalmente o rim e, na PTT, afeta com frequência o sistema nervoso central. A SHU é dividida em casos precedidos por diarreia (D+) e casos esporádicos (D–). A D-HUS pode estar associada a defeitos genéticos dos reguladores do complemento ou autoanticorpos contra essas proteínas (SHU atípica [SHUa]), Na PTT, pode haver deficiência genética da protease que cliva o fator de von Willebrand (ADAMTS13) ou autoanticorpos contra ela. A plasmaférese repõe os componentes normais do plasma, qualquer que seja a etiologia, e remove eventuais autoanticorpos.

Na PTT grave, deve-se iniciar a plasmaférese logo que possível, com troca diária de, no mínimo, um volume de plasma, em geral por 7 a 10 dias. Alguns defendem o uso de 1,5 volume de plasma nas três primeiras sessões para obter um efeito rápido. O tratamento é mantido até que a contagem de plaquetas seja normalizada e a hemólise seja quase nula (lactato desidrogenase abaixo de 400 UI/ℓ). Em vista da possibilidade de recaída imediatamente após a interrupção do tratamento, deve-se manter o acesso vascular até que a contagem de plaquetas seja estável. Quando a contagem de plaquetas cai a < 100.000/mm³, pode-se recomendar a plasmaférese em dias alternados até a estabilização dessa contagem. Existem dois estudos controlados que mostram o benefício da plasmaférese com PFC em comparação com as infusões de PFC, e uma metanálise recente de estudos controlados mostra que a plasmaférese com PFC é a conduta mais efetiva na PTT.

A SHU positiva para diarreia (D+) em crianças costuma ser uma doença autolimitada, que melhora com tratamento de suporte. Não há estudos randomizados da plasmaférese, mas há relatos recentes de seu benefício em adultos com SHU D+ aguda grave. Na SHU negativa para diarreia (D–) (SHU atípica), não há estudos controlados, mas há vários relatos de casos de benefício da troca de plasma por PFC em pacientes com doença grave.

Apesar da ausência de evidências, a prova terapêutica com plasmaférese é uma conduta razoável na PTT grave durante a gestação. A plasmaférese também pode ser útil em outras causas secundárias de PTT, embora haja relato de que a perfusão de plasma sobre colunas de proteína estafilocócica A (SPA) seja mais efetiva na PTT induzida por mitomicina.

Em geral, o plasma removido é substituído por igual volume de PFC, pois este contém os componentes deficientes no plasma. Nos casos de trocas repetidas de grande volume por PTT, é preciso ter cuidado para evitar a hipocalcemia.

O eculizumabe (um anticorpo monoclonal contra C5 que inibe a formação do complexo de ataque à membrana do sistema complemento) está sendo usado para tratar a SHU (D–) com resultados muito encorajadores. Recentemente, a SHU (D+), originada de epidemia ocorrida na Europa há vários anos, pareceu responder bem tanto ao eculizumabe (Delmas, 2014) quanto à plasmaférese.

C. **Crioglobulinemia.** A plasmaférese foi usada no tratamento da crioglobulinemia por mais de 20 anos por causa da efetividade na remoção dos grandes imunocomplexos responsáveis pelas manifestações clínicas. Embora não haja estudos controlados, existem vários relatos que demonstram a eficácia da troca de plasma em pacientes com vasculite aguda e acometimento renal. A plasmaférese também pode ser considerada na síndrome de hiperviscosidade ou em pacientes prestes a serem submetidos a uma cirurgia que exija hipotermia. Nos casos graves, também se usam fármacos imunossupressores, além da terapia antiviral em pacientes com hepatite C.

Em geral, sugere-se a troca de um volume de plasma por 7 dias, enquanto outros usam a plasmaférese em dias alternados por 2 a 3 semanas. O líquido de reposição deve ser albumina a 5%, aquecida para evitar a precipitação de crioglobulinas circulantes. Alguns pacientes necessitam de tratamento a longo prazo 1 vez/semana para controlar os sintomas. Muitas vezes, é preferível usar um dispositivo de centrifugação devido à possibilidade de que as crioglobulinas bloqueiem o filtro de plasma ao se resfriarem e precipitarem. Outras técnicas, como a filtração dupla em cascata e a criofiltração, têm custo elevado, são difíceis do ponto de vista técnico e não são usadas em larga escala.

D. **Vasculite associada a anticorpos citoplasmáticos antineutrófilo (ANCA).** Esses pacientes têm uma vasculite de pequenos vasos que, com frequência, afeta os rins e causa glomerulonefrite pauci-imune rapidamente progressiva. Esse grupo de doenças compreende a granulomatose com poliangiite (antes denominada de granulomatose de Wegener), a poliangiite microscópica e a granulomatose eosinofílica com poliangiite (antes denominada de síndrome de Churg-Strauss). Há cada vez mais evidências do papel patogênico dos ANCA nessas condições. Embora os estudos iniciais não tenham obtido resultados bem definidos, Pusey (1991) demonstrou o benefício da troca de plasma, com fármacos imunossupressores, em pacientes que já necessitavam de diálise. Um grande estudo multicêntrico europeu (MEPEX) confirmou esse achado e demonstrou, em pacientes com nível de creatinina > 500 mcmol/ℓ (5,7 mg/dℓ), melhor recuperação da função renal naqueles tratados com plasmaférese em comparação com pacientes tratados com pulsos de metilprednisolona. Outro estudo menor recente descreveu o benefício da plasmaférese em pacientes com nível de creatinina > 250 mcmol/ℓ (2,8 mg/dℓ). Uma metanálise recente confirmou o benefício da plasmaférese como tratamento adjuvante, em comparação com a terapia padronizada, na prevenção da doença renal em estágio terminal. Um grande estudo controlado internacional de uso de plasmaférese em pacientes com vasculite associada a ANCA e TFG < 50 mℓ/min (PEXIVAS) está em andamento.

De acordo com o estudo MEPEX, nós recomendaríamos a troca diária de 1,5 volume de plasma por 7 dias. Deve-se usar PFC para o último litro de troca em pacientes com hemorragia pulmonar ou submetidos a biopsia renal recente. Alguns pacientes podem necessitar de maiores períodos de tratamento, dependendo da resposta clínica.

E. Mieloma múltiplo. O mieloma múltiplo pode causar comprometimento renal por vários mecanismos; o mais comum deles é a nefropatia por cilindros de cadeia leve. Embora a plasmaférese remova efetivamente a paraproteína responsável, os resultados dos estudos iniciais foram conflitantes. Um estudo maior e mais recente não mostrou benefício significativo da associação da plasmaférese à quimioterapia convencional. No entanto, poucos desses pacientes tinham nefropatia por cilindro confirmada por biopsia renal. Um estudo retrospectivo da Mayo Clinic sugeriu o benefício da plasmaférese em pacientes com nefropatia por cilindro comprovada que tinham altos níveis de cadeia leve e comprometimento renal grave.

De modo geral, nós sugeriríamos um esquema de cinco trocas consecutivas por albumina a 5% em pacientes com lesão renal aguda por nefropatia de cadeia leve. Dependendo da resposta clínica e dos níveis de paraproteínas, alguns pacientes podem necessitar de tratamento mais longo.

Uma conduta alternativa à plasmaférese que ganhou notoriedade nos últimos 5 anos é a remoção efetiva de cadeias leves por hemodiálise com uso de um dialisador especial de limite alto. Além da quimioterapia convencional, com ou sem bortezomibe, é realizada diálise muito intensiva. No estudo inicial, em pacientes com insuficiência renal aguda secundária ao mieloma múltiplo, dois filtros de limite alto (Theralite, Gambro Renal Products) foram conectados em série e administraram-se sessões diárias de 8 h de diálise nos primeiros 5 dias, seguidas por sessões de 8 h em dias alternados nos 12 dias subsequentes e, por fim, sessões de 6 h 3 vezes/semana. Quatro gramas de albumina com baixo teor de sal foram administradas ao fim de cada sessão de diálise estendida, e administraram-se magnésio por via intravenosa e cálcio por via oral quando os níveis pré-diálise eram baixos (Hutchison, 2009). O nível de cadeias leves livres foi monitorado por imunoensaio. A resposta foi encorajadora, em termos de redução considerável de cadeias leves livres no soro e alta porcentagem de pacientes que recuperaram a função renal. Dois estudos controlados multicêntricos (EULITE e MYRE) estão em andamento na Europa para avaliar essa conduta.

F. Lúpus eritematoso sistêmico. A plasmaférese foi amplamente usada na nefrite lúpica para remover autoanticorpos e imunocomplexos circulantes. Apesar de relatos baseados em observações casuais, um ensaio controlado randomizado não mostrou benefício do acréscimo de plasmaférese aos fármacos imunossupressores em pacientes com nefrite lúpica acompanhados por 3 anos. No entanto, os pacientes com nefrite crescêntica e que necessitavam de diálise foram excluídos, e seria possível afirmar que a intervenção a curto prazo, como a plasmaférese, teria um efeito melhor nesses pacientes. Um ensaio internacional com a administração de altas doses de ciclofosfamida sincronizada com a plasmaférese foi suspenso devido à alta incidência de efeitos adversos; portanto, essa conduta não é recomendada. Em nossa experiência, e em muitos relatos baseados em observações casuais, deve-se considerar a plasmaférese em pacientes com manifestações potencialmente fatais de lúpus eritematoso sistêmico (LES), por exemplo, pacientes com nefrite crescêntica, hemorragia pulmonar, lúpus cerebral ou síndrome antifosfolipídica catastrófica. Também há relatos do uso de imunoadsorção com colunas de proteína A em pacientes com doença grave que não respondem a outro tratamento.

Nós sugeriríamos um ciclo inicial de sete trocas de 1 a 1,5 volume de plasma por albumina a 5% em pacientes com doença potencialmente fatal. Deve-se usar PFC para o último litro de troca em pacientes com hemorragia pulmonar ou submetidos a biopsia renal recente.

G. Glomerulosclerose segmentar focal (GESF) recorrente. Em alguns casos, a GESF recorrente em transplantes renais parece ser mediada por um fator circulante que aumenta a permeabilidade glomerular. O uso de plasmaférese na GESF no rim nativo obteve resultados variáveis, talvez porque alguns desses pacientes tenham um defeito genético em proteínas que contribuem para a barreira de filtração glomerular.

A GESF pode recorrer logo após o transplante renal (15 a 55% dos casos) e, nesses pacientes, a plasmaférese é frequentemente benéfica.

Na ausência de informações suficientes, sugeriríamos a troca de um volume de plasma por albumina a 5% durante no mínimo 5 dias consecutivos, e talvez por mais tempo, dependendo da resposta clínica, em pacientes com recorrência rápida de proteinúria após transplante renal.

H. Púrpura de Henoch-Schönlein (PHS) e nefropatia por IgA. Os pacientes com PHS e nefropatia primária por IgA podem desenvolver glomerulonefrite rapidamente progressiva (GNRP) causada por glomerulonefrite crescêntica. As características histológicas podem assemelhar-se às da vasculite associada a ANCA. O uso bem-sucedido de plasmaférese, geralmente com imunossupressores, foi descrito em várias pequenas séries de pacientes. Nós observamos melhora da função renal em alguns pacientes tratados com essa conduta.

Seria razoável realizar sete trocas de 1 a 1,5 volume de plasma por albumina a 5% em pacientes com nefrite crescêntica ativa e deterioração da função renal, com base na experiência com a vasculite associada a ANCA.

I. Síndrome de hiperviscosidade. Essa síndrome é mais comum na macroglobulinemia de Waldenström (50% dos casos) e, às vezes, no mieloma e na crioglobulinemia. A hiperviscosidade causa agregação de hemácias e diminuição do fluxo sanguíneo, com consequente disfunção isquêmica de vários sistemas orgânicos, entre os quais figuram o sistema nervoso central, a retina e o rim. Embora não haja ensaios controlados, há vários relatos do benefício da plasmaférese no controle de manifestações clínicas enquanto se aguardam os efeitos do tratamento do distúrbio subjacente.

Na ausência de evidências satisfatórias, sugeriríamos a troca diária de um volume de plasma por albumina a 5% por 3 a 5 dias ou até obter a normalização da viscosidade sanguínea e a estabilidade clínica do paciente.

J. Transplante renal. A plasmaférese foi usada por mais de 20 anos para tratamento da rejeição mediada por anticorpos e, mais recentemente, como parte do protocolo de dessensibilização para pacientes com incompatibilidade ABO ou elevada sensibilização. As indicações de plasmaférese na rejeição de transplante renal ainda não estão bem definidas, mas vários ensaios sugeriram um benefício em pacientes com rejeição aguda mediada por anticorpos, muitas vezes com tratamento concomitante com imunoglobulina intravenosa (IGIV). No entanto, não houve benefício aparente na rejeição crônica. Tanto a plasmaférese quanto a imunoadsorção de proteína A foram usadas para remover anticorpos anti-HLA pré-formados em pacientes altamente sensibilizados, com cerca de 70% de sobrevida do enxerto em um ano. Há também relatos de que a plasmaférese seja efetiva para permitir o transplante renal em pacientes com incompatibilidade ABO, muitas vezes com a associação de imunossupressor, como o rituximabe.

Nós sugerimos cinco trocas de um volume de plasma por albumina a 5%, juntamente com IGIV, na rejeição aguda mediada por anticorpos. O uso de plasmaférese em protocolos de dessensibilização para pacientes de alto risco só deve ser realizado em centros especializados.

K. Intoxicação e superdosagem de fármacos. Não existem indicações de classe I da ASFA para plasmaférese nessa área. No entanto, existem relatos de uso de plasmaférese na intoxicação pelo cogumelo *Amanita phalloides*, para ajudar a eliminar complexos digoxina-Fab em pacientes com insuficiência renal, para tratar picadas de cobra ou superdosagem de cisplatina e para remover anticorpos monoclonais infundidos quando necessário (Schutt, 2012).

IX. PROCEDIMENTOS DE AFÉRESE SELETIVA
  A. Justificativa. Embora a plasmaférese convencional possa retirar os elementos que se desejar do plasma, como imunoglobulinas, crioproteínas e lipídios, não tem especificidade e demanda o uso de soluções de reposição como albumina e plasma de

doador, que podem ter alto custo e acarretar reações adversas. Os procedimentos seletivos de aférese foram desenvolvidos para ter como alvo, e retirar, um elemento específico do plasma e para devolver todas as outras proteínas plasmáticas, assim eliminando a necessidade de soluções de reposição e a perda de constituintes benéficos do plasma.

B. **Aférese de LDL.** Nos EUA, a aférese de LDL é aprovada atualmente para pacientes com hipercolesterolemia familiar homozigota ou pacientes com LDL $\geq$ 300 mg/dℓ (7,8 mmol/ℓ), ou LDL $\geq$ 200 mg/dℓ (5,2 mmol/ℓ) associada a doença arterial coronariana documentada, apesar do tratamento clínico máximo. Outros sistemas de saúde têm critérios menos rigorosos. Em geral, esses procedimentos são realizados uma vez a cada 1 a 2 semanas, dependendo do nível de LDL, embora os intervalos possam ser aumentados se o paciente tolerar a terapia hipolipemiante. A aférese de LDL deve ser considerada uma terapia permanente crônica e, portanto, recomendam-se acessos intravenosos periféricos ou fístulas arteriovenosas para acesso sobre cateteres de diálise tunelizados.

Existem várias técnicas em todo o mundo para a remoção seletiva de colesterol LDL; nos EUA, apenas o sistema Liposorber (Kaneka Corporation, Osaka, Japão) e o sistema extracorpóreo de precipitação de colesterol LDL induzido por heparina (H.E.L.P) (B. Braun, Bethlehem, PA) são aprovados pela FDA para aférese de LDL. No sistema Liposorber, o sangue atravessa um separador de plasma por membrana antes de entrar em uma das duas colunas de imunoadsorção com sulfato de dextrana (coluna LA-5) na máquina MA-03. O sulfato de dextrana é uma molécula de carga negativa com baixa toxicidade que se liga seletivamente, e com alta afinidade, a lipoproteínas com Apo-B e carga positiva [LDL, VLDL e Lp(a)], assim removendo-as do plasma circulante. A heparina é usada para anticoagulação. A meta para processamento é de 1,5 volume de plasma para alcançar uma redução de LDL de 73 a 83% após um tratamento. A superfície com carga negativa dos adsorvedores promove a liberação de bradicinina; portanto, os IECA são contraindicados em pacientes tratados com essa modalidade, mas podem ser substituídos por bloqueadores do receptor de angiotensina. No sistema H.E.L.P., o sangue total atravessa um separador de plasma, e há precipitação seletiva de lipoproteínas e fibrinogênio com heparina tamponada em pH de 5,12. Em seguida, o precipitado é removido do plasma por uma membrana de policarbonato, e a heparina é removida por um adsorvedor de heparina e, por fim, restaura-se o pH fisiológico do plasma por diálise com bicarbonato; a redução do LDL com esse procedimento varia de 45 a 67% após uma única sessão. A remoção de C3, C4, plasminogênio, fator VIII e fibrinogênio é maior com o sistema H.E.L.P. A remoção de fibrinogênio tem um efeito positivo na hemorreologia e foi utilizada no tratamento da perda auditiva súbita, um distúrbio caracterizado por aumento acentuado do fibrinogênio, da agregação de eritrócitos e da viscosidade do plasma (embora atualmente essa não seja uma indicação aprovada pela FDA). As duas técnicas de aférese de LDL disponíveis nos EUA necessitam de heparina para anticoagulação. Com o sistema H.E.L.P., os IECA não são contraindicados.

No mundo, existem várias outras técnicas de remoção seletiva de colesterol LDL. Na Europa, existe uma coluna de imunoadsorção que contém anticorpos contra a apoproteína B100 (Therasorb-LDL, Miltenyi Biotec, Alemanha) usada no tratamento da hiperlipidemia. Por causa do alto custo, essas colunas costumam ser regeneradas e armazenadas, processo que pode ser trabalhoso. São usados também dois sistemas de sangue total que não exigem separação de plasma: o DALI [Direct Adsorption of Lipoprotein (adsorção direta de lipoproteína), Fresenius, Alemanha] e uma versão do sistema Liposorber para sangue total (Liposorber D, Kaneka Pharma Europe N.V.). Existe ainda um dispositivo de imunoadsorção (Lipopak, Pocard, Moscou, Rússia) dirigido à lipoproteína (a), que é um fator de risco independente para doença coronariana.

C. **Colunas de imunoadsorção.** No mundo, existem várias colunas desenvolvidas para ligação seletiva a uma molécula e sua remoção do plasma circulante (Figura 18.3). As colunas disponíveis atualmente contêm SPA, um peptídio ou antígeno sintético específico, ou um anticorpo imobilizado unido por ligação covalente a uma matriz inerte e insolúvel (como a celulose) em uma coluna de esferas de gel. O SPA tem elevada afinidade pelas porções Fc de IgG1, IgG2 e IgG4 e causa depleção plasmática de autoanticorpos IgG ou imunocomplexos circulantes que contêm IgG. Outros países dispõem de uma coluna de SPA (Immunosorba, Fresenius Medical Care) usada no tratamento da rejeição mediada por anticorpos no transplante de rim, da miocardiopatia dilatada, do LES, do pênfigo vulgar e de anticorpos anti-FYHI. Exemplos de colunas de imunoadsorção que utilizam anticorpos imobilizados incluem antiapoproteína B (Therasorb-LDL) usada na hiperlipidemia, como mencionado antes, e colunas de anticorpos anti-IgG (Therasorb-Ig) usadas na Europa para tratamento de doenças autoimunes como LES, miastenia *gravis*, miocardiopatia dilatada e transplante renal com incompatibilidade AB0. Por fim, foram desenvolvidas muitas colunas de imunoadsorção que contêm um antígeno ou peptídio imobilizado designado para se ligar a um anticorpo ou uma molécula circulante específica. Um exemplo é a coluna Glycosorb AB0, que contém antígeno trissacarídio terminal do grupo sanguíneo A ou B imobilizado em sefarose, que se liga a anticorpos anti-A ou anti-B circulantes e pode ser usado para facilitar o transplante de órgãos com incompatibilidade AB0.

D. **Plasmaférese de dupla filtração (PFDF).** A PFDF ou "filtração em cascata" refere-se ao processo de usar um separador de plasma por membrana primária para isolar o plasma, seguido por um fracionador secundário de plasma para remover os solutos desejados com base no tamanho e no peso molecular. Foi usada no tratamento da hipercolesterolemia, da crioglobulinemia, da macroglobulinemia de Waldenström e de doenças com comprometimento da microcirculação. Existem vários fracionadores secundários de plasma com diversos tamanhos de poros para permitir a filtração direcionada da molécula desejada. Embora seja mais seletiva que a plasmaférese convencional, pode haver perda de proteínas úteis, como a IgM, no filtro, e a capacidade do sistema é limitada por coagulação no filtro com retentado.

E. **Criofiltração.** As crioglobulinas podem ser removidas por plasmaférese convencional, por PFDF ou por uma técnica denominada de criofiltração. Existem dois métodos básicos de criofiltração. No primeiro deles, o plasma é separado por um sistema de centrifugação ou membrana e bombeado com fluxo de 20 a 30 mℓ/min através de um sistema de resfriamento a 4°C; depois, atravessa um criofiltro (Versapor, Pall Medical) para coleta das crioproteínas/crioglobulinas precipitadas. Após a criodepleção, o plasma é aquecido a 37°C, misturado com as células e devolvido ao paciente. A segunda técnica de criofiltração concentra-se na remoção por criogel. O criogel é constituído de fibrinogênio precipitado, extradomínio A da fibronectina, produtos da decomposição da fibrina e fibronectina. Essa técnica usa uma infusão de heparina (*bolus* de 2.000 unidades seguido por 1.000 a 2.000 unidades/h) para formar o núcleo do criogel, ao qual se agregam as outras proteínas. Em seguida, um fracionador de plasma remove o criogel do plasma circulante.

X. **OUTROS PROCEDIMENTOS DE AFÉRESE**

A. **Fotoférese extracorpórea (FEC).** A FEC é uma modalidade de processamento *on-line* desenvolvida inicialmente para o tratamento do linfoma de células T cutâneo (síndrome de Sézary). Também é usada no tratamento de pacientes selecionados com distúrbios aloimunes mediados por células, como doença enxerto *versus* hospedeiro e rejeição do tipo celular no transplante de coração e pulmão. Durante esse procedimento, usa-se centrifugação para coletar leucócitos. Em seguida, injeta-se 8-metoxipsoraleno (8-MOP) no produto leucocitário, que é exposto a uma dose controlada

Plasma

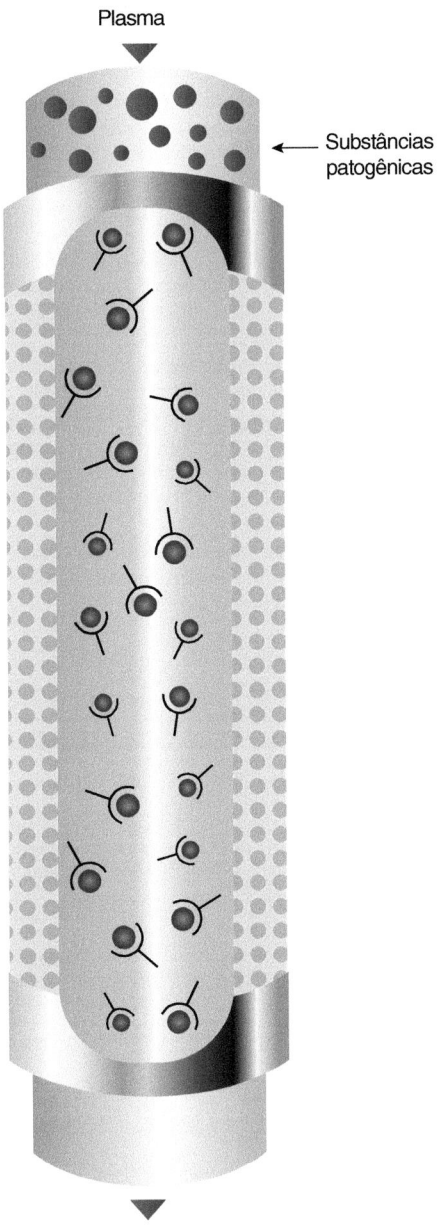

Substâncias
patogênicas

Plasma purificado

FIGURA 18.3 Colunas imunoadsorventes retêm patógenos por sua ligação a elementos na coluna. (Cortesia de Dobri Kiprov, MD. Reproduzida de Linz W *et al. Principles of Apheresis Technology.* 5th ed. American Society for Apheresis; 2014. http://www.apheresis.org.)

de luz ultravioleta A (UVA) antes de ser devolvido ao paciente. A luz UVA ativa o 8-MOP, o que causa ligação cruzada ao DNA, com indução de apoptose das células T e modificação das células dendríticas. Acredita-se que isso induza alterações clonais específicas em respostas imunes em curso, inclusive a produção de células T reguladoras com desvio do equilíbrio em direção à tolerância. Existem dois sistemas desenvolvidos por Therakos (UVAR XTS e CELLEX). Administra-se heparina para anticoagulação, geralmente por acesso IV periférico ou cateter Vortex. Os tratamentos típicos são realizados em pares em dias sucessivos e repetidos a cada duas semanas ou mais; o benefício clínico é gradual.

XI. **TRANSPLANTE DE CÉLULAS-TRONCO E OUTRAS TERAPIAS CELULARES.** Células-tronco hematopoéticas (CTH) são coletadas de pacientes por leucocitoaférese e usadas para tratamento de neoplasias malignas hematológicas, medicina regenerativa e um número cada vez maior de outras condições.

As CTH podem ser obtidas da medula óssea ou do sangue periférico. As CTH mobilizadas do sangue têm poucas hemácias contaminantes e têm mais CTH comprometidas, linfócitos e outras células mononucleares. Essas populações celulares enriquecidas aceleram a enxertia e a reconstituição imune. Por causa dessas vantagens e das menores taxas de morbidade e mortalidade, a grande maioria dos pacientes submetidos a transplante de células-tronco foi tratada com CTH autólogas do sangue periférico obtidas por aférese.

As terapias celulares, como as vacinas contra o câncer (Provenge, Dendreon, Seattle, WA) e as terapias celulares gênicas que estão surgindo, usam células mononucleares autólogas do sangue periférico obtidas por aférese.

Referências bibliográficas e leitura sugerida

Braun N, et al. Immunoadsorption onto protein A induces remission in severe systemic lupus erythematosus. *Nephrol Dial Transplant.* 2000;15:1367–1372.

Cataland SR, Wu HM. Diagnosis and management of complement mediated thrombotic microangiopathies. *Blood Rev.* 2014;28:67–74.

Clark WF, et al. Plasma exchange when myeloma presents as acute renal failure: a randomized, controlled trial. *Ann Intern Med.* 2005;143:777–784.

Colic E, et al. Management of an acute outbreak of diarrhoea-associated haemolytic uraemic syndrome with early plasma exchange in adults from southern Denmark: an observational study. *Lancet.* 2011;378:1089–1093.

Delmas Y, et al. Outbreak of *Escherichia coli* O104:H4 haemolytic uraemic syndrome in France: outcome with eculizumab. *Nephrol Dial Transplant.* 2014;29:565–572.

Hattori M, et al. Plasmapheresis as the sole therapy for rapidly progressive Henoch-Schönlein purpura nephritis in children. *Am J Kidney Dis.* 1999;33:427–433.

Hutchison CA, et al. Treatment of acute renal failure secondary to multiple myeloma with chemotherapy and extended high cut-off hemodialysis. *Clin J Am Soc Nephrol.* 2009;4:745–754.

Hutchison C, Sanders PW. Evolving strategies in the diagnosis, treatment, and monitoring of myeloma kidney. *Adv Chronic Kidney Dis.* 2012;19:279–281.

Kale-Pradhan PB, Woo MH. A review of the effects of plasmapheresis on drug clearance. *Pharmacotherapy.* 1997;17:684–695.

Kiprov DD, et al. Adverse reactions associated with mobile therapeutic apheresis: analysis of 17,940 procedures. *J Clin Apher.* 2001;16:130–133.

Kiprov DD, Hofmann J. Plasmapheresis in immunologically mediated polyneuropathies. *Ther Apher Dial.* 2003;7:189–196.

Klemmer PJ, et al. Plasmapheresis therapy for diffuse alveolar hemorrhage in patients with small-vessel vasculitis. *Am J Kidney Dis.* 2003;42:1149–1154.

Levy JB, et al. Long-term outcome of anti-glomerular basement membrane antibody disease treated with plasma exchange and immunosuppression. *Ann Intern Med.* 2001;134:1033–1042.

Linz W, et al. *Principles of Apheresis Technology.* 5th ed. American Society for Apheresis; Vancouver, BC, Canada; 2014. http://www.apheresis.org.

Maggioni S, et al. How to implement immunoadsorption in a polyvalent dialysis unit: a review. *J Ren Care.* 2014;40:164–71.

Matsuzaki M, et al. Outcome of plasma exchange therapy in thrombotic microangiopathy after renal transplantation. *Am J Transplant.* 2003;3:1289–1294.

McLeod BC, et al. *Apheresis: Principles and Practice.* 3rd ed. Bethesda, MD: AABB Press; 2010.

Menne J, et al. EHEC-HUS consortium. Validation of treatment strategies for enterohaemorrhagic *Escherichia coli* O104:H4 induced haemolytic uraemic syndrome: case-control study. *Br Med J.* 2012;345:e4565.

Montagnino G, et al. Double recurrence of FSGS after two renal transplants with complete regression after plasmapheresis and ACE inhibitors. *Transpl Int.* 2000;13:166–168.

Perdue JJ, et al. Unintentional platelet removal by plasmapheresis. *J Clin Apher.* 2001;16:55–60.

Pusey CD, et al. Plasma exchange in focal necrotizing glomerulonephritis without anti-GBM antibodies. *Kidney Int.* 1991;40:757–763.

Saddler JE, et al. Recent advances in thrombotic thrombocytopenic purpura. *Hematology.* 2004:407–423.

Sanchez AP, Cunard R, Ward DM. The selective therapeutic apheresis procedures. *J Clin Apher.* 2013;28:20–29.

Schutt RC, et al. The role of therapeutic plasma exchange in poisonings and intoxications. *Semin Dial.* 2012;25:201–206.

Schwartz J, et al. Guidelines on the use of therapeutic apheresis in clinical practice-evidence-based approach from the Writing Committee of the American Society for Apheresis: the sixth special issue. *J Clin Apher.* 2013;28:145–284.

Siami GA, Siami FS. Current topics on cryofiltration technologies. *Ther Apher.* 2001;5:283–286.

Stegmayr B, et al. Plasma exchange as rescue therapy in multiple organ failure including acute renal failure. *Crit Care Med.* 2003;31:1730–1736.

Steinmuller DR, et al. A dangerous error in the dilution of 25 percent albumin [letter]. *N Engl J Med.* 1998;38:1226–1227.

Strauss RG. Mechanisms of adverse effects during hemapheresis. *J Clin Apher.* 1996;11:160–164.

United States Centers for Disease Control. Renal insufficiency and failure associated with IGIV therapy. *Morb Mortal Wkly Rep.* 1999;48:518–521.

Ward DM. Extracorporeal photopheresis: how, when, and why. *J Clin Apher.* 2011;26(5):276–285.

Weinstein R. Prevention of citrate reactions during therapeutic plasma exchange by constant infusion of calcium gluconate with the return fluid. *J Clin Apher.* 1996;11:204–210.

Williams ME, Balogun RA. Therapeutic plasma exchange, principles of separation: indications and therapeutic targets for plasma exchange. *Clin J Am Soc Nephrol.* 2014;9:181–189.

Winters JL. Lipid apheresis, indications, and principles. *J Clin Apher.* 2011;26:269–275.

Wolf J, et al. Predictors for success of plasmapheresis on the long-term outcome of renal transplant patients with recurrent FSGS [Abstract]. *J Am Soc Nephrol.* 2005;SA-FC026.

Zucchelli P, et al. Controlled plasma exchange trial in acute renal failure due to multiple myeloma. *Kidney Int.* 1988;33:1175–1180.

19 Relevância Atual da Tecnologia Sorvente

Jose A. Diaz-Buxo, Stephen A. Merchant, David Updyke
e Susan E. Bentley

Em média, as máquinas de diálise convencionais processam de 30 a 50 ℓ/h ou 100 a 200 ℓ por sessão de solução de diálise preparada com água altamente purificada. Já a diálise com sorvente requer apenas 6 ℓ de água potável para produzir e regenerar dialisato de alta qualidade para um tratamento completo. Na diálise com sorvente, o dialisato consumido no dialisador não é descartado por um dreno, mas regenerado ao atravessar um cartucho de sorvente. As camadas de compostos no cartucho tiram proveito de três princípios básicos da química – ligação ao carbono, conversão enzimática e troca iônica – para remover toxinas urêmicas e regenerar o dialisato de bicarbonato de alta qualidade durante a sessão de diálise.

Os dispositivos sorventes operam sem conexão a um suprimento de água ou um dreno; portanto, outros benefícios são a mobilidade do sistema e a flexibilidade de tratamento em uma grande variedade de ambientes. Os sistemas sorventes foram usados para diálise aguda em unidades de terapia intensiva e à beira do leito, para hemodiálise domiciliar, em operações militares, no socorro em desastres, em centros de reabilitação e abrigos para idosos, em locais remotos e para tratar pacientes de férias em locais remotos. Sem a necessidade de instalação de encanamento nem de modificação elétrica, os possíveis ambientes de tratamento com sistemas sorventes são numerosos.

Os sistemas sorventes constituem uma oportunidade de trazer inovação, portabilidade, flexibilidade e miniaturização à área da diálise.

I. **PRINCÍPIOS DA DIÁLISE COM MEIO SORVENTE.** Na diálise com meio sorvente, o dialisato consumido é regenerado continuamente para produzir uma nova solução de diálise ao atravessar um cartucho sorvente. A solução de diálise inicial é misturada em um recipiente específico, com uso de pó seco e 6 ℓ ou menos de água potável. Antes de iniciar a diálise, essa solução inicial recircula através do cartucho de sorvente com a finalidade de remover contaminantes. Essa recirculação inicial altera levemente a composição eletrolítica da solução de diálise inicial, conforme descrito com mais detalhes adiante. Depois do início da diálise e da conexão do paciente ao sistema, o dialisato "consumido" é direcionado da abertura de saída do dialisador para atravessar o cartucho de sorvente. No cartucho, os resíduos metabólicos dissolvidos no dialisato consumido são adsorvidos e/ou trocados por íons sódio, hidrogênio e bicarbonato. O cartucho de sorvente também remove potássio, cálcio e magnésio. A regeneração da solução final de dialisato é concluída quando potássio, cálcio e magnésio são acrescentados à solução de diálise que sai do cartucho por uma bomba de infusão.

A. **Cartucho de sorvente.** O cartucho de sorvente (Figura 19.1) contém seis camadas de materiais destinados a remover contaminantes e solutos urêmicos ao mesmo tempo que mantêm a composição adequada do dialisato. O dialisato consumido flui de baixo para cima através do cartucho. A **primeira** e **terceira camadas** com a qual o dialisato entra em contato contêm carvão ativado. Essas camadas adsorvem metais pesados, cloraminas e outros contaminantes encontrados na água do sistema

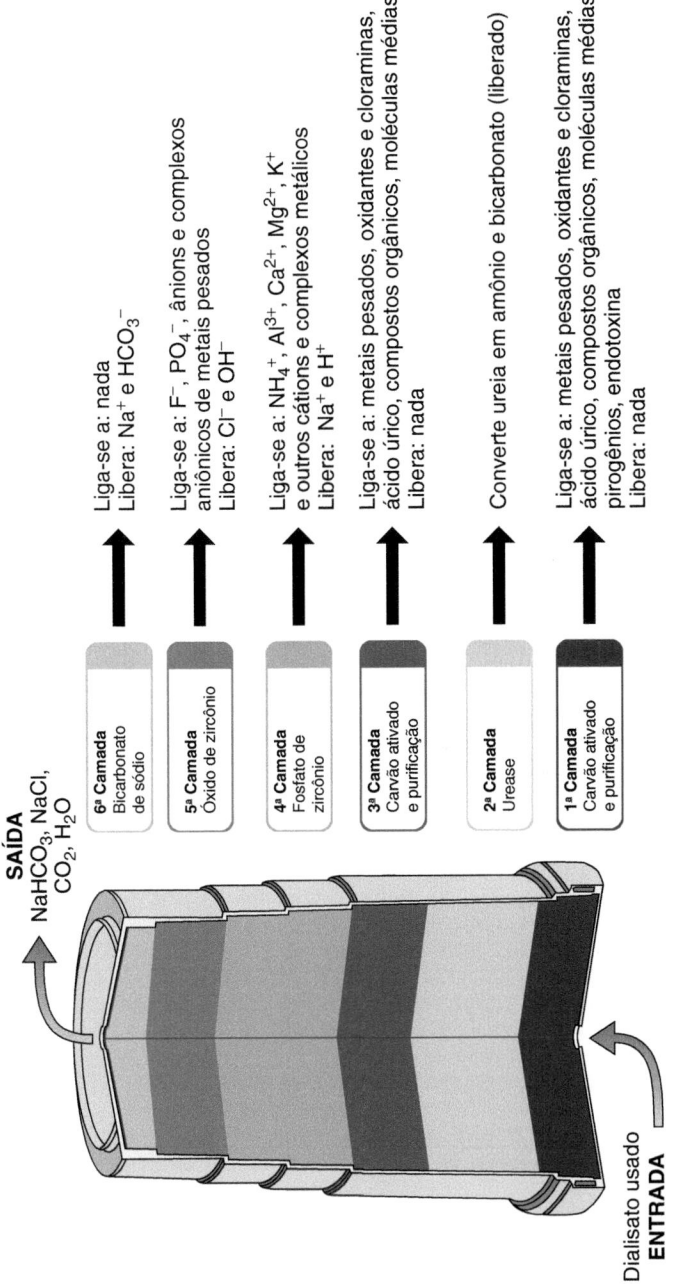

SAÍDA
NaHCO$_3$, NaCl,
CO$_2$, H$_2$O

6ª Camada
Bicarbonato
de sódio

Liga-se a: nada
Libera: Na$^+$ e HCO$_3$$^-$

5ª Camada
Óxido de zircônio

Liga-se a: F$^-$, PO$_4$$^-$, ânions e complexos
aniônicos de metais pesados
Libera: Cl$^-$ e OH$^-$

4ª Camada
Fosfato de
zircônio

Liga-se a: NH$_4$$^+$, Al^{3+}, Ca^{2+}, Mg^{2+}, K$^+$
e outros cátions e complexos metálicos
Libera: Na$^+$ e H$^+$

3ª Camada
Carvão ativado
e purificação

Liga-se a: metais pesados, oxidantes e cloraminas,
ácido úrico, compostos orgânicos, moléculas médias
Libera: nada

2ª Camada
Urease

Converte ureia em amônio e bicarbonato (liberado)

1ª Camada
Carvão ativado
e purificação

Liga-se a: metais pesados, oxidantes e cloraminas,
ácido úrico, compostos orgânicos, moléculas médias,
pirogênios, endotoxina
Libera: nada

Dialisato usado
ENTRADA

FIGURA 19.1 Estrutura de um cartucho sorvente.

público de abastecimento. Além disso, o carvão ativado adsorve muitos dos solutos orgânicos e urêmicos de moléculas médias encontrados no dialisato consumido, inclusive a creatinina e o ácido úrico. A **segunda camada** é uma camada de retenção enzimática. A enzima presente é a urease, que catalisa a conversão de ureia em bicarbonato de amônio. A **quarta camada** contém fosfato de zircônio e é uma camada de troca de cátions. Sua função primária é adsorver o íon amônio gerado pela hidrólise da ureia que ocorre na segunda camada. Além disso, esse material de troca de cátions adsorve outras espécies de carga positiva, como o magnésio, o cálcio e o potássio, além de cátions de metais pesados encontrados na água do sistema público de abastecimento, como o cobre e o ferro. Na troca pelos cátions adsorvidos, o fosfato de zircônio libera hidrogênio e sódio. A **quinta camada** é uma camada de troca de ânions que contém óxido de zircônio. Esse material adsorve fosfato, fluoreto e outros ânions, como os oxoânions de metais pesados, e libera ânions cloreto e hidroxila. A **sexta camada** contém bicarbonato de sódio. Não se liga a nenhum componente, mas libera sódio e bicarbonato.

B. **Remoção de contaminantes da solução de preenchimento durante a recirculação pré-diálise através do cartucho de sorvente.** A solução de diálise inicial ou de "preenchimento" é preparada pela combinação de substâncias químicas em pó com 6 ℓ ou menos de água do sistema público de abastecimento. Essa água tem de atender os padrões de água potável da agência de proteção ambiental (EPA). A mistura inicial não é adequada como solução de diálise, pois pode conter contaminantes. No entanto, uma curta recirculação pré-diálise da solução de preenchimento através do cartucho de sorvente remove quase todos os contaminantes normalmente presentes na água do sistema público de abastecimento [supondo-se que não contenha mais que os limites máximos admissíveis de contaminantes (MA-CL) na água potável, indicados pela EPA norte-americana] aos níveis necessários para a solução de diálise, conforme indicado por ANSI/AAMI RD52. Há duas exceções: a recirculação da solução de preenchimento através do cartucho de sorvente não remove o sulfato ou o nitrato em grau considerável. Entretanto, desde que os níveis iniciais de sulfato e nitrato sejam menores que os níveis máximos admissíveis na água do sistema público de abastecimento (10 mg/ℓ para nitrato e 250 mg/ℓ para sulfato), como são usados apenas 6 ℓ de água, a carga total de sulfato (ou nitrato) potencialmente transferível para o paciente é pequena.

C. **Alterações da composição eletrolítica da solução de preenchimento durante a recirculação pré-diálise.** As concentrações de bicarbonato de sódio e cloreto de sódio são selecionadas pelo usuário, que escolhe diferentes embalagens de substâncias químicas em pó para dissolver. Depois do preenchimento do cartucho, uma parte do sódio da solução de preenchimento será adsorvida pela camada de fosfato de zircônio do cartucho e trocada por íons hidrogênio. A liberação desses íons hidrogênio na solução de diálise usada no preenchimento diminuiria a concentração inicial de bicarbonato na solução de preenchimento, pois os prótons reagem com o bicarbonato e formam ácido carbônico (i. e., CO_2 e água). No entanto, a liberação de bicarbonato de sódio da sexta camada do cartucho serve como tampão e evita a queda da concentração de bicarbonato da solução de preenchimento durante o período de recirculação pré-diálise. Na verdade, muitas vezes a concentração inicial de bicarbonato da solução de preenchimento ao fim da fase de recirculação pré-diálise é ligeiramente maior que o nível inicial de bicarbonato da solução de preenchimento no momento da mistura. Não há acréscimo de cálcio, de magnésio nem de potássio à solução de preenchimento, pois eles seriam removidos pelo cartucho durante o período inicial de recirculação. Em vez disso, uma vez iniciado o tratamento, esses elementos são infundidos em fluxos apropriados na corrente que sai do cartucho; assim, a solução de diálise final que reentra no dialisador contém concentrações adequadas desses íons.

1. **Ajuste do nível de sódio na solução de diálise.** O sódio na solução de diálise tem três origens: os eletrólitos com sódio acrescentados à solução de preenchimento; o sódio acrescentado ao dialisato pelo cartucho de troca de cátions e pela camada de bicarbonato de sódio; e a difusão de sódio do sangue do paciente para o dialisato no dialisador. A camada de fosfato de zircônio adsorve o amônio gerado por conversão enzimática da ureia e também adsorve o magnésio, o cálcio e o potássio. Na troca por esses cátions adsorvidos, a camada de fosfato de zircônio libera sódio e hidrogênio. Como a reposição de magnésio, cálcio e potássio no dialisato costuma ser proporcionada com fluxo constante, a dinâmica de sódio do dialisato é controlada basicamente pela adsorção de amônio, e esta varia consideravelmente de tratamento para tratamento e de paciente para paciente. O amônio é produzido por digestão enzimática de ureia, e a quantidade de ureia que chega ao cartucho depende da concentração inicial de ureia do paciente e também da taxa de transferência de ureia do sangue para o dialisato no dialisador. A quantidade de ureia removida do sangue é máxima durante a parte inicial de uma sessão de diálise. Portanto, é durante esse período inicial da sessão de diálise que a taxa de produção de amônio via urease no cartucho é máxima, assim como a taxa de troca de amônio por sódio. Consequentemente, o aumento do nível de sódio no dialisato será máximo durante a parte inicial da sessão de diálise.

Dado o aumento previsto da concentração de sódio que sai do cartucho de sorvente, sobretudo durante a parte inicial de um tratamento, a prevenção da sobrecarga de sódio do paciente durante a diálise com sorvente é realizada de duas maneiras. Na primeira delas, a concentração de sódio da solução de preenchimento é ajustada abaixo do nível de sódio desejado no dialisato que estará presente durante grande parte do tratamento. A menor concentração de sódio no dialisato propiciada por esse método é bastante transitória devido ao acréscimo de sódio à solução de diálise recirculante pelo cartucho de sorvente durante a parte inicial da sessão, conforme discutido anteriormente. A segunda conduta para evitar a sobrecarga de sódio durante a diálise com sorvente é acrescentar pequenos volumes de água ao dialisato durante a sessão devido ao acréscimo contínuo de sódio ao dialisato por troca de amônio/sódio no cartucho. O acréscimo controlado automático de água à solução de diálise reciclada durante a sessão mantém a concentração de sódio no dialisato em nível adequado e evita a transferência de sódio para o paciente.

2. **Ajuste do nível de bicarbonato na solução de diálise.** O bicarbonato na solução de diálise origina-se de substâncias químicas acrescentadas para preparar a solução de preenchimento, bem como do cartucho, por hidrólise de ureia (que forma carbonato de amônio), por troca de ânions e via camada de bicarbonato de sódio. Nesse sistema, a decomposição hidrolítica da ureia produz íons amônio e bicarbonato. A Figura 19.2 ilustra as alterações que ocorrem no dialisato, bem como os níveis plasmáticos de bicarbonato durante um tratamento de diálise por sorvente típico, com o cartucho de seis camadas de sorvente. A concentração de bicarbonato no dialisato está ligeiramente elevada no início do tratamento. A hidrólise da ureia na segunda camada produz bicarbonato de amônio. Na troca por íons sódio, a camada de fosfato de zircônio libera íons hidrogênio, que se combinam a íons carbonato para produzir ácido carbônico e CO_2. A decomposição de 10 g de ureia gera cerca de 150 mEq de bicarbonato. O efeito final depende dos íons hidrogênio disponíveis na camada de fosfato de zircônio, bem como do nível inicial de nitrogênio ureico sanguíneo (NUS) do paciente, que determina o equilíbrio entre ácido carbônico e bicarbonato. Na verdade, poderia haver diminuição inicial do bicarbonato, mas à medida que o tratamento prossegue, a neutralização de íons hidrogênio causa aumento do bicarbonato no dialisato, que é transferido para o paciente (Figura 19.2).

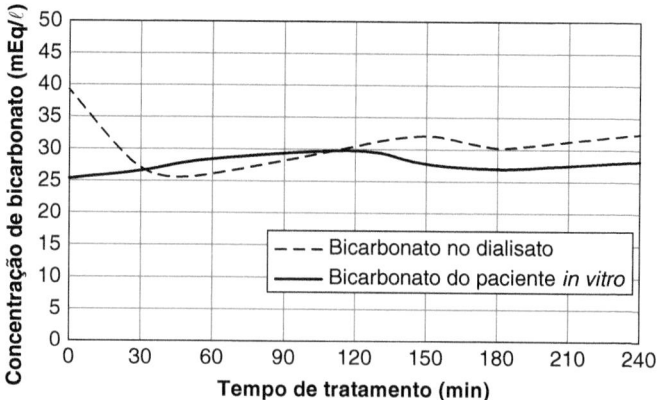

FIGURA 19.2 Perfis de bicarbonato *in vitro* no paciente e no dialisato na diálise por sorvente com cartucho de seis camadas.

II. MÁQUINAS DE DIÁLISE COM SORVENTE

A. **Sistema REDY.** Em 1973, foram introduzidos no mercado a primeira máquina de hemodiálise com sorvente, o Recirculating Dialysate System [REDY (sistema de dialisato recirculante)], e os cartuchos de sorvente. Estima-se que, em 1975, o sistema REDY era empregado em 10.000 tratamentos de hemodiálise mensais. Esse sistema propiciou a mobilidade não disponível com sistemas de passagem única. O sistema de diálise autônomo era suficientemente pequeno para ser transportado em um carrinho hospitalar de utilidades convencional e foi usado principalmente na hemodiálise aguda e domiciliar. A produção do sistema REDY foi interrompida em 1994.

B. **Sistema Allient.** Em 2006, a FDA autorizou o uso do Allient Sorbent Hemodialysis System (sistema Allient), desenvolvido por Renal Solutions, Warrendale, PA. Esse sistema combinou a tecnologia sorvente com um sistema exclusivo de movimento do sangue controlado por pressão. Como os dispositivos sorventes anteriores, era uma máquina transportável e completamente autocontida. O sistema Allient nunca foi totalmente comercializado, e a Renal Solutions foi adquirida por Fresenius Medical Care, Waltham, MA, no final de 2007.

C. **Sistema sorvente Fresenius 2008.** A FDA aprovou o sistema sorvente Fresenius 2008 em agosto de 2010. Era constituído de dois componentes separados: uma máquina de hemodiálise Fresenius 2008 K modificada e um módulo SORB. O módulo SORB era um sistema sorvente regenerativo de dialisato localizado na lateral da plataforma da máquina 2008 que substituiu o sistema de administração de dialisato de passagem única. O sistema sorvente Fresenius 2008 usava as configurações padronizadas de linha de sangue da plataforma da máquina de diálise da série 2008 e administrava o mesmo intervalo de fluxos de sangue. No módulo SORB, assim como nos sistemas de diálise sorventes descritos anteriormente, o dialisato consumido e o ultrafiltrado saíam do dialisador. No entanto, uma parte do dialisato consumido (igual ao volume removido por ultrafiltração) era retirada do dialisato e enviada para um recipiente de drenagem. A concentração de sódio do restante do dialisato consumido era ajustada automaticamente pelo acréscimo de solução de cloreto de sódio ou água para manter o nível prescrito de sódio. Então, o dialisato consumido e com nível de sódio ajustado retornava ao cartucho de sorvente para purificação. A solução de diálise regenerada final era mantida em uma bolsa-reservatório descartável, de onde era reconduzida ao dialisador quando necessário. Um sensor de amônio integrado, que monitorava o efluente do cartucho, informava a saturação do cartucho ao operador. Uma diretriz continha as informações necessárias para que o médico responsável pela prescrição estipulasse a meta desejável de bicarbonato de sódio no dialisato ao fim da diálise e a transferência desejada de bicarbonato de sódio para o paciente.

D. **Sistema de hemodiálise sorvente Fresenius PAK.** O sistema PAK, atualmente em desenvolvimento por Fresenius Medical Care, é um sistema de sorvente portátil, transportável e simples de usar, com peso inferior a 32 kg. O dispositivo contará com duas unidades: uma bomba e um reservatório. A bomba será colocada acima do reservatório, e as duas unidades serão acopladas. Quando o sistema for desativado, elas serão separadas para facilitar o transporte. Um cassete de sangue/dialisato de uso único será montado na unidade de bomba. Esse cassete descartável combinará o conjunto de linha de sangue e o circuito de dialisato e será encaixado, simplificando a montagem. Um dialisador será conectado ao cassete da linha de sangue, formando uma unidade integrada e estéril. Uma bolsa reservatório descartável, com capacidade de 11 ℓ de solução de diálise, ficará apoiada sobre uma placa aquecida na unidade reservatório e completará o circuito do dialisato. Todas as superfícies em contato com o dialisato e com o sangue serão externas ao sistema, o que elimina a necessidade de qualquer limpeza ou desinfecção interna do sistema entre as sessões. Durante o tratamento, o dialisato consumido, inclusive o ultrafiltrado, sairá do dialisador (Figura 19.3). A água de diluição será acrescentada automaticamente ao dialisato para manter um nível controlado de sódio. O dialisato com nível de sódio ajustado será reconduzido ao cartucho de sorvente para purificação. Os fluxos de dialisato oferecidos serão de 300 a 400 mℓ/min, e o fluxo de sangue será ajustável de 100 a 500 mℓ/min.

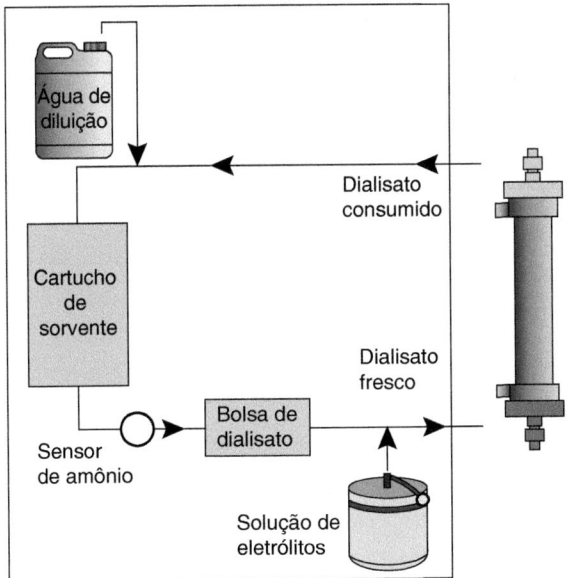

FIGURA 19.3 Representação esquemática do trajeto do fluxo de dialisato para o sistema sorvente portátil Fresenius.

Referências bibliográficas e leitura sugerida

Agar JWM. Review article: understanding sorbent dialysis systems. *Nephrology*. 2010;15:406–411.
Ash SR. The allient dialysis system. *Semin Dial*. 2004;17:164–166.
Hansen SK. Advances in sorbent dialysis. *Dial Transplant*. 2005;34:648–652.
McGill RL, et al. Sorbent hemodialysis: clinical experience with new sorbent cartridges and hemodialyzers. *ASAIO J*. 2008;54:618–621.
Organon Teknika Corp. *Sorbent Dialysis Primer*. 3rd ed. Durham, NC: Organon Teknika Corp.;1991.
Roberts M. The regenerative dialysis (REDY) sorbent system. *Nephrology*. 1998;4:275–278.
Tarrass F, et al. Water conservation: an emerging but vital issue in hemodialysis therapy. *Blood Purif*. 2010;30:181–185.
Welch PG. Deployment dialysis in the U.S. Army: history and future challenges. *Military Medicine*. 165:737–741

20 Uso de Diálise e de Hemoperfusão no Tratamento da Intoxicação

James F. Winchester, Nikolas B. Harbord, Elliot Charen e Marc Ghannoum

A hemodiálise, a hemoperfusão e a diálise peritoneal (DP), sobretudo os dois primeiros procedimentos, podem ser adjuntos úteis no manejo da superdosagem e da intoxicação por fármacos e drogas. Entretanto, esses tratamentos devem ser aplicados de maneira seletiva, como parte da abordagem geral ao paciente intoxicado, que inclui terapia de suporte, descontaminação, promoção da eliminação e antídotos específicos (Kulig, 1992). Uma revisão do relatório de 2012 da American Association of Poison Control Centers mostra que o MDAC (carvão ativado em múltiplas doses) e os tratamentos com alcalinização superam de longe os tratamentos realizados com hemodiálise, e estes, por sua vez, são realizados em número muito maior do que os tratamentos por hemoperfusão, com relato de apenas 61 tratamentos por hemoperfusão contra 2.324 tratamentos por diálise (Mowry, 2013).

I. DIÁLISE E HEMOPERFUSÃO

A. **Indicações.** As técnicas extracorpóreas devem ser cogitadas quando ocorrerem as condições mostradas na Tabela 20.1. Qualquer procedimento usado no tratamento de intoxicações deve ter maior efeito na eliminação da substância que a eliminação espontânea. O uso precoce de diálise ou de hemoperfusão pode ser considerado se os níveis séricos de um fármaco, uma droga ou um composto tóxico forem superiores aos valores sabidamente associados a morte ou lesão tecidual grave. A Tabela 20.2 apresenta as concentrações séricas críticas de vários fármacos. As informações fornecidas nas Tabelas 20.1 e 20.2 representam apenas um grupo de recomendações; a decisão de instituir a diálise ou a hemoperfusão tem de ser individual. Além de propiciar a eliminação extracorpórea da substância, a diálise garante cuidados de suporte essenciais a pacientes intoxicados com lesão de múltiplos órgãos ou renal. O grupo de trabalho EXTRIP (EXtracorporeal Treament in Poisoning [tratamento extracorpóreo na intoxicação]) está esboçando diretrizes para o uso de purificação do sangue no caso de superdosagem. A publicação deve ajudar a padronizar o manejo desses pacientes complexos (Lavergne, 2012).

B. **Escolha do tratamento**

1. A **diálise peritoneal** não é muito efetiva na remoção de fármacos e drogas do sangue; e a depuração máxima raramente é maior que 15 mℓ/min (cerca de um décimo do que geralmente é possível alcançar com a hemodiálise). Todavia, quando a rápida instituição de hemodiálise é difícil, como no caso de crianças pequenas, uma sessão prolongada de DP pode ser um tratamento adjunto útil da intoxicação. Além disso, em determinadas condições, como no paciente intoxicado com hipotermia, a DP pode ser útil, pois também ser usada para auxiliar o reaquecimento central.

2. A **hemodiálise** é a terapia de escolha no caso de compostos hidrossolúveis, sobretudo aqueles de baixo peso molecular com baixo nível de ligação a proteínas, pois esses compostos difundem-se rapidamente através da membrana do dialisador. Os exemplos são etanol, etilenoglicol, lítio, metanol e salicilatos. Os compostos

Tabela 20.1   Critérios para consideração de diálise ou hemoperfusão na intoxicação.

1. Deterioração progressiva apesar da terapia de suporte intensiva
2. Intoxicação grave com depressão da função mesencefálica e consequente hipoventilação, hipotermia e hipotensão
3. Surgimento de complicações do coma, como pneumonia ou septicemia, e condições subjacentes que predispõem a essas complicações (p. ex., doença obstrutiva das vias respiratórias)
4. Comprometimento da função excretora normal de drogas e fármacos na presença de insuficiência hepática, cardíaca ou renal
5. Intoxicação por agentes com efeitos metabólicos e/ou tardios (p. ex., metanol, etilenoglicol e paraquate)
6. Intoxicação por um fármaco ou um composto tóxico extraível, que possam ser removidos com uma taxa maior que a eliminação hepática ou renal endógena

Tabela 20.2   Concentrações séricas de compostos tóxicos acima das quais se deve considerar a hemodiálise (HD) ou a hemoperfusão (HP).

Composto	Concentração sérica[a]		Método de escolha
	(mg/ℓ)	**(mcmol/ℓ)**	
Fenobarbital	100	430	HP, HD
Glutetimida	40	180	HP
Metaqualona	40	160	HP
Salicilatos	800	4,4 mmol/ℓ	HD
Teofilina	40	220	HP, HD
Paraquate	0,1	0,4	HP > HD
Metanol	500	16 mmol/ℓ	HD
Meprobamato	100	460	HP

[a] Sugestão de concentração: a condição clínica pode indicar a intervenção em menores concentrações (p. ex., intoxicações mistas).

hidrossolúveis com alto peso molecular (p. ex., anfotericina B [PM 9.241] e vancomicina [PM 1.500]) difundem-se através das membranas do dialisador mais lentamente e não são tão bem removidos; a taxa de remoção é acelerada pelo uso de membranas de alto fluxo e hemodiafiltração. A hemodiálise não é muito útil na remoção de compostos lipossolúveis (p. ex., glutetimida), com altos volumes de distribuição ou com ligação proteica extensa.

3. A **hemoperfusão** é um processo pelo qual o sangue atravessa um dispositivo que contém partículas adsorventes. As partículas adsorventes mais usadas são carvão ativado ou algum tipo de resina. Embora a hemoperfusão possa ser mais efetiva que a hemodiálise para eliminar do sangue os muitos fármacos ligados a proteínas (porque o carvão ou a resina no cartucho competem com as proteínas plasmáticas pela droga, adsorvem-na e, portanto, removem-na da circulação), os dialisadores modernos de alto fluxo também podem ter desempenho similar. A hemoperfusão remove muitos compostos lipossolúveis do sangue com eficiência muito maior que a hemodiálise. Nos EUA, os cartuchos de hemoperfusão têm custo elevado e alguns fabricantes deixaram de produzi-los; com uma vida de prateleira curta de dois anos, podem não estar disponíveis em determinados centros urbanos (Shalkam, 2006). Caso um composto seja igualmente removido do sangue por hemoperfusão e hemodiálise, é preferível usar a hemodiálise: os possíveis problemas de saturação de cartucho são evitados e a incidência de complicações da hemoperfusão, como trombocitopenia e leucopenia, é reduzida; além disso, a hemodiálise trata qualquer distúrbio acidobásico ou eletrolítico coexistente.

4. Hemodiafiltração contínua, hemoperfusão. O tratamento contínuo prolongado pode ser útil em compostos com volumes de distribuição (V_D) moderadamente altos e com lenta transferência entre os compartimentos, pois evita o rebote dos níveis plasmáticos do composto após a terapia. Ainda não se demonstraram vantagens óbvias do tratamento contínuo em comparação com tratamentos convencionais repetidos para o rebote. A hemoperfusão contínua tem sido usada com sucesso na intoxicação por teofilina e fenobarbital, e a hemodiafiltração contínua foi usada nos casos de intoxicação por etilenoglicol e lítio (Leblanc, 1996).

C. Toxicocinética. Os compostos tóxicos têm várias características moleculares que os tornam mais ou menos suscetíveis à remoção extracorpórea. Um composto tóxico só é dialisável se for possível extraí-lo do compartimento de plasma e eliminar uma parcela considerável de seus depósitos totais no corpo e se a depuração extracorpórea contribuir para uma quantidade considerável da depuração total. A remoção do compartimento plasmático é mais bem refletida pela razão de extração do dialisador, calculada por (A − V)/A, em que A é a concentração do soluto a ser removido na entrada (pré-filtro ou pré-coluna) e V é a concentração na saída do dialisador. A quantidade de toxina que pode ser removida por tratamento extracorpóreo é muito afetada pelo volume de sua distribuição no organismo. A razão entre a remoção extracorpórea e a remoção endógena depende da depuração endógena de determinado composto tóxico e da condição dos órgãos (fígado e/ou rim) que normalmente participam da remoção endógena. A dialisabilidade do composto tóxico é influenciada pelos seguintes fatores (Lavergne, 2012):

1. **Peso molecular.** As modalidades extracorpóreas têm diferentes limites de peso molecular; técnicas que usam difusão, como a hemodiálise, geralmente têm um limite aproximado de 5.000 Da, enquanto técnicas que usam convecção e adsorção são capazes de remover substâncias tóxicas com tamanho acima de 50.000 Da. A plasmaférese é capaz de remover substâncias tóxicas de até 1.000.000 Da.

2. **Ligação a proteínas.** Como o complexo composto tóxico-proteína não atravessa livremente os dialisadores ou hemofiltros, apenas os compostos que estejam, em sua maior parte, livres podem ser removidos por essas técnicas. No entanto, em casos de maior concentração (como na superdosagem), pode haver saturação da ligação de um composto às proteínas; nessas condições, a maior parte está "livre" ou não ligada e, portanto, disponível para remoção por tratamento extracorpóreo.

3. **Volume de distribuição.** O V_D é o volume teórico de distribuição de um fármaco. O V_D da heparina, por exemplo, um fármaco confinado ao compartimento sanguíneo, é de cerca de 0,06 ℓ/kg. Os fármacos distribuídos principalmente na água extracelular (p. ex., salicilatos) têm V_D aproximado de 0,2 ℓ/kg. Alguns têm valores de V_D superiores ao volume de água corporal total, pois estão, em grande parte, ligados a (ou armazenados em) tecidos. No caso de fármacos com alto V_D (p. ex., digoxina, tricíclicos), a quantidade presente no sangue representa apenas uma pequena fração da quantidade total no organismo. Assim, ainda que o tratamento com hemodiálise ou hemoperfusão extraia a maior parte do fármaco do sangue que flui através do circuito extracorpóreo, a quantidade removida durante uma única sessão representa apenas uma pequena porcentagem da quantidade total. Em seguida, há passagem de mais fármaco dos depósitos teciduais para o sangue, o que às vezes causa o reaparecimento das manifestações tóxicas. Por outro lado, mesmo a diminuição transitória da concentração sanguínea de muitos fármacos pode aliviar alguns efeitos tóxicos importantes desses agentes. Desse modo, às vezes a hemodiálise ou a hemoperfusão reduzem efetivamente os efeitos tóxicos mesmo quando o V_D é alto.

4. **Depuração endógena.** Em geral, não há indicação de remoção extracorpórea quando se espera que a depuração endógena por metabolismo e eliminação seja maior que a taxa de eliminação exógena. Isso explica por que não há indicação de

hemodiálise na intoxicação por compostos como cocaína ou tolueno. Do mesmo modo, o comprometimento renal no caso de intoxicação por compostos tóxicos eliminados pelo rim (p. ex., lítio) torna a remoção extracorpórea mais importante.

D. Aspectos técnicos

1. **Acesso vascular para hemodiálise ou hemoperfusão na intoxicação.** Em pacientes sem acesso vascular permanente, é necessária a canulação percutânea de uma grande veia central com um cateter de diálise.

2. **Escolha do hemodialisador.** Em geral, devem-se usar dialisadores de alta eficiência e alto fluxo com elevada depuração de ureia. O desenvolvimento de membranas de hemodiálise com alto limite (poros maiores de 8 a 10 nm) possibilita a depuração de toxinas e moléculas de até 50 a 60 kDa (p. ex., fragmentos Fab).

3. **Escolha do cartucho de hemoperfusão.** A Tabela 20.3 apresenta alguns dos cartuchos disponíveis. Os sorventes típicos são carvão ativado, resinas de troca iônica ou resinas macroporosas de troca não iônica. Partículas de sorventes foram transformadas em biocompatíveis com o revestimento da superfície por membrana de polímero. Os cartuchos contêm quantidades variadas de sorvente; os menores destinam-se ao uso pediátrico. Foi publicada uma avaliação comparativa detalhada do desempenho *in vivo* das várias marcas de cartuchos (Ghannoum, 2014).

4. **Circuito de hemoperfusão.** O circuito de hemoperfusão é semelhante à parte de sangue de um circuito de hemodiálise e inclui um detector de ar e um capturador de ar venoso. É frequente o uso de bombas de sangue e máquinas de hemodiálise convencionais (sem uso de solução de diálise) para impulsionar o sangue através da linha e do cartucho.

5. **Preenchimento do circuito de hemoperfusão.** Os procedimentos de configuração e de preenchimento com solução salina ou de glicose diferem de acordo com a marca do cartucho usado, e as instruções do fabricante sempre devem ser consultadas. O cartucho de hemoperfusão precisa ser preenchido em posição vertical com o lado arterial (entrada de sangue) voltado para baixo.

6. **Heparinização durante a hemoperfusão.** Depois que o cartucho é preenchido, uma dose em *bolus* de heparina (em geral, 2.000 a 3.000 unidades) é administrada na linha arterial, a entrada do cartucho é mantida para baixo, e o fluxo de sangue através do cartucho é iniciado. De modo geral, devido a alguma adsorção no sorvente, pode ser necessária maior dose de heparina na hemoperfusão (p. ex., cerca de 6.000 unidades ou 10.000 unidades para carvão e resina, respectivamente, por sessão) que na hemodiálise. A heparina deve ser administrada em quantidade suficiente para manter o tempo de coagulação ativado (TCA) ou o tempo de tromboplastina parcial do paciente correspondente a aproximadamente o dobro do valor normal.

7. **Duração da hemoperfusão.** Uma única sessão de três horas causa redução considerável dos níveis sanguíneos da maioria dos compostos tóxicos para as quais a hemoperfusão é efetiva. O prolongamento do uso de um cartucho de hemoperfusão

Tabela 20.3	Alguns dispositivos de hemoperfusão disponíveis (podem variar de acordo com o país).			
Fabricante	**Dispositivo**	**Tipo de sorvente**	**Quantidade de sorvente**	**Polímero de revestimento**
Asahi[a]	Hemosorba	Carvão	170 g	Poli(2-hidroxietil metacrilato) (poli-HEMA)
Gambro	Adsorba. 150/300 c	Carvão	150/300 g	Acetato de celulose
Braun[a]	Haemoresin	Resina XAD-4 Amberlite	350 g	Nenhum

Nota: dispositivos menores para uso em crianças.
[a] Não disponível nos EUA.

não é eficiente, pois tende a haver saturação do carvão. Em geral, não é necessário substituir os dispositivos saturados por novos, e qualquer rebote das concentrações sanguíneas do composto em consequência da liberação tecidual pode ser tratado com uma segunda sessão de hemoperfusão. Por outro lado, pode ser necessário prolongar a hemoperfusão contínua por vários dias até a melhora clínica ou até que seja alcançado um nível sanguíneo não tóxico. É preciso trocar os dispositivos de hemoperfusão a cada 4 h durante o tratamento contínuo.

E. **Complicações.** Todas as técnicas extracorpóreas necessitam de acesso vascular por uma linha central, e esse procedimento está sujeito a complicações.

1. **Hemodiálise**
   a. **Hipofosfatemia.** Ao contrário dos pacientes com doença renal em estágio terminal (DRCT), os pacientes em diálise por intoxicação não costumam apresentar níveis plasmáticos elevados de fosfato. Como as soluções de diálise convencionais não contêm fosfato, a diálise intensiva pode reduzir muito o nível plasmático de fosfato, com consequente insuficiência respiratória e outras complicações. A hipofosfatemia durante a diálise pode ser evitada pela suplementação de fosfato na solução de diálise, conforme analisado no Capítulo 10.
   b. **Alcalemia.** As soluções de hemodiálise convencionais contêm concentrações altas e não fisiológicas de bicarbonato, além de base geradora de bicarbonato como acetato ou citrato, pois foram desenvolvidas para corrigir a acidose metabólica. A diálise para tratamento da intoxicação em pacientes com alcalose metabólica ou respiratória pode provocar ou agravar a alcalemia, a menos que a concentração de bicarbonato na solução de diálise seja adequadamente reduzida.
   c. **Síndrome de desequilíbrio em pacientes com uremia aguda.** Em pacientes com uremia e intoxicação graves, a realização inicial de uma sessão de diálise prolongada com depuração elevada pode ser perigosa. Durante a diálise para tratamento da acidose láctica induzida por metformina em pacientes com uremia acentuada, o enriquecimento do dialisato com quantidade adequada de ureia na tentativa de atenuar as manifestações da síndrome de desequilíbrio foi bem-sucedido (Doorenboss, 2001).

2. **Hemoperfusão.** Pode haver trombocitopenia e leucopenia transitórias leves, mas geralmente os níveis se normalizam 24 a 48 h após uma única hemoperfusão. Raras vezes, observou-se também adsorção ou ativação dos fatores de coagulação, que pode ter importância clínica em pacientes com insuficiência hepática.

3. **Terapia contínua.** Os desequilíbrios hidreletrolíticos são possíveis problemas e exigem monitoramento frequente. A anticoagulação prolongada pode predispor ao sangramento.

II. MANEJO DA INTOXICAÇÃO COM AGENTES SELECIONADOS

A. **Paracetamol (PM 151 Da).** O carvão ativado deve ser administrado a pacientes atendidos até 4 h após a ingestão. Os níveis séricos devem ser medidos e representados pelo nomograma de Rumack-Matthew para avaliar o risco de hepatotoxicidade e a necessidade de terapia com N-acetilcisteína (NAC). A ingestão concomitante de quantidades moderadas de etanol aumenta consideravelmente o risco de lesão hepática. Se os níveis séricos de paracetamol estiverem acima de 150 mg/ℓ (1,0 mmol/ℓ) no decorrer de 4 h, a probabilidade de efeitos tóxicos é alta e deve-se administrar NAC (VO ou IV). A NAC, ao aumentar os depósitos reduzidos de glutationa, evita o acúmulo de produtos intermediários tóxicos do paracetamol. A eficácia na prevenção da insuficiência hepática diminui se for iniciada mais de 10 h após a ingestão, mas a NAC ainda é recomendada, mesmo após 24 h. A despeito da hidrossolubilidade moderada do paracetamol e da ligação mínima a proteínas e, portanto, da possibilidade de remoção por diálise ou hemoperfusão, a NAC ainda é o tratamento de escolha.

B. **Ácido acetilsalicílico (PM 180 Da).** Em adultos, a intoxicação grave por ácido acetilsalicílico geralmente é acompanhada de acidose metabólica com alcalose respiratória, enquanto nas crianças, é frequente a acidose metabólica isolada. O aparecimento de sintomas relativos ao sistema nervoso central (SNC) é um sinal de intoxicação grave. O nomograma Done (Done e Temple, 1971), que relaciona os níveis séricos e o tempo de ingestão ao desfecho, dá alguma ideia da gravidade da intoxicação por salicilato em crianças, porém é menos usado na intoxicação em adultos. Deve-se iniciar o MDAC e instituir diurese alcalina se for possível alcançar débito urinário substancial, sobretudo quando existirem sintomas e os níveis séricos de salicilato forem > 50 mg/dℓ (2,8 mmol/ℓ). O ácido acetilsalicílico tem um V_D de apenas 0,15 ℓ/kg. Embora cerca de 50% do ácido acetilsalicílico esteja ligado a proteínas, a remoção por hemodiálise é boa. Deve-se considerar a hemodiálise quando o nível sérico ultrapassar 90 mg/dℓ (6,5 mmol/ℓ) ou se houver evidências de acidemia acentuada, acometimento neurológico (sintomas neurológicos, hipertermia, convulsões) ou edema pulmonar não cardiogênico.

C. **Barbitúricos.** Os níveis séricos tóxicos de fenobarbital (PM 232 Da) são superiores a 3 mg/dℓ (130 mcmol/ℓ), e o coma começa a surgir em níveis de 6 mg/dℓ (260 mcmol/ℓ). O MDAC deve ser considerado como terapia de primeira linha, e a alcalinização da urina pode ajudar a remover barbitúricos de ação prolongada como o fenobarbital. A ligação do fenobarbital a proteínas é de 50%, mas seu V_D é de apenas 0,5 ℓ/kg; o fármaco é bem removido por hemodiálise ou hemoperfusão. A hemodiálise deve ser considerada quando o coma é prolongado, sobretudo se houver ameaça de complicações do coma, como a pneumonia. A remoção por hemodiálise com dialisador de membrana sintética é igual à remoção por hemoperfusão (Palmer, 2000).

D. **Digoxina (PM 781 Da).** As probabilidades de arritmias induzidas por digoxina são de 50% e de 90% com níveis séricos de 2,5 e 3,3 ng/mℓ (3,2 e 4,2 nmol/ℓ), respectivamente. O tratamento inclui correção da hipopotassemia, da hipomagnesemia e da alcalose e administração oral de carvão ativado.

O V_D da digoxina é grande (8 ℓ/kg em pacientes normais, 4,2 ℓ/kg em pacientes em diálise), e há ligação de 25% do fármaco a proteínas. Por esses motivos, apenas 5% da quantidade corporal são removidos por uma sessão de hemodiálise de 4 h. Embora a hemoperfusão seja mais efetiva e melhore os sintomas, seu uso não é recomendado na rotina de tratamento da intoxicação por digoxina, pois o V_D do fármaco é tão alto que a depuração corporal total é limitada. A plasmaférese realizada logo depois da administração de fragmento Fab promove a remoção dos complexos Fab-digoxina (Zdunek, 2000), e membranas de alto limite como a Theralite também podem ser usadas para esse fim (Fleig, 2011). A maioria dos autores recomenda tratamento complementar com Fab se houver reaparecimento dos efeitos tóxicos. Em pacientes em diálise o tratamento com Fab é preferível a hemoperfusão ou plasmaférese. Embora o Fab tenha sido usado com sucesso em pacientes com insuficiência renal coexistente, a digoxina pode ser liberada do complexo Fab-digoxina, com consequente rebote dos efeitos tóxicos, talvez com a necessidade de um segundo tratamento (Ujhelyi, 1993).

E. **Alcoóis tóxicos.** O etilenoglicol e o metanol são as causas mais comuns de intoxicação alcoólica fatal. O etilenoglicol é encontrado em soluções anticongelantes, soluções para degelo, fluido de freio hidráulico, estabilizadores de espuma e solventes químicos. O metanol é encontrado em líquidos para lavagem de para-brisas, tintas, solventes, líquidos de máquinas copiadoras e álcool ilegal (é madeira). O metanol e o etilenoglicol são relativamente atóxicos, mas ambos são metabolizados pela enzima álcool desidrogenase (ALDH) com produção, respectivamente, de ácido fórmico e ácido glicólico, metabólitos tóxicos. Na intoxicação pelo etilenoglicol, o glicolato é metabolizado ainda em oxalato, que pode causar insuficiência renal aguda.

A ingestão concomitante de etanol pode retardar a formação de metabólitos tóxicos e as manifestações clínicas associadas. Deve-se suspeitar de intoxicação por alcoóis tóxicos em pacientes com acidose metabólica inexplicada associada a aumento dos intervalos aniônico e osmolar. Entretanto, raras vezes há elevação concomitante dos intervalos aniônico e osmolar logo depois ou muito depois da ingestão de alcoóis tóxicos. Se o álcool tóxico não tiver sido metabolizado, ocorre aumento do intervalo osmolar, mas não do intervalo aniônico. Por outro lado, se um álcool tóxico tiver sido totalmente metabolizado, há elevação do intervalo aniônico, mas não do intervalo osmolar. Portanto, a presença de intervalo osmolar ou aniônico normal não descarta a possibilidade de ingestão significativa de álcool tóxico.

Os alcoóis são absorvidos rapidamente e têm V_D igual ao da água. O MDAC ou a descontaminação gastrintestinal têm função limitada no manejo da intoxicação por álcool. Há inibição da enzima ALDH pela competição entre o etanol, ou fomepizol (4-metilpirazol), e um álcool tóxico. O fomepizol tem maior afinidade pela ALDH que o etanol. Tanto o etanol quanto o fomepizol devem ser administrados o mais cedo possível após a ingestão para retardar a conversão em metabólitos tóxicos e dar tempo para a eliminação do composto original e dos eventuais metabólitos tóxicos formados pelas vias urinária, metabólica e dialítica. Atualmente, não há dados suficientes para definir as funções relativas do fomepizol e do etanol no tratamento da intoxicação por álcool tóxico. O etanol pode causar depressão do SNC, flebite, hipoglicemia e depressão respiratória, e exige monitoramento rigoroso dos níveis séricos de etanol. O fomepizol tem vantagens sobre o etanol em termos de eficácia validada, farmacocinética previsível, facilidade de administração e menos efeitos adversos. O etanol tem vantagens sobre o fomepizol em termos de experiência clínica e de menor custo (vantagem de custo superior a 1:100). O fomepizol provavelmente é mais seguro para crianças e gestantes. Nas intoxicações leves com função renal satisfatória, pode ser difícil o manejo apenas com infusões de etanol (sem tratamento extracorpóreo) durante vários dias na unidade de terapia intensiva. Nesses pacientes, o uso de fomepizol pode evitar um longo período de monitoramento em unidade de terapia intensiva.

Nas intoxicações leves com poucas evidências de decomposição metabólica de alcoóis tóxicos (*i. e.*, sem acidose metabólica) e quando as vias endógenas de eliminação estão intactas, durante o tratamento com etanol ou fomepizol, deve-se esperar a recuperação do paciente. Por outro lado, quando há evidências de produtos da decomposição desses alcoóis, por exemplo, com acidose metabólica, e na presença de função renal insatisfatória, a remoção desses alcoóis tóxicos e de seus metabólitos nocivos por hemodiálise é obrigatória, porque nem o etanol nem o fomepizol são capazes de eliminar esses compostos do corpo. A hemodiálise é altamente efetiva na remoção rápida tanto dos alcoóis tóxicos e seus metabólitos quanto na correção de anormalidades metabólicas. Assim, os riscos e custos da hospitalização prolongada e o custo do fomepizol devem ser ponderados em relação aos da hemodiálise. A hemodiálise é muito eficiente na remoção dos alcoóis tóxicos; assim, o monitoramento prolongado em unidade de terapia intensiva necessário na administração de etanol torna-se menos necessário quando se acrescenta a hemodiálise ao programa de tratamento. Por causa do menor custo, pode haver um incentivo econômico ao uso de etanol nos países em desenvolvimento. Em geral, o prognóstico correlaciona-se melhor com o grau de acidose e a concentração de metabólitos tóxicos do que a concentração do álcool original.

1. **Etilenoglicol (PM 62 Da).** A primeira fase da intoxicação por etilenoglicol começa menos de uma hora após a ingestão e é caracterizada por depressão do SNC semelhante à que ocorre na intoxicação por etanol. Na intoxicação grave, essa fase pode causar coma e convulsões e durar 12 h. A segunda fase é causada pelos efeitos tóxicos do metabólito, ácido glicólico, no sistema cardiopulmonar, com o desenvolvimento de insuficiência cardíaca e respiratória 12 h após a ingestão. É comum a ocorrência de acidose metabólica grave. Após 24 a 48 h, é frequente a

ocorrência de insuficiência renal resultante da precipitação de oxalato nos rins, o que retarda a excreção do composto tóxico. Esta é caracterizada por dor no flanco, hipocalcemia e necrose tubular aguda acompanhada de cristais de oxalato na urina.

O manejo intensivo precoce da acidose com bicarbonato de sódio é essencial. A Tabela 20.4 apresenta as indicações para administração de um antídoto (etanol ou fomepizol). A Tabela 20.5 apresenta as indicações de hemodiálise. Tradicionalmente, o nível de etilenoglicol acima de 50 mg/dℓ (8,1 mmol/ℓ) é uma indicação de diálise. Na ausência de disfunção renal e de acidose metabólica, o uso de fomepizol pode eliminar a necessidade de diálise, até mesmo em pacientes com níveis séricos de etilenoglicol acima de 50 mg/dℓ. Entretanto, se os pacientes com níveis séricos de etilenoglicol acima de 50 mg/dℓ não forem tratados com hemodiálise, mas apenas com etanol ou fomepizol, o estado acidobásico deve ser monitorado com muito rigor e a hemodiálise iniciada de imediato se houver acidose. O esquema posológico do etanol ou do fomepizol e os ajustes na dose para hemodiálise são mostrados nas Tabelas 20.6 e 20.7. A hemodiálise deve ser realizada até a resolução da acidose e até que os níveis de etilenoglicol caiam abaixo de 20 mg/dℓ (3,2 mmol/ℓ). A redistribuição de etilenoglicol pode causar elevação de rebote dos níveis de etilenoglicol no decorrer de 12 h após o término da diálise e pode ser necessário repetir a diálise. Assim, a osmolalidade sérica, os eletrólitos e o estado acidobásico devem ser monitorados com rigor no período de 24 h após a diálise. Deve-se considerar a administração de piridoxina (50 mg IM 4 vezes/dia)

Tabela 20.4	Indicações de tratamento da intoxicação por etilenoglicol ou metanol com etanol ou fomepizol.

1. Concentração plasmática de etilenoglicol ou metanol documentada > 20 mg/dℓ *ou*
2. História recente (horas) documentada de ingestão de quantidades tóxicas de etilenoglicol ou metanol e intervalo osmolar > 10 mmol/kg *ou*
3. História ou forte suspeita clínica de intoxicação por etilenoglicol ou metanol e, no mínimo, dois destes critérios:
   • pH arterial < 7,3
   • Bicarbonato sérico < 20 mmol/ℓ
   • Intervalo osmolar > 10 mmol/kg[a]
   • Cristais urinários de oxalato (no caso do etilenoglicol) ou sinais ou sintomas visuais (no caso do metanol)

---

[a] Análise laboratorial apenas por depressão do ponto de congelamento.
Modificada de Barceloux DG *et al.* American Academy of Clinical Toxicology practice guidelines on the treatment of ethylene glycol poisoning. *J Toxicol Clin Toxicol.* 1999;37:537; Barceloux DG *et al.* American Academy of Clinical Toxicology practice guidelines on the treatment of methanol poisoning. *J Toxicol Clin Toxicol.* 2002;40:415.

Tabela 20.5	Indicações de hemodiálise em pacientes com intoxicação grave por etilenoglicol ou metanol.

1. Acidose metabólica grave (pH < 7,25 a 7,30)
2. Insuficiência renal
3. Sinais/sintomas visuais
4. Deterioração dos sinais vitais apesar dos cuidados intensivos de suporte
5. Níveis de etilenoglicol ou metanol > 50 mg/dℓ, exceto quando se administra fomepizol e o paciente é assintomático com pH[a] normal

---

[a] Esses pacientes devem ser monitorados com muito rigor, e a hemodiálise deve ser iniciada em caso de acidose. A interrupção da hemodiálise nesses pacientes pode prolongar a hospitalização.
Modificada de Barceloux DG *et al.* American Academy of Clinical Toxicology practice guidelines on the treatment of ethylene glycol poisoning. *J Toxicol Clin Toxicol.* 1999;37:537; Barceloux DG *et al.* American Academy of Clinical Toxicology practice guidelines on the treatment of methanol poisoning. *J Toxicol Clin Toxicol.* 2002;40:415.

Tabela 20.6	Diretrizes para uso de etanol na intoxicação por álcool tóxico.

1. Dose de ataque: 0,6 g/kg [etanol a 10% IV em soro glicosado a 5% (7,6 mℓ/kg) ou solução oral a 43% ou bebida destilada não diluída com 43% de álcool (34 g de etanol/dℓ), 1,8 mℓ/kg]
2. Dose de manutenção:
   * Em pacientes alcoólicos, 154 mg/kg por hora
   * Em pacientes não alcoólicos, 66 mg/kg por hora
   * Dose dupla durante a hemodiálise ou enriquecimento do dialisato com 100 mg/dℓ de etanol[a]
   * Dose dupla se administrado por via oral com carvão
3. Monitorar a concentração sérica de etanol a cada 1 a 2 h e ajustar a taxa de infusão para manter o nível sérico de etanol de 100 a 150 mg/dℓ. Em seguida, monitorar os níveis de etanol a cada 2 a 4 h
4. Continuar até que as concentrações de metanol ou de etilenoglicol sejam < 20 mg/dℓ e o paciente esteja assintomático com pH arterial normal

[a] Rerom Wadgymar A et al. Treatment of acute methanol intoxication with hemodialysis. Am J Kidney Dis. 1998;31:897.

Tabela 20.7	Diretrizes para uso de fomepizol no tratamento da intoxicação por etilenoglicol e metanol.

1. Dose de ataque: 15 mg/kg IV em 100 mℓ de solução salina a 0,9% durante 30 min a 1 h
2. Dose de manutenção: quatro doses de 10 mg/kg a cada 12 h, depois 15 mg/kg a cada 12 h
3. Ajustes da dose durante a hemodiálise: infusão de 15 mg/kg a cada 4 h ou 1 a 1,5 mg/kg por hora durante a diálise
4. Continuar até que as concentrações de metanol ou de etilenoglicol sejam < 20 mg/dℓ e o paciente esteja assintomático com pH arterial normal

Modificada de Barceloux DG et al. American Academy of Clinical Toxicology practice guidelines on the treatment of ethylene glycol poisoning. J Toxicol Clin Toxicol. 1999;37:537; Barceloux DG et al. American Academy of Clinical Toxicology practice guidelines on the treatment of methanol poisoning. J Toxicol Clin Toxicol. 2002;40:415.

e tiamina (100 mg IM 4 vezes/dia) para aumentar o metabolismo do glioxilato. Além disso, a administração criteriosa de líquidos intravenosos evita a deposição renal de cristais de oxalato de cálcio e a insuficiência renal aguda. A hipocalcemia, cujos efeitos podem ser agravados pelo tratamento com bicarbonato (o aumento do pH sanguíneo reduz o cálcio ionizado), deve ser corrigida quando sintomática ou grave. Ainda não se definiu se a correção da hipocalcemia aumenta significativamente a precipitação de oxalato de cálcio nos tecidos.

2. **Metanol (PM 32 Da)**. A intoxicação por etanol causa depressão temporária precoce do SNC seguida por um período de latência de 6 a 24 h antes do surgimento de acidose metabólica e de sintomas visuais. Estes incluem borramento visual, diminuição da acuidade visual, fotofobia e defeitos do campo visual, ou até mesmo a cegueira completa, decorrentes do acúmulo de ácido fórmico. Os sinais precoces incluem hiperemia do disco óptico e diminuição dos reflexos pupilares à luz.

O manejo inicial é semelhante ao da intoxicação por etilenoglicol, o que inclui a correção da acidose com bicarbonato de sódio intravenoso até o pH de 7,35 a 7,4. Deve-se administrar etanol ou fomepizol para evitar a formação de ácido fórmico de acordo com as indicações (Tabela 20.4). A hemodiálise deve ser considerada (Tabela 20.5) em casos de acidose metabólica significativa (pH < 7,25 a 7,3), anormalidades visuais, deterioração dos sinais vitais, insuficiência renal ou anormalidades eletrolíticas que não respondem à terapia convencional. Com frequência, a concentração sérica de metanol > 50 mg/dℓ (15,6 mmol/ℓ) é usada como indicação de hemodiálise. A concentração sérica elevada de metanol pode exigir vários dias de tratamento com etanol ou fomepizol. Se um paciente com alta concentração sérica de metanol não for tratado com hemodiálise, é necessário monitorar com rigor o estado acidobásico e iniciar hemodiálise assim que ocorrer acidose. A hemodiálise deve ser mantida até que a acidose seja corrigida e os níveis séricos de metanol sejam < 20 mg/dℓ (6,3 mmol/ℓ). Quando as concentrações de etanol estão muito altas, pode ser necessário manter a diálise por 18 a 21 h. Em alguns pacientes com função renal normal tratados com etanol ou fomepizol, a diálise pode não ser necessária se o metanol sérico cair abaixo de 50 mg/dℓ e o intervalo aniônico for corrigido. Pode haver persistência transitória ou permanente das anormalidades oftalmológicas, que não devem ser consideradas uma indicação para continuar a diálise. Após cessar a diálise, a concentração do metanol pode ser elevada pela sua redistribuição, com necessidade de repetir a diálise. Assim, a osmolalidade sérica e o estado acidobásico devem ser monitorados com frequência nas primeiras 24 a 36 h após o término da hemodiálise. Se a diálise for iniciada, as doses de etanol ou de fomepizol devem ser aumentadas (entretanto, no caso de terapia com etanol, se este também for utilizado para enriquecer o dialisato, não é preciso aumentar as doses sistêmicas) (Tabelas 20.6 e 20.7). O ácido fórmico é convertido pela 10-formil tetraidrofolato sintetase em dióxido de carbono e água. Deve-se administrar ácido folínico [1 mg/kg (até 50 mg) em soro glicosado a 5% durante 30 a 60 min a cada 4 h] IV para aumentar o metabolismo do ácido fórmico até que o metanol e o ácido fórmico tenham sido eliminados. Se o ácido folínico não estiver disponível, pode-se usar ácido fólico.

3. **Isopropanol (PM 60 Da)**. O isopropanol (álcool isopropílico) é encontrado no álcool para fricção, no anticongelante e no removedor de gelo. É uma causa comum de intoxicação, mas só é fatal algumas vezes. O isopropanol é oxidado pela ALDH em acetona. Ao contrário do etilenoglicol e do metanol, a maioria dos efeitos clínicos da intoxicação por isopropanol é causada pelo composto original. Sintomas gastrintestinais e relativos ao SNC, inclusive confusão, ataxia e coma, ocorrem em uma hora. Pode haver hipotensão por depressão cardíaca e vasodilatação na intoxicação grave. Pode também ocorrer hipoglicemia. A acidose é rara na ausência de hipotensão grave. Portanto, um intervalo osmolar sérico elevado sem acidose, associado a níveis urinários ou séricos de acetona aumentados, é altamente sugestivo de intoxicação por isopropanol. Em geral, o tratamento de suporte é suficiente. Não é indicada a inibição de ALDH, porque a acetona é menos tóxica do que o composto original. A hemodiálise pode ser considerada se os níveis de isopropanol forem superiores a 400 mg/dℓ (67 mmol/ℓ) e se houver supressão importante do SNC, insuficiência renal ou hipotensão.

4. **Outros alcoóis**. Intoxicações por outros alcoóis utilizados em vários produtos industriais e domésticos foram relatadas com frequência bem menor. O metabolismo do composto original pode levar à geração de metabólitos tóxicos. O propilenoglicol (PM 76 Da) é um excipiente usado com frequência em medicamentos como lorazepam e nitroglicerina para aumentar a solubilidade. A toxicidade está associada à acidose láctica e ao intervalo osmolar elevado. O 2-butoxietanol (PM 118 Da) é encontrado em muitas resinas, vernizes e produtos para limpeza de vidro e de couro. O dietilenoglicol (PM 106 Da) causa acidose metabólica, lesão renal aguda, hipertensão e arritmias cardíacas; o fomepizol é recomendado para evitar o metabolismo por ALDH. A intoxicação foi associada a acidose metabólica, lesão hepática e angústia respiratória. A hemodiálise é efetiva na remoção desses alcoóis e pode ser indicada em intoxicações graves.

F. **Carbonato de lítio (PM 7 Da)**. A maioria das intoxicações é causada por acúmulo crônico, insuficiência renal, uso de diuréticos, desidratação e interações com inibidores da enzima conversora de angiotensina (IECA) e anti-inflamatórios não esteroides (AINEs). A intoxicação leve (níveis séricos de lítio de 1,5 a 2,5 mmol/ℓ) e moderada (níveis séricos de lítio de 2,5 a 3,5 mmol/ℓ) é caracterizada por irritabilidade neuromuscular, náuseas e diarreia. A intoxicação grave (níveis séricos de lítio > 3,5 mmol/ℓ)

pode provocar crises convulsivas, torpor e déficit neurológico permanente. A princípio, devem-se interromper os diuréticos e iniciar reidratação imediata. O poliestirenossulfonato de sódio também facilita a eliminação de lítio (Ghannoum, 2010). Como o lítio não se liga às proteínas e tem V_D de 0,8 ℓ/kg, sua remoção por diálise é muito boa. A hemodiálise deve ser considerada em casos de (a) níveis séricos de lítio > 3,5 mmol/ℓ, (b) níveis séricos de lítio > 2,5 mmol/ℓ nos pacientes com sintomas consideráveis ou insuficiência renal ou (c) níveis séricos de lítio entre 2,5 e 3,5 mmol/ℓ em pacientes assintomáticos, com expectativa de aumento (p. ex., após ingestão recente de grande quantidade) ou sem expectativa de queda abaixo de 0,8 mmol/ℓ nas 36 h subsequentes, prevista por gráfico log-linear de concentração *versus* tempo. Por causa da possibilidade de rebote dos níveis séricos de lítio após a diálise, por desvio do compartimento intracelular, a diálise deve empregar dialisador de alta depuração por 8 a 12 h. Pode ser necessário repetir a diálise até que os níveis séricos de lítio se mantenham abaixo de 1,0 mmol/ℓ por 6 a 8 h após a diálise. A hemodiafiltração contínua prolongada pode reduzir o rebote dos níveis de lítio após o tratamento (Leblanc, 1996).

G. **Intoxicação por cogumelos.** A ingestão de determinados cogumelos venenosos está associada inicialmente a sinais e sintomas gastrintestinais graves, seguidos por insuficiência hepática e colapso cardiovascular. As toxinas desses cogumelos (α-amanitina e faloidina, ambas com PM de cerca de 900 Da) são removidas por hemodiálise e hemoperfusão *in vitro*, mas foi difícil interpretar a eficácia da hemodiálise ou da hemoperfusão em pacientes intoxicados por cogumelos, em virtude da falta de controles; alega-se que haja algum benefício em termos de sobrevida. A adsorção de amanitina por carvão ativado e a administração de silibinina (um flavanoligante de extratos de cardo-mariano), que impede a captação de amanitina pelas células hepáticas, podem ser úteis (Goldfrank, 2006). Recomenda-se o encaminhamento precoce a um centro de atendimento a intoxicação e a uma unidade de transplante hepático. A plasmaférese é outra opção terapêutica experimental.

H. **Paraquate (PM 257 Da).** Efeitos tóxicos tardios de fibrose pulmonar e insuficiência renal e de múltiplos órgãos podem ocorrer após a ingestão de mais de 10 mℓ de concentrado de paraquate. A sobrevida depende da quantidade ingerida e dos níveis plasmáticos em relação ao tempo decorrido desde a ingestão (Proudfoot, 1979). Os níveis plasmáticos acima de 3 mg/ℓ (12 mcmol/ℓ), qualquer que seja a ocasião da dosagem, geralmente são fatais. O manejo inicial inclui lavagem gástrica com administração de carvão ativado ou terra de Fuller com catártico. A hemoperfusão é efetiva na remoção do composto e deve ser considerada quando o nível plasmático de paraquate for de 0,1 mg/ℓ (0,4 mcmol/ℓ) ou maior. Pode ser necessária a hemoperfusão repetida ou contínua durante vários dias para manter os níveis plasmáticos abaixo de 0,1 mg/ℓ, pois o paraquate tem alto V_D e taxa de transferência lenta entre os compartimentos. Embora as evidências de que a hemoperfusão melhore a sobrevida sejam controversas, o procedimento deve ser considerado, pois alguns pacientes se recuperaram apesar da ingestão de grande quantidade e do acometimento pulmonar. Há relato de sobrevida após o tratamento com plasmaférese (Dearaley, 1978). As evidências recentes favorecem o uso de salicilatos no tratamento para interromper a atividade de NFκB e remover o oxigênio (Dinis-Oliveira, 2009), e o uso de outros antioxidantes está em estudo (Blanco-Ayala, 2014). A maioria concorda que se deve usar hemodiálise nas primeiras 24 h após a intoxicação.

I. **Fenotiazinas e antidepressivos tricíclicos.** Esses fármacos apresentam elevada ligação às proteínas plasmáticas e altíssimos volumes de distribuição (na faixa de 14 a 21 ℓ/kg). Portanto, a quantidade total removida por hemodiálise ou hemoperfusão é pequena. O tratamento da intoxicação com esses fármacos é, em grande parte, de suporte, inclusive com administração de bicarbonato para corrigir o alargamento do complexo QRS.

J. **Anticonvulsivantes**
1. **Fenitoína (PM 252 Da).** Há ocorrência de nistagmo e ataxia com valores séricos > 20 e 30 mg/ml (79 e 119 mmol/ℓ), respectivamente. A fenitoína apresenta ligação de 90% às proteínas plasmáticas (70% em pacientes com uremia) e tem V_D de 0,64 ℓ/kg. Ao contrário do esperado, apesar da alta ligação da fenitoína a proteínas, que não é saturável mesmo em casos de superdosagem, sua remoção por hemodiálise ou hemoperfusão é moderadamente boa.
2. **Valproato de sódio (PM 166 Da).** O valproato de sódio tem um pequeno V_D, é metabolizado pelo fígado e apresenta considerável ligação a proteínas. Na superdosagem, a ligação a proteínas é saturada e o valproato livre está sujeito à remoção extracorpórea. A hemodiálise de alto fluxo, com ou sem hemoperfusão, deve ser considerada quando ocorre coma, disfunção hepática grave ou insuficiência de outro órgão.
3. **Carbamazepina (PM 236 Da).** A hemoperfusão pode ser usada na intoxicação grave. Também há relato de bons resultados com a hemodiálise de alto fluxo (Koh, 2006).
K. **Sedativos e hipnóticos.** Os fármacos mais antigos têm maior toxicidade e, felizmente, são usados com menor frequência na atualidade. Como as taxas de morbidade e de mortalidade podem ser altas, empregaram-se métodos extracorpóreos nos casos de superdosagem por esses fármacos antigos. Os novos fármacos causam menos efeitos colaterais, e a terapia de suporte costuma ser suficiente para o tratamento da superdosagem.
L. **Teofilina (PM 180 Da).** As reações tóxicas ocorrem quando os níveis de teofilina ultrapassam 25 mg/ℓ (140 mcmol/ℓ) [os níveis terapêuticos são de 10 a 20 mg/ℓ (56 a 112 mcmol/ℓ)]. A intoxicação crônica pode causar sintomas mais acentuados em determinado nível sérico. As convulsões costumam surgir quando os níveis são > 40 mg/ℓ (224 mcmol/ℓ), mas podem ocorrer com níveis de apenas 25 mg/ℓ (139 mcmol/ℓ). O colapso cardiovascular é raro até que os níveis sejam > 50 mg/ℓ (278 mcmol/ℓ). A teofilina tem V_D de 0,5 ℓ/kg, metabolismo intrínseco insatisfatório e ligação proteica de 56%; é bem adsorvida pelo carvão, o que possibilita a remoção eficaz por MDAC e hemoperfusão. O MDAC deve ser usado nas intoxicações importantes, mesmo na superdosagem intravenosa de teofilina, embora os vômitos prolongados sejam um fator limitante frequente. O propranolol (1 a 3 mg IV) pode ser usado no tratamento de taquiarritmias, e a hipopotassemia deve ser corrigida. A hemoperfusão ou a hemodiálise de alta eficiência são indicadas se o vômito impedir o uso de MDAC; também podem ser usadas com MDAC em pacientes com convulsões, hipotensão ou arritmia. A hemoperfusão/hemodiálise também deve ser considerada em pacientes com intoxicação aguda com níveis acima de 100 mg/ℓ (556 mcmol/ℓ), na intoxicação crônica com níveis acima de 60 mg/ℓ (333 mcmol/ℓ) e nos idosos e lactentes de menos de 6 meses com níveis acima de 40 mg/ℓ (222 mcmol/ℓ). A combinação de hemodiálise e hemoperfusão pode aumentar ainda mais a depuração e evitar a saturação do cartucho de hemoperfusão. A hemoperfusão contínua também foi utilizada com sucesso em pacientes com hipotensão e intoxicação grave. O tratamento deve ser mantido até que os níveis plasmáticos sejam de 25 a 40 mg/ℓ (140 a 224 mcmol/ℓ).
M. O mesilato de etexilato de **dabigatrana** é um inibidor direto da trombina oral usado na profilaxia da tromboembolia em pacientes com fibrilação atrial não valvar. Desde sua aprovação nos EUA, em 2010, há relatos de hemorragia associada à dabigatrana, e a reversão dessa atividade é um desafio, já que a vitamina K, o plasma fresco congelado e o crioprecipitado usados para reverter as coagulopatias associadas à varfarina são inefetivos. Publicações recentes confirmaram que a diálise remove o anticoagulante; uma delas relatou um paciente com hemorragia intracraniana (Chang, 2013); a outra descreveu uma série de pacientes em diálise tratados com dabigatrana em dois níveis de doses, com obtenção de remoção total da dabigatrana entre 49 e 59%

com 4 h de hemodiálise (Khadzhynov, 2013). A cinética parece ser de eliminação de primeira ordem durante a diálise (Liesenfeld, 2013). A hemodiafiltração venovenosa contínua pode ser útil em casos graves (Chiew, 2014).

N. **"Sais de banho".** O composto ativo é a catinona, um análogo natural da anfetamina, originado da planta *Catha edulis* e constituído de uma mistura de 3,4-metilenodioxopirovalerona (MPDV) (PM 275 Da) e mefedrona (PM 177 Da). O composto provoca hiperatividade simpática e causa distúrbios cardíacos (taquicardia), neurológicos (hipertermia) e psiquiátricos (agitação) após a ingestão, semelhante aos efeitos de outros estimulantes [cocaína, anfetamina e 3,4-metilenodioxi-A-metilanfetamina (MDMA)]. Esses compostos não são detectados por exames toxicológicos de rotina. A exposição a esses compostos pode acarretar lesão renal aguda, provavelmente relacionada à rabdomiólise e ao vasospasmo arteriolar renal (Adebamiro e Perazella, 2012; Regunath, 2012). Houve casos de insuficiência de múltiplos órgãos e morte, mas, por causa da ausência de dados sobre esse fármaco, e considerando-se que há coingestão na maioria das vezes, o manejo é semelhante ao usado nas intoxicações por anfetaminas e MDMA, o que inclui cuidados de suporte com terapia de substituição renal, se houver indicação (Prosser e Nelson, 2012; Mas-Morey, 2013). É improvável que a hemodiálise seja útil na remoção dos componentes, supondo-se que seu comportamento seja semelhante, com meia-vida curta, ao das anfetaminas e da MDMA.

O. **Metformina (PM 129 Da).** A metformina é uma biguanida prescrita como hipoglicemiante oral no tratamento do diabetes melito tipo II. O mecanismo de ação é o aumento da sensibilidade celular à insulina. A acidose láctica é um efeito adverso raro, que ocorre sobretudo em pacientes com doença renal crônica, mas também na superdosagem aguda em pacientes com função renal normal. A condição, que é grave e pode ser fatal, é denominada de **acidose láctica associada à metformina (MALA).** A metformina é absorvida com relativa rapidez no intestino e não é metabolizada. Noventa por cento são eliminados por filtração glomerular e secreção tubular, com meia-vida sérica entre 1,5 e 5 h. O uso sub-reptício de metformina pode ser revelado na investigação de acidose láctica em paciente comatoso normoglicêmico ou hipoglicêmico. A MALA é definida como nível sérico venoso de lactato > 5 mmol/ℓ, com bicarbonato sérico < 22 mmol/ℓ. A base do tratamento é o suporte, inclusive com administração de bicarbonato, hemodiálise para correção da acidose e remoção de lactato e metformina. No estudo de Peters, 2008, a taxa de mortalidade foi de 30%, e ocorreu sobretudo nos pacientes em choque e com grande número de comorbidades, sugerindo que a hipoperfusão, e não a metformina, foi a causa da acidose. A razão de extração do dialisador obtida com a metformina (60%) sugere que pode ser removível por tratamentos extracorpóreos (Nguyen e Concepcion, 2011), embora o V_D relativamente alto (3 ℓ/kg) possa limitar a efetividade dos tratamentos extracorpóreos. Todavia, como a hemodiálise pode corrigir rapidamente a acidose metabólica associada, é recomendada na intoxicação grave por metformina.

P. **Tálio.** O tálio é um metal muito tóxico usado originalmente para tratamento da infestação por dermatófitos, e depois, como raticida. Agora, por causa da toxicidade, está restrito ao uso industrial. É usado em homicídios, mas a exposição pode ocorrer por contaminação de produtos vegetais e drogas. A dose oral potencialmente fatal é de apenas 6 mg/kg. O tálio simula o potássio, pois esses dois elementos têm tamanho iônico semelhante. Acumula-se no tecido nervoso, no músculo, no fígado, nos pelos, na pele e nas unhas. Inibe enzimas metabólicas essenciais, como a piruvatoquinase e a succinato desidrogenase. Os achados habituais da intoxicação por tálio são alopecia e neuropatia periférica ascendente dolorosa, dor abdominal, vômitos, diarreia, constipação intestinal, instabilidade autonômica e acometimento dos nervos cranianos; a intoxicação mais grave causa alteração do estado mental, coma, perda da proteção das vias respiratórias, paralisia respiratória e parada cardíaca (Hoffman, 2003). A dosagem na urina (embora seja possível fazer a dosagem no sangue) é usada como teste de rastreamento, e a concentração normal de tálio é inferior a 5 mcg/ℓ. O tratamento consiste em interrupção da exposição, cuidados de suporte e aumento da eliminação; o MDAC e o azul da Prússia estimulam a eliminação pelo trato gastrintestinal. A remoção de tálio por hora pela hemodiálise e pela hemoperfusão com carvão parece ser superior à remoção pela função renal normal e equivalente à eliminação fecal pelo uso de azul da Prússia. Há consenso de que os dialisadores modernos estimulam a remoção de tálio em comparação com técnicas antigas; entretanto, por causa de seu grande V_D, depois que o tálio é distribuído em todo o corpo, nem mesmo as técnicas modernas conseguem remover uma porção considerável da quantidade total no corpo. Quando é possível instituir diálise logo após a ingestão, há relato de remoção de 1 a 3% das reservas totais no corpo por uma sessão de 6 h; assim, o tálio pode ser qualificado como levemente dialisável. A diálise é recomendada em caso de alta suspeita de exposição ao tálio com base na anamnese ou nas manifestações clínicas (Ghannoum, 2012).

Outros fármacos. O manejo da intoxicação por outros agentes está além do escopo deste livro. O leitor deve consultar Shannon, 2007, e as Tabelas 20.8 e 20.9.

Tabela 20.8 Fármacos e compostos químicos removidos por hemodiálise.

Antimicrobianos/ Antineoplásicos		
Cefaclor	Latamoxefe	Piperacilina
Cefadroxila	Amicacina	Temocilina
Cefamandol	Dibecacina	Ticarcilina
Cefazolina	Daptomicina	(Clindamicina)
Cefixima	Fosfomicina	(Eritromicina)
Cefmenoxima	Gentamicina	(Azitromicina)
Cefmetazol	Canamicina	(Claritromicina)
(Cefonicida)	Neomicina	Linezolida
(Cefoperazona)	Netilmicina	Metronidazol
Ceforanida	Sisomicina	Nitrofurantoína
(Cefotaxima)	Estreptomicina	Ornidazol
Cefotetana	Tobramicina	Sulfafurazol
Cefotiam	Bacitracina	Sulfonamidas
Cefoxitina	Colistina	Tetraciclina
Cefpiroma	Amoxicilina	(Doxiciclina)
Cefroxadina	Ampicilina	(Minociclina)
Cefsulodina	Azlocilina	Tinidazol
Ceftazidima	Carbenicilina	Trimetoprima
(Ceftriaxona)	Ácido clavulânico	Aztreonam
Cefuroxima	(Cloxacilina)	Cilastatina
Cefacetrila	(Dicloxacilina)	(Dapsona)
Cefalexina	(Flucloxacilina)	Doripeném
Cefalotina	Mecilinam	Imipeném
(Cefapirina)	(Mezlocilina)	(Cloranfenicol)
Cefradina	(Meticilina)	(Anfotericina)
	(Nafcilina)	Ciprofloxacino
	Penicilina	(Enoxacino)

(*continua*)

Tabela 20.8	Fármacos e compostos químicos removidos por hemodiálise. (*continuação*)

Fleroxacino
(Norfloxacino)
Ofloxacino
Isoniazida
(Vancomicina)
Capreomicina
PAS
Pirazinamida
(Rifampicina)
(Ciclosserina)
Etambutol
Flucitosina
Aciclovir
(Amantadina)
Didanosina
Foscarnet
Ganciclovir
(Ribavirina)
Vidarabina
Zidovudina
(Pentamidina)
(Praziquantel)
(Fluconazol)
(Itraconazol)
(Cetoconazol)
(Miconazol)
(Cloroquina)
(Quinina)
(Azatioprina)
Mizoribina
Bussulfano
Ciclofosfamida
Fluoruracila
(Metotrexato)

Barbitúricos
Amobarbital
Aprobarbital
Barbital
Secbutabarbital
Ciclobarbital
Pentobarbital
Fenobarbital
Quinalbital
(Secobarbital)

Hipnóticos não barbitúricos, sedativos, tranquilizantes, anticonvulsivantes
Carbamazepina
Baclofeno
Betaxolol
(Bretílio)
Clonidina (bloqueadores dos canais de cálcio)
Captopril
(Diazóxido)
Carbromal
Hidrato de cloral
(Clordiazepóxido)
(Diazepam)
(Fenitoína)
(Difenidramina)
Etinamato
Etclorvinol
Etossuximida
Galamina
Glutetimida
(Heroína)
Meprobamato
(Metaqualona)
Messuximida
Metiprilona
Para-aldeído
Primidona
Topiramato
Ácido valproico

Agentes cardiovasculares
Acebutolol
(Amiodarona)
Anrinona
Atenolol
(Digoxina)
Enalapril
Fosinopril
Lisinopril
Quinapril
Ramipril
(Encainida)
(Flecainida)
(Lidocaína)

Metoprolol
Metildopa
Mexiletina
(Ouabaína)
Acecainida
Nadolol
(Pindolol)
Practolol
Procainamida
Propranolol
(Quinidina)
(Timolol)
Sotalol
Tocainida

Alcoóis
Etanol
Etilenoglicol
Isopropanol
Metanol

Analgésicos, antirreumáticos
Paracetamol
Fenacetina
Ácido acetilsalicílico
Colchicina
Salicilato de metila
(Dextropropoxifeno)
Ácido salicílico

Antidepressivos
(Amitriptilina)
Anfetaminas
(Imipramina)
Isocarboxazida
Inibidores da MAO
Moclobemida
(Pargilina)
(Fenelzina)
Tranilcipromina
(Tricíclicos)

Solventes, gases
Acetona
Cânfora

(*continua*)

Tabela 20.8 Fármacos e compostos químicos removidos por hemodiálise. (*continuação*)

Monóxido de carbono	Clorato de sódio	Tiocianato
(Tetracloreto de carbono)	Clorato de potássio	Ranitidina
(Óleo de eucalipto)	Árvores (*Conium, Taxus*)	
Tióis		**Metais, inorgânicos**
Tolueno	**Outros**	(Alumínio)* A HD de alto fluxo com
Tricloroetileno	Acipimox	quelação pode ser superior à HP
	Alopurinol	Arsênio
Vegetais, animais, herbicidas,	Aminofilina	Bário
inseticidas	Anilina	Brometo
Alquilfosfato	Boratos	(Cobre)*
Amanitina	Ácido bórico	(Ferro)*
Averrhoa carambola/	(Clorpropamida)	(Chumbo)*
carambola/oxalato	Ácido crômico	Lítio
Sulfóxido de demeton	(Cimetidina)	(Magnésio)
Dimetoato	Dinitro-o-cresol	(Mercúrio)*
Diquate	Ácido fólico	Potássio
Endossulfano	Manitol	(Dicromato de potássio)*
Glufosinato	Metformina (remoção de fármaco	Fosfato
(Roundup/glifosato)	e lactato)	Sódio
Complexo metilmercúrio	Metilprednisolona	Estrôncio
(Organofosfatos)	4-Metilpirazol	Tálio
Paraquate	Citrato de sódio	(Estanho)
Picada de cobra	Teofilina	(Zinco)

( ) Significa remoção insatisfatória.
*Removido com quelante.

Tabela 20.9 Fármacos e compostos químicos removidos por hemoperfusão.

Barbitúricos	Glutetimida	**Antimicrobianos/**
Amobarbital	Meprobamato	**Antineoplásicos**
Secbutabarbital	Metaqualona	(Doxorrubicina)
Hexobarbital	Messuximida	Ampicilina
Pentobarbital	Metiprilona	Carmustina
Fenobarbital	Fenitoína	Cloranfenicol
Quinalbital	Promazina	Cloroquina
Secobarbital	Prometazina	Clindamicina
Tiopental	Ácido valproico	Dapsona
Vinilbital		Doxorrubicina
	Analgésicos,	Gentamicina
Hipnóticos não barbitúricos,	**antirreumáticos**	Ifosfamida
sedativos e tranquilizantes	Paracetamol	Isoniazida
Carbamazepina	Ácido acetilsalicílico	(Metotrexato)
Carbromal	Colchicina	Pentamidina
Hidrato de cloral	Dextropropoxifeno	Tiabendazol
Clorpromazina	Salicilato de metila	(Fluoruracila)
(Diazepam)	Fenilbutazona	Vancomicina
Difenidramina	Ácido salicílico	
Etclorvinol		

(*continua*)

Tabela 20.9	Fármacos e compostos químicos removidos por hemoperfusão. (*continuação*)	
Cardiovasculares	**Outros**	**Solventes, gases**
Atenolol	Aminofilina	Tetracloreto de carbono
Succinato de cibenzolina	Cimetidina	Óxido de etileno
Clonidina	(Fluoroacetamida)	Tricloroetano
Digoxina	(Fenciclidina)	Xileno
(Diltiazem)	Fenóis	
(Disopiramida)	(Podofilina)	**Metais**
Flecainida	Teofilina	(Alumínio)*
Metoprolol		(Ferro)*
Acecainida		
Procainamida		
Quinidina		

( ) Significa remoção insatisfatória.
*Removido com quelante.

Referências bibliográficas e leitura sugerida

Adebamiro A, Perazella MA. Recurrent acute kidney injury following bath salts intoxication. *Am J Kidney Dis.* 2012;59:273–275.

Barceloux DG, et al. American Academy of Clinical Toxicology practice guidelines on the treatment of ethylene glycol poisoning. Ad Hoc Committee. *J Toxicol Clin Toxicol.* 1999;37:537.

Barceloux DG, et al. American Academy of Clinical Toxicology practice guidelines on the treatment of methanol poisoning. *J Toxicol Clin Toxicol.* 2002;40:415.

Blanco-Ayala T, Andérica-Romero AC, Pedraza-Chaverri J. New insights into antioxidant strategies against paraquat toxicity. *Free Radic Res.* 2014;48:623–640.

Bronstein AC, et al. 2011 Annual report of the American Association of Poison Control Centers' National Poison Data System (NPDS): 29th Annual Report. *Clin Toxicol (Phila).* 2012;50:911–1164.

Chang DN, Dager WE, Chin AI. Removal of dabigatran by hemodialysis. *Am J Kidney Dis.* 2013;61:487–489.

Chiew AL, Khamoudes D, Chan BS. Use of continuous veno-venous haemodiafiltration therapy in dabigatran overdose. *Clin Toxicol (Phila).* 2014;52:283–287.

Chow MT, et al. Hemodialysis-induced hypophosphatemia in a normophosphatemic patient dialyzed for ethylene glycol poisoning: treatment with phosphorus-enriched hemodialysis. *Artif Organs.* 1998;22:905.

Dearaley DP, et al. Plasmapheresis for paraquat poisoning. *Lancet.* 1978;1:162.

Dinis-Oliveira RJ, et al. An effective antidote for paraquat poisonings: the treatment with lysine acetylsalicylate. *Toxicology.* 2009 31;255:187–193.

Doorenbos CJ, et al. Use of urea containing dialysate to avoid disequilibrium syndrome, enabling intensive dialysis treatment of a diabetic patient with renal failure and severe glucophage induced lactic acidosis. *Nephrol Dial Transplant.* 2001;16:1303.

Done AK, Temple AR. Treatment of salicylate poisoning. *Modern Treat.* 1971;8:528.

Fleig SV, et al. Digoxin intoxication in acute or chronic kidney failure: elimination of digoxin bound to Fab-fragments (Digifab) with high cut-off filter dialysis. [Abstract]. *J Am Soc Nephrol.* 2011;22:317A.

Ghannoum M, et al. Successful treatment of lithium toxicity with sodium polystyrene sulfonate: a retrospective cohort study. *Clin Toxicol (Phila).* 2010;48:34–41.

Ghannoum M, et al; Extracorporeal Treatments in Poisoning Workgroup. Extracorporeal treatment for thallium poisoning: recommendations from the EXTRIP Workgroup. *Clin J Am Soc Nephrol.* 2012;7:1682–90.

Ghannoum M, et al. Trends in toxic alcohol exposures in the United States from 2000 to 2013: a focus on the use of antidotes and extracorporeal treatments. *Semin Dial.* 2014;27:395–401.

Ghannoum M, et al. Hemoperfusion for the treatment of poisoning: technology, determinants of poison clearance, and application in clinical practice. *Semin Dial.* 2014;27:350–361.

Goldfrank LR. Mushrooms. In: Nelson LS, et al., eds. *Goldfrank's Toxicologic Emergencies.* New York, NY: McGraw Hill; 2011:1522.

Hoffman RS. Thallium toxicity and the role of Prussian Blue in therapy. *Toxicol Rev.* 2003;22:29–40.

Hussain SA, et al. Phosphate enriched hemodialysis during pregnancy: two case series. *Hemodial Int.* 2005;9:147.

Jacobsen G, et al. Antidotes for methanol and ethylene glycol poisoning. *J Toxicol Clin Toxicol.* 1997;35:127.

Khadzhynov D, et al. Effective elimination of dabigatran by haemodialysis: A phase I single-centre study in patients with end-stage renal disease. *Thromb Haemost.* 2013;109:596–605.

Koh KH, et al. High-flux haemodialysis treatment as treatment for carbamazepine intoxication. *Med J Malaysia.* 2006;61:109.

Ku Y, et al. Clinical pilot study on high-dose intra-arterial chemotherapy with direct hemoperfusion under hepatic venous isolation in patients with advanced hepatocellular carcinoma. *Surgery.* 1995;117:510.

Kulig K. Initial management of ingestions of toxic substances. *N Engl J Med*. 1992;326:1677.

Lavergne V, et al. The EXTRIP (EXtracorporeal TReatments In Poisoning) workgroup: guideline methodology. *Clin Toxicol (Phila)*. 2012;50:403–413.

Leblanc M, et al. Lithium poisoning treated by high-performance arteriovenous and venovenous hemodialfiltration. *Am J Kidney Dis*. 1996;27:365.

Liesenfeld KH, et al. Pharmacometric characterization of dabigatran hemodialysis. *Clin Pharmacokinet*. 2013;52:453–462.

Martiny S, et al. Treatment of severe digoxin intoxication with digoxin-specific antibody fragments: a clinical review. *Crit Care Med*. 1987;16:629.

Mas-Morey P, et al. Clinical toxicology and management of intoxications with synthetic cathinones ("Bath Salts"). *J Pharm Pract*. 2013;26:353–357.

Mowry J, et al. 2012 Annual Report of the American Association of Poison Control Centers' National Poison Data System (NPDS): 30th Annual Report. *Clin Toxicol*. 2013;51:949–1229.

Nguyen HL, Concepcion L. Metformin intoxication requiring dialysis. *Hemodial Int*. 2011;15(suppl 1):S68–71.

Palmer BF. Effectiveness of hemodialysis in the extracorporeal therapy of phenobarbital overdose. *Am J Kidney Dis*. 2000;36:640–643.

Proudfoot AT, et al. Paraquat poisoning: significance of plasma paraquat concentrations. *Lancet*. 1979;2:330.

Peters N, et al. Metformin-associated lactic acidosis in an intensive care unit. *Crit Care*. 2008;12:R149.

Prosser JM, Nelson LS. The toxicology of bath salts: a review of synthetic cathinones. *J Med Toxicol*. 2012;8:33–42.

Regunath H, et al. Bath salt intoxication causing acute kidney injury requiring hemodialysis. *Hemodial Int*. 2012;16:S47–9.

Sam R, et al. Using disodium monohydrogen phosphate to prepare a phosphate-enriched hemodialysate. *Hemodial Int*. 2012;16:667–668.

Samtleben W, et al. Plasma exchange and hemoperfusion. In: Jacobs C, et al., eds. *Replacement of renal function by dialysis*. Dordrecht: Kluwer Academic Publishers; 1996:1260.

Shalkham AS, et al. The availability and use of charcoal hemoperfusion in the treatment of poisoned patients. *Am J Kidney Dis*. 2006;48:239–241.

Shannon MW, Borron SW, Burns MJ, eds. *Haddad and Winchester's Clinical Management of Poisoning and Drug Overdose*. 4th ed. Philadelphia, PA: Saunders Elsevier; 2007.

Ujhelyi MR, et al. Disposition of digoxin immune Fab in patients with kidney failure. *Clin Pharmacol Ther*. 1993;54:388.

Wadgymar A, et al. Treatment of acute methanol intoxication with hemodialysis. *Am J Kidney Dis*. 1998;31:897.

Wanek MR, et al. Safe use of hemodialysis for dabigatran removal before cardiac surgery. *Ann Pharmacother*. 2012;46:e21.

Yates C, Galvao T, Sowinski KM, et al. Extracorporeal Treatment for Tricyclic Antidepressant Poisoning: Recommendations from the EXTRIP Workgroup. *Semin Dial*. 2014;27:381–389.

Yip L, et al. Concepts and controversies in salicylate toxicity. *Emerg Med Clin North Am*. 1994;12:351.

Zdunek M, et al. Plasma exchange for the removal of digoxin-specific antibody fragments in renal failure: timing is important for maximizing clearance. *Am J Kidney Dis*. 2000;36:177.

Parte 3

Diálise Peritoneal

Fisiologia da Diálise Peritoneal

Peter G. Blake e John T. Daugirdas

A diálise peritoneal é o método de terapia de substituição renal usado por cerca de 200.000 pacientes em todo o mundo. Desde a introdução da diálise peritoneal ambulatorial contínua (DPAC) há quase quatro décadas e, mais recentemente, das cicladoras hidráulicas compactas e fáceis de usar para diálise peritoneal automatizada (DPA), a popularidade da diálise peritoneal aumentou muito. Os motivos são simplicidade, conveniência, custo relativamente baixo e possibilidade de uso domiciliar.

I. **O QUE É DIÁLISE PERITONEAL?** A diálise peritoneal, em essência, demanda o transporte de solutos e de água através de uma "membrana" que separa dois compartimentos de líquido: (a) o sangue nos capilares peritoneais, que na insuficiência renal contém excesso de ureia, creatinina, potássio e outros resíduos e (b) a solução de diálise na cavidade peritoneal, que geralmente contém sódio, cloreto e lactato ou bicarbonato e que se torna hiperosmolar pela inclusão de uma alta concentração de glicose. Durante a diálise peritoneal ocorrem simultaneamente três processos de transporte: difusão, ultrafiltração e absorção. A quantidade de diálise obtida e a magnitude da remoção de líquido dependem do volume da solução de diálise infundida (volume infundido), da frequência com que essa solução de diálise é trocada e da concentração do agente cristaloide osmótico ou coloide oncótico existente.

II. **ANATOMIA FUNCIONAL**
   A. **Anatomia da cavidade peritoneal.** O peritônio é a membrana serosa que reveste a cavidade peritoneal (Figura 21.1). Sua área de superfície é semelhante à área de superfície corporal e, desse modo, costuma variar de 1 a 2 m^2 no adulto. O peritônio é dividido em duas partes:
   1. Peritônio visceral, que reveste o intestino e outras vísceras.
   2. Peritônio parietal, que reveste as paredes da cavidade abdominal.
      O peritônio visceral representa cerca de 80% da área total da superfície peritoneal; seu suprimento sanguíneo provém da artéria mesentérica superior e sua drenagem venosa ocorre através do sistema porta. O peritônio parietal, que pode ser mais importante na diálise peritoneal, recebe sangue das artérias lombares, intercostais e epigástricas e drena para a veia cava inferior. Não é possível fazer a medida direta do fluxo sanguíneo peritoneal total, mas estima-se que varie de 50 a 100 mℓ/min. A principal drenagem linfática do peritônio e da cavidade peritoneal ocorre através de estomas no peritônio diafragmático, que acabam por drenar via grandes ductos coletores para o ducto linfático direito. Há drenagem complementar por vasos linfáticos no peritônio visceral e parietal.
   B. **Histologia da membrana peritoneal.** A membrana peritoneal é revestida por uma camada simples de células mesoteliais dotadas de microvilosidades que produzem uma delgada película de líquido lubrificante. Sob o mesotélio está o interstício, que

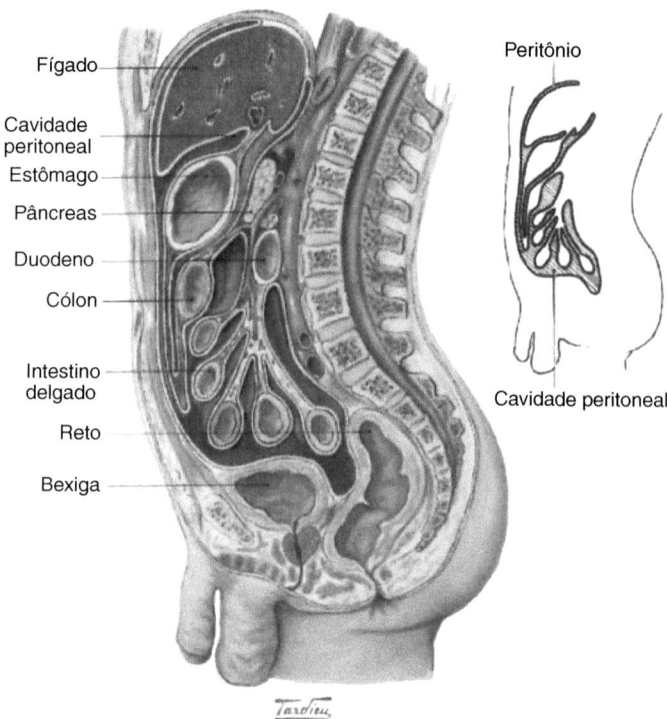

FIGURA 21.1 Anatomia simplificada da cavidade peritoneal mostrando a membrana peritoneal visceral e parietal. (Adaptada de Khanna R *et al.*, eds. *The Essentials of Peritoneal Dialysis*. Dordrecht: Kluwer; 1993.)

contém uma matriz semelhante a gel com fibras colágenas e de outros tipos, capilares peritoneais e alguns vasos linfáticos.

C. **Modelos de transporte peritoneal.** Existem seis regiões de resistência ao movimento de solutos e água, através do peritônio, do sangue capilar para o líquido peritoneal: (a) a película de líquido capilar estagnada sobre o endotélio dos capilares peritoneais, (b) o próprio endotélio capilar, (c) a membrana basal endotelial, (d) o interstício, (e) o mesotélio e (f) a película de líquido estagnado sobreposto ao mesotélio.

Dessas, acredita-se que as duas películas de líquido estagnado e as células mesoteliais ofereçam apenas resistência trivial ao transporte. Dois conceitos de transporte peritoneal são populares; eles são complementares, e não mutuamente exclusivos, e ressaltam a importância da vascularização peritoneal e do interstício. Eles são o modelo de três poros e o modelo distribuído.

1. **Modelo de três poros.** Segundo esse modelo, bem validado por observações clínicas, o capilar peritoneal é a barreira crucial para o transporte peritoneal e o movimento de solutos e de água através dele depende da abundância relativa de poros de três tamanhos diferentes (Figura 21.2).

a. **Poros grandes,** com raio de 20 a 40 nm, correspondem a grandes fendas no endotélio. Macromoléculas, como as proteínas, são transportadas por convecção através desses poros.

b. **Poros pequenos,** com raio de 4 a 6,0 nm, provavelmente são fendas menores entre as células endoteliais. A densidade desses poros pequenos afeta o

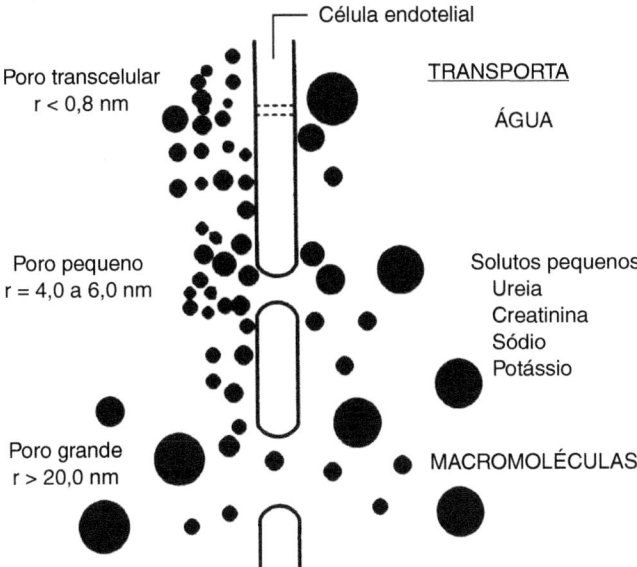

FIGURA 21.2 Diagrama do modelo de três poros de transporte peritoneal. (Adaptada de Flessner MF. Peritoneal transport physiology: insights from basic research. *J Am Soc Nephrol.* 1991;2:122.)

transporte de solutos pequenos, como ureia, creatinina, sódio e potássio, associados à água.

c. **Ultraporos,** com raio < 0,8 nm, parecem corresponder a aquaporinas na membrana das células endoteliais. Os ultraporos são responsáveis pelo transporte apenas de água e pelo "peneiramento" (*sieving*) na membrana peritoneal (ver adiante).

2. **Modelo distribuído e área de superfície peritoneal efetiva.** O modelo distribuído ressalta a importância da distribuição dos capilares na membrana peritoneal e da distância que a água e os solutos percorrem dos capilares, através do interstício, até o mesotélio (Figura 21.3). O transporte depende da área de superfície dos capilares peritoneais, e não da área de superfície peritoneal total. Além disso, a distância do mesotélio até cada capilar determina sua contribuição relativa. A contribuição cumulativa de todos os capilares peritoneais determina a área de superfície efetiva e as propriedades de resistência da membrana. A partir do modelo distribuído surgiu o conceito de "área de superfície peritoneal efetiva". Essa é a área da superfície peritoneal que está próxima o suficiente dos capilares peritoneais para participar do transporte. Portanto, dois pacientes com a mesma área de superfície peritoneal podem ter vascularização peritoneal bastante diferente e áreas de superfície peritoneal efetivas muito diferentes. Em determinado paciente, a área de superfície peritoneal efetiva pode variar em circunstâncias diferentes, aumentando, por exemplo, na peritonite quando a inflamação aumenta a vascularização. O grau de vascularização do peritônio é mais importante que sua área de superfície para determinar as características de transporte de um paciente.

III. **FISIOLOGIA DO TRANSPORTE PERITONEAL.** O transporte peritoneal abrange três processos simultâneos: (a) difusão, (b) ultrafiltração e (c) absorção de líquido.

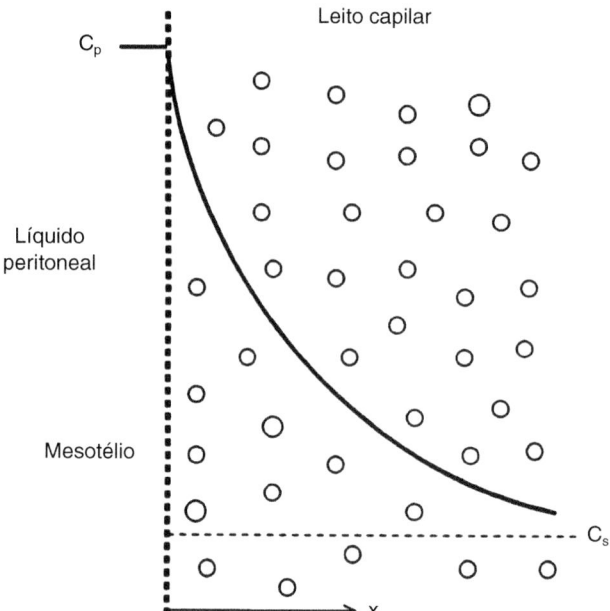

FIGURA 21.3 Conceito de modelo distribuído que mostra a distribuição dos capilares peritoneais no interstício e suas distâncias do mesotélio, representadas pela linha pontilhada vertical. C_p, a linha cheia curva, representa a eficiência do transporte de determinado capilar para o espaço peritoneal, maior quando os capilares estão mais próximos do limite mesotelial. C_p, concentração na cavidade peritoneal; C_s, concentração no sangue. (Adaptada de Flessner MF. Peritoneal transport physiology: insights from basic research. *J Am Soc Nephrol.* 1991;2:122.)

A. **Difusão.** Os solutos urêmicos e o potássio difundem-se do sangue capilar peritoneal para o líquido peritoneal, enquanto a glicose e o lactato ou bicarbonato no dialisato difundem-se em sentido contrário. A difusão peritoneal depende dos seguintes fatores:

1. **Gradiente de concentração.** Para uma substância como a ureia, o gradiente de concentração é máximo no início da diálise peritoneal, quando a concentração na solução de diálise é igual a zero. Com a difusão durante a diálise, há diminuição gradual desse gradiente. O gradiente decrescente pode ser parcialmente neutralizado pela realização de trocas mais frequentes, como é habitual na DPA, ou pelo aumento do volume de infusão, que permite que o gradiente permaneça mais alto por mais tempo.

2. **Área de superfície peritoneal efetiva.** Essa área pode ser aumentada pelo uso de maiores volumes de preenchimento, que recrutam mais membrana peritoneal, mas esse efeito é limitado na maioria dos indivíduos quando os volumes alcançam 2,5 a 3 ℓ.

3. **Resistência intrínseca da membrana peritoneal.** Esse parâmetro não é bem caracterizado, mas pode refletir diferenças no número de poros por unidade de área de superfície do capilar disponível para o transporte peritoneal e a distância entre esses capilares e o mesotélio.

4. **Peso molecular do soluto.** O transporte das substâncias de menor peso molecular, como a ureia (PM 60), é mais rápido por difusão que o das substâncias de maior peso molecular, como a creatinina (PM 113) ou o ácido úrico (PM 168).

5. **Coeficiente de área de transferência de massa.** Às vezes, os efeitos combinados dos fatores 2 a 4 são medidos por um índice denominado de coeficiente da área de transferência de massa (CATM), análogo ao K_0A de uma membrana de hemodiálise. Para determinado soluto, o CATM é equivalente à depuração por difusão daquele soluto por unidade de tempo em uma situação teórica na qual o fluxo de dialisato é infinitamente alto, de modo que o gradiente do soluto seja sempre máximo. Os valores típicos do CATM para ureia e creatinina são, respectivamente, de 17 e 10 mℓ/min. O CATM é principalmente um instrumento de pesquisa e não é muito usado na prática clínica.

6. **Fluxo sanguíneo peritoneal.** Em geral, a difusão não depende do fluxo sanguíneo peritoneal, que, de 50 a 100 mℓ/min, já é mais que suficiente em relação aos valores do CATM, até mesmo para os menores solutos. Portanto, ao contrário da situação observada na hemodiálise, a difusão na diálise peritoneal depende basicamente do fluxo de dialisato. Agentes vasoativos influenciam o transporte peritoneal, mas isso não tem relação com sua capacidade de aumentar o fluxo sanguíneo peritoneal; na verdade, decorre do recrutamento de maior número de capilares peritoneais, o que aumenta a área de superfície peritoneal efetiva. O mesmo efeito é observado na peritonite, na qual a inflamação aumenta a vascularização peritoneal com consequente aumento da difusão.

B. **Ultrafiltração.** A ultrafiltração é consequência do gradiente osmótico entre a solução de diálise e o sangue capilar peritoneal; decorre de altas concentrações de glicose (ou outro agente osmótico) na solução de diálise e depende dos seguintes fatores:

1. **Gradiente de concentração do agente osmótico (p. ex., glicose).** Em geral, esse gradiente é máximo no início da diálise peritoneal e diminui com o tempo por causa da diluição da glicose no dialisato pelo ultrafiltrado do plasma e da difusão de glicose da solução de diálise para o sangue (Figura 21.4). O gradiente osmótico dialisato-plasma é menor em caso de hiperglicemia acentuada. É possível maximizar

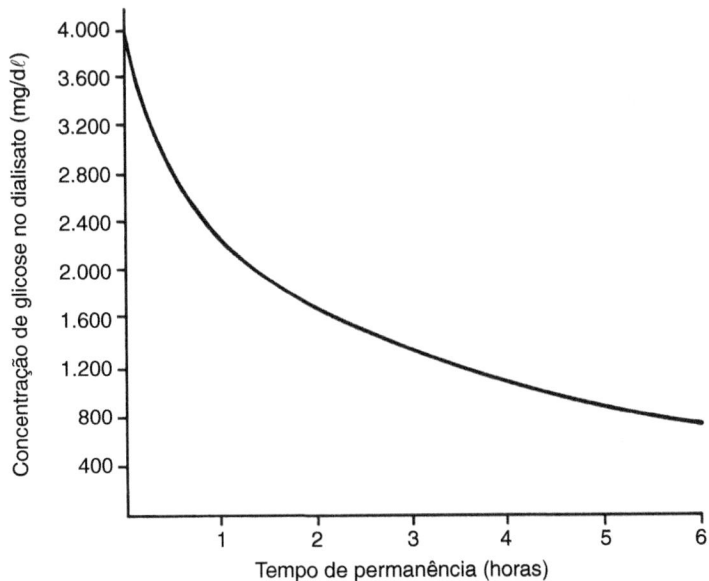

FIGURA 21.4 Nível de glicose no dialisato após instilação na cavidade peritoneal de uma solução de troca com dextrose a 4,25% (glicose a 3,86%). O nível inicial é de aproximadamente 3.860 mg/dℓ (214 mM).

o gradiente com o uso de soluções de diálise com maior concentração de glicose ou por trocas mais frequentes, como realizado na DPA.
2. **Área de superfície peritoneal efetiva** (conforme já descrito).
3. **Condutância hidráulica da membrana peritoneal.** Esse fator é diferente entre os pacientes e provavelmente reflete a densidade de poros pequenos e ultraporos nos capilares peritoneais, bem como a distribuição dos capilares no interstício.
4. **Coeficiente de reflexão do agente osmótico (p. ex., glicose).** Mede a efetividade de difusão do agente osmótico da solução de diálise para os capilares peritoneais. O valor varia entre 0 e 1; quanto mais baixo, mais rápida é a perda do gradiente osmótico e menos contínua é a ultrafiltração. O coeficiente de reflexão da glicose é muito baixo (cerca de 0,03), indicando quão imperfeita é a glicose como agente osmótico. A preparação de poliglicose, icodextrina, tem coeficiente de reflexão próximo de 1,0.
5. **Gradiente de pressão hidrostática.** Normalmente, a pressão capilar (cerca de 20 mmHg) é maior que a pressão intraperitoneal (cerca de 7 mmHg), o que favorece a remoção de líquido por ultrafiltração. Esse gradiente é maior em pacientes com expansão de volume e menor em pacientes com depleção de volume. Elevações da pressão intraperitoneal diminuem a ultrafiltração, o que se observa quando se usam maiores volumes de infusão ou quando o paciente está sentado ou de pé.
6. **Gradiente de pressão oncótica.** A pressão oncótica mantém o líquido no sangue e, dessa forma, opõe-se à ultrafiltração. Nos pacientes com hipoalbuminemia, a pressão oncótica é baixa e a ultrafiltração pode ser maior que a habitual.
7. *Sieving.* O *sieving* (peneiramento) ocorre quando o soluto atravessa, junto com a água, uma membrana semipermeável por convecção, mas parte do soluto é retida. Portanto, a ocorrência de *sieving* torna a ultrafiltração uma forma menos efetiva de remoção de soluto, embora não haja impedimento à remoção de água. Os coeficientes de *sieving* de vários solutos são diferentes, dependendo do peso molecular e da carga. O coeficiente de *sieving* do mesmo soluto varia entre os pacientes, dependendo de características específicas da membrana peritoneal (p. ex., densidade de ultraporos nas células endoteliais capilares). Cerca de metade da ultrafiltração total ocorre através de ultraporos, que transportam água sem solutos. A outra metade ocorre através de poros endoteliais pequenos, que são fendas entre as células endoteliais; nelas é provável que não haja *sieving* e a concentração de soluto nessa parte do ultrafiltrado é semelhante à concentração plasmática (La Milia, 2005).
8. **Outros agentes osmóticos (icodextrina).** A icodextrina é uma molécula grande e um agente oncótico com alto coeficiente de reflexão. A ultrafiltração com icodextrina é mantida em nível relativamente constante até mesmo durante a permanência de longa duração.

C. **Absorção de líquido.** A absorção de líquido do espaço peritoneal ocorre através dos vasos linfáticos em taxa relativamente constante. O *sieving* é pequeno ou nulo. A absorção de líquido através dos vasos linfáticos diminui a eficiência da remoção de solutos e de líquido por diálise peritoneal. Apenas uma pequena parte da absorção de líquido ocorre diretamente para os vasos linfáticos subdiafragmáticos. O líquido também é absorvido através do peritônio parietal para os tecidos da parede abdominal, de onde é captado por vasos linfáticos locais e, talvez, por capilares peritoneais. Os valores típicos de absorção de líquido peritoneal são de 1,0 a 2,0 mℓ/min. Os fatores que afetam a taxa de absorção de líquido durante a permanência peritoneal são:
1. **Pressão hidrostática intraperitoneal.** As altas pressões aumentam o volume de líquido absorvido. A elevada pressão hidrostática intraperitoneal pode ser causada por aumento do volume intraperitoneal em decorrência da ultrafiltração efetiva ou do uso de um volume de infusão maior. A pressão intraperitoneal é maior na posição sentada que de pé e é mínima em decúbito dorsal (Figura 21.5).

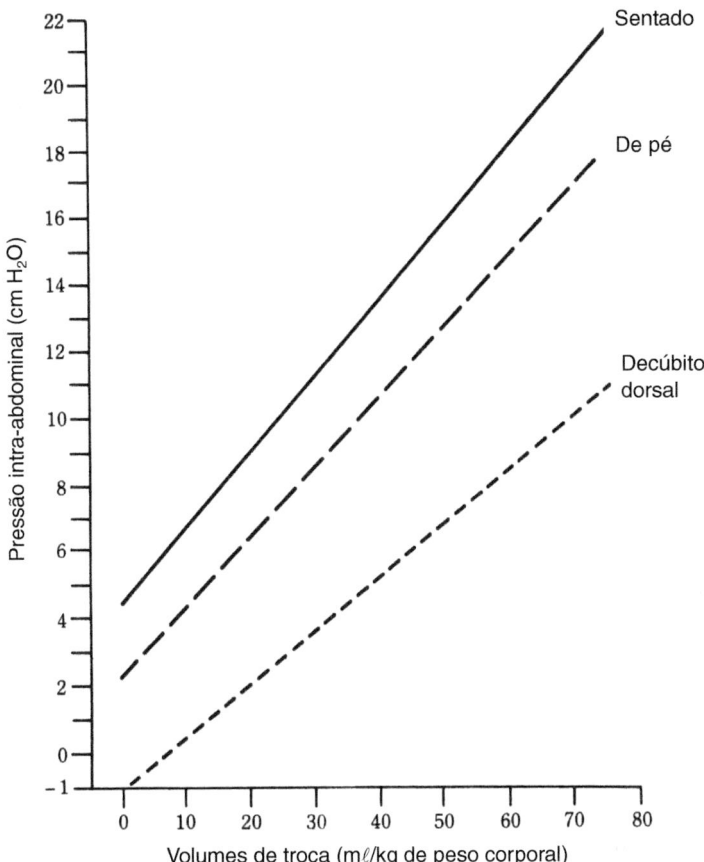

FIGURA 21.5 Pressão intra-abdominal após infusão de vários volumes de solução de diálise. (Modificada de Diaz-Buxo JA. Continuous cycling peritoneal dialysis. In: Nolph KD, ed. *Peritoneal Dialysis.* Hingham, MA: Martinus Nijhoff; 1985.)

2. **Efetividade dos vasos linfáticos.** A efetividade dos vasos linfáticos na absorção de líquido da cavidade peritoneal pode ser bastante diferente de uma pessoa para outra, por motivos que não são bem compreendidos.

IV. **AVALIAÇÃO CLÍNICA E IMPLICAÇÕES DO TRANSPORTE PERITONEAL**
   A. **Teste de equilíbrio peritoneal (TEP).** Na prática clínica, índices como o CATM e a condutância hidráulica da membrana peritoneal são complexos demais para a medida de rotina. O transporte peritoneal é avaliado pelas razões de equilíbrio de ureia (D/P ureia), creatinina (D/P Cr) e sódio (D/P Na) entre o dialisato e o plasma (Figura 21.6). As razões de equilíbrio medem o efeito combinado da difusão e da ultrafiltração, e não de cada uma delas separadamente. Entretanto, há boa correlação com os valores de CATM para os solutos correspondentes. Eles são influenciados pelo peso molecular do soluto relacionado, bem como pela permeabilidade e pela área de superfície efetiva da membrana peritoneal do paciente. A área de superfície corporal tende a ter pequena relação com as razões de equilíbrio apesar da suposta equivalência com a

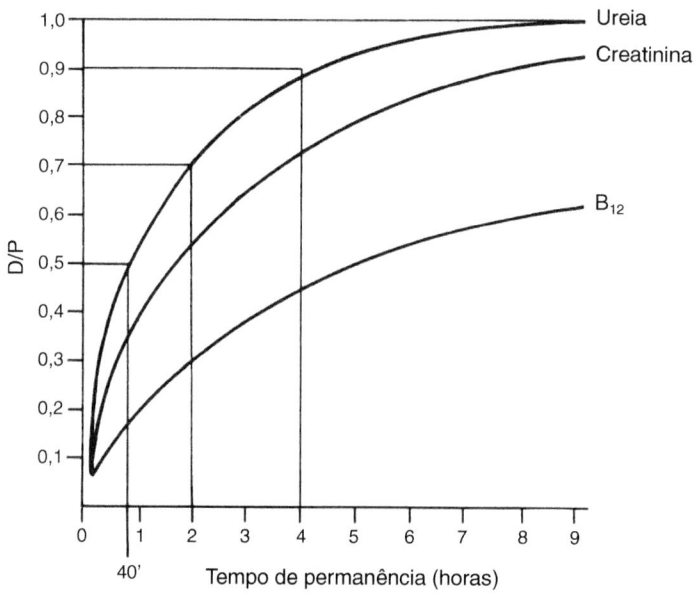

FIGURA 21.6 Taxa de entrada de ureia, creatinina e vitamina B_{12} na solução de diálise peritoneal mantida no abdome. Os resultados são expressos como a razão entre o nível no dialisato (D) e o nível no plasma (P). São indicadas as razões D/P típicas de ureia nos tempos de 40 min, 2 h e 4 h.

área de superfície peritoneal, sugerindo baixa correlação entre as áreas de superfície peritoneal real e efetiva.

Por convenção, as razões de equilíbrio são medidas com uso de um TEP padronizado que exige a instilação de 2 ℓ de uma solução de dextrose a 2,5%, com coleta de amostras do dialisato em 0, 2 e 4 h e coleta de amostra do plasma em 2 h. O TEP também é usado para medir a remoção final de líquido (volume drenado em 4 h *versus* volume instilado) e a razão entre a glicose do dialisato em 4 h e a glicose do dialisato no momento zero ($D/D_0 G$). Os pacientes são classificados, principalmente com base na D/P Cr em 4 h, em quatro categorias de "transportadores": alto, médio-alto, médio-baixo e baixo (Figura 21.7). O Capítulo 25 descreve o uso dos resultados do TEP para otimizar uma prescrição de diálise peritoneal.

1. Os **altos transportadores** alcançam o equilíbrio mais rápido e completo de creatinina e ureia, porque têm uma área de superfície peritoneal relativamente grande e/ou alta permeabilidade intrínseca da membrana. Entretanto, há rápida perda do gradiente osmótico para ultrafiltração, pois a glicose no dialisato difunde-se para o sangue através da membrana altamente permeável. Desse modo, os altos transportadores têm os valores máximos de D/P Cr, D/P Ur e D/P Na, porém baixos valores de ultrafiltração final e de $D/D_0 G$. Além disso, têm perdas maiores de proteínas no dialisato e, portanto, tendem a apresentar menores níveis séricos de albumina.

2. Os **baixos transportadores,** por sua vez, apresentam equilíbrio mais lento e menos completo de ureia e creatinina, refletindo a baixa permeabilidade da membrana e/ou a pequena área de superfície peritoneal efetiva. Portanto, esses transportadores têm D/P Ur, D/P Cr e D/P Na baixas e $D/D_0 G$ alta com boa ultrafiltração final. As perdas de proteína para o dialisato são menores, e os níveis séricos de albumina tendem a ser maiores.

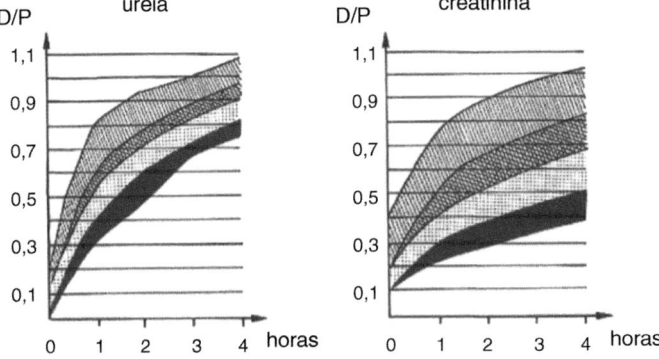

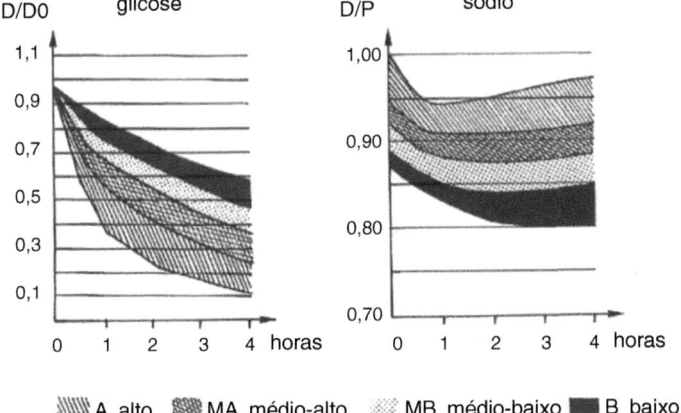

▨ A alto   ▨ MA médio-alto   ▨ MB médio-baixo   ■ B baixo

FIGURA 21.7 Curvas padronizadas de equilíbrio peritoneal de ureia, creatinina e sódio, assim como da absorção de glicose, mostrando as variações de valores para alto, médio-alto, médio-baixo e baixo transportadores. (Modificada de Twardowski *et al.* Peritoneal equilibration test. *Perit Dial Bull.* 1987;7:138)

3. Os **transportadores médio-alto e médio-baixo** têm valores intermediários dessas razões e de ultrafiltração e perdas de proteína.

4. **Implicações clínicas do tipo de transportador.** A diálise nos altos transportadores é relativamente boa, mas a ultrafiltração é insatisfatória, enquanto os baixos transportadores têm boa ultrafiltração, mas a diálise é insatisfatória, embora muitas vezes esses problemas sejam mascarados enquanto a função renal residual ainda é considerável. Teoricamente, os altos transportadores apresentam melhores resultados nos esquemas que envolvem frequentes permanências de curta duração (p. ex., DPA), nos quais há maximização da ultrafiltração. Já os baixos transportadores têm melhores resultados com os esquemas de alto volume e longa permanência, nos quais a difusão é maximizada. Na prática, na maioria das unidades, o estilo de vida do paciente e outros problemas não clínicos influenciam mais a prescrição peritoneal do que a classificação do transportador, e os baixos

transportadores podem ser bem controlados com DPA, enquanto os altos transportadores podem ser tratados por DPAC desde que o manejo da permanência noturna longa seja satisfatório.

B. **Remoção final de líquido.** A remoção final de líquido depende do equilíbrio entre a ultrafiltração peritoneal e a absorção de líquido peritoneal. Em determinado paciente, o fluxo linfático e as características de transporte da membrana estão sujeitos a variação. Na prática clínica, a remoção de líquido na diálise peritoneal pode ser promovida pelos seguintes fatores:

1. Maximização do gradiente osmótico
   a. Banhos de maior tonicidade (p. ex., dextrose a 4,25%)
   b. Permanências com menor duração (p. ex., DPA)
   c. Banhos de maior volume
2. Agente osmótico com maior coeficiente de reflexão (p. ex., icodextrina)
3. Aumento do débito urinário (p. ex., com diuréticos).

Conforme mostrado na Figura 21.8, a remoção resultante de líquido com infusão de 2 ℓ de solução de dextrose a 1,5% é máxima na primeira hora, e o volume intraperitoneal é máximo após 90 min. Depois desse período, o volume ultrafiltrado é menor que o volume reabsorvido, e em 6 a 10 h, o volume intraperitoneal cai abaixo de 2 ℓ, e o paciente alcança um ganho final líquido. Caso se use solução de diálise mais hipertônica, com dextrose a 4,25%, a remoção inicial de líquido é maior e mais constante, e o volume intraperitoneal é máximo após cerca de 3 h e só cai abaixo de 2 ℓ depois de muitas horas.

O efeito da permanência de volumes maiores na remoção final de líquido é complexo. Por um lado, a remoção de líquido aumenta, pois o gradiente osmótico persiste por mais tempo por causa da maior quantidade de glicose na cavidade peritoneal e do provável aumento da área de superfície efetiva sobre a qual a água é transportada. Já a remoção de líquido pode diminuir, porque a pressão

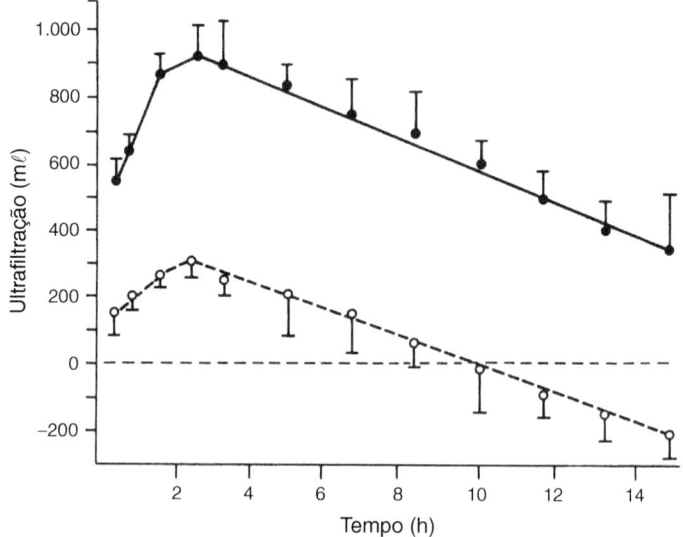

FIGURA 21.8 Volume de ultrafiltração (volume drenado menos volume instilado) como função do tempo depois da infusão de solução de diálise com dextrose a 1,5% (glicose a 1,35%, *círculos abertos*) ou dextrose a 4,25% (glicose a 3,86%, *círculos fechados*). (Modificada de Diaz-Buxo JA. Intermittent, continuous ambulatory and continuous cycling peritoneal dialysis. In: Nissenson AR *et al.*, eds. *Clinical Dialysis.* Norwalk, CT: Appleton-Century-Crofts; 1984.)

intraperitoneal aumenta (Figura 21.5), diminuindo o gradiente hidrostático que favorece a ultrafiltração e promovendo a absorção de líquido peritoneal pelos tecidos e vasos linfáticos. O efeito final dessas forças varia de um paciente para outro e é difícil prevê-lo.

C. Depuração peritoneal. A depuração de determinado soluto é definida como o volume de plasma do qual aquele soluto é eliminado por unidade de tempo. A depuração na diálise peritoneal é o resultado final da remoção de solutos por difusão mais ultrafiltração menos o ganho de solutos por absorção de líquido. Em geral, a depuração é calculada como a quantidade de soluto removida durante determinado período dividida pela concentração plasmática média desse soluto durante o período de remoção. A depuração é máxima no início da infusão, quando a difusão e a ultrafiltração são máximas, mas torna-se menor à medida que a concentração de ureia e os gradientes osmóticos de glicose diminuem durante a permanência da solução infundida no local. Entretanto, como a depuração peritoneal é medida por dia ou por semana, e não por minuto ou por hora, a depuração média é calculada pelas medidas habituais de adequação.

A depuração peritoneal pode ser aumentada por (a) maximização do tempo em diálise peritoneal (*i. e.*, sem "tempo seco"), (b) maximização do gradiente de concentração (*i. e.*, trocas mais frequentes como na DPA e volumes de infusão maiores), (c) maximização da área de superfície peritoneal efetiva (*i. e.*, maior volume de infusão) e (d) maximização da remoção de líquido peritoneal (conforme já descrito).

Às vezes o mecanismo pelo qual o aumento do volume de infusão eleva a depuração é confuso. Volumes de infusão maiores aumentam a difusão de ureia e de creatinina do sangue para o dialisato, porque o volume maior faz com que o gradiente de concentração de solutos mantenha-se mais alto por mais tempo. Além disso, a área de superfície peritoneal efetiva pode aumentar por causa do recrutamento de mais membrana pelo maior volume de líquido e, consequentemente, o CATM pode subir. Esse efeito tende a ser modesto ou nulo quando o volume ultrapassa 2,5 ℓ em adultos, provavelmente porque houve recrutamento de toda a membrana disponível. Esses dois efeitos aumentam a depuração por difusão, embora as razões D/P tendam a ser um pouco menores quando se usam volumes de infusão maiores. Outro aspecto do maior volume de infusão que tende a diminuir a depuração é o efeito para diminuir discretamente a ultrafiltração, o que reduz a quantidade de soluto removido pelo transporte por convecção. Esses dois últimos fatores interagem e limitam o aumento da depuração com volumes de infusão maiores. Por exemplo, a troca de volume de 2,0 para 2,5 ℓ corresponde a um aumento de 25% do volume infundido, mas poderia, por exemplo, estar associada a redução de 3% das razões D/P e de 5% da ultrafiltração, limitando o aumento da depuração a cerca de 20%.

Ureia *versus* creatinina: modificações na prescrição da diálise peritoneal alteram as depurações de ureia e de creatinina em graus diferentes porque esta última depende mais do tempo. Portanto, a troca de DPAC por DPA sem permanência diurna pode causar redução muito mais acentuada da depuração de creatinina que de ureia, enquanto a introdução de uma longa permanência diurna na DPA causa aumento desproporcionalmente maior da depuração de creatinina. Esses efeitos são mais acentuados nos baixos transportadores, nos quais a depuração de creatinina depende sobretudo do tempo, indicado pelo formato horizontal da curva de equilíbrio de creatinina.

1. **Medida da depuração.** A depuração peritoneal por dia na diálise peritoneal é facilmente medida e corresponde ao volume diário total drenado de dialisato multiplicado pela concentração de soluto nesse dialisato e dividido pela concentração plasmática do mesmo soluto medida simultaneamente. Simplificando, a depuração é igual ao volume drenado multiplicado pela razão D/P do soluto de interesse.

Na DPAC, não há variação considerável do nível plasmático de ureia durante o dia, porque a diálise é contínua. Portanto, a amostra de plasma pode ser obtida a qualquer momento conveniente durante o dia em que o dialisato for coletado para análise. Na DPA, a diálise é consideravelmente mais intensa à noite que de dia; portanto, não se pode supor que o nível plasmático de ureia seja constante, embora a variação seja modesta. O ideal é coletar a amostra de plasma no meio do período sem ciclagem (em geral, no meio da tarde) quando o nível de ureia é aproximadamente intermediário entre o mínimo (de manhã, após a ciclagem) e o máximo (à noite, antes da ciclagem). A depuração é medida por dia, mas expressa por semana. O procedimento convencional é normalizar a depuração de ureia para a água corporal total (V), que é tipicamente estimada pelas equações de Watson ou Morgenstern (ver Capítulo 25 e Apêndice B). A depuração de creatinina é normalizada para uma área de superfície de 1,73 m², calculada pela fórmula de de DuBois ou Gehan e George (ver Capítulo 25 e Apêndice B).

2. **Exemplos de cálculos de depuração peritoneal.** Ver Capítulo 25.

D. **Remoção de sódio.** Na diálise peritoneal, convém considerar a remoção de sódio separadamente da remoção de água. Conforme já mencionado, a ultrafiltração na diálise peritoneal implica *sieving* de sódio, de modo que as perdas de água são proporcionalmente maiores que as perdas de sódio. Ao término de um período de 4 h com uso de solução de diálise com 132 mM de sódio, os níveis de sódio no dialisato drenado terão caído para cerca de 128 mM (Figura 21.7). Na parte inicial do tempo de permanência, o grau da queda de sódio no dialisato é maior, porque está sendo diluído pelo ultrafiltrado que contém apenas cerca de 65 mM de sódio. Esse efeito hiponátrico da ultrafiltração é parcialmente neutralizado pela difusão de sódio dos tecidos corporais para o dialisato. Assim, no final do período de permanência, quando a ultrafiltração é mais lenta, a difusão volta a elevar os níveis de sódio no dialisato para cerca de 128 mM. Em geral, a remoção total de sódio é mínima em um período de permanência de 4 h com infusão de 2 ℓ de solução de dextrose a 1,5%, embora costume ser superior a 70 mmol em um período de 4 h com infusão de 2 ℓ de solução dextrose a 4,25%. Outro método para aumentar a remoção de sódio é usar soluções de diálise com menor concentração de sódio. Essas soluções com teor de sódio tão baixo causam aumento da remoção de sódio por difusão, mas são necessárias concentrações maiores de glicose para alcançar o mesmo efeito osmótico. Essas soluções com menor concentração de sódio podem ser preparadas, mas não são comercializadas.

E. **Perda de proteínas.** As perdas obrigatórias de proteínas no dialisato são uma característica da diálise peritoneal, com uma variação típica de 5 a 10 g/dia. A albumina representa metade das proteínas perdidas. É provável que essas perdas sejam a principal causa da discreta diminuição dos níveis séricos de albumina geralmente observada nos pacientes em diálise peritoneal em comparação com os pacientes em hemodiálise. As perdas de albumina são máximas, e os níveis séricos de albumina são mínimos, nos altos transportadores. As perdas ou depurações de proteínas de alto peso molecular, como a albumina, são relativamente constantes durante o período de permanência da infusão. Também há perda de proteínas de baixo peso molecular (como a lisozima), e sua depuração assemelha-se mais à da creatinina, que é máxima no início da permanência da solução de diálise, e tem queda acentuada ao longo do tempo de permanência.

Acredita-se que a perda de proteínas ocorra em um número relativamente pequeno de poros grandes que correspondem a fendas interendoteliais. A absorção peritoneal de líquido é uma forma de "fluxo de massa" (*bulk flow*) e, portanto, há participação de proteínas e de outros solutos. Desse modo, ela diminui a perda peritoneal de proteínas.

A peritonite causa aumento acentuado da perda de proteínas por vários dias, provavelmente por aumento da área de superfície peritoneal efetiva decorrente do aumento da vascularização peritoneal. Esse efeito é, em parte, mediado por prostaglandinas. A perda diária de proteínas nos esquemas de diálise peritoneal intermitente parece ser um pouco menor que nos esquemas contínuos, provavelmente porque essa perda diminui durante os períodos interdialíticos "secos".

Segundo uma escola de pensamento, a perda de proteínas durante a diálise peritoneal não é totalmente ruim, mas que, com essa perda de proteínas e albumina, o corpo excreta efetivamente toxinas muito ligadas a proteínas cuja remoção é difícil por outros meios. A extensão desse "benefício" da diálise peritoneal ainda não foi esclarecida. As tentativas de reproduzir a perda de toxinas urêmicas ligadas a proteínas por hemodiálise com membranas muito permeáveis que perdem proteínas não mostraram benefício clínico bem definido.

V. FUNÇÃO RENAL RESIDUAL. Existem evidências de que a função renal residual persiste por mais tempo e em nível mais elevado em pacientes submetidos a diálise peritoneal crônica do que a hemodiálise. A função residual contribui para a remoção de sal e de água e para a depuração dos solutos de baixo e médio peso molecular. A depuração de creatinina é desproporcionalmente alta quando há função renal residual, pois a secreção tubular contribui em grau relativamente alto para a depuração total. O oposto ocorre em relação à depuração de ureia, pois a reabsorção tubular diminui a excreção de ureia. Há evidências de que a depuração média de ureia e creatinina seja uma estimativa razoável da taxa de filtração glomerular verdadeira no rim em processo de insuficiência, e essa estimativa é usada para calcular a contribuição renal para a depuração de creatinina total nos pacientes em diálise peritoneal. A função renal residual é um fator preditivo do desfecho do paciente em diálise peritoneal, talvez por estar associada a melhor preservação da função endócrina e metabólica renal e a melhor homeostasia de volume, bem como a maior depuração de moléculas pequenas e grandes.

Referências bibliográficas e leitura sugerida

Cnossen TT, et al. Quantification of free water transport during the peritoneal equilibration test. *Perit Dial Int.* 2009;29:523–527.

Devuyst O, Rippe B. Water transport across the peritoneal membrane. *Kidney Int.* 2014;85:750–758.

Durand PY. Measurement of intraperitoneal pressure in peritoneal dialysis patients. *Perit Dial Int.* 2005;25:333–337.

Flessner M. Water-only pores and peritoneal dialysis. *Kidney Int.* 2006;69:1494–1495.

Flessner MF. The role of extracellular matrix in transperitoneal transport of water and solutes. *Perit Dial Int.* 2001;21(suppl 3):S24–S29.

Heimburger O. Peritoneal transport with icodextrin solution. *Contrib Nephrol.* 2006;150:97–103.

Heimburger O, et al. A quantitative description of solute and fluid transport during peritoneal dialysis. *Kidney Int.* 1992;41:1320–1332.

Krediet RT, Struijk DG. Peritoneal dialysis membrane evaluation in clinical practice. *Contrib Nephrol.* 2012;178:232–237.

La Milia V, et al. Mini-peritoneal equilibration test: a simple and fast method to assess free water and small solute transport across the peritoneal membrane. *Kidney Int.* 2005;68:840–846.

La Milia V, et al. Functional assessment of the peritoneal membrane. *J Nephrol.* 2013;26(suppl 21):120–139.

Ni J, et al. Aquaporin-1 plays an essential role in water permeability and ultrafiltration during peritoneal dialysis. *Kidney Int.* 2006;69:1518–1525.

Rippe B, et al. Fluid and electrolyte transport across the peritoneal membrane during CAPD according to the three-pore model. *Perit Dial Int.* 2004;24:10–27.

Stachowska-Pietka J, et al. Computer simulations of osmotic ultrafiltration and small solute transport in peritoneal dialysis: a spatially distributed approach. *Am J Physiol Heart Circ Physiol.* 2012;302:F1331–F1341.

Twardowski ZJ, et al. Peritoneal equilibration test. *Perit Dial Bull.* 1987;7:138.

Waniewski A, et al. Distributed modeling of osmotically driven fluid transport in peritoneal dialysis: theoretical and computational investigations. *Am J Physiol Renal Physiol.* 2009;296:1960–1968.

Este capítulo descreve o equipamento e as soluções para várias formas de diálise peritoneal (DP) crônica. O aparelho usado na DP aguda é apresentado no Capítulo 24.

I. **DIÁLISE PERITONEAL AMBULATORIAL CONTÍNUA (DPAC).** A solução de diálise é mantida continuamente na cavidade abdominal. Em geral, é trocada 4 vezes/dia, com variação de 3 a 5 vezes dependendo das necessidades individuais do paciente. A drenagem do dialisato "consumido" e a infusão de solução de diálise fresca são realizados manualmente, com uso da gravidade para introduzir e retirar o líquido da cavidade peritoneal. Do ponto de vista técnico, a solução de DP entra na cavidade peritoneal, e o dialisato sai (*i. e.*, a solução só se torna dialisato após a diálise, embora seja comum usar o termo "dialisato" para designar a solução fresca e também a solução usada ou "consumida"). Neste capítulo, o termo dialisato é empregado corretamente para designar somente a solução de DP após sua instilação no espaço peritoneal.

A. **Soluções de diálise.** As soluções para DPAC são acondicionadas em bolsas plásticas flexíveis e transparentes, geralmente confeccionadas em policloreto de vinila. Em algumas novas soluções para DP os diferentes componentes da solução são acondicionados em bolsas com duas (ou três) câmaras e misturados antes da infusão na cavidade peritoneal.

1. **Volumes de solução de diálise.** Para pacientes adultos, as soluções de DPAC estão disponíveis em volumes de 1,5, 2,0, 2,25, 2,5 ou 3,0 ℓ, dependendo do fabricante. As bolsas costumam conter cerca de 100 mℓ a mais, usados na lavagem, conforme descrito na seção a seguir. O volume prescrito habitualmente é de 2,0 ℓ, mas também se usa muito o volume de 2,5 ℓ. De modo geral, os volumes maiores são prescritos para aumentar a depuração de solutos, mas nem sempre são tolerados pelos pacientes por causa dos sintomas decorrentes do aumento da pressão hidrostática intraperitoneal.

2. **Concentração de glicose, pH e produtos de degradação da glicose (GDP) na solução de diálise.** A dextrose (glicose) é o agente osmótico usado com frequência em soluções de DPAC e, na América do Norte, geralmente há disponibilidade de preparações com dextrose (como glicose mono-hidratada, PM = 198) a 1,5%, 2,5% e 4,25%, assim identificadas. As verdadeiras concentrações de dextrose anidra ou glicose (PM = 180) nessas soluções são de 1,36%, 2,27% e 3,86%, respectivamente, e é assim que elas costumam ser identificadas na Europa. As osmolaridades aproximadas dessas soluções são respectivamente de 345, 395 e 484 mOsm/ℓ.

O processo de esterilização da solução de glicose por calor leva à geração de produtos de degradação da glicose (GDP), que podem causar efeitos tóxicos sistêmicos e na membrana peritoneal. A geração de GDP é menor quando a glicose é esterilizada por calor em baixo pH; portanto, para minimizar o surgimento de GDP, o pH das soluções de lactato convencionais para DP é mantido em cerca de 5,5 durante a esterilização por calor. A diminuição adicional do pH reduziria ainda mais os GDPs, mas também causaria dor durante a infusão nos pacientes. O pH de 5,5 costuma ser bem tolerado durante a infusão, e o pH da solução aumenta rapidamente à medida que o bicarbonato se difunde do plasma para a cavidade peritoneal. Entretanto, alguns pacientes queixam-se de dor durante a infusão. Essa dor pode ser aliviada por neutralização do pH da solução de diálise com álcalis antes da instilação.

O baixo pH da solução de DP pode ter efeitos adversos sobre leucócitos, com comprometimento de sua capacidade de fagocitose e destruição de bactérias, e ser ainda mais prejudicial para a membrana peritoneal. Assim, introduziu-se outra estratégia para reduzir a geração de GDP: o uso de bolsas de solução com dois compartimentos (Figura 22.1). Em um compartimento, a glicose é esterilizada por calor em pH muito baixo (cerca de 3,2), condição na qual a formação de GDP é ainda menor. No outro compartimento, o restante da solução é mantido em pH alcalino durante a esterilização. Por ocasião do uso, há mistura do conteúdo dos dois compartimentos e o pH da solução combinada é normal. O resultado final, portanto, é uma solução de DP com pH normal e baixa concentração de GDP.

3. **Tampão e pH da solução de diálise.** As soluções de DP mais comuns contêm lactato como base geradora de bicarbonato, geralmente em concentração de 40 mM ou, às vezes, de 35 mM. O lactato difunde-se através da membrana peritoneal para a corrente sanguínea e logo é metabolizado em bicarbonato. Um método mais direto é o acréscimo direto de bicarbonato à solução de diálise. Entretanto, as soluções que contêm bicarbonato, mas não contêm CO_2, têm pH elevado, o que causa a precipitação de cálcio e magnésio. Por esse motivo, não é possível armazenar a solução *tamponada com bicarbonato* em um sistema de bolsa única.

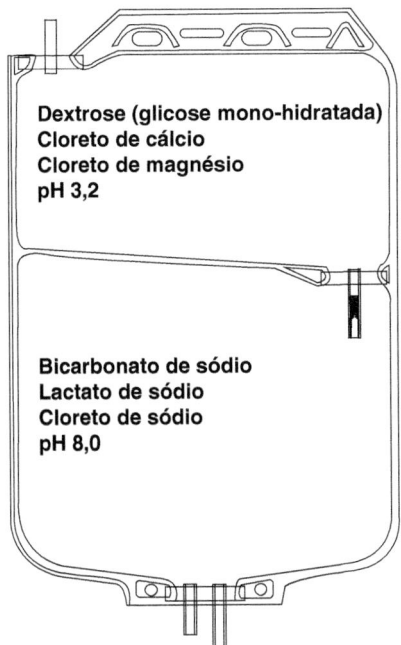

FIGURA 22.1 Bolsa de solução de DP com dois compartimentos que possibilitam a liberação de uma solução com pH normal e baixa concentração de GDP, com ou sem tampão bicarbonato.

Uma variação do sistema de bolsa com dois compartimentos, descrito anteriormente para limitar a geração de GDP, pode ser usado para acrescentar bicarbonato à solução de DP. Uma solução que contém cálcio e magnésio, pequena quantidade de ácido e outros eletrólitos é introduzida em um compartimento, e a solução que contém bicarbonato é mantida no outro compartimento. No momento do uso, as soluções nos dois compartimentos são misturadas, a pequena quantidade de ácido na solução de cálcio/magnésio reage com o bicarbonato e gera ácido carbônico e CO_2, o que mantém o pH da solução final no intervalo fisiológico, no qual o cálcio e o magnésio permanecem em solução. O processo é muito semelhante à administração de solução de diálise com bicarbonato para hemodiálise a partir de um conjunto de concentrados com dois componentes.

Assim, existem pelo menos três sistemas de duas bolsas para soluções de DP. A solução Balance, de Fresenius, usa apenas lactato como base. O sistema de duas bolsas é usado para limitar a formação de GDP por esterilização do componente que contém glicose em baixo pH. Physioneal, de Baxter, contém bicarbonato e lactato, e o sistema de duas bolsas é usado tanto para limitar a geração de GDP durante a esterilização quanto para permitir o uso de bicarbonato. Bicavera, de Fresenius, contém apenas bicarbonato, sem lactato; mais uma vez, o sistema de duas bolsas possibilita o uso de bicarbonato e também reduz muito a geração de GDP (Tabela 22.1).

As soluções do sistema de duas bolsas contêm quantidades muito reduzidas de GDP e, depois da mistura, seu pH é fisiológico ou quase fisiológico; por esses motivos, elas são teoricamente mais biocompatíveis que as soluções convencionais em bolsa única, que têm pH aproximado de 5,5. A esperança era de que essas soluções biocompatíveis propiciassem melhor preservação a longo prazo da função de transporte peritoneal, inclusive da ultrafiltração. Esperava-se também que elas estimulassem as defesas peritoneais do hospedeiro, e desse modo

Tabela 22.1 Formulações comumente disponíveis de solução de diálise peritoneal.

	Fabricante	pH	Agente osmótico	Na (mM)	Ca (mM)	Mg (mM)	Lactato (mM)	Bicarbonato (mM)	Bolsas
Dianeal PD1	Baxter	5,5	Glicose	132	1,75	0,75	35	0	1
Dianeal PD4	Baxter	5,5	Glicose	132	1,25	0,25	40	0	1
Stay safe 2/4/3	FMC	5,5	Glicose	134	1,75	0,5	35	0	1
Stay safe 17/19/18	FMC	5,5	Glicose	134	1,25	0,5	35	0	1
Nutrineal	Baxter	6,5	Aminoácidos	132	1,25	0,25	40	0	1
Extraneal	Baxter	5,5	Icodextrina	132	1,75	0,25	40	0	1
Physioneal 35	Baxter	7,4	Glicose	132	1,75	0,25	10	25	2
Physioneal 40	Baxter	7,4	Glicose	132	1,25	0,25	15	25	2
Balance	FMC	7,4	Glicose	134	1,25 / 1,75	0,5	35	2,5	2
Bicavera	FMC	7,4	Glicose	134	1,25 / 1,75	0,5	0	34	2

Pode haver pequena variação de nome e formulação de uma região para outra.
Todas as soluções de glicose estão disponíveis em três concentrações (1,36, 2,27 e 3,86 mg/dℓ de glicose, equivalente a 1,5, 2,5 e 4,25 mg/dℓ de dextrose como glicose mono-hidratada. Para converter a concentração de cálcio de mmol/ℓ (mM) para mg/dℓ, multiplique por 4.
Para converter a concentração de magnésio de mmol/ℓ (mM) para mg/dℓ, multiplique por 2,43.
FMC, Fresenius Medical Care.

diminuíssem as taxas de peritonite, e que seu uso levasse a menores níveis séricos de GDP e, em última análise, a melhor preservação da função renal residual, o que se traduziria em melhora da técnica e da sobrevida do paciente em DP. Há evidências da efetividade de todas essas soluções em bolsa dupla no manejo da dor decorrente da infusão. Entretanto, essa complicação ocorre em menos de 5% dos pacientes que usam soluções convencionais de DP com baixo pH. Com relação a outros desfechos mais importantes, os resultados de estudos controlados randomizados foram heterogêneos. O recente estudo balANZ mostrou taxa de peritonite significativamente menor com a solução Balance, mas isso não foi confirmado por outros estudos, e uma metanálise foi negativa (Johnson, 2012; Cho, 2014). Alguns estudos mostraram melhor preservação da função renal residual, mas também mostraram ultrafiltração menos efetiva, com a preocupação de que a melhora da preservação da função renal com essa nova solução seja apenas uma consequência da hipervolemia (Davies, 2013). Estudos randomizados não tiveram tamanho suficiente para possibilitar conclusões acerca da sobrevida a longo prazo do paciente ou da técnica. Essas soluções biocompatíveis são usadas em larga escala na Europa e em partes da Ásia, porém muito pouco na América do Norte e em outras regiões, tanto pela ausência de evidências de alto nível consistentes que respaldem seu uso quanto pelo seu maior custo.

4. **Concentração de eletrólitos na solução de diálise.** A concentração de eletrólitos nas soluções de DPAC de diferentes fabricantes varia pouco. A Tabela 22.1 apresenta as formulações padronizadas dos três grandes fabricantes internacionais. Elas não contêm potássio e, na maioria das vezes, os níveis de sódio variam de 132 a 134 mM. Concentrações maiores de sódio causariam menor remoção de sódio por difusão durante o tempo de permanência da solução de diálise. O uso de soluções com menor concentração de sódio foi proposto como recurso para aumentar a remoção de sódio, porém exigiria mais glicose para manter determinada osmolaridade.

   Com o uso em larga escala de carbonato de cálcio ou acetato de cálcio como quelantes de fosfato, cada vez mais se usam soluções de DP com 2,0 a 2,5 mEq/ℓ (1,0 a 1,25 mM), em vez de 3,5 mEq/ℓ (1,75 mM), com o objetivo de reduzir a incidência de hipercalcemia, às vezes associada à administração oral de cálcio e vitamina D. Essa medida também protege contra a doença óssea adinâmica, antes comum em pacientes submetidos a DP. No entanto, as soluções de DP com menor concentração de cálcio foram associadas a um maior nível plasmático de paratormônio (PTH). As soluções de DP típicas contêm níveis de magnésio de 1,0 ou 0,5 mEq/ℓ (0,5 ou 0,25 mM), o que às vezes pode acarretar depleção de magnésio.

5. **Soluções sem glicose.** A glicose, usada como agente osmótico na DP, tem a vantagem de ser conhecida, relativamente segura e barata, além de ser uma fonte de calorias. Entretanto, existe a preocupação de que a instilação de grande quantidade de glicose na cavidade peritoneal predisponha os pacientes à hiperglicemia, dislipidemia, obesidade e lesão da membrana peritoneal a longo prazo, tanto diretamente quanto por meio dos GDPs e da formação de produtos finais avançados da glicosilação. As soluções que contêm glicose não são muito efetivas em altos transportadores, e a ultrafiltração pode ser insatisfatória. Existem outros agentes osmóticos.

   a. **Icodextrina.** Essa é uma solução de poliglicose amplamente usada. É iso-osmolar e induz ultrafiltração por seu efeito oncótico (Mistry, 1994). A absorção de poliglicose ocorre através de vasos linfáticos e, portanto, é muito mais lenta que a absorção de glicose. Portanto, o efeito oncótico e a ultrafiltração associada são mais prolongados que com a glicose. Por esse motivo, a principal indicação de uso da icodextrina é na permanência noturna de longa duração na DPAC e na permanência diurna de longa duração na diálise peritoneal automatizada (DPA), sobretudo em pacientes com deficiência de ultrafiltração.

Em geral, é usada em apenas uma permanência por dia, pois não é mais efetiva que a glicose para tempos de permanência curtos. O uso de icodextrina está associado a níveis sanguíneos não fisiológicos de maltose e maltotriose, mas não se identificaram efeitos tóxicos associados. Os níveis aumentados de maltose interferem no teste com glicose desidrogenase com pirroloquinolina quinona (que reage tanto com a glicose quanto com a maltose) para dosagem sanguínea de glicose. Portanto, a glicose sanguínea deve ser medida por outros métodos quando se usa icodextrina. Além disso, o uso de icodextrina está associado a hiponatremia translocacional leve (causada pela passagem de líquido com baixa concentração de sódio das células para o líquido extracelular). Pode haver falsa diminuição dos níveis de amilase em virtude da interação dos metabólitos da icodextrina com os testes de amilase comumente usados.

Estudos controlados randomizados mostraram que a icodextrina melhora a ultrafiltração e a volemia em pacientes em DP, embora não haja dados convincentes de redução da pressão arterial (Davies, 2003). Também se demonstrou que melhora o controle glicêmico, diminui o ganho de peso e diminui anormalidades lipídicas induzidas por glicose (Cho, 2013; Li, 2013). Há algumas evidências de melhor preservação da função da membrana peritoneal a longo prazo (Davies, 2005). As desvantagens são maior custo, reações cutâneas esporádicas e raros episódios de peritonite estéril.

b. **Soluções de aminoácidos.** Essas soluções são usadas para suplementação nutricional porque são absorvidas em grande parte ao final de uma permanência de 4 a 6 h (Jones, 1998). Os estudos revelaram que a efetividade dessas soluções é modesta em pacientes com deficiência nutricional (Lo, 2003). Essas soluções têm razoável efetividade osmótica (equivalente à da solução de glicose a 1,36%), mas só podem ser usadas 1 vez/dia, pois volumes maiores tendem a causar acidose e elevação dos níveis sanguíneos de ureia. Esses efeitos colaterais podem ser tratados com álcalis orais e mais diálise, respectivamente.

6. **Esterilidade e oligoelementos metálicos.** A preparação de soluções de DP é cuidadosamente controlada para garantir no produto final segurança bacteriológica e concentrações muito baixas de traços metálicos.

7. **Temperatura da solução de diálise.** As soluções de DP geralmente são aquecidas até a temperatura corporal antes da infusão. Elas podem ser instiladas em temperatura ambiente, mas é possível que haja redução desconfortável da temperatura corporal e calafrios. O melhor método de aquecimento é usar uma placa de aquecimento ou um forno especial. É frequente o uso de fornos de micro-ondas, mas a maioria dos fabricantes não recomenda essa prática devido à possibilidade de "pontos quentes" durante o aquecimento, sobretudo nos equipos de transferência. Ao usar um forno de micro-ondas, é preciso ter muito cuidado para evitar o superaquecimento da solução de diálise, pois isso pode causar alteração química da glicose e desconforto durante a instilação. Além disso, a fervura acidental da solução em um espaço confinado pode causar explosão. Os métodos de aquecimento que exigem a imersão total em água do recipiente da solução de DP também não são recomendados, em virtude da possibilidade de contaminação.

B. **Equipos de transferência.** A bolsa de solução de DP é conectada ao cateter peritoneal por um tubo de plástico conhecido como "equipo de transferência" (às vezes denominado "equipo de doação"). Existem três tipos principais de equipos de transferência; cada um deles exige um método diferente de troca na DPAC. Para fins de discussão, eles serão denominados como equipo de transferência reto, equipo de transferência em Y e sistema de bolsa dupla. Note que alguns equipos de transferência são conectados ao cateter peritoneal por um curto tubo extensor ou adaptador (ver adiante).

1. **Equipo de transferência reto.** Hoje, é raro o uso desse sistema em virtude da associação a altas taxas de peritonite. Entretanto, uma breve análise ajuda a compreender como se desenvolveram os sistemas mais modernos.
   a. **Configuração.** O equipo reto de transferência é um tubo plástico simples. Uma extremidade é conectada ao cateter peritoneal e a outra, à bolsa de solução de diálise. Todas as trocas são realizadas pela conexão do equipo de transferência à bolsa e subsequente desconexão. A conexão típica usa uma ponta perfurante (*spike*) ou um conector *luer lock* (rosca).
   b. **Procedimento de troca.** A diálise é realizada da seguinte maneira:
      • A solução de diálise é instilada por ação da gravidade
      • A bolsa vazia e o equipo de transferência são enrolados e guardados em um saco que é mantido preso ao corpo do paciente
      • O tempo de permanência típico é de 4 a 8 h
      • A bolsa é desenrolada e colocada no chão. O dialisato é drenado para a bolsa. A bolsa é, então, desconectada do equipo de transferência e descartada
      • Uma nova bolsa é conectada ao equipo de transferência usando uma ponta perfurante (*spike*) ou *luer lock*
      • É instilada solução de diálise fresca.
      O equipo de transferência é trocado a intervalos de vários meses. Os equipos de transferência de vida estendida possibilitam a diálise durante 6 meses entre as trocas.

2. **O equipo em Y** (Figura 22.2)
   a. **Configuração.** É um tubo em formato de Y conectado pela haste ao cateter do paciente ou ao equipo extensor a cada troca de solução. Durante a troca, os ramos aferente e eferente do Y são conectados respectivamente a uma bolsa de solução de DP fresca e a uma bolsa de drenagem. Em alguns casos, a bolsa de drenagem é a bolsa de solução vazia que foi usada na troca prévia. A maioria dos equipos em Y não é conectada diretamente ao cateter, mas a um tubo adaptador ou extensor curto (15 a 24 cm) inserido entre o cateter e a haste do equipo em Y. Algumas vezes, esse tubo adaptador/extensor é confusamente denominado equipo de transferência, mas neste capítulo esse termo é reservado para o tubo que conecta a bolsa de solução e a bolsa de drenagem ao

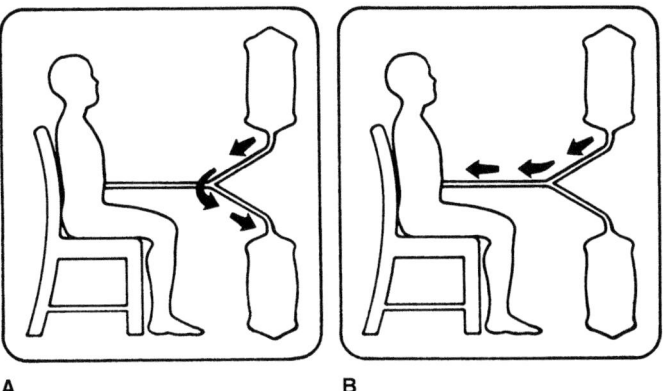

A   B

FIGURA 22.2 Sistema de equipo em Y que usa a lavagem antes da infusão (*flush before fill*). **A.** Pequeno volume de solução de diálise fresca é drenado diretamente para a bolsa de drenagem (antes ou logo depois da drenagem do abdome). Esse procedimento elimina ar ou bactérias que possam ter sido introduzidos no ramo aferente do Y. **B.** A solução fresca é introduzida através do equipo de transferência lavado. Com o sistema de bolsa dupla pré-acoplado, o único propósito da etapa de "lavagem antes da infusão" é eliminar qualquer ar do tubo.

tubo extensor e ao cateter. O tubo adaptador/extensor evita a necessidade de pinçamentos repetidos do cateter e o risco de lesão associada.

b. **Procedimento de troca**
- Ponta perfurante (*spike*)/*luer lock*: a bolsa de solução de DP fresca é acoplada ao ramo aferente do equipo em Y com o auxílio de uma ponta perfurante ou de um conector *luer lock*
- Conexão: a haste do equipo em Y é conectada ao tubo extensor
- Drenagem: as pinças na haste e no ramo eferente do Y são retiradas, e o dialisato consumido é drenado da cavidade peritoneal para a bolsa de drenagem
- Lavagem: com a haste do Y pinçada, cerca de 100 mℓ da solução fresca fluem da nova bolsa através do ramo aferente do Y para o ramo eferente e, portanto, para a bolsa de drenagem
- Infusão: o ramo eferente é pinçado, a pinça da haste é retirada e a cavidade peritoneal é preenchida com a nova bolsa de solução DP
- Desconexão: o equipo em Y é, então, desconectado do tubo adaptador/extensor.

O equipo em Y foi desenvolvido para que os pacientes não precisem mais permanecer ligados ao equipo de transferência e à bolsa vazia entre as trocas. Estudos iniciais revelaram um benefício mais importante – a taxa de peritonite é significativamente menor que com o equipo reto. Acredita-se que isso seja decorrente do procedimento de lavagem antes da infusão, usado para preencher o tubo. As bactérias que podem ser introduzidas durante o procedimento de conexão são eliminadas do equipo em Y para a bolsa de drenagem vazia em vez de entrarem no corpo do paciente, como ocorre com o equipo reto. Além disso, como o equipo e as bolsas são desconectados do paciente entre as trocas, o estresse mecânico sobre o local de saída do cateter e o túnel é menor. Isso pode diminuir o número de episódios de traumatismos leves no local de saída do cateter e no túnel e, portanto, diminuir o número de infecções nesses locais e a peritonite associada. Devido a essa menor taxa de peritonite e à conveniência de permitir a desconexão do paciente entre as trocas, os sistemas com equipo em Y têm substituído cada vez mais o sistema reto como equipo de transferência de escolha desde meados da década de 1980.

3. **Sistemas de equipo em Y e bolsa dupla pré-acoplados**
a. **Configuração.** Esses sistemas são uma variante do equipo em Y, no qual a bolsa de solução vem pré-inserida ao ramo aferente do Y, eliminando a necessidade de qualquer conexão por ponta perfurante ou *luer lock*. A bolsa de drenagem também é pré-acoplada ao ramo eferente, e a única conexão que o paciente precisa fazer é entre o equipo de transferência e o tubo adaptador/extensor. A etapa de "lavagem antes da infusão" ainda é realizada, mas o objetivo é apenas retirar o ar residual e não evitar a contaminação da cavidade peritoneal, o que não vem mais ao caso quando não é necessária a conexão entre o equipo de transferência e a bolsa de solução.

Não há dúvida de que atualmente esses sejam os sistemas mais usados por causa da facilidade de uso e das evidências de que estão associados a taxas ainda menores de peritonite que os equipos em Y convencionais (Kierman, 1995).

b. **Procedimento de troca**
- **Conexão**: o paciente conecta o novo equipo de transferência ao tubo adaptador/extensor
- **Drenagem**: as pinças na haste e no ramo eferente são retiradas, e o dialisato consumido é drenado da cavidade peritoneal para a bolsa de drenagem
- **Lavagem**: a haste é pinçada, e o ramo aferente do Y é aberto quebrando-se uma porção "quebradiça" do tubo. Em seguida, 100 mℓ de solução de DP

são liberados da bolsa cheia para a bolsa de drenagem com a finalidade de remover o ar residual do tubo

- **Infusão:** o ramo eferente é pinçado, a pinça da haste é retirada e a cavidade peritoneal é preenchida com solução de DP fresca
- **Desconexão:** todos os ramos são pinçados, e o equipo de transferência é desconectado do tubo extensor.

C. Vários conectores para DP. Com o passar dos anos, vários conectores e dispositivos associados foram desenvolvidos e comercializados na tentativa de reduzir a possibilidade de contaminação bacteriana durante as conexões do cateter ao equipo de transferência ou do equipo de transferência à bolsa de solução.

1. **Conexão cateter-equipo de transferência (ou adaptador/extensor-equipo de transferência)**
   a. **Conector do cateter.** No início da história da DPAC, usavam-se conectores de plástico simples tipo plugue na junção do cateter com o equipo de transferência. As fendas no conector de plástico e a desconexão acidental eram eventos frequentes e costumavam acarretar peritonite. Um conector *luer lock* especial de titânio foi desenvolvido para evitar esses problemas. O titânio foi escolhido por ser leve e resistente a soluções de eletrólitos. Criado para facilitar a manipulação e manter uma conexão mais firme, o novo produto funcionou muito bem. Existem também conectores de plástico mais durável entre o cateter e o equipo de transferência.
   b. **Sistemas de conexão-desconexão rápida.** Com o advento dos equipos em Y com desconexão e das bolsas duplas, surgiu a necessidade de uma conexão fácil, porém estéril, na junção entre o cateter e o equipo de transferência (ou entre o adaptador/extensor e o equipo de transferência). Atualmente existem muitos tipos de conector para esse fim, que costumam incluir um mecanismo do tipo *luer lock*, com um orifício embutido e uma tampa impregnada de iodo para minimizar o risco de contaminação. Um dispositivo mais bem elaborado é o "Stay Safe" da Fresenius Medical Care, que regula os ciclos de infusão e drenagem, bem como a conexão ao adaptador.

2. **Conexão do equipo de transferência à bolsa de solução.** Com o advento dos sistemas de bolsa dupla, as tecnologias para facilitar a conexão entre o equipo de transferência e a bolsa de solução de DP são menos relevantes. Entretanto, algumas ainda são usadas e serão descritas de maneira resumida.
   a. **Configuração tipo ponta perfurante (*spike*) e porta.** Essa configuração é o sistema mais antigo e mais simples usado para conectar o equipo de transferência à bolsa de solução de DP. Empurra-se um *spike* localizado na extremidade do equipo de transferência e perfura-se a porta da bolsa de solução.
   b. **Conectores *easy-lock* (fechamento fácil).** Muitos pacientes têm dificuldade para perfurar a bolsa de solução, que requer visão, percepção de profundidade, sensibilidade e força razoáveis. Os erros podem causar contaminação e peritonite subsequente. Assim, a ponta perfurante foi substituída em muitos equipos de transferência por um sistema *luer lock* ou tipo rosca para facilitar a inserção. Uma forma modificada contém uma via de líquido embutida para evitar contaminação acidental, um reservatório que pode ser preenchido com solução antisséptica (p. ex., iodopovidona) e um anel de silicone para manter boa vedação.

II. **DIÁLISE PERITONEAL AUTOMATIZADA.** A DPA, com uso de cicladora, é quase tão usada quanto a DPAC em todo o mundo, e em alguns países, inclusive nos EUA, é usada no tratamento da maioria dos pacientes em DP. A DPA é tradicionalmente dividida em DPA com permanência diurna, também conhecida como diálise peritoneal cíclica contínua (DPCC), e DPA com "dia seco", também conhecida como diálise peritoneal intermitente noturna (DPIN), embora a combinação de terapia com cicladora à noite e múltiplas

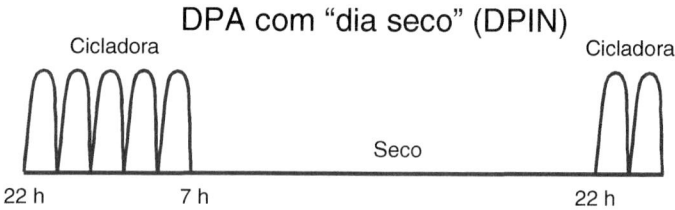

DPA com "dia seco" (DPIN)

Cicladora Cicladora

Seco

22 h 7 h 22 h

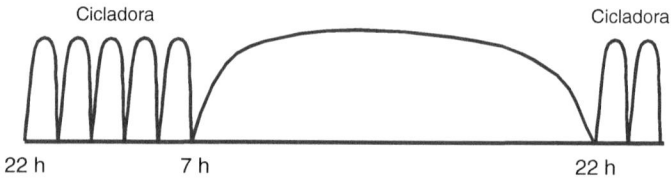

DPA com permanência diurna de longa duração (DPCC)

Cicladora Cicladora

22 h 7 h 22 h

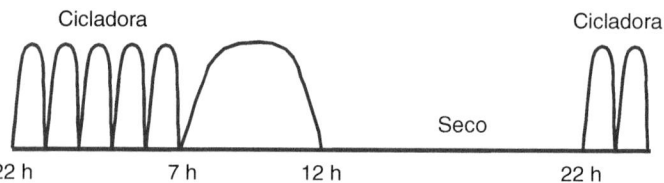

DPA com permanência matinal

Cicladora Cicladora

Seco

22 h 7 h 12 h 22 h

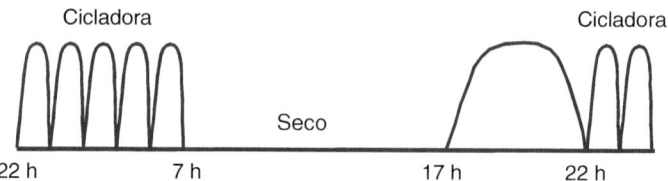

DPA com permanência vespertina

Cicladora Cicladora

Seco

22 h 7 h 17 h 22 h

FIGURA 22.3 Representação visual de prescrições comuns de DPAC, DPA e híbridas.

trocas diurnas também seja comum (ver adiante) (Figura 22.3). Na DPA com permanência diurna, a solução de DP é mantida na cavidade abdominal durante todo o dia, mas não há trocas e o paciente não está conectado ao equipo de transferência. Ao deitar, o paciente conecta-se à cicladora, que drena e preenche novamente a cavidade abdominal com a solução três vezes ou mais durante a noite. Pela manhã, o paciente, com o último volume ainda na cavidade abdominal, desconecta-se da cicladora e fica livre para realizar suas atividades diárias. Na DPA com dia seco, o líquido é totalmente drenado ao término do período da cicladora e, assim, o abdome fica "seco" durante o dia todo. Devido à ausência da permanência diurna de longa duração, as depurações geralmente são menores na DPA com dia seco, mas seu uso pode ser indicado se houver boa função renal residual ou se houver contraindicações mecânicas à deambulação com a solução na cavidade abdominal (p. ex., extravasamentos, hérnias, dorsalgia).

A. **Cicladoras.** As cicladoras são máquinas que ciclam automaticamente a entrada e a saída da solução de diálise da cavidade abdominal. As cicladoras modernas não dependem da gravidade, mas empregam bombas hidráulicas para liberar a solução de bolsas de 3, 5 ou 6 ℓ para uma "bolsa de infusão" e daí para o abdome. A solução na bolsa de infusão é aquecida antes da infusão. Com o auxílio de alarmes de pressão, pinças e temporizadores, regulam-se a infusão, a permanência e a drenagem da solução, evitando-se o enchimento excessivo.

Os novos modelos de cicladoras são pequenos e leves o suficiente para serem colocados em uma mala grande e transportados em viagens. A configuração avançada e a tecnologia computadorizada simplificam a programação e a operação. Habitualmente, o paciente programa apenas o horário de início, o volume de solução a ser utilizado, o volume de permanência e a duração da diálise ou o horário de término desejado. A cicladora calcula o horário das trocas, mede o volume de ultrafiltrado e otimiza os tempos de drenagem e infusão por medida dos fluxos. Além disso, substitui a drenagem por infusão quando o fluxo diminui, em vez de aguardar o horário predefinido. Também faz testes para determinar se uma eventual interrupção do fluxo foi causada por obstrução. Alguns modelos dispõem de "cartões inteligentes" que podem ser usados para programar a prescrição da cicladora e registrar a verdadeira prescrição administrada ao paciente.

Uma característica extremamente útil é a capacidade de coletar a solução de diálise de um recipiente de solução separado para a última instilação da manhã, denominada "opção de última bolsa". Essa última infusão, que será mantida durante todo o dia, pode exigir concentração de dextrose maior que a das outras trocas. Atualmente, na maioria das vezes, a opção de última bolsa é usada para administrar uma solução alternativa, como de icodextrina ou aminoácidos, para a permanência diurna de longa duração.

A ciclagem noturna habitual leva de 8 a 10 h. Os volumes de permanência variam de 1,5 a 3,0 ℓ, e o número de ciclos varia, em geral, de 3 a 10 por noite. Muitas vezes é possível usar um maior volume de infusão durante a DPA que durante a DPAC, devido à menor pressão intraperitoneal na posição de decúbito. O maior volume de infusão aumenta a depuração bem como a ultrafiltração (devido à absorção mais lenta de glicose). O volume total de líquido geralmente varia de 8 a 18 ℓ.

B. **Solução de diálise.** A solução de diálise para a DPA é a mesma usada para a DPAC. A maioria das cicladoras é alimentada por um tubo que contém um distribuidor com múltiplas vias, que podem ser ligadas a até oito bolsas de solução de diálise simultaneamente para fornecer solução suficiente para a noite. O número total de bolsas necessário e, portanto, o custo, pode ser reduzido pelo uso de bolsas maiores, com capacidade para 3, 5 ou 6 ℓ de solução de diálise, embora os pacientes idosos e frágeis possam ter dificuldade para levantar essas bolsas. Como algumas cicladoras podem ser alimentadas por duas ou mais bolsas simultaneamente, com a seleção adequada da concentração de dextrose das soluções usadas, é possível administrar com facilidade muitas concentrações intermediárias de dextrose (p. ex., entre aquelas comercializadas). As soluções com baixa concentração de produtos de degradação da glicose (GDP) (tanto soluções de lactato quanto soluções de bicarbonato e lactato) estão disponíveis em bolsas grandes adequadas para a DPA, mas a solução apenas com bicarbonato, não. Às vezes se usam aminoácidos durante a DPA como medida de suporte nutricional e para reduzir a exposição à glicose. Entretanto, a absorção fracional dos aminoácidos na bolsa é muito menor porque o ciclo na DPA é muito mais curto que na DPAC. Em geral, a solução de icodextrina não é prescrita para administração por cicladora, exceto como "opção de última bolsa".

C. **Conexões da DPA**
1. **Equipos de transferência.** Um equipo de plástico é usado para interconectar vários recipientes de solução à cicladora e para conectar a cicladora ao paciente.

Constantemente estão sendo desenvolvidos equipos mais curtos, mais simples e menos dispendiosos para administrar a solução.

2. **Conexão cateter-equipo de transferência.** É preciso conectar o cateter ao equipo de transferência todas as noites e desconectá-los todas as manhãs. Antes, muitos pacientes tinham um conector *luer lock* convencional na extremidade do cateter peritoneal. O procedimento de acoplar o conector do cateter ao equipo de transferência era cansativo, pois exigia procedimento estéril e desinfecção prolongada com fricção de antisséptico. Esse conector antigo foi, em grande parte, substituído por novos sistemas de conexão-desconexão rápida que não exigem desinfecção manual e, portanto, são muito mais fáceis de utilizar. A maioria desses sistemas também pode ser adaptada a equipos de transferência da DPAC, permitindo que os pacientes em DPA usem o método de DPAC sempre que desejado (p. ex., durante viagens).

3. **Conexões equipo de transferência-bolsa de solução.** As conexões convencionais do tipo ponta perfurante (*spike*) e porta ou, na maioria das vezes, tipo *luer lock* são usadas para conectar o equipo de transferência com múltiplas vias aos recipientes de solução de diálise. É irônico que essa etapa, que praticamente desapareceu da DPAC com o domínio das bolsas duplas, esteja se tornando novamente comum com o uso cada vez maior da DPA. Com a finalidade de minimizar o risco de contaminação, as novas cicladoras dispõem de uma opção de lavagem após a conexão. As mesmas tecnologias de conexão usadas para auxiliar os pacientes em DPAC com comprometimento visual, artrite ou neuropatia também podem ajudar os pacientes em DPA a conectar o equipo de transferência ao recipiente.

D. **Diálise peritoneal em maré (*tidal*) (DPT).** Essa variante de DPA foi criada para otimizar a depuração de solutos e deixar um volume considerável de solução de diálise na cavidade peritoneal durante toda a sessão. Acreditava-se que isso permitiria que a depuração por difusão continuasse durante todo o período de ciclagem. De início, a cavidade peritoneal é preenchida com o maior volume de solução possível sem causar desconforto. O volume usado depende do tamanho e do biotipo do paciente, mas costuma ser de 2 a 3 ℓ. Quando a DPT foi introduzida, era comum usar um volume de maré de 50%; por exemplo, quando se usam 2 ℓ, o próximo volume de enchimento (o volume de maré) é de 1 ℓ, o próximo volume de drenagem é de aproximadamente 1 ℓ e assim por diante. As depurações com a DPT foram desapontadoras e, como os volumes habituais de solução, não são melhores que as obtidas com volumes semelhantes de solução administrados por ciclagem convencional. Podem-se observar os benefícios da depuração com a DPT de alto volume, na qual os volumes de solução são maiores que 20 ℓ, mas essa técnica não é usada em larga escala devido ao custo elevado e à inconveniência. Hoje, as indicações mais comuns de DPT são evitar alarmes de baixa drenagem em pacientes com função insatisfatória do cateter, ou evitar a dor durante a drenagem nos pacientes que sentem desconforto no final da fase de drenagem. Assim, as cicladoras possibilitam a individualização do volume de maré, que na maioria das vezes é estipulado em cerca de 75 a 85%. Os ciclos da DPT são bem curtos, geralmente inferiores a 60 min no total, com tempo de permanência de apenas 10 a 40 min na parcela substituída. A drenagem completa da cavidade peritoneal só é feita ao término da sessão de diálise, mas também pode ser feita a cada terceiro ou quarto ciclo com o objetivo de evitar que a ultrafiltração acumulativa cause aumento progressivo do volume de permanência. Ao fim da sessão da cicladora, o líquido pode ser mantido na cavidade durante o dia ou drenado para manter a cavidade peritoneal seca durante o dia.

1. **Problemas técnicos.** A DPT clássica de alto volume está associada a vários problemas técnicos, o que dificulta a recomendação de seu uso rotineiro. Assim, a DPT de baixo volume é a mais usada na atualidade.

a. **Cateter peritoneal.** Para a DPT clássica de alto volume, é necessário que o cateter peritoneal tenha excelentes características de infusão e de drenagem, pois o fluxo deve ser de 180 a 200 mℓ/min durante a fase de drenagem. Em contrapartida, a DPT de baixo volume é usada com frequência para evitar os alarmes de baixa drenagem quando a função do cateter é insatisfatória.

b. **Custo.** Em adultos, só se observam vantagens da DPT em termos de depuração com o uso de 20 a 30 ℓ de solução por tratamento, o que tem custo muito elevado.

c. **Cálculos de ultrafiltração.** O volume de ultrafiltração precisa ser calculado e somado ao volume de drenagem a cada troca; caso contrário, há aumento progressivo do volume intra-abdominal. É melhor realizar a DPT com as novas cicladoras modificadas, que possibilitam o ajuste do volume de drenagem para deflagrar uma mudança no modo de infusão do dialisato. Ao alcançar o volume de drenagem preestabelecido (p. ex., 1,5 ℓ), a máquina passa imediatamente para o modo de infusão e libera 1,5 ℓ de solução de diálise fresca. Esse sistema é bem diferente do usado pela maioria das cicladoras antigas, nas quais os ciclos de afluxo/efluxo eram regulados apenas por temporizadores predefinidos, e não pelo volume.

d. **Enchimento excessivo.** O risco de enchimento excessivo da cavidade peritoneal, com consequentes sintomas de elevação da pressão intra-abdominal, é maior com a DPT que com a DPA convencional, talvez porque seja frequente o uso da DPT quando a função do cateter é insatisfatória (Cizman, 2014). Algumas cicladoras têm configurações de segurança para garantir a drenagem completa do líquido de permanência durante o dia antes de iniciar a ciclagem e para assegurar que não haja acúmulo progressivo de ultrafiltrado durante a ciclagem (Blake, 2014).

III. **DPA COM TROCAS DIURNAS.** Mesmo a DPA com permanência diurna não garante depuração adequada em alguns pacientes quando há perda da função renal residual. Podem ser necessárias outras trocas e permanências diárias. Essas permanências melhoram a depuração, já que a permanência diária única típica, de 14 a 16 h, não garante depuração adicional significativa após as primeiras 4 a 6 h. Essas trocas diárias adicionais também melhoram a ultrafiltração, porque a permanência diurna única costuma ser longa demais para a remoção final de líquido efetiva. Na verdade, em muitos pacientes, sobretudo altos transportadores, uma única permanência diurna de solução de dextrose pode resultar em significativa reabsorção final de líquido. Outras trocas diárias podem ser realizadas manualmente, com uso de equipos de transferência convencionais para DPAC, mas esse método é relativamente dispendioso em termos de custo de solução e de equipo e pode ser inconveniente para os pacientes.

Outra estratégia consiste em usar o equipo da cicladora para administrar uma ou mais trocas complementares. O paciente retorna à cicladora durante a tarde ou a noite, reconecta-se ao equipo de transferência, drena o dialisato que está na cavidade peritoneal desde a manhã e, em seguida, preenche novamente a cavidade peritoneal com bolsas que contêm grande volume de solução (3 a 5 ℓ) e serão usadas para fornecer solução para a ciclagem durante a noite. Então, o paciente desconecta-se do equipo de transferência, mas pode reconectar-se ao mesmo equipo mais tarde para iniciar a ciclagem da noite. Isso se tornou possível por uma modificação do equipo de transferência que possibilita conexões e desconexões seriadas ou pelo simples uso de "tampas" para proteger as respectivas extremidades do equipo de transferência e do adaptador quando desconectados. Essa estratégia, que foi descrita como o uso da cicladora como uma "estação de conexão", pode ser facilmente realizada com todas as cicladoras de nova geração e é menos dispendiosa, pois não é necessário nenhum equipo de transferência adicional e a solução pode ser coletada das bolsas de solução de grande volume, que são mais econômicas. Outra vantagem desse processo é a possibilidade de configuração antecipada por um parente ou auxiliar. Entretanto, a necessidade de retornar à cicladora durante o período que não é de ciclagem pode ser uma desvantagem para o paciente que trabalha; nesses casos, pode ser preferível a troca manual do tipo usado na DPAC.

Alguns pacientes não necessitam de uma segunda permanência diurna para depuração, mas uma única permanência diurna prolongada promove a reabsorção final de líquido. Nesses casos, o equipo da cicladora pode ser usado para drenar a solução de permanência diurna cedo, sem enchimento subsequente (Figura 22.3). Uma estratégia alternativa comum nessa situação é o uso de solução de icodextrina, que mantém gradiente oncótico satisfatório, mesmo durante permanências de 16 h.

Referências bibliográficas e leitura sugerida

Blake PG. Drain pain, overfill, and how they are connected. *Perit Dial Int.* 2014;34:342–344.

Brown EA, et al. Survival of functionally anuric patients on automated peritoneal dialysis: the European APD Outcome Study. *J Am Soc Nephrol.* 2003;14:2948–2957.

Cho Y, et al. Impact of icodextrin on clinical outcomes in peritoneal dialysis: a systematic review of randomized controlled trials. *Nephrol Dial Transplant.* 2013;28:1899–1907.

Cho Y, et al. Biocompatible dialysis fluids for peritoneal dialysis. *Cochrane Database Syst Rev.* 2014;3:CD007554.

Cizman B, et al. The occurence of increased intraperitoneal volume events in automated peritoneal dialysis in the US: role of programming, patient user actions and ultrafiltration. *Perit Dial Int.* 2014;34:434–442.

Davies SJ. Longitudinal membrane function in functionally anuric patients treated with automated peritoneal dialysis: data from EAPOS on the effects of glucose and icodextrin prescription. *Kidney Int.* 2005;67:1609–1615.

Davies SJ. What has balANZ taught us about balancing ultrafiltration with membrane preservation? *Nephrol Dial Transplant.* 2013;28:1971–1974.

Davies SJ, et al. Icodextrin improves the fluid status of peritoneal dialysis patients: results of a double-blind randomized controlled trial. *J Am Soc Nephrol.* 2003;14:2338–2344.

Feriani M, et al. Individualized bicarbonate concentrations in the peritoneal dialysis fluid to optimize acid-base status in CAPD patients. *Nephrol Dial Transplant.* 2004;19:195–202.

Johnson DW, et al. Effects of biocompatible versus standard fluid on peritoneal dialysis outcomes. *J Am Soc Nephrol.* 2012;23:1097–1107.

Jones M, et al. Treatment of malnutrition with 1.1% amino acid peritoneal dialysis solution: results of a multicenter outpatient study. *Am J Kidney Dis.* 1998;32:761–767.

Kiernan L, et al. Comparison of continuous ambulatory peritoneal dialysis-related infections with different "Y-tubing" exchange systems. *J Am Soc Nephrol.* 1995;5:1835–1838.

Li PK, et al. Randomized, controlled trial of glucose-sparing peritoneal dialysis in diabetic patients. *J Am Soc Nephrol.* 2013;24:1889–1900.

Li PK, et al. Comparison of double-bag and Y-set disconnect systems in continuous ambulatory peritoneal dialysis: a randomized prospective multicenter study. *Am J Kidney Dis.* 1999;33:535–540.

Lo WK, et al. A 3-year, prospective, randomized, controlled study on amino acid dialysate in patients on CAPD. *Am J Kidney Dis.* 2003;42:173–183.

Mistry CD, et al. A randomized multicenter clinical trial comparing isosmolar icodextrin with hyperosmolar glucose solutions in CAPD. *Kidney Int.* 1994;46:496–503.

Rippe B, et al. Long-term clinical effects of a peritoneal dialysis fluid with less glucose degradation products. *Kidney Int.* 2001;59:348–357.

Rodriguez AM, et al. Automated peritoneal dialysis: a Spanish multicentre study. *Nephrol Dial Transplant.* 1998;13:2335–2340.

Tranaeus A; for Bicarbonate/Lactate Study Group. A long-term study of a bicarbonate/lactate-based peritoneal dialysis solution—clinical benefits. *Perit Dial Int.* 2000;20:516–523.

Williams JD, et al. The Euro-Balance Trial: the effect of a new biocompatible peritoneal dialysis fluid (balance) on the peritoneal membrane. *Kidney Int.* 2004;66:408–418.

23 Cateteres de Diálise Peritoneal, Inserção e Cuidados

John H. Crabtree e Arsh Jain

O sucesso da diálise peritoneal como terapia de substituição renal depende da existência de um acesso peritoneal funcional. Atualmente, o acesso é obtido por um cateter que atravessa a parede abdominal e atua como uma fístula cutâneo-peritoneal controlada. Semelhante em princípio à criação do acesso arteriovenoso para hemodiálise, a criação do acesso peritoneal deve levar em conta vários fatores do paciente que influenciam a função de fluxo, a durabilidade e a resistência a complicações.

I. **CATETERES AGUDOS E CRÔNICOS.** De acordo com o modelo e o uso, os cateteres são classificados em agudos ou crônicos.
   A. **Cateteres agudos**
      1. **Cateteres rígidos sem *cuff*** (anel de tecido). Constituídos de plástico relativamente rígido, esses tubos sem *cuff* são apresentados nos formatos reto e levemente curvo, com numerosos orifícios laterais no segmento intraperitoneal, e são inseridos por punção percutânea com estilete interno. Dado o risco de infecção, o período máximo de uso geralmente aceito é de 3 dias. Caso haja previsão de um período curto de diálise peritoneal ou seja necessário iniciar o tratamento antes da inserção de um cateter crônico, o cateter rígido temporário ainda é uma opção. Esses dispositivos são oferecidos em *kits* que contêm cateter, equipo conector e bisturi.
      2. **Cateteres flexíveis com *cuff*.** A maioria dos cateteres crônicos descritos com mais detalhes na seção subsequente pode ser usada como dispositivos de acesso peritoneal agudo e, em geral, é comercializada em conjuntos independentes, que permitem o acesso à beira do leito por via percutânea com agulha e fio-guia para inserção de uma bainha introdutora destacável do cateter. Caso haja previsão de necessidade de diálise peritoneal por mais de alguns dias, sempre que possível deve-se introduzir inicialmente um cateter crônico. Embora a tendência para os cateteres crônicos seja usar dispositivos com dois *cuffs*, uma das demandas continuadas do cateter de *cuff* único é garantir o acesso agudo. Em comparação com o cateter rígido, o cateter flexível de *cuff* único pode ser mantido indefinidamente. Além disso, é mais fácil introduzir e retirar esse cateter que o modelo com dois *cuffs*. Se a diálise prolongada for considerada provável e a condição clínica do paciente permitir, deve-se considerar a implantação de um cateter crônico com, no mínimo, dois *cuffs*.
   B. **Cateteres crônicos.** Na atualidade, todos os cateteres crônicos são confeccionados com borracha de silicone, material bem conhecido por sua biocompatibilidade e biodurabilidade. Antes, uma pequena porcentagem dos cateteres era confeccionada com borracha de poliuretano, mas esses modelos estão fora do mercado desde 2010. Embora o número de cateteres de poliuretano esteja diminuindo com rapidez, é importante identificar esses cateteres, pois a borracha de poliuretano tende a sofrer fraturas por estresse ou a amolecer e se romper por exposição crônica ao polietilenoglicol ou etanol presente em determinadas pomadas e cremes antibióticos tópicos

usados para profilaxia no sítio de saída de cateteres crônicos. Os cateteres de poliuretano podem ser reconhecidos por um adaptador fixado permanentemente; é comum o escurecimento permanente do tubo após vários anos.

A Figura 23.1 mostra um cateter peritoneal crônico e sua relação com estruturas da parede abdominal. Na maioria das vezes, os cateteres crônicos têm dois *cuffs* de Dacron® (poliéster), mas os cateteres estendidos de duas partes podem ter até três *cuffs*. A existência de, no mínimo, dois *cuffs* propicia melhor imobilização do cateter na parede abdominal. O *cuff* profundo é implantado, de preferência, no músculo para garantir a interposição de tecido e a fixação do cateter. O *cuff* superficial é posicionado no tecido subcutâneo, distante 2 a 4 cm do sítio de saída. Quando em posição apropriada, o *cuff* superficial atua como barreira efetiva à entrada de resíduos cutâneos e bactérias no trajeto subcutâneo e limita o movimento de vaivém do cateter através do sítio de saída, que pode levar esses contaminantes para o trajeto.

O segmento intraperitoneal do cateter tem extremidade espiralada ou reta, com um orifício terminal e numerosos orifícios laterais. Não se demonstrou diferença considerável de funcionalidade entre os cateteres com extremidade espiralada e reta; entretanto, estudos comparativos randomizados anteriores incluíram um pequeno número de indivíduos com resultados questionáveis, e a validade de uma metanálise recente que favorece cateteres de extremidade reta é discutível. A incidência de desconforto durante a infusão é maior com cateteres de extremidade reta devido ao efeito de jato do dialisato do orifício terminal do cateter. Os cateteres de extremidade espiralada garantem melhor dispersão do dialisato durante a infusão.

Todos os cateteres crônicos fabricados recentemente têm em todo o eixo longitudinal do tubo um filamento branco radiopaco, que possibilita a visualização radiográfica. Essa tira também pode ser usada como guia durante a implantação do cateter para evitar torção ou acotovelamento acidental. A maioria dos cateteres para adultos tem diâmetro interno de 2,6 mm. Há uma marca de cateter que tem diâmetro de 3,5 mm e pode ser identificada por um filamento azul radiopaco. Embora o fluxo *in vitro* do cateter de maior calibre seja maior, isso não foi tão evidente *in vivo*. A importância de reconhecer o diâmetro do cateter é evitar a troca acidental de adaptadores do cateter de substituição, o que poderia causar uma conexão frouxa e a separação acidental.

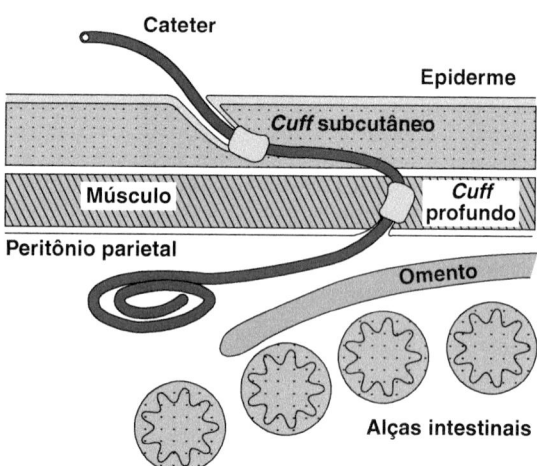

FIGURA 23.1 Esquema de um cateter peritoneal de Tenckhoff espiralado mostra sua relação apropriada com estruturas anatômicas adjacentes.

1. **Cateteres abdominais convencionais.** Os cateteres de Tenckhoff de extremidade espiralada e reta e as variantes em "pescoço de cisne" (*swan neck*), com um arco pré-moldado no segmento entre os *cuffs* são mostrados na Figura 23.2A, B. Esses quatro cateteres constituem a base do acesso peritoneal no mundo. A diferença básica entre eles é que o formato de extremidade espiralada e o arco pré-moldado aumentam o custo. Os cateteres abdominais tradicionais podem ser inseridos por qualquer um dos métodos de implantação.

2. **Cateteres estendidos de duas peças.** Originalmente criado como um cateter pré-esternal, o cateter estendido tem um segmento abdominal com um *cuff*, que é conectado por um conector de titânio a um segmento extensor subcutâneo com um ou dois *cuffs* com a finalidade de permitir a localização distante do sítio de saída na parte superior do tórax (Figura 23.2C). Desde então, foi usado para garantir localizações distantes de sítios de saída na parte superior do abdome ou no dorso. O cateter abdominal pode ser implantado por qualquer método de inserção.

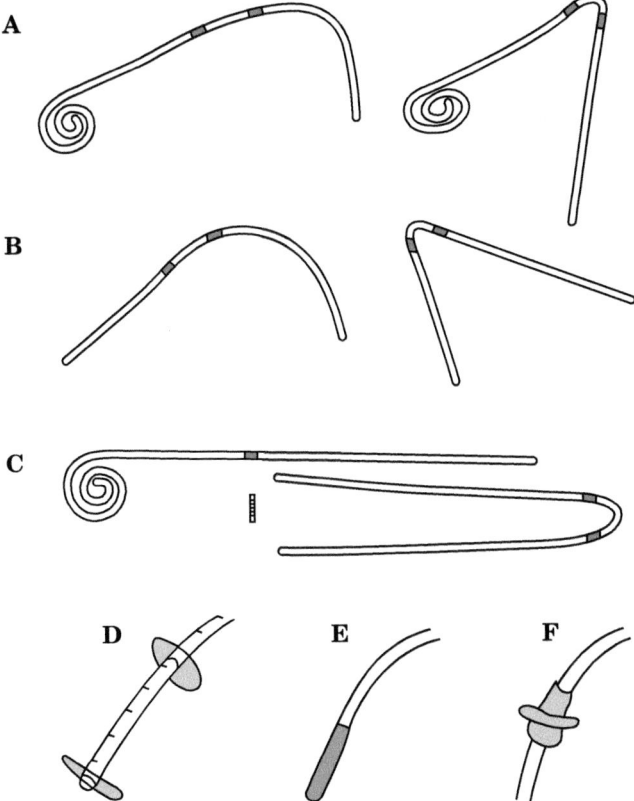

FIGURA 23.2 Características dos cateteres peritoneais comumente usados e de modelos alternativos. **A.** Cateteres de Tenckhoff com extremidade espiralada, dois *cuffs* e segmento reto ou em pescoço de cisne entre os *cuffs*. **B.** Cateteres de Tenckhoff com extremidade reta, dois *cuffs* e segmento reto ou em pescoço de cisne entre os *cuffs*. **C.** Cateter estendido com extremidade espiralada, cateter abdominal com um *cuff*, cateter de extensão com dois *cuffs*, segmento em pescoço de cisne entre os *cuffs* e conector de titânio. **D.** Cateter de extremidade reta com discos de silicone. **E.** Cateter de extremidade reta com peso de tungstênio. **F.** Flange de Dacron® e esfera de silicone abaixo e adjacente ao *cuff* profundo.

O cateter de extensão subcutâneo é implantado com um tunelizador vascular ou dispositivo semelhante fornecido pelo fabricante do cateter.

3. **Outros modelos de cateter.** Houve modificações do modelo básico do cateter de Tenckhoff para resolver problemas de fixação tecidual, migração da ponta e vazamentos pericateter. A variação de Oreopoulos-Zellerman (Toronto Western) do cateter de extremidade reta inclui o acréscimo de dois discos de silicone à extremidade do tubo na tentativa de manter o intestino e o omento afastados dos orifícios laterais (Figura 23.2D). O modelo do cateter de Di Paolo destina-se a evitar a migração da ponta do cateter por acréscimo de um peso de tungstênio à extremidade do tubo para promover a autolocalização gravitacional na pelve (Figura 23.2E). Os cateteres de Oreopoulos-Zellerman e de Missouri têm um flange de Dacron® adjacente a uma esfera de silicone localizada abaixo e contígua ao *cuff* profundo (Figura 23.2F). O flange e a esfera são acoplados em ângulo de 45° na versão de Missouri. A sutura do peritônio entre o flange e a esfera, bem como a sutura da flange à lâmina posterior da bainha do músculo reto do abdome destinam-se a reduzir os vazamentos pericateter. O objetivo da montagem do flange e da esfera em ângulo de 45° foi manter a ponta do cateter orientada em direção à pelve. Nenhuma das outras configurações foi melhor que o modelo convencional de cateter de Tenckhoff, mas essas modificações aumentam o custo e dificultam a inserção.

II. ESCOLHA DO CATETER

A. **Fatores do paciente que influenciam a escolha do cateter.** Existem pacientes de todos os tamanhos e formatos, com condições médicas variadas; portanto, é um tanto ingênuo esperar que haja um tipo de cateter adequado para todos. A escolha do tipo de cateter deve levar em conta a altura da cintura do paciente, a obesidade, as pregas e dobras cutâneas, a existência de cicatrizes, as condições cutâneas crônicas, a incontinência, as limitações físicas, os hábitos de banho e a ocupação. É necessário um estoque básico de vários tipos de cateter para personalizar o acesso peritoneal de acordo com as necessidades específicas do paciente e garantir flexibilidade máxima da localização do sítio de saída. A Figura 23.3 ilustra a aplicação de um estoque básico de cateteres. Com frequência, a melhor opção para os pacientes que usam roupas com cintura acima do umbigo é um cateter com curvatura em pescoço de cisne, que possibilita a localização do sítio de saída abaixo da linha da cintura. Em geral, a melhor opção para os pacientes que usam roupas com cintura abaixo do umbigo é um cateter com segmento reto entre *cuffs* que é curvado para produzir um sítio de saída lateral acima da linha da cintura. Os indivíduos com abdome volumoso e redondo, obesidade grave, pregas cutâneas pendentes, estoma intestinal, tubos para nutrição, incontinência urinária ou fecal, intertrigo por levedura ou que desejam tomar banhos de imersão profunda são candidatos ideais para os cateteres estendidos, com sítios de saída na região abdominal superior ou pré-esternal.

B. **Mapeamento pré-operatório com estêncil.** Alguns fabricantes de cateter de diálise produzem estênceis para os modelos de cateter mais comuns. Os estênceis apropriados contêm informações cruciais para o modelo do cateter, inclusive a distância entre o *cuff* profundo e a extremidade espiralada, as configurações sugeridas para o túnel subcutâneo e a localização recomendada do sítio de saída em relação à posição do *cuff* superficial. Outras características de um bom estêncil permitem sua orientação precisa sobre o tronco, de acordo com pontos de referência anatômicos definidos, como a sínfise púbica (que representa a margem anterossuperior da pelve menor) e a linha mediana anatômica do tronco. Os estênceis possibilitam a associação acurada e reprodutível entre os elementos do cateter e esses pontos de referência anatômicos e ajudam a identificar o melhor estilo de cateter e o local de inserção que propiciará a posição pélvica ideal da espiral do cateter e a localização ideal do sítio de saída.

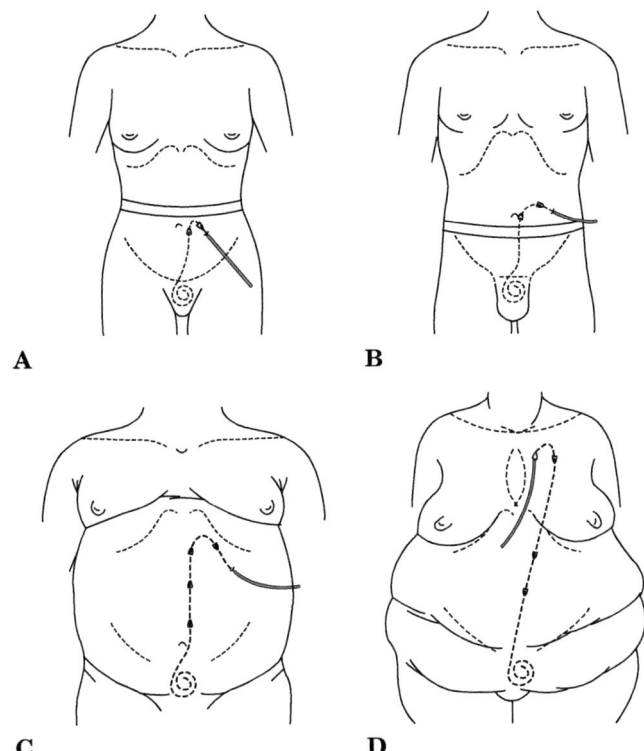

FIGURA 23.3 Aplicações práticas de um estoque básico de cateteres. **A.** Cateter em pescoço de cisne com sítio de saída inferior, que emerge abaixo de uma linha de cintura alta. **B.** Cateter com segmento reto entre os *cuffs* e sítio de saída lateral, que emerge acima de uma linha de cintura baixa. **C.** Cateter estendido com sítio de saída na região superior do abdome para pacientes com abdome obeso e redondo, pregas cutâneas abdominais inferiores ou incontinência. **D.** Cateter estendido com sítio de saída na região superior do tórax para pacientes com obesidade grave, múltiplas pregas cutâneas abdominais, estoma intestinal ou incontinência.

A Figura 23.4 mostra o uso do estêncil para localizações do sítio de saída do cateter nas regiões inferior e superior do abdome e no tórax. A princípio, o estêncil deve ser usado inicialmente durante uma avaliação pré-operatória, na qual o paciente é examinado totalmente despido e nas posições de decúbito dorsal, sentado e/ou de pé. O estêncil também pode ser usado por ocasião do procedimento de inserção do cateter para marcar e/ou confirmar as marcações feitas durante o exame pré-operatório. Durante a sessão de mapeamento pré-operatório, na qual se escolhe o modelo mais adequado de cateter, é necessário marcar apenas os sítios de saída. Durante o procedimento, marca-se todo o padrão, que inclui incisões, trajeto do túnel, *cuff* e sítio de saída.

Durante o exame pré-operatório, o estêncil é usado para marcar os sítios de saída dos cateteres abdominais tradicionais com o paciente em decúbito dorsal. Em seguida, o paciente assume a posição sentada ou de pé, e verifica-se qual dos sítios de saída marcados é mais visível para o paciente e não interfere na linha da cintura, as pregas cutâneas ou os ápices de pregas cutâneas salientes. Se nenhum dos sítios de saída marcados para os cateteres abdominais convencionais for satisfatório, o estêncil é usado para mapear sítios de saída abdominais superiores ou pré-esternais.

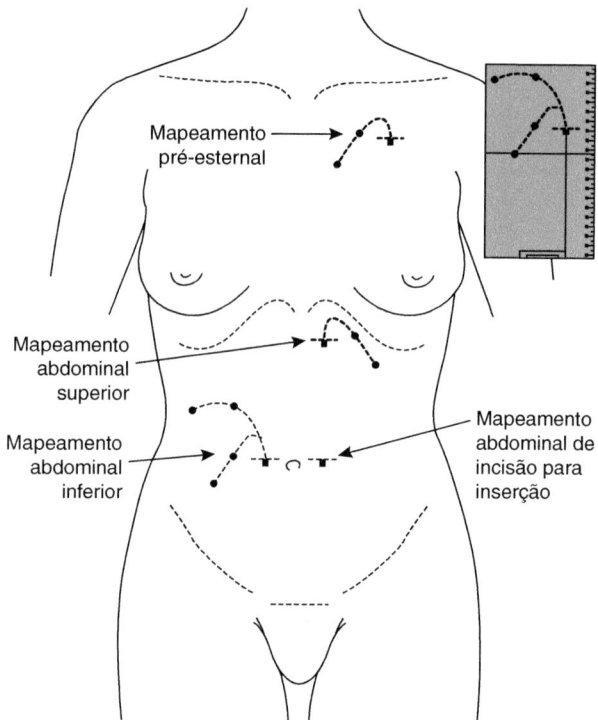

FIGURA 23.4 Mapeamento pré-operatório com estêncil para cateteres abdominais convencionais e estendidos. Esse método possibilita a escolha do cateter e do sítio de inserção mais adequados, que produzirão a melhor posição pélvica da ponta do cateter e a localização ideal do sítio de saída, com base em características anatômicas específicas do paciente.

É preciso estar atento para o fato de que alguns fabricantes produzem estênceis inviáveis, que mostram apenas o padrão de incisão de uma curva em pescoço de cisne, mas não possibilitam o alinhamento apropriado do molde do estêncil sobre a parede abdominal ou torácica.

III. **PROCEDIMENTOS DE IMPLANTAÇÃO DE CATETER**
A. **Melhores práticas.** A melhor prática é uma técnica ou metodologia que a experiência e a pesquisa tenham comprovado obter o resultado desejado. As Tabelas 23.1 e 23.2 apresentam as melhores práticas no preparo pré-operatório e na implantação de cateter peritoneal. É necessário observar uma série de detalhes para garantir a melhor oportunidade de criar com êxito um acesso peritoneal de longa duração. A omissão de qualquer uma dessas melhores práticas pode acarretar a perda do cateter peritoneal. Sabe-se que algumas técnicas de implantação não incorporam todas as melhores práticas, como os acessos percutâneos com agulha e fio-guia realizados através da linha mediana ou o posicionamento do *cuff* profundo acima do nível da fáscia. É suficiente que o profissional tenha consciência dos desvios da prática recomendada e esteja atento às possíveis complicações deles decorrentes. Além disso, algumas das melhores práticas citadas não são aplicáveis a cateteres temporários agudos sem *cuff*.

Tabela 23.1	Melhores práticas no preparo do paciente para a inserção de cateter de DP.

- Avaliação pré-operatória para escolher o tipo de cateter e o sítio de saída mais apropriados
- Preparo intestinal na véspera da cirurgia: 2 ℓ de solução de polietilenoglicol, enema ou supositório estimulante
- Ducha no dia da cirurgia com lavagem do abdome/tórax com sabão de clorexidina
- Remoção de pelos corporais na sala de espera pré-operatória, de preferência com depiladores elétricos
- Esvaziar a bexiga antes do procedimento ou inserir cateter de Foley
- Dose única de antibiótico profilático no pré-operatório para garantir cobertura antiestafilocócica

Tabela 23.2	Melhores práticas para a inserção de cateter de DP.

- Paramentação da equipe cirúrgica com gorro, máscara, avental e luvas estéreis
- Preparo do sítio cirúrgico e desinfecção por fricção de gluconato de clorexidina, iodopovidona (gel ou fricção) ou outro antisséptico adequado e colocação de campos estéreis ao redor do campo cirúrgico
- Enxágue e irrigação do cateter peritoneal com solução salina e expulsão de ar dos *cuffs* de Dacron® rolando os *cuffs* submersos entre os dedos
- Inserção paramediana do cateter através do corpo do músculo reto do abdome
- Posicionamento do *cuff* profundo do cateter dentro ou abaixo do músculo reto do abdome
- Localização pélvica da ponta do cateter
- Teste de fluxo no cateter para confirmar função aceitável
- Sítio de saída cutâneo lateral ou inferior (não superior)
- O diâmetro do instrumento de tunelização subcutânea não deve ser maior que o diâmetro do cateter
- O sítio de saída deve ser a menor abertura cutânea que permita a passagem do cateter
- Posicionamento do *cuff* a 2 a 4 cm do sítio de saída
- Não se devem fazer suturas de ancoragem no sítio de saída
- Acoplamento do equipo de transferência (extensão) durante o procedimento
- Proteção do sítio de saída e imobilização do cateter com curativo não oclusivo

B. **Inserção de cateter agudo sem *cuff*.** O cateter agudo semirrígido é inserido por punção percutânea com estilete interno. Faz-se uma incisão cutânea mediana ou paramediana de 1 cm cerca de 2,5 cm abaixo do nível do umbigo. Com pinça hemostática, faz-se a divulsão da fáscia. O estilete é inserido no cateter até a exposição da extremidade pontiaguda. A profundidade de penetração é controlada segurando-se o conjunto cateter-estilete entre o polegar e o indicador. Enquanto o paciente contrai a musculatura abdominal, o conjunto cateter-estilete é empurrado através da camada músculo-fascial com um movimento giratório, sob pressão controlada constante, até que se perceba um "estalido" ou uma queda súbita da resistência, indicativos de penetração na cavidade peritoneal. O paciente é autorizado a relaxar os músculos abdominais. Mantendo o cateter no lugar, procede-se ao imediato recuo do estilete por vários centímetros para "ocultar" a extremidade pontiaguda. Com delicadeza, o cateter é empurrado em direção à pelve sem mover o estilete até alcançar profundidade satisfatória. O estilete é retirado, e o equipo de administração é acoplado ao cateter. Usa-se sutura ou um dispositivo de fixação de cateter para estabilizar o cateter temporário. Outra opção é encher previamente o abdome com 1 a 2 ℓ de solução de diálise antes de introduzir o cateter com estilete. Uma agulha de Veress (agulha acionada por mola e usada para criar pneumoperitônio para cirurgia laparoscópica) ou uma cânula intravenosa 16 G a 18 G é introduzida na cavidade peritoneal através da incisão já descrita para realizar o pré-enchimento.

C. **Implantação de cateter crônico.** Os métodos para inserção de cateteres peritoneais crônicos incluem a técnica percutânea com fio-guia (às cegas ou guiada por imagem), a técnica YTEC assistida por laparoscopia, a dissecção cirúrgica a céu aberto e a implantação laparoscópica. Opcionalmente, a técnica de implantação pode incluir a extensão do cateter até um sítio de saída distante e/ou o sepultamento subcutâneo do ramo externo do cateter com exteriorização tardia quando for necessário iniciar a diálise. Adiante é apresentada uma visão geral de cada técnica de implantação.

1. **Técnica percutânea com agulha e fio-guia.** A inserção do cateter por punção percutânea às cegas é realizada por uma modificação da técnica de Seldinger. A conveniência dessa técnica é que pode ser empregada à beira do leito, sob anestesia local, com *kits* completos previamente embalados que incluem o cateter de diálise. O abdome é preenchido com 1,5 a 2 ℓ de solução de diálise instilada com agulha introdutora 18 G inserida através de uma incisão de 1,5 a 2 cm, infraumbilical ou paramediana. A agulha de Veress também pode ser usada para o preenchimento. Através da agulha, um fio-guia é introduzido na cavidade peritoneal e direcionado para o espaço retrovesical. A agulha é retirada. Um dilatador com bainha destacável é empurrado através da fáscia sobre o fio-guia. O fio-guia e o dilatador são retirados. Enrijecido sobre um estilete, o cateter de diálise é dirigido através da bainha em direção à pelve. À medida que o *cuff* profundo do cateter avança, a bainha é destacada. O *cuff* profundo é empurrado até o nível da fáscia.

O acréscimo de radioscopia ao procedimento permite a confirmação da entrada da agulha na cavidade peritoneal por observação do fluxo de solução de contraste injetada ao redor das alças intestinais. O espaço retrovesical é identificado pelo acúmulo de contraste no local apropriado. O fio-guia e o cateter são empurrados até esse local. A ultrassonografia pode ser usada de maneira semelhante. O restante do posicionamento é igual ao descrito para a inserção às cegas. Embora o filamento radiopaco do cateter permita observar sua configuração final por radioscopia, não é possível avaliar a proximidade de aderências ou do omento. As técnicas de inserção percutânea de fio-guia geralmente deixam o *cuff* profundo do cateter em posição externa à fáscia. Depois de avaliar a função do fluxo, o cateter é tunelizado SC até o sítio de saída escolhido.

2. **Procedimento YTEC.** O procedimento YTEC é uma técnica exclusiva assistida por laparoscopia de inserção de cateter peritoneal. Um trocarte de 2,5 mm com bainha plástica é inserido na cavidade peritoneal, por via percutânea, através de uma incisão paramediana. O obturador do trocarte é retirado, o que permite a inserção de um laparoscópio de 2,2 mm para confirmar a entrada na cavidade peritoneal. O escópio é retirado e 0,6 a 1,5 ℓ de ar ambiente são bombeados para o interior do abdome com seringa ou pera. O escópio é reintroduzido e a cânula e a bainha sobrejacentes são dirigidas, sob orientação visual, até uma área livre identificada na cavidade peritoneal. O escópio e a cânula são retirados, deixando a bainha plástica expansível para servir de conduto para inserção às cegas do cateter sobre um estilete até a área livre identificada. A bainha de plástico é retirada e o *cuff* profundo é introduzido na bainha do músculo reto do abdome. Depois de avaliar a função do fluxo, o cateter é tunelizado SC até o sítio de saída escolhido.

3. **Dissecção cirúrgica a céu aberto.** Uma incisão paramediana é feita através da pele, dos tecidos subcutâneos e da lâmina anterior da bainha do músculo reto do abdome. As fibras musculares subjacentes são divididas para expor a lâmina posterior da bainha do reto. Uma pequena abertura é feita através da lâmina posterior e do peritônio para entrar na cavidade peritoneal. Ao redor da abertura, faz-se uma sutura em bolsa de tabaco. O cateter, geralmente retificado sobre um estilete interno, é empurrado através da incisão peritoneal em direção à pelve. Apesar de ser um procedimento aberto, o cateter é empurrado principalmente pelo tato, portanto, às cegas, até a cavidade peritoneal. O estilete é parcialmente retirado enquanto o cateter é empurrado até que o *cuff* profundo toque a fáscia posterior. Após o posicionamento satisfatório, o estilete é totalmente retirado e a sutura em bolsa de tabaco é concluída. A permanência da ponta do cateter orientada em direção à pelve é obtida pela introdução oblíqua do cateter através da bainha do

músculo reto em sentido craniocaudal. O cateter sai através da lâmina anterior da bainha do músculo reto do abdome, no mínimo 2,5 cm cranial ao nível da sutura em bolsa de tabaco e à localização do *cuff* profundo. A atenção aos detalhes no posicionamento da sutura em bolsa de tabaco e o reparo da fáscia anterior são fundamentais para evitar vazamento pericateter e hérnia. O cateter é tunelizado por via subcutânea até o sítio de saída escolhido após avaliação satisfatória da função de fluxo.

4. **Técnica laparoscópica.** A laparoscopia é uma técnica minimamente invasiva que possibilita a visualização completa da cavidade peritoneal durante a implantação do cateter. A vantagem da inserção laparoscópica do cateter em relação a outros métodos é a capacidade de emprego proativo de procedimentos adjuvantes que melhoram consideravelmente os desfechos do cateter. A tunelização da bainha do músculo reto guiada por laparoscopia introduz o cateter em um longo túnel musculofascial orientado em direção à pelve e elimina a migração da ponta do cateter. O omento redundante observado justaposto à ponta do cateter pode ser deslocado da pelve para a região superior do abdome e fixado na parede abdominal (omentopexia). É possível dividir as aderências que causam compartimentalização e podem afetar a drenagem do dialisato. As estruturas intraperitoneais que se deslocam em direção à ponta do cateter durante o teste de irrigação intraoperatório podem ser ressecadas por laparoscopia, inclusive os apêndices omentais do colo sigmoide e as tubas uterinas. Hérnias da parede abdominal até então ignoradas podem ser identificadas e reparadas durante o procedimento de implantação do cateter.

Através de um local de punção na parede lateral do abdome distante do ponto de posicionamento pretendido do cateter, o abdome é insuflado com gás através de uma agulha de Veress com a finalidade de criar um espaço de trabalho intraperitoneal. Inserem-se um trocarte e o laparoscópio. Sob orientação laparoscópica, o cateter é introduzido em um segundo local de punção e colocado em um túnel musculofascial em direção ao peritônio, geralmente pelo uso de um trocarte que cria o túnel na bainha do músculo reto do abdome. Algumas variações da técnica usam um terceiro trocarte para introduzir a pinça laparoscópica e auxiliar o processo de tunelização do cateter. A ponta do cateter é dirigida para a pelve menor sob controle visual. O *cuff* profundo do cateter é posicionado no músculo reto logo abaixo da lâmina anterior da fáscia. Uma sutura fascial em bolsa de tabaco é feita ao redor do cateter no nível da lâmina anterior para minimizar o risco de vazamento pericateter. O laparoscópio é mantido no lugar até que uma irrigação de teste do cateter demonstre o êxito da função de fluxo. Depois da conclusão de quaisquer processos adjuvantes indicados, faz-se a tunelização subcutânea do cateter até o sítio de saída escolhido.

5. **Procedimentos especiais de acesso**
   a. **Cateteres estendidos.** O segmento abdominal dos cateteres estendidos com duas partes pode ser implantado por qualquer uma das técnicas de inserção supracitadas. Faz-se uma incisão secundária adjacente ao sítio de saída abdominal superior, pré-esternal ou dorsal planejado. Um estêncil marcador é muito útil para planejar a localização da incisão secundária e do sítio de saída. A distância medida entre a incisão para inserção abdominal e a incisão secundária é usada para calcular o comprimento do tubo que será cortado de um ou de ambos os segmentos do cateter para transpor corretamente a distância. Os cateteres cortados são unidos com um conector de titânio, e os segmentos reunidos são tunelizados na superfície da fáscia desde o sítio de inserção abdominal até a incisão secundária distante com um bastão tunelizador. Em seguida, o cateter de extensão é passado da incisão secundária através do sítio de saída, usando um estilete para concluir o procedimento.

b. Procedimento de sepultamento do cateter. O sepultamento do cateter foi caracterizado como "fístula AV de diálise peritoneal". O cateter é implantado antes do uso pretendido, com tempo para "amadurecer" no leito subcutâneo até o início da diálise (Figura 23.5). Aguarda-se a cicatrização do cateter no ambiente estéril do espaço subcutâneo sem a potencial contaminação pela existência de uma abertura de saída. Especula-se que a interposição de tecido firme nos *cuffs* e a ausência de biofilme reduzam a peritonite decorrente de infecções relacionadas com o cateter. Outro atributo importante da implantação do cateter é a maior aceitação pelo paciente do compromisso mais cedo com a diálise peritoneal pela implantação antecipada do cateter. O paciente não é sobrecarregado com a manutenção do cateter até que a diálise seja necessária. É possível evitar a inserção de cateteres vasculares e de hemodiálise temporários pela implantação prévia com sepultamento do cateter. Quando necessário, basta exteriorizar o cateter e iniciar a diálise com volume pleno, dispensando o período de *break-in*. A técnica de sepultamento permite a programação cirúrgica mais eficiente da implantação do cateter como procedimento sem urgência e ajuda a reduzir o estresse no acesso ao centro cirúrgico. As desvantagens da estratégia de sepultamento do cateter incluem a necessidade de dois procedimentos (implantação e exteriorização) em vez de um e a possibilidade de implantação inútil caso haja alteração da condição do paciente.

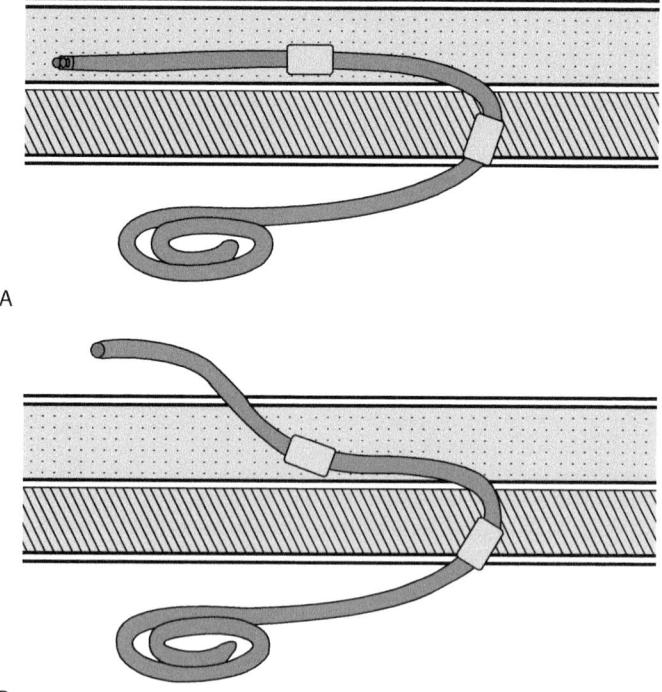

A

B

FIGURA 23.5 Ilustração da técnica de sepultamento do cateter. **A.** A parte externa do cateter é alojada no tecido subcutâneo durante a implantação do cateter. **B.** A parte externa do cateter é exteriorizada quando é necessário iniciar a diálise.

O sepultamento do cateter pode ser incorporado a qualquer um dos métodos de implantação com qualquer cateter. O cateter é temporariamente exteriorizado através do futuro sítio de saída cutâneo antes do sepultamento. A cicatriz do sítio de saída serve como ponto de referência para a exteriorização futura. Depois de confirmar a função aceitável de fluxo, o cateter é irrigado com heparina, tampado e sepultado no tecido subcutâneo. Para minimizar o risco de hematoma ou seroma e facilitar a exteriorização subsequente, o cateter deve ser sepultado em trajeto subcutâneo linear ou curvilíneo, com uso de estilete tunelizador, e não com espiralação do cateter em uma bolsa subcutânea. Não se deve realizar o sepultamento quando há previsão de necessidade de diálise antes de 4 semanas. A exteriorização dos cateteres sepultados é um procedimento ambulatorial. Há casos de cateteres que permaneceram sepultados durante meses a anos, com uma taxa de função imediata de 85 a 93% após a exteriorização. De modo geral, 94 a 99% são usados com sucesso para diálise após a revisão radiológica ou laparoscópica de cateteres não funcionantes.

IV. **PROCEDIMENTOS NO PERÍODO DE *BREAK-IN* (ADAPTAÇÃO) DO CATETER**
  A. **Cateteres agudos.** Não há estratégia específica para o *break-in* de cateteres agudos. Como eles se destinam ao uso agudo, frequentemente há poucas opções. Alguns sugeriram uma conduta de aumento escalonado do volume peritoneal.
  B. **Cateteres crônicos.** Não há conduta específica baseada em evidências para iniciar a diálise peritoneal. Algumas considerações são:
    1. **Irrigação do cateter.** A irrigação (lavagem) pós-operatória quando não há previsão de uso imediato do cateter é abordada na Seção VII.A.
    2. **Início crônico não urgente.** Sempre que possível, as trocas devem ser adiadas por 2 semanas ou mais após a inserção do cateter para possibilitar a cicatrização e evitar o vazamento. Inicia-se, então, a diálise peritoneal ambulatorial crônica ou a diálise peritoneal automatizada. Pode-se aumentar o volume de permanência durante o período de treinamento. Nos pacientes tratados com diálise peritoneal automatizada, a dispensa do último preenchimento durante várias semanas ajuda a reduzir o risco de vazamento. Durante o período de cicatrização, sugere-se que o paciente limite a atividade física por 4 a 6 semanas, sobretudo atividades que aumentem a pressão intra-abdominal.
    3. **Início crônico urgente.** É cada vez maior a quantidade de textos publicados que sugerem a possibilidade de início imediato da diálise peritoneal (< 2 semanas após a inserção do cateter). Em alguns estudos, a taxa de vazamento não parece ser consideravelmente maior que nos inícios sem urgência. Além disso, o início urgente de diálise peritoneal é uma opção para os pacientes que iniciariam o tratamento por hemodiálise com cateter venoso central. É possível usar os cateteres implantados cirurgicamente logo após a inserção, desde que haja boa vedação no peritônio para evitar vazamentos. Os cateteres inseridos por via subcutânea também podem ser usados de imediato; entretanto, em virtude do aumento do risco de vazamento, a viabilidade dessa estratégia deve ser avaliada de acordo com o histórico de experiência do centro.
    Não há prescrição convencional de diálise para pacientes que necessitam de início urgente de diálise peritoneal; entretanto, a maioria descreveu uma conduta escalonada. Essa conduta poderia consistir no início de trocas com cerca de 1 ℓ e aumentos semanais de 250 a 500 mℓ. O início do tratamento com o paciente em decúbito dorsal minimiza os riscos de vazamento de dialisato por aumento da pressão intra-abdominal. Demonstrou-se que quando há estabilização apropriada de cateteres implantados cirurgicamente, é possível o início imediato das trocas com volume pleno. A exemplo do que ocorre com cateteres crônicos, os

pacientes devem ser aconselhados a reduzir a atividade física por cerca de 4 a 6 semanas após a inserção para que haja cicatrização apropriada.

V. COMPLICAÇÕES AGUDAS DOS CATETERES

A. Implantação pré-peritoneal. Durante a inserção de cateteres agudos sem *cuff*, se o estilete não entrar na cavidade peritoneal, o cateter semirrígido pode ser acidentalmente introduzido no espaço pré-peritoneal. Do mesmo modo, pode ocorrer inserção pré-peritoneal acidental da agulha introdutora ou agulha de Veress durante a implantação de cateter crônico por acesso percutâneo com agulha e fio-guia. A infusão de solução de diálise será lenta e, com frequência, dolorosa. A drenagem será mínima, e o efluente pode ser tingido de sangue. Nesse caso, deve-se drenar a maior quantidade possível de líquido, retirar o cateter e introduzi-lo em outro local.

B. Efluente de diálise tingido de sangue. Além da implantação pré-peritoneal do cateter, a drenagem tingida de sangue pode ser consequência da lesão de um vaso sanguíneo na parede abdominal ou no mesentério. De modo geral, o retorno torna-se transparente com a continuação da diálise.

C. Complicações graves. Efluente com sangue visível, queda do hematócrito ou sinais de choque indicam lesão de um grande vaso sanguíneo. Em geral, há necessidade de laparotomia de urgência. A poliúria e a glicosúria inexplicadas sugerem punção acidental da bexiga. Caso a agulha perfure o intestino, a instilação de dialisato provocará dor e/ou necessidade urgente de defecar. Em caso de suspeita de perfuração intestinal por cateter ou agulha de pequeno diâmetro, às vezes é possível simplesmente remover o cateter ou a agulha e observar o paciente com rigor durante o tratamento com antibióticos intravenosos. A inserção do cateter deve ser adiada por alguns dias até que haja certeza da ausência de complicações decorrentes da perfuração intestinal. A perfuração intestinal pode ser indicada por presença de fezes ou gás no efluente ou por diarreia aquosa com alta concentração de glicose. Com frequência, há necessidade de intervenção cirúrgica e deve-se solicitar parecer apropriado. Caso se cogite a exploração cirúrgica, é importante manter o cateter para facilitar a identificação do local de perfuração.

VI. COMPLICAÇÕES DE CATETERES PERITONEAIS CRÔNICOS.
As complicações mecânicas e infecciosas são os dois motivos mais comuns de interrupção da terapia de diálise e de perda do cateter peritoneal. Intervenções precoces e apropriadas possibilitam a retomada bem-sucedida da diálise, evitam a retirada do cateter ou, em caso de perda do cateter, minimizam o tempo até o reinício da diálise peritoneal.

A. Complicações mecânicas. As complicações mecânicas do cateter incluem vazamentos pericateter, dor durante a infusão e a drenagem, falha da drenagem e migração da ponta do cateter.

1. **Vazamento pericateter.** Em geral, essa complicação está relacionada à técnica de implantação do cateter, ao momento de início da diálise e à força dos tecidos da parede abdominal. Ao iniciar a diálise, pode haver vazamento subcutâneo no local de inserção do cateter, cuja manifestação habitual é o surgimento de líquido através da incisão ou no sítio de saída. A suspeita de vazamento pode ser confirmada por teste positivo para glicose com fita reagente, indicativo de alta concentração de glicose do líquido extravasado. O adiamento do início da diálise por 10 a 14 dias após a implantação do cateter minimiza o risco de vazamentos. Em geral, a interrupção temporária da diálise por 1 a 3 semanas causa a cessação espontânea de um vazamento incipiente. Vazamentos incipientes intensos podem indicar deiscência da sutura em bolsa de tabaco ou falha técnica no reparo da ferida e demanda exploração imediata. O vazamento pelo sítio de saída ou pela incisão de inserção predispõe à infecção do túnel e peritonite. Deve-se instituir antibioticoterapia profilática. O vazamento persistente é uma indicação de substituição do cateter.

Os vazamentos pericateter tardios são causados por hérnia pericanular ou infecção oculta do túnel, que separa os *cuffs* do tecido adjacente. A ocorrência de hérnia pericanular é largamente influenciada pela localização e pelo grau de fixação do *cuff* profundo. Na superfície peritoneal parietal, o mesotélio é refletido ao longo da superfície do cateter e chega ao *cuff* profundo. Caso o *cuff* profundo esteja fora da parede muscular ou seja exteriorizado em virtude de fraqueza das inserções fasciais medianas, o revestimento peritoneal realmente estende-se acima da camada fascial, com possibilidade de pseudo-hérnia e de vazamento pericateter. A fraqueza da parede abdominal pode acarretar dilatação do trajeto e o surgimento de uma hérnia verdadeira. A melhor conduta na maioria dos vazamentos tardios e das hérnias pericateter é a substituição do cateter.

2. **Dor durante a infusão.** A dor durante a infusão de dialisato geralmente é observada em pacientes novos, que estão iniciando a diálise, e muitas vezes é transitória, com desaparecimento espontâneo ao longo de várias semanas. A dor persistente durante a infusão costuma estar associada a acidez (pH de 5,2 a 5,5) das soluções de diálise convencionais tamponadas com lactato. O uso de solução de diálise tamponada com bicarbonato e lactato (pH de 7,0 a 7,4) pode eliminar essa dor. Caso não haja disponibilidade de soluções tamponadas, é necessário o acréscimo manual de bicarbonato a cada bolsa de diálise (4 a 5 mmol/ℓ) para tratar a dor durante a infusão associada à acidez. Outra opção é acrescentar ao dialisato solução de lidocaína a 1 ou 2% (5 mℓ/ℓ) e verificar se há alívio do desconforto durante a infusão.

Outras causas de dor associada ao dialisato são soluções de glicose hipertônicas, solução de diálise deteriorada, distensão excessiva do abdome ou extremos de temperatura do dialisato. Em comparação com os cateteres de diálise espiralados, os cateteres de ponta reta parecem estar associados a maior incidência de dor de origem mecânica durante a infusão, causada pelo efeito de jato do dialisato ao sair do orifício terminal do cateter. O posicionamento errado do cateter, com a ponta contra a parede abdominal ou a restrição do tubo por tecidos fixados, pode causar dor durante a infusão e a drenagem. O menor fluxo de infusão e a drenagem incompleta podem diminuir esses sintomas; entretanto, deve-se cogitar a manipulação transluminal do cateter ou a exploração laparoscópica em caso de dor associada ao fluxo persistente ou acompanhada de disfunção hidráulica com ou sem mau posicionamento do cateter.

3. **Dor durante a drenagem.** A dor durante a drenagem é comum, sobretudo na parte final, e é mais frequente nos primeiros dias de diálise. O deslocamento das estruturas intraperitoneais em direção à ponta do cateter durante a drenagem faz com que o cateter encoste no peritônio parietal extremamente sensível. É frequente a ocorrência de dor na região genital ou anorretal. A dor durante a drenagem é um problema mais frequente na diálise peritoneal automatizada, por causa da ação da aspiração hidráulica sobre o revestimento peritoneal. A implantação do cateter em posição muito baixa na parede abdominal pode levar ao encunhamento na parte profunda da pelve, com consequente dor durante a drenagem por fechamento precoce de vísceras pélvicas ao redor da ponta do cateter. Do mesmo modo, a constipação intestinal com aglomeração do intestino ao redor do cateter na pelve pode causar os sintomas ou contribuir para aumentar sua intensidade. Às vezes, a dor durante a drenagem cede com o tempo ou com o tratamento da constipação intestinal associada. Se persistir, pode ser controlada evitando-se a drenagem completa do efluente peritoneal. Em pacientes na cicladora, isso pode ser alcançado pela realização de algum grau de diálise peritoneal *tidal*. Em casos resistentes de dor durante a drenagem, pode-se tentar reposicionar o cateter, mas mesmo esse procedimento nem sempre resolve o problema.

4. **Falha de drenagem.** Em geral, a disfunção de fluxo do cateter manifesta-se por falha da drenagem; assim, o volume de dialisato drenado é consideravelmente menor

que o volume de infusão, e não há evidências de vazamento pericateter. A falha de drenagem costuma ocorrer logo após a implantação do cateter, mas também pode surgir durante ou após um episódio de peritonite ou a qualquer momento durante a vida útil do cateter. A avaliação e o tratamento das causas comuns de disfunção do fluxo são:

a. **Constipação intestinal e retenção urinária.** A causa mais comum de disfunção da drenagem é a constipação intestinal. O colo retossigmoide distendido pode bloquear os orifícios laterais do cateter ou deslocar a ponta do cateter até uma posição em que a drenagem é insatisfatória. A compressão vesical extrínseca do cateter por retenção urinária é menos frequente. A radiografia do abdome ajuda a avaliar o colo cheio de fezes e o deslocamento do cateter. A constipação intestinal é tratada com administração oral de um emoliente, como solução de sorbitol a 70%, 30 mℓ a cada 2 h até alcançar o efeito desejado. A ingestão de 2 ℓ de solução de polietilenoglicol no decorrer de 4 a 6 h geralmente é efetiva em casos persistentes. Os laxantes estimulantes como bisacodil e enemas de solução salina são reservados para casos refratários, já que a irritação química e mecânica da mucosa colônica foi associada à migração transmural de bactérias e ao desenvolvimento de peritonite.

b. **Acotovelamento do tubo do cateter.** Em geral, o acotovelamento mecânico do tubo do cateter é acompanhado de obstrução bidirecional. Muitas vezes, a radiografia simples do abdome auxilia a identificação. É necessária a revisão ou substituição do cateter.

c. **Filamentos e rolhas de fibrina.** Deve-se acrescentar heparina ao dialisato sempre que houver filamentos ou rolhas de fibrina no efluente. A heparina é mais útil como profilaxia que como tratamento, evitando a formação de coágulos de fibrina e a extensão de coágulos existentes. Depois que ocorre obstrução da saída, a irrigação do cateter com heparina geralmente não é capaz de recuperar a função.

Caso a função do fluxo não seja restaurada com heparina, pode-se tentar a terapia trombolítica com ativador de plasminogênio tecidual (tPA). A incapacidade de deslocar fragmentos intraluminais por irrigação enérgica do cateter com solução salina é seguida por instilação de tPA segundo o protocolo descrito na Tabela 23.3. Se a obstrução do cateter for causada por um coágulo de fibrina, a recuperação da função do fluxo com tPA é de quase 100%. Em vista do custo, a dose de tPA (usada em diluição de 1 mg/mℓ) baseia-se no volume calculado do cateter; entretanto, não se documentaram consequências adversas associadas ao enchimento excessivo do cateter nem à administração repetida.

d. **Manipulação do cateter na falha de drenagem.** Se o tratamento da constipação intestinal e a terapia fibrinolítica não restaurarem a função de drenagem, e depois de descartar a possibilidade de retenção urinária e acotovelamento do tubo, presume-se que o cateter esteja obstruído por omento ou por outras estruturas intraperitoneais aderentes. Na atualidade, a maioria das intervenções para desobstruir o cateter emprega técnicas radiológicas e laparoscópicas.

1. **Intervenção radiológica.** A manipulação com fio-guia por fluoroscopia foi usada para redirecionar os cateteres deslocados e obstruídos. Pode ser difícil manipular cateteres com curvatura tipo *swan neck* com fio-guia rígido. A retificação forçada do túnel subcutâneo pode causar traumatismo do trajeto e infecção. A manipulação transluminal não é viável para cateteres estendidos por causa do grande comprimento do tubo.

É aconselhável administrar uma dose profilática de antibiótico antes do procedimento para garantir cobertura antiestafilocócica. É preciso dar atenção especial ao preparo antisséptico do tubo do cateter além de preparar um campo cirúrgico estéril para o procedimento. O equipo de

Tabela 23.3	Protocolo de ativador de plasminogênio tecidual para trombólise de cateteres de diálise peritoneal obstruídos.

Volume total do cateter e do equipo de transferência

Tamanho do cateter para adulto		Volume do cateter (ml)[a]	Volume total com equipo de transferência Baxter (ml)[b]	Volume total com equipo extensor Fresenius (ml)[b]
Diâmetro interno (cm)	Comprimento (cm)			
0,26[c]	42	2,2	4,2	4,7
0,26[c]	57	3,0	5,0	5,5
0,26[c]	62	3,3	5,3	5,8
0,35[d]	62	6,0	8,0	8,5

Protocolo:
1. Aspirar o conteúdo do cateter para remover a eventual iodopovidona do equipo de transferência.
2. Instilar no cateter 110% do volume calculado de tPA (1 mg/ml) de modo lento, porém contínuo.
3. Manter o tPA no cateter por 60 min.
4. Aspirar o tPA do cateter.
5. Com a seringa de 60 ml, irrigar energicamente o cateter com solução salina para avaliar a perviedade e deslocar eventuais coágulos de fibrina.
6. Repetir o processo se o cateter continuar obstruído.

[a] Volume $= \pi r^2 h$; π 3,14; r = raio interno do cateter; h = altura (comprimento) do tubo.
[b] Equipo de transferência Baxter de 6 polegadas = 2 ml; equipo extensor Fresenius de 12 polegadas = 2,5 ml.
[c] Diâmetro interno de cateteres de Tenckhoff convencionais.
[d] Diâmetro interno do cateter Flex-Neck.

transferência é desconectado e descartado. Após a manipulação do cateter, a restauração da função do fluxo é verificada por irrigação com seringa. Com frequência, são necessários vários procedimentos separados de manipulação, com restauração da função de fluxo a longo prazo em apenas 45 a 73% dos casos. Observaram-se taxas de insucesso de até 90% com a manipulação fluoroscópica quando os pacientes tinham histórico de cirurgia abdominopélvica ou peritonite, sugerindo que as aderências sejam um fator importante nos casos de insucesso técnico.

2. **Intervenção laparoscópica.** A laparoscopia tornou-se um método inestimável de avaliação e resolução das obstruções do cateter. Por identificar com segurança a origem da disfunção do fluxo e propiciar o tratamento definitivo, a laparoscopia frequentemente é considerada a etapa seguinte na sequência de manejo após a exclusão de outras causas de obstrução. Com frequência, é possível usar o cateter de diálise para a insuflação inicial do abdome com gás, pois a maioria das obstruções consiste em problemas de drenagem. Outra opção é usar uma agulha de Veress para insuflação ou inserir a porta laparoscópica inicial por secção direta do peritônio. A exploração laparoscópica é realizada para identificar a origem da obstrução. Dependendo dos achados, podem ser necessárias outras portas laparoscópicas para introdução de instrumentos cirúrgicos.

A fixação do omento na espiral do cateter com deslocamento do tubo para fora da pelve é uma causa comum de disfunção do efluxo. O omento é separado do cateter com o auxílio de pinças de preensão laparoscópica. A ponta do cateter é temporariamente exteriorizada através de uma das portas para facilitar a remoção de fragmentos residuais de tecido intraluminais. O omento é suturado, via laparoscopia, na região abdominal superior (omentopexia) para mantê-lo afastado do cateter. Os apêndices omentais redundantes do colo sigmoide e as fímbrias uterinas podem deslocar-se em direção à espiral do cateter e causar obstrução. A ressecção laparoscópica dos apêndices epiploicos e da tuba uterina evita a obstrução recorrente.

A obstrução do cateter por tecido cicatricial aderente pode ser corrigida por divisão laparoscópica das aderências ou simples tração do cateter para separá-lo das aderências se estas não forem muito extensas. A lise de aderências em caso de drenagem insatisfatória, sobretudo após peritonite, está associada a uma taxa de insucesso de 30% decorrente do ressurgimento de aderências.

Uma causa frequente de migração da ponta do cateter para uma posição de drenagem insatisfatória são as forças de resiliência por memória de formato de um cateter reto que é curvado de um modo que causa tensão excessiva sobre o tubo. O simples reposicionamento do cateter é seguido por recorrência da migração em alta porcentagem de casos. A taxa de insucesso da sutura laparoscópica da ponta do cateter em uma estrutura pélvica é inaceitável em decorrência da erosão da sutura. Uma conduta mais segura é, por laparoscopia, criar uma alça de sutura na região suprapúbica através da parede abdominal e ao redor do cateter. Essa alça mantém o cateter em direção à pelve e não prejudica sua retirada, caso seja necessária mais tarde.

5. **Extrusão do *cuff* pelo sítio de saída.** A erosão do *cuff* superficial através do sítio de saída pode ser consequência da proximidade excessiva do *cuff* (< 2 cm) do óstio de saída durante a implantação do cateter. Além disso, a curvatura excessiva do cateter com um segmento reto entre os *cuffs*, para que a saída ocorra em posição inferior, pode ocasionar tensão mecânica sobre o tubo. Em associação com a excessiva proximidade entre o *cuff* e o sítio de saída, as forças de memória de formato de um cateter curvado pode causar a retificação do tubo ao longo do tempo, com migração do *cuff* superficial em direção ao sítio de saída e através dele. Outra causa de erosão superficial do *cuff*, que pode acarretar extrusão de todo o cateter, é o deslocamento externo do tubo por localização e fixação insatisfatória do *cuff* profundo. Por fim, a infecção no sítio de saída que se estende até o *cuff* superficial pode causar sua separação dos tecidos adjacentes e a extrusão através do sítio de saída.

Um *cuff* extruído torna-se um reservatório de bactérias na adjacência do óstio de saída. Exacerbada pelo fato de que o *cuff* é molhado diariamente durante os cuidados de rotina do sítio de saída, a presença dessa esponja infectada interfere na manutenção de higiene aceitável do sítio de saída. Com a lâmina do bisturi paralela à superfície do *cuff*, podem-se cortar repetidas fatias finas do *cuff* até remover todo o seu material. A lâmina deve ser trocada com frequência para que o corte seja feito com facilidade sem pressão excessiva sobre o tubo. É preciso ter mais cuidado ao fazer a raspagem do *cuff* de cateteres com diâmetro interno de 3,5 mm (identificados pelo filamento radiopaco azul), pois esse tubo de parede fina pode ser danificado com facilidade. Por outro lado, o manejo de cateteres com *cuffs* extruídos pode ser feito por substituição do segmento do tubo por um procedimento de emenda, descrito na próxima seção.

B. **Infecção e manejo do cateter.** Os detalhes da antibioticoterapia em infecções do cateter são analisados no Capítulo 27. O desfecho final de uma infecção crônica no sítio de saída, com acometimento do *cuff* superficial, é um abscesso do túnel ou o avanço da infecção do túnel para a cavidade peritoneal, com peritonite concomitante. O reconhecimento precoce da infecção crônica no sítio de saída e no túnel é essencial para garantir a maior oportunidade de salvar o cateter. As intervenções nas infecções relacionadas com o cateter são analisadas adiante:

1. **Infecção do sítio de saída e do túnel.** A infecção do sítio de saída apresenta-se como eritema, tumefação e dor à palpação no local. Quando há acometimento do túnel, os sinais de infecção estendem-se ao longo do trajeto subcutâneo do cateter.

Na maioria dos casos, as infecções do sítio de saída e do túnel são acompanhadas por drenagem de secreção purulenta. Em casos latentes crônicos, a pele no sítio de saída é frouxa ao redor do cateter, há tecido de granulação no seio de saída cutâneo e há saída de material purulento por expressão através do óstio de saída com pressão sobre o *cuff* subcutâneo ou compressão da pele sobre o túnel em direção ao sítio de saída ao mesmo tempo que se traciona delicadamente o cateter. Desde que a infecção não tenha se estendido até o *cuff* profundo, é possível resolver o problema sem perder o cateter nem interromper o tratamento. A ultrassonografia do túnel do cateter é uma técnica pré-operatória útil para avaliar o acometimento do *cuff* profundo, sobretudo em pacientes obesos, nos quais os sinais físicos frequentemente não são confiáveis. Quando se constata infecção do *cuff* profundo por ultrassonografia, deve-se remover o cateter. Além disso, pacientes com peritonite concomitante não são candidatos a procedimentos para salvar o cateter, pois a peritonite sugere que já houve disseminação transmural da infecção.

a. **Abertura e raspagem do cuff.** A abertura da pele e do tecido subcutâneo sobre o túnel do cateter infectado possibilita drenagem de pus, desbridamento do tecido de granulação e raspagem do *cuff* superficial. O cateter, incluindo o segmento de tubo raspado, é afastado da face medial da incisão e estabilizado nessa posição por fixação na pele adjacente com tiras de esparadrapo estéril. A ferida é mantida aberta, com a troca de curativos úmidos-secos (1 ou 2 vezes/dia) com gaze embebida em solução salina, e cicatriza por segunda intenção.

Dependendo da magnitude da infecção, o procedimento pode ser realizado na sala de tratamento ou no centro cirúrgico sob anestesia local ou geral. A principal vantagem do procedimento de abertura e raspagem do *cuff* é não interromper a diálise.

b. **Emenda de cateter.** Uma conduta cirúrgica alternativa para infecção crônica no sítio de saída limitada ao *cuff* superficial é a substituição do segmento de tubo externo infectado por emenda do cateter. Esse pode ser o procedimento preferido de salvamento em caso de mau posicionamento do sítio de saída em uma área propensa a infecção, como dentro de uma prega cutânea, no ápice de uma dobra cutânea flácida ou na linha da cintura. Nessa situação, o procedimento de abertura e raspagem do *cuff* ainda pode resultar em um sítio de saída em local predisposto a infecção. O segmento de cateter emendado pode ser direcionado para um sítio de saída em localização mais estável, inclusive a região abdominal superior ou torácica. Como o procedimento demanda dissecção mais extensa e tunelização, é melhor realizá-lo no centro cirúrgico sob anestesia local ou geral.

Após o preparo da pele, o sítio de saída infectado é isolado do campo cirúrgico primário durante a colocação dos campos e tratado na etapa final para evitar contaminação do novo cateter e da ferida. Faz-se uma incisão através da cicatriz do local de inserção prévio com a finalidade de expor o segmento entre *cuffs* não acometido no nível da fáscia. O cateter é dividido no segmento entre *cuffs* para preservar um coto de 2,5 cm no lado do *cuff* profundo. Para o segmento emendado, pode-se escolher um cateter de *cuff* único ou duplo, com ou sem curvatura em pescoço de cisne (*swan neck*) pré-moldada. Depois de cortar o novo cateter no comprimento apropriado, o segmento é unido ao coto da extremidade do *cuff* profundo do cateter original com um conector de titânio. O segmento externo do cateter emendado é tunelizado até um local de saída adequado distante do sítio de saída infectado. A ferida é fechada e curativos são aplicados. Na etapa final, a parte externa do cateter antigo é removida e a ferida é desbridada e mantida aberta com curativos úmidos-secos de solução salina. Os antibióticos são mantidos por 2 a 4 semanas até a cicatrização da ferida infectada. A diálise peritoneal pode ser reiniciada imediatamente após o procedimento.

2. **Peritonite associada a infecções relacionadas com o cateter.** O avanço de uma infecção do sítio de saída e do túnel para o *cuff* profundo pode causar peritonite concomitante. Raras vezes, a peritonite pode causar infecção crônica do *cuff* profundo, avançar em sentido retrógrado e manifestar-se inicialmente como infecção do túnel. A ultrassonografia ajuda a avaliar o acometimento do *cuff* profundo. A melhor conduta na peritonite associada a infecções relacionadas com o cateter é a retirada do cateter. A antibioticoterapia na peritonite é discutida no Capítulo 27. O cateter de diálise pode ser reintroduzido 4 a 6 semanas após a conclusão da antibioticoterapia para peritonite.

VII. **CUIDADOS COM O CATETER PERITONEAL CRÔNICO.** O manejo pós-operatório de cateteres exteriorizados primariamente varia de acordo com a necessidade imediata ou a prescrição de uma espera de 2 semanas para que haja cicatrização da ferida e crescimento de tecido firme nos *cuffs*.

A. **Irrigação do cateter.** Os cateteres que não são usados de imediato devem ser irrigados com 1 ℓ de solução (salina ou dialisato) em 72 h após a inserção para lavagem de resíduos de sangue e fibrinosos. Caso o efluente seja especialmente sanguinolento, a irrigação é repetida até que se torne claro. Para garantir a perviedade, convém repetir a irrigação 1 vez/semana até a instituição da diálise. O acréscimo de heparina à solução de irrigação (1.000 unidades/ℓ) ajuda a evitar a obstrução do cateter por fibrina no período pós-operatório imediato.

B. **Imobilização pós-operatória do cateter e curativos.** Como não se usa sutura de ancoragem do cateter, é importante imobilizar o cateter sobre a parede abdominal com adesivo cirúrgico e curativos adesivos estéreis. No momento da implantação, deve-se fazer um curativo de barreira não oclusivo, com tamanho suficiente para proteger o sítio de saída e as feridas cirúrgicas e para imobilizar o cateter. Além disso, o equipo de transferência deve ser fixado na parede abdominal para evitar a tração do cateter no sítio de saída. Desde que os curativos estejam limpos e intactos e que o sítio de saída tenha aparência estável, os curativos são trocados 1 vez/semana até o momento em que o paciente seja instruído sobre o protocolo de cuidados crônicos do sítio de saída. Se, a qualquer momento, o sítio de saída parecer instável, a frequência de cuidados é modificada de acordo com os achados.

C. **Cuidados a longo prazo com o cateter e o sítio de saída.** Os pacientes não devem realizar atividades extenuantes durante o período de 4 a 6 semanas após a implantação do cateter para permitir boa cicatrização da ferida. Caso a cicatrização do sítio de saída ocorra sem problemas, a maioria dos pacientes pode voltar a tomar banho de ducha em 3 a 4 semanas. Em geral, isso coincide com a implementação da rotina de cuidados crônicos. A maioria dos protocolos de cuidados do sítio de saída inclui a limpeza diária com antissépticos atóxicos e não irritantes e a aplicação profilática de antibiótico, como mupirocina ou gentamicina, em pomada ou creme. É recomendável cobrir o local com curativo estéril. Os banhos com imersão do sítio de saída são desaconselháveis. Os centros que permitem a natação geralmente restringem a atividade a piscinas particulares adequadamente cloradas ou à água do mar. Recomenda-se cobrir o sítio de sítio de saída e o cateter com um protetor para ostomia ou acessório semelhante ao nadar e durante os cuidados de rotina após a atividade. Deve-se lembrar aos pacientes que o cateter é uma "linha de vida" e aconselhar que considerem as consequências do risco de exposição do acesso peritoneal a possível contaminação ao nadarem.

D. **Cuidados com o cateter sepultado.** Os pacientes podem voltar a tomar banho de chuveiro a partir de 48 h depois do sepultamento do cateter. É necessário evitar atividades extenuantes durante 4 a 6 semanas após a implantação do cateter para permitir boa cicatrização da ferida.

A exteriorização de cateteres sepultados é um procedimento clínico realizado por técnica estéril em sala de tratamento adequada sob anestesia local. Caso a técnica de sepultamento seja apropriada, o tubo do cateter deve ser palpado com facilidade na cicatriz da incisão criada durante o procedimento quando o cateter foi temporariamente exteriorizado no futuro sítio de saída. Em casos de dúvida, a ultrassonografia pode ser empregada para identificar o tubo do cateter à distância correta do *cuff* superficial. É preciso ter cuidado para evitar lesão do cateter ao anestesiar a pele e fazer a incisão. A dissecção com pinça hemostática é usada para identificar e retirar o cateter do trajeto de sepultamento. A extremidade obstruída do tubo é amputada, o adaptador do cateter é inserido, o equipo de transferência é fixado e o fluxo é testado. O cateter pode necessitar de irrigação enérgica com seringa de 60 mℓ e solução salina para deslocar coágulos de fibrina. A conduta em caso de escoamento insatisfatório é descrita na Seção VI.A. Os cuidados com o sítio de saída após a exteriorização de cateteres sepultados são iguais aos descritos para os cateteres exteriorizados primariamente.

VIII. REMOÇÃO DO CATETER E SEPULTAMENTO SECUNDÁRIO

A. Remoção de cateteres agudos sem *cuff*. Em virtude das preocupações com peritonite, os cateteres agudos sem *cuff* devem ser removidos no decorrer de 3 dias. Depois da drenagem do abdome e da remoção das suturas de retenção, o cateter é removido com delicadeza. Recomenda-se manter o peritônio em repouso por alguns dias antes de inserir um novo cateter. Os sítios de inserção de cateteres de substituição devem alternar entre localizações medial e lateral, mantendo distância mínima de 2 a 3 cm do sítio prévio.

B. Remoção de cateteres crônicos. Como o crescimento de tecido firme nos *cuffs* de Dacron® ocorre em 2 a 3 semanas, os cateteres crônicos mantidos no lugar por maior período geralmente exigem remoção por dissecção no centro cirúrgico ou em sala de procedimentos adequada, sobretudo se o *cuff* profundo estiver na camada muscular. Os defeitos fasciais exigem reparo por sutura para evitar uma hérnia na parede abdominal.

C. Sepultamento secundário de cateteres crônicos. Por vezes, o cateter é removido porque os pacientes recuperam função renal suficiente para interromper a diálise, mas não se espera que a recuperação seja permanente. Uma alternativa para remover o cateter é o sepultamento secundário. A inconveniência e o custo da manutenção do cateter podem ser eliminados provisoriamente por sepultamento secundário ao mesmo tempo que se preserva um acesso peritoneal em local de fácil acesso, que pode ser empregado de imediato. Essa conduta evita complicações da implantação de novo cateter, como disfunção do fluxo e vazamento pericateter, e também evita a necessidade de possível implantação futura de cateter venoso central para hemodiálise urgente.

O procedimento realizado é semelhante à emenda do cateter, exceto pelo fato de que o segmento externo emendado é sepultado. Após o preparo da pele, o sítio de saída e o cateter são isolados do campo cirúrgico primário durante a colocação dos campos e tratado na etapa final para evitar contaminação do cateter emendado e das feridas. Faz-se uma incisão através da cicatriz do local de inserção prévio com a finalidade de expor o segmento entre *cuffs* do cateter. O cateter é dividido no segmento entre *cuffs* para preservar um coto de 2,5 cm no lado do *cuff* profundo. Para o segmento emendado, pode-se escolher um cateter de *cuff* único ou duplo, com ou sem curvatura em pescoço de cisne (*swan neck*) pré-moldada. Depois de cortar o novo cateter no comprimento apropriado, o segmento é unido ao coto da extremidade do *cuff* profundo do cateter original com um conector de titânio. O segmento externo do cateter emendado é temporariamente exteriorizado no novo sítio de saída e, depois, tunelizado até um leito subcutâneo, conforme descrito na seção sobre cateteres sepultados. Depois que as feridas são fechadas e protegidas, o segmento externo remanescente do antigo cateter é removido e a ferida do antigo sítio de saída é excisada e fechada.

Leitura sugerida

Attaluri V, et al. Advanced laparoscopic techniques significantly improve function of peritoneal dialysis catheters. *J Am Coll Surg*. 2010;211:699–704.

Brown PA, et al. Complications and catheter survival with prolonged embedding of peritoneal dialysis catheters. *Nephrol Dial Transplant*. 2008;23:2299–2303.

Brunier G, et al. A change to radiological peritoneal dialysis catheter insertion: three-month outcomes. *Perit Dial Int*. 2010;30:528–533.

Crabtree JH. Rescue and salvage procedures for mechanical and infectious complications of peritoneal dialysis. *Int J Artif Organs*. 2006;29:67–84.

Crabtree JH, Burchette RJ. Effective use of laparoscopy for long-term peritoneal dialysis access. *Am J Surg*. 2009;198:135–141.

Crabtree JH, Burchette RJ. Comparative analysis of two-piece extended peritoneal dialysis catheters with remote exit-site locations and conventional abdominal catheters. *Perit Dial Int*. 2010;30:46–55.

Crabtree JH, Burchette RJ. Peritoneal dialysis catheter embedment: surgical considerations, expectations, and complications. *Am J Surg*. 2013;206:464–471.

Flanigan M, Gokal R. Peritoneal catheters and exit-site practices toward optimum peritoneal access: a review of current developments. *Perit Dial Int*. 2005;25:132–139.

Gadallah MF, et al. Peritoneoscopic versus surgical placement of peritoneal dialysis catheters: a prospective randomized study on outcome. *Am J Kidney Dis*. 1999;33:118–122.

Ghaffari A. Urgent-start peritoneal dialysis: a quality improvement report. *Am J Kidney Dis*. 2012;59:400–408.

Gokal R, et al. Peritoneal catheters and exit-site practices toward optimum peritoneal access: 1998 update. *Perit Dial Int*. 1998;18:11–33.

Hagen SM, et al. A systematic review and meta-analysis of the influence of peritoneal dialysis catheter type on complication rate and catheter survival. *Kidney Int*. 2014;85:920–932.

McCormick BB, et al. Use of the embedded peritoneal dialysis catheter: experience and results from a North American center. *Kidney Int*. 2006;70:538–543.

Miller M, et al. Fluoroscopic manipulation of peritoneal dialysis catheters: outcomes and factors associated with successful manipulation. *Clin J Am Soc Nephrol*. 2012;7:795–800.

Penner T, Crabtree JH. Peritoneal dialysis catheters with back exit sites. *Perit Dial Int*. 2013;33:93–96.

Simons ME, et al. Fluoroscopically-guided manipulation of malfunctioning peritoneal dialysis catheters. *Perit Dial Int*. 1999;19:544–549.

Twardowski ZJ, et al. Six-year experience with swan neck presternal peritoneal dialysis catheter. *Perit Dial Int*. 1998;18:598–602.

Vaux EC, et al. Percutaneous fluoroscopically guided placement of peritoneal dialysis catheters—a 10-year experience. *Semin Dial*. 2008;21:459–465.

Xie J, et al. Coiled versus straight peritoneal dialysis catheters: a randomized controlled trial and meta-analysis. *Am J Kidney Dis*. 2011;58:946–955.

Sites para consulta

Inserção de cateter de DP com auxílio ultrassonográfico e fluoroscópico. http://www.homebybaxter.com/how/home-therapies-institute/webinars-on-demand/pd-catheter-placement-ultrasound.html

Inserção de cateteres de diálise peritoneal percutâneos com auxílio radiológico (sepultados e não sepultados). http://ukidney.com/nephrology-videos/item/170-video-percutaneous-insertion-of-pd-catheter

Acesso à diálise peritoneal – cateteres e inserção. http://www.homebybaxter.com/how/home-therapies-institute/webinars-on-demand/peritoneal-dialysis-access-catheters.html

Inserção de cateter de diálise peritoneal à beira do leito. http://ukidney.com/nephrology-videos/item/1214-peritoneal-dialysis-catheter-insertion-at-the-bedside

24

Diálise Peritoneal para Tratamento de Lesão Renal Aguda

Daniela Ponce, André Luis Balbi e Fredric O. Finkelstein

A diálise peritoneal (DP) foi a primeira modalidade de terapia de substituição renal usada com êxito em pacientes com lesão renal aguda (LRA). No entanto, seu uso diminuiu progressivamente a partir de 1970 devido à maior conveniência da hemodiálise aguda e agora é usada principalmente nos países em desenvolvimento por causa de seu menor custo e das exigências mínimas de infraestrutura. Recentemente, porém, o interesse no uso da DP para o manejo de pacientes com LRA começou a aumentar (Ghaffari, 2013b), e uma metanálise sugere desfechos equivalentes aos obtidos com a HD (Chionh, 2010).

I. INDICAÇÕES

A. Vantagens.
Na LRA, a DP tem várias vantagens em comparação com a hemodiálise. É simples do ponto de vista técnico, com exigências mínimas de infraestrutura e, muitas vezes, com menor custo. Pode ser a melhor opção em casos de dificuldade de acesso vascular. A remoção de solutos e água é gradual, com menor possibilidade de síndrome de desequilíbrio, estresse cardiovascular e redução abrupta da pressão arterial. Por sua vez, esses possíveis benefícios reduzem o risco de isquemia renal e cardíaca, desequilíbrio hidreletrolítico e deslocamento de líquido intracraniano. Não há necessidade de circulação extracorpórea, o que diminui as possíveis alterações pró-inflamatórias decorrentes da exposição do sangue a membranas e tubos sintéticos. Juntos, esses fatores poderiam ser benéficos por permitirem a recuperação mais rápida da função renal.

Além das indicações clássicas (sobrecarga de volume, distúrbios eletrolíticos, sintomas urêmicos ou distúrbios acidobásicos), a DP aguda também pode ser usada para manter o controle de volume em pacientes com insuficiência cardíaca congestiva (ICC) de classe funcional IV, para controlar a hipertermia ou hipotermia e para tratar a pancreatite necrosante com lavagem peritoneal. A DP aguda é cada vez mais usada em casos de doença renal crônica (DRC) avançada com quadros urgentes de uremia ou sobrecarga hídrica, situação descrita como "DP de início urgente".

Em desastres naturais, como terremotos, quando várias vítimas apresentam LRA e os danos à infraestrutura dificultam muito o acesso à energia, água limpa e recursos para tratamento da água, a DP pode ser uma modalidade de substituição importante e salvar vidas. A Tabela 24.1 resume as vantagens e desvantagens da DP no tratamento de pacientes com LRA.

B. Limitações.
A DP é relativamente contraindicada em pacientes com cirurgia abdominal recente, grandes hérnias abdominais, íleo paralítico, aderências intra-abdominais, fibrose peritoneal ou peritonite. Como a remoção de volume e de solutos é lenta e, às vezes, imprevisível, a DP não é tão segura e eficiente quanto as técnicas extracorpóreas de purificação do sangue para tratamento de algumas emergências, como edema agudo de pulmão, hiperpotassemia potencialmente fatal e superdosagem de fármacos. Há controvérsia sobre sua capacidade de alcançar doses satisfatórias na LRA hipercatabólica. Alguns autores expressaram preocupação com a adequação da

Tabela 24.1 Vantagens e desvantagens da diálise peritoneal na lesão renal aguda.

Vantagens	Desvantagens
Início simples	Necessita de cavidade peritoneal intacta com capacidade satisfatória de depuração peritoneal
Início em qualquer lugar	Possível preocupação com a adequação em pacientes hipercatabólicos
Dispensa equipe altamente especializada	Pode não ser adequada em pacientes com edema agudo de pulmão ou hiperpotassemia potencialmente fatal
Dispensa acesso vascular	Não é possível prever com exatidão a ultrafiltração e a depuração
Dispensa equipamento de custo elevado	Pode haver infecção (peritonite)
Não há exposição do sangue a plástico	O tampão padronizado usado é o lactato
Dispensa anticoagulação	Preocupação com a perda de proteínas
Perda de sangue mínima	Pode agravar a hiperglicemia
Possibilidade de menor impacto negativo sobre a recuperação da função renal	Pode comprometer a mecânica respiratória
Possibilidade de benefício especial em determinados pacientes (crianças, pacientes com insuficiência cardíaca, instabilidade hemodinâmica, diátese hemorrágica)	
É um método de terapia de substituição renal contínua	

DP nessas situações (Phu, 2002). Entretanto, também há relatos de desfecho positivo da DP em pacientes com LRA hipercatabólica, sobretudo quando se usaram esquemas intensivos de DP (Chitalia, 2002; Ponce, 2012b).

A DP aumenta a pressão intra-abdominal, com possibilidade de comprometimento da mobilização do diafragma e diminuição da complacência pulmonar e da ventilação, o que pode causar ou agravar a insuficiência respiratória. No entanto, pacientes em DP geralmente mantêm a capacidade vital e o volume respiratório, e raras vezes a DP é a causa do comprometimento da ventilação em pacientes sem doença pulmonar. Outra possível limitação da DP na LRA é o agravamento da desnutrição pela perda associada de proteínas. Recomendou-se a suplementação de proteínas, enteral ou parenteral (1,5 g/kg/dia), para pacientes com LRA em DP.

As altas concentrações de glicose no dialisato peritoneal podem causar hiperglicemia, mesmo em pacientes não diabéticos, que é facilmente corrigível por administração intravenosa, subcutânea ou intraperitoneal de insulina. A peritonite é um possível problema. Estudos antigos relataram alta frequência de peritonite. No entanto, com as melhores técnicas de implantação do cateter, o aperfeiçoamento da conectologia e os métodos automatizados, a incidência diminuiu e o risco é semelhante à incidência de infecções com a purificação extracorpórea do sangue na LRA (Ponce, 2011a).

II. **ASPECTOS TÉCNICOS**

A. **Acesso peritoneal**. O acesso seguro e eficiente à cavidade peritoneal é crucial para o sucesso da DP. Durante muitos anos, a inserção à beira do leito de um cateter rígido usando trocarte era a técnica convencional de acesso à cavidade peritoneal para DP aguda. Essa técnica ainda faz parte da rotina em muitas partes do mundo, mas seu uso diminuiu com a introdução de procedimentos simples para inserção de um cateter de Tenckhoff com *cuff*, que garante acesso ideal para DP. Dependendo da disponibilidade, pode-se usar um cateter de Tenckhoff de *cuff* único ou duplo – reto ou com curvatura tipo pescoço de cisne (*swan neck*) – na LRA. As vantagens de um cateter de Tenckhoff em relação ao cateter rígido são menor incidência de vazamento, maior diâmetro do lúmen e orifícios laterais que asseguram melhor fluxo do dialisato e menor obstrução, além de menor incidência de peritonite. Ademais, é preciso remover os cateteres rígidos depois de 3 a 5 dias, enquanto os cateteres flexíveis com *cuff* podem ser mantidos indefinidamente. Assim, se o paciente não recuperar a função renal, o cateter pode ser utilizado para diálise crônica. É evidente, que pode ser necessário usar cateteres alternativos com um estilete rígido, ou até mesmo opções improvisadas como tubos nasogástricos ou drenos cirúrgicos, em ambientes de poucos recursos, nos quais os cateteres flexíveis com *cuff* não estejam disponíveis ou tenham custo muito alto.

Os cateteres de Tenckhoff podem ser inseridos sob anestesia local à beira do leito, em uma sala de tratamento ou no centro cirúrgico. Caso o paciente tenha sido submetido a cirurgia abdominal anteriormente, é preferível recorrer à técnica laparoscópica ou a céu aberto, o que costuma exigir a realização por cirurgião em centro cirúrgico. Em pacientes não submetidos a cirurgia prévia, nenhum método de inserção é comprovadamente superior a outro. Na verdade, o método de implantação deve ser baseado na disponibilidade local de profissionais capacitados, equipamento e consumíveis. A inserção à beira do leito é feita pela técnica de Seldinger modificada com fio-guia e bainha destacável e é um método empregado por muitos nefrologistas. O cateter é inserido às cegas e, portanto, esse método deve ser evitado, se possível, em pacientes com cicatriz cirúrgica mediana ou história sugestiva de aderências intra-abdominais. Ver detalhes sobre os métodos de inserção do cateter no Capítulo 23.

B. **Soluções de DP.** As soluções comerciais de DP são ideais, porque têm a vantagem de minimizar o risco de erro na mistura dos líquidos e de contaminação, além de incorporarem a conectologia padronizada e geralmente aceita. Nos lugares em que não estiverem disponíveis por problemas logísticos ou de custo, pode-se misturar os líquidos no local, mas a produção e a mistura das soluções sob condição estéril, bem como o uso de conexões estéreis, são obrigatórios. Esses líquidos de DP preparados no local podem ser produzidos pelo acréscimo de glicose e bicarbonato a líquidos fisiológicos destinados ao uso intravenoso.

A Tabela 22.1 mostra a composição de soluções convencionais de DP. Outras soluções intravenosas comerciais que podem ser convertidas em líquido de diálise com relativa facilidade são lactato de Ringer, soluções de Hartmann, solução salina a 0,45% e Plasmalyte B*. Em geral, as soluções convencionais de DP usam como tampão o lactato, que é convertido em bicarbonato principalmente pela enzima piruvato desidrogenase hepática e muscular. Em pacientes com LRA em estado crítico (como em casos de choque, estados de má perfusão tecidual, insuficiência hepática etc.), a conversão de lactato em bicarbonato pode ser comprometida, com agravamento da acidose metabólica. Nesses pacientes, pode ser preferível usar soluções de DP com bicarbonato. No entanto, um pequeno estudo randomizou 20 pacientes com LRA para tratamento com DP com lactato ou bicarbonato e mostrou que embora a solução de DP com bicarbonato possibilitasse melhor correção da acidose metabólica e estivesse associada a melhor estabilidade hemodinâmica, não houve diferenças nos desfechos dos pacientes em comparação com a solução convencional de lactato (Thongboonkerd, 2001).

C. **Modalidades de DP.** O processo de infusão e remoção do dialisato pode ser automatizado com uma cicladora de DP. A vantagem desse sistema é a possibilidade de ajuste por um profissional capacitado para reduzir o risco de complicações. Diminui o tempo dispendido pelos profissionais de enfermagem, pois todos os ciclos são automáticos, e há indícios de menor probabilidade de peritonite. As cicladoras automáticas foram amplamente usadas para realizar DP na LRA, sobretudo quando se usa diálise peritoneal de alto volume (DPAV). No entanto, em lugares com poucos recursos, as cicladoras podem não estar disponíveis ou ter custo muito elevado.

A escolha do tipo de DP a ser usada deve basear-se na experiência da equipe médica e de enfermagem, nos recursos disponíveis, na segurança e na eficácia da técnica e nas necessidades de cada paciente. A Figura 24.1 e a Tabela 24.2 mostram uma ilustração de várias técnicas aplicáveis na LRA.

1. **DP intermitente (DPI).** Essa é a técnica de DP mais usada antigamente na LRA e ainda a mais comum; faz parte da rotina em muitas partes do mundo. Os pacientes são tratados durante 48 a 72 h, às vezes por mais tempo, com rápida infusão e drenagem de líquido e um tempo de permanência de 30 a 60 min. O método tradicional emprega um cateter de DP no estilo trocarte, que é removido após a conclusão da diálise, mas o cateter de Tenckhoff é uma opção melhor e sua oferta é cada vez maior. Como a diálise é interrompida ao retirar o cateter, a depuração semanal de pequenos solutos é limitada e poderia ser insatisfatória em pacientes com LRA hipercatabólicos e em estado crítico. Não há estudos grandes recentes que abordem essa questão. A modelagem sugere que a DPI pode administrar quantidades apropriadas de diálise em uma grande variedade de circunstâncias clínicas, dependendo do grau de função renal residual (Guest, 2012).

2. **DP equilibrada contínua (DPEC).** Esse tipo de DP é semelhante à DPAC. O tempo de permanência de 2 a 6 h é típico, e a DPEC pode ser realizada manualmente ou com uma cicladora. Há vários relatos de número limitado de pacientes tratados

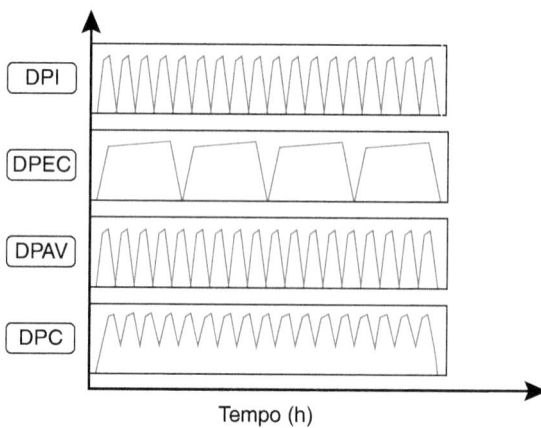

Tempo (h)

FIGURA 24.1 Ilustração das técnicas de DP usadas em pacientes com LRA. DPI, DP intermitente; DPEC, DP equilibrada contínua; DPAV, DP de alto volume; DPC, DP corrente (*tidal*).

Tabela 24.2	Diferentes tipos de diálise peritoneal e algumas características.						
Tipos de DP	**Depuração de ureia (ml/min)**	**Tempo de permanência (min)**	**Volume/ ciclo**	**Volume total (ℓ)**	**Duração da sessão (h)**	**Sessões por semana**	***Kt/V* semanal**
DPI	12 a 20	30 a 60	2 ℓ	30 a 48	24	2 a 5	—
DPEC	10 a 15	180 a 300	2 ℓ	8 a 16	24	7	1,8 a 2,1
Corrente (*tidal*)	10 a 15	10 a 30	Infusão de 2 ℓ	12 a 30	18 a 24	7/ duração	Volume variável do ciclo
DPAV	15 a 20	35 a 60	2 ℓ	36 a 44	24	7	3,5 a 3,8

com êxito por esse método a partir da década de 1980. A depuração de pequenas moléculas e a remoção de líquido por esse método dependem da frequência e do volume das trocas e devem ser determinadas de acordo com a condição clínica do paciente.

3. **DP corrente (*tidal*) (DPT).** A DPT é realizada com uma cicladora específica. Há uma grande infusão inicial de solução de DP, seguida por drenagem de uma parte do volume de permanência, tipicamente 50 a 75% do volume inicial, que é substituído por solução fresca, restaurando o volume intraperitoneal inicial a cada ciclo. A DPT pode causar maior depuração de solutos de baixo PM que a DPEC, embora nem todos os estudos tenham chegado a essa conclusão. A DPT também pode reduzir a frequência de dor associada à drenagem de dialisato do abdome.

4. **DP de alto volume (DPAV).** A DPAV é uma modalidade contínua destinada a obter alta depuração de solutos de baixo PM. É necessário usar cicladora automática e cateter de Tenckhoff. O volume total de solução de DP administrado diariamente varia de 36 a 44 ℓ, com um tempo de permanência de 30 a 50 min. A eficácia da DPAV foi avaliada em vários estudos prospectivos com a participação de pacientes com LRA gravemente enfermos no Brasil. Na DPAV, pode-se administrar um *Kt/V* semanal de 3,8 ± 0,6, e a taxa de mortalidade foi semelhante à de pacientes com LRA submetidos a hemodiálise diária intermitente ou estendida (Gabriel, 2008).

III. **PRESCRIÇÃO E DOSE NA DP AGUDA.** A prescrição e a dose mais apropriadas de DP para manejo de pacientes com LRA são mal definidas, pois o número de ensaios disponíveis para comparar as modalidades de tratamento é limitado, os estudos realizados têm falhas metodológicas e a dose de diálise usada variou muito (Chionh, 2010).

Quando os recursos permitem e é possível implantar um cateter com *cuff*, o uso de DPAV com uma meta de *Kt/V* de ureia de 0,5/dia (3,5/semana) está associado a desfechos semelhantes aos obtidos com HD diária; o aumento das metas de dose não parece melhorar o desfecho (Gabriel, 2008). Uma revisão da literatura sugere que pode não ser necessária uma dose tão alta em muitos pacientes com LRA e que a meta de *Kt/V* diário de 0,3 (2,1/semana) com um método de DPEC modificada pode ser suficiente em muitos pacientes (Cionh, 2010; Ivarsen, 2013). Isso pode ser mais útil em países em desenvolvimento nos quais os recursos são limitados, os custos são críticos e a LRA é causada, na maioria das vezes, por infecções, contração de volume, problemas obstétricos, e assim por diante, em vez de complicações pós-cirúrgicas complexas com disfunção de múltiplos órgãos.

Durante as 24 h iniciais de terapia, o tempo de permanência da cicladora deve ser determinado pelo quadro clínico do paciente. Ciclos curtos (a cada 1 a 2 h) com volumes de permanência de 1,5 ou 2 ℓ podem ser necessários para corrigir a hiperpotassemia, a sobrecarga hídrica ou a acidose metabólica. Em seguida, pode-se aumentar a duração do ciclo, mas geralmente até 4 a 6 h no máximo. A ultrafiltração é regulada pelo ajuste da concentração de dextrose da solução e por diminuição do tempo de permanência na cicladora.

A. **Como prescrever a DP aguda.** A necessidade de diálise de um paciente pode se modificar de 1 dia para outro; portanto, convém que a prescrição de DP seja feita para um período de apenas 24 h, com reavaliação e alteração da prescrição, conforme indicado. Um formulário padronizado para prescrição de DP aguda ajuda a garantir que as especificações do procedimento sejam completas e claras para a equipe de enfermagem responsável pela execução (Tabela 24.3).

1. **Volume de troca.** A escolha do volume de troca é determinada principalmente pelo tamanho da cavidade peritoneal. Em geral, um adulto de tamanho médio tolera trocas de 2 ℓ, mas o volume deve ser reduzido em pacientes menores, com doença pulmonar ou com hérnias da parede abdominal ou inguinais. Embora o usual seja

Tabela 24.3	Modelos de prescrição de diálise peritoneal aguda.

A. Prescrição de enfermagem

1. Tempo de diálise: ___ h
2. Volume de troca: ___ ℓ
3. Aquecer o líquido de diálise a 37°C
4. Tempo de troca: infusão durante 10 min
   Permanência de ___ min
   Drenagem durante 20 min ou enquanto houver drenagem espontânea do líquido
   NÃO DEIXAR LÍQUIDO NO ABDOME
5. Monitoramento rigoroso de ganhos e perdas com registro no prontuário
6. Registro do balanço do dialisato no prontuário de diálise peritoneal
7. O balanço do líquido de diálise deve ser de: ___ ℓ
8. Solução de dialisato: ___%
9. Aditivos no dialisato:
   Frequência de administração de medicamentos
   ___ ___/2 ℓ a cada troca **ou** × ___ trocas
   ___ ___/2 ℓ a cada troca **ou** × ___ trocas
10. Heparina: 1.000 unidades/2 ℓ a cada troca: sim/não
11. Virar e posicionar o paciente, quando necessário, para manter drenagem ideal
12. Sinais vitais ___ horas
13. Cuidados com o cateter e trocas de curativos diariamente
14. Retirar 15 mℓ de líquido de diálise da abertura do cateter todas as manhãs durante a diálise e enviar
    para contagem total e diferencial de células, cultura e antibiograma: sim/não

B. Prescrição de coleta de sangue:

1. Ureia, creatinina, HCO_3, Na, K, Cl e glicose às 8 h e 18 h diariamente durante a diálise

C. Comunicar ao médico imediatamente a ocorrência de:

1. Fluxo insatisfatório de dialisato
2. Dor ou distensão abdominal intensa
3. Drenagem de dialisato com sangue vermelho-vivo ou turvo
4. Vazamento de dialisato ou drenagem purulenta ao redor do sítio de saída do cateter
5. Pressão arterial sistólica < ___ mmHg
6. Frequência respiratória > ___/min ou dispneia intensa
7. Temperatura > ___ °C
8. Duas trocas positivas consecutivas
9. Um balanço de troca positivo (infusão de dialisato – drenagem de dialisato) ≥ 1.000 mℓ
10. Se o balanço negativo ultrapassar ___ ℓ em ___ h

iniciar a DP aguda com um volume de troca de 2 ℓ, alguns nefrologistas preferem iniciar com volumes menores (1 a 1,5 ℓ) nas primeiras trocas para minimizar o risco de vazamentos. Caso contrário, não se deve reduzir o volume de troca sem um bom motivo, pois isso diminui a depuração. Em pacientes grandes ou em estado de catabolismo intenso, um volume de troca de 2,5 a 3 ℓ pode ajudar a aumentar a eficiência da diálise.

2. **Tempo de troca**. É o tempo total necessário para infusão, permanência e drenagem. Caso o objetivo seja maximizar a depuração de pequenos solutos, o tempo de troca deve ser relativamente curto (cerca de 1 a 2 h), porém tempos maiores fazem parte da rotina de DPEC.

   a. **Tempo de infusão**. A infusão se dá por ação da gravidade ou bombeamento hidráulico com uma cicladora e geralmente leva de 5 a 10 min (200 a 300 mℓ/min). O tempo de infusão é determinado pelo volume a ser administrado e, em sistemas manuais, pela altura da solução de diálise acima do abdome do paciente. Pode ser prolongado devido ao acotovelamento do tubo ou ao aumento da resistência à infusão por tecidos intra-abdominais muito próximos da extremidade do cateter. Ao iniciar a DP aguda, alguns pacientes podem apresentar dor ou cãibras durante a infusão da solução de DP. A causa pode ser a natureza hipertônica e ácida do líquido de DP e é comum a melhora com o tempo, mas, quando os sintomas são intensos, pode-se obter alívio pela diminuição do fluxo de dialisato em várias trocas. Caso contrário, o tempo de infusão deve ser mínimo para maximizar a eficiência da diálise. As soluções de DP frias podem causar desconforto e hipotermia; portanto, a solução deve ser aquecida a 37°C antes da infusão.

b. **Tempo de permanência.** O período de permanência é o tempo durante o qual todo o volume de troca é mantido na cavidade peritoneal (*i. e.*, o tempo desde o fim da infusão até o início da drenagem). Ao iniciar a DP em pacientes com enfermidade aguda e em estado catabólico, o tempo de permanência habitual é de 30 min para obter um tempo de troca de 60 min. Com um volume de troca de 2 ℓ, é possível trocar diariamente até 48 ℓ de líquido. Considerando-se uma membrana peritoneal com características médias de transporte, a concentração de ureia no dialisato drenado corresponderá a cerca de 50 a 60% da concentração plasmática (razão D/P de 0,5 a 0,6 em 1 h). Assim, com um fluxo intensivo de troca de diálise de 2 ℓ/h, a depuração de ureia plasmática pode se aproximar de 24 a 29 ℓ/dia (0,5 a 0,6 × 48 ℓ/dia) ou 168 a 202 ℓ/semana. Caso não haja um estado de catabolismo intenso, muitas vezes é possível usar um maior tempo de permanência (p. ex., 1,5 a 6 h). Com um tempo de troca de 4 h (tempo de permanência de 3,5 h), a concentração de ureia no dialisato corresponde a, em média, 90% da concentração plasmática (razão D/P de 0,9 em 4 h). Isso causa uma depuração plasmática de ureia mínima de 11 ℓ/dia (0,9 × 12 ℓ/dia), ou 77 ℓ/semana. Supondo-se uma taxa de ultrafiltração de 1 ℓ/dia, isso acrescentaria 6,3 ℓ de depuração/semana, com uma depuração total de 83 ℓ/semana. Em termos de *Kt/V* semanal de ureia (ver adiante), a depuração semanal de 83 ℓ é o termo ($K × t$). Para um paciente de 70 kg do sexo masculino com *V* de 42 ℓ, o ($K × t$)/*V* semanal seria de 83/42 ou cerca de 2,0.

c. **Tempo de drenagem.** A drenagem de dialisato consumido ocorre por ação da gravidade e geralmente leva de 20 a 30 min. O tempo de drenagem depende do volume total a ser drenado, da resistência à drenagem e, quando se usam métodos manuais, da diferença de altura entre o abdome do paciente e a bolsa de drenagem. Em muitos pacientes, sobretudo naqueles com abdome grande, pode não haver drenagem completa na primeira troca (muitas vezes, há saída de apenas 1 a 1,5 ℓ) por causa do enchimento inicial de áreas do abdome com drenagem insatisfatória. Desde que não haja acentuada distensão abdominal, pode-se infundir com cuidado uma segunda troca de 2 ℓ. De modo geral, a drenagem subsequente é normal.

3. **Escolha da concentração de dextrose na solução de diálise.**
   a. **Concentração usual de 1,5% de dextrose (glicose mono-hidratada).** Em geral, essa concentração de dextrose [cerca de 1.360 mg de glicose/dℓ (75 mmol/ℓ)] exerce uma força osmótica suficiente para remover de 50 a 150 mℓ de líquido/h (embora isso possa variar de paciente para paciente) quando se usa um volume de troca de 2 ℓ e um tempo de troca de 60 min. Essa taxa de ultrafiltração pode ser traduzida na retirada diária de 1,2 a 3,6 ℓ de líquidos.
   b. **Concentrações maiores de dextrose.** Pode-se obter maior remoção de líquido com maiores concentrações de dextrose. A solução de dextrose a 4,25% pode acarretar uma taxa de ultrafiltração de 300 a 400 mℓ/h. Em condições agudas, esse grau de remoção de líquido pode ser necessário para o tratamento de insuficiência cardíaca congestiva ou de sobrecarga acentuada de volume. No entanto, teoricamente o uso contínuo da solução a 4,25% poderia levar à remoção diária de 7,2 a 9,6 ℓ e causar hipernatremia acentuada. Na prática,

raramente é necessário esse grau de remoção de líquido. As soluções de dextrose disponíveis (*i. e.*, trocas de 1,5%, 2,5% ou 4,25%) podem ser ajustadas para garantir o nível de ultrafiltração desejado. No caso de paciente euvolêmico, pode-se reiniciar o uso de solução a 1,5% para todas as trocas.

4. **Aditivos na solução de diálise.** Ao injetar qualquer aditivo nas bolsas de solução de DP, é preciso usar técnica estéril para evitar contaminação bacteriana da solução de diálise e peritonite.

   a. **Potássio.** As soluções padrão de DP não contêm potássio (K). Em geral, após as trocas iniciais, as concentrações séricas de K estão dentro dos limites normais, exceto em caso de catabolismo intenso. Na verdade, a perda de K pode ser alta na DP aguda, com possível depleção grave de K e instabilidade cardiovascular. É possível evitar ou corrigir essas alterações pelo acréscimo de K à solução de diálise. Quando o nível sérico de K é menor que 4 mM, podem-se acrescentar 4,0 a 5 mM de K às soluções de DP para minimizar o risco de hipopotassemia.

   b. **Heparina.** Na DP aguda o fluxo de dialisato pode ser lento por causa da obstrução do cateter por coágulos de fibrina ou de sangue, muitas vezes em consequência do sangramento lento que pode acompanhar a inserção do cateter ou da irritação do peritônio pelo cateter. O acréscimo de heparina (500 a 1.000 unidades/ℓ) à solução de diálise pode ajudar a evitar ou tratar esse problema. Como a absorção de heparina através do peritônio é mínima, não há aumento do risco de sangramento.

   c. **Insulina.** Em virtude da absorção de glicose da solução de diálise, pode ser necessária a administração de insulina complementar ao paciente diabético submetido a DP aguda. Pode-se administrar insulina por via subcutânea ou intravenosa ou acrescentar insulina regular à solução de DP antes da infusão. É preciso monitorar com rigor o nível sanguíneo de glicose, e a dose de insulina deve ser adequada para as necessidades do paciente.

   d. **Antibióticos.** A administração intraperitoneal de antibióticos é uma via eficiente para tratamento da peritonite. De modo geral, não se devem administrar antibióticos por via intraperitoneal para tratar infecções sistêmicas.

B. **Como medir a dose na DP aguda.** É importante garantir que a DP aguda administre uma dose satisfatória de diálise ao paciente com LRA. De modo geral, a adequação é avaliada por medida do *Kt/V* de ureia administrado pela DP. Isso é realizado por dosagem da concentração de ureia em amostras representativas de dialisato e plasma com a finalidade de calcular a razão D/P de ureia. Esse valor é multiplicado pelo volume diário total de drenagem do dialisato e dividido pelo volume estimado de distribuição de ureia usando equações antropométricas para a água corporal total, como a equação de Watson (ver Capítulo 25). No entanto, muitas vezes os pacientes com LRA apresentam sobrecarga hídrica, e o volume de distribuição de ureia será consideravelmente maior que o previsto por essas equações.

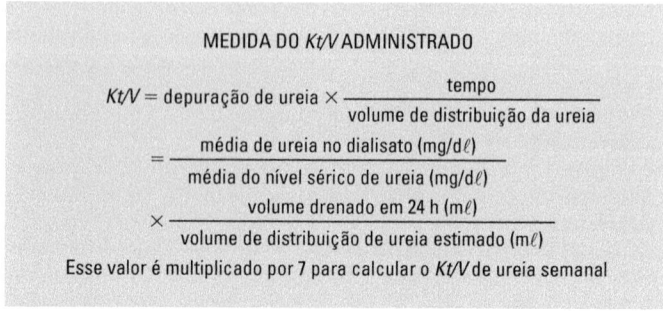

MEDIDA DO *Kt/V* ADMINISTRADO

$$Kt/V = \text{depuração de ureia} \times \frac{\text{tempo}}{\text{volume de distribuição da ureia}}$$

$$= \frac{\text{média de ureia no dialisato (mg/d}\ell)}{\text{média do nível sérico de ureia (mg/d}\ell)}$$

$$\times \frac{\text{volume drenado em 24 h (m}\ell)}{\text{volume de distribuição de ureia estimado (m}\ell)}$$

Esse valor é multiplicado por 7 para calcular o *Kt/V* de ureia semanal

IV. COMPLICAÇÕES. Durante a DP aguda podem ocorrer vários problemas de natureza mecânica, infecciosa, técnica e metabólica.

A. Complicações mecânicas. A drenagem incompleta pode causar "superenchimento", que é o acúmulo intraperitoneal progressivo de dialisato, com consequente desconforto, distensão e até mesmo comprometimento respiratório. Os problemas relacionados com o cateter que prejudicam a drenagem são as principais causas, embora as aderências intra-abdominais ou a distensão intestinal possam contribuir. É necessário observar o ciclo de drenagem e certificar-se de que haja esvaziamento completo durante o período de drenagem permitido. Até 10% dos pacientes submetidos a DP aguda apresentam problemas mecânicos.

B. Peritonite. As taxas de peritonite variaram de 4 a 41% durante a DP aguda em diferentes estudos. A peritonite é mais frequente após 48 h e é mais comum nos sistemas de drenagem aberta que de drenagem fechada. Embora haja predomínio de infecções por microrganismos gram-positivos, há uma alta incidência de peritonite por gram-negativos e fungos na DP aguda. Isso pode ser um reflexo da intensidade da doença em pacientes que necessitam de DP aguda, bem como de fatores predisponentes, como o uso prolongado de múltiplos antibióticos.

C. Hiperglicemia. Há variação considerável da quantidade de glicose absorvida durante a DP pelos pacientes devido a diferenças da permeabilidade da membrana peritoneal e das concentrações de dextrose usadas. Os transportadores rápidos absorvem a glicose com mais rapidez. Os pacientes submetidos a DPAC com quatro trocas diárias absorvem 60 a 80% da glicose infundida. Quando as trocas são mais rápidas, como na DP automatizada, a absorção de glicose é reduzida, pois o número de ciclos é maior e os tempos de permanência são menores. Em um estudo de 31 pacientes com LRA tratados com DPAV, houve absorção de cerca de 35% da glicose infundida durante o tratamento (Goes, 2013). Para evitar ou reduzir a hiperglicemia em pacientes tratados com DP, deve-se levar em consideração a absorção de glicose do dialisato ao calcular o ganho total de energia dos pacientes. Além disso, ao se detectar hiperglicemia, deve-se instituir o monitoramento frequente da glicemia (aproximadamente a cada 6 h) e considerar a administração intravenosa (IV), subcutânea e/ou intraperitoneal (IP) de insulina. Em estudos de pacientes submetidos a DPAV, os níveis de glicose foram bem mantidos (entre 130 e 170 mg/dℓ; 7,2 e 9,4 mmol/ℓ) tanto com insulina IV quanto IP.

D. Hipernatremia. Devido ao baixo coeficiente de *sieving* de sódio, que está relacionado com a passagem de água através de canais de aquaporina, o ultrafiltrado gerado na DP tem concentração de sódio aproximada de 70 mmol/ℓ. Portanto, o aumento da perda de água associado a trocas hipertônicas frequentes pode causar hipernatremia. A reposição intravenosa das perdas com líquidos hipotônicos ou a reposição de metade das perdas com soro glicosado a 5% evita a ocorrência de hipernatremia.

E. Hipoalbuminemia. Com as trocas frequentes usadas na DP aguda, a perda de proteínas pelo dialisato pode alcançar 10 a 20 g/dia e até o dobro dessa quantidade em caso de peritonite. Deve-se considerar a hiperalimentação oral ou parenteral em pacientes desnutridos. Em geral, a perda de proteínas por diálise não deve limitar o uso de DP em pacientes com LRA.

V. INFRAESTRUTURA NECESSÁRIA PARA "INÍCIO URGENTE" DE DP. Um programa bem-sucedido de início urgente de DP demanda vários componentes (Ghaffari, 2013a). Primeiro, é necessário que haja acesso imediato para a implantação de um cateter de Tenckhoff por um cirurgião, nefrologista ou radiologista. Segundo, é necessário que os nefrologistas do centro estejam dispostos a modificar a conduta anterior e considerar a opção de início urgente de DP em pacientes com doença renal crônica que apresentem quadro agudo de uremia ou sobrecarga hídrica. Terceiro, é necessário que seja possível realizar algum tipo de DP aguda de baixo volume, tipicamente administrada por cicladora com o paciente em decúbito dorsal, em enfermaria, durante no mínimo alguns dias para controlar a uremia aguda e a sobrecarga hídrica. Quarto, é necessário que haja disposição e capacidade de treinar o paciente na unidade de DP em curto espaço de tempo depois que houver estabilização clínica inicial em DP. Caso contrário, haveria uma espera excessiva pela admissão do paciente internado em um local de treinamento. Essas exigências significam que um programa de DP urgente só terá êxito com flexibilidade e cooperação entre as equipes e os médicos da enfermaria hospitalar e da unidade de DP, sob a liderança de um nefrologista interessado.

Referências bibliográficas e leitura sugerida

Arramreddy R, et al. Urgent start peritoneal dialysis: a chance for a new beginning. *Am J Kidney Dis.* 2014;63:390–395.

Asif A. Peritoneal dialysis access: related procedures by nephrologists. *Semin Dial.* 2004;17:398–406.

Bai ZG, et al. Bicarbonate versus lactate solutions for acute peritoneal dialysis. *Cochrane Database Syst Rev.* 2010;8:CD007034.

Burdmann EA, Chakravarthi R. Peritoneal dialysis in acute kidney injury: lessons learned and applied. *Semin Dial.* 2011;24:149–156.

Chionh CY, et al. Acute peritoneal dialysis: what is the 'adequate' dose for acute kidney injury? *Nephrol Dial Transplant.* 2010;25:3155–3160.

Chionh CY, et al. Use of peritoneal dialysis in AKI: a systematic review. *Clin J Am Soc Nephrol.* 2013;8:1649–1660.

Chitalia VC, et al. Is peritoneal dialysis adequate for hypercatabolic acute renal failure in developing countries? *Kidney Int.* 2002;61:747–757.

Gabriel DP, et al. High volume peritoneal dialysis for acute renal failure. *Perit Dial Int.* 2007;27:277–282.

Gabriel DP, et al. High volume peritoneal dialysis vs daily hemodialysis: a randomized, controlled trial in patients with acute kidney injury. *Kidney Int.* 2008;73:87–93.

George J, et al. Comparing continuous venovenous hemodiafiltration and peritoneal dialysis in critically ill patients with acute kidney injury: a pilot study. *Perit Dial Int.* 2012;31:422–429.

Ghaffari A, Kumar V, Guest S. Infrastructure requirements for an urgent-start peritoneal dialysis program. *Perit Dial Int.* 2013a;33:611–617.

Ghaffari A, et al. PD first: peritoneal dialysis as the default transition to dialysis therapy. *Semin Dial.* 2013b;26:706–713.

Goes CR, et al. Metabolic implications of peritoneal dialysis in patients with acute kidney injury. *Perit Dial Int.* 2013;33:635–645.

Guest S, et al. Intermittent peritoneal dialysis: urea kinetic modeling and implications of residual kidney function. *Perit Dial Int.* 2012;32:142–148.

ISPD Guidelines: peritoneal dialysis for acute kidney injury. *Perit Dial Int.* 2014;34:494-517.

Ivarsen P, Povlsen JV. Can peritoneal dialysis be applied for unplanned initiation of chronic dialysis? *Nephrol Dial Transplant.* 2014, in press.

Phu NH, et al. Hemofiltration and peritoneal dialysis in infection-associated acute renal failure in Vietnam. *N Engl J Med.* 2002;347:895–902.

Ponce D, Balbi AL. Peritoneal dialysis for acute kidney injury: a viable alternative. *Perit Dial Int.* 2011a;31:387–389.

Ponce D, et al. Different prescribed doses of high-volume peritoneal dialysis and outcome of patients with acute kidney injury. *Adv Perit Dial.* 2011b;27:118–124.

Ponce D, Balbi AL, Amerling R. Advances in peritoneal dialysis in acute kidney injury. *Blood Purif.* 2012a;34:107–116.

Ponce D, et al. High volume peritoneal dialysis in acute kidney injury: indications and limitations. *Clin J Am Soc Nephrol.* 2012b;7:887–894.

Ponce D, et al. A randomized clinical trial of high volume peritoneal dialysis versus extended daily hemodialysis for acute kidney injury patients. *Int Urol Nephrol.* 2013;45:869–879.

Thongboonkerd V, Lumlertgul D, Supajatura V. Better correction of metabolic acidosis, blood pressure control, and phagocytosis with bicarbonate compared to lactate solution in acute peritoneal dialysis. *Artif Organs.* 2001;25:99–108.

25

Adequação da Diálise Peritoneal e Prescrição de Diálise Peritoneal Crônica

Peter G. Blake e John T. Daugirdas

A prescrição de diálise peritoneal crônica conta com muitos elementos. Inicialmente, há a escolha entre as modalidades de diálise peritoneal ambulatorial contínua (DPAC) e diálise peritoneal com ciclagem ou automatizada (DPA) e suas variantes. Depois, a seleção de uma prescrição específica com base na depuração, na ultrafiltração e nas necessidades nutricionais/metabólicas. O termo "adequação" é usado com frequência nesse contexto e geralmente refere-se especificamente à depuração, mas também pode ser empregado em sentido mais amplo para se referir à qualidade da prescrição de diálise como um todo. Faça agora uma revisão dos Capítulos 21 (Fisiologia) e 22 (Equipamento), pois muitos conceitos analisados nesses capítulos não serão repetidos aqui.

I. **ESCOLHA DA MODALIDADE DE DIÁLISE PERITONEAL (DP)** (Tabela 25.1, Figura 25.1)
   A. **Modalidades de diálise peritoneal**
      1. **DPAC.** A combinação da simplicidade da DPAC, da facilidade de realizá-la em casa, de seu custo relativamente baixo e da liberação do uso de uma máquina de diálise tornaram esse procedimento historicamente a modalidade de diálise peritoneal crônica mais popular. Essa modalidade propicia terapia contínua e um estado fisiológico constante. Em geral, é possível obter controle do volume de líquido corporal e normalização da pressão arterial na maioria dos pacientes.

      A principal desvantagem da DPAC para muitos pacientes é a necessidade de múltiplas sessões (em geral, quatro por dia), e cada uma delas consome até 30 a 40 min do tempo do paciente. Embora esse procedimento possa ser realizado fora de casa, a necessidade de esterilização e o acesso aos suprimentos geralmente significam que o paciente tem de voltar para casa e, portanto, podem limitar um pouco as atividades cotidianas. A frequência dos procedimentos também pode ser um problema nos casos em que parentes ou outros cuidadores estão realizando as trocas para o paciente. Outros fatores são as limitações dos volumes de permanência devido à pressão intraperitoneal aumentada e a uma faixa limitada de depuração do soluto. Os episódios de peritonite ocorriam com frequência de

Tabela 25.1	Comparação das prescrições típicas de DPAC e DPA.		
	DPAC	**DPA com permanência diurna**	**DPA sem permanência diurna**
Solução de DP usada (ℓ/semana)	56 a 72	70 a 120	84 a 120
Tempo de diálise (h/semana)	168	168	70
Tempo na máquina (h/semana)	0	63 a 70	63 a 70
Número de procedimentos/semana	28	14	14
Kt/V de ureia/semana	1,5 a 2,4	1,5 a 2,6	1,2 a 2,0
CrCl (ℓ/semana)	40 a 70	40 a 70	25 a 50

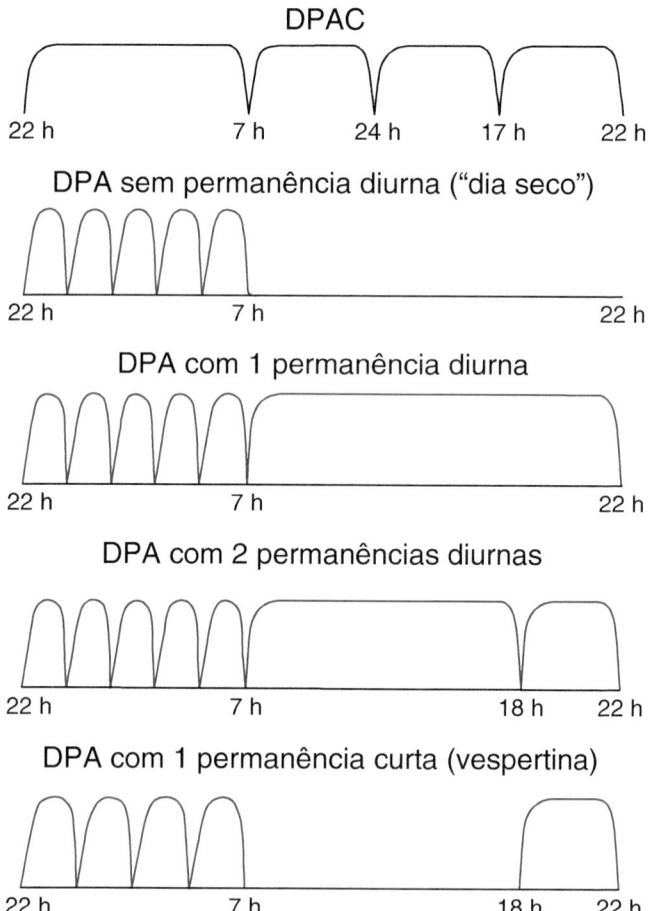

FIGURA 25.1 Diagrama de representação de várias prescrições de DPAC e DPA.

até uma vez a cada 12 meses e eram uma desvantagem importante no passado; entretanto, com o aperfeiçoamento dos equipos de transferência e dos dispositivos de conexão, houve diminuição considerável dessas ocorrências e programas bem-sucedidos relatam taxas de um episódio de peritonite a cada 3 anos ou ainda menores.

2. **DPA**. Essa modalidade tornou-se muito popular nos últimos 10 a 15 anos e, em muitos países mais ricos, está sendo utilizada na maioria dos pacientes em diálise peritoneal. A principal vantagem da DPA, em comparação com a DAPC, é o menor número de procedimentos de liga-desliga a cada dia – tipicamente dois em comparação com quatro na DPAC – e nenhum deles durante o dia. Todas as conexões e a preparação do equipamento ocorrem, em geral, na privacidade de casa, de modo que a adaptação psicológica é facilitada e a fadiga e "exaustão" do paciente podem ser reduzidas. A DPA é uma opção terapêutica atraente para os indivíduos ativos que considerariam inconvenientes as interrupções da rotina diária necessárias na DPAC. Além disso, é a terapia de escolha para a maioria dos

pacientes que necessitam de ajuda para realizar a diálise (p. ex., crianças, idosos dependentes e residentes em asilos). As principais desvantagens da DPA em comparação com a DPAC são a necessidade de cicladora, o maior custo e a complexidade ligeiramente maior.

Classicamente, a DPA foi dividida em DPA com permanência diurna, frequentemente denominada diálise peritoneal cíclica contínua (DPCC), e em DPA com "dia seco" (Figura 25.1), também denominada diálise peritoneal intermitente noturna (DPIN). Essas modalidades já foram descritas nos Capítulos 21 e 22.

Uma forma alternativa de DPA é a diálise peritoneal corrente (*tidal*) (DPT). Essa modalidade usa um volume de enchimento inicial seguido por drenagem parcial periódica (Fernando, 2006). O principal propósito da DPT foi promover a depuração de pequenos solutos mediante a prevenção da perda normal de tempo de diálise associada à infusão e à drenagem. Em termos de depuração, a vantagem da DPT em comparação com a DPA só é observada quando se usam volumes muito grandes de solução de diálise. Na atualidade, a principal utilidade da DPT é minimizar a dor associada à drenagem durante a ciclagem noturna. As principais desvantagens da DPT de alto volume são o aumento do custo e da complexidade, e essa técnica não é usada em larga escala.

B. **DPAC ou DPA: que modalidade escolher?** Essa decisão deve levar em conta tanto as preferências do paciente quanto a necessidade de uma prescrição de diálise peritoneal clinicamente ideal. As preferências do paciente podem ser baseadas no estilo de vida, no trabalho, no local de residência, na capacidade de realizar as várias modalidades de DP, na desenvoltura com a tecnologia da cicladora e no apoio familiar e social. No passado, acreditava-se que o estado de transporte peritoneal e sua influência na depuração e remoção de líquido fossem cruciais na escolha entre a DPAC e os diferentes tipos de DPA, mas agora há uma percepção crescente de que esses aspectos foram exagerados e que é preciso dar mais ênfase aos fatores do estilo de vida.

Acreditava-se que a DPA fosse melhor que a DPAC para manejo da volemia. No entanto, o fenômeno de *sieving* de sódio (ver Capítulo 26) é mais evidente com os curtos tempos de permanência de ciclos da DPA, e isso, combinado ao risco de reabsorção final de líquido com longas permanências diurnas, levou a preocupações com a adequação da remoção de sódio pela DPA. Um estudo recente sugere menor remoção de sal e maior prevalência de hipertensão sistólica com a DPA que com a DPAC, mas esse estudo não foi randomizado, e não há consenso de que esses achados sejam generalizáveis (Rodriguez-Carmona, 2004). A remoção de sal e água demanda atenção rigorosa tanto na DPAC quanto na DPA, mas as evidências são insuficientes para justificar que esse seja um elemento na escolha da modalidade inicial.

O risco de peritonite é outro fator clínico que pode surgir ao decidir entre a DPAC e as variantes de DPA. Um estudo randomizado realizado há duas décadas mostrou menor incidência de peritonite na DPA, mas as duas modalidades mudaram desde então e até agora não há consenso sobre maior predisposição à peritonite com uma ou outra.

Um terceiro aspecto é o custo. Em geral, a DPAC é mais barata que a DPA. Os programas de diálise precisam lidar com restrições financeiras e, em alguns casos, pode ser necessário que os pacientes assumam parte do custo ou todo ele.

II. **ESCOLHA DE UMA PRESCRIÇÃO**
   A. **Metas de depuração**
      1. *Kt/V* **de ureia semanal.** As metas de depuração na DP são definidas em termos de depuração de ureia semanal (*Kt*) normalizada para o volume de distribuição de ureia (V) estimado do paciente. As diretrizes atuais indicam meta de *Kt/V* de ureia mínima de 1,7. Antes, essa meta era maior, de 2,0 ou ainda maior nas modalidades não contínuas de DP, mas as metas foram reduzidas com base em evidências de

outro estudo e, em particular, do estudo randomizado ADEMEX (Paniagua, 2002), que não constatou diferença de desfechos entre pacientes que receberam maior e menor dose de DP. No estudo ADEMEX, o Kt/V semanal médio foi de 2,1 nos pacientes tratados com a maior dose de diálise e de 1,6 no grupo tratado com a menor dose. As diretrizes atuais não estipulam metas diferentes para as modalidades contínuas e descontínuas de DP (p. ex., DPA com "dia seco") nem metas diferentes com base no transporte peritoneal. Um estudo semelhante realizado em Hong Kong (Lo, 2003) também não constatou benefício de maiores doses de DP.

2. **Depuração de creatinina (CrCl) por 1,73 m^2 semanal.** As diretrizes anteriores também estipulam meta semanal de CrCl além da meta de Kt/V de ureia. A meta de creatinina foi normalizada para 1,73 m^2 de área de superfície corporal e estava no intervalo de 60 ℓ/1,73 m^2 por semana. A ideia de estipular meta de creatinina separada tinha o objetivo de modelar uma toxina urêmica com peso molecular ligeiramente maior que o da ureia (113 vs. 60 Da) que não fosse removida tão rapidamente por difusão. A maioria das diretrizes atuais não recomenda mais um nível mínimo de CrCl semanal, pois não foram demonstrados benefícios adicionais com o uso destes alvos sobre o valor das metas de Kt/V. No entanto, elas indicam a depuração de moléculas ligeiramente maiores que a ureia e, portanto, as diretrizes europeias, mas não as norte-americanas, sugerem a meta adicional de CrCl de 45 ℓ/1,73 m^2 por semana (Dombros, 2005).

3. **É recomendável levar em conta a função renal residual na meta de adequação?** Demonstrou-se repetidas vezes que a maior depuração renal residual está associada à maior sobrevida do paciente; na verdade, foi difícil mostrar um efeito semelhante da depuração peritoneal na sobrevida, ao menos no intervalo das prescrições típicas em uso clínico (Churchill, 1995). Alguns sugeriram que a meta de Kt/V de ureia semanal de 1,7 deve ser atendida pela depuração peritoneal isolada e que a depuração renal residual deve ser considerada um bônus precioso. No entanto, as diretrizes da KDOQI canadenses e europeias recomendam a soma do Kt/V peritoneal e renal para alcançar a meta.

4. **Metas iguais de Kt/V para DPAC e DPA.** Atualmente, a ideia prévia de que as metas de depuração na DPA devem ser mais altas que na DPAC, porque a DPA é um pouco mais intermitente, é considerada injustificada e causadora de complexidade desnecessária.

B. **Medida da depuração** (Tabela 25.2). A depuração na diálise peritoneal pode ser medida em termos de Kt/V de ureia e também pela CrCl/1,73 m^2. As duas depurações compreendem um componente peritoneal e um componente renal residual. A função renal residual dura mais na DP que na hemodiálise e é responsável por maior proporção da depuração total.

1. **Medida do Kt/V de ureia semanal.** O Kt/V peritoneal é calculado por coleta de efluente do dialisato durante 24 h e dosagem de ureia. O resultado é dividido pelo nível plasmático médio de ureia no mesmo período de 24 h e obtém-se um termo de depuração, Kt (Tabela 25.3). O momento de coleta da amostra de ureia plasmática não é crucial na DPAC porque o nível é relativamente constante ao longo do tempo. Na DPA, o nível sanguíneo de ureia não é tão constante ao longo do dia; portanto, o ideal é fazer uma dosagem no meio do período diurno sem ciclagem, em geral entre 13 h e 17 h, que deve corresponder aproximadamente aos níveis sanguíneos médios de ureia no dia.

O Kt de ureia renal residual é calculado do mesmo modo com coleta de urina de 24 h. Depois, os dois termos de Kt (peritoneal e renal) são somados para calcular o Kt total diário e esse valor é normalizado para V, que representa a água corporal total. Recomenda-se que V seja calculado por uma das fórmulas padronizadas para água corporal total, como a de Watson ou a de Hume-Weyers. Essas fórmulas baseiam-se na idade, no sexo, na altura e no peso do paciente (Tabela 25.2).

Tabela 25.2	Fórmulas para cálculo de índices de depuração na diálise peritoneal.

Kt/V:
Kt = *Kt* total = *Kt* peritoneal + *Kt* renal
Kt peritoneal = nitrogênio ureico no dialisato de 24 h/nitrogênio ureico sérico
Kt renal = nitrogênio ureico na urina de 24 h/nitrogênio ureico sérico
V (pela fórmula de Watson):
$V = 2,447$ a $0,09516$ l $+ 0,1704$ A $+ 0,3362$ P (sexo masculino)
$V = -2,097 + 0,1069$ A $+ 0,2466$ P (sexo feminino)
em que l = idade (anos); A = altura (cm) e P = peso (kg)[a]
CrCl:
CrCl = **CrCl** total corrigida para ASC de 1,73 m^2
CrCl total = **CrCl** peritoneal + **CrCl** renal
CrCl peritoneal = creatinina no dialisato de 24 h/creatinina sérica
CrCl renal[b] = 0,5 (creatinina na urina de 24 h/creatinina sérica + nitrogênio ureico na urina de 24 h/nitrogênio ureico sérico)
ASC (fórmula de DuBois):
ASC (m^2) $= 0,007184 \times P^{0,425} \times A^{0,725}$
em que ASC = área de superfície corporal (m^2), P = peso (kg)[a] e A = altura (cm)

[a] Pode-se usar o peso antropométrico (padrão mediano ou peso corporal ideal, como no Apêndice B) em vez do peso corporal real para cálculo de V ou ASC.
[b] Para fins de adequação da DP, a "CrCl" renal é a média das depurações urinárias de cretinina e de ureia.
N.R.T.: No Brasil, dosamos ureia e não nitrogênio ureico. A ureia pode substituir o nitrogênio ureico nestas equações.

Assim, obtém-se um valor diário para o *Kt/V* de ureia, que deve ser multiplicado por 7 para calcular o valor semanal. No cálculo de *V*, recomenda-se a normalização de *Kt* para o *V* ideal ou padrão do paciente (calculado a partir do peso corporal ideal ou padrão, conforme descrição no Apêndice B) em vez do *V* real (calculado a partir do peso corporal real). Essa conduta facilita o alcance das metas em pacientes obesos e é apropriada, pois a maioria não acredita que haja aumento da necessidade de depuração proporcional à gordura corporal. Por outro lado, pacientes desnutridos e edemaciados necessitam de mais diálise para alcançar as metas se a depuração for corrigida para o peso corporal padrão ou ideal. Esses pesos são calculados a partir de valores antropométricos, conforme descrição no Apêndice B; depois deve-se usar o peso corporal padrão ou ideal na equação de Watson para calcular o valor para um *V* ajustado.

2. **Medida da CrCl/1,73 m^2 semanal.** A medida da CrCl é semelhante à do *Kt/V* (Tabelas 25.2 e 25.3). Mais uma vez, o componente peritoneal é calculado pela dosagem de creatinina no efluente de dialisato coletado durante 24 h, seguida por divisão desse valor pela creatinina sérica. O método de soma da CrCl renal ao componente peritoneal é diferente do procedimento para o *Kt/V* de ureia. Sabe-se que a CrCl renal residual superestima consideravelmente a taxa de filtração glomerular verdadeira na maioria dos pacientes; portanto, é usual somar a média das depurações urinárias de ureia e creatinina à depuração peritoneal para obter a CrCl total. A "depuração de creatinina" diária total é normalizada para a área de superfície corporal (ASC) de 1,73 m^2, que é calculada pela fórmula de de DuBois ou de Gehan e George (ver Apêndice B). Esse valor de depuração diária é multiplicado por 7 para obter a CrCl/1,73 m^2 semanal. A normalização para o peso corporal padrão ou ideal pode ser realizada do mesmo modo que o *Kt/V* de ureia, em que se usa o peso que consta do Apêndice B para calcular o valor ajustado da ASC.

a. **Problema analítico na dosagem de creatinina no dialisato com glicose.** Os altos níveis de glicose encontrados no dialisato causam elevação artificial do nível de creatinina em alguns ensaios bioquímicos, e cada laboratório deve fazer a correção de acordo com a própria experiência. Para isso, pode-se acrescentar uma

| **Tabela 25.3** | Exemplos de cálculos de depuração na DPAC e na DPA. |

1. Um homem de 50 anos de idade e 66 kg não tem função renal residual. Ele está em DPAC com quatro trocas diárias de 2,5 ℓ, e a UF final é de 1,5 ℓ. O V pela fórmula de Watson é de 36 ℓ, e a ASC de acordo com a fórmula de DuBois é de 1,66 m^2. Os níveis séricos de nitrogênio ureico são de 70 mg/dℓ (25 mmol/ℓ) e os níveis séricos de creatinina são de 10 mg/dℓ (884 mcmol/ℓ). Os níveis de nitrogênio ureico e de creatinina (após correção para glicose) na coleta de dialisato de 24 h são de 63 mg/dℓ (22,5 mmol/ℓ) e de 6,5 mg/dℓ (575 mcmol/ℓ), respectivamente. Calcule o Kt/V e a ClCr.

Kt ureia/dia = volume de drenagem em 24 h × ureia D/P = 11,5 ℓ × 63/70 = 10,35 ℓ/dia.

Kt/V diário = 10,35 ℓ/36 ℓ = 0,288

Kt/V semanal = 0,288 × 7 = 2,02

Depuração da creatinina/dia = volume de drenagem em 24 h × creatinina D/P = 11,5 ℓ × 6,5/10 = 7,48 ℓ/dia. Corrigido para ASC de 1,73 m^2 = 7,48 × 1,73/1,66 = 7,80 ℓ/dia. CrCl/1,73 m^2 semanal = 7,8 × 7 = 55 ℓ/dia.

2. Uma mulher de 48 anos em DPA pesa 63 kg e faz cinco ciclos de 2,4 ℓ noturnos mais uma permanência diurna de 2 ℓ durante 6 h. O V calculado pela fórmula de Watson é de 32 ℓ, e a ASC calculada pela fórmula de Dubois é de 1,60 m^2. O volume drenado do dialisato em 24 h é de 15 ℓ, indicando UF final de 1.000 mℓ. O dialisato armazenado tem um nível de nitrogênio ureico de 48 mg/dℓ (17,1 mmol/ℓ) e nível de creatinina (após correção para glicose) de 4,5 mg/dℓ (398 mcmol/ℓ). O nível sérico de nitrogênio ureico no meio da tarde é de 65 mg/dℓ (23,2 mmol/ℓ) e o nível sérico de creatinina é de 9 mg/dℓ (796 mcmol/ℓ). As depurações urinárias de ureia e de creatinina são respectivamente de 2 e 4 mℓ/min. Calcule o Kt/V semanal total e a depuração de creatinina.

Kt peritoneal = volume de drenagem diário × ureia D/P = 15 ℓ × 48/65 = 11,1 ℓ.

Kt/V **peritoneal** = 11,1 ℓ/32 ℓ = 0,35/dia = 2,45/semana.

Depuração renal de ureia = Kt de ureia renal = 2 mℓ/min = 20 ℓ/semana.

Kt/V **renal** = 20/32 = 0,63/semana

Kt/V **total** = Kt/V peritoneal mais renal = 2,45 + 0,63 = 3,08/semana

Depuração peritoneal de creatinina = volume de drenagem diária × creatinina D/P = 15 ℓ × 4,5/9 = 7,5 ℓ. Corrigida para ASC de 1,73 m^2 = 7,5 × 1,73/1,60 = 8,1 ℓ/dia = 57 ℓ/semana.

Depuração renal de creatinina (para este fim) = média da depuração renal de ureia e creatinina = média de 2 e 4 mℓ/min = 3 mℓ/min = 30 ℓ/semana. Corrigida para ASC de 1,73 m^2 = 30 × 1,73/1,60 = 32,4 ℓ/semana.

Depuração total de creatinina/1,73 m^2 = 57 + 32,4 = 89,4 ℓ/semana.

D/P, dialisato/plasma; UF, ultrafiltração.

quantidade conhecida de creatinina a bolsas de solução de diálise não utilizadas com várias concentrações de dextrose e, em seguida, realizar o ensaio; desse modo, obtém-se o fator de correção apropriado.

3. **Frequência de dosagens.** Nos pacientes em diálise peritoneal, a KDOQI recomenda a medida do Kt/V de ureia no decorrer de 1 mês após o início da diálise peritoneal e, depois, a cada 4 meses, assim como após cada modificação importante da prescrição de diálise peritoneal ou da condição clínica do paciente. É preciso verificar a depuração urinária a cada 2 meses caso se use uma conduta escalonada de diálise peritoneal. Alguns consideram essas exigências excessivamente onerosas, e um meio-termo em pacientes mais estáveis que têm alcançado as metas seria a medida das depurações a cada 6 meses.

C. **Determinantes da depuração** (Tabela 25.4). O Kt/V de ureia semanal total alcançado em prescrições convencionais de diálise peritoneal varia tipicamente de apenas 1,2 até 3,0 por semana. Do mesmo modo, a CrCl/1,73 m^2 varia de apenas 30 ℓ/semana a 150 ℓ/semana. A principal causa dessa variação é a função renal residual.

1. **Função renal residual.** Esta pode ser facilmente responsável por até 50% da depuração total no início da diálise peritoneal. Estudos controlados randomizados oferecem algumas evidências de que é possível preservar a função renal residual nos pacientes em DPAC pelo tratamento com inibidores da enzima conversora

Tabela 25.4	Fatores que determinam a depuração nos pacientes em diálise peritoneal.

1. Fatores não relacionados com a prescrição:

Função renal residual
Área de superfície corporal
Características do transporte peritoneal

2. Fatores relacionados com a prescrição:

a. DPAC:

Volume de permanência
Frequência de trocas
Tonicidade da solução de diálise

b. DPA:

Número de permanências diurnas
Volume das permanências diurnas
Tonicidade das permanências diurnas
Tempo na cicladora
Frequência de ciclos
Volumes de permanência na cicladora
Tonicidade da solução da cicladora

---

de angiotensina ou com bloqueadores do receptor da angiotensina (Li, 2003b). É sempre conveniente minimizar a exposição a agentes potencialmente nefrotóxicos, inclusive aminoglicosídios, corantes radiológicos e anti-inflamatórios não esteroides. Devem-se evitar episódios de depleção de volume. Sugeriu-se que a preservação da função residual é melhor na DPAC do que na DPA, mas esse não é um achado consistente.

2. **Estado do transporte peritoneal.** Este é um importante determinante das depurações, sobretudo na DPA em que os ciclos de curta duração limitam mais o equilíbrio do soluto entre o plasma e o dialisato do que ocorre nas permanências mais prolongadas na DPAC (Blake, 1996). O transporte peritoneal é medido pelo teste de equilíbrio peritoneal (TEP), conforme analisado no Capítulo 21. Em geral, os baixos transportadores alcançam melhores depurações com permanências longas e de alto volume, enquanto os altos transportadores apresentam bons resultados com permanências curtas. Entretanto, essas diferenças são menos acentuadas com a ureia que com a creatinina, pois o menor peso molecular da ureia causa difusão relativamente rápida, mesmo nos baixos transportadores. Atualmente, o estado de transporte é reconhecido como um determinante da sobrevida do paciente e da técnica na DPAC; os baixos transportadores apresentam melhores resultados apesar da tendência a depurações menores que as alcançadas pelos altos transportadores. É provável que isso se deva parcialmente à importância da ultrafiltração e sua interação com a morbidade cardiovascular.

3. **Área de superfície corporal.** Considerando-se que os índices de depuração são normalizados para a ASC ou a água corporal total, esse é um determinante importante. Quando se usa o peso corporal padrão ou ideal, em vez do peso corporal real, para calcular um V ajustado e uma ASC ajustada, o impacto do peso atual diminui. Embora a área de superfície corporal grande dificulte a obtenção de metas mais altas de depuração, a ocorrência de desfechos piores em pacientes maiores é uma questão controversa.

D. **Estratégias de prescrição para alcançar metas de depuração na diálise peritoneal crônica**

1. **DPAC.** A prescrição típica inicial da DPAC continua a ser de 4 × 2 ℓ diários. Alguns centros iniciam com 4 × 2,5 ℓ em pacientes maiores, sobretudo se houver baixa

função renal residual. Outros usam $3 \times 2 \ \ell$ se os pacientes forem pequenos ou se houver considerável função renal residual. Em Hong Kong, onde o peso corporal médio é menor que nos países ocidentais, foram obtidos bons resultados com uso inicial de $3 \times 2 \ \ell$ em quase todos os pacientes. A icodextrina, quando disponível, faz parte da rotina de alguns centros para a permanência noturna, porém é mais dispendiosa, e alguns a utilizam apenas em altos transportadores ou em pacientes cuja reabsorção de líquido à noite constitua um problema clínico. Caso a medida da depuração seja inesperadamente baixa, deve ser repetida, porque há considerável variação e possibilidade de erro. Caso as metas de depuração não estejam sendo alcançadas, é preciso considerar a modificação da prescrição. A escolha da estratégia deve levar em conta o aumento da depuração necessário, o estado de transporte do paciente, as considerações de volume e nutricionais/metabólicas e, talvez o mais importante, o efeito provável no estilo de vida do paciente e de seus cuidadores, pois uma prescrição incômoda pode acarretar a não adesão ao tratamento ou o esgotamento, com consequente falha da técnica. Existem três opções para aumentar o Kt/V peritoneal nos pacientes em DPAC (Tabela 25.4): aumentar os volumes de permanência, aumentar a frequência das trocas diárias e/ou aumentar a tonicidade da solução de diálise, assim aumentando a ultrafiltração.

a. **Aumento dos volumes de permanência.** Esse procedimento aumenta a depuração porque o volume total de solução liberado diariamente aumenta e o maior volume de permanência causa apenas uma pequena redução do equilíbrio de ureia e creatinina. Em pacientes maiores, por exemplo, modificação de $4 \times 2 \ \ell$ para $4 \times 2,5 \ \ell$ na DPAC implica aumento de 25% do volume instilado e geralmente eleva o Kt/V peritoneal de 18 a 20%. Entretanto, nos pacientes menores, e sobretudo quando se usam volumes de permanência de 3 ℓ, pode haver maior queda do equilíbrio e a porcentagem de aumento da depuração é reduzida. Para alcançar as metas de depuração em pacientes maiores (> 75 kg) e anúricos, geralmente são necessários volumes de permanência mínimos de 2,5 ℓ (Virga, 2014). Alguns programas preferem iniciar com volumes de permanência maiores para esses pacientes, enquanto outros usam volumes de 2 ℓ até que haja cessação gradual da função renal e, depois, modificam. A principal desvantagem de aumentar os volumes de permanência é que alguns pacientes podem se queixar de dorsalgia, distensão abdominal e até mesmo dispneia. É possível minimizar essas queixas se os volumes aumentados forem introduzidos no início da diálise peritoneal, antes que o paciente se acostume a volumes menores. Estudos mostram apenas um pequeno aumento do risco de hérnias e de extravasamentos com a elevação associada da pressão intraperitoneal. Esse aumento da pressão também pode comprometer um pouco a ultrafiltração, mas esse efeito é parcialmente compensado pela maior persistência do gradiente osmótico da glicose quando se usam volumes maiores.

b. **Aumento da frequência de trocas diárias.** A maioria dos pacientes em DPAC realiza quatro trocas diárias. Em geral, o aumento do número de trocas de quatro para cinco por dia não tem efeito importante no equilíbrio da ureia, que permanece de cerca de 85 a 90% em pacientes com características de transporte médio. Isso não ocorrerá se não houver intervalo satisfatório entre as cinco trocas diárias, com um tempo de permanência mínimo de 4 h para cada uma. Haverá uma queda considerável da concentração de creatinina no efluente drenado, porque a curva de equilíbrio para a creatinina geralmente ainda está subindo 4 h após o início do período de permanência. Portanto, o aumento da frequência de trocas é menos efetivo que o aumento dos volumes de permanência, sobretudo no que diz respeito à ClCr.

Outra desvantagem do aumento da frequência de trocas para 5 vezes/ dia é a possível interferência no estilo de vida do paciente, que pode levar à não adesão ao tratamento ou ao esgotamento. Além disso, o custo de cinco trocas diárias é 25% maior que o de quatro trocas diárias, enquanto as bolsas de 2,5 ℓ de solução de diálise não costumam ser muito mais caras que as de 2 ℓ.

c. **Aumento da tonicidade das soluções de diálise.** Essa estratégia aumenta a ultrafiltração e a depuração. É usada em alguns centros, mas é cada vez maior a preocupação de que possa aumentar a incidência de hiperglicemia, hiperlipidemia, obesidade e lesão da membrana peritoneal a longo prazo.

2. **DPA.** A prescrição inicial de DPA é bastante variável nos centros. O volume de início habitual é de 10 ou 12 ℓ por dia, mas alguns utilizam 15 ℓ, sobretudo em pacientes maiores. O tempo típico de ciclagem é de 8 a 10 h, e os volumes de permanência na cicladora durante o dia geralmente são de 2 ℓ ou, em pacientes maiores, de 2,5 ℓ.

Alguns começam com prescrição de "dia seco" se o paciente tiver boa função renal residual e/ou tamanho pequeno. Outros usam a permanência diurna desde o início, mas podem encurtar sua duração para evitar reabsorção de líquido, sobretudo em altos transportadores e, depois, deixar o paciente "seco" durante parte do dia ou acrescentar uma segunda permanência. Quando dispõem de icodextrina, alguns centros usam-na rotineiramente para a permanência diurna, enquanto outros a prescrevem apenas para os altos transportadores ou para os pacientes com problemas de reabsorção de líquido e/ou aqueles nos quais a absorção excessiva de glicose é uma preocupação metabólica, por exemplo, pacientes diabéticos ou obesos.

Existem diferentes estratégias para aumentar a depuração peritoneal na DPA (Tabela 25.4) (Durand, 2003). Em ordem de utilidade, são elas:

a. **Introdução de uma permanência diurna.** Em pacientes com "dia seco", o melhor método para aumentar a depuração é acrescentar uma permanência diurna. Assim há aumento tanto do *Kt/V* quanto da ClCr, mas o efeito na ClCr é maior porque o equilíbrio de creatinina depende mais de tempos de permanência mais longos. Tipicamente, o acréscimo de uma permanência diurna em um paciente em DPA com "dia seco" aumenta de 25 a 50% o *Kt/V* peritoneal e a ClCr diários e, portanto, é uma medida muito custo-efetiva (Blake, 1996). Podem-se obter aumentos adicionais da depuração pelo acréscimo de uma segunda ou até mesmo terceira permanência diurna, embora a necessidade desse recurso seja menos provável com as atuais metas mais modestas de *Kt/V* e depuração de ureia. Para esse acréscimo de trocas, pode-se usar uma estação de conexão ou, se for melhor para o paciente, o equipo de DPAC manual da maneira convencional. Os volumes de permanência diurna podem ser ajustados gradualmente para maximizar a depuração e, ao mesmo tempo, minimizar os sintomas mecânicos. Essa estratégia tem a desvantagem de exigir que os pacientes executem mais procedimentos e mantenham líquido na cavidade abdominal durante, pelo menos, parte do dia.

b. **Aumento da frequência dos ciclos.** Em geral, o aumento da frequência dos ciclos na DPA aumenta as depurações porque maximiza o gradiente de concentração entre sangue e dialisato (Perez, 2000; Demetriou, 2006). Entretanto, quando o número de ciclos ultrapassa 6 a 9 por período de 9 h, uma grande proporção da sessão de diálise é despendida em drenagem e infusão, e o aumento adicional da depuração torna-se mínimo. O benefício de ciclos mais frequentes tende a ser maior nos altos transportadores e é maior para a ureia que para a creatinina. Também pode ser influenciado pela função do cateter. A manutenção constante de uma pequena quantidade de dialisato no peritônio [*i. e.*, uso de

DP corrente (*tidal*)] é um recurso que ajuda a manter a depuração durante a ciclagem rápida.

c. Aumento dos volumes de permanência na cicladora. Esse recurso aumenta a depuração na DPA, assim como na DPAC. Como os pacientes estão em decúbito dorsal durante a ciclagem, geralmente toleram melhor volumes de permanência maiores. É possível alcançar depurações maiores quando se administra o mesmo volume total de solução de diálise em menor número de alíquotas (*i. e.*, 4 × 2,5 ℓ/sessão é melhor que 5 × 2 ℓ/sessão), embora o aumento seja modesto.

d. Tempo na cicladora. Em geral, quanto mais tempo o paciente fica em DPA, melhor é a depuração, porque os tempos de permanência individuais são mais longos, possibilitando o equilíbrio mais completo entre o dialisato e o sangue.

e. Aumento da tonicidade da solução de diálise. Assim como na DPAC, a depuração pode ser aumentada na DPA por aumento da ultrafiltração diurna ou noturna, mas preocupações com complicações relacionadas à glicose limitam a utilidade dessa conduta.

E. Prescrição escalonada *versus* máxima. Existem duas condutas diferentes para a prescrição de diálise peritoneal quando se consideram as metas de depuração. A conduta escalonada, que é particularmente adequada quando há início precoce de diálise, sugere que a diálise peritoneal deva ser usada para compensar a diferença entre a depuração renal residual e a meta de depuração (Viglino, 2008). Portanto, inicialmente os pacientes podem necessitar de apenas duas ou três trocas diárias na DPAC, de uma prescrição de DPA de baixo volume e dia seco ou até mesmo de um dia por semana sem diálise. A alternativa é a conduta máxima, na qual a prescrição inicial é suficiente para alcançar as metas apenas com diálise peritoneal. Essa conduta considera que a função renal residual seja um bônus temporário, cuja deterioração é inevitável com o passar do tempo.

As vantagens da conduta escalonada são o menor custo inicial e o menor ônus para o paciente; além disso, pode diminuir a exposição total à glicose e o risco de peritonite, dada a necessidade de menos procedimentos. Uma desvantagem é a necessidade de monitoramento periódico da função residual para garantir que a depuração total obtida não esteja abaixo da meta.

F. Conduta empírica *versus* modelada. Outra decisão ao prescrever a diálise peritoneal diz respeito à adoção de *softwares* comerciais para modelar as prescrições apropriadas ou de uma conduta empírica. Na conduta modelada há coleta dos dados antropométricos do paciente, medida do transporte peritoneal por TEP e quantificação da função renal residual. Em geral, também requer a coleta de efluente do dialisato de 24 h para fazer cálculos específicos relativos à remoção e à absorção de líquido peritoneal. O *software* usa os dados para prever, com razoável acurácia, as depurações que serão alcançadas com as várias possíveis prescrições. O programa também sugere as prescrições adequadas para alcançar as depurações desejadas. Nessa conduta, ainda é preciso medir as depurações reais, pois às vezes há discrepância entre as depurações modeladas e reais.

A conduta alternativa é empírica, na qual o médico usa o tamanho, a função renal residual e o estado de transporte peritoneal do paciente para escolher uma prescrição razoável. Então, essa prescrição é testada, as depurações são avaliadas e a prescrição é ajustada, se necessário. Uma vantagem da conduta modelada é o menor número de tentativas e erros e, portanto, a identificação antecipada de uma prescrição adequada, com consequente diminuição do custo e da inconveniência para o paciente. O método empírico tem uma vantagem teórica de concentrar a atenção do médico no paciente em vez de em dados puramente numéricos. Na prática, é frequente o uso das duas condutas, e a conduta modelada é usada sobretudo em casos complexos e em pacientes em DPA.

G. Armadilhas na prescrição da diálise peritoneal. Os médicos deparam-se com várias armadilhas comuns na tentativa de alcançar depurações e remoção de líquido adequadas na diálise peritoneal.

1. **Perda da função renal residual.** Um problema comum é que a função renal residual não é monitorada com rigor suficiente e cai a níveis muito baixos sem o conhecimento do médico. Assim, o paciente é mantido com prescrição inadequada por um período considerável. A melhor técnica para evitar isso é a medida da depuração residual a cada 2 a 3 meses ou a adoção de uma conduta de prescrição máxima que propicie depuração peritoneal suficiente independente da função residual.

2. **Não adesão ao tratamento.** Às vezes, o paciente em diálise peritoneal crônica pode apresentar uremia ou níveis sanguíneos inesperadamente altos de ureia e de potássio apesar de as depurações medidas ultrapassarem as metas recomendadas. Nesse caso, existe uma forte possibilidade de não adesão. No dia da coleta, o paciente segue totalmente a prescrição e parece ter depurações excelentes. Nos outros dias, porém, ele não faz as trocas ou diminui o tempo na cicladora. Não existe um exame único que identifique esse problema específico e é necessário alto índice de suspeição. As medidas seriadas da excreção de creatinina no dialisato de 24 h e na urina podem ajudar a identificar o problema. Deve-se suspeitar de não adesão quando a excreção total de creatinina aumenta em comparação com o valor inicial. A explicação é que, no dia da coleta, está sendo dialisada a creatinina acumulada nos dias anteriores, durante os quais não houve adesão, com elevação artificial do valor. A outra explicação para o aumento da excreção total de creatinina é o ganho da massa corporal magra, mas isso não é frequente em pacientes em diálise crônica. Existem vários padrões de não adesão de pacientes em diálise peritoneal que devem ser considerados (Bernardini, 2000), a saber:
   - Omissão de trocas na DPAC
   - Intervalos inadequados entre as trocas na DPAC
   - Redução do volume de permanência das trocas na DPAC por infusão de solução de diálise fresca diretamente na bolsa de drenagem
   - Omissão de tratamentos na cicladora
   - Encurtamento do tempo na cicladora na DPA
   - Omissão ou encurtamento das permanências diurnas na DPA.

3. **Alto nível sérico de creatinina apesar das boas depurações.** Essa situação é comum. O paciente tem Kt/V de ureia acima de 1,7 por semana, mas o nível sérico de creatinina está acima de 12 a 16 mg/dℓ (cerca de 1.000 a 1.500 mcmol/ℓ). Existem muitas possibilidades. Uma delas é a não adesão à prescrição. Se for esse o caso, os níveis sanguíneos de ureia e de potássio também podem estar elevados. Uma segunda possibilidade é que esse seja um exemplo de discordância entre o Kt/V, que está elevado, e a ClCr, que está baixa. Isso é mais frequente quando a função renal residual desaparece gradualmente em baixos transportadores ou em pacientes em DPA sem permanência diurna. A confirmação pode ser obtida pela medida da ClCr. A terceira possibilidade, também comum, é a elevação acentuada dos níveis séricos de creatinina, não devido à depuração especialmente baixa, mas à elevada geração de creatinina, indicando maior porcentagem de massa corporal magra. Isso pode ser demonstrado pela dosagem de ClCr com valores de 45 a 50 ℓ/semana por 1,73 m^2 ou maiores e por demonstração de que a porcentagem de massa corporal magra é alta em relação ao previsto. Esses pacientes não são necessariamente musculosos e, na verdade, podem ser um tanto magros. A identificação dessa situação é útil porque pacientes com alta geração de creatinina ou alta porcentagem de massa corporal magra têm bom prognóstico na DP e seria um erro se os níveis séricos elevados de creatinina levassem ao diagnóstico de depuração insatisfatória e à substituição por hemodiálise.

4. **DPA sem permanência diurna em pacientes anúricos.** Alguns pacientes, mesmo quando perdem a função residual, podem obter um Kt/V de ureia acima de 1,7 por semana com prescrições que os mantêm "secos" durante todo o dia ou a maior parte dele. Em geral, são pacientes menores e alto ou médio-alto transportadores. Isso causa preocupação, porque embora o Kt/V esteja acima da meta, a depuração de moléculas médias na ausência de função residual depende do tempo de diálise e, portanto, embora sua medida não faça parte da rotina, será baixa. Não há meta recomendada para depuração de moléculas médias em diálise peritoneal ou hemodiálise e não há evidências clínicas de alto nível de que a depuração de moléculas médias seja importante. No entanto, sempre houve uma noção de que pode ser importante e que a depuração de moléculas médias pode ser melhor na DPAC ou na DPA com permanências diurnas, pois são modalidades contínuas em comparação com a DAP com dia seco. Não há resposta definitiva a essa questão, mas é preciso, no mínimo, tê-la em mente ao prescrever a DPA com "dia seco" para pacientes anúricos.

5. **Substituição inadequada de DPAC por DPA.** Às vezes, acredita-se que a DPA seja uma panaceia para a diálise inadequada com DPAC, mas o problema pode ser agravado na DPA se as prescrições forem inadequadas. Isso ocorre principalmente em baixos transportadores, que não devem alcançar depurações maiores com DPA que com DPAC, a menos que sejam prescritas duas permanências diurnas. Além disso, um paciente que tem o mesmo Kt/V de ureia após a troca de DPAC para DPA terá menor ClCr.

6. **Atenção insatisfatória à remoção de líquido.** Com frequência, a remoção de líquido é negligenciada em prescrições de diálise peritoneal. As prescrições que produzem boas depurações podem não garantir ultrafiltração suficiente para manter a volemia e evitar a hipertensão. Isso ocorre principalmente em alto e médio-alto transportadores, sobretudo se forem usadas longas permanências que acarretam reabsorção final de líquido. O uso de icodextrina para a longa permanência na DPAC e na DPA e a prescrição de permanências diurnas curtas na DPA são duas estratégias que podem ser úteis.

III. **ESTRATÉGIAS POUPADORAS DE GLICOSE.** Na última década, tem crescido a preocupação com as consequências prejudiciais da exposição à glicose hipertônica em soluções de diálise peritoneal (Holmes, 2006). Há fortes evidências de que a exposição acumulativa à glicose cause deterioração da função da membrana com declínio da ultrafiltração. Também se sabe que a absorção sistêmica de glicose pode agravar ou induzir hiperglicemia, hiperinsulinemia, obesidade e hiperlipidemia. As estratégias poupadoras de glicose são divididas nas seguintes categorias:

A. **Estratégias gerais:** Existem condutas para diminuir a necessidade de grandes quantidades de ultrafiltração e, portanto, de glicose hipertônica. Estas incluem (1) restrição de sal e água; (2) prescrição de altas doses de diuréticos de alça para manter maior volume de urina; (3) qualquer intervenção que preserve a função renal residual (inibidores da enzima conversora da angiotensina ou bloqueadores do receptor de angiotensina, prevenção do uso de medicamentos nefrotóxicos, da exposição a meios de contraste e da depleção de volume); e (4) revisão e aumento da meta de peso para evitar o uso impróprio de glicose hipertônica quando houver ganho de peso por aumento da massa de tecido adiposo.

B. **Estratégias de solução de diálise sem glicose.** Essas incluem a substituição de soluções de diálise com glicose por soluções com icodextrina ou aminoácidos (Paniagua, 2009; Li, 2013).

Embora para as estratégias poupadoras de glicose seja fundamental evitar a glicose hipertônica, é necessário manter o equilíbrio entre a minimização do excesso de exposição à glicose e a prevenção da hipervolemia.

IV. QUESTÕES NUTRICIONAIS NA DIÁLISE PERITONEAL. Demonstrou-se repetidas vezes que o estado nutricional de pacientes em diálise peritoneal é um preditor da sobrevida do paciente e de outros desfechos. Recomenda-se o monitoramento rotineiro de indicadores de nutrição para identificar pacientes de alto risco com vistas a intervenções apropriadas.

A. Índices nutricionais

1. **Aparecimento de nitrogênio proteico normalizado (nPNA).** Esse índice é facilmente medido pelo uso das mesmas coletas de 24 h de dialisato e de urina empregadas para calcular o Kt/V. A justificativa é que, em estado de equilíbrio, a excreção de nitrogênio é proporcional ao aporte proteico. Existem várias equações derivadas para estimar o nPNA a partir da excreção de nitrogênio e de proteína. Uma fórmula confiável é a desenvolvida por Bergström (1998) (ver equação e exemplo de cálculo na Tabela 25.5). Antes, as estimativas de PNA eram normalizadas para o peso corporal real, mas isso pode levar a valores de nPNA erroneamente altos em pacientes desnutridos e a valores também inadequadamente baixos em pacientes obesos (Harty, 1994). Hoje é preferida a normalização para o peso ideal ou desejável de acordo com tabelas antropométricas. A meta de nPNA recomendada para os pacientes em diálise peritoneal é de 1,2 g/kg/dia, mas esse valor pode ser desnecessariamente alto em muitos pacientes que, com frequência, alcançam o balanço de nitrogênio com aportes menores. A queda do nPNA ou um nível inferior a 0,8 g/kg/dia deve ser uma causa de preocupação, sobretudo se associado a outras evidências de nutrição insatisfatória.

Tabela 25.5 Cálculo do aparecimento de nitrogênio proteico normalizado (nPNA) com exemplo.

Fórmulas de Bergström:

1. PNA (g/dia) = 20,1 + 7,5 UNA (g/dia)

ou

2. PNA (g/dia) = 15,1 + 6,95 UNA (g/dia) + perdas de proteínas no dialisato (g/dia)

   UNA (g/dia) = perdas urinárias de ureia (g/dia) + perdas de ureia no dialisato (g/dia)

Usar a fórmula (1) se as perdas de proteínas no dialisato forem desconhecidas e a fórmula (2) se forem conhecidas.

A normalização de PNA para o peso corporal fornece nPNA. O peso corporal real, se usado, pode fornecer um valor erroneamente alto em pacientes desnutridos e um valor erroneamente baixo em pacientes obesos.

A normalização para o peso corporal padrão de acordo com tabelas antropométricas é preferida.

Exemplo:

Um homem de 60 kg em DPAC 4 × 2,5 ℓ diariamente tem volume de efluente do dialisato em 24 h de 12 ℓ, que contém 58,3 mg/dℓ de nitrogênio ureico, de modo que o teor total = 12 × 58,3 × 10 = 7.000 mg = 7 g de nitrogênio ureico.

O volume de urina em 24 h é de 500 mℓ e contém 560 mg/dℓ = 2.800 mg = 2,8 g de nitrogênio ureico.

UNA total = 7 + 2,8 = 9,8 g/dia

As perdas de proteína no dialisato são de 8 g/dia.

Portanto,

PNA = 15,1 + 6,95 (9,8) + 8 = 91,2 g/dia.

nPNA com base no peso real = 91,2/60 = 1,52 g/kg/dia.

Entretanto, o paciente perdeu peso e as tabelas antropométricas sugerem que seu peso padrão é de 72 kg.

O nPNA com base nesse peso é de 91,2/72 = 1,27 g/kg/dia.

UNA, aparecimento de nitrogênio ureico nitrogênio aparência; PNA, aparecimento de nitrogênio proteico.

2. **Aporte calórico.** Às vezes esse elemento é negligenciado nos pacientes em diálise porque sua medida não é tão fácil quanto a do aporte de proteínas. Na diálise peritoneal, o aporte calórico é uma combinação do aporte nutricional mais as calorias da glicose absorvida da solução de diálise. A meta sugerida é de 35 kcal/kg/dia; tipicamente, 10 a 30% desse total provêm da glicose na solução de diálise, e a quantidade exata absorvida depende da tonicidade, do tempo de permanência e do volume de solução usado, bem como das características do TEP do paciente, que também influenciam a porcentagem de glicose infundida que é absorvida. A medida do aporte calórico exige avaliação nutricional mais quantificação da glicose absorvida. Esta última é calculada diretamente subtraindo-se a quantidade de glicose no efluente da quantidade presente na solução de diálise original.

3. **Albumina sérica.** Esse é um dos mais importantes fatores preditivos de sobrevida do paciente em diálise peritoneal. Nessa população, a albumina sérica é muito mais que um marcador nutricional, pois é influenciada pelo estado do transporte peritoneal, que influi nas perdas de albumina no dialisato, e pela presença de enfermidade ou inflamação sistêmica, avaliada pelos níveis séricos de reagentes da fase aguda, como a proteína C reativa (Yeun, 1997). Comparado a esses fatores, aporte nutricional de proteína tem apenas um pequeno efeito nos níveis séricos de albumina.

4. **Avaliação subjetiva global (ASG).** Esse instrumento clínico simples é facilmente aplicado à beira do leito, promove a anamnese e o exame físico e prevê o desfecho do paciente. A avaliação subjetiva global é descrita em detalhes no Capítulo 31.

5. **Excreção de creatinina.** O teor total de creatinina, medido nas mesmas coletas de urina e de dialisato de 24 h usadas para calcular a depuração, pode ser usado para estimar a massa corporal magra (Keshaviah, 1995). Essas estimativas da excreção de creatinina são preditivas do desfecho do paciente, e um valor baixo ou decrescente identifica um paciente de risco.

B. **Tratamento da desnutrição.** Esse tópico é abordado em detalhes no Capítulo 31.

1. **Solução de diálise com aminoácidos.** Os aminoácidos intraperitoneais foram estudados durante muito tempo e estão disponíveis em muitos países, embora não nos EUA. Em geral, são administrados como um volume de permanência de 2 ℓ administrado durante o dia em DPAC ou DPA, usando a "opção de última bolsa". Cerca de 85% do teor de aminoácidos da bolsa serão absorvidos caso o líquido seja mantido no local por 6 h. Os alimentos devem ser ingeridos durante a permanência para maximizar a utilização dos aminoácidos absorvidos. Essa estratégia melhora o balanço de nitrogênio, mas existem poucas evidências de um efeito drástico nos desfechos clínicos importantes. O melhor estudo randomizado até o momento sugere que os aminoácidos intraperitoneais estejam associados a melhor manutenção a longo prazo dos índices nutricionais, sobretudo em mulheres, mas nenhum estudo teve tamanho suficiente para detectar qualquer efeito benéfico na qualidade ou na quantidade de vida (Li, 2003a).

Referências bibliográficas e leitura sugerida

Bergström J, et al. Calculation of the protein equivalent of total nitrogen appearance from urea appearance: which formulas should be used? *Perit Dial Int.* 1998;18:467–473.

Bernardini J, et al. Pattern of noncompliance with dialysis exchanges in peritoneal dialysis patients. *Am J Kidney Dis.* 2000;35:1104–1110.

Blake PG, et al. Recommended clinical practices for maximizing peritoneal clearances. *Perit Dial Int.* 1996;16:448–456.

Blake PG, et al; CSN Workgroup on Peritoneal Dialysis Adequacy. Clinical practice guidelines and recommendations on peritoneal dialysis adequacy 2011. *Perit Dial Int.* 2011;31:218–239.

Churchill DN, et al. Adequacy of dialysis and nutrition in continuous peritoneal dialysis [The CANUSA study]. *J Am Soc Nephrol.* 1995;7:198–207.

De Fijter CW, et al. Clinical efficacy and morbidity associated with CCPD rather than CAPD. *Ann Intern Med.* 1994;120:264–271.

Demetriou D, et al. Adequacy of automated peritoneal dialysis with and without manual daytime exchange. *Kidney Int.* 2006;70:1649–1655.

Diaz-Buxo JA. Enhancement of peritoneal dialysis: the "PD Plus" concept. *Am J Kidney Dis.* 1996;27:92–98.

Dombros N, et al. European Best Practice Guidelines for Peritoneal Dialysis. 7. Adequacy of peritoneal dialysis. *Nephrol Dial Transplant.* 2005;20(suppl 9):24–27.

Durand PY. APD schedules and clinical results. *Contrib Nephrol.* 2003;140:272–277.

Fernando SK, et al. Tidal PD: its role in the current practice of peritoneal dialysis. *Kidney Int Suppl.* 2006;103:S91–S95.

Guest S. Intermittent peritoneal dialysis: urea kinetic modeling and implications of residual kidney function. *Perit Dial Int.* 2012;32:142–148.

Harty JC, et al. The normalized protein catabolic rate is a flawed marker of nutrition in CAPD patients. *Kidney Int.* 1994;45:103–109.

Holmes C, et al. Glucose sparing in peritoneal dialysis: implications and metrics. *Kidney Int Suppl.* 2006;103:S104–S109.

Johansen KL, et al. Anabolic effects of nandrolone decanoate in patients receiving dialysis: a randomized controlled trial. *JAMA.* 1999;281:1275–1281.

Keshaviah PR, et al. The peak concentration hypothesis: a urea kinetic approach to comparing the adequacy of continuous ambulatory peritoneal dialysis and hemodialysis. *Perit Dial Int.* 1989;9:257–260.

Keshaviah PR, et al. Lean body mass estimation by creatinine kinetics. *J Am Soc Nephrol.* 1995;4:1475–1485.

Li FK, et al. A 3 year prospective randomized controlled study on amino acid dialysate in patients on CAPD. *Am J Kidney Dis.* 2003a;42:173–183.

Li PK, et al. Effects of an ACEI on residual renal function in patients receiving CAPD: a randomized controlled trial. *Ann Intern Med.* 2003b;139:105–112.

Li PK, et al. Randomized controlled trial of glucose sparing peritoneal dialysis in diabetic patients. *J Am Soc Nephrol.* 2013;24:1889–1900.

Lo WK, et al. Effect of Kt/V on survival and clinical outcome in CAPD patients in a randomized prospective study. *Kidney Int.* 2003;64:649–656.

Paniagua R, et al. Effect of increased peritoneal clearance on mortality rates in peritoneal dialysis: ADEMEX, a prospective randomized controlled trial. *J Am Soc Nephrol.* 2002;13:1307–1320.

Paniagua R, et al. Icodextrin improves fluid and metabolic management in high and high-average transport patients. *Perit Dial Int.* 2009;29:42–32.

Paniagua R, et al. Ultrafiltration and dialysis adequacy with various daily schedules of dialysis fluids. *Perit Dial Int.* 2012;32:545–551.

Perez RA, et al. What is the optimal frequency of cycling in APD? *Perit Dial Int.* 2000;20:548–556.

Sarkar S, et al. Tolerance of large exchange volumes by peritoneal dialysis patients. *Am J Kidney Dis.* 1999;33:1136–1141.

Rodriguez-Carmona A, et al. Compared time profiles of ultrafiltration, sodium removal and renal function in incident CAPD and APD patients. *Am J Kidney Dis.* 2004;44:132–145.

Viglino G, et al. Incremental peritoneal dialysis: effects on the choice of dialysis modality, residual renal function and adequacy. *Kidney Int Suppl.* 2008;108:S52–S55.

Virga G, et al. A load volume suitable for reaching dialysis adequacy targets in anuric patients on 4-exchange CAPD. *J Nephrol.* 2014;27:209–215.

Woodrow G, et al. Comparison of icodextrin and glucose solutions for daytime dwell in APD. *Nephrol Dial Transplant.* 1999;14:1530–1535.

Yeun JY, et al. Acute phase proteins and peritoneal dialysate albumin loss are the main determinants of serum albumin in peritoneal dialysis patients. *Am J Kidney Dis.* 1997;30:923–927.

26 Volemia e Sobrecarga Hídrica na Diálise Peritoneal

Neil Boudville e Peter G. Blake

A sobrecarga hídrica em pacientes em diálise peritoneal (DP) pode causar um quadro de edema generalizado, edema pulmonar e hipertensão arterial. Além disso, contribui para a hipertrofia do ventrículo esquerdo e é um importante fator para doença cardiovascular, a principal causa de morte em todos os pacientes em diálise. Está associada também a hipoalbuminemia, desnutrição, inflamação e aterosclerose (Dermici, 2011); é uma causa importante de falha técnica, sobretudo nos pacientes em DP a longo prazo (Woodrow, 2011).

I. **AVALIAÇÃO DO ESTADO DE HIDRATAÇÃO.** Essa avaliação é baseada principalmente no exame clínico, que faz, no máximo, uma estimativa grosseira. A meta de peso corporal ou "peso seco" na DP é o peso que produz um estado normotenso, sem edema e bem tolerado e, assim como na hemodiálise, é estipulada por tentativa e erro. Como a frequência de avaliação dos pacientes em DPA tende a ser menor, existe um risco de que esse processo seja mais prolongado e não tão bem realizado. É necessária a reavaliação clínica frequente dos pacientes.

Outros métodos de avaliação da volemia são bioimpedância, níveis séricos de peptídio natriurético encefálico (BNP) e ultrassonografia da veia cava inferior ou dos pulmões. A análise de bioimpedância pode ser feita com dispositivos relativamente simples e exige a fixação de eletrodos e a aplicação de correntes de baixa tensão. Essa técnica possibilita a estimativa do volume de líquido extracelular e intracelular; está sendo usada clinicamente em alguns centros, mas sem evidências de alto grau que justifiquem (John, 2010). Os níveis séricos de BNP estão em uso clínico e são preditivos dos desfechos, mas não distinguem com segurança entre sobrecarga hídrica e lesão cardíaca (Granja, 2007; Wang, 2007).

II. **MECANISMOS DA SOBRECARGA HÍDRICA.** A sobrecarga hídrica em um paciente em DP pode ser causada por qualquer combinação de prescrição imprópria, não adesão, perda da função renal residual, problemas mecânicos e disfunção da membrana peritoneal. É importante ter consciência de que um fator isolado pode não explicar a sobrecarga hídrica de um paciente em DP e deve-se evitar atribuir impensadamente toda a sobrecarga hídrica à falência da ultrafiltração (FUF) relacionada com a membrana.

III. **DIAGNÓSTICO DE DISFUNÇÃO DA MEMBRANA PERITONEAL E FALÊNCIA DA ULTRAFILTRAÇÃO.** A FUF é definida como a sobrecarga hídrica associada a volume de ultrafiltração < 400 mℓ em teste de equilíbrio peritoneal (TEP) modificado (Ho-dac-Pannakeet, 1997). O TEP modificado usa permanência de dialisato a 4,25% em vez da bolsa usual de dialisato a 2,5% usada no TEP padrão (descrito no Capítulo 21). Não se deve diagnosticar FUF se o volume de ultrafiltração ultrapassar 400 mℓ ou se não houver evidência clínica de sobrecarga de volume considerável. *Não se deve diagnosticar FUF antes de descartar disfunção e vazamento do cateter.* Um volume de ultrafiltração > 400 mℓ no TEP modificado indica função normal da membrana peritoneal e, se houver sobrecarga hídrica, é preciso dar mais atenção às causas não relacionadas com a membrana citadas na Tabela 26.1. Caso seja diagnosticada FUF, a próxima etapa é analisar as características de transporte de soluto do paciente usando os resultados do TEP com solução a 4,25% modificado (ou o TEP padrão, pois os resultados são muito semelhantes).

A. **Alto transportador com FUF (tipo I).** Nessa situação, a concentração de dextrose no dialisato cai rapidamente após a infusão por causa da absorção rápida, resultando na perda do gradiente de concentração que promove a remoção de líquido. Essa é a causa mais comum e, com frequência, é denominada FUF do tipo I. Em geral, ocorre depois de 3 anos ou mais em DP. Acredita-se que seja um reflexo do aumento da área de superfície peritoneal efetiva em consequência do aumento da vascularização da membrana que ocorre com o passar do tempo na DP. Essa situação ocorre em maior grau em alguns pacientes que em outros. É cada vez mais reconhecida a contribuição da fibrose intersticial e do consequente espessamento da membrana (Davies, 2005). As causas de FUF do tipo I incluem exposição acumulativa da membrana a grande quantidade de glicose (Davies, 2001) e talvez outros elementos bioincompatíveis das soluções de DP, entre os quais figuram o pH baixo, o lactato e os produtos tóxicos da degradação da glicose. Outras causas podem estar relacionadas com episódios acumulativos de peritonite ou com a inflamação sistêmica geralmente observada na uremia. A FUF do tipo I também pode ser transitória em alguns pacientes com peritonite aguda que apresentam aumento temporário do estado de transporte durante e após o episódio devido à inflamação aguda da membrana.

B. **Baixo transportador com FUF (tipo II).** Esse grupo de pacientes apresenta baixa depuração de solutos pequenos e remoção de líquidos reduzida. A condição é denominada FUF do tipo II e é muito menos comum. É um reflexo da menor área de superfície da membrana e, na maioria das vezes, decorrente do surgimento de aderências e tecido cicatricial após peritonite grave ou outra complicação intra-abdominal. É difícil manter esses pacientes em DP, a menos que tenham função renal residual considerável.

C. **FUF com transporte no intervalo normal (geralmente médio-alto e médio-baixo transportadores).** Mais uma vez é necessária a avaliação cuidadosa para descartar causas mecânicas de má remoção de líquido nesse grupo.
   1. O aumento da absorção linfática de líquido peritoneal é a causa em alguns pacientes, o que é denominado **FUF do tipo III.** É possível estimar o grau de absorção linfática por medida da taxa de desaparecimento de dextrana 70 da cavidade peritoneal, mas essa medida é rara na prática clínica, e o diagnóstico tende a ser de exclusão.
   2. **Deficiência de aquaporina.** Pode-se observar um padrão semelhante na deficiência de aquaporina, uma condição interessante, porém mais rara. O diagnóstico pode

Tabela 26.1	Causas de sobrecarga hídrica nos pacientes em DP.

Escolha imprópria da bolsa
Prescrição inadequada para as características de transporte da membrana
   Longas permanências diurnas ou noturnas com dextrose
   Falha na otimização do esquema de DPA para o estado de transporte
   Não uso de soluções com icodextrina
Não adesão à prescrição de DP
Não adesão à restrição de sal e água
Perda da função renal residual
Extravasamento abdominal
Disfunção do cateter
Controle glicêmico insatisfatório
Disfunção da membrana peritoneal

ser feito por medida da variação na concentração de sódio no dialisato após 30 a 60 min de permanência de um volume de 2 ℓ de solução de diálise com dextrose a 4,25% em comparação com um volume de 2 ℓ de solução com dextrose a 1,5%. Por que o nível de sódio no dialisato cai durante a parte inicial da permanência? Quando os níveis de glicose no dialisato são elevados, a UF osmótica ocorre principalmente por canais de aquaporina, que transportam água, mas não sódio. O resultado é a diminuição precoce da concentração de sódio no dialisato da ordem de 5 a 10 mmol/ℓ com uma concentração de glicose de 4,25% na solução de permanência. Esse efeito produz um gradiente de sódio entre o sangue e o dialisato, e a difusão de sódio aumenta novamente o nível de sódio no dialisato ao longo da permanência (Figura 21.7). Caso o transporte mediado por aquaporina esteja comprometido, não há queda inicial do nível de sódio no dialisato com soluções de permanência a 4,25% e a diferença entre os níveis de sódio no dialisato em 30 a 60 min com a solução a 4,25% e a solução a 1,5% é < 5 mmol/ℓ (Smit, 2004; Ni, 2006).

IV. **PREVENÇÃO E MANEJO DA SOBRECARGA HÍDRICA.** É frequente a coexistência de múltiplas causas de sobrecarga de volume em pacientes em DP. Por exemplo, pode haver alguma FUF, mas também aporte excessivo de sal ou controle insatisfatório da glicose. Portanto, o manejo ideal demanda várias estratégias terapêuticas e preventivas.

A. **Medidas gerais**

1. **Restrição de sódio.** É importante que os pacientes sejam orientados sobre a restrição de sódio e de líquidos, sobretudo quando há declínio da função renal residual. A recomendação é de que o aporte diário de sódio seja < 100 mmol (2,3 g) em pacientes com hipertensão arterial de difícil controle ou problemas de controle do volume (Ates, 2001).

2. **Orientação do paciente sobre a escolha de soluções com maior concentração de glicose.** Em geral, os pacientes aprendem a escolher ou ajustar a concentração de dextrose na solução de DP para alcançar a meta de peso corporal. O uso insuficiente de soluções hipertônicas pode contribuir para a sobrecarga hídrica. No entanto, a escolha regular de soluções com alta concentração de dextrose não deve ser o método preferido de controle do volume de líquido em vez da restrição de sódio. O uso excessivo de soluções com alta concentração de dextrose pode prejudicar a função da membrana peritoneal, aumentar a absorção de glicose, agravar o controle glicêmico e lipídico e promover a obesidade.

3. **Avaliação clínica frequente.** É necessária a avaliação periódica dos pacientes com revisão da meta de peso. Os pacientes em DP apresentam tendência inicial ao ganho ponderal, provavelmente por causa da absorção de glicose e, portanto, pode ser necessário ajustar a meta de peso para evitar o uso excessivo de glicose hipertônica na tentativa de alcançar uma meta irreal. Em uma fase mais adiantada da DP, à medida que diminui o volume de urina, há aumento da taxa de sobrecarga hídrica; o profissional de saúde precisa estar atento e intervir de acordo com os achados. Nenhum exame isolado é capaz de detectar essa situação, e a melhor conduta ainda é o exame clínico associado a tentativa e erro.

4. **Bom controle glicêmico.** Esse controle ajuda a manter, através da membrana peritoneal, o gradiente de concentração de glicose necessário para a remoção de líquido.

5. **Preservação da função renal residual.** Essa é uma conduta importante tanto para a depuração quanto para a remoção de líquido. Estudos clínicos em pacientes em DP mostram que os inibidores da enzima conversora de angiotensina e os bloqueadores do receptor de angiotensina preservam a função renal residual em termos de depuração e volume de urina. O uso de altas doses de diuréticos de alça nos pacientes com função renal residual, com ou sem metolazona, também

aumenta o volume de urina e a remoção de sódio e líquidos. As medidas para evitar nefrotoxinas e depleção do volume intravascular protegem a função renal residual.

As soluções de DP biocompatíveis que usam a tecnologia de multicompartimento contêm baixo teor de produtos de degradação da glicose, e alguns estudos randomizados sugerem que estejam associadas a melhor preservação da função renal residual (Johnson, 2012); entretanto, existe a preocupação de que isso seja, ao menos em parte, mediado por menor ultrafiltração com essas soluções (Blake, 2012).

6. **Extravasamento abdominal.** Ver Capítulo 28.
7. **Disfunção do cateter.** Ver Capítulo 23.
8. **Preservação da função da membrana peritoneal.** A redução dos episódios de peritonite e a prevenção da exposição excessiva a líquidos de DP com alta concentração de dextrose ajudam a preservar a função da membrana peritoneal a longo prazo. Estudos randomizados que analisam as soluções de DP "biocompatíveis" com baixos níveis de produtos de degradação da glicose não mostraram evidências de que essas soluções preservem melhor a função da membrana que as soluções convencionais de DP.

B. **Manejo da FUF.**
1. **Alto transportador (FUF do tipo I).** Os tempos de permanência devem ser curtos para manter o gradiente de concentração de dextrose do dialisato; desse modo, a diálise peritoneal automatizada (DPA), programada com permanências curtas de 1 a 1,5 h, pode ser melhor. É imprescindível evitar as soluções de permanência de longa duração com dextrose na diálise peritoneal ambulatorial contínua (DPAC) e na DPA. Na DPA, é possível usar soluções de permanência diurna de curta duração com dextrose. No entanto, a icodextrina é mais atraente para longas permanências tanto na DPAC quanto na DPA.
   a. **Icodextrina.** É um polímero de carboidrato usado no lugar da dextrose para produzir gradiente de concentração para a ultrafiltração. Não é absorvida através da membrana, embora seja lentamente captada pelos vasos linfáticos. Por conseguinte, o gradiente de concentração é mantido durante toda a longa permanência e possibilita ultrafiltração contínua. A icodextrina é ideal para a permanência diurna de 14 a 16 h na DPA e para a permanência noturna prolongada na DPAC. O uso de icodextrina melhora a volemia (Davies, 2003) e prolonga consideravelmente a sobrevida da técnica nos altos transportadores com FUF (Takatori, 2011). Demonstrou-se que também diminui a razão entre o líquido extracelular e o líquido intracelular, medida por bioimpedância (Woodrow, 2004).
   b. **Repouso do peritônio.** Registraram-se casos de melhora da função da membrana peritoneal na FUF do tipo 1 após a cessação temporária da DP. O mecanismo não é claro, mas pode incluir a resolução do aumento da vascularização durante o período de repouso.
2. **FUF em baixos transportadores.** É improvável que a DPA ou o uso de icodextrina promova resultados muito melhores nesses pacientes. Em geral, é necessária a transferência para hemodiálise.
3. **FUF em transportadores de média capacidade.** Não existe um método específico para reduzir a absorção linfática ou corrigir o comprometimento da função das aquaporinas. De modo geral, o manejo desse tipo de FUF é feito com restrição de sal e de água, diuréticos e medidas gerais para aumentar o volume de ultrafiltração total e compensar o volume reabsorvido. Essa conduta pode incluir encurtamento dos tempos de permanência e uso de icodextrina para longas permanências. A icodextrina pode ser ainda mais útil na deficiência de aquaporina, pois a ultrafiltração induzida ocorre quase exclusivamente por outros canais que não a aquaporina (La Milia, 2006).

V. ESTRATÉGIAS POUPADORAS DE GLICOSE. No nível da membrana peritoneal, estudos laboratoriais mostraram que a exposição à glicose hipertônica acarreta neovascularização da membrana e um padrão análogo ao da FUF com estado de alto transporte. Estudos clínicos atuais mostraram que os pacientes em uso DP a longo prazo mais expostos a glicose hipertônica são mais propensos a desenvolver características de alto transporte que aqueles que recebem menos glicose (Davies, 2001). Do ponto de vista sistêmico, a sobrecarga de glicose também pode ser prejudicial, conforme detalhado no Capítulo 29. A consequência foi maior ênfase em estratégias para minimizar a exposição à glicose. Na prática isso significa o uso de menos glicose hipertônica (Johnson, 2012; Li, 2013). A expectativa inicial seria de que essa conduta levasse a menor ultrafiltração e maior risco de sobrecarga hídrica. É possível, porém, encontrar um equilíbrio entre o efeito poupador de glicose e o controle volêmico. As estratégias efetivas para poupar glicose incluem restrição de sal e água, uso de diuréticos de alça para manter o volume e o uso de inibidores do sistema renina-angiotensina para preservar a função renal residual. A icodextrina possibilita a redução da exposição diária à glicose, e alguns estudos sugerem que a função da membrana a longo prazo seja mais estável com essa solução (Davies, 2005). Os aminoácidos intraperitoneais também podem ser substituídos por uma permanência diária de solução de dextrose.

VI. HIPERTENSÃO E HIPOTENSÃO NA DP

A. Hipertensão arterial. A princípio, defendeu-se que a DP, por ser contínua, propiciava melhor controle da pressão arterial que a hemodiálise. Sem dúvida, isso foi demonstrado nos relatos iniciais de populações em DP. Mais recentemente, demonstrou-se que a necessidade de medicamentos anti-hipertensivos aumenta com a duração da DP, sobretudo quando há perda da função renal residual (Ortega, 2011).

   1. **Remoção de sódio e hipertensão arterial com DPA.** A remoção de sódio é um pouco menor na DPA, pois a curta duração das permanências cicladas significa que o dialisato é drenado enquanto os níveis de sódio ainda estão baixos em virtude do *sieving* de sódio e antes que a difusão de sódio tenha tido a chance de corrigir essa situação (Rodriguez-Carmona, 2004). Surgiram preocupações, mas os estudos até hoje não mostraram com regularidade uma diferença de controle da pressão arterial entre pacientes em DPAC e DPA (Boudville, 2007).

   2. **Manejo.** O manejo inicial deve concentrar-se no controle de volume. Os agentes anti-hipertensivos, exceto os cardioprotetores, só devem ser introduzidos se a conduta for malsucedida. Devem ser preferidos os agentes com efeitos benéficos no volume de urina ou na função renal residual, como diuréticos de alça, inibidores da enzima conversora de angiotensina e bloqueadores do receptor da angiotensina. Muitas vezes, a escolha pode ser determinada pelas condições clínicas coexistentes, como cardiopatia isquêmica.

B. Hipotensão. A hipotensão não é incomum nas populações em DP e foi detectada por um estudo de coorte (Malliara, 2002) em 13% dos pacientes. Às vezes a causa da hipotensão é obscura, mas cerca de 20% dos casos são secundários à insuficiência cardíaca. Outros 40% podem ser causados por hipovolemia, e é importante reconhecer esse começo, pois a hipotensão nesses pacientes costuma responder à reposição de volume e a função renal residual também pode melhorar. Os pacientes com hipotensão decorrente de problemas cardíacos e os casos em que não é possível identificar a causa têm prognóstico sombrio, com alta taxa de mortalidade precoce. Agentes como midodrina e fludrocortisona têm sido empregados, porém sem comprovação de benefícios a longo prazo. A hipotensão de início recente pode, evidentemente, ser uma indicação de sepse em desenvolvimento ou de lesão cardíaca aguda.

Referências bibliográficas e leitura sugerida

Ates K, et al. Effect of fluid and sodium removal on mortality in peritoneal dialysis patients. *Kidney Int.* 2001;60:767–776.

Blake PG. Balance about balANZ. *Perit Dial Int.* 2012;32:493–496.

Boudville NC, et al. Blood pressure, volume, and sodium control in an automated peritoneal dialysis population. *Perit Dial Int.* 2007;27:537–543.

Davies SJ, et al. Peritoneal glucose exposure and changes in membrane solute transport with time on peritoneal dialysis. *J Am Soc Nephrol.* 2001;12:1046–1051.

Davies SJ, et al. Icodextrin improves the fluid status of peritoneal dialysis patients: results of a double-blind randomized controlled trial. *J Am Soc Nephrol.* 2003;14:2338–2344.

Davies SJ, et al. Longitudinal membrane function in functionally anuric patients treated with APD: data from EAPOS on the effects of glucose and icodextrin prescription. *Kidney Int.* 2005;67:1609–1615.

Demirci MS, et al. Relation between malnutrition inflammation atherosclerosis and volume status: the usefulness of bioimpedance in peritoneal dialysis patients. *Nephrol Dial Transplant.* 2011;26:1708–1716.

Granja CA, et al. Brain natriuretic peptide and impedance cardiography to assess volume status in peritoneal dialysis patients. *Adv Perit Dial.* 2007;23:155–160.

Ho-dac-Pannakeet MM, et al. Analysis of ultrafiltration failure in peritoneal dialysis patients by means of standard peritoneal permeability analysis. *Perit Dial Int.* 1997;17:144–150.

John B, et al. Plasma volume, albumin and fluid status in peritoneal dialysis patients. *Clin J Am Soc Nephrol.* 2010;5:1463–1470.

Johnson DW, et al. Effects of biocompatible versus standard fluid on peritoneal dialysis outcomes. *J Am Soc Nephrol.* 2012;23:1097–1107.

La Milia V. Sodium kinetics in peritoneal dialysis: from theory to clinical practice. *G Ital Nefrol.* 2006;23:37–48.

Lee JA, et al. Association between serum n-terminal pro-brain natriuretic peptide concentration and left ventricular dysfunction and extracellular water in continuous ambulatory peritoneal dialysis patients. *Perit Dial Int.* 2006;26:360–365.

Li PK, et al. Effects of an angiotensin-converting enzyme inhibitor on residual renal function in patients receiving peritoneal dialysis: a randomized, controlled study. *Ann Int Med.* 2003;139:105–112.

Li PK, et al. Randomized controlled trial of glucose-sparing peritoneal dialysis in diabetic patients. *J Am Soc Nephrol.* 2013;24:1889–1900.

Malliara M, et al. Hypotension in patients on chronic peritoneal dialysis: etiology, management, and outcome. *Adv Perit Dial.* 2002;18:49–54.

Mujais S, et al. Evaluation and management of ultrafiltration problems in peritoneal dialysis. International Society for Peritoneal Dialysis Ad Hoc Committee on Ultrafiltration Management in Peritoneal Dialysis. *Perit Dial Int.* 2000;20(suppl 4):S5–S21.

Ni J, et al. Aquaporin-1 plays an essential role in water permeability and ultrafiltration during peritoneal dialysis. *Kidney Int.* 2006;69:1518–1525.

Ortega LM, Materson BJ. Hypertension in peritoneal dialysis patients: epidemiology, pathogenesis and treatment. *J Am Soc Hypertens.* 2011;5:128–136.

Paunuccio V, et al. Chest ultrasound and hidden lung congestion in peritoneal dialysis patients. *Nephrol Dial Transplant.* 2012;27:3601–3605.

Rodriguez-Carmona A, et al. Compared time profiles of ultrafiltration, sodium removal and renal function in CAPD and APD patients. *Am J Kidney Dis.* 2004;44:132–145.

Sharma AP, Blake PG. Should fluid removal be used as an index of adequacy in PD? *Perit Dial Int.* 2003;23:107–108.

Smit W, et al. Quantification of free water transport in peritoneal dialysis. *Kidney Int.* 2004;66:849–854.

Takatori Y, et al. Icodextrin increases technique survival rate in peritoneal dialysis patients with diabetic nephropathy by improving body fluid management: a randomized controlled trial. *Clin J Am Soc Nephrol.* 2011;6:1337–1344.

Wang AY, et al. N-terminal pro-brain natriuretic peptide: an independent risk predictor of cardiovascular congestion, mortality, and adverse cardiovascular outcomes in chronic peritoneal dialysis patients. *J Am Soc Nephrol.* 2007;18:321–330.

Woodrow G. Volume status in peritoneal dialysis patients. *Perit Dial Int.* 2011;31(suppl 2):S77–S82.

Woodrow G, et al. Abnormalities of body composition in peritoneal dialysis patients. *Perit Dial Int.* 2004;24:169–175.

27 Peritonite e Infecção no Sítio de Saída

Cheuk-Chun Szeto, Philip K.-T. Li e David J. Leehey

I. PERITONITE

A. Incidência. A peritonite ainda é o "calcanhar de Aquiles" da diálise peritoneal (DP). "Contribui" para 16% das mortes em DP. Além disso, é a causa mais comum de insucesso terapêutico, responsável por quase 30% dos casos. A incidência total de peritonite nos pacientes em diálise peritoneal ambulatorial contínua (DPAC) durante a década de 1980 e o início da década de 1990 foi, em média de 1,1 a 1,3 episódio por paciente-ano nos EUA. A melhoria da capacitação dos pacientes, dos sistemas de DP e das medidas profiláticas levou à queda da taxa de peritonite em todo o mundo. Atualmente, muitos centros relatam uma taxa de peritonite de 0,2 a 0,6 episódio por paciente-ano em risco ou um episódio a cada 20 a 60 pacientes-mês em DP (Piraino, 2011). A criação do equipo em Y e dos sistemas de desconexão de dupla bolsa reduziu consideravelmente a incidência de peritonite, sobretudo de episódios causados por microrganismos gram-positivos (Monteon, 1998; Li, 2002). A mesma técnica de drenagem antes da infusão que é usada nos equipos em Y da DPAC pode ser empregada efetivamente na diálise peritoneal automatizada (DPA). De modo geral, as taxas de peritonite na DPA e na DPAC não são diferentes. Os pacientes em DPA mantidos "secos" durante o dia (*i. e.*, sem permanência diurna) podem correr menor risco de infecção que os pacientes com permanência diurna. As recomendações atuais da International Society for Peritoneal Dialysis no tocante às infecções relacionadas com a DP (Piraino, 2011) são de que todos os programas devem monitorar as taxas de infecção, de preferência uma vez por mês, mas, no mínimo, anualmente.

B. Patogenia

1. Vias de infecção

a. Intraluminal. As causas mais frequentes de peritonite são os erros na técnica de instituir ou interromper a conexão do equipo de transferência à bolsa ou do cateter ao equipo de transferência. Desse modo, as bactérias têm acesso à cavidade peritoneal através do lúmen do cateter. Os microrganismos habituais são estafilococos coagulase-negativos ou difteroides.

b. Periluminal. As bactérias existentes na superfície cutânea podem entrar na cavidade através do trajeto do cateter peritoneal. Os microrganismos habituais são *Staphylococcus aureus* ou *Pseudomonas aeruginosa*.

c. Origem intestinal. Bactérias de origem intestinal migram através da parede intestinal e entram na cavidade peritoneal. Esse é o mecanismo habitual de episódios de peritonite associados a estados diarreicos e/ou a procedimentos no cólon; também pode ser observado em casos de hérnia estrangulada. Os microrganismos típicos implicados são *Escherichia coli* e *Klebsiella* sp.

d. Hematogênica. Uma causa menos comum de peritonite é a semeadura do peritônio por bactérias oriundas de um local distante através da corrente sanguínea. Os microrganismos típicos são estreptococos e estafilococos.

e. Transvaginal. É incomum, mas pode haver infecção ascendente da vagina, através das tubas uterinas, até o peritônio. Alguns casos de peritonite por *Candida* ocorrem por essa via.

2. **Papel das defesas do hospedeiro.** Os leucócitos peritoneais são fundamentais no combate às bactérias que penetraram no espaço peritoneal por qualquer uma das vias mencionadas. Atualmente são conhecidos vários fatores que alteram sua eficácia na fagocitose e no combate às bactérias invasoras.

a. **pH e osmolalidade da solução de diálise.** Algumas soluções de diálise peritoneal têm pH próximo de 5,0 e a osmolalidade da maioria delas corresponde a 1,3 a 1,8 vez a osmolalidade do plasma normal, dependendo da concentração de glicose utilizada. Essas condições não fisiológicas podem inibir a capacidade de fagocitose e de destruição das bactérias por leucócitos peritoneais. A osmolalidade alta, o pH baixo e a presença do ânion lactato combinam-se e causam inibição do superóxido. Há algumas evidências de que novas soluções "biocompatíveis", com pH normal podem reduzir a taxa de peritonite, mas esse não foi um achado regular entre os estudos publicados (Cho, 2014).

b. **Níveis de cálcio na solução de diálise peritoneal.** As ações antimicrobianas dos macrófagos peritoneais são estimuladas tanto pelo cálcio quanto pelo colecalciferol. Houve relatos de que o uso de vitamina D ativa reduz a taxa de peritonite (Kerschbaum, 2013). O uso de concentração de cálcio de 1,25 mM (2,5 mEq/ℓ) na solução de DP tornou-se comum, pois pode melhorar a doença óssea adinâmica e reduzir a calcificação vascular. Houve relatos de aumento do risco de peritonite por *Staphylococcus epidermidis* com o uso de soluções de diálise com baixos níveis de cálcio (Piraino, 1992), mas não foram publicados relatos confirmatórios subsequentes.

C. **Etiologia.** Com o uso de técnicas de cultura adequadas, é possível isolar o microrganismo no líquido peritoneal de mais de 90% dos casos em que há sinais e sintomas de peritonite com elevada contagem de neutrófilos no líquido peritoneal. Em geral, o patógeno responsável é uma bactéria, mas há casos de peritonite fúngica (Tabela 27.1).

D. **Diagnóstico.** É necessária a presença de dois destes três achados: (a) sinais e sintomas de inflamação peritoneal, (b) líquido peritoneal turvo com contagem de células elevada no líquido peritoneal (> 100/$\mu\ell$) principalmente neutrófilos (> 50%) e (c) demonstração de bactérias no efluente peritoneal por coloração de Gram ou cultura.

1. **Sinais e sintomas.** A dor abdominal é o sintoma mais comum, mas às vezes é muito leve. Outros são náuseas, vômito e diarreia (Tabela 27.2). Algumas vezes, sobretudo em idosos, os únicos sintomas são a perda relativamente súbita da função

Tabela 27.1	Frequência de microrganismos isolados em pacientes com peritonite.
Microrganismos identificados	**Porcentagem (%)**
Microrganismos gram-positivos	40 a 50
S. aureus	11 a 12
Espécies de estafilococos coagulase-negativas	12 a 30
Microrganismos gram-negativos	20 a 30
Pseudomonas sp.	12 a 15
E. coli	6 a 10
Fungos	2 a 4
Micobactérias	~ 1
Polimicrobiano	~ 10
Cultura negativa	~ 15

Tabela 27.2　Sinais e sintomas de peritonite.	
	Porcentagem (%)
Sintomas	
Dor abdominal	95
Náuseas e vômitos	30
Sensação de febre	30
Calafrios	20
Constipação intestinal ou diarreia	15
Sinais	
Líquido peritoneal turvo	99
Dor à palpação do abdome	80
Dor à descompressão súbita	10 a 50[a]
Aumento da temperatura	33
Leucocitose no sangue	25

[a] Extremamente variável, dependendo da intensidade da infecção e do tempo transcorrido entre o início do quadro e a avaliação médica.

renal residual e hipotensão postural. Por outro lado, os pacientes em diálise podem apresentar dor peritoneal de causas abdominais não relacionadas com a peritonite; nos pacientes cuja diálise inicia-se após o insucesso de um transplante e a interrupção do tratamento com esteroides, deve-se considerar a possibilidade de dor abdominal por insuficiência suprarrenal.

2. **Líquido peritoneal**

   a. **Turvação do líquido.** Em geral, o líquido peritoneal torna-se turvo quando a contagem de células ultrapassa 50 a 100/$\mu\ell$ (50 a 100 × 10^6/ℓ). Na maioria dos pacientes, a súbita turvação do líquido peritoneal com o surgimento de sintomas abdominais pertinentes é evidência suficiente de peritonite para justificar o início de terapia antimicrobiana. No entanto, a turvação do líquido peritoneal pode ser causada por outros fatores (p. ex., fibrina, sangue ou, raramente, neoplasia maligna ou quilo) em vez de aumento da contagem de leucócitos. Por vezes, há turvação do líquido drenado após um longo período de permanência (como depois da permanência diurna em pacientes em DPA) sem que haja peritonite. Por outro lado, o líquido peritoneal relativamente translúcido não descarta totalmente a peritonite. Houve relato de turvação do líquido com o uso de bloqueadores dos canais de cálcio, provavelmente porque estes aumentam a concentração de triglicerídios no líquido peritoneal (Ram, 2012).

   b. **Importância da contagem diferencial de células no líquido peritoneal.** Em geral, a peritonite está associada a aumento do número absoluto e da porcentagem de neutrófilos no líquido peritoneal. Em algumas ocasiões, há elevado número de células no líquido peritoneal (que torna o líquido turvo) por aumento da quantidade de monócitos ou eosinófilos no líquido peritoneal (ver adiante). A maioria desses casos não está associada a peritonite e não exige tratamento antimicrobiano. Por esse motivo, é necessária a contagem diferencial de células na amostra de líquido peritoneal. Antes da contagem, o líquido é processado em centrífuga especial (p. ex., Cytospin, Shandon, Inc., Pittsburg, PA) e o sedimento é tratado com corante de Wright.

   c. **Coleta da amostra**

      1. **Pacientes em DPAC.** A bolsa de drenagem cheia de efluente peritoneal é desconectada, invertida várias vezes para misturar seu conteúdo. Uma amostra (7 mℓ) é aspirada do acesso da bolsa de drenagem e transferida para um tubo que contém ácido etilenodiaminotetracético (EDTA).

2. **Pacientes em DPA.** É fácil fazer uma contagem de células representativa do volume de permanência diurno; para isso, drena-se o abdome e coleta-se a amostra da bolsa de drenagem. Os pacientes com "dia seco" podem ter líquido residual no abdome quando examinados. Nesses casos, a amostra de líquido peritoneal pode ser obtida diretamente através do cateter peritoneal. Após a limpeza minuciosa do cateter com iodo-povidona, uma seringa é acoplada com uso de técnica estéril rigorosa, e 2 a 3 mℓ de líquido no lúmen do cateter são retirados e desprezados. Em seguida, com outra seringa, a amostra (7 mℓ) de líquido peritoneal é retirada do cateter e injetada em um tubo com EDTA. Se o líquido obtido dessa maneira for insuficiente, pode-se infundir 1 ℓ de solução de diálise, drenar o abdome e coletar uma amostra do efluente. Embora a contagem absoluta de células no líquido peritoneal seja menor nessa amostra diluída, a contagem diferencial será semelhante à da amostra obtida diretamente através do cateter.

3. **Tempo de armazenamento.** A identificação morfológica dos vários tipos de células é muito difícil nas amostras de efluente peritoneal armazenadas por mais de 3 a 5 h antes da injeção no tubo de amostra com EDTA.

d. **Contagem de células no líquido peritoneal em casos de peritonite.** A contagem absoluta de células no líquido peritoneal nos pacientes em DPAC geralmente é < 50 células/μℓ e, com frequência, < 10 células/μℓ. Nos pacientes em DPA com "dia seco", a contagem absoluta de células pode ser muito maior, sobretudo nas amostras obtidas diretamente através do cateter quando o volume de líquido peritoneal é pequeno. Normalmente, os leucócitos peritoneais são principalmente células mononucleares (monócitos, macrófagos e alguns linfócitos), e a porcentagem de neutrófilos não costuma ultrapassar 15%. Níveis > 50% sugerem peritonite, enquanto níveis > 35% devem levantar suspeitas. A porcentagem de neutrófilos está aumentada na peritonite fúngica e até mesmo nos casos de peritonite tuberculosa, bem como na peritonite bacteriana, que é mais comum.

Por vezes, há aumento da porcentagem de neutrófilos no líquido peritoneal sem que haja peritonite – em pacientes com diarreia infecciosa ou colite ativa (ou apendicite ou diverticulite), pacientes com doença inflamatória pélvica e mulheres menstruadas ou no período ovulatório ou submetidas recentemente a um exame pélvico.

e. **Monocitose no líquido peritoneal.** Em casos de monocitose ou linfocitose persistente no líquido peritoneal, deve-se considerar a possibilidade de peritonite tuberculosa. A monocitose no líquido peritoneal também pode estar associada à eosinofilia no líquido peritoneal.

f. **Eosinofilia no líquido peritoneal.** A contagem de eosinófilos no líquido peritoneal pode estar elevada em pacientes com DP, o que acarreta turvação do líquido e suspeita de peritonite (Humayun, 1981). Em geral, também há aumento da contagem de monócitos. A eosinofilia no líquido peritoneal é mais frequente logo após a inserção do cateter peritoneal. Pode ser observada na peritonite estéril que às vezes acomete pacientes que iniciaram o tratamento com solução de DP com icodextrina. O efeito irritativo do ar peritoneal (p. ex., introduzido por ocasião da laparotomia) e de possíveis plastificantes dos frascos e equipos da solução de DP é outra possível causa. Nesses casos, é comum a resolução espontânea da eosinofilia em 2 a 6 semanas. Embora seja incomum, a eosinofilia no líquido peritoneal também pode ocorrer durante a fase de tratamento da peritonite. Já foram relatados vários casos associados a infecções fúngicas e parasitárias do peritônio.

g. **Cultura de líquido peritoneal.** A incidência de culturas positivas de líquido peritoneal em pacientes com suspeita de peritonite depende da técnica de cultura.

A peritonite com cultura negativa não deve corresponder a mais de 20% dos episódios.

1. **Armazenamento.** A cultura do líquido peritoneal deve ser imediata; entretanto, é frequente a proliferação de microrganismos patogênicos na cultura subsequente do líquido infectado mantido em temperatura ambiente ou refrigerado por algum tempo. Se não for possível a entrega imediata ao laboratório, o ideal é que os frascos de cultura inoculados sejam incubados a 37°C.

2. **Volume da amostra.** O volume mínimo de líquido peritoneal enviado para cultura é de 50 mℓ, pois volumes maiores aumentam a probabilidade de positividade da cultura.

3. **Preparo da amostra.** A alíquota é centrifugada (p. ex., a 3.000 g por 15 min) para concentrar os microrganismos. O sobrenadante é decantado e o sedimento (*pellet*) é ressuspenso em 3 a 5 mℓ de solução salina estéril e inoculado em meios convencionais de hemocultura (aeróbica e anaeróbica). Podem-se usar técnicas de cultura rápida (p. ex., Septi-chek, BACTEC).

4. **Rendimento de culturas positivas.** Das culturas de amostras de dialisato obtidas de pacientes com peritonite clínica, 70 a 90% são positivas para um microrganismo específico em 24 a 48 h. O tempo de incubação necessário pode ser maior para microrganismos mais exigentes.

5. **Melhoria do rendimento da cultura.** A melhoria pode ser obtida por lise hipotônica. O sedimento centrifugado é ressuspenso em 100 mℓ de água estéril para induzir a lise osmótica de seus elementos celulares. Essa técnica pode causar a liberação de bactérias dos neutrófilos e aumentar a chance de culturas positivas, mesmo em pacientes já tratados com antibióticos.

6. **Incidência de resultados falso-positivos.** Quando se usam técnicas sensíveis, cerca de 7% das culturas podem ser positivas em pacientes sem peritonite clínica. O significado clínico desse resultado não é claro.

h. **Coloração pelo método de Gram.** A coloração do sedimento do líquido peritoneal pelo método de Gram é útil, porém é positiva em menos de metade dos casos de peritonite comprovada por cultura. A coloração de Gram também ajuda a estabelecer o diagnóstico de peritonite fúngica. O corante fluorescente laranja de acridina aumenta a visibilidade dos microrganismos bacterianos.

i. **Necessidade de hemocultura.** A solicitação rotineira de hemocultura é desnecessária, exceto se houver suspeita de sepse ou de abdome agudo cirúrgico.

E. **Tratamento**
1. **Manejo inicial**
   a. **Escolha da terapia antimicrobiana.** A antibioticoterapia empírica tem de abranger microrganismos gram-positivos e gram-negativos. A vancomicina ou uma cefalosporina de primeira geração, como cefazolina ou cefalotina, é combinada a um antibiótico como ceftazidima ou a um aminoglicosídio. Em geral, recomenda-se a escolha de terapia empírica específica para o centro, que leve em conta o histórico local de sensibilidade dos microrganismos causadores de peritonite.
      1. **Gram-positivos.** As cefalosporinas de primeira geração (p. ex., cefazolina) costumam ser preferidas à vancomicina em virtude do surgimento de microrganismos resistentes à vancomicina. A cefazolina intraperitoneal (IP) pode ser convenientemente administrada em dose única diária de 15 mg/kg, embora seja recomendado o aumento de 25% da dose em pacientes com função renal residual substancial (Manley, 1999). As alternativas à vancomicina incluem nafcilina e clindamicina. A vancomicina pode ser usada como tratamento de primeira linha ou reservada para os pacientes com microrganismos resistentes a betalactâmicos, sobretudo *Staphylococcus aureus*

resistente à meticilina (MRSA), ou alérgicos à penicilina/cefalosporina. A monoterapia com ciprofloxacino não é recomendada para o tratamento de infecções por gram-positivos.

2. **Gram-negativos ou indeterminados.** Em geral, a coloração pelo método de Gram não é diagnóstica, portanto, é necessário acrescentar uma cefalosporina de terceira geração ou um aminoglicosídio para ter cobertura contra microrganismos gram-negativos. Em princípio, devem-se evitar os aminoglicosídios, se possível, em pacientes com função renal residual por causa de sua nefrotoxicidade (Shemin, 1999), embora seja improvável que ciclos curtos prejudiquem a função renal residual (Lui, 2005). Os aminoglicosídios podem ser prescritos para pacientes sem função renal residual, embora ainda seja necessário estar atento à toxicidade otovestibular. A Tabela 27.3 apresenta exemplos de prescrição de cefazolina combinada à ceftazidima.

b. **Métodos e esquemas de administração de antimicrobianos**

1. **Terapia antimicrobiana IP *versus* oral (VO) ou intravenosa (IV).** A administração IP de antibióticos é preferível à via IV ou VO para tratamento da peritonite. No entanto, devem-se usar antibióticos IV quando houver indicações clínicas de sepse sistêmica.

2. **Dose de ataque.** Em geral, administra-se uma dose de ataque de antimicrobianos IP quando a DPAC é a modalidade terapêutica (Tabela 27.4). Se o quadro do paciente indicar infecção grave, recomenda-se uma dose de ataque IV. No caso dos aminoglicosídios, geralmente se usa uma dose de ataque IV de 1,5 mg/kg de gentamicina ou tobramicina ou de 5 mg/kg de amicacina. Caso um paciente tenha dor intensa e não tolere o volume de troca habitual. Pode-se administrar a dose de ataque IP em um menor volume de solução de diálise (p. ex., 1 ℓ). Nos pacientes em DPA, a dose de ataque pode ser administrada IV, mas também pode ser instilada via solução de permanência peritoneal que é mantida no local durante, no mínimo, 4 a 6 h.

3. **Dose de manutenção de antimicrobianos.** Depois de administrar a dose de ataque, continua-se a DPAC ou DPA, com acréscimo de doses de manutenção de antimicrobianos a cada troca (Tabela 27.4). Alguns centros substituem a DPA por DPAC, mas isso não é rotineiro. Os antibióticos de manutenção podem ser administrados a pacientes em DPAC em dose intermitente

Tabela 27.3	Exemplos de prescrição para tratamento inicial de peritonite por microrganismo de tipo desconhecido.

DPAC (método de dose contínua)

1. Drenagem do abdome e solicitação de contagem de células e cultura da bolsa de drenagem. Substituição do equipo de transferência.
2. Dose de ataque: infusão de 2 ℓ de solução de diálise com 1.000 mg de ceftazidima, 1.000 mg de cefazolina e 1.000 unidades de heparina.
3. Permanência de 3 a 4 h. Na suspeita de sepse, administrar doses de ataque IV em vez de IP.
4. Manutenção do programa regular de DPAC, com volume de troca normal, se tolerado. Acréscimo de ceftazidima (125 mg/ℓ), cefazolina (125 mg/ℓ) e heparina (500 a 1.000 unidades/ℓ) a cada bolsa de solução de diálise.

DPAC (método de doses intermitentes)

1. Drenagem do abdome e solicitação de contagem de células e cultura da bolsa de drenagem. Substituição do equipo de transferência.
2. Dose de ataque: igual à usada no método de dose contínua.
3. Manutenção do programa regular de DPAC, com volume de troca normal, se tolerado. Administração de ceftazidima (1.000 mg) e cefazolina (1.000 mg) em cada troca noturna. Caso haja fibrina ou sangue no dialisato, acréscimo de heparina a cada troca.

DPA: ver texto.

Tabela 27.4	Doses de ataque e de manutenção de antimicrobianos para tratamento da peritonite (DPAC).[a]	
	Intermitente (por troca, 1 vez/dia)	**Contínua** (mg/ℓ, todas as trocas)
Aminoglicosídios		
Amicacina	2 mg/kg	DA 25, DM 12
Gentamicina, netilmicina ou tobramicina	0,6 mg/kg	DA 8, DM 4
Cefalosporinas		
Cefazolina, cefalotina ou cefradina	15 mg/kg	DA 500, DM 125
Cefepima	1.000 mg	DA 500, DM 125
Ceftazidima	1.000 a 1.500 mg	DA 500, DM 125
Penicilinas		
Ampicilina, oxacilina ou nafcilina	ND	DM 125
Amoxicilina	ND	DA 250 a 500, DM 50
Penicilina G	ND	DA 50.000 unidades, DM 25.000 unidades
Quinolonas		
Ciprofloxacino	ND	DA 50, DM 25
Outros		
Vancomicina	15 a 30 mg/kg a cada 5 a 7 dias	DA 1.000, DM 25
Daptomicina	ND	DA 100, DM 20
Linezolida	Oral 200 a 300 mg 1 vez/dia	
Antifúngicos		
Fluconazol	200 mg IP a cada 24 a 48 h	
Anfotericina	NA	1,5
Combinações		
Ampicilina-sulbactam	2 g 12/12 h	DA 1.000, DM 100
Trimetoprima-Sulfametoxazol	160 mg/800 mg oral 2 vezes/dia	
Imipeném–cilastatina	1 g 2 vezes/dia	DA 250, DM 50

DA, dose de ataque em mg; DM, dose de manutenção em mg; NA, não aplicável; ND, não há dados.
[a] Em pacientes com função renal residual (definida como débito urinário > 100 mℓ/dia), a dose de fármacos com depuração renal deve ser aumentada empiricamente em 25%.
Adaptada de Li *et al*. Peritoneal dialysis related infections recommendations: 2010 update. *Perit Dial Int*. 2010;30:393-423.

1 vez/dia. No caso de pacientes em DPA, os antibióticos podem ser administrados de maneira conveniente na solução de permanência diurna. Nos pacientes em DPA com "dia seco", pode-se fazer a conversão temporária para DPAC devido à facilidade de administração de antibióticos; outra opção é o acréscimo temporário de um pequeno volume (p. ex., 1 ℓ) de solução de permanência diurna. Em vista da maior depuração de antibióticos pela cicladora, é necessário que as doses sejam maiores nos pacientes mantidos em DPA durante o tratamento da peritonite (Manley e Bailie, 2002). (A Tabela 27.5 apresenta exemplos.)

4. **Diretrizes posológicas de antimicrobianos.** A Tabela 27.4 apresenta as doses de ataque e de manutenção sugeridas para vários fármacos antimicrobianos. No caso de acréscimo de doses de manutenção à solução de diálise, as administrações contínua e intermitente são igualmente eficazes. Na administração contínua, acrescenta-se a mesma dose de antibiótico a todas as bolsas de solução de diálise. Uma alternativa é acrescentar uma dose maior

Tabela 27.5	Administração intermitente de antibióticos na diálise peritoneal automatizada (DPA).
Fármaco	**Dose IP**
Vancomicina	Dose de ataque de 30 mg/kg IP durante a longa permanência, nova dose de 15 mg/kg IP a cada 3 a 5 dias (o objetivo é manter níveis séricos mínimos acima de 15 mcg/mℓ)
Cefazolina	20 mg/kg IP em dias alternados, na permanência diurna longa
Tobramicina	Dose de ataque de 1,5 mg/kg IP na permanência longa, depois 0,5 mg/kg IP a cada dia na permanência longa
Fluconazol	200 mg IP em uma troca por dia a cada 24 a 48 h
Cefepima	1 g IP em uma troca por dia

Adaptada de Li *et al.* Peritoneal dialysis related infections recommendations: 2010 update (2010).

a apenas uma bolsa, a cada 12 ou 24 h (ou, no caso da vancomicina, a cada 4 a 5 dias). Um ensaio randomizado em crianças mostrou que a administração intermitente de vancomicina foi tão efetiva quanto a administração contínua (Schaefer, 1999). A terapia com dose única diária de aminoglicosídios tem várias vantagens, entre as quais a facilidade de administração, a maior eficácia e a toxicidade potencialmente menor. As maiores taxas de destruição das bactérias associadas ao efeito pós-antibiótico prolongado são obtidas com uma dose diária. Entretanto, as concentrações mínimas do antibiótico (*i. e.*, 24 h após uma dose) serão baixas, e a duração exata do efeito pós-antibiótico é desconhecida, o que causou alguma preocupação com a conveniência desse tipo de esquema, sobretudo em pacientes com função renal residual (Low, 1996).

Houve interesse na administração de cefalosporina 1 vez/dia. Experimentou-se a administração de 1 a 2 g/dia de cefazolina IP (Lai, 1997; Troidle, 1997). No entanto, os níveis IP de cefalosporina podem cair abaixo da concentração inibitória mínima (CIM) da maioria dos microrganismos. Como não há efeito pós-antibiótico com as cefalosporinas, ao contrário dos aminoglicosídios, houve alguma preocupação de que a administração 1 vez/dia pudesse causar mais insucessos terapêuticos que a administração intermitente (Fielding, 2002). Em geral, é preferível a administração contínua de cefalosporinas, mas a administração intermitente também é muito usada.

5. **Estabilidade de antibióticos no dialisato.** Vancomicina, aminoglicosídios e cefalosporinas podem ser misturados na mesma bolsa da solução de diálise; entretanto, os aminoglicosídios são incompatíveis com as penicilinas. A vancomicina (25 mg/ℓ) é estável durante 28 dias na solução de diálise armazenada em temperatura ambiente, embora altas temperaturas ambientes reduzam o período de estabilidade. A gentamicina (8 mg/ℓ) é estável durante 14 dias, mas o período de estabilidade é reduzido pela mistura de heparina. A cefazolina (500 mg/ℓ) é estável durante um período mínimo de 8 dias em temperatura ambiente ou durante 14 dias se refrigerada; o acréscimo de heparina não compromete a estabilidade. A ceftazidima é menos estável; concentrações de 125 mg/ℓ são estáveis durante 4 dias em temperatura ambiente ou 7 dias se refrigerada, concentrações de 200 mg/ℓ são estáveis durante 10 dias se refrigeradas.

c. **Heparina.** Com frequência, a peritonite está associada à formação de coágulos de fibrina no líquido peritoneal, e o risco de obstrução do cateter é alto. A maioria dos centros acrescenta heparina (500 a 1.000 unidades/ℓ) à solução de diálise até a resolução da peritonite e até que os coágulos de fibrina não sejam mais visíveis no efluente.

d. **Nistatina.** Como a maioria dos episódios de peritonite fúngica é precedida por ciclos de antibióticos, a profilaxia fúngica durante a antibioticoterapia pode evitar alguns casos de peritonite por *Candida* em programas com altas taxas de peritonite fúngica. Vários estudos avaliaram o uso de profilaxia oral com nistatina, administrada durante a antibioticoterapia, para evitar a peritonite fúngica, e os resultados são ambíguos. Nós acreditamos que a profilaxia com nistatina deve ser considerada em programas com altas taxas basais de peritonite fúngica.

e. **Alterações no esquema para DPAC e DPA.** Em geral, os pacientes em DPAC podem continuar seu esquema normal de trocas, a menos que a ultrafiltração torne-se insatisfatória. Alguns centros preferem tratar a peritonite moderada a grave em pacientes em DPAC e DPA durante as primeiras 24 a 48 h com uma série de trocas de 3 a 4 h com antibióticos administrados por cicladora. Nos pacientes em DPA com peritonite leve a moderada, o esquema habitual de DPA pode continuar sem alteração, com administração contínua de antibióticos (acrescentados em todas as trocas) ou intermitente (acrescentados apenas na permanência diurna). Alguns especialistas substituem a DPA por DPAC, mas isso pode constituir um problema para os pacientes, sobretudo se tratados em casa. A Tabela 27.5 apresenta as doses de antimicrobianos para os pacientes mantidos em DPA. A decisão de hospitalizar um paciente depende de muitos fatores, inclusive da confiança no paciente, da intensidade da peritonite e do esquema terapêutico escolhido. Na maioria dos centros, o manejo da maior parte dos casos é ambulatorial.

f. **Consideração de peritonite secundária.** Uma parcela pequena, mas considerável, de pacientes com peritonite pode ter um processo mórbido intra-abdominal subjacente grave (p. ex., úlcera péptica perfurada, pancreatite, apendicite ou diverticulite). A existência de líquido peritoneal no abdome pode ocultar a dor à palpação local comumente associada a algumas dessas condições. A radiografia de tórax é recomendável se houver suspeita de processo mórbido intra-abdominal subjacente. A presença de ar IP livre na radiografia de tórax com o paciente em posição ortostática é um achado incomum nos pacientes em DPAC, desde que não tenha sido realizada laparotomia recente nem troca do equipo de transferência, e pode sugerir a perfuração de uma víscera. No entanto, o ar livre IP pode ser mais comum nos pacientes tratados com cicladoras.

g. **Amilase e lipase.** Em um paciente em diálise com suspeita de pancreatite, o nível sérico de amilase total maior que o triplo do limite superior de normalidade sugere pancreatite. Pacientes em diálise que apresentam apenas elevações pequenas (portanto, não diagnósticas) do nível sérico de amilase total podem ter pancreatite muito grave. A concentração de amilase no líquido peritoneal, determinada com facilidade em pacientes tratados com DP, não é um indicador sensível de pancreatite, pois os níveis de amilase no líquido peritoneal podem estar apenas levemente elevados em caso de pancreatite grave. Todavia, um nível de amilase > 100 unidades/dℓ no efluente é sugestivo de pancreatite ou de algum outro grave problema intra-abdominal.

A atividade da lipase sérica está elevada (até o dobro do limite superior de normalidade) em cerca de 50% dos pacientes em diálise. Nos pacientes em DP tratados com soluções de DP com icodextrina, a dosagem de lipase é superior à de amilase para diagnóstico de pancreatite aguda.

h. **Consequência das alterações na permeabilidade peritoneal.** Durante a peritonite, a permeabilidade do peritônio a água, glicose e proteínas está aumentada. A rápida absorção de glicose da solução de diálise diminui o grau de ultrafiltração e pode acarretar sobrecarga hídrica. Podem ser necessários níveis maiores de glicose na solução de diálise e tempos de permanência mais curtos para manter a ultrafiltração satisfatória. A absorção de glicose mais rápida durante a peritonite pode causar hiperglicemia, e com gravidade nos pacientes diabéticos, a menos que os níveis de glicose sejam monitorados e as doses de insulina, ajustadas. Há aumento temporário da perda de proteínas durante a peritonite.

  i. **Constipação intestinal.** A constipação intestinal é uma queixa comum durante os episódios de peritonite e pode ser um fator de risco para a ocorrência de peritonite, além de ter impacto na drenagem insatisfatória do dialisato instilado. Caso ocorra, deve-se interromper temporariamente a administração de quelantes de fosfato à base de cálcio, que podem causar ou agravar a constipação intestinal.

2. **Manejo inicial da contaminação peritoneal sem peritonite.** Após a contaminação bacteriana da cavidade peritoneal, o período de incubação da maioria dos microrganismos é de cerca de 12 a 48 h. Caso tenha havido uma falha na técnica estéril, é aconselhável instituir terapia antimicrobiana imediata para evitar a peritonite. O equipo de transferência deve ser trocado e a cavidade peritoneal, lavada com solução de diálise acrescida de um antibiótico antiestafilocócico. Pode-se administrar também um ciclo curto (1 a 2 dias) de terapia antimicrobiana oral (p. ex., ciprofloxacino). Entretanto, não há comprovação de que esses procedimentos sejam efetivos na prevenção da peritonite.

3. **Modificação do manejo da peritonite de acordo com a evolução do paciente e os resultados iniciais da cultura.** Com tratamento efetivo, o paciente deve começar a apresentar melhora clínica em 12 a 48 h; a contagem de células total e a porcentagem de neutrófilos no líquido peritoneal devem começar a diminuir. Muitas vezes a inspeção visual do efluente é suficiente, mas é necessário repetir a contagem de células e a cultura se não houver melhora em 48 h. Em geral, é possível isolar as bactérias causadoras e determinar sua sensibilidade aos antimicrobianos em 2 a 3 dias. Podem ser necessários períodos maiores de crescimento para determinados microrganismos exigentes (p. ex., *S. aureus* resistente a gentamicina e meticilina). Apenas um microrganismo é isolado em 70 a 90% dos casos (Tabela 27.1).

   a. **Cultura de microrganismos gram-positivos.** Se forem identificados *S. aureus*, *S. epidermidis* ou *Streptococcus* sp., recomenda-se a manutenção da terapia com um único agente antimicrobiano. Caso se tenha administrado um aminoglicosídio inicialmente, este pode ser interrompido. Muitos microrganismos semelhantes ao *S. epidermidis* considerados resistentes às cefalosporinas de primeira geração são sensíveis aos níveis alcançados na cavidade peritoneal. Portanto, se houver resposta clínica ao tratamento, geralmente não é necessário modificar o esquema antibiótico. Caso a cultura mostre *Enterococcus* sp., geralmente prescreve-se ampicilina ou vancomicina mais um aminoglicosídio, a menos que o antibiograma indique resistência à vancomicina; nesse caso é necessário prescrever linezolida ou quinupristina/dalfopristina.

      1. **Duração do tratamento.** No caso de peritonite por *Staphylococcus* coagulase-negativos e *Enterococcus*, se a melhora do paciente for imediata, a terapia antimicrobiana deve ser mantida por um total de 14 dias. A peritonite por *S. aureus* exige o tratamento com antimicrobianos durante 3 semanas, e a rifampicina pode ser considerada um adjuvante para evitar a recidiva ou a repetição da peritonite por *S. aureus*. A rifampicina induz o citocromo P450 (CYP3A4), o que se deve ter em mente durante a administração de outros medicamentos metabolizados por essa via. É improvável que a peritonite por *S. aureus* com infecção concomitante do sítio de saída ou do túnel responda à antibioticoterapia sem a retirada do cateter.

      2. **Estado de portador nasal e infecção por *S. aureus*.** Os pacientes que desenvolvem peritonite por *S. aureus* geralmente são portadores nasais desse

microrganismo. A erradicação do estado de portador nasal ajuda a evitar outras infecções peritoneais por essa bactéria e pode ser obtida com mupirocina intranasal (2 ×/dia durante 5 dias a cada 4 semanas) ou rifampicina oral (300 mg 2 ×/dia durante 5 dias a cada 3 meses). A resistência à mupirocina e à rifampicina é cada vez mais comum. A erradicação do estado de portador deve ser confirmada por repetição das culturas adequadas após tratamento antibacteriano.

b. **Cultura de microrganismos gram-negativos.** O isolamento de um microrganismo gram-negativo, mesmo em pacientes que apresentam melhora clínica, tem várias implicações importantes: (a) é difícil erradicar as infecções por gram-negativos (sobretudo por *Pseudomonas* sp.) e o risco de recidiva da peritonite é alto, (b) a peritonite causada por microrganismos gram-negativos pode ser um sinal de doença intra-abdominal desconhecida e (c) o tratamento prolongado com aminoglicosídios implica risco de toxicidade otovestibular.

Caso o microrganismo isolado não seja *Pseudomonas*, a peritonite geralmente pode ser tratada por continuação da monoterapia IP inicial com cefalosporina de terceira geração ou um aminoglicosídio, ou com outro antibiótico adequado, embora alguns centros prefiram usar dois fármacos. Caso seja isolado *Pseudomonas* sp., é obrigatório administrar dois antibióticos. Em geral, o aminoglicosídio IP deve ser mantido com o acréscimo de uma cefalosporina de terceira geração administrada IP ou de uma penicilina semissintética com atividade anti-*Pseudomonas* (p. ex., piperacilina) administrada IV. As penicilinas semissintéticas podem inativar os aminoglicosídios *in vitro* e deve-se evitar a coadministração IP. Outras opções são ciprofloxacino (ou outra quinolona), aztreonam, imipenem e sulfametoxazol-trimetoprima. A peritonite por *Pseudomonas* exige a remoção do cateter em até dois terços dos casos (Bunke, 1995). As fluoroquinolonas (como ciprofloxacino e ofloxacino) têm a vantagem de geralmente alcançar níveis efetivos no dialisato após a administração oral; deve-se evitar a administração simultânea com quelantes de fósforo e antiácido para garantir a absorção satisfatória pelo trato gastrintestinal.

1. **Duração do tratamento.** Nos casos não complicados, a duração do tratamento da peritonite por microrganismos gram-negativos deve ser, no mínimo, de 2 semanas e, de preferência, de 3 semanas. Se o cateter peritoneal for removido, os antibióticos ativos adequados devem ser mantidos (VO ou IV) durante mais 2 semanas, sobretudo na infecção por *Pseudomonas*.

2. **Toxicidade de aminoglicosídios IP.** O tratamento da peritonite por microrganismos gram-negativos pode exigir um ciclo prolongado (2 semanas) de aminoglicosídios. Na estratégia posológica habitual (após a dose de ataque), são acrescentados 4 a 6 mg/ℓ de gentamicina, tobramicina ou netilmicina à solução de DP. O resultado são níveis séricos constantes do fármaco, que pode causar toxicidade otovestibular. O acréscimo de uma dose maior a uma única bolsa a cada 24 h (p. ex., 20 mg/ℓ de gentamicina ou tobramicina) evita níveis séricos constantes superiores a 2 mg/ℓ e pode reduzir os efeitos tóxicos dos aminoglicosídios IP.

3. **Fármacos alternativos.** Muitos microrganismos gram-negativos são sensíveis ao aztreonam, às novas cefalosporinas, às quinolonas, ao imipenem ou às penicilinas semissintéticas. O uso desses fármacos alternativos deve ser considerado inicialmente e quando for necessário o tratamento prolongado da peritonite por gram-negativos.

4. **Infecção por *Stenotrophomonas* (antes denominado *Xanthomonas*) sp.** O principal fator de risco para infecção por *Stenotrophomonas maltophilia* é o uso prévio de antibióticos de amplo espectro. Em geral, esses microrganismos são muito resistentes. O tratamento clínico exige dois antibióticos, costuma

incluir cotrimoxazol e precisa ser prolongado durante, no mínimo, 3 a 4 semanas; geralmente é necessário retirar o cateter (Szeto, 1997).

c. **Peritonite polimicrobiana.** De modo geral, a peritonite causada por múltiplos microrganismos gram-positivos responde à antibioticoterapia. Cerca de 60% dessas infecções são resolvidas sem remoção do cateter (Szeto, 2002b). Por outro lado, caso haja proliferação de múltiplos microrganismos entéricos, sobretudo associados a bactérias anaeróbicas, é preciso considerar a possibilidade de abscesso intra-abdominal ou perfuração de víscera abdominal. O diagnóstico diferencial inclui divertículo perfurado, abscesso tubo-ovariano, colecistite, apendicite, úlcera perfurada e pancreatite. O risco de mortalidade é aumentado (Kern, 2002). O manejo inicial pode ser realizado por antibioticoterapia tripla contra microrganismos gram-positivos, gram-negativos e anaeróbicos. É habitual o uso de um aminoglicosídio IP, vancomicina IP e metronidazol VO ou IV. É preciso solicitar avaliação cirúrgica, e o manejo deve ser individualizado.

d. **Peritonite com cultura negativa.** Se os resultados da cultura forem negativos depois de 24 h, a explicação mais provável é que havia uma infecção bacteriana, mas que os microrganismos responsáveis não cresceram na amostra de cultura. Algumas vezes, só há crescimento depois de 5 a 7 dias, e as culturas devem ser incubadas durante esse período. O manejo depende da melhora clínica do paciente. Embora a recomendação atual da ISPD seja continuar os dois antibióticos iniciais durante 14 dias (Li, 2010), muitos especialistas recomendam a interrupção da cobertura para gram-negativos (*i. e.*, ceftazidima ou aminoglicosídio) depois de 3 dias se o paciente estiver melhorando. Os pacientes com peritonite com cultura negativa que não melhoram devem ser submetidos a nova cultura com uso de técnicas especiais de cultura para pesquisa de microrganismos incomuns, como leveduras, micobactérias e fungos. Se um programa de diálise tem uma taxa > 20% de peritonite com cultura negativa, é preciso reavaliar os métodos de cultura.

Às vezes, as infecções por *Mycobacterium tuberculosis* ou por micobactérias não tuberculosas apresentam-se com um quadro de peritonite com cultura negativa. Quando houver suspeita de peritonite micobacteriana, é preciso dar atenção especial às técnicas de cultura. A sensibilidade diagnóstica pode ser melhorada por cultura do sedimento após centrifugação de um grande volume de efluente (50 a 100 mℓ) com uso de meio sólido (como ágar de Lowenstein-Jensen) e meio líquido (Septi-chek, BACTEC etc.). Com frequência, é necessário retirar o cateter, mas isso não é obrigatório desde que seja administrado tratamento imediato. Este consiste em um esquema com múltiplos fármacos (geralmente isoniazida, rifampicina, ofloxacino e pirazinamida). Em geral, não há recomendação de estreptomicina e etambutol nos pacientes em diálise.

e. **Peritonite fúngica.** A peritonite fúngica é uma complicação grave e deve haver forte suspeita desse diagnóstico em caso de antibioticoterapia recente para peritonite bacteriana. Outros fatores predisponentes de peritonite fúngica são diabetes melito, imunossupressão (p. ex., terapia imunossupressora, infecção pelo HIV) e desnutrição, sobretudo quando houver baixos níveis séricos de albumina. A espécie mais prevalente é *Candida*, porém muitos tipos de fungos podem ser responsáveis. A recomendação da ISPD é a retirada imediata do cateter assim que os fungos forem identificados por coloração pelo método de Gram ou cultura (Li, 2010), associada ao tratamento com antifúngicos durante no mínimo 10 dias. Depois, o paciente é mantido em hemodiálise. Em alguns pacientes, é possível inserir um novo cateter 4 a 6 semanas depois, desde que seja respeitado um intervalo mínimo de 1 semana após o desaparecimento de todas as evidências clínicas de peritonite.

Na tentativa de limitar o surgimento de aderências, além da retirada do cateter, empregou-se a administração oral prolongada de fármacos antifúngicos, como flucitosina, miconazol, fluconazol, cetoconazol, itraconazol ou voriconazol. O voriconazol ou posaconazol é uma alternativa à anfotericina B quando a cultura mostrar crescimento de fungos filamentosos, mas nenhum deles pode ser usado sozinho na peritonite por *Candida* (mesmo após a retirada do cateter). As posologias recomendadas são iguais às recomendadas para pacientes com função renal normal, com exceção da flucitosina, cuja posologia deve ser reduzida (ver Capítulo 35). A indisponibilidade de flucitosina oral em muitos países e o preço elevado de muitos novos antifúngicos podem afetar a prática local.

4. **Peritonite refratária e indicações de retirada do cateter.** A peritonite refratária é definida como a não resolução da peritonite após 5 dias de antibioticoterapia apropriada. Há indicação de retirada do cateter para reduzir a morbidade e preservar a membrana peritoneal. A ultrassonografia, a tomografia computadorizada ou a cintigrafia com gálio estão indicadas se houver suspeita de abscesso intra-abdominal, pois nesses casos pode ser necessária a exploração cirúrgica e drenagem por ocasião da remoção do cateter ou depois. Em geral, é preferível retirar o cateter de DP em pacientes sem resposta aos antimicrobianos do que submeter o paciente a um longo período de exposição a antibióticos, com aumento do risco de superinfecção e morbidade, além de lesão da membrana peritoneal. Depois de retirar o cateter, o intervalo seguro antes de inserir novo cateter é controverso e provavelmente depende da intensidade da peritonite e da existência de peritonite ou infecção do túnel por fungos. Uma conduta conservadora é aguardar de 4 a 6 semanas. É possível reiniciar a DP em cerca de metade dos pacientes, mas às vezes é necessário modificar a prescrição de diálise para que a diálise e a ultrafiltração sejam satisfatórias (Szeto, 2002a).

5. **Peritonite recidivante, recorrente e repetitiva.** A peritonite recidivante é a peritonite causada pelo mesmo microrganismo no prazo de 4 semanas depois da interrupção da terapia antimicrobiana; em geral, é causada por *S. epidermidis* ou um microrganismo gram-negativo, mas a peritonite recidivante com cultura negativa também é comum. No caso de peritonite recidivante por gram-negativos, deve-se considerar seriamente a retirada do cateter, com ou sem exploração cirúrgica, sobretudo em casos de infecção por *Pseudomonas*. Caso se escolha o tratamento clínico, a administração da dose de aminoglicosídio deve ser intermitente ou deve ser empregado um agente alternativo. Nas infecções menos graves, pode ser possível inserir um novo cateter ao mesmo tempo que se retira o antigo, dispensando a hemodiálise. O novo cateter deve ser inserido bem distante do antigo sítio de saída. Essa conduta foi útil principalmente no tratamento da peritonite recidivante por estafilococos coagulase-negativos.

Estudos recentes sugerem que os episódios de peritonite recidivante e recorrente são causados por outra variedade de bactérias, e é provável que representem duas entidades clínicas diferentes (Szeto, 2009). Observe-se que os episódios de peritonite recorrente tiveram pior prognóstico que os de peritonite recidivante. Embora a resposta dos episódios de peritonite de repetição aos antibióticos geralmente seja satisfatória, o risco de peritonite recidivante ou de repetição é considerável (Szeto, 2011b) com os tratamentos da peritonite recidivante, recorrente ou de repetição.

a. **Enzimas fibrinolíticas.** Alguns pesquisadores usaram estreptoquinase e uroquinase no tratamento da peritonite refratária ou recidivante. Esses agentes são prescritos na tentativa de liberar as bactérias retidas na fibrina no peritônio ou ao longo do cateter, possibilitando a erradicação da infecção. Estudos controlados não comprovaram a efetividade dessa conduta em comparação com a retirada e substituição do cateter (Williams, 1989).

6. **Peritonite com obstrução do cateter.** É frequente a ocorrência de obstrução do cateter associada à peritonite. O manejo é abordado no Capítulo 23.

7. **Uso profilático de antibióticos.** O uso profilático de antibióticos não evita a peritonite; isso provavelmente é válido até mesmo nos pacientes com infecção do sítio de saída. Entretanto, a administração de antibióticos sistêmicos profiláticos durante um curto período pode ser benéfica nas seguintes condições: (a) antes da inserção do cateter (vancomicina ou cefazolina); (b) prevenção de bacteremia durante procedimentos invasivos, como procedimentos odontológicos (amoxicilina, 2 g) ou colonoscopia, polipectomia colonoscópica, histeroscopia ou colecistectomia (ampicilina mais aminoglicosídio); e (c) após uma contaminação acidental.

8. **Prevenção.** O uso profilático de antibióticos foi discutido anteriormente. A perfuração das bolsas de diálise é um procedimento com alto risco de contaminação do sistema; o preenchimento do sistema antes da infusão (*flush before fill*) diminui esse risco de contaminação. Os cateteres com *cuff* duplo podem acrescentar uma barreira ao deslocamento periluminal de *S. aureus* em direção ao peritônio e, sem dúvida, são superiores aos cateteres de *cuff* único na diminuição do risco de peritonite. Nenhum cateter específico demonstrou definitivamente ser superior ao cateter de *cuff* duplo de silicone convencional para prevenção de peritonite.

Várias medidas peroperatórias ajudam a reduzir a incidência de peritonite (Crabtree, 2005). O sítio de saída cutâneo deve ser dirigido para baixo ou lateralmente. A incisão do túnel subcutâneo não deve ser maior que o diâmetro do cateter de diálise. O *cuff* subcutâneo deve estar distante 2 a 3 cm do sítio de saída. O sítio de saída deve ser o menor orifício possível para saída do cateter. O cateter não deve ser ancorado por suturas no sítio de saída.

A hipopotassemia está associada a aumento do risco de peritonite entérica e, portanto, deve ser tratada quando presente. Há uma associação entre constipação intestinal grave e enterite e peritonite por microrganismos entéricos. O tratamento de eventual enterite bacteriana é uma conduta lógica. Um estudo observacional recente sugere que o tratamento com lactulose pode reduzir o risco de peritonite (Afsar, 2010).

Os métodos de treinamento têm considerável influência no risco de infecções em DP, e a capacitação deve seguir as diretrizes padrão (Bernardini, 2006); cada programa de DP deve consultar as diretrizes padrão da ISPD para preparar o educador e elaborar um currículo específico. Cada programa também precisa decidir a ocasião e a frequência da rotina de repetição do treinamento dos pacientes; não há estudo publicado nessa área. O retreinamento deve ser considerado após peritonite ou infecções relacionadas com o cateter, assim como após mudanças das habilidades, da visão ou da acuidade mental. Depois de cada episódio de peritonite, convém realizar uma análise da causa raiz para identificar a etiologia e planejar intervenções a fim de evitar futuros episódios.

II. **INFECÇÃO DO SÍTIO DE SAÍDA E DO TÚNEL.** Cerca de um quinto dos episódios de peritonite mostra associação temporal com infecções do sítio de saída e do túnel (Piraino, 2005). A drenagem purulenta do sítio de saída geralmente indica infecção, enquanto o eritema isolado pode ou não representar infecção.

A. **Incidência.** A incidência de infecções do sítio de saída é de aproximadamente 1 episódio a cada 24 a 48 pacientes-mês. A frequência tende a ser maior em pacientes com infecções prévias.

B. **Etiologia e patogenia.** As causas predominantes de infecções do sítio de saída são *S. aureus* e *P. aeruginosa*. O *S. epidermidis* é a causa em menos de 20% dos pacientes. Cerca de 45% dos pacientes são portadores nasais de *S. aureus*, e o estado de portador nasal está associado a infecções no sítio de saída e peritonite (Luzar, 1990a, 1990b). A erradicação do estado de portador nasal auxilia o manejo efetivo.

C. Terapia. O tratamento depende da existência de eritema isolado ou associado a drenagem purulenta. Quando só há eritema, o tratamento tópico com solução salina hipertônica, peróxido de hidrogênio ou pomada de mupirocina a 2% geralmente é suficiente. A pomada de mupirocina não deve ser usada com cateteres de poliuretano (p. ex., muitos cateteres produzidos por Vas-Cath ou o cateter Cruz produzido por Corpak) porque o polietilenoglicol da pomada de mupirocina causa a degradação do poliuretano e destrói o cateter. A solução otológica de ciprofloxacino pode ser usada com cateteres de poliuretano, mas sua eficácia no tratamento de infecções do sítio de saída é desconhecida (Montenegro, 2000).

O tratamento é mais problemático quando há infecção do sítio de saída com drenagem purulenta; essa infecção pode se estender para o túnel subcutâneo e ser notada apenas ao exame do trajeto do cateter por ultrassonografia (Vychytil, 1999). O tratamento deve ser baseado nos resultados da coloração pelo método de Gram e da cultura. A coloração pelo método de Gram da drenagem no sítio de saída e os resultados da cultura microbiológica podem guiar o tratamento inicial. Caso se encontrem microrganismos gram-positivos, a primeira linha de tratamento é uma cefalosporina ou uma penicilina antiestafilocócica VO. Se não houver melhora depois de 1 semana, apesar do tratamento apropriado com base na cultura e no antibiograma, pode-se acrescentar rifampicina em dose de 600 mg/dia VO. Se não houver resolução da infecção em 2 semanas, pode ser necessário recorrer à conduta cirúrgica [destelhamento (*deroofing*), raspagem do *cuff* externo ou retirada do cateter]. Em caso de infecção do túnel, a excisão precoce do *cuff* associada à administração de antibiótico possibilita uma taxa considerável de preservação do cateter (Suh, 1997), embora às vezes seja necessário remover o cateter, sobretudo quando há peritonite coexistente.

Na presença de microrganismos gram-negativos, o tratamento deve ser baseado no resultado do antibiograma. As quinolonas orais são úteis, embora seja preciso ter cuidado para evitar a ingestão de cátions multivalentes (cálcio, ferro, zinco, antiácidos) no decorrer de 2 h após a ingestão do fármaco. Nas infecções mais graves por *Pseudomonas*, pode ser necessário administrar ceftazidima ou aminoglicosídio IP. Apesar disso, é preciso continuar a antibioticoterapia até que o sítio de saída pareça completamente normal. A duração mínima do tratamento é de 2 semanas e é provável que seja necessário tratamento por 3 semanas nas infecções do sítio de saída causadas por *P. aeruginosa*. Nas infecções do sítio de saída causadas por *P. aeruginosa* ou nos casos de infecção do túnel, deve-se considerar a retirada do cateter; muitas vezes é possível substituir o cateter antigo por um novo em outro local em um único procedimento. A Tabela 27.6 apresenta as doses de antimicrobianos orais apropriadas para o tratamento de infecções no sítio de saída.

D. Prevenção. Os protocolos de antibióticos contra o estado de portador nasal de *S. aureus* são efetivos na redução do risco de infecções por *S. aureus* relacionadas com o cateter. Os protocolos usados incluem rifampicina (600 mg VO durante 5 dias), mupirocina (pomada a 2% 2 vezes/dia durante 5 dias a cada 4 semanas) e sulfametoxazol-trimetoprima (um comprimido de concentração simples 3 vezes/semana). Em um estudo controlado e randomizado, a administração de 600 mg de rifampicina VO durante 5 dias a cada 3 meses foi efetiva para reduzir as infecções no cateter (Zimmerman, 1991). Em um estudo randomizado multicêntrico (Mupirocin Study Group, 1996), o uso de mupirocina nasal no esquema descrito anteriormente em portadores nasais de *S. aureus* causou declínio considerável das infecções no sítio de saída por esse microrganismo; entretanto, a incidência global de infecções no sítio de saída não diminuiu devido ao aumento das infecções por gram-negativos, e as taxas de infecção no túnel e de peritonite não foram afetadas.

A prevenção de infecções relacionadas com o cateter (e, portanto, de peritonite) é a meta principal dos cuidados com o sítio de saída. Existem dados suficientes para respaldar o uso de creme antibiótico no sítio de saída (mupirocina ou gentamicina)

Tabela 27.6	Doses de antimicrobianos orais nas infecções do sítio de saída e do túnel.
Amoxicilina	250 a 500 mg 2 ×/dia
Cefalexina	500 mg 2 ×/dia
Ciprofloxacino	250 a 500 mg 2 ×/dia
Claritromicina	250 a 500 mg 2 ×/dia
Dicloxacilina	250 a 500 mg 2 ×/dia
Fluconazol	200 mg 1 ×/dia
Flucloxacilina	500 mg 2 ×/dia
Flucitosina	Dose de ataque de 2 g, seguida por 1 g VO, diariamente
Isoniazida	300 mg 1 ×/dia
Linezolida	600 mg 2 ×/dia
Metronidazol	400 mg 2 ×/dia se < 50 kg
	400 a 500 mg 3 ×/dia se > 50 kg
Ofloxacino	400 mg no primeiro dia, depois 200 mg 1 ×/dia
Pirazinamida	35 mg/kg/dia (administrados 2 ×/dia ou 1 ×/dia)
Rifampicina	450 mg 1 ×/dia se < 50 kg
	600 mg 1 ×/dia se > 50 kg
Trimetoprima/sulfametoxazol	80/400 mg 1 ×/dia

VO, via oral.
Reproduzida de Piraino B *et al.* Peritoneal dialysis-related infections recommendations: 2005 update. *Perit Dial Int.* 2005;25:107-131.

em todos os pacientes. Em dois estudos clínicos, a aplicação de pomada de mupirocina diariamente no sítio de saída reduziu a taxa de infecções no sítio de saída e de peritonite em comparação com um grupo de controle histórico (Bernardini, 1996; Thodis, 1998). Em outro estudo (Bernardini, 2005), o creme de gentamicina mostrou-se tão efetivo quanto a mupirocina na prevenção de infecções por *S. aureus* e reduziu as infecções relacionadas com o cateter causadas por *P. aeruginosa* e outros microrganismos gram-negativos. A peritonite, sobretudo aquela causada por microrganismos gram-negativos, sofreu redução de 35%. Por causa de sua eficácia contra infecções por microrganismos gram-positivos e gram-negativos, a aplicação diária de creme de gentamicina no sítio de saída foi defendida como a profilaxia de escolha para pacientes em DP. Entretanto, não se avaliou o risco de resistência a aminoglicosídios após o uso prolongado.

Há controvérsia sobre a diminuição da incidência de infecções no sítio de saída por cateteres de duplo *cuff* (Nessim, 2010; Segal, 2013). O método de inserção do cateter pode ser importante. A técnica que mantém o cateter sepultado no tecido subcutâneo por várias semanas após a inserção (ver Capítulo 23), seguida por exteriorização antes do uso, pode reduzir a taxa de infecção no sítio de saída. O uso de solução de clorexidina em vez de solução de iodo-povidona está associado a diminuição considerável das infecções no sítio de saída em crianças (Jones, 1995). A solução de poliexanida também parece ser melhor que a iodo-povidona (Nunez-Moral, 2014).

Referências bibliográficas e leitura sugerida

Afsar B, et al. Regular lactulose use is associated with lower peritonitis rates: an observational study. *Perit Dial Int.* 2010;30:243–246.
Ballinger AE, et al. Treatment for peritoneal dialysis-associated peritonitis. *Cochrane Database Syst Rev.* 2014;26:CD005284.
Bernardini J, Price V, Figueiredo A; International Society for Peritoneal Dialysis (ISPD) Nursing Liaison Committee. Peritoneal dialysis patient training, 2006. *Perit Dial Int.* 2006;26:625–632.
Bernardini J, et al. A randomized trial of *Staphylococcus aureus* prophylaxis in peritoneal dialysis patients: mupirocin calcium ointment 2% applied to the exit site versus cyclic oral rifampin. *Am J Kidney Dis.* 1996;27:695–700.

Bernardini J, et al. Randomized, double-blind trial of antibiotic exit site cream for prevention of exit site infection in peritoneal dialysis patients. *J Am Soc Nephrol*. 2005;16:539–545.

Bunke M, et al. *Pseudomonas* peritonitis in peritoneal dialysis patients: the Network 9 Peritonitis Study. *Am J Kidney Dis*. 1995;25:769–774.

Cho Y, Johnson DW. Peritoneal dialysis-related peritonitis: towards improving evidence, practices, and outcomes. *Am J Kidney Dis*. 2014;64:278–289.

Cho Y, et al. Biocompatible dialysis fluids for peritoneal dialysis. *Cochrane Database Syst Rev*. 2014;27:CD007554.

Choi P, et al. Peritoneal dialysis catheter removal for acute peritonitis: a retrospective analysis of factors associated with catheter removal and prolonged postoperative hospitalization. *Am J Kidney Dis*. 2004;43:103–111.

Crabtree JH, et al. A laparoscopic method for optimal peritoneal dialysis access. *Am Surg*. 2005;71:135–143.

Daugirdas JT, et al. Induction of peritoneal fluid eosinophilia and/or monocytosis by intraperitoneal air injection. *Am J Nephrol*. 1987;7:116–120.

Elamin S, et al. Low sensitivity of the exit site scoring system in detecting exit site infections in peritoneal dialysis patients. *Clin Nephrol*. 2014;81:100–104.

Fielding RE, et al. Treatment and outcome of peritonitis in automated peritoneal dialysis, using a once-daily cefazolin-based regimen. *Perit Dial Int*. 2002;22:345–349.

Gadallah M, et al. Role of preoperative antibiotic prophylaxis in preventing postoperative peritonitis in newly placed peritoneal dialysis catheters. *Am J Kidney Dis*. 2000;36:1014–1019.

Humayun HM, et al. Peritoneal fluid eosinophilia in patients undergoing maintenance peritoneal dialysis. *Arch Intern Med*. 1981;141:1172–1173.

Jones LL, et al. The impact of exit-site care and catheter design on the incidence of catheter-related infections. *Adv Perit Dial*. 1995;11:302–305.

Kern EO, et al. Abdominal catastrophe revisited: the risk and outcome of enteric peritoneal contamination. *Perit Dial Int*. 2002;22:323–324.

Kerschbaum J, et al. Treatment with oral active vitamin D is associated with decreased risk of peritonitis and improved survival in patients on peritoneal dialysis. *PLoS One*. 2013;8:e67836.

Lai MN, et al. Intraperitoneal once-daily dosing of cefazolin and gentamicin for treating CAPD peritonitis. *Perit Dial Int*. 1997;17:87–89.

Li PK, et al. Use of intraperitoneal cefepime as monotherapy in treatment of CAPD peritonitis. *Perit Dial Int*. 2000;20:232–234.

Li PK, et al. Comparison of clinical outcome and ease of handling in two double-bag systems in continuous ambulatory peritoneal dialysis—a prospective randomized controlled multi-center study. *Am J Kidney Dis*. 2002;40:373–380.

Li PK, et al. Peritoneal dialysis-related infections recommendations: 2010 update. *Perit Dial Int*. 2010;30:393–423.

Li PK, et al. Infectious complications in dialysis—epidemiology and outcomes. *Nat Rev Nephrol*. 2012;8:77–88.

Low CL, et al. Pharmacokinetics on once-daily IP gentamicin in CAPD patients. *Perit Dial Int*. 1996;16:379–384.

Lui SL, et al. Cefazolin plus netilmicin versus cefazolin plus ceftazidime for treating CAPD peritonitis: effect on residual renal function. *Kidney Int*. 2005;68:2375–2380.

Luzar MA, et al. Exit-site care and exit-site infection in continuous ambulatory peritoneal dialysis (CAPD): results of a randomized multicenter trial. *Perit Dial Int*. 1990a;10:25–29.

Luzar MA, et al. *Staphylococcus aureus* nasal carriage and infection in patients on continuous ambulatory peritoneal dialysis. *N Engl J Med*. 1990b;322:505–509.

Manley HJ, et al. Pharmacokinetics of intermittent intraperitoneal cefazolin in continuous ambulatory peritoneal dialysis patients. *Perit Dial Int*. 1999;19:67–70.

Manley HJ, Bailie GR. Treatment of peritonitis in APD: pharmacokinetic principles. *Semin Dial*. 2002;15:418–21.

Montenegro J, et al. Exit-site care with ciprofloxacin otologic solution prevents polyurethane catheter infection in peritoneal dialysis patients. *Perit Dial Int*. 2000;20:209–214.

Monteon F, et al. Prevention of peritonitis with disconnect systems in CAPD: a randomized controlled trial. The Mexican Nephrology Collaborative Study Group. *Kidney Int*. 1998;54:2123–2138.

Mupirocin Study Group. Nasal mupirocin prevents *Staphylococcus aureus* exit-site infection during peritoneal dialysis. *J Am Soc Nephrol*. 1996;7:2403–2408.

Nessim SJ, Bargman JM, Jassal SV. Relationship between double-cuff versus single-cuff peritoneal dialysis catheters and risk of peritonitis. *Nephrol Dial Transplant*. 2010;25:2310–2314.

Núñez-Moral M, et al. Exit-site infection of peritoneal catheter is reduced by the use of polyhexanide: results of a prospective randomized trial. *Perit Dial Int*. 2014;34:271–277.

Piraino B, et al. A five-year study of the microbiologic results of exit site infections and peritonitis in continuous ambulatory peritoneal dialysis. *Am J Kidney Dis*. 1987;4:281–286.

Piraino B, et al. Increased risk of *Staphylococcus epidermidis* peritonitis in patients on dialysate containing 1.25 mmol/L calcium. *Am J Kidney Dis*. 1992;19:371–374.

Piraino B, et al. Peritoneal dialysis-related infections recommendations: 2005 update. *Perit Dial Int*. 2005;25:107–131.

Piraino B, et al. ISPD position statement on reducing the risks of peritoneal dialysis-related infections. *Perit Dial Int*. 2011;31:614–630.

Ram R, et al. Cloudy peritoneal fluid attributable to non-dihydropyridine calcium channel blocker. *Perit Dial Int*. 2012;32:110–111.

Schaefer F, et al. Intermittent versus continuous intraperitoneal glycopeptide/ceftazidime treatment in children with peritoneal dialysis-associated peritonitis. The Mid-European Pediatric Peritoneal Dialysis Study Group (MEPPS). *J Am Soc Nephrol.* 1999;10:136–45.

Segal JH, Messana JM. Prevention of peritonitis in peritoneal dialysis. *Semin Dial.* 2013;26:494–502.

Shemin D, et al. Effect of aminoglycoside use on residual renal function in peritoneal dialysis patients. *Am J Kidney Dis.* 1999;34:14–20.

Suh H, et al. Persistent exit-site/tunnel infection and subcutaneous cuff removal in PD patients. *Adv Perit Dial.* 1997;13:233–236.

Szeto CC, et al. *Xanthomonas maltophilia* peritonitis in uremic patients receiving continuous ambulatory peritoneal dialysis. *Am J Kidney Dis.* 1997;29:91–96.

Szeto CC, et al. Feasibility of resuming peritoneal dialysis after severe peritonitis and Tenckhoff catheter removal. *J Am Soc Nephrol.* 2002a;13:1040–1045.

Szeto CC, et al. Conservative management of polymicrobial peritonitis complicating peritoneal dialysis—a series of 140 consecutive cases. *Am J Med.* 2002b;113:728–733.

Szeto CC, et al. Recurrent and relapsing peritonitis: causative organisms and response to treatment. *Am J Kidney Dis.* 2009;54:702–710.

Szeto CC, et al. Persistent symptomatic intra-abdominal collection after catheter removal for PD-related peritonitis. *Perit Dial Int.* 2011a;31:34–38.

Szeto CC, et al. Repeat peritonitis in peritoneal dialysis: retrospective review of 181 consecutive cases. *Clin J Am Soc Nephrol.* 2011b;6:827–833.

Thodis E, et al. Decrease in *Staphylococcus aureus* exit-site infections and peritonitis in CAPD patients by local application of mupirocin ointment at the catheter exit site. *Perit Dial Int.* 1998;18:261–270.

Troidle L, et al. Two gram intraperitoneal cefazolin for the treatment of peritonitis. *Perit Dial Int.* 1997;17(suppl 1):S40.

Vychytil A, et al. Ultrasonography of the catheter tunnel in peritoneal dialysis patients: what are the indications? *Am J Kidney Dis.* 1999;33:722–727.

Williams AJ, et al. Tenckhoff catheter replacement or intraperitoneal urokinase: a randomized trial in the management of recurrent continuous ambulatory peritoneal dialysis (CAPD) peritonitis. *Perit Dial Int.* 1989;9:65–67.

Yu AW, et al. Neutrophilic intracellular acidosis induced by conventional lactate-containing peritoneal dialysis solutions. *Int J Artif Organs.* 1992;15:661–665.

Zimmerman SW, et al. Randomized controlled trial of prophylactic rifampin for wwperitoneal dialysis-related infections. *Am J Kidney Dis.* 1991;18:225–231.

28

Hérnias, Extravasamentos e Esclerose Peritoneal Encapsulante

Joanne M. Bargman

A instilação de líquido de diálise na cavidade peritoneal é acompanhada de elevação da pressão intra-abdominal (PIA). Os dois principais determinantes de sua magnitude são o volume de dialisato e a posição do paciente durante a permanência. O decúbito dorsal está associado à PIA mínima para determinado volume de dialisato; a posição sentada está associada à PIA máxima. Além disso, ações como tossir, inclinar o tronco para frente ou fazer força ao defecar causam elevação temporária da PIA. A elevação da PIA pode acarretar várias complicações mecânicas nos pacientes em diálise peritoneal (DP).

I. **FORMAÇÃO DE HÉRNIA**
   A. **Incidência e fatores etiológicos.** É difícil avaliar a incidência e a prevalência de hérnias. Elas podem ser assintomáticas e não ser percebidas ao exame físico apressado. Sugeriu-se que até 10 a 20% dos pacientes podem desenvolver hérnia em algum momento durante a diálise peritoneal.
   A Tabela 28.1 apresenta os possíveis fatores de risco, que incluem grande volume de dialisato e atividades que impliquem esforço isométrico ou manobra de Valsalva. Além disso, a falta de condicionamento da musculatura da parede abdominal aumenta a tensão na parede e predispõe à formação de hérnia.
   B. **Tipos de hérnia.** No paciente em diálise peritoneal foram descritos muitos tipos diferentes de hérnias, apresentados na Tabela 28.2.
   As hérnias inguinais indiretas são o resultado da entrada do intestino e/ou do dialisato no processo vaginal, que em alguns indivíduos permanece aberto em vez de se fechar normalmente. São muito mais comuns em homens. Nos meninos, é muito provável que quando um processo vaginal se mantém aberto (causando hérnia inguinal), o outro lado também esteja aberto, e o reparo (ver adiante) deve ser bilateral.
   C. **Diagnóstico.** Conforme já mencionado, as hérnias podem não ser notadas ao exame clínico. A detecção é melhor quando se pede que o paciente fique de pé e "faça força para

Tabela 28.1	Possíveis fatores de risco para formação de hérnia.

Grandes volumes de dialisato

Posição sentada

Exercício isométrico

Manobra de Valsalva (p. ex., tosse, esforço excessivo ao defecar)

Cirurgia abdominal recente

Extravasamento ou hematoma pericateter

Obesidade

Falta de condicionamento físico

Multiparidade

Defeitos anatômicos congênitos

Tabela 28.2	Tipos de hérnias descritas nos pacientes em diálise peritoneal.

Ventral

Epigástrica

Pericateter

Umbilical

Inguinal (direta e indireta)

Femoral

Forame de Morgagni

Cistocele

Hérnia de Spiegel

Hérnia de Richter

Enterocele

baixo", o que eleva a PIA e torna a hérnia mais visível. É preciso diferenciar as hérnias pericateter das massas causadas por hematomas, seromas ou abscessos. A ultrassonografia diferencia a hérnia de aparência sólida das coleções de líquidos características dessas outras condições. O preenchimento do escroto da hérnia inguinal indireta inclui em seu diagnóstico diferencial a hidrocele (líquido/dialisato que entra no escroto através do processo vaginal aberto) e doença escrotal ou testicular intrínseca.

A identificação da hérnia pode ser auxiliada por tomografia computadorizada (TC) com contraste. Primeiro, acrescentam-se 100 mℓ de Omnipaque® 300 a uma bolsa de dialisato de 2 ℓ para instilação na cavidade peritoneal. É importante que o paciente se mantenha ativo e deambule o máximo possível nas 2 h seguintes para facilitar a entrada do contraste nos sacos herniários. Em seguida, é realizada a TC. Nos casos de hérnias inguinais, é importante obter imagens dos órgãos genitais. A TC indica se o edema escrotal é resultado da passagem de líquido ao longo do processo vaginal aberto ou ao longo da parede abdominal anterior (ver adiante). Esse procedimento também ajuda a diferenciar a hérnia da parede abdominal anterior dos extravasamentos isolados. Em outros tipos de hérnia, como a hérnia umbilical, a TC não é necessária porque o diagnóstico costuma ser óbvio.

A ressonância magnética pode ser útil no diagnóstico de extravasamentos na parede abdominal e nos órgãos genitais, bem como em pacientes alérgicos ao contraste radiológico convencional. O próprio dialisato apresenta-se de cor branca brilhante nas imagens de RM.

D. **Tratamento.** As hérnias pequenas, sobretudo as hérnias umbilicais, estão associadas a máximo risco de encarceramento ou estrangulamento do intestino e devem ser reparadas cirurgicamente. O paciente deve ser orientado a procurar o médico imediatamente se uma hérnia não for mais redutível, sobretudo se houver dor à palpação. **Todo paciente com peritonite deve ser examinado à procura de pequenas hérnias estranguladas, que podem levar ao extravasamento transmural de bactérias e à peritonite.** As hérnias grandes também podem ser reparadas por cirurgia, assim como a cistocele e a enterocele. Às vezes, o manejo do prolapso uterino (que não é verdadeiramente uma hérnia) pode ser feito com um pessário, mas a histerectomia pode acabar por ser necessária.

Após o reparo cirúrgico de uma hérnia, é preciso manter a menor PIA possível para facilitar a cicatrização. Caso haja função renal residual considerável (p. ex., 10 mℓ/min ou mais), pode ser possível interromper totalmente a diálise durante 1 semana e recomeçar com pequenos volumes (p. ex., 1 ℓ). É preciso monitorar o surgimento de sintomas urêmicos ou hiperpotassemia. Se houver disponibilidade de diálise peritoneal automatizada (DPA), o paciente pode ser dialisado em decúbito dorsal e, portanto, com menor PIA. Caso a função renal seja pequena ou inexistente, deve-se iniciar a diálise peritoneal com baixo volume após a operação. Uma opção é manter o paciente em hemodiálise até que a cicatrização da ferida esteja mais avançada (2 a 3 semanas). As opções para o paciente com hérnias recorrentes incluem a diminuição da atividade física vigorosa, trocas de diálise frequentes com menor volume ou transferência para hemodiálise.

Se o quadro do paciente for muito grave ou se ele recusar a cirurgia, pode-se obter a sustentação mecânica da hérnia com colete ou ataduras. O paciente deve ser alertado sobre os sintomas de encarceramento e de estrangulamento.

II. **EXTRAVASAMENTO PARA A PAREDE ABDOMINAL E PERICATETER.** A incidência precisa dessas complicações também é desconhecida, mas elas são menos comuns que as hérnias. Os fatores de risco são semelhantes aos citados na Tabela 28.1. A técnica cirúrgica inadequada pode contribuir para o extravasamento pericateter.

A. **Diagnóstico.** Às vezes o diagnóstico clínico de extravasamento para a parede abdominal é difícil. Essa condição pode ser confundida com a falha da ultrafiltração quando o dialisato que retorna é menor que o volume instilado (ver Capítulo 21). É comum que o paciente ganhe peso à medida que o dialisato se acumula nos tecidos da parede abdominal. Deve-se considerar o diagnóstico quando há redução do volume de efluente, ganho ponderal, abdome protuberante e ausência de edema generalizado. O paciente deve ficar de pé durante o exame físico, pois essa posição revela a assimetria do abdome. A própria parede abdominal pode ter aparência "pantanosa" com impressões profundas produzidas pelas ataduras na cintura, pelo equipo de dialisato etc.

Em geral, o extravasamento pericateter é diagnosticado pela umidade (dialisato) no curativo no sítio de saída. O teste com tira reagente colocada sobre a parte úmida será fortemente positivo para glicose. O diagnóstico pode ser comprovado pela TC com contrate, conforme descrito em "Formação de hérnia" (Seção I.C).

B. **Tratamento.** Em geral, o extravasamento pericateter é uma complicação pós-operatória da implantação do cateter. É necessário drenar o paciente e interromper a diálise peritoneal durante um período mínimo de 24 a 48 h. Quanto mais tempo for possível manter o paciente sem diálise peritoneal, maior é a chance de que o extravasamento cesse sozinho. Se necessário, o paciente deve ser submetido a hemodiálise, e a diálise peritoneal pode ser recomeçada vários dias mais tarde. Na maioria dos casos, o extravasamento cessa espontaneamente. Se persistir, o cateter deve ser removido e reintroduzido em outro local; é preciso cuidado especial ao implantar o cateter. Em geral, não é necessária a profilaxia com antibióticos nos casos de extravasamento pericateter, exceto se houver sinais óbvios de infecção.

Ao contrário dos extravasamentos pericateter, os extravasamentos na parede abdominal podem ser precoces ou tardios. Em geral, a DPA em decúbito dorsal possibilita a resolução do acúmulo de dialisato. Se o extravasamento for causado pela perda de integridade da parede abdominal, o paciente deve ser colocado em esquema de DPA com dia seco ou em hemodiálise. Às vezes, o defeito na parede abdominal cicatriza após um ciclo temporário de DPA com dia seco e pode-se retomar a diálise peritoneal ambulatorial contínua (DPAC). Algumas vezes o reparo cirúrgico é viável.

Também há casos de extravasamento vaginal. Outros extravasamentos podem ser causados por dissecção do dialisato através de defeitos fasciais e exigem substituição por DPA com dia seco ou hemodiálise.

III. **EDEMA GENITAL**

A. **Patogenia.** O dialisato pode chegar aos órgãos genitais por duas vias. A primeira é o avanço através do processo vaginal persistente até a túnica vaginal, com o surgimento de hidrocele. Assim, o dialisato também pode dissecar as paredes da túnica vaginal e causar edema da própria parede do escroto (ou, com menor frequência, dos lábios). A segunda via é através de um defeito na parede abdominal, frequentemente associado ao trajeto do cateter. Nesse exemplo, o dialisato avança em sentido inferior ao longo da parede abdominal e causa edema do prepúcio e escroto ou do monte do púbis.

B. **Diagnóstico.** Essa complicação costuma ser dolorosa e angustiante para o paciente, que rapidamente procura o médico. Deve-se realizar peritoneografia associada à TC para distinguir que via levou ao edema genital (*i. e.*, parede anterior do abdome ou processo vaginal). Outro método é a injeção de 3 a 5 mCi de coloide de albumina marcado com tecnécio no dialisato, que é infundido no paciente para identificar a via de extravasamento por cintigrafia.

C. **Tratamento.** A diálise peritoneal deve ser temporariamente interrompida. O repouso ao leito e a elevação do escroto são medidas úteis. Dependendo da necessidade, muitas vezes é possível usar a DPA temporária com pequeno volume e com o paciente em decúbito dorsal sem provocar reacúmulo de edema genital. Se necessário, pode-se recorrer à hemodiálise temporária.

   O extravasamento através do processo vaginal persistente pode ser reparado por cirurgia. Se o extravasamento ocorrer através da parede anterior do abdome, pode ser necessário substituir o cateter. A DPA em decúbito dorsal com pequeno volume ou sem permanência diurna produz menor PIA e diminui as chances de extravasamento recorrente.

IV. **COMPLICAÇÕES RESPIRATÓRIAS**
   A. **Hidrotórax.** Sob a influência da PIA elevada, o dialisato pode avançar da cavidade peritoneal para a cavidade pleural, com derrame pleural cuja composição é o efluente da diálise. Essa complicação é denominada hidrotórax.
      1. **Incidência e fatores etiológicos.** A incidência de hidrotórax é desconhecida, pois o derrame pleural pode ser pequeno e assintomático. É menos comum que a hérnia.
         Existem defeitos no hemidiafragma que permitem a passagem do dialisato. Esses defeitos podem ser congênitos, situação em que o hidrotórax pode ocorrer na primeira troca da diálise, ou adquiridos, nos quais o hidrotórax pode ser uma complicação tardia. O hidrotórax ocorre quase sempre no lado direito, provavelmente porque a maior parte do hemidiafragma esquerdo é protegida pelo coração e pelo pericárdio.
      2. **Diagnóstico.** Os sinais e sintomas de hidrotórax variam de derrame pleural assintomático a dispneia grave. A dispneia aguda no início da DP deve sugerir esse diagnóstico. A toracocentese é realizada para estabelecer o diagnóstico e/ou aliviar os sintomas. A característica mais diagnóstica do líquido pleural é o nível muito alto de glicose, embora isso nem sempre ocorra. De resto, o líquido é tipicamente um transudato, com número variável de leucócitos.
         A cintigrafia com tecnécio pode ser útil. O coloide de albumina marcado com tecnécio (5 mCi) é acrescentado a uma bolsa de dialisato, que é infundida no paciente. Incidências posteriores são obtidas em 0, 10, 20 e 30 min e uma incidência anterior, em 30 min. É importante que o paciente deambule enquanto o marcador instilado é mantido na cavidade peritoneal para elevar a PIA e o fluxo para a cavidade pleural. Incidências tardias (2 a 3 h) podem ser necessárias se o movimento do marcador para a cavidade pleural não for detectado pela câmera gama nas incidências obtidas antes. Também se pode usar a TC com contraste intraperitoneal.
      3. **Tratamento.** Se houver sinais e sintomas respiratórios, a diálise peritoneal deve ser imediatamente interrompida. Pode ser necessária a toracocentese; nesse caso, o diagnóstico é confirmado pela dosagem de glicose no líquido pleural.
         O tratamento definitivo exige o reparo dos defeitos no hemidiafragma ou a obliteração do espaço pleural (pleurodese). Raras vezes, o próprio dialisato causa

irritação da cavidade pleural e pleurodese, de modo que a diálise peritoneal pode ser recomeçada 1 a 2 semanas mais tarde. Às vezes, a DPA com baixa PIA (volumes pequenos, decúbito dorsal) é realizada sem recorrência. O deslocamento de líquido para o espaço pleural é feito sob pressão; portanto, convém manter o paciente em decúbito dorsal. As opções cirúrgicas para tratamento do hidrotórax são apresentadas na Tabela 28.3.

B. **Alteração da mecânica respiratória.** A função pulmonar não é alterada na diálise peritoneal, exceto por uma leve diminuição da capacidade residual funcional. Observou-se diminuição leve e transitória da oxigenação arterial com o início da DPAC.

A diálise peritoneal não agrava os sinais e sintomas respiratórios em pacientes com doença pulmonar obstrutiva. A elevação da PIA causa distensão tônica do diafragma, o que pode facilitar a mecânica respiratória nesses pacientes.

V. **DORSALGIA**

A. **Patogenia.** O dialisato na cavidade peritoneal eleva a PIA e desloca para frente o centro de gravidade do corpo, o que provoca tensão lordótica nas vértebras lombares e nos músculos paravertebrais. Em indivíduos predispostos, a alteração da mecânica vertebral pode exacerbar a ciatalgia ou os sinais e sintomas relacionados com a faceta posterior. A flacidez da musculatura abdominal anterior exacerba esse efeito.

B. **Tratamento.** Repouso no leito e analgesia são importantes quando os sinais e sintomas são agudos. As trocas mais frequentes com volumes menores de dialisato são benéficas para alguns pacientes. Se possível, é aconselhável a DPA com permanência diurna curta ou sem permanência diurna para esses pacientes, porque a diálise em decúbito dorsal extingue a tensão lordótica na região lombar da coluna vertebral. O ideal é que o paciente pratique exercícios de fortalecimento do abdome e do dorso, mas isso nem sempre é possível.

VI. **ENCHIMENTO EXCESSIVO.** O enchimento excessivo é um evento clínico no qual há sinais e sintomas agudos de elevação da PIA associados a uma razão muito alta entre volume de permanência e volume de infusão. É mais provável que seja significativo se essa razão ultrapassar 2,0, como ocorre, por exemplo, com um volume de permanência final de 4 ℓ em um paciente cujo volume de infusão é de 2 ℓ. Os sintomas típicos são desconforto abdominal agudo ou dispneia. A maioria dos episódios é causada por situações em que o volume da solução de diálise é infundido sem drenagem satisfatória do volume de permanência prévio. Isso pode ser acidental, porém na maioria das vezes está associado à disfunção da drenagem pelo cateter. Um grande volume de ultrafiltrado também pode contribuir. O enchimento excessivo importante é mais comum em crianças, em pacientes em DPA, sobretudo quando se usa diálise peritoneal corrente (*tidal*), e naqueles em que os alarmes de drenagem mínima são desligados. As novas cicladoras dificultam o início da ciclagem sem drenagem completa do volume de permanência diurna

Tabela 28.3 Opções cirúrgicas para tratamento de hidrotórax.

Pleurodese
  Talco
  Oxitetraciclina
  Sangue autólogo
  Cola de aprotinina-fibrina
Reparo de hemidiafragma
  Sobressutura dos defeitos
  Reforço com *patches*

e também dispõem de precauções para drenar o ultrafiltrado acumulado. É provável que os episódios assintomáticos de enchimento excessivo sejam bastante comuns. As mortes associadas ao superenchimento grave são raras.

VII. ESCLEROSE PERITONEAL ENCAPSULANTE

A. Incidência e fatores etiológicos. A esclerose peritoneal encapsulante (EPE) é uma complicação rara, mas devastadora da DP a longo prazo que ocorre em 1 a 3% dos pacientes. Há uma fase inflamatória precoce associada a desconforto abdominal vago, mudança para um estado de transporte rápido, existência de sangue no efluente e sinais de inflamação, inclusive anemia resistente à eritropoetina e elevação de proteína C reativa. A fase inflamatória pode avançar, com ou sem um "segundo evento" (como a peritonite), até uma fase esclerosante, na qual um casulo fibrótico produz o lento encapsulamento do intestino delgado. As manifestações típicas dessa segunda fase são perda de peso e obstrução intestinal recorrente.

O fator de risco mais forte para EPE é a duração da terapia de DP. Embora a incidência geral seja baixa, torna-se importante depois de 5 anos e ainda mais depois de 10 anos. A pouca idade por ocasião do início da DP também é um fator de risco independente. Os pacientes que fizeram a transição para hemodiálise ou transplante renal ainda são vulneráveis.

Não há associação confiável entre a EPE e o tipo ou o número de episódios de peritonite na DP nem o tipo ou a concentração das soluções de DP usadas. A doença autoimune/inflamatória de base como lúpus ou vasculite pode causar predisposição.

B. Diagnóstico e tratamento. Deve-se cogitar a hipótese de fase inflamatória da EPE quando um paciente há muito tempo em DP passa a apresentar sangue no efluente, dor durante a infusão ou a drenagem ou ainda desconforto abdominal generalizado. A fase esclerosante é sugerida por obstrução intestinal recorrente. Como mencionado, o paciente pode não estar mais em DP; os marcadores inflamatórios podem estar elevados.

O exame de imagem é útil na fase esclerosante, quando ocorre encapsulamento do intestino, em conjunto com espessamento, retração e calcificação da membrana peritoneal. **O espessamento da membrana peritoneal é observado em qualquer paciente em DP prolongada e, por si só, não é diagnóstico de EPE.** Não se comprovou a utilidade do monitoramento periódico a longo prazo com TC.

O melhor tratamento na fase inflamatória da EPE é a administração de pequenas doses de corticosteroides. É preciso descartar as causas infecciosas antes de contemplar a terapia. A duração do tratamento não é clara e pode ser ajustada de acordo com os sinais e sintomas. Alguns estudos sugeriram o acréscimo de tamoxifeno ou inibidores de mTor por seus efeitos antifibróticos. Como em qualquer distúrbio esclerosante, há melhor janela terapêutica durante a fase inflamatória do que quando já existente extensa formação de tecido cicatricial.

Não está claro se a transição para hemodiálise é conveniente. Por um lado, diminui a continuidade da exposição ao processo responsável pela EPE. Por outro, a manutenção do abdome seco interrompe a "eliminação" de mediadores inflamatórios propiciada pela DP.

No paciente com casulo abdominal demonstrado e obstrução intestinal recorrente, a cirurgia pode ser necessária. É muito importante consultar um cirurgião familiarizado com a abordagem cirúrgica desse tipo de paciente, pois é alto o risco de laceração intestinal, peritonite fecal e mortalidade operatória.

Referências bibliográficas e leitura sugerida

Balda S, et al. Impact of hernias on peritoneal dialysis technique survival and residual renal function. *Perit Dial Int.* 2013;33:629–634.

Chow KM, et al. Management options for hydrothorax complicating peritoneal dialysis. *Semin Dial.* 2003;16:389–394.

Cizman B, et al. The occurrence of increased intraperitoneal volume events in automated peritoneal dialysis in the U.S.: role of programming, patient/user actions and ultrafiltration. *Perit Dial Int.* 2014;34:434–442.

Davis ID, et al. Relationship between drain volume /fill volume ratio and clinical outcomes associated with overfill complaints in peritoneal dialysis episodes. *Perit Dial Int.* 2011;31:148–155.

Dimitriadis CA, Bargman JM. Gynecologic issues in peritoneal dialysis. *Adv Perit Dial.* 2011;27:101–105.

Goldstein M, et al. Continuous ambulatory peritoneal dialysis: a guide to imaging appearances and complications. *Insights Imaging.* 2013;4:85–92.

Goodlad C, et al. Screening for encapsulating peritoneal sclerosis in patients on peritoneal dialysis: role of CT scanning. *Nephrol Dial Transplant.* 2011;26:1374–1379.

Lew SQ. Hydrothorax: pleural effusion associated with peritoneal dialysis. *Perit Dial Int.* 2010;30:13–18.

Martinez-Mier G, et al. Abdominal wall hernias in end-stage renal disease patients on peritoneal dialysis. *Perit Dial Int.* 2008;28:391–396.

Prischl F, et al. Magnetic resonance imaging of the peritoneal cavity among peritoneal dialysis patients, using the dialysate as "contrast medium." *J Am Soc Nephrol.* 2002;13:197–203.

Shah H, Chu M, Bargman JM. Perioperative management of peritoneal dialysis patients undergoing hernia surgery repair without the use of interim hemodialysis. *Perit Dial Int.* 2006;26:684–687.

29 Aspectos Metabólicos, Acidobásicos e Eletrolíticos da Diálise Peritoneal

Rajnish Mehrotra

Embora a diálise peritoneal (DP) propicie o controle efetivo de muitas das diversas consequências da uremia, o tratamento em si tem efeitos específicos sobre vários parâmetros metabólicos importantes para a saúde de pacientes com doença renal em estágio terminal.

I. HIPERGLICEMIA. Na DP, a ultrafiltração é induzida por pressão osmótica por cristaloides ou pressão oncótica através da barreira peritoneal. Isso é obtido com soluções de DP que contêm concentrações suprafisiológicas de glicose; algumas prescrições também incluem tratamento 1 vez/dia com solução para diálise com icodextrina ou aminoácidos. Todas essas substâncias são absorvidas sistemicamente durante a permanência da solução de DP, o que acarreta efeitos metabólicos sistêmicos. O tratamento com soluções para DP com glicose ou icodextrina causa a absorção obrigatória de 50 a 150 g de carboidratos. Essa absorção obrigatória de carboidratos aumenta com o maior uso de soluções hipertônicas e em indivíduos com maior fluxo de transferência peritoneal de solutos. A icodextrina absorvida é metabolizada, não em glicose, mas em vários oligossacarídios e no dissacarídio maltose (Moberley, 2002).

Em alguns indivíduos com diabetes melito, essa absorção obrigatória prejudica o controle glicêmico e demanda ajustes consideráveis do tratamento, que incluem o aumento da dose diária total de insulina ou o início de tratamento com insulina ou outro hipoglicemiante para indivíduos que antes não necessitavam desse tratamento. Assim, é imprescindível aumentar a intensidade do monitoramento domiciliar da glicose de pacientes diabéticos durante as primeiras semanas após o início da DP ou sempre que houver aumento da tonicidade prescrita do dialisato com glicose. O pior controle glicêmico está associado a piores desfechos em pacientes em DP, mas não está claro se é uma associação ou uma relação de causa e efeito (Duong, 2011). Os dados para determinar o grau de aumento da incidência de novos casos de diabetes melito pela DP são limitados, mas um estudo chinês sugere que cerca de 8% dos pacientes não diabéticos se tornam diabéticos (Szeto, 2007). Portanto, é preciso medir também a glicemia a cada 1 a 3 meses em pacientes não diabéticos em DP.

Assim como as soluções de diálise com glicose podem prejudicar o controle glicêmico, os esquemas poupadores de glicose podem melhorá-lo. Em geral, esses esquemas incluem a substituição da troca com glicose pela icodextrina; a maior ultrafiltração com icodextrina durante a longa permanência possibilita o uso de menor concentração de glicose nos outros períodos de permanência (Paniagua, 2008). A substituição de uma segunda troca com glicose por dialisato de aminoácidos possibilita maior redução da absorção sistêmica de glicose. No ensaio randomizado IMPENDIA recém-concluído, indivíduos tratados com um esquema no qual duas bolsas de solução de troca de glicose foram substituídas por uma bolsa de dialisato de icodextrina e outra de aminoácidos tiveram HbA1c 0,6% menor que indivíduos tratados somente com dialisato com glicose (Li, 2013). Os esquemas poupadores de glicose devem ser considerados para indivíduos diabéticos tratados com DP quando houver dificuldade de alcançar o controle glicêmico.

II. **GANHO PONDERAL.** Os efeitos de aumento do peso corporal na DP são complexos. Nos pacientes em hemodiálise, o aumento do peso corporal está associado a aumento da sobrevida, mas as evidências são conflitantes em pacientes em DP e há a preocupação de que a obesidade possa predispor a problemas com o cateter e a infecção do sítio de saída (Johnson, 2012). Com frequência, os pacientes ganham peso após o início da diálise, qualquer que seja a modalidade; a causa geralmente é o ganho de gordura, e não de massa corporal magra. Esse ganho ponderal é, ao menos em parte, consequência do aumento da ingestão de calorias e proteínas após a melhora da anorexia urêmica com início de diálise. Em pacientes tratados com DP, parte do ganho ponderal é atribuída à absorção sistêmica obrigatória de carboidratos. No entanto, grandes comparações diretas não respaldam a ideia de que pacientes tratados com DP sejam mais propensos a ganho ponderal considerável quando comparados a indivíduos tratados com hemodiálise (Lievense, 2012). A substituição de glicose por icodextrina durante a longa permanência diurna na DP automatizada (DPA) ou durante permanência noturna na DP ambulatorial contínua (DPAC) acarreta menor ganho ponderal corporal, mas este poderia ser decorrente das diferenças da água corporal total e não da gordura corporal. Evidências limitadas sugerem que os locais para deposição de excesso de gordura corporal diferem de acordo com a modalidade de diálise, com maior ganho de gordura visceral nos pacientes em DP; a importância clínica desse fato não é clara (Choi, 2011). Apesar dessa incerteza, é prudente limitar a exposição a soluções de diálise de glicose mais hipertônicas com o objetivo de evitar o ganho ponderal excessivo.

III. **PERDA PERITONEAL DE PROTEÍNAS.** Durante a DP, proteínas do sangue – principalmente albumina – entram no dialisato através da barreira peritoneal, segundo o gradiente de concentração, e são perdidas quando o dialisato é drenado. A perda peritoneal diária de proteínas na DP é, em média, de 6 a 8 g e aumenta consideravelmente durante episódios de peritonite. Em consequência dessa perda diária obrigatória, a albumina sérica pode diminuir em pacientes que iniciam tratamento com DP e com frequência é menor que em indivíduos submetidos a hemodiálise.

De modo geral, essa perda peritoneal diária de proteínas não é modificável, e sua importância clínica ainda é desconhecida. As evidências que associam a maior perda peritoneal diária de proteínas à mortalidade por todas as causas, a eventos cardiovasculares ou à depleção energético-proteica são, na melhor das hipóteses, conflitantes (Balafa, 2011). Além disso, o menor nível sérico de albumina em pacientes tratados com DP não parece aumentar o risco em comparação com pacientes submetidos a hemodiálise. Todas essas considerações sugerem que a DP pode ser mantida com segurança em pacientes que estejam bem, mas apresentem pequena diminuição dos níveis séricos de albumina com o tratamento.

IV. **ANORMALIDADES LIPÍDICAS.** A dislipidemia tem alta prevalência em pacientes submetidos a diálise de manutenção e reflete os efeitos finais do estado urêmico, as causas de doença renal (p. ex., nefropatia diabética, outras doenças renais proteinúricas) e os possíveis efeitos díspares da modalidade de diálise. A absorção obrigatória de carboidratos e a perda peritoneal de proteínas com a DP podem influenciar adversamente o lipidograma de pacientes em DP. As anormalidades lipídicas descritas em pacientes em DP incluem aumento dos níveis de colesterol total e de baixa densidade, triglicerídios, lipoproteína (a) e apolipoproteína B (Prichard, 2006).

Atualmente, não se conhece a contribuição das anormalidades lipídicas para o elevado risco cardiovascular em pacientes tratados com DP. O Study of Heart and Renal Protection (SHARP) é o único estudo clínico a avaliar o impacto da diminuição dos níveis de lipídios nos eventos cardiovasculares e na mortalidade que incluiu pacientes submetidos a DP; dos 9.270 indivíduos inscritos, 496 estavam sendo submetidos a DP por ocasião da inscrição. Embora o tratamento com sinvastatina/ezetimiba tenha sido associado a menos eventos cardiovasculares nesse ensaio clínico, não houve efeito significativo sobre a mortalidade por todas as causas ou cardiovascular (Baigent, 2011). Especificamente, não houve diferença considerável dos desfechos no subgrupo tratado com DP. Esse estudo sugere que o benefício clínico obtido com a diminuição dos níveis de lipídios pode não ser tão grande em pacientes com doença renal, inclusive naqueles submetidos a DP, quanto na população em geral. É importante, porém, notar que a hipertrigliceridemia grave também está associada a um maior risco de pancreatite em pacientes submetidos a DP e, portanto, pode justificar o tratamento para reduzir esse risco.

Dados limitados indicam que as farmacoterapias são tão efetivas na melhora da dislipidemia em pacientes tratados com DP quanto na população em geral. Alguns estudos também avaliaram se modificações da prescrição de DP podem melhorar as anormalidades lipídicas. Comprovou-se que a substituição de uma troca de glicose por icodextrina tem um efeito modesto sobre o nível sérico de colesterol total. No estudo IMPENDIA, um esquema poupador de glicose que incluiu uma troca com solução de DP com icodextrina e uma troca com solução de aminoácidos obteve diminuição significativa dos níveis séricos de triglicerídios e de apolipoproteína B (Li, 2013). Essas modificações do esquema de DP podem ser consideradas em indivíduos selecionados para o tratamento dessas anormalidades lipídicas.

V. **HIPOPOTASSEMIA/HIPERPOTASSEMIA.** Entre os pacientes tratados com DP, 10 a 30% têm baixos níveis séricos de potássio. Existem vários possíveis motivos para essa alta prevalência de hipopotassemia. Entre eles estão a maior remoção de potássio pela diálise, pois não há adição de potássio às soluções para DP; a ingestão insatisfatória nos alimentos; o deslocamento transcelular induzido pela insulina liberada em resposta à absorção obrigatória de glicose; as perdas renais em pacientes tratados com diuréticos; e as perdas gastrintestinais pelo uso de laxantes (Zanger, 2010).

Estudos observacionais demonstraram que a hipopotassemia está associada a um maior risco de peritonite por microrganismos gram-negativos e a um aumento do risco de mortalidade por todas as causas, cardiovascular e relacionada com infecção em pacientes submetidos a DP (Torlen, 2012). Não se sabe se a correção da hipopotassemia diminui algum desses riscos. Provavelmente, a administração oral de suplementos de potássio é o método mais fácil e seguro de corrigir a hipopotassemia. Embora a administração intraperitoneal de cloreto de potássio injetável possa corrigir a hipopotassemia, expõe os pacientes a maior risco de peritonite por contaminação. Embora seja atraente a consideração de antagonistas dos receptores mineralocorticoides como a espironolactona, não há efeito significativo sobre os níveis séricos de potássio em pacientes submetidos a DP tratados com esses agentes. A hiperpotassemia relevante é incomum na DP e geralmente está relacionada à não adesão à prescrição de DP.

VI. **ACIDOSE METABÓLICA.** A perda progressiva da função excretora nas doenças renais crônicas está associada à redução da excreção renal de ácido. Portanto, é frequente a ocorrência de acidose metabólica por ocasião do início da diálise. As soluções de DP convencionais com glicose e com icodextrina contêm lactato como tampão. Durante o tratamento com essas soluções, o bicarbonato entra na cavidade peritoneal e é retirado a cada troca, enquanto o lactato é absorvido sistemicamente. O lactato absorvido é metabolizado em bicarbonato, o que corrige a acidose metabólica urêmica. As soluções de DP com bicarbonato são comercializadas em algumas partes do mundo; em pacientes tratados com essas soluções, a absorção sistêmica de bicarbonato é responsável pela correção da acidose metabólica.

Qualquer que seja o tampão usado, a DP propicia correção mais completa da acidose metabólica que a hemodiálise em centro de diálise 3 vezes/semana. Ainda assim, a correção é incompleta em uma minoria significativa dos pacientes em DP. Há evidências de que a acidose metabólica não corrigida contribui para a depleção energético-proteica e a osteopenia. Estudos observacionais recentes também mostraram maior risco de mortalidade por todas as causas ou cardiovascular em pacientes submetidos a DP com diminuição persistente dos níveis séricos de bicarbonato (Vasishta, 2013). Esses dados recomendam o tratamento da acidose metabólica persistente em pacientes submetidos a DP.

Vários estudos clínicos avaliaram os benefícios clínicos do tratamento da acidose metabólica em pacientes submetidos a DP (Mehrotra, 2009; Stein, 1997). Esses estudos indicam que o tratamento está associado a maior balanço nitrogenado positivo final, ganho ponderal significativo, aumento do perímetro braquial e diminuição das hospitalizações. Não se sabe se o tratamento da acidose metabólica tem algum efeito sobre o risco de morte de pacientes submetidos a diálise de manutenção. Em pacientes submetidos a DP, a administração oral de bicarbonato de sódio é o método mais efetivo para corrigir a acidose metabólica e deve ser usado para alcançar um nível sérico de bicarbonato mínimo de 22 mmol/ℓ.

VII. HIPONATREMIA/HIPERNATREMIA. A hiponatremia é muito comum em pacientes submetidos a DP, e recentemente um centro relatou uma prevalência de 15% (Dimitriadis, 2014). A hiponatremia translocacional (causada por deslocamento de líquido com baixa concentração de sódio das células para o líquido extracelular) pode ocorrer por hiperglicemia, com queda do nível sérico de sódio de cerca de 1,3 mmol/ℓ para cada elevação de 6 mmol/ℓ da glicose sanguínea. A icodextrina causa queda de 2 a 3 mmol/ℓ do nível sérico de sódio por mecanismo idêntico. Em geral, acredita-se que a hiponatremia dilucional em pacientes submetidos a diálise seja um reflexo da ingestão excessiva de água, mas estudos recentes de DP sugerem que na maioria das vezes é um marcador de diminuição da massa intracelular e está associada a perda de peso, depleção de potássio e desnutrição (Cherney, 2001; Dimitriadis, 2014). Portanto, deve ser uma indicação de avaliação nutricional do paciente. Raras vezes, a hiponatremia pode ser artificial quando o nível sérico de sódio é medido por fotometria de chama na existência de hipertrigliceridemia grave.

Por outro lado, a DP pode induzir hipernatremia. Em pacientes tratados com DP, o líquido é removido através de aquaporinas ou através dos espaços interendoteliais nos capilares peritoneais (ver Capítulo 21). A contribuição relativa das aquaporinas para a remoção de líquido é máxima no início da permanência da solução de DP; isso não está associado a nenhuma remoção concomitante de sódio ou outros solutos. Portanto, as prescrições de DPA com curtos períodos de permanência, sobretudo com dialisato hipertônico, podem remover mais água em relação ao sódio, com risco de hipernatremia. Embora a prevalência de hipernatremia com as soluções e os esquemas de DP atuais não seja conhecida, mais de 10% dos pacientes tratados com trocas horárias em uso de soluções hipertônicas para DP desenvolveram hipernatremia. A hipernatremia pode induzir a sede e estimular maior ingestão de líquidos; é prudente evitar trocas frequentes e dialisato hipertônico ao prescrever a DP.

VIII. ANORMALIDADES NO METABOLISMO DE MINERAIS. Ver no Capítulo 36 uma discussão sobre todas as anormalidades do metabolismo de minerais. A discussão aqui é limitada a questões específicas da DP. Estudos realizados há quase duas décadas indicaram que a doença óssea adinâmica era consideravelmente mais provável em pacientes tratados com DP que em indivíduos submetidos a hemodiálise de manutenção. Estudos pequenos e de qualidade relativamente baixa indicaram que esse risco poderia ser reduzido pelo uso de dialisato com baixa concentração de cálcio [2,5 mEq/ℓ (1,25 mM)]. Atualmente, a grande maioria dos pacientes é tratada com soluções de DP com baixa concentração de cálcio e é cada vez maior o uso de quelantes de fosfato que não contêm cálcio elementar; portanto, a situação mudou. Não existem estudos contemporâneos que tenham examinado a histologia óssea em pacientes submetidos a DP e, portanto, a prevalência atual de doença óssea adinâmica é desconhecida.

Referências bibliográficas e leitura sugerida

Baigent C, et al. The effects of lowering LDL cholesterol with simvastatin plus ezetimibe in patients with chronic kidney disease (Study of Heart and Renal protection): a randomized placebo-controlled trial. *Lancet.* 2011;377:2181–2192.

Balafa O, et al. Peritoneal albumin and protein losses do not predict outcomes in peritoneal dialysis patients. *Clin J Am Soc Nephrol.* 2011;6:561–566.

Cherney DZ, et al. A physiological analysis of hyponatremia: implications for patients on peritoneal dialysis. *Perit Dial Int.* 2001;21:7–13.

Choi SJ et al. Changes in body fat mass after starting peritoneal dialysis. *Perit Dial Int.* 2011;31:67–73.

Dimitriadis C, et al. Hyponatremia in peritoneal dialysis: epidemiology in a single center and correlation with clinical and biochemical parameters. *Perit Dial Int.* 2014;34:260–270.

Duong U, et al. Glycemic control and survival in peritoneal dialysis patients with diabetes mellitus. *Clin J Am Soc Nephrol.* 2011;6:1041–1048.

Fried L, et al. Recommendations for the treatment of lipid disorders in patients on peritoneal dialysis. ISPD guidelines/recommendations. *Perit Dial Int.* 1999;19:7–16.

Johnson DW. What is the optimal fat mass in peritoneal dialysis patients? *Perit Dial Int.* 2007;27(suppl 2):S250–S254.

Li PK, et al Randomized controlled trial of glucose sparing peritoneal dialysis in diabetic patients. *J Am Soc Nephrol.* 2013;24:1889–1900.

Lievense H, et al. Relationship of body size and initial dialysis modality on subsequent transplantation, mortality and weight gain of ESRD patients. *Nephrol Dial Transplant.* 2012;27:3631–3638.

Mehrotra R, et al. Effect of high-normal compared with low-normal arterial pH on protein balances in automated peritoneal dialysis patients. *Am J Clin Nutr.* 2009;90:1532–1540.

Mehrotra R, et al. Adverse effects of systemic glucose absorption with peritoneal dialysis: How good is the evidence? *Curr Opin Nephrol Hypertens.* 2013;22:663–668.

Moberley JB, et al. Pharmacokinetics of icodextrin in peritoneal dialysis patients. *Kidney Int Suppl.* 2002;81:S23–S33.

National Kidney Foundation. K/DOQI Clinical Practice Guidelines for managing dyslipidemias in chronic kidney disease. http:www.kidney.org/professionals/KDOQI?guidelines_lipids/toc.htm (Last accessed, August 25, 2014).

Paniagua R, et al. Icodextrin improves fluid and metabolic management in high and high-average transport patients. *Perit Dial Int.* 2009;29:422–432.

Prichard SS. Management of hyperlipidemia in patients on peritoneal dialysis: current approaches. *Kidney Int Suppl.* 2006;103:S115–S117.

Stein A, et al. Role of an improvement in acid base status and nutrition in CAPD patients. *Kidney Int.* 1997;52:1089–1095.

Szeto CC, et al. Oral sodium bicarbonate for the treatment of metabolic acidosis in peritoneal dialysis patients: a randomized placebo-control trial. *J Am Soc Nephrol.* 2003;14:2119–2126.

Szeto CC, et al. New onset hyperglycemia in nondiabetic chinese patients started on peritoneal dialysis. *Am J Kidney Dis.* 2007;49:524–532.

Torlen K, et al. Serum potassium and cause-specific mortality in a large peritoneal dialysis cohort. *Clin J Am Soc Nephrol.* 2012;7:1272–1284.

Vashishta T, et al. Dialysis modality and correction of metabolic acidosis: relationship with all-cause and cause-specific mortality. *Clin J Am Soc Nephrol.* 2013;8:254–264.

Zanger R. Hyponatremia and hypokealemia in pateints on peritoneal dialysis. *Semin Dial.* 2010;23:575–580.

Parte 4

Áreas de Problemas Clínicos

30 Questões Psicossociais

Scott D. Cohen, Daniel Cukor e Paul L. Kimmel

Muitos estressores psicossociais afetam os pacientes com doença renal em estágio terminal (DRCT). Entre eles estão efeitos da doença e do tratamento, limitações funcionais e disfunção sexual, restrições alimentares, limitações de tempo e medo da morte. Além disso, pode haver conflitos conjugais, tensão nos relacionamentos psicossociais com a família e com a equipe administrativa ou médica, além de preocupações socioeconômicas relativas aos custos do tratamento e do desemprego.

Cerca de 10% dos pacientes com DRCT hospitalizados têm um transtorno psiquiátrico subjacente. As taxas de hospitalização por transtornos psiquiátricos são elevadas em relação a outros pacientes com doenças crônicas. Os problemas comuns incluem depressão, demência e *delirium*, psicose, transtornos da personalidade e de ansiedade, além do abuso de substâncias.

I. **DEPRESSÃO.** A depressão é o problema mais comum, bem como o mais importante, em virtude do risco de acarretar má aderência à diálise e/ou ao esquema medicamentoso e do risco de suicídio. Pode haver muitos casos de subdiagnóstico e subtratamento de depressão. De acordo com a versão mais recente do Manual Diagnóstico e Estatístico de Transtornos Mentais (DSM 5), deve-se fazer um diagnóstico de transtorno depressivo maior se, durante um período mínimo de 2 semanas, um paciente apresentar depressão do humor quase diariamente ou perda do interesse/prazer em atividades habituais e no mínimo quatro destes outros sintomas: (a) perda ou ganho de peso significativos ou transtorno do apetite, (b) alteração do padrão de sono, inclusive insônia ou hipersonia, (c) agitação ou retardo psicomotor, (d) fadiga, (e) sentimentos de inutilidade ou culpa excessiva, (f) diminuição da concentração ou (g) pensamentos recorrentes de morte ou suicídio. O último critério, (g), provavelmente é o mais específico, pois alguns outros estão associados à uremia propriamente dita.

Segundo a estimativa de alguns pesquisadores, a depressão ocorre em até 10 a 50% dos pacientes em diálise. Os métodos de rastreamento incluem o Beck Depression Inventory (BDI) e a Hamilton Rating Scale for Depression. Em pacientes sem problemas clínicos subjacentes, a pontuação < 9 do BDI sugere ausência ou grau mínimo de depressão, a pontuação de 10 a 18 indica depressão leve a moderada, 19 a 29 indica depressão moderada a grave, e ≥ 30 indica depressão grave. Em pacientes com DRCT, os limites de pontuação recomendados para depressão são maiores, e pontuações ≥ 14 a 16 no BDI indicam doença importante.

O rastreamento de depressão na população em diálise é um elemento importante do plano de tratamento. A depressão afetiva pode influenciar os desfechos médicos de várias maneiras. Além do risco de suicídio, a depressão pode acarretar baixa adesão à prescrição de diálise, anormalidade da função imune ou anorexia com mau estado nutricional. O afeto depressivo também foi relacionado com maior incidência de peritonite. O aumento do risco de mortalidade pela depressão é controverso. Alguns estudos sugeriram que os sintomas depressivos de base estão associados a aumento da mortalidade, mesmo depois que as análises levam em conta múltiplos fatores de risco médicos.

Os pacientes com DRCT podem apresentar comportamento suicida, diferente de pacientes com outras doenças crônicas. A taxa de suicídio é maior que na população em geral dos EUA. Os fatores de risco importantes incluem história prévia de doença mental, hospitalização recente, idade > 75 anos, sexo masculino, raça branca ou asiática e dependência de bebidas alcoólicas ou drogas. Os pacientes com DRCT podem cometer ou tentar suicídio com mais facilidade, seja por não adesão ao esquema médico, seja por manipulação dos sítios de acesso para diálise.

A. Opções de tratamento. Entre as opções de tratamento para depressão estão a farmacoterapia, a psicoterapia, inclusive a terapia cognitivo-comportamental, e a eletroconvulsoterapia. Infelizmente, os dados existentes sobre os efeitos dos antidepressivos em pacientes com DRCT são limitados, já que muitas vezes esses pacientes são excluídos de muitos dos grandes estudos clínicos.

1. **Farmacoterapia**

   a. **Inibidores seletivos da recaptação de serotonina (ISRSs) e antidepressivos tricíclicos (ATCs).** O tratamento com ISRSs deve ser mantido durante no mínimo 4 a 6 semanas antes de decidir se houve benefício terapêutico. Caso não se alcance a eficácia, a troca por outro antidepressivo da mesma classe ou de classe diferente é um passo razoável. Os ISRSs são vantajosos porque costumam causar menos sintomas anticolinérgicos que os ATCs e não estão associados a anormalidades da condução cardíaca. Além disso, os ATCs podem provocar morte se usados em altas doses e, portanto, causam possível risco de suicídio. No entanto, há possibilidade de aumento do sangramento em pacientes tratados com ISRSs, o que pode ser relevante para pacientes com DRCT e anomalias plaquetárias qualitativas preexistentes decorrentes de uremia. Os ISRSs também podem agravar as náuseas e os vômitos, que são sintomas comuns na população de pacientes em diálise.

   Em geral, os ISRSs são eliminados pelo fígado e estão altamente ligados a proteínas. Recomenda-se que a dose de ISRSs em pacientes com DRCT seja reduzida a dois terços da dose habitual. Os ISRSs podem causar um benefício adicional de reduzir a hipotensão postural e intradialítica por efeitos no tônus vascular. A fluoxetina, o primeiro ISRSs disponível, é o fármaco mais bem estudado da família. Em geral, uma dose diária de 20 mg de fluoxetina é bem tolerada, embora os dados sejam limitados a um curto período. Outros medicamentos da mesma família são paroxetina, sertralina e citalopram.

   b. **Inibidores seletivos da recaptação de norepinefrina (ISRNs).** A venlafaxina e o cloridrato de bupropiona são exemplos de outra classe de antidepressivos conhecidos como ISRNs. Os ISRNs devem ser usados com cuidado em pacientes com DRCT, pois sua excreção é principalmente renal. A bupropiona tem metabólitos ativos que são quase totalmente removidos pelos rins. Esses metabólitos acumulam-se em pacientes em diálise, predispondo-os a convulsões.

   c. **Inibidores da monoamina oxidase (IMAOs).** Os IMAOs têm muitos efeitos colaterais e, se possível, devem ser evitados em pacientes com DRCT por conta da possibilidade de hipotensão.

2. **Opções não farmacológicas.** Existem vários tipos de psicoterapia [terapia cognitivo-comportamental (TCC), interpessoal, de apoio e de grupo] que poderiam ser efetivas no manejo do sofrimento psicológico. Existem poucos dados sobre esses tratamentos em pacientes com doença renal crônica. A psicoterapia individual (terapia cognitivo-comportamental, interpessoal e de apoio) é útil quando o paciente identifica que há um problema e aceita o incentivo do profissional de saúde para buscar tratamento. Um estudo cruzado randomizado recente com 65 pacientes em hemodiálise mostrou melhora significativa nas pontuações de

depressão medidas pelo Beck Depression Inventory II (BDI II) e pela Hamilton Depression Rating Scale nos pacientes em TCC. Na TCC houve também melhora das pontuações de qualidade de vida e diminuição do ganho ponderal interdialítico. A negação é comum e um modo de enfrentar pensamentos ou sentimentos desconfortáveis relacionados ao fato de ser um "paciente de diálise". Quando um paciente não adere ao tratamento, a negação pode fazer parte desse comportamento. Esses pacientes podem ser beneficiados por intervenção psiquiátrica. Entretanto, podem resistir ao tratamento, pois a implicação é de que "existe algo errado" com eles. Pode ser difícil motivar um paciente para aceitar essas formas de terapia. A introdução da terapia como abordagem para manejo do estresse de viver com DRCT poderia ser um modo de levar o paciente ao tratamento apropriado. A psicoterapia de apoio em conjunto com a farmacoterapia é importante para diminuir a taxa de recaída. A terapia de grupo também pode ter impacto positivo. Um estudo controlado mostrou associação entre a participação em sessões de terapia de grupo na unidade de diálise e o aumento da sobrevida. Por fim, pode-se usar a eletroconvulsoterapia em pacientes com depressão refratária grave, desde que não haja contraindicações.

II. **DEMÊNCIA/***DELIRIUM***.** Os distúrbios neurocognitivos são comuns em pacientes com DRCT. Os déficits cognitivos podem estar relacionados a uremia subjacente ou a outras condições médicas coexistentes, conforme descrito em mais detalhes no Capítulo 40. Os médicos devem iniciar discussões com a família sobre a interrupção da diálise em pacientes com demência progressiva. A interrupção da diálise é relativamente comum, sobretudo em pacientes idosos ou com declínio ponderofuncional. Deve-se oferecer aos pacientes a possibilidade de estabelecer diretivas antecipadas no início da terapia de substituição renal, de preferência antes do surgimento de qualquer doença que comprometeria a capacidade de decisão. As diretrizes relativas à decisão compartilhada, endossadas pela Renal Physicians Association dos EUA, são um recurso útil.

III. **TRANSTORNOS DE ANSIEDADE E DO COMPORTAMENTO.** Os transtornos de ansiedade podem ser frequentes em pacientes com DRCT e estão associados à percepção de menor qualidade de vida pelo paciente. Um estudo unicêntrico com 70 pacientes em hemodiálise constatou prevalência de 45% de transtornos de ansiedade. Uma minoria de pacientes apresenta comportamento disruptivo relativo à diálise, mas isso pode perturbar todos na unidade de diálise. É importante tentar entender o motivo da raiva e explorar possíveis soluções. Estados de ansiedade devem ser tratados com psicoterapia e técnicas comportamentais. A demarcação de limites é fundamental quando a hostilidade ou agressão representa uma ameaça de danos ao paciente ou a outras pessoas. A hostilidade e os comportamentos agressivos podem ser manifestações de sintoma psiquiátrico, como paranoia, pensamento de referência ou até mesmo condições associadas ao *delirium*. Em caso de dúvida relativa a um paciente específico, deve-se solicitar o parecer de um psiquiatra.

Se essas medidas não forem efetivas, podem-se prescrever benzodiazepínicos de ação curta, como lorazepam ou alprazolam, por períodos limitados. Esses benzodiazepínicos são metabolizados pelo fígado. Todavia, a exemplo dos ISRSs, é prudente começar com doses menores. Deve-se evitar o uso de diazepam e clordiazepóxido em pacientes em diálise, porque geram metabólitos farmacologicamente ativos. Não é indicado o uso de barbitúricos em lugar de benzodiazepínicos, pois os barbitúricos de ação prolongada são removidos por hemodiálise. Às vezes é necessário prescrever medicamentos antipsicóticos, como o haloperidol, para pacientes com agitação aguda. Não há eliminação renal de haloperidol; portanto, geralmente não é necessário ajuste da dose. Sabe-se pouco sobre os efeitos de outros antipsicóticos atípicos, como a risperidona ou a olanzapina, nessa população de pacientes. Atualmente, a gabapentina é usada no tratamento da ansiedade, mas a Food and Drug Administration não aprova essa indicação. A gabapentina é eliminada por excreção renal como fármaco inalterado. Em pacientes com DRCT, a depuração plasmática da gabapentina é diminuída. Em pacientes com DRCT e DRC e transtornos bipolares que necessitam de tratamento com lítio, deve-se fazer dosagem frequente dos níveis séricos de lítio. O lítio é eliminado pela diálise; portanto, a dose deve ser administrada depois de cada sessão. O ácido valproico é outro estabilizador do humor usado algumas vezes no tratamento do transtorno bipolar. Observou-se elevação dos níveis séricos livres desse fármaco em pacientes com comprometimento da função renal. É preciso ter cuidado na administração de glicocorticoides a possíveis pacientes de transplante renal com histórico de psicose por causa do risco de psicose induzida por esteroides. Se clinicamente viável, devem ser usados outros agentes poupadores de esteroides.

IV. **OUTRAS QUESTÕES PSICOSSOCIAIS NA POPULAÇÃO COM DRCT**
A. **Questões conjugais.** Houve apenas alguns estudos de avaliação das relações conjugais em pacientes com DRCT. Um estudo constatou a ocorrência de divergências em mais de 50% dos casais quando um dos cônjuges tinha DRCT. Os conflitos conjugais podem ser um importante estressor em pacientes com DRCT e podem estar associados à percepção da carga de doença pelo paciente e ao grau de adesão à prescrição de diálise. A satisfação e o conflito conjugal podem ser ainda mais perceptíveis para pacientes do sexo feminino. Um estudo mostrou maior sobrevida das pacientes com DRCT submetidas a hemodiálise que tinham maiores níveis de satisfação conjugal. A satisfação conjugal não foi associada a desfechos diferentes em homens.
B. **Disfunção sexual.** Os pacientes têm alta prevalência de disfunção sexual, devido aos efeitos de uremia, neuropatia, disfunção autônoma, doença vascular, depressão e medicamentos. Os distúrbios do eixo hipotalâmico-hipofisário-gonadal também são frequentes. Os problemas incluem diminuição da libido, disfunção erétil, distúrbios menstruais e infertilidade. Acredita-se que cerca de 70% dos homens tratados com diálise tenham impotência, e os homens que iniciarão a diálise devem ser alertados sobre a possibilidade de disfunção erétil. Isso pode levar à melhor comunicação com o médico e, portanto, reduzir a possibilidade de depressão. É comum é a ocorrência de distúrbios da fertilidade e da menstruação em mulheres submetidas a diálise. A irregularidade dos ciclos menstruais é comum após o início da hemodiálise. O distúrbio menstrual mais comum em mulheres com DRCT é a anovulação. Ver informações sobre o tratamento no Capítulo 39.
C. **Questões socioeconômicas.** Mais da metade dos pacientes com DRCT não continua a trabalhar após o início da terapia de substituição renal. Os profissionais liberais podem ter horários mais flexíveis e maior probabilidade de continuar no emprego. O desemprego pode ter grande impacto psicológico sobre o indivíduo, possivelmente aumentando a probabilidade de depressão.
D. **Reabilitação.** O exercício físico pode ter função importante na melhora do bem-estar geral de um paciente. Existem programas de exercício específicos para pessoas com comprometimento físico, que devem ser promovidos no centro de diálise ou durante as consultas médicas de rotina. Outras modalidades terapêuticas a considerar são os exercícios para redução de estresse/relaxamento e o *biofeedback*, que foram usados com êxito, sobretudo no manejo de pacientes indisciplinados e instáveis.
E. **Qualidade de vida (QV).** É essencial que a equipe médica e a família reconheçam a percepção de QV pelo paciente. Isso é ainda mais importante ao tomar decisões relativas ao início ou à interrupção da diálise. Os pacientes que consideram ter melhor QV e que têm maior sensação de bem-estar podem ser mais propensos a aderir à prescrição de diálise. Entre as várias escalas diferentes usadas para avaliar a QV em pacientes com DRCT estão SF-36, Illness Effects Questionnaire (Questionário de Consequências da Doença), Escala de Karnofsky, Escala de Satisfação com a Vida e

o KD-QOL ou Kidney Disease Quality-of-Life Scale (Escala de Qualidade de Vida na Doença Renal). Essas escalas consistem principalmente em medidas subjetivas. O tratamento com eritropoetina melhorou a qualidade de vida de pacientes em diálise.

Os pacientes com DRCT submetidos a transplantes renais bem-sucedidos tendem a classificar sua qualidade de vida melhor que os pacientes com insucesso do transplante ou submetidos a diálise. Vários estudos clínicos recentes avaliaram o impacto da intensificação das prescrições de diálise na percepção de qualidade de vida pelos pacientes. A Frequent Hemodialysis Network (FHN) comparou o efeito da diálise intensa 6 vezes/semana ao da diálise convencional 3 vezes/semana sobre as pontuações de qualidade de vida e depressão. Embora tenha havido poucas mudanças em muitas medidas de subdomínios de qualidade de vida, houve melhora na pontuação do SF-36 e do BDI no grupo submetido a diálise 6 vezes/semana. Os médicos devem considerar seriamente o impacto de suas decisões sobre a qualidade de vida do paciente e discutir essas questões em profundidade com os pacientes e suas famílias. Além disso, a satisfação do paciente com a assistência é um aspecto importante da qualidade de vida que deve ser avaliado.

Leitura sugerida

American Psychiatric Association. *Diagnostic and Statistical Manual of Mental Disorders* 5th ed. Arlington, VA: American Psychiatric Publishing; 2013.

Atalay H, et al: Sertraline treatment is associated with an improvement in depression and health-related quality of life in chronic peritoneal dialysis patients. *Int Urol Nephrol.* 2010;42:527–536.

Blumenfield M, et al. Fluoxetine in depressed patients on dialysis. *Int J Psychiatry Med.* 1997;27:71–78.

Castaneda C, et al. Resistance training to reduce the malnutrition-inflammation complex syndrome of chronic kidney disease. *Am J Kidney Dis.* 2004;43:607–616.

Chertow GM, et al. In-center hemodialysis six times per week versus three times per week. *N Engl J Med.* 2010;363:2287–2300.

Cohen SD, et al. Screening, diagnosis, and treatment of depression in patients with end-stage renal disease. *Clin J Am Soc Nephrol.* 2007;2:1332–1342.

Cukor D, et al. Psychosocial aspects of chronic disease: ESRD as a paradigmatic illness. *J Am Soc Nephrol.* 2007;18:3042–3055.

Cukor D, et al. Anxiety disorders in adults treated by hemodialysis: a single-center study. *Am J Kidney Dis.* 2008;52:128–136.

Cukor D, et al. Psychosocial intervention improves depression, quality of life, and fluid adherence in hemodialysis. *J Am Soc Nephrol.* 2014;25:196–206.

Daneker B, et al. Depression and marital dissatisfaction in patients with end-stage renal disease and in their spouses. *Am J Kidney Dis.* 2001;38:839–846.

Dheenan S, et al. Effect of sertraline hydrochloride on dialysis hypotension. *Am J Kidney Dis.* 1998;31:624–630.

Dogan E, et al. Relation between depression, some laboratory parameters, and quality-of-life in hemodialysis patients. *Ren Fail.* 2005;27:695–699.

Finkelstein FO, et al. Depression in chronic dialysis patients: assessment and treatment. *Nephrol Dial Transplant.* 2000;15:1911–1913.

Friend R, et al. Group participation and survival among patients with end-stage renal disease. *Am J Public Health.* 1986;76:670–672.

Gee CB, et al. Couples coping in response to kidney disease: a developmental perspective. *Semin Dial.* 2005;18:103–108.

Hedayati SS, et al. A practical approach to the treatment of depression in patients with chronic kidney disease and end-stage renal disease. *Kidney Int.* 2012;81:247–255.

Holley JL. Palliative care in end-stage renal disease: focus on advance care planning, hospice referral, and bereavement [Review]. *Semin Dial.* 2005;18:154–156.

Kimmel PL. Just whose quality-of-life is it anyway? Controversies and consistencies in measurements of quality-of-life. *Kidney Int.* 2000;57(suppl 74):113–120.

Kimmel PL, et al. Marital conflict, gender and survival in urban hemodialysis patients. *J Am Soc Nephrol.* 2000;11:1518–1525.

Kimmel PL, et al. Multiple measurements of depression predict mortality in a longitudinal study of chronic hemodialysis patients. *Kidney Int.* 2000;57:2093–2098.

Kimmel PL, et al. Depression in end-stage renal disease patients treated with hemodialysis: tools, correlates, outcomes, and needs. *Semin Dial.* 2005;18:73–79.

King K, et al. The frequency and significance of the "difficult" patient: the nephrology community's perceptions. *Adv Chronic Kidney Dis.* 2004;11:234–239.

Kolewaski CD, et al. Quality-of-life and exercise rehabilitation in end stage renal disease. *CANNT J.* 2005;15:22–29.

Kouidi E, et al. Exercise renal rehabilitation program: psychosocial effects. *Nephron.* 1997;77:152–158.

Kurella M, et al. Chronic kidney disease and cognitive impairment in the elderly: the Health, Aging and Body Composition Study. *J Am Soc Nephrol.* 2005;16:2127–2133.

Kurella M, et al. Suicide in the end-stage renal disease program. *J Am Soc Nephrol.* 2005;16:774–781.

Lopes AA, et al. Depression as a predictor of mortality and hospitalization among hemodialysis patients in the United States and Europe. *Kidney Int.* 2002;62:199–207.

Moss AH, et al. Palliative care [Review]. *Am J Kidney Dis.* 2004;43:172–173.

Painter P. Physical functioning in end-stage renal disease patients: update 2005 [Review]. *Hemodial Int.* 2005;9:218–235.

Patel SS, et al. Psychosocial variables, quality of life and religious beliefs in end-stage renal disease patients treated with hemodialysis. *Am J Kidney Dis.* 2002;40:1013–1022.

Patel S, et al. The impact of social support on end-stage renal disease. *Semin Dial.* 2005;18:89–93.

Renal Physicians Association. *Shared decision making (guideline regarding withdrawal from dialysis and palliative care).* Available at http://www.renalmd.org/. Accessed September 12, 2006.

Shidler NR, et al. Quality-of-life and psychosocial relationships in patients with chronic renal insufficiency. *Am J Kidney Dis.* 1998;32:557–566.

Snow V, et al. Pharmacologic treatment of acute major depression and dysthymia. American College of Physicians-American Society of Internal Medicine. *Ann Intern Med.* 2000;132:738–742.

Tawney K. Developing a dialysis rehabilitation program. *Nephrol Nurs J.* 2000;27:524–539.

Turk S, et al. Treatment with antidepressive drugs improved quality-of-life in chronic hemodialysis patients. *Clin Nephrol.* 2006;65:113–118.

Unruh ML, et al. Health-related quality-of-life in nephrology research and clinical practice. *Semin Dial.* 2005;18:82–90.

Watnick S, et al. The prevalence and treatment of depression among patients starting dialysis. *Am J Kidney Dis.* 2003;41:105–110.

Wilson B, et al. Screening for depression in chronic hemodialysis patients: comparison of the Beck Depression Inventory, primary nurse, and nephrology team. *Hemodial Int.* 2006;10:35–41.

Wu AW, et al. Changes in quality-of-life during hemodialysis and peritoneal dialysis treatment: generic and disease specific measures. *J Am Soc Nephrol.* 2004;15:743–753.

Wuerth D, et al. Chronic peritoneal dialysis patients diagnosed with clinical depression: results of pharmacologic therapy. *Semin Dial.* 2003;16:424–427.

Wuerth D, et al. The identification and treatment of depression in patients maintained on dialysis. *Semin Dial.* 2005;18:142–146.

31 Nutrição

Michael V. Rocco e T. Alp Ikizler

I. CAUSAS DE DEPLEÇÃO ENERGÉTICO-PROTEICA (DEP) EM PACIENTES COM DOENÇA RENAL CRÔNICA. Os distúrbios metabólicos e nutricionais são comuns em pacientes com doença renal crônica (DRC), sobretudo naqueles submetidos a terapia de diálise de manutenção (Ikizler, 2013). Esses distúrbios são conhecidos como depleção energético proteica (DEP) da DRC. As taxas de hospitalização e mortalidade são maiores em pacientes com essa síndrome (Kalantar-Zadeh, 2004). A DEP tem muitas etiologias (Tabela 31.1), que incluem diminuição da ingestão nutricional; distúrbios metabólicos como acidose metabólica, catabolismo associado à diálise, toxinas urêmicas; e comorbidades como diabetes melito e doenças cardiovasculares (Carrero, 2013). A DEP afeta cerca de um terço dos pacientes em hemodiálise e diálise peritoneal (Pupim, 2006). As sequelas da DEP na doença renal são numerosas e incluem mal-estar, fadiga, má reabilitação, comprometimento da cicatrização de feridas, aumento da suscetibilidade a infecções, aumento do risco de doença cardiovascular e aumento das taxas de hospitalização e mortalidade. Na maioria dos casos, há aumento dos níveis séricos de marcadores inflamatórios e pode haver numerosas causas de inflamação crônica (Kaysen, 2001). As citocinas pró-inflamatórias podem causar anorexia com supressão da ingestão nutricional (Kaizu, 2003). A inflamação crônica também está associada a hipermetabolismo mediado por citocinas e a resistência às ações anabólicas da insulina que aumentam o catabolismo proteico final (Siew, 2010). A perturbação do eixo do hormônio do crescimento (GH) e do fator de crescimento similar à insulina (IGF-1) diminui a síntese proteica. O aumento das concentrações de leptina pode agravar a anorexia decorrente de efeitos centrais.

A. Obesidade. A preocupação sempre se concentrou no desgaste em pacientes com DRC, pois há um aumento abrupto da taxa de mortalidade, com perda de massa muscular esquelética, peso menor que o peso mediano padrão (de pares) ou diminuição do índice de massa corporal. Há, porém, um aumento da incidência de obesidade em pacientes que iniciam terapia de diálise de manutenção (Kramer, 2006). Embora a definição tradicional de obesidade seja feita em termos de índice de massa corporal (IMC), alguns pacientes em diálise com peso normal ou sobrepeso de acordo com o IMC foram considerados obesos segundo a definição por porcentagem de gordura corporal (Gracia-Iguacel, 2013). A interpretação dos estudos do efeito da obesidade na sobrevida de pacientes em diálise é difícil por causa da natureza observacional dos estudos, das diferenças das técnicas de análise e das definições de obesidade, além dos fatores de confusão (Stenvinkel, 2013).

II. AVALIAÇÃO NUTRICIONAL

A. Anamnese e exame físico. Sintomas de náuseas, vômitos e anorexia, bem como alterações recentes do peso corporal devem ser avaliados com atenção para identificar a causa. É preciso ter em mente as causas não urêmicas de variação do peso e/ou ingestão alimentar, que incluem insuficiência cardíaca congestiva grave, diabetes

Tabela 31.1 Causas de desgaste na doença renal.

Diminuição da ingestão de nutrientes
Restrições alimentares excessivas
Retardo do esvaziamento gástrico e diarreia
Enfermidades intercorrentes e hospitalizações
Diminuição da ingestão de alimentos nos dias de hemodiálise
Medicamentos causadores de dispepsia (quelantes de fosfato, preparações de ferro)
Supressão da ingestão pela carga de glicose no dialisato peritoneal
Diálise insatisfatória
Restrições financeiras
Impossibilidade de preparar ou comprar alimentos por limitação física
Más condições dentárias ou doença gengival grave
Distúrbios neurológicos que comprometam a alimentação/deglutição
Depressão
Alteração do paladar

Aumento das perdas
Hemorragia digestiva (100 mℓ de sangue = 14 a 17 g de proteína)
Perdas de nitrogênio durante a diálise (hemodiálise, 6 a 8 g de aminoácidos por procedimento; diálise peritoneal, 8 a 10 g de proteínas por dia)
Proteinúria grave (> 8 a 10 g/dia)

Aumento do catabolismo de proteínas
Enfermidades intercorrentes e hospitalizações
Outras comorbidades, inclusive diabetes melito, doenças cardiovasculares e infecções
Acidose metabólica (promove o catabolismo proteico)
Catabolismo associado à hemodiálise (por ativação de citocinas pró-inflamatórias)
Disfunção do eixo endócrino de hormônio do crescimento–fator de crescimento semelhante à insulina
Resistência à insulina
Efeitos catabólicos de outros hormônios (paratormônio, cortisol, glucagon)

melito, várias doenças gastrintestinais e depressão. Os quelantes de fosfato ou as preparações orais de ferro podem causar dispepsia e outros sintomas gastrintestinais.
B. **Avaliação de ingestão alimentar.** Deve-se fazer a verificação bianual do recordatório alimentar nos dias com diálise e sem diálise (Kopple, 2001); a ingestão nos dias de diálise geralmente é cerca de 20% menor (Burrowes, 2003). Os questionários de frequência alimentar também podem fornecer informações úteis (Kalantar-Zadeh, 2002).
C. **Instrumentos de triagem nutricional.** Existem vários métodos de triagem, como o Instrumento de Triagem Universal de Desnutrição (MUST, do inglês *Malnutrition Universal Screening Tool*), Miniavaliação Nutricional (MAN) e outros. Todos eles demandam uma breve entrevista do paciente. As perguntas comuns a todos os instrumentos de triagem incluem informações sobre variações do peso corporal em determinado período, quantidade de ingestão ou perda de apetite. Por causa da simplicidade e da confiabilidade, sugere-se como primeira opção o Instrumento de Triagem de Desnutrição (MST), cuja aplicação é mais simples que a do MUST, um instrumento mais abrangente. O MST tem duas perguntas sobre emagrecimento e uma pergunta sobre apetite. Quando a soma das respostas a essas perguntas é maior que 2, há risco de desnutrição/DEP e recomendação de avaliação nutricional.
D. **Instrumentos de avaliação nutricional**
    1. **Composição corporal**
        a. **Peso e índice de massa corporal.** Deve-se comparar o peso ideal ou mediano padrão (ver Apêndice B) com o peso corporal real. A comparação com valores anteriores é importante, pois tanto o peso quanto a massa magra diminuem

com o tempo nos pacientes em hemodiálise (Di Filippo, 2006; Rocco, 2004).
Embora o IMC seja fácil de calcular e usado em muitas diretrizes nutricionais, é preciso enfatizar que faz uma estimativa insatisfatória da massa gorda e de sua distribuição corporal, sobretudo em pacientes com DRC.

b. **Antropometria.** A razão cintura-quadril (RCQ) e a espessura das dobras cutâneas são melhores que o IMC para a classificação correta da obesidade na DRC em estudos em corte transversal. A espessura das dobras cutâneas medida no bíceps ou no tríceps estima a gordura corporal, enquanto o perímetro da parte média do braço é usado para estimar a massa muscular. Essas medidas são comparadas com intervalos de referência estipulados em pacientes em diálise bem nutridos (Chumlea, 2003). Os pacientes com perímetro do braço ou espessura da dobra cutânea no tríceps abaixo do 25º percentil provavelmente estão desnutridos.

c. **Bioimpedância.** A análise da bioimpedância é baseada na medida da resistência e da reatância quando se aplica uma corrente elétrica alternada constante no paciente. Equações empíricas são usadas para prever a água corporal total, a partir da resistência, e a massa corporal total, a partir da razão entre resistência e reatância ou de seu derivado geométrico, o ângulo de fase. Existe grande correlação entre o ângulo de fase, as medidas antropométricas do estado nutricional e os níveis séricos de albumina. Para que sejam reprodutíveis, as medidas da bioimpedância devem ser realizadas no decorrer de 120 min após o término de uma sessão de diálise (Di Iorio, 2004). Os valores baixos do ângulo de fase estão associados a maior risco de mortalidade (Mushnick, 2003). Um estudo internacional que usou espectroscopia de bioimpedância observou diminuição do índice de tecido magro em todos os pacientes em diálise, com melhor preservação nos pacientes em diálise peritoneal que em hemodiálise (van Biesen, 2013).

d. **Absorciometria de raios X de dupla energia (DEXA).** Este exame foi desenvolvido para medir a densidade óssea, porém mais tarde foi adaptado para medir a composição dos tecidos moles, inclusive da massa gorda e da massa magra. A DEXA leva apenas de 6 a 15 min, a exposição à radiação é mínima e, portanto, pode ser usada de maneira seriada para acompanhar variações ao longo do tempo. Atualmente, é usada sobretudo em pesquisa; trata-se de um exame dispendioso e não há dados que correlacionem seus resultados ao desfecho dos pacientes com doença renal em estágio avançado. Ao avaliar o resultado da DEXA é preciso levar em conta também a hidratação do paciente.

2. **Índices compostos.** A avaliação subjetiva global (ASG) é um método clínico de avaliação do estado nutricional que inclui anamnese, sintomas e parâmetros físicos. A anamnese concentra-se em cinco áreas: (a) porcentagem do peso corporal perdida nos 6 meses anteriores; (b) ingestão alimentar; (c) existência de anorexia, náuseas, vômitos, diarreia ou dor abdominal; (d) capacidade funcional; e (e) demandas metabólicas decorrentes da doença de base. Os parâmetros físicos concentram-se na avaliação da gordura subcutânea; perda de massa muscular na região temporal, deltoide e quadríceps; edema no tornozelo ou na região sacral; e ascite. A ASG tem boa reprodutibilidade e grande correlação com os desfechos de pacientes com doença renal em estágio terminal (DRCT) (Duerksen, 2000). Outros sistemas de pontuação propostos incluem a ASG modificada (Churchill, 1996), o Índice de Desnutrição na Diálise (*Dialysis Malnutrition Score*) e o Índice de Desnutrição-Inflamação (*Malnutrition Inflammation Score*) (Kalantar-Zadeh, 2001), todos os quais usam uma combinação de fatores objetivos e subjetivos. O Índice de Risco Nutricional Geriátrico (IRNG) tem apenas três parâmetros objetivos – peso, altura e nível sérico de albumina; a pontuação é preditiva de mortalidade (Kobayashi, 2010).

E. **Exames laboratoriais**
1. **Nível sérico de albumina.** Baixos níveis são um forte preditor de mortalidade, e o risco de hospitalização aumenta de forma drástica e logarítmica à medida que os níveis caem abaixo de 4,0 g/dℓ (40 g/ℓ). O método de ensaio usado pode alterar os resultados em até 20%. A correlação entre os níveis séricos de albumina e outras medidas nutricionais é pequena, e a hipoalbuminemia pode ser causada por baixa ingestão nutricional, perda de proteínas, aumento do catabolismo ou alguma combinação desses mecanismos. Para o manejo apropriado do paciente é necessária a avaliação adicional que inclui, entre outros, exame físico, recordatórios da dieta e dosagem de reagentes da fase aguda (p. ex., nível plasmático de proteína C reativa).
2. **Nível sérico de nitrogênio ureico (NUS) pré-diálise.** O nível de NUS pré-diálise reflete o equilíbrio entre produção e remoção de ureia. Portanto, um nível baixo de NUS pode ocorrer em pacientes muito bem dialisados com boa ingestão de proteínas ou em pacientes em diálise insatisfatória com baixa ingestão de proteínas. Além disso, o nível baixo de NUS pode indicar função renal residual substancial ou um estado notoriamente anabólico (como durante a recuperação rápida de uma doença intercorrente). Assim, é difícil inferir o nível de aporte proteico diretamente a partir do NUS.
3. **Aparecimento de nitrogênio ureico (g).** Essa medida pode ser usada para estimar a ingestão proteica. Isso ocorre porque, na ausência de catabolismo ou anabolismo acentuado, a taxa de aparecimento de nitrogênio ureico reflete a ingestão proteica. Em pacientes catabólicos ou anabólicos, a ingestão proteica será, respectivamente, superestimada ou subestimada. Conforme exposto no Capítulo 3, nos pacientes em hemodiálise, o **g** pode ser calculado a partir do NUS antes e depois da diálise. Em pacientes com lesão renal aguda, o **g** pode ser estimado pela medida do NUS em dois momentos, geralmente com intervalo de 24 h, depois de estimar a água corporal total. Outro método usado para calcular **g** nos pacientes em hemodiálise e naqueles em diálise peritoneal é coletar partes do dialisato consumido e de urina para medir a quantidade de nitrogênio ureico em cada um deles.
4. **Equivalente proteico do aparecimento de nitrogênio total (PNA).** Existem várias fórmulas para calcular o PNA a partir de **g**, dado que, em média, é conhecida a porcentagem de nitrogênio das proteínas convertida em ureia. Em geral, os programas de modelagem de diálise normalizam o PNA para o peso corporal "cinético"; este último peso é calculado como volume de distribuição de ureia dividido por 0,58. O peso cinético (que geralmente é um número interno e não é relatado) costuma ser próximo do peso corporal real. A divisão do PNA pelo peso cinético produz o PNA "normalizado" ou PNAn em unidades de g/kg/dia.
5. **Utilidade clínica do PNAn.** A utilidade do PNA em termos de previsão dos desfechos foi questionada. No estudo HEMO, assim como em grupos de dados observacionais, uma vez controlados os níveis séricos de albumina e de creatinina, o PNA teve pouca ou nenhuma utilidade preditiva adicional em termos de desfecho. No estudo HEMO, o PNA foi um indicador muito insatisfatório da ingestão proteica. Presumiu-se que a sensibilidade do método de recordatório da dieta usado não foi suficiente para mostrar uma relação, mas há outras explicações possíveis.
6. **Outras medidas laboratoriais.** O **nível sérico de transferrina** é baixo em quase todos os pacientes em diálise e é influenciado por alterações nos depósitos de ferro, pela existência de inflamação, pelas alterações na volemia; não é um bom indicador do estado nutricional. Os **níveis séricos de pré-albumina** podem estar elevados por causa da interação da pré-albumina com a proteína ligadora de retinol e da diminuição da depuração renal. A **proteína C reativa** (PCR) é um reagente da fase aguda inversamente proporcional às concentrações de albumina

e de outras proteínas viscerais. Quando os níveis séricos de albumina ou de préalbumina estão baixos, convém verificar os níveis de PCR para ajudar a detectar possível inflamação oculta. Os níveis de PCR são extremamente variáveis em pacientes com DRCT, o que reduz sua utilidade prática, mas medidas seriadas da PCR podem ser úteis.

III. **NECESSIDADES NUTRICIONAIS.** Os níveis médios recomendados de aporte nutricional são apresentados na Tabela 31.2 e incluem orientações que geralmente são compatíveis com as diretrizes da Kidney Disease Outcome Quality Initiative (KDOQI) de 2001 da National Kidney Foundation (NKF) sobre nutrição (NKF, 2001) e com as diretrizes europeias de melhores práticas para a nutrição (Dombros, 2005).

A. **Necessidade de individualização.** A dieta "renal" tem muitas restrições e, portanto, a adesão a ela pode ser difícil e estressante. As dietas prescritas devem ser individualizadas para ajudar a conciliar as circunstâncias específicas do paciente em termos de palatabilidade, custo, comorbidades clínicas e hábitos alimentares culturais. Os problemas nutricionais específicos nos pacientes diabéticos em diálise são abordados no Capítulo 32. Deve-se evitar o excesso de restrições porque podem levar à ingestão insatisfatória. É preciso que todos os membros da equipe de saúde reforcem as recomendações nutricionais. A adesão deve ser avaliada com regularidade, até mesmo mensalmente no início da diálise ou naqueles com história prévia de não adesão.

B. **Peso corporal mediano padrão em vez de real.** Um problema com as recomendações de ingestão alimentar para os pacientes em diálise, que frequentemente têm DEP, é a escolha do peso a usar no denominador. Por exemplo, se o paciente perdeu massa corporal e seu peso atual é de 50 kg, enquanto o peso pré-mórbido era de 90 kg, o consumo da quantidade "suficiente" de proteínas ou de calorias com base no peso real pode manter o paciente nesse peso corporal mais baixo, mas não ser o ideal para recuperar o peso perdido, supondo-se que isso seja desejado. As recomendações proteicas e calóricas devem ser baseadas no peso corporal mediano padrão (peso dos pares) (ver Tabelas B.1 e B.2 no Apêndice B) de indivíduos saudáveis de mesmo sexo, altura, idade e biotipo que o paciente. Por outro lado, em pacientes obesos, deve-se usar o peso corporal ajustado (PC ajustado = peso corporal mediano padrão + 0,25 × (peso corporal real − peso corporal mediano padrão).

Exemplo: um paciente de hemodiálise do sexo masculino, de 35 anos, com desnutrição grave pesa 60 kg. Consultando as tabelas no Apêndice B, verificamos que o peso mediano padrão para esse paciente de biotipo mediano (se estivesse saudável), considerando a altura de 183 cm, seria de 84 kg. Nosso programa de modelagem cinética da ureia havia informado que seu PNAn era de 1,2 g/kg/dia. Como exposto anteriormente, esse PNAn baseia-se no peso "cinético" do paciente. Esse paciente está ingerindo uma quantidade suficiente de proteínas?

Podemos usar o valor de V modelado do programa e dividir por 0,58 para encontrar o peso "cinético" que foi usado pelo programa. Suponha que este seja de 60 kg. Nesse caso, 1,2 g/kg/dia = 1,2 × 60 = 72 g/dia para esse PNA, o que significa que a ingestão proteica estimada também é de 72 g/dia. Para calcular o PNA normalizado para esse peso mediano padrão, dividimos 72 por 84 kg. Agora o PNA/peso mediano padrão é de apenas 72/84 = 0,86 g/kg/dia, que pode ser insatisfatório.

C. **Adequação da diálise.** A administração de uma dose de diálise menor que a necessária pode afetar adversamente o apetite, a ingestão nutricional e as medidas da nutrição. A administração de diálise satisfatória corrige a uremia sutil e, portanto, alivia a anorexia associada à uremia e também pode melhorar o hipercatabolismo. Dito isso, no estudo HEMO, não houve melhora do aporte de proteínas ou de energia nos pacientes randomizados para alta dose (*Kt/V* de compartimento único cerca de 1,65) em comparação com os pacientes randomizados para diálise com dose padrão (*Kt/V* de

Tabela 31.2	Recomendações nutricionais diárias para os pacientes em diálise.[a]	
Nutriente ou substância	**Hemodiálise**	**Diálise peritoneal**
Proteínas (g/kg)	> 1,2	> 1,2; > 1,5 com peritonite
Calorias (sedentário, kcal/kg)	30 a 35[b]	30 a 35[b,c]
Proteínas (%)	15 a 25	
Carboidratos (%)	50 a 60[d]	50 a 60[c,d]
Gordura (%)	25 a 35	
Colesterol	< 200 mg (0,52 mmol)	
Gordura saturada (%)	< 7	
Fibra bruta (g)	20 a 30	
Sódio	80 a 100 mmol[e]	
Potássio	< 1 mmol/kg se elevado	Geralmente não é problema
Cálcio	2,0 g (50 mmol)[f]	
Fósforo	0,8 a 1,0 g (26 a 32 mmol)[g]	
Magnésio	0,2 a 0,3 g (8 a 12 mmol)	
Ferro	Ver Capítulo 34	
Vitamina A	Nenhuma	
Betacaroteno	Nenhuma	
Retinol	Nenhuma	
Tiamina (mg)	1,5	
Riboflavina (mg)	1,7	
Vitamina B6 (mg)	10	
Vitamina B12 (mg)	0,006	
Niacina (mg)	20	
Ácido fólico (mg)	> 1,0	
Ácido pantotênico (mg)	10	
Biotina (mg)	0,3	
Vitamina C (mg)	60 a 100	
Vitamina E	Nenhuma	
Vitamina D	Ver Capítulo 36	
Vitamina K	Ver texto	

[a] Todo o consumo é calculado com base no peso corporal normalizado (*i. e.*, o peso corporal médio de pessoas normais de mesma idade, altura e sexo do paciente).
[b] 35 kcal/kg de peso corporal/dia se < 60 anos de idade; 30 a 35 kcal/peso corporal/dia se > 60 anos de idade.
[c] Inclui a glicose absorvida das soluções de diálise.
[d] O consumo de carboidratos deve ser reduzido em pacientes com hipertrigliceridemia.
[e] O menor consumo de sódio, na faixa de 1,0 a 1,5 g (43 a 65 mmol), pode resultar em melhor controle da pressão arterial nos pacientes em diálise peritoneal e em menor carga de glicose na solução de diálise; isso é recomendado se possível com manutenção do consumo energético.
[f] A dose total de cálcio elementar fornecida pelos quelantes de fosfato à base de cálcio não deve ultrapassar 1.500 mg (37 mmol) por dia, e o consumo total de cálcio elementar (que inclui o cálcio da dieta) não deve ultrapassar 2.000 mg (50 mmol) por dia.
[g] Em pacientes com nível sérico de fósforo > 5,5 mg/dℓ (1,8 mmol/ℓ); usar quelantes de fosfato se houver elevação.

compartimento único cerca de 1,25). O peso diminuiu de maneira semelhante nos dois grupos de pacientes, embora a redução de alguns parâmetros antropométricos tenha sido um pouco menor nos pacientes designados para a maior dose de diálise (Rocco, 2004). A alocação no grupo de alto fluxo teve poucas vantagens nutricionais mensuráveis. Apesar desses relatos baseados em observações casuais de melhora nutricional acentuada com a mudança de um esquema de diálise 3 vezes/semana para outro mais frequente, os dois estudos randomizados Frequent Hemodialysis Network não constataram melhora do nível sérico de albumina nem da massa corporal magra em pacientes no grupo de diálise diária curta mais frequente ou noturna longa (Kaysen, 2012). Também se afirmou que houve melhora nutricional nos pacientes em hemofiltração intermitente ou hemodiafiltração, mas as evidências são relativamente fracas.

D. **Proteínas.** As diretrizes da KDOQI recomendam que os pacientes em hemodiálise e em diálise peritoneal devem ingerir 1,2 g de proteína/kg (usando o peso corporal mediano padrão) por dia. Pelo menos 50% das proteínas ingeridas deve ter alto valor biológico. Entretanto, muitas vezes é difícil alcançar esse nível de ingestão proteica na prática e 30 a 50% dos pacientes em hemodiálise relatam ingestão de < 1,0 g de proteína/kg/dia (Rocco, 2004).

E. **Energia.** As diretrizes da KDOQI recomendam que todos os pacientes em diálise com menos de 61 anos de idade consumam 35 kcal/kg/dia. Para os pacientes com mais de 60 anos de idade, a ingestão recomendada é de 30 a 35 kcal/kg/dia, com menores valores para pacientes sedentários. Observe que esse nível de ingestão inclui quaisquer calorias fornecidas pelo procedimento de diálise. Níveis maiores de ingestão calórica podem ser necessários para os pacientes que realizam trabalhos pesados, aqueles que estão bem abaixo do peso desejado e os que estão hospitalizados, têm peritonite ou outras causas de estresse catabólico. É difícil alcançar esse nível recomendado de ingestão calórica na prática; como exemplo, no estudo HEMO, o consumo baseado no recordatório da dieta foi em média de 23 a 27 kcal/kg. Os dados estão relacionados ao gasto energético médio em repouso observado de 24,6 kcal/kg/dia em pacientes japoneses em hemodiálise (Kogirima, 2006). Isso pode estar relacionado à subnotificação habitual observada nos recordatórios da dieta. Os níveis de ingestão proteica e energética recomendados pela KDOQI foram alcançados em alguns pacientes em hemodiálise mais frequente (Rocco, 2013).

Nos pacientes em diálise peritoneal, uma quantidade substancial de glicose absorvida do dialisato contribui para o aporte energético total (Tabela 31.3), o que ocorre diariamente; a quantidade depende da porcentagem de dextrose usada em cada permanência, da duração de cada troca, do volume de cada permanência, do número de trocas e das propriedades de transporte da membrana peritoneal.

1. **Porcentagem de carboidratos.** A Tabela 31.2 reflete o conhecimento tradicional de que 50 a 60% do aporte nutricional (inclusive a glicose absorvida do dialisato) devem corresponder a carboidratos. Isso representaria 1.000 kcal, ou 250 g de carboidratos, para uma dieta de 2.000 kcal. Considerando que há uma absorção normal de 300 a 400 kcal de glicose na maioria dos esquemas de diálise peritoneal, é preciso reduzir a porcentagem de carboidratos ingeridos nos alimentos em quantidade semelhante nos pacientes em diálise peritoneal. A hipertrigliceridemia e a tolerância diminuída à glicose são comuns nos pacientes em diálise peritoneal e não são raras nos pacientes tratados com hemodiálise. Nesses pacientes, a porcentagem de carboidratos precisa ser ainda mais reduzida, e o déficit calórico é compensado principalmente pelo aporte aumentado de proteínas e de gorduras monoinsaturadas (Arora, 2005).

F. **Lipídios.** O objetivo terapêutico clássico para os pacientes em hemodiálise é alcançar um nível de colesterol ligado a lipoproteína de baixa densidade (LDL) < 100 mg/dℓ (2,6 mmol/ℓ) e um nível de triglicerídios em jejum < 500 mg/dℓ (5,7 mmol/ℓ). As alterações terapêuticas do estilo de vida incluem dieta, redução ponderal, aumento da atividade física, abstinência de álcool e tratamento da hiperglicemia, se existente. Entretanto, nos pacientes em diálise, os baixos níveis de colesterol LDL não estão associados a melhora da saúde cardiovascular nem da sobrevida. Assim essas recomendações não são baseadas em evidências, mas são derivadas de pacientes com função renal normal. Com relação à composição da dieta, a recomendação habitual

Tabela 31.3	Estimativa das quilocalorias de glicose absorvidas com a variação do volume instilado nos pacientes em DPAC e DPA.		
Volume instilado	**% de D diurna**	**% de D noturna**	**kcal absorvidas**
DPAC			
4 × 2,0 ℓ	D a 1,5%	D a 2,5%	332
4 × 2,5 ℓ	D a 1,5%	Icodextrina a 7,5%	187
4 × 2,5 ℓ	D a 1,5%	D a 2,5%	386
4 × 3,0 ℓ	D a 1,5%	D a 2,5%	432
DPA (permanência diurna)[a]			
3 × 2,0 e 2,0	D a 2,5%	D a 1,5%	299
3 × 2,5 e 2,5	D a 2,5%	D a 1,5%	350
3 × 3,0 e 3,0	D a 2,5%	D a 1,5%	396
3 × 2,5 e 2,5 + 2,5	Ambos D a 1,5%	D a 1,5%	342
3 × 2,5 e Ico	Icodextrina a 7,5%	D a 1,5%	144

D, % dextrose de solução instilada; DPA, diálise peritoneal automatizada.
[a] DPA com 9 h noturnas e três trocas por noite e uma última troca para esquemas 1, 2, 3 e 5 de DPA. O esquema 4 de DPA inclui uma última troca e uma troca no meio do dia.
Adaptada de Burkart J. Metabolic consequences of peritoneal dialysis. *Semin Dial.* 2004 17: 498-504. Essas estimativas não levam em conta as perdas de glicose durante permanências de icodextrina nem as calorias ganhas a partir do metabolismo da poliglicose.

foi de uma dieta que contenha < 7% de gordura saturada, na qual as gorduras poli-insaturadas representem < 10% das calorias totais, as gorduras monoinsaturadas representem < 20% das calorias totais e as gorduras totais, de 25 a 35% das calorias totais. Entretanto, atualmente a visão convencional acerca dos efeitos adversos cardiovasculares da gordura saturada é tema de grande controvérsia (Chowdhury, 2014). Os carboidratos não devem exceder 50 a 60% das calorias totais nos pacientes em hemodiálise, e provavelmente a ingestão de carboidratos deve ser ainda menor nos pacientes em diálise peritoneal. Todos os pacientes em diálise devem consumir 20 a 30 g de fibras por dia para ajudar a reduzir a dislipidemia e o tempo de trânsito gastrintestinal, pois as dietas ricas em fibras geralmente foram associadas a menor mortalidade cardiovascular. Muitas toxinas urêmicas como o sulfato de indoxil e o sulfato de p-cresol podem ser produzidas por bactérias intestinais, e a redução do tempo de trânsito gastrintestinal pode limitar o tempo de geração dessas toxinas pelas bactérias intestinais. O Capítulo 38 analisa com mais detalhes o manejo dos lipídios.

G. **Sódio e água.** A maior parte do aporte de líquidos em excesso é determinada pela ingestão de sódio em excesso, e o aconselhamento nutricional precisa orientar os pacientes e suas famílias sobre a importância de limitar a ingestão de sódio. Alguns pacientes também apresentam importantes causas de ingestão de líquido não determinadas pelo sal, que devem ser pesquisadas e corrigidas. No passado, instituições reguladoras sugeriam que pessoas saudáveis (sem DRC) limitassem a ingestão de sódio a 2,3 g (100 mmol) por dia, enquanto idosos, afro-americanos ou pacientes com doença renal deveriam restringir essa ingestão a 1,5 g (65 mmol) por dia (Institute of Medicine, 2004); entretanto, até que ponto a redução de sódio propicia benefícios cardiovasculares é uma questão de controvérsia atualmente (Institute of Medicine, 203). Na diálise peritoneal, embora seja possível remover o aporte de líquido estimulado pelo sódio com o uso de permanências com maiores níveis de glicose, isso ocorre à custa da carga de glicose, com possíveis efeitos adversos na membrana peritoneal bem como nos níveis de lipídios e triglicerídios, de modo que um menor aporte de sódio é desejável. Nos pacientes com DRCT em anúria, o aporte de líquidos geralmente deve ser limitado a cerca de 1,0 a 1,5 ℓ/dia. Os pacientes com função renal residual podem ingerir mais líquido, com o volume baseado no débito urinário diário.

H. Potássio. Em geral, a leve restrição de potássio (4 g ou 100 mmol/dia) é suficiente para os pacientes com grau moderado de função renal residual. Às vezes a hiperpotassemia torna-se um problema em caso de acidemia ou hipoaldosteronismo, ou com a administração de anti-inflamatórios não esteroides (AINEs), diuréticos poupadores de potássio, inibidores da enzima conversora de angiotensina, bloqueadores da angiotensina, antagonistas do receptor da aldosterona ou betabloqueadores. A hiperpotassemia nos pacientes anúricos em diálise peritoneal é incomum porque o dialisato não contém potássio. Os pacientes em diálise peritoneal geralmente precisam de restrição moderada de potássio (4 g ou 100 mmol/dia) ou não há necessidade de restrição. Nos pacientes em hemodiálise com função renal residual limitada, muitas vezes é necessário um menor aporte de potássio (2 g ou 50 mmol/dia) para evitar hiperpotassemia pré-diálise. Uma questão importante que demanda atenção é limitar a exposição a soluções de hemodiálise com teor muito baixo de potássio (0 K ou 1 K), pois esta última foi associada a arritmias e a aumento do risco de morte súbita.

I. Cálcio e fósforo. O aporte nutricional de cálcio e fósforo e o manejo da hiperfosfatemia são discutidos no Capítulo 36. Uma questão importante a ter em mente é que as recomendações de proteína na dieta devem levar em conta não só o teor de fósforo de fontes proteicas, mas também o teor de fósforo de aditivos e conservantes em alimentos processados, que pode ser considerável (Kalantar-Zadeh, 2010).

J. Vitaminas

1. **Vitaminas hidrossolúveis.** Os pacientes em diálise podem ter deficiência de vitaminas hidrossolúveis, a menos que recebam suplementação. As deficiências vitamínicas são causadas por consumo insatisfatório, interferência na absorção por fármacos ou uremia, alteração do metabolismo e perdas para o dialisato. Todos os pacientes em diálise devem receber suplementação de ácido fólico e vitaminas do complexo B nas doses apresentadas na Tabela 31.2. Pode ser necessário intensificar a reposição de vitaminas do complexo B em pacientes submetidos a diálise de alto fluxo devido ao aumento das perdas (Kasama, 1996). Entretanto, altos níveis de suplementação de folato não produzem redução significativa dos níveis de homocisteína (Ghandour, 2002). A suplementação com ácido ascórbico deve ser limitada a 60 a 100 mg/dia, pois doses maiores podem levar ao acúmulo de seu metabólito, o oxalato. O Capítulo 34 discute o uso de vitamina B12 injetável em pacientes com níveis séricos de cobalamina no limite inferior para reduzir a necessidade de agente estimulante da eritropoetina.

2. **Vitaminas lipossolúveis.** As vitaminas lipossolúveis não podem ser removidas por hemodiálise nem por diálise peritoneal. A suplementação multivitamínica nos pacientes em diálise de manutenção não deve incluir vitaminas lipossolúveis. A posologia da vitamina D é discutida no Capítulo 36. A vitamina E foi promovida como antioxidante nos pacientes em diálise de manutenção, embora a terapia suplementar não tenha levado a nenhuma alteração de marcadores de inflamação ou estresse oxidativo (Himmelfarb, 2014) apesar de estudos anteriores encorajadores. É preciso conferir com atenção toda vitamina administrada a pacientes com DRCT para verificar se não contém vitamina A. Níveis altos de vitamina A podem causar múltiplos efeitos adversos graves nos indivíduos sem uremia. A hipervitaminose A nos pacientes em diálise também pode causar anemia e anormalidades do metabolismo de lipídios e cálcio. Recentemente, os baixos níveis de vitamina K e o comprometimento da reciclagem de vitamina K em pacientes com DRCT têm sido apontados como possível causa de calcificação vascular acelerada. A vitamina K está disponível em 2 formas: filoquinona (K1), encontrada em hortaliças de folhas verdes, e menaquinona (K2), encontrada em laticínios fermentados. A filoquinona pode ser convertida em menaquinona. A ingestão de menaquinona é inversamente proporcional aos níveis de uma forma inativada de proteína Gla da matriz não carboxilada, desfosforilada, inibidora da calcificação

(dp-uc-MGP; Calluwe, 2014). Atualmente existem dois ensaios randomizados em andamento (Calluwe, 2014; Krueger, 2014) que administrarão suplementos de menaquinona (K2) ou filoquinona (K1), respectivamente, a pacientes em diálise, para verificar se há retardo do avanço da calcificação vascular.

IV. **NECESSIDADES NUTRICIONAIS DE PACIENTES HOSPITALIZADOS COM DOENÇA RENAL**
A. **Necessidades energéticas dos pacientes em diálise hospitalizados.** Em geral, a maioria dos pacientes com lesão renal aguda (LRA) que precisam de diálise têm necessidades energéticas entre 30 e 40 kcal/kg. Níveis maiores de aporte calórico não se mostraram benéficos do ponto de vista nutricional, pioram o balanço nitrogenado e podem causar hipercapnia, sobretudo em pacientes com comprometimento da função pulmonar. Um método simples é considerar uma necessidade basal diária de 30 ou 35 kcal/kg e multiplicar por um ou mais fatores de ajuste, que variam de 1,1 a 1,7, e são utilizados nos casos de provável hipermetabolismo (Tabela 31.4). Além desses fatores de ajuste, o gasto energético nos pacientes com enfermidade aguda e lesão renal aguda não é maior que nos pacientes semelhantes com função renal normal (Soop, 1989).
B. **Necessidades de proteínas.** Na doença crítica, o objetivo da infusão de aminoácidos é ajudar a evitar a degradação proteica, e não garantir uma fonte adicional de calorias; portanto, eles não são considerados como parte do consumo energético diário. O aporte de aminoácidos para os pacientes com lesão renal aguda ou DRC submetidos a diálise de manutenção ou a uma das terapias de substituição renal contínua durante a hospitalização deve ser de 1,1 a 2,0 g/kg/dia. O uso de maiores níveis de suplementação de proteínas não parece ser benéfico, mesmo quando há perdas muito altas de nitrogênio. Quando são administrados níveis maiores, não parece haver nenhuma melhora adicional do balanço de nitrogênio e há aumento da produção de ureia e de outras escórias nitrogenadas.
C. **Necessidades de lipídios.** As necessidades energéticas geralmente não podem ser atendidas apenas com a administração de infusões de glicose. A quantidade diária de glicose administrada não deve ultrapassar 5 g/kg de peso corporal, pois

---

Tabela 31.4   Fatores de ajuste para determinar as necessidades energéticas.

Condição clínica	Fator de ajuste
Ventilação mecânica	
Sem sepse	1,10 a 1,20
Com sepse	1,25 a 1,35
Peritonite	1,15
Infecções	
Leve	1,00 a 1,10
Moderada	1,10 a 1,20
Sepse	1,20 a 1,30
Traumatismo dos tecidos moles	1,10
Fraturas ósseas	1,15
Queimaduras (% da área de superfície corporal)	
0 a 20%	1,15
20 a 40%	1,50
40 a 100%	1,70

Recomendações adaptadas de Blackburn GL *et al.* Nutritional and metabolic assessment of the hospitalized patient. *J Parenter Enteral Nutr.* 1977;1:11-22; Bouffard Y *et al.* Energy expenditure in the acute renal failure patient mechanically ventilated. *Intens Care Med.* 1987;13:401-404; Schneeweiss B *et al.* Energy metabolism in acute and chronic renal failure. *Am J Clin Nutr.* 1990;52:596-601; Soop M *et al.* Energy expenditure in postoperative multiple organ failure with acute renal failure. *Clin Nephrol.* 1989;31:139-145.

a suplementação acima desse nível acarreta a oxidação incompleta de glicose e a conversão de glicose em gordura. O balanço das necessidades energéticas é fornecido pelos lipídios. Os lipídios têm alto valor energético específico e baixa osmolalidade. Em geral, a administração diária de 1,0 g/kg de peso corporal ou menos evita o surgimento de deficiência de ácidos graxos essenciais e reduz o risco de hipertrigliceridemia.

V. TRATAMENTO

A. **Comentários gerais.** As causas reversíveis da DEP na DRC devem ser investigadas e corrigidas com diligência (ver na Figura 31.1 um algoritmo de tratamento elaborado pela International Society of Renal Nutrition and Metabolism). O aporte proteico e energético insuficiente é uma importante causa de DEP na DRC (Wang, 2003) e muitas vezes é secundário à anorexia. A anorexia tem muitas etiologias. A administração de diálise suficiente é um primeiro passo crucial para a melhora do estado nutricional; entretanto, dados sobre hemodiálise mais frequente são ambíguos no que diz respeito ao benefício do aumento da dose de diálise com base em parâmetros nutricionais (Rocco, 2013). Outras condições clínicas, sobretudo infecção e inflamação, acidemia, doenças intercorrentes e doenças cardiovasculares, devem ser identificadas e tratadas, se possível. A acidose metabólica promove a DEP por aumento do catabolismo proteico muscular e por estimulação da oxidação de aminoácidos essenciais. Assim, nos casos de DEP é sugerida a meta pré-diálise de 22 a 24 mmol/ℓ nos pacientes em hemodiálise e de > 22 mmol/ℓ nos pacientes em diálise peritoneal (Stein, 1997). As causas de inflamação, inclusive o uso de cateter venoso central na hemodiálise, devem ser tratadas ou eliminadas, se possível. A correção de distúrbios GI, que incluem gastroparesia diabética, colite e insuficiência pancreática, também pode melhorar o estado nutricional. Outras considerações incluem o acesso a alimentos de preferência pessoal e étnicos, além da capacidade de prepará-los, e a avaliação da necessidade de usar, ou reparar, próteses ou pontes dentárias. Uma vez identificadas e corrigidas as causas reversíveis do mau estado nutricional, deve-se considerar a intervenção na forma de suplementos orais ou parenterais.

B. **Quando iniciar a suplementação nutricional.** A International Society of Renal Nutrition and Metabolism publicou recentemente recomendações para o manejo e o suporte nutricional de pacientes com DRC (Ikizler, 2013). Depois do insucesso de medidas preventivas e corretivas preliminares, as indicações para prescrição de suplementos nutricionais são (Figura 31.1):

1. Diminuição do apetite e/ou ingestão insuficiente.
2. Ingestão proteica alimentar (DPI) < 1,2 g/kg/dia, ingestão de energia alimentar (DEI) < 30 kcal/kg/dia.
3. Nível sérico de albumina < 3,8 g/dℓ ou (se paciente anúrico) nível sérico de pré-albumina < 28 mg/dℓ.
4. Perda de peso não intencional > 5% do peso corporal ideal (PCI) ou do peso ao término da diálise (PTD) durante 3 meses.
5. Piora dos marcadores nutricionais com o tempo.
6. ASG no intervalo de DEP.

A suplementação nutricional inicial deve ser específica para a DRC, com meta de ingestão proteica alimentar > 1,2 g/kg/dia na DRCT e > 0,8 g/kg/dia nos pacientes com DRC não tratados com diálise; a meta de ingestão de energia alimentar de 30 a 35 kcal/kg/dia e a meta inicial de nível sérico de albumina de 3,8 g/dℓ (38 g/ℓ), com meta a longo prazo de > 4,0 g/dℓ (40 g/ℓ).

Os pacientes que não melhoram com a suplementação nutricional oral devem ser submetidos a terapia intensificada, que pode incluir maior quantidade de suplementos nutricionais orais, alimentação enteral, por gastrostomia endoscópica

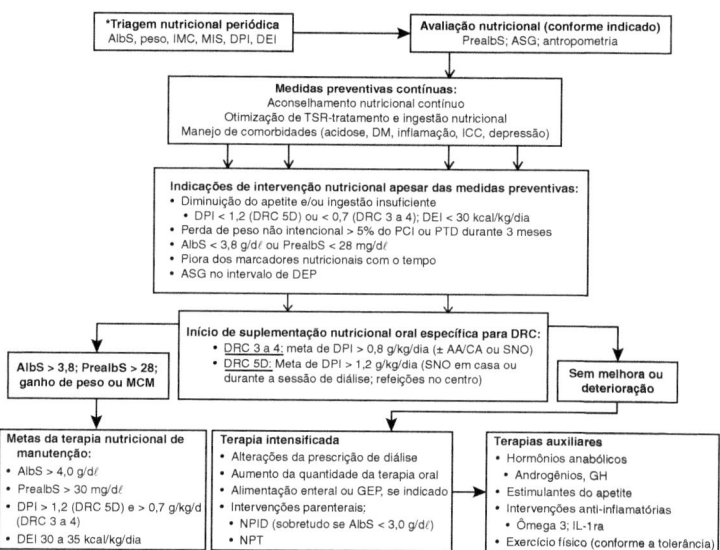

FIGURA 31.1 Algoritmo para manejo e suporte nutricional de pacientes com doença renal crônica. (Reproduzida, com autorização, de MacMillan Publishers Ltd: Ikizler TA, Cano NJ, Franch H *et al*. Prevention and treatment of protein energy wasting in chronic kidney disease patients: a consensus statement by the International Society of Renal Nutrition and Metabolism. *Kidney Int.* 2013;84:1096-1107.) AA/CA, aminoácidos/cetoácidos; MCM, massa corporal magra; GEP, gastrostomia endoscópica percutânea; IMC, índice de massa corporal; ICC, insuficiência cardíaca congestiva; DEI, ingestão de energia alimentar; DM, diabetes melito; DPI, ingestão proteica alimentar; PTD, peso ao término da sessão de diálise; GH, hormônio do crescimento; PCI, peso corporal ideal; NPID, nutrição parenteral intradialítica; MIS, índice de desnutrição-inflamação; SNO, suplementação nutricional oral; DEP, depleção energético-proteica; TSR, terapia de substituição renal; AlbS, albumina sérica; PrealbS, pré-albumina sérica; ASG, avaliação subjetiva global; NPT, nutrição parenteral total.

percutânea ou jejunostomia, se indicado (Cano, 2009), além de intervenções parenterais. A nutrição parenteral intradialítica (NPID) deve ser reservada para os pacientes que não toleram ou não respondem à ingestão nem à alimentação enteral (Cano, 2006). Entre as terapias adjuvantes a considerar estão hormônios anabólicos, estimulantes do apetite, intervenções anti-inflamatórias e a prática de exercício físico.

C. **Suplementos orais.** A suplementação com aminoácidos orais, seja durante a hemodiálise (Kalantar-Zadeh, 2013), seja 2 a 3 vezes/dia (de preferência 1 h após as principais refeições), melhorou o metabolismo das proteínas corporais totais a curto prazo e a ASG, os níveis séricos de albumina e os níveis séricos de pré-albumina a longo prazo (Stratton, 2005), bem como os desfechos para o paciente (Weiner, 2014).

Existem diferentes formulações enterais preparadas especificamente para diálise de manutenção. Outras considerações na escolha dos suplementos nutricionais orais são custo, palatabilidade e tolerância à lactose.

D. **Nutrição parenteral total intradialítica (NPID) nos pacientes em hemodiálise**
1. **Indicações e benefícios.** A NPID é indicada nos pacientes em hemodiálise satisfatoriamente dialisados com DEP que sejam incapazes de ingerir ou absorver alimentos suficientes pelo trato gastrintestinal. A NPID promove o anabolismo de proteínas em circunstâncias agudas. Há relatos conflitantes sobre os benefícios da NPID; parece que há correlação entre a resposta à suplementação nutricional e o grau de DEP e a quantidade de nutrientes recebidos. (Cano, 2007).
2. **Composição, infusão e complicações.** Em geral, a solução de NPID é composta de uma solução de aminoácidos a 8,5% misturada com 250 mℓ de dextrose a 50%.

É infundida na câmara de gotejamento venoso durante toda a sessão de hemodiálise. É possível fornecer mais energia com a infusão também de uma emulsão lipídica; nos pacientes que recebem lipídios, deve-se monitorar com rigor o surgimento de hipertrigliceridemia, alterações das provas da função hepática ou comprometimento do sistema reticuloendotelial. A Tabela 31.5 apresenta uma composição típica de solução de NPID.

A infusão muito rápida de uma solução de NPID de alta osmolalidade pode causar cãibras dolorosas nos braços (pode ser necessário prolongar a sessão de diálise). A interrupção súbita da infusão rápida de uma solução de NPID com glicose pode causar hipoglicemia. Os pacientes devem consumir algum carboidrato nos últimos 30 minutos da infusão da NPID para evitar hipoglicemia. Do mesmo modo, se o dialisato não contiver glicose, a NPID só deve ser interrompida após o término da sessão de hemodiálise.

3. **Possíveis riscos da NPID.** A hipoglicemia e a hiperglicemia, sobretudo nos pacientes com diabetes melito, devem ser previstas e adequadamente tratadas. O uso prolongado de NPID pode aumentar o risco de infecções, anormalidades do lipidograma e acúmulo de tecido adiposo em vez de muscular. Quando se administram aminoácidos como parte da NPID, geralmente há queda de 0,2 da *Kt/V* (McCann, 1999). Acredita-se que essa queda da *Kt/V* seja causada pelo aumento súbito da geração de ureia associado à infusão de aminoácidos, que eleva os níveis séricos de nitrogênio ureico após a diálise.

E. **Nutrição parenteral total (NPT).** A NPT é usada nos pacientes com déficits nutricionais graves que não conseguem receber aporte nutricional satisfatório dos suplementos orais, aminoácidos intraperitoneais ou NPID. As diretrizes gerais para a preparação de uma solução de NPT típica são apresentadas na Tabela 31.6.

1. **Carboidratos.** Aproximadamente 50 a 70% das calorias não proteicas na NPT provêm da glicose. Em geral, a glicose é administrada como D-glicose a 70% para reduzir ao mínimo o volume de líquido administrado. A quantidade exata de D-glicose administrada depende do consumo energético calculado indicado para determinado paciente. Cada mililitro de dextrose a 70% contém 2,38 kcal.

2. **Aminoácidos.** Há muita controvérsia acerca da mistura ideal de aminoácidos essenciais e não essenciais utilizada nas soluções da NPT. Alguns autores relatam que os aminoácidos essenciais podem ser usados com maior eficiência que

Tabela 31.5	Composição de uma solução "típica" para nutrição parenteral intradialítica.
Componente	**Quantidade**
Dextrose (D-glicose) a 50%	125 g (250 mℓ)
Contêm aminoácidos cristalinos (essenciais e não essenciais) a 8,5%	42,5 g (500 mℓ)
Lipídios a 20%	50 g (250 mℓ)
Eletrólitos:	Sódio, fosfato, sulfato de potássio, cloreto e magnésio com quantidade por bolsa de NPID ajustada para os níveis séricos de eletrólitos
Vitaminas	Ver texto e Tabela 31.2
Insulina regular	Ajustada/níveis sanguíneos de glicose
Teor calórico	
Dextrose a 50%	425 kcal/tratamento
Emulsão de lipídios a 20%	500 kcal/tratamento
Total	925 kcal/tratamento

NPID, nutrição parenteral intradialítica.

Tabela 31.6	Composição das soluções "típicas" de nutrição parenteral total para pacientes hospitalizados com doença renal.	

Componente	Quantidade	
Dextrose (D-glicose) a 70%	350 g (500 mℓ)	
Aminoácidos cristalinos (essenciais e não essenciais) a 8,5%	42,5 g (500 mℓ)	
Lipídios a 20% ou lipídios a 10%	100 g ou 50 g (em 500 mℓ)	
Eletrólitos (diretrizes gerais)[a]		
Sódio	Ver texto	
Cloreto	Ver texto	
Potássio	< 35 mmol/dia	
Acetato	35 a 40 mmol/dia	
Cálcio	5 mmol/dia	
Fósforo	5 a 10 mmol/dia	
Magnésio	2 a 4 mmol/dia	
Ferro	2 mg/dia	
Vitaminas	Ver texto e Tabela 31.2	
Teor calórico		
Solução		
Fluxo de administração:	40 mℓ/h ou 960 mℓ/dia	60 mℓ/h ou 1.440 mℓ/dia
Dextrose a 70%	762 kcal/dia	1.142 kcal/dia
Emulsão de lipídios (EL) a 20%	640 kcal/dia	960 kcal/dia
Total com EL a 20%	**1.402 kcal/dia**	**2.102 kcal/dia**
Dextrose a 70%	762 kcal/dia	1.142 kcal/dia
Emulsão de lipídios (EL) a 10%	352 kcal/dia	528 kcal/dia
Total com EL a 10%	**1.114 kcal/dia**	**1.670 kcal/dia**

[a] A quantidade específica de eletrólitos administrada deve ser modificada de acordo com a condição clínica do paciente e a concentração sérica de eletrólitos. As diretrizes citadas incluem eletrólitos fornecidos pela infusão de aminoácidos. O uso de nível de sódio de cerca de 140 mmol/ℓ na nutrição parenteral total evita a hiponatremia, mas demanda diálise diária ou terapia de substituição renal contínua para controle satisfatório do volume.

quantidades maiores de aminoácidos essenciais e não essenciais, enquanto outros relatam a ocorrência de náuseas, vômitos e acidose metabólica quando são administrados apenas aminoácidos essenciais. A maioria das soluções de aminoácidos cristalinos comercializadas contém uma mistura de aminoácidos essenciais e não essenciais.

3. **Lipídios.** Os lipídios podem fornecer até 50% das calorias não proteicas nas soluções de NPT. Em geral, as emulsões lipídicas estão disponíveis em solução a 10% e 20%; esta última contém 2,0 kcal/mℓ. Os lipídios devem ser administrados durante um período de 12 a 24 h para diminuir o risco de reduzir a atividade do sistema reticuloendotelial. Alguns autores recomendam reduzir em 50% a quantidade de lipídios administrada se o paciente tiver sepse ou alto risco de sepse. Há algumas controvérsias sobre a razão entre ácidos graxos poli-insaturados e saturados preferível nos pacientes em diálise com enfermidade crítica; e a maioria dos autores recomenda uma razão entre 1,0 e 2,0. Em caso de hipertrigliceridemia acentuada, as infusões lipídicas podem ser administradas 1 ou 2 vezes/semana, em vez de diariamente.

4. **Eletrólitos.** As quantidades de sódio e de cloreto, os dois principais íons, são diferentes com a terapia de substituição renal contínua (TSRC) e a hemodiálise intermitente (HDI). As soluções para NPT na TSRC, assim como para a maioria dos

outros infusatos, devem conter um nível de sódio de cerca de 140 mM. Na HDI costuma-se usar uma solução de NPT com menor teor de sódio (40 a 80 mM) para minimizar o risco de sobrecarga de volume e edema pulmonar. Na diálise sustentada de baixa eficiência (DSBE) diária, frequentemente se pode usar solução de NPT com maior concentração de sódio para limitar a hiponatremia. O acetato, que é metabolizado em bicarbonato, é tradicionalmente adicionado às soluções de NPT quando se deseja a alcalinização do soro. A alta carga de glicose mais o anabolismo induzido pelas soluções de NPT podem acarretar hipopotassemia, hipofosfatemia e hipomagnesemia em virtude do deslocamento intracelular desses íons. Portanto, os níveis sanguíneos desses eletrólitos devem ser monitorados com frequência e eles devem ser acrescentados à solução de NPT ou infundidos separadamente, conforme necessário.

5. **Vitaminas.** Foram realizadas poucas pesquisas sobre as necessidades vitamínicas nos pacientes com lesão renal aguda. Em geral, a suplementação vitamínica durante a NPT deve ser semelhante à administrada aos pacientes em diálise de manutenção (Tabela 31.2).

6. **Minerais e oligoelementos.** Deve-se administrar suplemento de ferro para auxiliar a eritropoese efetiva. Às vezes, o zinco é administrado com base em algumas evidências de que acelera a cicatrização de feridas. Provavelmente não é necessário administrar outros oligoelementos, a menos que o paciente receba NPT por mais de 3 semanas.

F. **Infusão intraperitoneal de aminoácidos nos pacientes em diálise peritoneal**

1. **Indicações e benefícios.** O dialisato com aminoácidos deve ser considerado para os pacientes em diálise peritoneal com DEP que não tolerem os suplementos nutricionais orais ou para os quais esses suplementos sejam inadequados. As evidências de benefícios do dialisato com aminoácidos são conflitantes; o benefício é mais provável em caso de hipoalbuminemia importante (Jones, 1998).

2. **Composição, infusão e complicações.** Em geral, a solução de dialisato com aminoácidos é composta de aminoácidos essenciais e não essenciais. É administrada como troca noturna nos pacientes em diálise peritoneal ambulatorial contínua (DPAC) ou como a permanência diurna longa nos pacientes em diálise peritoneal com ciclagem contínua para maximizar a absorção de proteínas. O efeito osmótico de uma solução de dialisato com aminoácidos a 1,0% é semelhante ao da solução com dextrose a 2,0%. As complicações do uso de soluções de dialisato com aminoácidos incluem anorexia, náuseas, vômitos e aumento nos níveis de ureia e são mais comuns quando os pacientes recebem duas trocas diárias do dialisato com aminoácidos em vez de uma troca diária.

G. **Terapias adjuvantes e exercício físico.** Outras terapias a considerar são hormônio do crescimento, esteroides anabólicos, exercício físico, estimulantes do apetite e intervenções anti-inflamatórias. As evidências da efetividade dessas intervenções são fracas. Nos pacientes em diálise de manutenção, os exercícios de resistência (*endurance*) foram associados a melhora da taxa de desaparecimento da glicose e a uma redução dos níveis plasmáticos de insulina em jejum; além disso, o exercício promove a queda dos níveis plasmáticos de triglicerídios e aumento das concentrações de colesterol associado a lipoproteínas de alta densidade (HDL). Outros benefícios do exercício são o aumento do volume e da força muscular e a melhora da resistência.

Referências bibliográficas e leitura sugerida

Arora SK, McFarlane SI. The case for low carbohydrate diets in diabetes management. *Nutr Metab.* (Lond). 2005;2:16.

Burrowes JD, et al. Effects of dietary intake, appetite, and eating habits on dialysis and non-dialysis treatment days in hemodialysis patients: cross-sectional results from the HEMO study. *J Ren Nutr.* 2003;13:191–198.

Caluwé R, et al. Vitamin K2 supplementation in haemodialysis patients: a randomized dose-finding study. *Nephrol Dial Transplant.* 2014;29:1385-90.

Cano N, et al. ESPEN guidelines on enteral nutrition: adult renal failure. *Clin Nutr*. 2006;25:295–310.

Cano NJ, et al. Intradialytic parenteral nutrition does not improve survival in malnourished hemodialysis patients: a 2-year multicenter, prospective, randomized study. *J Am Soc Nephrol* 2007;18:2583–2591.

Cano NJ, et al. ESPEN Guidelines on Parenteral Nutrition: adult renal failure. *Clin Nutr*. 2009;28:401–414.

Carrero JJ, et al. Etiology of the protein-energy wasting syndrome in chronic kidney disease: a consensus statement From the International Society of Renal Nutrition and Metabolism (ISRNM). *J Ren Nutr*. 2013;23:77–90.

Chowdhury R, et al. Association of dietary, circulating, and supplement fatty acids with coronary risk: a systematic review and meta-analysis. *Ann Intern Med*. 2014;160:398–406.

Chumlea WC, et al; Nutritional status assessed from anthropometric measures in the HEMO study. *J Ren Nutr*. 2003;13:31–38.

Churchill DN, Taylor W, Keshaviah PR. Adequacy of dialysis and nutrition in continuous peritoneal dialysis: association with clinical outcomes. Canada-USA (CANUSA) Peritoneal Dialysis Study Group. *J Am Soc Nephrol*. 1996;7:198–207.

Di Filippo S, et al. Reduction in urea distribution volume over time in clinically stable dialysis patients. *Kidney Int*. 2006;69:754–759.

Di Iorio BR, et al. A systematic evaluation of bioelectrical impedance measurement after hemodialysis session. *Kidney Int*. 2004;65:2435–2440.

Dombros N, et al. for the EBPG Expert Group on Peritoneal Dialysis. European best practice guidelines for peritoneal dialysis. 8 Nutrition in peritoneal dialysis. *Nephrol Dial Transplant*. 2005;20(suppl 9):ix28–ix33.

Duerksen DR, et al. The validity and reproducibility of clinical assessment of nutritional status in the elderly. *Nutrition*. 2000;16:740–744.

Ghandour H, et al. Distribution of plasma folate forms in hemodialysis patients receiving high daily doses of L-folinic or folic acid. *Kidney Int*. 2002;62:2246–2249.

Gracia-Iguacel C, et al. Subclinical versus overt obesity in dialysis patients: more than meets the eye. *Nephrol Dial Transplant*. 2013;28(suppl 4):iv175–iv181.

Himmelfarb J, et al. Provision of antioxidant therapy in hemodialysis (PATH): a randomized clinical trial. *J Am Soc Nephrol*. 2014;25:623–633.

Ikizler TA, Cano NJ, Franch H et al. Prevention and treatment of protein energy wasting in chronic kidney disease patients: a consensus statement by the International Society of Renal Nutrition and Metabolism. *Kidney Int*. 2013;84:1096–1107.

Institute of Medicine. *Dietary reference intakes: water, potassium, sodium, chloride, and sulfate*. Washington, DC, National Academy Press, 2004.

Jones M, et al. Treatment of malnutrition with 1.1% amino acid peritoneal dialysis solution: results of a multicenter outpatient study. *Am J Kidney Dis*. 1998;32:761–769.

Kaizu Y, et al. Association between inflammatory mediators and muscle mass in long-term hemodialysis patients. *Am J Kidney Dis*. 2003;42:295–302.

Kalantar-Zadeh K, et al. A malnutrition-inflammation score is correlated with morbidity and mortality in maintenance hemodialysis patients. *Am J Kidney Dis*. 2001;38:1251–1263.

Kalantar-Zadeh K, et al. Food intake characteristics of hemodialysis patients as obtained by food frequency questionnaire. *J Ren Nutr*. 2002;12:17–31.

Kalantar-Zadeh K, et al. Appetite and inflammation, nutrition, anemia, and clinical outcome in hemodialysis patients. *Am J Clin Nutr*. 2004;80:299–307.

Kalantar-Zadeh K, et al. Understanding sources of dietary phosphorus in the treatment of patients with chronic kidney disease. *Clin J Am Soc Nephrol*. 2010;5:519–530.

Kalantar-Zadeh K, Ikizler TA. Let them eat during dialysis: an overlooked opportunity to improve outcomes in maintenance hemodialysis patients. *J Ren Nutr*. 2013;23:157–163.

Kasama R, et al. Vitamin B6 and hemodialysis: the impact of high flux/high-efficiency dialysis and review of the literature. *Am J Kidney Dis*. 1996;8:680–686.

Kaysen GA. The microinflammatory state in uremia: causes and potential consequences. *J Am Soc Nephrol*. 2001;12:1549–1557.

Kaysen GA, et al; and the FHN Trial Group. The effect of frequent hemodialysis on nutrition and body composition: frequent Hemodialysis Network Trial. *Kidney Int*. 2012;82:90–99.

Kobayashi I, et al. Geriatric Nutritional Risk Index, a simplified nutritional screening index, is a significant predictor of mortality in chronic dialysis patients. *Nephrol Dial Transplant*. 2010;25:3361–3365.

Kogirima M, et al. Low resting energy expenditure in middle-aged and elderly hemodialysis patients with poor nutritional status. *J Med Invest*. 2006;53:34–41.

Kopple JD. National kidney foundation K/DOQI clinical practice guidelines for nutrition in chronic renal failure. *Am J Kidney Dis*. 2001; 37(suppl 2):S66–S70.

Kramer HJ, et al. Increasing body mass index and obesity in the incident ESRD population. *J Am Soc Nephrol*. 2006;17:1453–1459.

Krueger T, et al. Vitamin K1 to slow vascular calcification in haemodialysis patients (VitaVasK trial): a rationale and study protocol. *Nephrol Dial Transplant*. 2014;29:1633-1638.

McCann L, et al. Effect of intradialytic parenteral nutrition on delivered Kt/V. *Am J Kidney Dis*. 1999;33:1131–1135.

Mushnick R, et al. Relationship of bioelectrical impedance parameters to nutrition and survival in peritoneal dialysis patients. *Kidney Int*. 2003;87(suppl):S53–S56.

National Kidney Foundation. *K/DOQI clinical practice guidelines for nutrition in chronic renal failure.* New York, NY: National Kidney Foundation, 2001.

Pupim LB, Cuppari L, Ikizler TA. Nutrition and metabolism in kidney disease. *Semin Nephrol.* 2006;26:134–157.

Rocco MV, et al; for the HEMO Study Group. The effect of dialysis dose and membrane flux on nutritional parameters in hemodialysis patients: results of the HEMO study. *Kidney Int.* 2004;65:2321–2334.

Rocco MV. Does more frequent hemodialysis provide dietary freedom? *J Ren Nutr.* 2013;23:259–262.

Siew ED, Ikizler TA. Insulin resistance and protein energy metabolism in patients with advanced chronic kidney disease. *Semin Dial.* 2010;23:378–382.

Soop M, et al. Energy expenditure in postoperative multiple organ failure with acute renal failure. *Clin Nephrol.* 1989;31:139–145.

Stein A, et al. Role of an improvement in acid-base status and nutrition in CAPD patients. *Kidney Int.* 1997;52:1089–1095.

Stenvinkel P, Zoccali C, Ikizler TA. Obesity in CKD—What Should Nephrologists Know? *J Am Soc Nephrol.* 2013;24:1727–1736.

Stratton RJ, et al. Multinutrient oral supplements and tube feeding in maintenance dialysis: a systematic review and meta-analysis. *Am J Kidney Dis.* 2005;46:387–405.

van Biesen W, et al. A multicentric, international matched pair analysis of body composition in peritoneal dialysis versus haemodialysis patients. *Nephrol Dial Transplant.* 2013;28:2620–2628.

Wang AY, et al. Important factors other than dialysis adequacy associated with inadequate dietary protein and energy intakes in patients receiving maintenance peritoneal dialysis. *Am J Clin Nutr.* 2003;77:834–841.

Wang W, et al. Outcomes associated with intradialytic oral supplements in patients undergoing maintenance hemodialysis: a quality improvement report. *Am J Kidney Dis.* 2012;60:591–600.

Weiner DE. Oral intradialytic nutritional supplement use and mortality in hemodialysis patients. *Am J Kidney Dis.* 2014;63:276–285.

32 Diabetes Melito

David J. Leehey, Mary Ann Emanuele e Nicholas Emanuele

Mais de 40% dos novos pacientes que iniciam o tratamento por diálise nos EUA são diabéticos. A diálise de manutenção para esse grupo pode ser um desafio. As taxas de morbidade e mortalidade são consideravelmente maiores em pacientes diabéticos mantidos em diálise que em não diabéticos; as doenças cardiovasculares e as infecções são as principais causas de morte. Nos EUA, a taxa de sobrevida em 3 anos de pacientes diabéticos mantidos em diálise é de apenas cerca de 50% (USRDS, 2013).

I. **QUANDO INICIAR A DIÁLISE.** Há relatos de que o encaminhamento precoce de pacientes diabéticos com insuficiência renal ao nefrologista melhora os desfechos. As diretrizes prévias enfatizavam o início da diálise antes do surgimento de manifestações urêmicas francas [com taxa de filtração glomerular estimada (TFGe) $\leq$ 15 mℓ/min por 1,73 m^2). No entanto, um ensaio controlado randomizado recente que avaliou a taxa de mortalidade em relação ao momento de início da diálise, o estudo IDEAL, não constatou diferença de sobrevida entre o início precoce ou tardio da diálise; nesse estudo, aproximadamente um terço dos participantes era diabético (Cooper, 2010).

II. **HEMODIÁLISE OU DIÁLISE PERITONEAL.** A Tabela 32.1 apresenta os possíveis problemas decorrentes de cada tipo de diálise. A diálise peritoneal (DP) prolongada nos pacientes diabéticos pode complicar o controle glicêmico porque a homeostasia alterada da glicose é submetida ao estresse ainda maior da grande quantidade de glicose administrada com a solução de diálise. Além disso, a absorção de glicose na cavidade abdominal diminui o apetite. Muitos pacientes em DP têm dificuldade para consumir a maior quantidade recomendada de proteínas (1,2 g/kg/dia). Por outro lado, a incidência e a intensidade dos episódios hipoglicêmicos são reduzidas na diálise peritoneal ambulatorial contínua (DPAC) ou na diálise peritoneal automatizada (DPA), em comparação com a hemodiálise (HD), por causa da existência constante ou quase constante de glicose no abdome. As taxas de infecção (peritonite, infecções no sítio de saída e no túnel) e as taxas de substituição do cateter são semelhantes em pacientes diabéticos e não diabéticos em DP. A administração intraperitoneal de insulina parece aumentar discretamente o risco de peritonite nos pacientes em DP e, embora atraente em termos fisiológicos, seu emprego é menos comum atualmente. Na HD, a coexistência de doença dos vasos sanguíneos muitas vezes prejudica a criação de um acesso vascular de longa duração satisfatório. As taxas de sobrevida dos enxertos e das fístulas arteriovenosas (AV) são consideravelmente reduzidas em pacientes diabéticos. Uma pequena parte dos pacientes diabéticos desenvolve isquemia grave da mão após a criação de fístula AV ipsilateral, o que pode acarretar gangrena com necessidade de amputação; nesses casos, há indicação de ligadura imediata da fístula. Por causa da disfunção no sistema nervoso autônomo ou da disfunção diastólica cardíaca, os diabéticos correm maior risco de hipotensão durante a HD. Os problemas com o acesso vascular e o risco de hipotensão podem fazer com que os diabéticos recebam menor

Tabela 32.1	Modalidades de diálise para diabéticos.	
Modalidade	**Vantagens**	**Desvantagens**
Hemodiálise	Muito eficiente Acompanhamento médico frequente (no centro) Não há perda de proteínas para o dialisato	Pode ser mal tolerada por pacientes com cardiopatia avançada Com frequência são necessárias múltiplas cirurgias para acesso arteriovenoso; risco de isquemia grave da mão Incidência relativamente alta de hipotensão durante a sessão de diálise Hiperpotassemia pré-diálise Propensão à hipoglicemia
DPAC	Boa tolerância cardiovascular Dispensa acesso arteriovenoso Bom controle do potássio sérico Menor risco de hipoglicemia	Peritonite, infecção do sítio de saída e infecção do túnel (entretanto, riscos semelhantes aos observados em pacientes em diálise não diabéticos) Perda de proteínas para o dialisato Efeitos do aumento da pressão intra-abdominal (hérnias, extravasamento de líquido etc.) Com frequência necessita de auxílio (p. ex., alguns pacientes cegos)
DPA	Boa tolerância cardiovascular Dispensa acesso arteriovenoso Bom controle do potássio sérico Menor risco de hipoglicemia Adequada para diabéticos cegos Risco de peritonite ligeiramente menor que na DPAC	Perda de proteínas para o dialisato

DPAC, diálise peritoneal ambulatorial contínua; DPA, diálise peritoneal automatizada.

quantidade de diálise [em termos de depuração fracionada de ureia (Kt/V)] que os não diabéticos.

As amputações de membro inferior são frequentes em pacientes diabéticos em HD ou em DP. A taxa de progressão da retinopatia parece ser semelhante nos pacientes tratados com HD e DP. Embora o comprometimento visual impeça o treinamento para DPAC e dificulte a realização adequada do procedimento de troca, até mesmo os diabéticos cegos podem ser treinados para realizar a DPAC sem ajuda. Quando recebem orientação adequada, o risco de peritonite é apenas discretamente maior que o risco em diabéticos sem deficiência visual. Existem muitos dispositivos para ajudar os pacientes com deficiência visual a conectar o recipiente da solução de diálise ao equipo de transferência para diálise peritoneal (ver Capítulo 22). A DPA é uma opção terapêutica melhor para os pacientes diabéticos cegos, porque muitos esquemas de DPA exigem a realização de apenas um procedimento diário de "início" e "término".

Relatos anteriores do U.S. Renal Data System (USRDS) sugeriram que a taxa de mortalidade é maior nos pacientes diabéticos, sobretudo nas mulheres diabéticas, em DP do que em HD. O viés de seleção de pacientes e/ou a DP insatisfatória podem ter afetado essas observações. Em uma grande análise subsequente, o risco de morte foi maior com a HD que com a DP em diabéticos mais jovens sem comorbidades, mas foi menor com a HD em idosos diabéticos, sobretudo quando havia comorbidades (Vonesh, 2004). Não há dúvidas de que esses resultados também são afetados por viés de seleção. As comorbidades e a desnutrição têm efeitos muito maiores na taxa de mortalidade que a modalidade de diálise. A prevenção e o manejo meticulosos da morbidade cardiovascular e infecciosa podem causar melhora considerável da sobrevida do paciente.

III. **DIETA.** Qualquer que seja o modo de diálise, os pacientes diabéticos geralmente apresentam evidências de desgaste e desnutrição. Muitos fatores contribuem, entre eles a inflamação crônica, o aporte alimentar insatisfatório, a gastroparesia e enteropatia diabética e o estresse catabólico associado a doenças intercorrentes frequentes. No caso de doença grave, muitas vezes os pacientes diabéticos em diálise necessitam de suporte nutricional precoce e intensivo.

A. **Prescrição nutricional de rotina.** As dietas preconizadas para os pacientes não diabéticos em HD e DP no Capítulo 31 também se aplicam aos diabéticos. Quando um paciente diabético com anúria é tratado com HD, devem-se aplicar as rigorosas restrições de sódio, potássio e líquidos descritas no Capítulo 31. Deve haver um esforço especial para limitar o consumo de açúcares simples e de gorduras saturadas.

1. **Porcentagem de carboidratos.** A recomendação geral para a dieta dos diabéticos é de 50 a 60% de carboidratos, com algum interesse no uso de uma dieta com ainda menos carboidratos em pacientes diabéticos (Arora, 2005). Nos pacientes submetidos à DP, as calorias da glicose fornecidas pelo esquema de DP (em geral, cerca de 400 kcal) devem ser subtraídas da prescrição de carboidratos e, em pacientes selecionados com hipertrigliceridemia, talvez seja benéfica a tentativa de evitar todos os carboidratos com alto índice glicêmico.

2. **"Glicotoxinas" na dieta oriundas de produtos finais da glicosilação avançada (AGEs).** Os níveis de AGEs são maiores nos alimentos preparados em altas temperaturas, sobretudo se o alimento contiver elevada proporção de gordura. O consumo de AGEs foi ligado a perfis lipídicos adversos e marcadores de inflamação em pacientes diabéticos (Uribarri, 2005) e a níveis séricos aumentados de AGEs nos pacientes com doença renal em estágio terminal (DRCT), talvez, com aumento do risco de trombose no acesso. Qualquer motivo para limitar ainda mais os alimentos nos pacientes com DRCT deve ser analisado com cautela, dada a alta prevalência de desnutrição; entretanto, a atenção ao preparo dos alimentos com o objetivo de minimizar a formação de AGEs (evitar frituras e aquecimento excessivo) é um aspecto a considerar.

B. **Gastroparesia e enteropatia diabéticas.** Com frequência, o diagnóstico de gastroparesia diabética é estabelecido com base nos sintomas de náuseas, vômitos, saciedade precoce e plenitude pós-prandial. Como outras condições tratáveis podem ter sinais e sintomas semelhantes, deve-se realizar esofagogastroduodenoscopia antes de atribuir as manifestações clínicas apenas à gastroparesia. O "padrão-ouro" tradicional para confirmar o diagnóstico de gastroparesia é a medida cintigráfica do esvaziamento gástrico. No entanto, uma desvantagem é que a cintigrafia expõe os pacientes à radiação e, portanto, não é adequada para investigações repetidas (monitoramento da resposta à terapia). Esse problema pode ser superado por testes no ar expirado com acetato e ácido octanoico marcados com ^{13}C. A gastroparesia diabética pode estar associada ao aporte insatisfatório de alimentos e à absorção imprevisível de nutrientes; o resultado pode ser a alternância de hipoglicemia e hiperglicemia.

Nesses pacientes, refeições pequenas e frequentes (até 6 vezes/dia) podem melhorar os sintomas. O tratamento farmacológico da gastroparesia nos diabéticos em diálise é insatisfatório. Em geral, o primeiro fármaco prescrito é a metoclopramida em pequena dose inicial (5 mg antes das refeições), com pequenos aumentos até que se observem resultados. Esse fármaco está associado a alta incidência de complicações extrapiramidais nos pacientes em diálise, sobretudo em doses mais altas, e muitas vezes seus efeitos são temporários. Pode-se experimentar o uso de outros fármacos "procinéticos", modificadores da motilidade gastrintestinal, como a domperidona, os agonistas da motilina ou a ondansetrona.

A **enteropatia diabética** é consequência do comprometimento funcional do sistema nervoso entérico e pode causar distúrbio da motilidade do intestino delgado e do cólon, acarretando o prolongamento ou a diminuição do tempo de trânsito intestinal.

A enteropatia diabética com consequente diarreia pode complicar a alimentação, provocando debilitação, aporte alimentar insatisfatório e hipoglicemia. Os casos graves de enteropatia diabética podem ser tratados com uma prova terapêutica com antimicrobianos de amplo espectro (p. ex., doxiciclina em dose de 50 ou 100 mg/dia) para combater a excessiva proliferação de bactérias no intestino. O cloridrato de loperamida (até 10 mg/dia), para reduzir a motilidade intestinal, também é útil.

IV. CONTROLE DA GLICEMIA

A. Alteração no metabolismo da insulina por DRC.
Nos pacientes urêmicos (diabéticos e não diabéticos), a secreção de insulina pelas células beta pancreáticas é reduzida e a sensibilidade dos tecidos periféricos (p. ex., músculo) à insulina é deprimida, ou seja, há aumento a resistência à insulina. A resistência à insulina ocorre em quase todos os pacientes urêmicos e provoca hiperglicemia. A literatura sugere que a produção e a captação hepática de glicose são normais na uremia e que o músculo esquelético é o local primário de resistência à insulina, provavelmente por um defeito pós-receptor (Castellino, 1992). Entretanto, muitas ações da insulina são mantidas na insuficiência renal, inclusive a captação celular de potássio e a inibição da proteólise.

Os rins são essenciais para o metabolismo da insulina em indivíduos saudáveis. A insulina é filtrada livremente pelo glomérulo, com depuração de 60% por filtração glomerular e de 40% por extração dos vasos peritubulares; menos de 1% da insulina filtrada é excretada inalterada na urina. Os rins decompõem diariamente cerca de 6 a 8 unidades de insulina, cerca de 25% da produção pancreática diária. O metabolismo renal é aumentado em pessoas diabéticas tratadas com insulina exógena, pois a insulina injetada passa ao largo do fígado e entra diretamente na circulação sistêmica. A taxa de catabolismo da insulina é reduzida por causa da diminuição da massa renal e, portanto, a meia-vida de toda a insulina existente na circulação é prolongada. A redução da depuração de insulina também é mediada por um declínio do metabolismo hepático. Todas essas anormalidades são corrigidas apenas parcialmente após a instituição de terapia de diálise de manutenção.

1. **Anormalidade das provas de tolerância à glicose em todos os pacientes em diálise.** A prova de tolerância à glicose não pode ser usada para o diagnóstico de diabetes melito nos pacientes em diálise, porque a elevação da concentração sérica de glicose será maior e mais prolongada que o normal em todos os pacientes em diálise, em consequência da resistência à insulina induzida pela uremia. Entretanto, as concentrações séricas de glicose em jejum são normais nos pacientes não diabéticos em HD; níveis altos sugerem diabetes. Nos pacientes em DP, o estado de jejum verdadeiro nunca é alcançado por causa da absorção constante de glicose da solução de diálise. Nesse grupo, a menos que haja peritonite, o nível sérico de glicose em "jejum" raramente ultrapassa 160 mg/dℓ (8,9 mmol/ℓ), mesmo quando se usa solução de diálise com dextrose a 4,25%; níveis maiores sugerem diabetes. Nos pacientes em DPAC em uso de icodextrina, os níveis séricos de glicose podem ser superestimados por autoanalisadores que usam o método da glicose desidrogenase para análise da amostra (Tsai, 2010).

2. **Sensibilidade aumentada à insulina.** Nos pacientes diabéticos em diálise tratados com insulina exógena, a redução do catabolismo da insulina é mais importante que o impacto da resistência à insulina; quando se administra insulina exógena, seu efeito pode ser intensificado e prolongado. Assim, devem ser administradas doses menores que as habituais. A administração em *bolus* de doses intravenosas moderadamente grandes (p. ex., 15 unidades de insulina regular), mesmo quando há cetose, pode acarretar hipoglicemia grave. A hipoglicemia também pode ocorrer após a administração de insulinas de ação mais longa, como a insulina isófana (NPH) e a insulina glargina.

3. **Hiperglicemia.** O quadro clínico de hiperglicemia é modificado quando o paciente não tem função renal. A ausência do efeito de "válvula de segurança" da glicosúria pode levar à hiperglicemia grave [nível sérico de glicose > 1.000 mg/dℓ (56 mmol/ℓ)]. A hiperosmolalidade grave com alteração do estado mental é incomum porque não há perda de água induzida por diurese osmótica. Na verdade, muitas vezes até mesmo a hiperglicemia extrema é assintomática nos pacientes em diálise (Al-Kudsi, 1982). Entretanto, as manifestações incluem sede, ganho ponderal e, às vezes, edema pulmonar ou coma (Tzamaloukas, 2004). Os pacientes em diálise dependentes de insulina podem desenvolver cetoacidose diabética, com frequência acompanhada de hiperpotassemia grave e coma. O manejo da hiperglicemia, com ou sem cetoacidose, é diferente daquele em pacientes sem insuficiência renal, pois a administração de grande volume de líquido não é necessária e geralmente é contraindicada. Todas as anormalidades clínicas e laboratoriais da hiperglicemia são corrigidas por administração de insulina, que muitas vezes é o único tratamento necessário. Para tratar a hiperglicemia grave pode-se administrar uma infusão contínua de insulina regular em baixas doses (inicialmente de 2 unidades por hora), com monitoramento clínico rigoroso e dosagem das concentrações séricas de glicose e de potássio a intervalos de 2 a 3 h. Em caso de hiperpotassemia grave, deve-se realizar eletrocardiograma. A diálise de emergência pode ser necessária nos pacientes com hiperglicemia e com edema pulmonar grave ou hiperpotassemia potencialmente fatal.

4. **Hipoglicemia.** Com frequência, a hipoglicemia é a etapa limitadora na obtenção de bom controle da glicose. O tratamento da hipoglicemia pode causar hiperglicemia de rebote e irregularidade do controle glicêmico. Muitos fatores contribuem para a hipoglicemia, inclusive diminuição da ingestão calórica por anorexia; diminuição da depuração de insulina; redução da gliconeogênese renal por diminuição da massa renal ativa; comprometimento da liberação de epinefrina, hormônio contrarregulador, devido à neuropatia autonômica da insuficiência renal; diminuição do metabolismo hepático da insulina; e diminuição do metabolismo de drogas e fármacos que poderiam reduzir a concentração plasmática de glicose, como o álcool etílico, o propranolol e outros bloqueadores adrenérgicos não seletivos. Além disso, a ausência de sintomas hipoglicêmicos e a gastroparesia podem aumentar o risco de hipoglicemia. Nos pacientes diabéticos, a solução de HD sempre deve conter cerca de 90 mg/dℓ (5 mM) de glicose; se não houver acréscimo de glicose, o paciente pode apresentar hipoglicemia grave durante ou logo após a sessão de HD (Burmeister, 2012). Os maiores níveis de glicose no dialisato (200 mg/dℓ, 11 mM) podem aumentar a frequência de hiperglicemia (Raimann, 2012) e não oferecer proteção melhor que a opção com 90 mg/dℓ contra episódios de hipoglicemia.

B. **Insulinoterapia.** Alcançar e manter o controle rigoroso da glicemia e, ao mesmo tempo, evitar a hipoglicemia é o desafio no manejo de pacientes diabéticos em diálise. Níveis sanguíneos de glicose em jejum abaixo de 140 mg/dℓ e valores pós-prandiais inferiores a 200 mg/dℓ, com HbA1c entre 7% e 8%, são considerados controle glicêmico razoável nos pacientes diabéticos em diálise crônica. Vários estudos grandes não constataram correlação significativa entre controle glicêmico e sobrevida, porém observaram um risco muito maior de hipoglicemia quando o controle glicêmico foi mais rigoroso (Williams, 2010). Não se estabeleceu meta de HbA1c associada ao melhor desfecho nos pacientes em diálise (diretrizes clínicas da KDOQI, 2005). Sugeriu-se que os níveis de albumina glicada propiciam a avaliação mais exata do controle glicêmico nessa população, pois não são afetados pelo nível de Hb, mas o acesso a esse exame é difícil. Outra questão relativa à HbA1c é que pode ser afetada (reduzida) pela administração de agentes estimulantes da eritropoetina e ferro (Ng, 2010).

Os AGEs, compostos de formação lenta e irreversível, resultantes da glicosilação não enzimática de proteínas, alteram a estrutura e a função da membrana basal vascular, estimulam a produção de fatores de crescimento e alteram a função de proteínas intracelulares. Nos pacientes em DP, a deposição de AGEs na membrana peritoneal está associada a aumento da permeabilidade e perda excessiva de proteínas no dialisato (Nakamoto, 2002).

1. **Esquemas de insulina.** Recomendações posológicas de insulina na doença renal (Snyder, 2004):
   - Não é necessário ajuste da dose se a TFG for maior que 50 mℓ/min
   - Reduzir em 25% a dose de insulina quando a TFG for de 10 a 50 mℓ/min
   - Reduzir em 50% a dose de insulina quando a TFG for menor que 10 mℓ/min.

2. **Exemplo com insulina glargina e insulina de ação rápida.** A título de exemplo, uma dose comum com base no peso poderia ser de 0,6 unidade/kg como dose diária total de insulina (Murphy, 2009). A redução de 50% na DRCT diminui para 0,3 unidade/kg a dose diária total de insulina (Baldwin, 2012). Metade dessa dose deve ser administrada como insulina basal e metade como insulina prandial em *bolus*. Isso significa que se administraria uma dose basal de 0,15 unidade/kg pela manhã e o restante (0,15 unidade/kg) seria dividido pelo número de refeições, administrado como insulina de ação rápida; digamos, 0,05 unidade/kg no café da manhã, no almoço e no jantar. A dose total para um paciente de 70 kg seria 70 kg × 0,3 unidade/kg = 21 unidades. Metade, ou cerca de 10 unidades, seria administrada como insulina glargina basal 1 vez/dia, e as 11 unidades restantes seriam divididas nas 3 refeições diárias, ou 3 a 4 unidades de insulina de ação rápida por refeição.

3. **Exemplo com insulina NPH mais insulina de ação rápida.** Ao usar insulina NPH com insulina de ação rápida, a dose diária total seria igual (21 unidades), mas a dose de insulina NPH deve corresponder a dois terços da dose diária (14 unidades), e dois terços da insulina NPH (9 unidades) devem ser administrados no desjejum e as outras 5 unidades de NPH, ao deitar. O restante da dose diária total (7 unidades) seria de uma insulina de ação rápida, com administração de 3 unidades no desjejum e 4 unidades no jantar. Não é necessária uma dose de insulina de ação rápida no almoço, pois a dose matinal de NPH alcança o pico nesse horário e cobre essa refeição.

4. **Outras combinações de insulina.** Em 2015, novos análogos de insulina basal e de ação rápida devem estar disponíveis para uso clínico, mas ainda não foram estudados em pacientes com DRCT (Danne, 2011).

5. **Momento de administração da insulina prandial.** Embora a insulina prandial geralmente seja administrada cerca de 5 min antes da refeição, alguns pacientes preferem a administração logo depois da refeição. Esse procedimento é um pouco mais seguro, pois é possível reduzir a dose de insulina se o paciente não comer toda a refeição. Por exemplo, se o paciente comer apenas 50% da refeição, administra-se apenas 50% da dose. Ajustes mais finos da dose de insulina prandial incluem a modificação por contagem de carboidratos (se o paciente estiver disposto a aprender e implementar essa técnica) e por acréscimo ou substração da dose de insulina prandial segundo uma escala de fator de correção (se o paciente estiver disposto a verificar a glicemia antes de cada refeição).

6. **Monitoramento da glicose.** É importante fazer o monitoramento rigoroso dos níveis sanguíneos de glicose e os ajustes individuais apropriados da dose de insulina. Os pacientes tratados com insulina em casa devem monitorar os níveis de glicose no mínimo 2 vezes/dia, pela manhã e ao deitar. Com ambos os esquemas citados, uma "dose de correção" razoável de insulina seria de 1 unidade extra para cada 50 mg/dℓ de glicose acima da meta (p. ex., a meta poderia ser de 150 mg/dℓ) para aquele paciente.

7. **Efeito da hemodiálise sobre a dose de insulina.** A HD melhora tanto a sensibilidade tecidual à insulina quanto a secreção de insulina em resposta à glicose (DeFronzo,

1978). O mecanismo é desconhecido, mas a melhora do estado acidobásico pode contribuir. Quando a HD é iniciada, a necessidade de insulina pode se modificar, dependendo do equilíbrio final entre aumento da sensibilidade tecidual e aumento do metabolismo hepático da insulina. Não se pode prever com facilidade a necessidade de insulina nessa situação, e a observação cuidadosa do paciente é essencial. Para os pacientes em HD, podem-se usar vários diferentes esquemas de insulinização para alcançar o controle glicêmico. Os esquemas com insulina glargina e NPH descritos anteriormente podem ser usados como ponto de partida. Na opinião de alguns especialistas, devem-se evitar as insulinas de ação prolongada, enquanto outros acreditam que esses agentes devem ser usados, mas não existem comparações diretas dos diferentes esquemas nos pacientes em diálise.

Com relação à insulinoterapia em dias de diálise e sem diálise, administra-se normalmente a dose basal habitual, mas o momento das doses prandiais costuma ser modificado quando a diálise altera o horário das refeições.

8. **Efeito da diálise peritoneal sobre a dose de insulina.** A glicose contida no dialisato peritoneal aumenta a necessidade de terapia hipoglicemiante e, com frequência, é necessário aumentar a dose de insulina por causa da resistência à insulina e da quantidade de glicose absorvida do dialisato hipertônico. Uma solução de dialisato com dextrose a 1,5% (glicose monoidratada, PM 198), por exemplo, tem uma concentração de glicose (PM 180) de $1.500 \times (180/198) = 1.364$ mg (76 mmol/ℓ), bem acima da concentração plasmática. Por outro lado, alguns pacientes em DP podem necessitar de menos insulina que o previsto devido à diminuição da ingestão de carboidratos e ao prolongamento da duração da ação de insulina decorrente da redução da depuração renal e hepática de insulina.

Para ajudar a manter a glicemia quase normal durante a DP, o nível sanguíneo de glicose em pacientes tratados com DPAC ou DPA pode ser controlado com insulina intraperitoneal, embora isso seja raro atualmente. O uso da via intravenosa tem as vantagens da existência contínua ou quase contínua de insulina, da dispensa de injeções e de uma via mais fisiológica de suprimento de insulina para o fígado pela veia porta, simulando o modo como a insulina pancreática chega ao fígado (Tzamaloukas, 1991). As desvantagens são a possível contaminação bacteriana do dialisato durante a injeção de insulina nas bolsas, a necessidade de maiores doses diárias totais de insulina por causa das perdas de insulina com o dialisato consumido e, talvez a maior preocupação, o risco de proliferação fibroblástica peritoneal e esteatose hepática subcapsular (Maxwell, 1991). Caso se use insulina intraperitoneal, recomenda-se o uso de uma agulha longa de 3,8 cm para garantir a injeção de toda a dose de insulina no recipiente da solução de diálise, sem aprisionamento no injetor. O recipiente da solução de diálise deve ser invertido várias vezes depois da injeção para que haja mistura adequada. Consulte os protocolos de uso de insulina intraperitoneal nas edições anteriores deste livro.

É importante lembrar que a icodextrina e a maltose, contidas em algumas soluções de DP, podem interferir em alguns métodos de automonitoramento ou causar falsa elevação dos níveis de glicose, com possibilidade de tratamento impróprio (Tsai, 2010; Firanek, 2013).

9. **Uso de bomba de infusão de insulina.** Nos pacientes frágeis com diabetes tipo 1, nos quais a hipoglicemia frequente é um problema, a injeção subcutânea contínua de insulina pode ser benéfica. Nesses casos, a infusão de insulina pode ser interrompida cerca de uma hora antes da HD e retomada logo depois do término da sessão de diálise (Atherton, 2004).

C. **Hipoglicemiantes orais e injetáveis, exceto insulina.** Esses fármacos são úteis no tratamento de pacientes diabéticos e são usados por muitos nefrologistas. A Tabela 32.2 apresenta os fármacos sugeridos e as doses apropriadas. Em um levantamento com pacientes diabéticos em diálise realizado em 2010, nos EUA, 80% haviam recebido

Tabela 32.2 Fármacos para tratamento do diabetes melito na doença renal crônica.

Fármaco	Dose habitual não urêmica	Dose para o paciente em diálise (% da dose não urêmica)
Insulinas		
Ação curta		
Regular	0,2 a 1 unidade/kg/dia SC 2 a 4×/dia	Diminuição da dose (25 a 50%)
Lispro	0,2 a 1 unidade/kg/dia SC 2 a 4×/dia	Diminuição da dose (25 a 50%)
Asparte	0,2 a 1 unidade/kg/dia SC 2 a 4×/dia	Diminuição da dose (não definida)
Ação intermediária		
NPH	0,2 a 1 unidade/kg/dia SC a cada 24 h a 2×/dia	Diminuição da dose (não definida)
Ação prolongada		
Glargina	0,1 a 1 unidade/kg/dia SC a cada 24 h	Diminuição da dose (não definida)
Detemir	0,1 a 1 unidade/kg/dia SC a cada 24 h	Diminuição da dose (não definida)
Sulfonilureias		
Glipizida	2,5 a 20 mg VO a cada 24 h a 2×/dia	2,5 a 10 mg VO a cada 24 h a 2×/dia (50%)
Glimepirida	1 a 8 mg VO a cada 24 h	1 a 4 mg VO a cada 24 h (50%)
Tolbutamida	250 a 3.000 mg VO a cada 24 h	Igual (100%)
Glibenclamida	1,25 a 10 mg VO a cada 24 h	Evitar na insuficiência renal
Tiazolidinedionas[a]		
Rosiglitazona	4 a 8 mg VO a cada 24 h a 2×/dia	Igual (100%)
Pioglitazona	15 a 30 mg VO a cada 24 h	Igual (100%)
Inibidores da α-glicosidase		
Acarbose	50 a 100 mg VO 3 vezes/dia	Não recomendada na insuficiência renal
Miglitol	50 a 100 mg VO 3 vezes/dia	Não recomendada na insuficiência renal
Meglitinidas		
Repaglinida	0,5 a 8 mg VO 3 vezes/dia	0,5 a 4 mg VO 3 vezes/dia (50%)
Nateglinida	60 a 120 mg VO 3 vezes/dia	Evitar na insuficiência renal
Biguanidas		
Metformina	850 a 2.550 mg VO a cada 24 h a 2×/dia	Evitar na insuficiência renal
Análogos da amilina		
Pranlintida	30 a 120 mcg SC antes das refeições	Igual (100%). Não há dados sobre pacientes em diálise
Inibidor do SGLT-2		
Canagliflozina	100 a 300 mg a cada 24 h	Se TFGe de 45 a < 60 mℓ/min/1,73 m², 100 mg Evitar se TFGe < 45 mℓ/min/1,73 m²
Inibidores da DPP-4		
Sitagliptina	100 mg a cada 24 h	Se TFGe ≥ 30 mℓ/min/1,73 m² e < 50 mℓ/min/1,73 m², 50 mg (50%) Se TFGe < 30 mℓ/min/1,73 m², 25 mg (25%)
Saxagliptina	2,5 a 5 mg a cada 24 h	Se TFGe < 50 mℓ/min/1,73 m², 2,5 mg (50%)
Linagliptina	5 mg a cada 24 h	Igual
Alogliptina	25 mg a cada 24 h	Se TFGe ≥ 30 mℓ/min/1,73 m² e < 50 mℓ/min/1,73 m², 12,5 mg (50%) Se TFGe < 30 mℓ/min/1,73 m², 6,25 mg (25%)

(continua)

Tabela 32.2	Fármacos para tratamento do diabetes melito na doença renal crônica. (continuação)	
Fármaco	Dose habitual não urêmica	Dose para o paciente em diálise (% da dose não urêmica)
Agonistas do receptor de GLP-1		
Exenatida	2 mg/semana SC Até 10 mcg 2 ×/dia SC	Evitar se TFGe < 30 mℓ/min/1,73 m^2
Liraglutida	Até 1,8 mg a cada 24 h SC	Experiência limitada com doença renal avançada; é recomendável cuidado

[a] Podem causar retenção de líquido em pacientes com doença renal crônica não dialisados.
SC, via subcutânea; VO, via oral.

algum tipo de terapia hipoglicemiante; destes, 49/80 estavam sendo tratados apenas com insulina; 8/80, com insulina mais algum tipo de medicamento oral; e 23/80, apenas com medicamentos orais. A grande maioria dos fármacos orais usados em 2010 consistia em sulfonilureias ou tiazolidinadionas, embora isso possa mudar à medida que se disponha de mais informações e experiência com os novos fármacos.

1. **Sulfonilureias.** As sulfonilureias são secretagogos de insulina que se ligam ao receptor de sulfonilureia, uma parte do canal de potássio, nas células beta pancreáticas. Elas causam o fechamento do canal de potássio com subsequente despolarização da membrana, o que, por sua vez, provoca a abertura de canais de cálcio controlados por voltagem. A consequência é o súbito aumento do cálcio intracelular, que provoca a liberação de insulina pré-formada de grânulos secretores intracelulares. As sulfonilureias de primeira geração (acetoexamida, clorpropamida, tolazamida e tolbutamida) quase não são mais usadas. A segunda geração (glipizida, glibenclamida e glimepirida) ainda é bastante empregada. Todas as sulfonilureias de segunda geração sofrem metabolismo hepático com uma porcentagem variável de excreção renal (Spiller, 2006). A glibenclamida e a glimepirida têm metabólitos ativos com meia-vida relativamente longa que são excretados por via renal; portanto, não são recomendadas para pacientes com doença renal em estágio terminal (DRCT). O metabólito da **glipizida** tem pequena ou nenhuma atividade hipoglicemiante e meia-vida curta de 2 a 4 h. Desse modo, embora sua excreção renal seja alta (80 a 85%), a glipizida é a sulfonilureia de escolha nos pacientes em diálise. Entretanto, a classe das sulfonilureias tem uma incidência relativamente alta de hipoglicemia; além disso, muitos fármacos usados com frequência nos pacientes em diálise podem ter ação antagonista (fenitoína, ácido nicotínico, diuréticos) ou potencializadora (salicilatos, varfarina, etanol) da ação hipoglicemiante das sulfonilureias. Outro motivo pelo qual as sulfonilureias não são ideais na população com DRCT é que seu mecanismo de ação (facilitador da liberação de insulina) pressupõe que o indivíduo tratado ainda está produzindo alguma insulina endógena. Em pessoas com diabetes tipo 2, a insulina endógena, avaliada por dosagens do peptídio C, foi máxima em pessoas com doença de diagnóstico recente e diminuiu progressivamente ao longo do curso do diabetes (Duckworth, 2011). Como a maioria das pessoas em diálise tem diabetes há longo tempo, muitas produzem pouca ou nenhuma insulina endógena e, portanto, não respondem às sulfonilureias.

2. **Metformina.** A metformina, pertencente à classe das biguanidas, talvez seja o agente oral mais usado para tratamento do diabetes tipo 2 em pacientes com função renal normal e tem diversas vantagens perceptíveis. O uso de metformina está associado a uma incidência muito baixa de hipoglicemia, perda em vez de ganho de peso e um efeito favorável sobre os lipídios séricos. O mecanismo de ação

é a diminuição aguda da produção hepática de glicose por inibição transitória das enzimas da cadeia respiratória mitocondrial. No entanto, a metformina foi associada à complicação rara de acidose láctica potencialmente fatal. O motivo dessa associação não foi totalmente esclarecido, e a acidose é mais comum em pacientes com comorbidades importantes, mas há aumento do risco em pacientes com diminuição acentuada da função renal. A metformina não é metabolizada, com excreção renal de 90% como fármaco ativo (Spiller, 2006). Portanto, os níveis plasmáticos de metformina são bem maiores em pacientes com redução da depuração de creatinina (Lipska, 2011). Há controvérsia acerca da segurança de uso em pacientes com DRC não dialisados; nos EUA, a bula adverte contra o uso de metformina quando o nível sérico de creatinina for maior que 1,5 mg/dℓ (130 mcmol/ℓ) em homens ou 1,4 mg/dℓ (124 mcmol/ℓ) em mulheres, mas alguns estudos sugerem que a metformina pode ser usada com relativa segurança até a TFG de 45 mℓ/min. A metformina não deve ser usada nos pacientes em diálise.

3. **Inibidores de α-glicosidase.** Existem dois inibidores de α-glicosidase nos EUA; acarbose e miglitol. Eles atuam por inibição competitiva e reversível das enzimas intestinais mediadoras da decomposição intestinal de oligossacarídios em açúcares simples e, assim, limitam sua absorção. Os picos pós-prandiais de glicose são reduzidos sem estimulação da insulina endógena e, portanto, o risco de hipoglicemia é relativamente baixo. Pouca **acarbose** é absorvida, mas há substancial metabolização no intestino, e cerca de um terço dos metabólitos, alguns ativos, são absorvidos (Spiller, 2006; Reilly, 2010). Em pacientes com função renal diminuída, os níveis plasmáticos de acarbose e seus metabólitos podem aumentar. O **miglitol** é absorvido em maior grau que a acarbose, não é metabolizado no fígado e é excretado inalterado na urina (Spiller, 2006; Reilly, 2010). Nem a acarbose nem o miglitol foram bem estudados em pacientes com TFGe abaixo de 25 mℓ/min por 1,73 m^2 e, de modo geral, seu uso não é recomendado para os pacientes em diálise.

4. **Agonistas dos receptores ativados por proliferador de peroxissomo (PPAR).** Os agonistas de PPAR-γ incluem fármacos como rosiglitazona e pioglitazona. Esses fármacos sensibilizam os tecidos-alvo à insulina, aumentam a captação de glicose no tecido muscular e adiposo e diminuem a produção hepática de glicose. Eles também podem ter efeitos anti-inflamatórios, vasculares e metabólicos (hipolipidêmicos) benéficos.

A **pioglitazona** é metabolizada principalmente pelo fígado. Constatou-se que é segura e efetiva como monoterapia e como tratamento adjuvante de outros antidiabéticos orais em pacientes em HD quando estudada por até 96 semanas (Abe, 2010). Não é necessário reduzir a dose. A pioglitazona foi associada a câncer de bexiga. Nos EUA, há uma advertência para evitar o uso em pacientes com câncer de bexiga ativo e para avaliar os riscos e benefícios antes de iniciar o tratamento em pacientes com história de câncer de bexiga.

Assim como a pioglitazona, a **rosiglitazona** é metabolizada principalmente pelo fígado. A rosiglitazona foi efetiva em todos os graus de função renal (Chapelsky, 2003). Um grupo constatou aumento do peso interdiálise durante o uso de rosiglitazona, mas o estudo não teve um grupo de controle verdadeiro (Chiang, 2007). Não houve alteração significativa da farmacocinética nos pacientes em HD, e não houve diferença dos níveis plasmáticos do fármaco nos dias de diálise e sem diálise (Thompson-Culkin, 2002), o que sugere que não é necessário ajustar a posologia por alteração da função renal. No entanto, um estudo com pacientes em DPAC mostrou aumento da meia-vida da rosiglitazona em comparação com voluntários saudáveis (Aramwit, 2008). Em 2007, uma revisão de várias fontes de dados disponíveis associou a rosiglitazona a um aumento do risco de infarto do miocárdio e morte cardiovascular, e seu uso foi restringido nos EUA (Nissen, 2007). Essa restrição foi parcialmente suspensa pela Food and

Drug Administration (FDA) em novembro de 2013, mas a rosiglitazona continua suspensa no mercado na Europa e em vários outros países. Tanto a pioglitazona quanto a rosiglitazona foram associadas a ganho ponderal, edema e insuficiência cardíaca congestiva em pacientes não urêmicos; acredita-se que o mecanismo seja o aumento da retenção renal de sódio e água. Houve relato de miopatia aguda quando as glitazonas foram administradas em conjunto com fibratos.

5. **Meglitinidas.** A **repaglinida** é um membro da família meglitinida de compostos e atua como secretagogo de insulina. Liga-se ao receptor da sulfonilureia e sua ação é semelhante à das sulfonilureias, mas tem um sítio adicional de ligação às células beta e, portanto, um perfil de ligação diferente (Hatorp, 2002). É diferente das sulfonilureias em vários aspectos. Em primeiro lugar, a duração da ação é muito menor, com meia-vida de 1 a 1,5 h, e o risco de hipoglicemia é um pouco menor que com as sulfonilureias (SUs). Segundo, é quase totalmente eliminada por metabolismo hepático com excreção biliar ou fecal sobretudo de metabólitos inativos. Apenas 8% são excretados na urina. Assim como as SUs, a ligação a proteínas é alta. Vários estudos examinaram o impacto da doença renal sobre a farmacocinética da repaglinida (Marbury, 2000; Schumacher, 2001; Hatorp, 2002). Em geral, não há impacto na doença renal moderada. No entanto, na doença renal mais grave (TFG < 30 mℓ/min), a "área sob a curva" do nível plasmático do fármaco foi maior por causa do aumento da meia-vida de eliminação. Apesar desses resultados, houve pequena diferença na hipoglicemia e a repaglinida não é contraindicada em pessoas com doença renal, mas deve ser usada com cautela, com dose baixa (0,5 mg) inicial e aumento gradual. Não foram realizados estudos em pacientes com TFGe < 20 mℓ/min por 1,73 m^2 nem em pacientes com insuficiência renal e necessidade de diálise. Assim como as SUs, pode não ser efetiva se o indivíduo tratado não produzir mais insulina endógena.

Ao contrário da repaglinida, cuja principal via de excreção é fecal, a **nateglinida**, outra meglitinida, tem excreção renal de 90%, principalmente na forma de metabólitos ativos (Spiller, 2006; Reilly, 2010). Assim, o uso de nateglinida deve ser evitado ou realizado com o máximo cuidado em pacientes dialisados.

6. **Agonistas do receptor de peptídio-1 semelhante ao glucagon (GLP-1).** Existem dois agonistas do receptor de peptídio-1 semelhante ao glucagon (GLP-1), exenatida (em formulações para administração 2 vezes/dia e 1 vez/semana) e liraglutida. O **GLP-1** é um peptídio intestinal natural produzido e secretado por células L colônicas em resposta às refeições. Tem múltiplas ações, inclusive a estimulação da secreção de insulina endógena, a inibição da secreção de glucagon endógeno, o retardo do esvaziamento gástrico e a inibição do apetite. Os efeitos sobre a insulina e o glucagon dependem de glicose, ou seja, só ocorrem na vigência de hiperglicemia. Esses processos propiciam melhor controle da glicose, com pequeno risco de hipoglicemia (como monoterapia), e emagrecimento. O GLP-1 é rapidamente degradado pela dipeptidil peptidase 4 (DPP-4). Contudo, tanto a exenatida quanto a liraglutida são resistentes à degradação e sofrem pequeno metabolismo sistêmico.

A **exenatida** é excretada principalmente pelos rins. A meia-vida aumenta com a diminuição da função renal. De modo geral, a exenatida é bem tolerada na insuficiência renal leve e moderada sem ajuste da dose, mas não em indivíduos com DRCT por causa das náuseas e vômitos (Linnebjerg, 2007). Seu uso não é recomendado em pacientes com TFGe < 30 mℓ/min por 1,73 m^2. Também é aconselhável cuidado nas pessoas submetidas a transplante renal. Em estudos com exposição clinicamente aplicável, a exenatida aumentou a incidência de tumores de células C da tireoide em camundongos em comparação com controles. Não se sabe se o fármaco causa tumores de células C da tireoide em seres humanos, inclusive carcinoma medular da tireoide; todavia, é contraindicado em pacientes com história pessoal ou familiar de carcinoma medular da tireoide e em pacientes com síndrome de neoplasia endócrina múltipla tipo 2. A pancreatite foi identificada como possível consequência adversa da exenatida em estudos pós-comercialização.

Ao contrário do que ocorre com a exenatida, a excreção renal de **liraglutida** é de apenas cerca de 6% (na forma de metabólitos); sua farmacocinética é pouco alterada por doença renal (Jacobsen, 2009). Há, porém, maior incidência de náuseas em pacientes com TFGe < 60 mℓ/min por 1,73 m^2, embora o número de pessoas estudadas tenha sido pequeno (Davidson, 2011). Não é necessário ajuste de dose segundo a bula nos EUA, mas deve-se ter cuidado em pessoas com comprometimento renal avançado em virtude da experiência limitada. As advertências relativas à liraglutida são iguais às relativas à exenatida no que diz respeito ao câncer medular da tireoide, à síndrome de neoplasia endócrina múltipla tipo 2 e à pancreatite.

7. **Inibidores da dipeptidil peptidase-4 (DPP-4).** Quatro inibidores da DPP-4 estão disponíveis nos EUA atualmente: sitagliptina, saxagliptina, linagliptina e alogliptina. O mecanismo de ação do grupo é a inibição da enzima (DPP-4), que decompõe rapidamente os hormônios incretinas endógenos. A principal incretina é o peptídio 1 semelhante ao glucagon (GLP-1), um hormônio intestinal que estimula a insulina, inibe o glucagon, retarda o esvaziamento gástrico e diminui o apetite.

Cerca de 75 a 80% de uma dose oral de **sitagliptina** são excretados inalterados na urina, e há aumento acentuado dos níveis de sitagliptina com o declínio da função renal (Bergman, 2007). Assim, recomenda-se o ajuste da dose com base na TFGe. Pode-se administrar uma dose diária de 100 mg se a TFGe for > 50 mℓ/min por 1,73 m^2. Essa dose deve ser reduzida para 50 mg se a TFGe estiver abaixo de 50 mℓ/min por 1,73 m^2, e para 25 mg/dia se a TFGe estiver abaixo de 30 mℓ/min por 1,73 m^2 ou se o paciente estiver em diálise (Arjona Ferreira, 2013). Nessas doses reduzidas, a efetividade da sitagliptina na melhora do controle glicêmico foi semelhante à da glipizida, com menor incidência de hipoglicemia intensa (0% vs. 7,7%) nos pacientes em diálise. Esses resultados confirmam um estudo anterior no qual a hipoglicemia foi muito menos comum com a sitagliptina (4,6% dos pacientes tratados com sitagliptina em comparação com 23% daqueles tratados com glipizida) (Chan, 2008). A fração removida por HD é relativamente pequena, 13% e 4%, respectivamente, na HD iniciada 4 h ou 48 h após a dose, de modo que a sitagliptina pode ser administrada sem levar em conta o momento da HD (Bergman, 2007).

A **saxagliptina**, o segundo inibidor da DPP-4 a chegar ao mercado, tem um importante metabólito ativo, a 5-hidroxissaxagliptina, com cerca de metade da potência do composto original (Boulton, 2011). Cerca de 75% são excretados na urina; 24% na forma de saxagliptina e 36% na forma de 5-hidroxissaxagliptina e metabólitos menores. Os níveis de saxagliptina e 5-hidroxissaxagliptina aumentam com o grau de comprometimento renal, e o grau de elevação do metabólito é maior que o da própria saxagliptina. Em vista disso, é aconselhável ajustar a posologia. Pode-se usar uma dose completa de 5 mg de saxagliptina se a TFGe for maior que 50 mℓ/min por 1,73 m^2, mas é preciso reduzir a dose para 2,5 mg/dia se a TFGe for menor. É interessante notar que as concentrações de saxagliptina são ligeiramente menores nos pacientes em HD que em indivíduos saudáveis, mas o nível de 5-hidroxissaxagliptina é muito maior. Especula-se que a causa possa ser a remoção eficiente da saxagliptina pela HD. Como 4 h de HD removem cerca de 23% da saxagliptina, esta deve ser administrada após as sessões de diálise. A saxagliptina foi superior ao placebo na melhora do controle glicêmico em indivíduos com insuficiência renal moderada ou intensa, mas não foi melhor que o placebo em pacientes com DRCT (Nowicki, 2011). A porcentagem de pacientes com eventos hipoglicêmicos foi semelhante nos grupos tratados com saxagliptina (28%) e com placebo (29%) (Nowicki, 2011).

A eliminação do terceiro inibidor de DPP-4 disponível, **linagliptina**, não depende do rim. A excreção renal de linagliptina inalterada é inferior a 7%, e o grau de comprometimento renal não afeta as concentrações desse fármaco. Não é necessário ajustar a dose diária de 5 mg na doença renal (Graefe-Mody, 2011). No entanto, a experiência em pessoas com doença renal avançada é limitada. Cerca de 10 a 20% da **alogliptina** são metabolizados pelo fígado em compostos com pouca atividade farmacológica. Aproximadamente 63% são excretados inalterados pelo rim. As doses de alogliptina devem ser reduzidas a metade da dose convencional (até 12,5 mg/dia) nos pacientes com TFGe entre 30 e 50 mℓ/min por 1,73 m^2 e em três quartos (até 6,25 mg/dia) naqueles com TFGe < 30 mℓ/min por 1,73 m^2 ou DRCT com necessidade de HD (Golightly, 2012).

Surgiram preocupações de segurança com os antidiabéticos da classe dos incretinas em relação a um sinal de segurança pancreática associado a medicamentos que contêm incretina. A FDA dos EUA e a European Medicines Agency (EMA) reavaliaram em paralelo estudos toxicológicos não clínicos, dados de estudos clínicos e dados epidemiológicos relacionados a esses medicamentos. As duas agências concordaram e publicaram que declarações de uma associação causal entre incretina e pancreatite ou câncer de pâncreas eram incompatíveis com a revisão realizada (Egan, 2014).

8. **Inibidor do cotransportador de sódio-glicose 2.** A canagliflozina e a dapagliflozina são inibidores do cotransportador de sódio-glicose 2. Esses medicamentos diminuem o limiar renal para glicose, causam diurese osmótica pelo aumento da excreção urinária de glicose e, portanto, diminuem o nível plasmático de glicose em pacientes com hiperglicemia. Por causa do mecanismo de ação dependente da urina, esses medicamentos não são efetivos em pacientes com comprometimento renal grave.

9. **Pranlintida.** A pranlintida é um análogo sintético da amilina humana. A amilina é um hormônio natural sintetizado por células beta pancreáticas e secretado junto com a insulina em resposta à ingestão de alimentos. A pranlintida, como a amilina, evita a elevação pós-prandial do glucagon e aumenta a saciedade, assim diminuindo a ingestão calórica. A pranlintida também retarda o esvaziamento gástrico. É metabolizada principalmente pelos rins em um metabólito ativo. Não é necessário ajustar a posologia em pacientes com comprometimento renal e TFGe de até 20 mℓ/min por 1,73 m^2. Existem poucos dados, ou não há dados, sobre seu uso nos pacientes em diálise.

V. **HIPERPOTASSEMIA.** A hiperpotassemia é comum em pacientes diabéticos tratados por HD de manutenção. Os fatores causais incluem deficiência de insulina e resistência à insulina (com comprometimento da captação celular de potássio), deficiência de aldosterona (com comprometimento da excreção colônica e da excreção renal residual), acidose metabólica (com aumento da troca de prótons e potássio através das células), administração de outros fármacos que podem causar hiperpotassemia, deslocamentos do líquido intracelular para o líquido extracelular decorrentes da hiperglicemia (com saída de água das células acompanhada de potássio) e aporte excessivo de potássio. A hiperpotassemia grave é muito menos frequente nos pacientes diabéticos em DP de manutenção. O tratamento de pacientes diabéticos não costuma ser diferente do tratamento da população dialisada em geral e é discutido nos Capítulos 10 e 11.

VI. **DOENÇA CARDIOVASCULAR E HIPERTENSÃO ARTERIAL**
   A. **Hipertensão arterial.** A incidência de hipertensão é elevada em pacientes dialisados diabéticos. O controle da hipertensão é muito importante na prevenção de sequelas cardiovasculares e da deterioração da visão. A maioria dos diabéticos tem hipertensão

arterial sensível ao volume que pode ser controlada com restrição adequada de sódio e líquidos e com a remoção do excesso de líquido extracelular por diálise. O tratamento de hipertensão arterial em pacientes dialisados diabéticos é semelhante ao tratamento de todos esses pacientes e é apresentado em detalhes no Capítulo 33.

B. **Doença da artéria coronária.** Apesar da prevalência aumentada de pacientes diabéticos, os desfechos da cirurgia de revascularização miocárdica têm melhorado continuamente nos pacientes em diálise. Entretanto, as taxas de mortalidade continuam quase três vezes maiores que em pacientes sem DRCT (Parikh, 2010). Ver Capítulo 38.

C. **Doença vascular periférica.** A taxa de amputação nos pacientes diabéticos em diálise é muito alta (O'Hare, 2003). É importante o exame frequente dos pés por um podólogo; o risco de amputação pode ser minimizado com cuidados periódicos para a prevenção de úlceras.

VII. **DOENÇA CEREBROVASCULAR.** A incidência de acidente vascular cerebral (AVC) é maior nos pacientes diabéticos em diálise do que nos não diabéticos. Embora o uso de ácido acetilsalicílico (AAS) comprovadamente reduza o risco de AVC nos pacientes não urêmicos, os efeitos benéficos nos pacientes diabéticos em diálise são desconhecidos e, teoricamente, o uso de AAS aumenta o risco de hemorragia intraocular. Os anticoagulantes cumarínicos também aumentam mais o risco de sangramento nessa população que em pacientes diabéticos não urêmicos e estão associados a outros riscos de calcificação vascular e calcifilaxia.

VIII. **PROBLEMAS OFTÁLMICOS NOS DIABÉTICOS EM DIÁLISE**

A. **Retinopatia diabética.** Quase todos os pacientes com diabetes tipo 1 e DRCT apresentam retinopatia. Nesses pacientes, deve-se pesquisar outra causa de doença renal se o exame da retina (inclusive a angiografia com fluoresceína) for normal. A situação em pacientes com diabetes tipo 2 não é tão clara. Um estudo constatou retinopatia diabética em apenas 15 de 27 pacientes (56%) com glomerulosclerose diabética comprovada por biopsia (Parving, 1992). Outro estudo com biopsia observou estreita correlação entre retinopatia grave e nódulos de Kimmelsteil-Wilson à biopsia, enquanto os pacientes sem retinopatia apresentavam esclerose mesangial, mas não esclerose nodular. Assim, a existência de retinopatia parece aumentar a probabilidade de lesões renais mais graves (Schwartz, 1998).

A hipertensão, que também acomete a maioria dos pacientes em diálise, acelera o avanço da retinopatia diabética e pode, por si só, causar hemorragia retiniana e vítrea. Eventos vasculares secundários à retinopatia hipertensiva (oclusão de ramo da veia retiniana por obstrução no local de cruzamentos arteriovenosos) podem causar súbita diminuição da visão. O controle da hipertensão pode evitar essa complicação, assim como a oclusão, mais rara, da veia e artéria centrais da retina.

Por fim, a retinopatia progride para um estágio proliferativo considerado secundário à hipoxia local e caracterizado por intensa proliferação de novos vasos sanguíneos na retina. Esses vasos, localizados na camada superficial da retina, causam perda da visão por hemorragia vítrea e por distorção macular ou descolamento. A descoberta de retinopatia proliferativa é uma indicação de tratamento com *laser*, que diminui o risco de descolamento e a necessidade de oxigênio (pela destruição de partes não essenciais da retina). As hemorragias vítreas por retinopatia proliferativa obstruem o trajeto da luz e podem causar descolamento de retina e cegueira. A vitrectomia e outras técnicas de microcirurgia (remoção de membranas retinianas, retinopexia) podem melhorar a visão em um terço a metade dos pacientes. Há um acúmulo de evidências sobre a função de inibidores do fator de crescimento endotelial vascular (VEGF) nessa condição (Osaadon, 2014). É necessária a colaboração ativa com um oftalmologista que tenha experiência em fotocoagulação com *laser*. A maioria dos pacientes diabéticos com DRCT tem retinopatia por ocasião do início

da diálise. A terapia adicional com *laser* e o rastreamento periódico de glaucoma são elementos vitais da atenção integral a pacientes diabéticos em diálise.
B. **Outros problemas oftálmicos.** Os pacientes diabéticos em diálise estão sujeitos a outras complicações oftálmicas comuns a todos os pacientes em diálise. A **conjuntivite e a ceratite** são tratadas com preparações oftálmicas de antibióticos, antifúngicos ou antivirais nas doses habituais. A dose dos antibióticos de administração sistêmica deve ser ajustada para a diálise. A **ceratopatia em faixa** (calcificação córneo-conjuntival) pode afetar pacientes em diálise diabéticos e não diabéticos com hiperfosfatemia não controlada. A **"síndrome do olho vermelho"**, decorrente da irritação conjuntival por depósitos de fosfato de cálcio, pode complicar a ceratopatia em faixa. A ceratectomia superficial ou a quelação dos depósitos de cálcio com aplicação local de ácido etilenodiamino tetracético (EDTA) foi usada para tratamento de casos refratários. O **glaucoma e a catarata** nos pacientes em diálise são tratados do mesmo modo que na população geral. A vigilância oftálmica proativa e a intervenção foram efetivas para manter no mínimo visão deambulatória em quase todos os pacientes diabéticos em diálise.

IX. **IMPOTÊNCIA.** A impotência é comum nos pacientes diabéticos em diálise. A neuropatia autonômica e a doença vascular periférica associada ao diabetes melito são importantes, assim como as causas urêmicas habituais.

X. **REFERÊNCIA PARA TRANSPLANTE.** Nos pacientes diabéticos sem contraindicação ao transplante, o método preferido de manejo da DRCT é o transplante renal por causa da melhora da sobrevida (taxa de sobrevida de aproximadamente 80% em 3 anos *versus* 50% em 3 anos em pacientes mantidos em diálise). Entre os pacientes diabéticos pré-diálise com doença renal crônica que são elegíveis para transplante, o transplante renal preemptivo é preferível ao início de diálise seguido por transplante. Os rins de doadores vivos são preferíveis aos rins de doadores falecidos. O uso de rins de doadores com critérios estendidos pode aumentar o número de pacientes em diálise diabéticos submetidos a transplante bem-sucedido. O rastreamento por angiografia coronariana pode ser necessário como parte da avaliação pré-transplante; o rastreamento por ecocardiografia de estresse com dobutamina, se negativo, pode ser suficiente em alguns pacientes (sobretudo naqueles que ainda não estão em diálise, nos quais há risco de nefropatia por contraste).

XI. **DOENÇA ÓSSEA.** A doença óssea adinâmica é comum em pacientes diabéticos com DRCT (ver Capítulo 36).

XII. **ANEMIA.** A resposta à eritropoetina é satisfatória em diabéticos anêmicos tratados com HD ou DP (ver Capítulo 34).

XIII. **CONCLUSÃO.** A atenção a pacientes diabéticos com DRCT é uma tarefa árdua. Além dos membros da equipe de diálise, é necessário que haja representantes de outras especialidades (p. ex., cirurgia vascular, podologia, oftalmologia, neurologia, cirurgia de transplante). A existência de uma equipe de diabetes, com todas as subespecialidades disponíveis, sob a coordenação de um nefrologista e uma enfermeira especialista em diabetes, é muito desejável para oferecer a melhor assistência a essa população.

Referências bibliográficas e leitura sugerida

Abe M, et al. Clinical effectiveness and safety evaluation of long-term pioglitazone treatment for erythropoietin responsiveness and insulin resistance in type 2 diabetic patients on hemodialysis. *Expert Opin Pharmacother.* 2010;11:1611–1620.
Adamis AP, et al. Changes in retinal neovascularization after pegaptanib (Macugen) therapy in diabetic individuals. *Ophthalmology.* 2006;113:23–28.

Agrawal A, Sautter M, Jones N. Effects of rosiglitazone maleate when added to a sulfonylurea regimen in patients with type 2 diabetes mellitus and mild to moderate renal impairment: a post hoc analysis. *Clin Therap.* 2003;25:2754–2764.

Al-Kudsi RR, et al. Extreme hyperglycemia in dialysis patients. *Clin Nephrol.* 1982;17:228–231.

Aramwit P, Supasyndh O, Sriboonruang T. Pharmacokinetics of single-dose rosiglitazone in chronic ambulatory peritoneal dialysis patients. *J Clin Pharm Therap.* 2008;33:685–690.

Arjona Ferreira JC, et al. Efficacy and safety of sitagliptin in patients with type 2 diabetes and ESRD receiving dialysis: a 54-week randomized trial. *Am J Kidney Dis.* 2013;61:579–587.

Arora SK, McFarlane SI. The case for low carbohydrate diets in diabetes management. *Nutr Metab (Lond).* 2005;2:16.

Atherton G. Renal replacement and diabetes care: the role of a specialist nurse. *J Diab Nursing* 2004;8:70–72.

Baldwin D, et al. A randomized trial of two weight-based doses of insulin glargine and glulisine in hospitalized subjects with type 2 diabetes and renal insufficiency *Diabetes Care.* 2012;35:1970–1974.

Beardsworth SF, et al. Intraperitoneal insulin: a protocol for administration during CAPD and review of published protocols. *Perit Dial Int.* 1988;8:145

Bergman AJ, et al. Effect of renal insufficiency on the pharmacokinetics of sitagliptin, a dipeptidyl peptidase-4 inhibitor. *Diabetes Care.* 2007;30:1862–1864.

Boulton DW, et al. Influence of renal or hepatic impairment on the pharmacokinetics of saxagliptin. *Clin Pharmacokinet.* 2011;50: 253–265.

Burmeister JE, Campos JF, Miltersteiner DR. Effect of different levels of glucose in the dialysate on the risk of hypoglycaemia during hemodialysis in diabetic patients. *J Bras Nefrol.* 2012;34:323–327.

Castellino P, et al. Glucose and amino acid metabolism in chronic renal failure: effect of insulin and amino acids. *Am J Physiol.* 1992;262:F168–F176.

Chan JCN, et al. Safety and efficacy of sitagliptin in patients with type 2 diabetes and chronic renal insufficiency. *Diabetes Obes Metab.* 2008;10:545–555.

Chapelsky M, et al. Pharmacokinetics of rosiglitazone in patients with varying degrees of renal insufficiency. *J Clin Pharmacol.* 2003;43:252–259.

Charpentier G, Riveline JP, Varroud-Vial M. Management of drugs affecting blood glucose in diabetic patients with renal failure. *Diabet Metab.* 2000;26(suppl 4):73–85.

Chiang C, et al. Rosiglitazone in diabetes control in hemodialysis patients with and without viral hepatitis infection effectiveness and side effects. *Diabetes Care.* 2007;30:3–7.

Cooper BA, et al. The IDEAL Study: a randomized, controlled trial of early versus late initiation of dialysis. *N Engl J Med.* 2010;363:609–619.

Czock D, et al. Pharmacokinetics and pharmacodynamics of lispro-insulin in hemodialysis patients with diabetes mellitus. *Int J Clin Pharmacol Ther.* 2003;41:492–497.

Daniels ID, Markell MS. Blood glucose control in diabetics: II. *Semin Dial.* 1993;6:394.

Danne T, Bolinder J. New insulins and insulin therapy. *Diabetes Care.* 2011;34:661–665.

Dasgupta MK. Management of patients with type 2 diabetes on peritoneal dialysis. *Adv Perit Dial.* 2005;21:120–122.

Davidson J, et al. Mild renal impairment has no effect on the efficacy and safety of liraglutide. *Endocr Pract.* 2011;17:345–355.

DeFronzo RA, et al. Glucose intolerance in uremia. Quantification of pancreatic beta cell sensitivity to glucose and tissue sensitivity to insulin. *J Clin Invest.* 1978;62:425–435.

Duckworth W, et al; for the VADT Investigators. The duration of diabetes affects the response to intensive glucose control in type 2 subjects: the VA Diabetes Trial. *J Diabetes Complications.* 2011;25:355–361.

Egan AG, et al. Pancreatic safety of incretin-based drugs—FDA and EMA assessment *N Engl J Med.* 2014;370:794–797.

Firanek CA, Jacob DT, Sloand JA. Avoidable iatrogenic hypoglycemia in patients on peritoneal dialysis: the risks of nonspecific glucose monitoring devices and drug-device interaction. *J Patient Saf.* 2013 Sep 27.

Flynn CT. The Iowa Lutheran protocol. *Perit Dial Bull.* 1981;1:100.

Goldberg T, et al. Advanced glycoxidation end products in commonly consumed foods. *J Am Diet Assoc.* 2004;104:1287–1291.

Golightly LK, Drayna CC, McDermott MT. Comparative clinical pharmacokinetics of dipeptidyl peptidase-4 inhibitors. *Clin Pharmacokinet.* 2012;5:501–514.

Graefe-Mody U, et al. Effect of renal impairment on the pharmacokinetics of the dipeptidyl peptidase-4 inhibitor linagliptin. *Diabetes Obes Metab.* 2011;13:939–946.

Graham GG, et al. Clinical pharmacokinetics of metformin. *Clin Pharmacokinet.* 2011;50:81–98.

Hatorp V. Clinical pharmacokinetics and pharmacodynamics of repaglinide [Review]. *Clin Pharmacokinet.* 2002;41:471–483.

Iglesias P, Diez JJ. Peroxisome proliferator-activated receptor gamma agonists in renal disease. *Eur J Endocrinol.* 2006;154:613–621.

Jackson MA, et al. Hemodialysis-induced hypoglycemia in diabetic patients. *Clin Nephrol.* 2000;54:30–34.

Jacobsen L, et al. Effect of renal impairment on the pharmacokinetics of the GLP-1 analogue liraglutide. *Br J Clin Pharm.* 2009;68:898–905.

K/DOQI Workgroup. K/DOQI clinical practice guidelines for cardiovascular disease in dialysis patients. *Am J Kidney Dis* 2005;45(suppl 3):S1.

Khanna R, et al. The Toronto Western Hospital protocol. *Perit Dial Bull.* 1981;1:101.

Legrain M, Rottembourg J. The "Pitie-Salpetriere" protocol. *Perit Dial Bull.* 1981;1:101.

Lin CL, et al. Improvement of clinical outcomes by early nephrology referral in type II diabetics on hemodialysis. *Ren Fail.* 2003;25:455–464.

Linnebjerg H, et al. Effect of renal impairment on the pharmacokinetics of exenatide. *Br J Clin Pharm.* 2007;64:317–327.

Lipska KJ, Bailey CJ, Inzucchi SE. Use of metformin in the setting of mild-to-moderate renal insufficiency. *Diabetes Care.* 2011;34:1431–1437.

List JF, et al. Sodium-glucose co-transport inhibition with dapagliflozin in type 2 diabetes mellitus. *Diabetes Care.* 2009;32:650–657.

Little R, et al. Can glycohemoglobin be used to assess glycemic control in patients with chronic renal failure? *Clin Chem.* 2002;48:784–785.

Locatelli F, Pozzoni P, Del Vecchio L. Renal replacement therapy in patients with diabetes and end-stage renal disease. *J Am Soc Nephrol.* 2004;(suppl 1):S25–S29.

Marbury T, Ruckle J, Hatorp V. Pharmacokinetics of repaglinide in subjects with renal impairment. *Clin Pharmacol Therap.* 2000;67:7–15.

Maxwell R, et al. Insulin influence on the mitogenic-induced effect of the peritoneal effluent in CAPD patients. In: Khanna R, et al., eds. *Advances in Peritoneal Dialysis.* Toronto, Canada: University of Toronto Press; 1991:161–164.

McCormack J, Johns K, Tildesley H. Metformin's contraindications should be contraindicated. *CMAJ.* 2005;173:502–504.

Murphy DM, et al. Reducing hyperglycemia hospitalwide: the basal-bolus concept. *Jt Comm J Qual Patient Saf.* 2009;35:216–23.

Nakamoto H, et al. Effect of diabetes on peritoneal function assessed by peritoneal dialysis capacity test in patients undergoing CAPD. *Am J Kidney Dis.* 2002;40:1045–1054.

Ng JM, et al. The effect of iron and erythropoietin treatment on the A1C of patients with diabetes and chronic kidney disease. *Diabetes Care.* 2010;33:2310–2313.

Nissen S, Wolsky K. Effect of rosiglitazone on the risk of myocardial infarction and death from cardiovascular causes. *N Eng J Med.* 2007;356:2457–2471.

Nowicki M, et al. Long-term treatment with the dipeptidyl peptidase-4 inhibitor saxagliptin in patients with type 2 diabetes mellitus and renal impairment: a randomised controlled 52-week efficacy and safety study. *Int J Clin Pract.* 2011;65:1232–1239.

O'Hare AM, et al. Factors associated with future amputation among patients undergoing hemodialysis: results from the Dialysis Morbidity and Mortality Study Waves 3 and 4. *Am J Kidney Dis.* 2003;41:162–170.

Oomichi T, et al. Impact of glycemic control on survival of diabetic patients on chronic regular hemodialysis: a 7-year observational study. *Diabetes Care.* 2006;29:1496–1500.

Osaadon P, et al. A review of anti-VEGF agents forproliferative diabetic retinopathy. *Eye (Lond)* 2014;28:510–520.

Parikh DS, et al. Perioperative outcomes among patients with end-stage renal disease following coronary artery bypass surgery in the USA. *Nephrol Dial Transplant.* 2010;25:2275–2283.

Parving HH, et al. Prevalence and causes of albuminuria in non-insulin-dependent diabetic patients. *Kidney Int.* 1992;41:758–762.

Phakdeekitcharoen B, Leelasa-nguan P. Effects of an ACE inhibitor or angiotensin receptor blocker on potassium in CAPD patients. *Am J Kidney Dis.* 2004;44:738–746.

Quellhorst E. Insulin therapy during peritoneal dialysis: pros and cons of various forms of administration. *J Am Soc Nephrol.* 2002;13(suppl 1):S92–S96.

Raimann JG, et al. Metabolic effects of dialyzate glucose in chronic hemodialysis: results from a prospective, randomized crossover trial. *Nephrol Dial Transplant.* 2012;27:1559–1568.

Reilly JB, Berns JS. Selection and dosing of medications for management of diabetes in patients with advanced kidney disease. *Semin Dial.* 2010;23:163–168.

Schomig M, et al. The diabetic foot in the dialyzed patient. *J Am Soc Nephrol.* 2000;11:1153–1159.

Schumacher S, et al. Single- and multiple-dose pharmacokinetics of repaglinide in patients with type 2 diabetes and renal impairment. *Eur J Clin Pharmacol.* 2001;52:147–152.

Schwartz MM, et al. Renal pathology patterns in type II diabetes mellitus: relationship with retinopathy. The Collaborative Study Group. *Nephrol Dial Transplant.* 1998;13:2547–52.

Shurraw S, et al. Glycemic control and the risk of death in 1,484 patients receiving maintenance hemodialysis. *Am J Kidney Dis.* 2010;55:875–884.

Sloan L, et al. Efficacy and safety of sitagliptin in patients with type 2 diabetes and ESRD receiving dialysis: a 54-week randomized trial. *Am J Kidney Dis.* 2013;61:579–587.

Snyder RW, Berns JS. Use of insulin and oral hypoglycemic medications in patients with diabetes mellitus and advanced kidney disease. *Semin Dial.* 2004;17:365–370.

Spiller HA, Sawyer TS. Toxicology of oral antidiabetic medications. *Am J Health-Syst Pharm.* 2006;63:929–938.

St Peter W, Weinhandl ED, Flessner MF. Sitagliptin—another option for managing type 2 diabetes in dialysis patients? *Am J Kidney Dis.* 2013;61:532–535.

Thompson-Culkin K, et al. Pharmacokinetics of rosiglitazone in patients with end-stage renal disease. *J Int Med Res.* 2002;30:391–399.

Tsai CY, et al. False elevation of blood glucose levels measured by GDH-PQQ-based glucometers occurs during all daily dwells in peritoneal dialysis patients using icodextrin. *Perit Dial Int.* 2010;30:329–335.

Tzamaloukas AH, Oreopoulos DG. Subcutaneous versus intraperitoneal insulin in the management of diabetics on CAPD: a review. *Adv Perit Dial.* 1991;7:81–85.

Tzamaloukas AH, et al. Serum tonicity, extracellular volume and clinical manifestations in symptomatic dialysis-associated hyperglycemia treated only with insulin. *Int J Artif Organs.* 2004;27:751–758.

Uribarri J, et al. Diet-derived advanced glycation end products are major contributors to the body's AGE pool and induce inflammation in healthy subjects [Review]. *Ann N Y Acad Sci.* 2005;1043:461–466.

U.S. Renal Data System. *USRDS 2013 Annual Data Report: Atlas of Chronic Kidney Disease and End-Stage Renal Disease in the United States.* Bethesda, MD: National Institutes of Health, National Institute of Diabetes and Digestive and Kidney Diseases; 2013.

Vonesh EF, et al. The differential impact of risk factors on mortality in hemodialysis and peritoneal dialysis. *Kidney Int.* 2004;66:2389–2401.

Williams ME, et al. Glycemic control and extended hemodialysis survival in patients with diabetes mellitus: comparative results of traditional and time-dependent Cox model analyses. *Clin J Am Soc Nephrol.* 2010;5:1595–1601.

Windus DW, et al. Prosthetic fistula survival and complications in hemodialysis patients: effects of diabetes and age. *Am J Kidney Dis.* 1992;19:448–452.

Yale JF. Oral antihyperglycemic agents and renal disease: new agents, new concepts [Review]. *J Am Soc Nephrol.* 2005;16(suppl 1):S7–S10.

Yale JF, et al. Efficacy and safety of canagliflozin in subjects with type 2 diabetes and chronic kidney disease. *Diabetes Obes Metab.* 2013;15:463–473.

33 Hipertensão Arterial

Carmine Zoccali e Francesca Mallamaci

O tratamento da hipertensão arterial é uma importante área de intervenção para redução do risco cardiovascular nos pacientes em diálise.

I. **DEFINIÇÃO E MEDIDA.** Em geral, a pressão arterial (PA) é medida durante a hemodiálise, mas as medidas peridialíticas não são um indicador satisfatório da carga pressórica. Na verdade, as medidas obtidas imediatamente antes da diálise superestimam a PA média subjacente, e o inverso ocorre com a PA pós-diálise. Assim, o monitoramento fora do consultório é o método preferível para diagnóstico e acompanhamento da PA nos pacientes em hemodiálise. É possível usar o monitoramento da PA domiciliar e ambulatorial de 24 h (MAPA), mas o MAPA raramente é usado em caso de hemodiálise crônica de rotina, exceto se houver suspeita de algum problema incomum com a PA. As estimativas com base na medida domiciliar da PA são mais reprodutíveis que as que usam a PA antes e depois da diálise; também há melhor associação com o MAPA que as medidas peridialíticas (Agarwal, 2012). Além disso, as medidas domiciliares refletem melhor o prognóstico para o órgão-alvo [hipertrofia do ventrículo esquerdo (HVE)] e o sistema cardiovascular que as medidas pré e pós-diálise (Agarwal, 2009). Duas medidas domiciliares diárias, uma de manhã e a outra antes de dormir à noite, realizadas no dia seguinte a uma sessão de diálise no meio da semana, com cálculo da média durante 4 semanas, são consideradas satisfatórias para o diagnóstico de hipertensão (Agarwal, 2009). A frequência das medidas deve ser maior quando se nota labilidade da PA. A PA intradialítica mediana no meio da semana é um indicador mais sensível da carga pressórica prevalente (i. e., média da MAPA) que a PA pré-diálise ou pós-diálise e pode ser empregada quando a medida domiciliar não for possível (Agarwal e Light, 2010). Quando é realizado o MAPA, o ideal é que o período de monitoramento abranja todo o período interdialítico (44 h no esquema de 3 vezes/semana, a partir da sessão no meio da semana). Embora sessões longas de MAPA geralmente sejam mal toleradas, esse método oferece informações sobre o perfil pressórico noturno, que muitas vezes está alterado nos pacientes em diálise. Entretanto, ainda não se estabeleceram meios efetivos de corrigir a ausência de queda noturna da PA nessa população.

A definição de hipertensão arterial (Tabela 33.1) depende do método de medida (PA média domiciliar, > 135/85 mmHg; MAPA, > 130/80 mmHg; PA média intradiálise na semana: > 140/90 mmHg). A PA média domiciliar > 135/85 mmHg é considerada um limiar válido para a definição de hipertensão nos pacientes em hemodiálise e em diálise peritoneal. A alta variabilidade da PA a cada consulta é comum nos pacientes com doença renal em estágio terminal (DRCT) e é um forte preditor de mortalidade (Rossignol, 2012). Não houve avaliação sistemática dos métodos para diminuir a variabilidade pressórica nessa população.

II. **FISIOPATOLOGIA**

A. **A expansão do volume extracelular e a retenção de sódio** ainda são a principal causa de hipertensão. A relação entre expansão de volume crônica e morte está bem

Tabela 33.1	Definição de hipertensão arterial – indicações de farmacoterapia da hipertensão em pacientes dialisados.

Definição

A hipertensão arterial nos pacientes em diálise deve ser definida preferencialmente com base nas medidas domiciliares ou de MAPA de 24 h durante um intervalo de diálise no meio da semana. Para essas medidas, podem ser adotados os limites propostos pela European Society of Hypertension e pela European Society of Cardiology (Mancia, 2013).

Medidas domiciliares: PA sistólica > 135 mmHg e/ou PA diastólica > 85 mmHg

Medidas do MAPA de 24 h (intervalo da diálise no meio da semana): PA sistólica > 130 mmHg e/ou PA diastólica > 80 mmHg

Se não for possível usar a medida domiciliar nem o MAPA de 24 h, a hipertensão pode ser diagnosticada por **pressão sistólica mediana intradiálise no meio da semana** > 140 mmHg e/ou pressão diastólica > 90 mmHg quando se acredita que o paciente está no "peso seco" (ver texto).

Metas da farmacoterapia

As metas de pressão arterial devem ser individuais, levando em conta a idade, as comorbidades, a função cardíaca e o estado neurológico.

Metas do tratamento: PA domiciliar < 135/85 mmHg ou MAPA de 24 h < 130/80 mmHg ou PA intradiálise mediana < 140/90 mmHg.

PA, pressão arterial.

estabelecida (Wizemann, 2009). Há uma associação entre expansão de volume de VEC e disfunção diastólica nos pacientes em diálise (Joseph, 2006), e nem sempre está claro em que grau a sobrecarga de volume é uma causa, e não um marcador, de doença cardíaca grave. Recentemente, chamou-se a atenção para o acúmulo não osmótico de sódio no espaço subcutâneo e em outros órgãos. Constatou-se o acúmulo não osmótico de sódio nos músculos na hipertensão arterial humana (Kopp, 2013), e um achado semelhante foi documentado há mais de 30 anos nos pacientes em diálise (Montanari, 1978). As consequências do acúmulo não osmótico de sódio em vários tecidos não são totalmente conhecidas, mas as reservas de sódio elevadas podem influenciar processos inflamatórios e fibróticos cardíacos mediados por fator de crescimento endotelial vascular C (Mallamaci, 2008; Machnik, 2010) e outros mecanismos.

B. **Elevação imprópria do tônus vascular.** O acúmulo de sódio nas células musculares lisas arteriais pode contribuir para o aumento da rigidez vascular. A apneia do sono, uma condição caracterizada por alta atividade simpática, é extremamente comum nos pacientes em diálise e está associada a vasoconstrição e hipertensão noturna. A hiperatividade simpática desencadeada por sinais aferentes originados em rins doentes pode causar ativação secundária do sistema renina-angiotensina, o que pode ter função importante na alta resistência vascular periférica observada na DRCT. Na verdade, há relatos de queda drástica da PA e da atividade simpática após nefrectomia bilateral (Converse, 1992) em pacientes em diálise, e a ablação por radiofrequência das fibras nervosas simpáticas renais produz efeitos semelhantes (Schlaich, 2013). A dimetilarginina assimétrica (ADMA), um inibidor endógeno da óxido nítrico sintase, está elevada nos pacientes em diálise; altos níveis estão associados a aumento da atividade do sistema nervoso simpático (Mallamaci, 2004).

C. **Hipertensão arterial e hipertrofia ventricular esquerda.** A razão habitual para o tratamento da hipertensão arterial é reduzir o risco de acidente vascular cerebral e eventos cardiovasculares. Um desfecho marcador muito usado para eventos cardiovasculares e morte é a hipertrofia ventricular esquerda, e muitos estudos que analisaram a redução da sobrecarga hídrica e/ou o tratamento anti-hipertensivo de pacientes em diálise concentraram-se na variação da massa ventricular esquerda. É importante constatar que pacientes em diálise podem apresentar hipertrofia ventricular esquerda substancial, mesmo com PA normal (Mominadam, 2008), e que o objetivo, quando se otimiza o estado de líquido extracelular, não é apenas controlar a PA, mas também otimizar a estrutura e a função cardíaca.

III. TRATAMENTO
A. Prevenção
1. **Restrição de sódio e líquido.** A maior parte da ingestão de líquido é determinada pela ingestão de sal, e as recomendações nutricionais são apresentadas no Capítulo 31. Os pacientes devem ser incentivados a limitar a ingestão de cloreto de sódio a 5 g/dia (2 g ou 87 mmol de sódio). Outra fonte de sódio é o ganho por difusão da solução de diálise quando a concentração de sódio no dialisato é maior que o nível plasmático pré-diálise. Muitas unidades tendem a usar o mesmo nível de sódio do dialisato para todos os pacientes em diálise, sem levar em consideração o nível de sódio pré-diálise, que pode variar de 130 a 145 mmol/ℓ. O uso de uma concentração de sódio no dialisato maior que o nível plasmático pode melhorar a tolerância hemodinâmica à subtração de líquido, mas aumenta a sede e a ingestão de líquido pós-diálise. A consequência é o aumento do ganho ponderal interdialítico, que demanda maior taxa de ultrafiltração durante a próxima diálise. Alguns nefrologistas são favoráveis ao uso da "análise do perfil de sódio", na qual, com o auxílio de um aparelho de diálise avançado, pode-se iniciar a sessão de diálise com um nível de sódio maior que o nível plasmático do paciente e reduzir progressivamente o sódio no dialisato durante a sessão, de modo que, ao término da diálise, o nível de sódio no dialisato seja menor que o nível plasmático inicial. A análise do perfil de sódio oferece alguns dos benefícios da maior concentração de sódio no dialisato em termos de estabilidade hemodinâmica e, ao mesmo tempo, minimiza o efeito de ganho ponderal interdialítico, mas somente se a média temporal do nível de sódio no dialisato durante a sessão não ultrapassar o nível plasmático inicial.

   Dados preliminares sugerem que a diminuição de sódio no dialisato (de 140 para 137 mM) pode reduzir o ganho de peso interdialítico, bem como a taxa de hospitalizações relacionadas com líquidos (Lacson, 2011).

2. **Sessões de diálise mais longas e/ou mais frequentes.** O Capítulo 16 discorre detalhadamente sobre esse assunto. Os esquemas de diálise frequente e a diálise noturna prolongada podem causar melhora considerável do controle da PA nos pacientes em diálise hipertensos e reverter a HVE. Além da frequência, o aumento da duração de uma sessão de diálise possibilita menor taxa de ultrafiltração e aumenta o tempo disponível para terminar a diálise com o peso desejado pós-diálise.

B. Correção da sobrecarga de sal e líquidos
1. **Avaliação clínica do peso seco.** O ideal é que o tratamento de diálise restitua o volume extracelular normal. Na prática clínica, o **"peso seco"** é definido como o nível abaixo do qual a remoção adicional de líquidos causaria hipotensão, cãibras musculares, náuseas e vômitos. No entanto, a ocorrência desses sintomas depende da rapidez da remoção de líquido, da estratégia de diálise usada, da volemia pré-diálise e da farmacoterapia concomitante (muitos anti-hipertensivos comprometem os ajustes cardiovasculares reflexos em resposta à retirada de volume).

   a. **Demora na queda da PA após a correção da sobrecarga hídrica.** Pode haver um atraso entre a diminuição do líquido extracelular e a correção da elevação acentuada da PA (Charra, 1998). Por esse motivo, a ausência de queda inicial da PA após a diminuição do peso seco não descarta a hipervolemia como causa da hipertensão. O fenômeno de atraso se enquadra bem na hipótese de acúmulo de sódio não osmótico nos pacientes em diálise. Embora possa ser necessário um tempo considerável até que esse sódio seja removido de vários espaços teciduais (isso não foi bem estudado), é mais provável que o remodelamento vascular seja a causa do retardo até a melhora da hipertensão depois da correção do excesso de líquidos crônico.

b. **Necessidade de reavaliação frequente.** O peso seco e o estado nutricional devem ser reavaliados com frequência, porque a perda de massa muscular em virtude de desnutrição ou doença intercorrente pode acarretar sobrecarga hídrica. Por exemplo, quando um paciente retorna à unidade de diálise após uma hospitalização, quase sempre é preciso diminuir o nível de "peso seco" estipulado previamente devido à perda intercorrente de massa magra.

2. **Tecnologia**

a. **Análise de bioimpedância (ABI).** A avaliação do peso seco é baseada na avaliação clínica subjetiva. Pode ser difícil acompanhar o peso seco ideal pelos critérios clínicos habituais (existência de edema, distensão da veia jugular, estertores pulmonares). Além disso, o edema pode só ser detectável quando o volume intersticial estiver cerca de um terço acima do normal (p. ex., cerca de 5 ℓ). A espectroscopia de bioimpedância por multifrequência destacou-se como método confiável para medida dos líquidos corporais. O monitor de composição corporal (BCM, Fresenius Medical Care, Alemanha) é um desses aparelhos que foi bem validado nos pacientes em diálise (Moissl, 2006). Aplicou-se uma política de tratamento com base no BCM para minimizar a sobrecarga hídrica e controlar a hipertensão em uma unidade de diálise (Moissl, 2013). Em um ensaio controlado randomizado, um método de manejo de líquidos guiado por BCM obteve nítida melhora do índice de massa ventricular esquerda e da rigidez vascular (Hur, 2013). No entanto, até agora não se obtiveram evidências de que o uso do "peso seco" guiado por BCM aumente a sobrevida ou reduza a hospitalização relacionada com líquidos.

b. **Outros métodos.** O registro contínuo do hematócrito durante a diálise (Monitor Crit-line) é um método considerado útil, mas um ensaio clínico que testou a hipótese de que o uso sistemático desse dispositivo melhoraria os desfechos clínicos constatou aumento, em vez de diminuição, do número de hospitalizações e da taxa de mortalidade por causas não vasculares e relacionadas com o acesso vascular em comparação com o monitoramento convencional (Reddan, 2005). A ultrassonografia de avaliação do diâmetro da veia cava inferior ou a medida do diâmetro do átrio esquerdo são sensíveis a variações de volume, mas não refletem a PA interdialítica (Agarwal, 2011) e, portanto, têm utilidade limitada na avaliação do peso seco. Os níveis séricos de peptídio natriurético encefálico (BNP) refletem principalmente a massa ventricular esquerda (Zoccalli, 2001) e são insatisfatórios para o monitoramento do volume (Agarwal, 2013). A congestão pulmonar pode ser detectada e monitorada por uma técnica de ultrassonografia confiável e fácil de usar, que pode ser realizada com praticamente todos os aparelhos e sondas de ultrassonografia (Mallamaci, 2010). A congestão pulmonar é um forte preditor de morte e eventos cardiovasculares (Zoccali, 2013). O uso de ultrassonografia para ajudar a estabelecer o peso seco nos pacientes em diálise com cardiopatia é atraente teoricamente, mas sua capacidade de melhorar desfechos efetivos como hospitalização ou morte não foi testada.

C. **Problemas clínicos comuns**

1. **Ultrafiltração excessiva.** A ultrafiltração exagerada pode causar hipotensão grave e consequências cardiovasculares desastrosas como infarto do miocárdio ou cerebral e isquemia mesentérica. Os episódios frequentes de hipotensão intradialítica estão associados a aumento da taxa de mortalidade, embora não esteja claro

se essa associação é de natureza causal (Shoji, 2004). A hipotensão intradialítica também está associada a "atordoamento miocárdico" (que se manifesta por anormalidades do movimento da parede cardíaca) e a alterações isquêmicas sutis da substância branca encefálica ligadas ao humor e à cognição (Selby, 2014). A intensificação da ultrafiltração sem prolongamento acentuado do tempo de diálise melhora o controle da hipertensão, mas aumenta as hospitalizações por complicações cardiovasculares bem como o risco de coagulação na fístula arteriovenosa (Curatola, 2011). É possível que haja aumento da incidência de quedas. As taxas elevadas de ultrafiltração aumentam o risco de hipotensão por diálise; em um estudo observacional, taxas de ultrafiltração acima de 12,4 mℓ/kg por hora foram associadas a aumento da taxa de mortalidade (Movilli, 2007). O Capítulo 12 apresenta métodos para minimizar o risco de hipotensão intradialítica. Outra questão com a redução do volume de líquido extracelular em pacientes em hemodiálise e em diálise peritoneal é a queda associada do volume residual de urina. Esse volume de urina é importante para evitar picos de volume de líquido extracelular, bem como a remoção associada de fósforo, moléculas de maior peso molecular e toxinas urêmicas ligadas a proteínas. Nos pacientes com considerável débito urinário residual, não está claro em que grau é possível alcançar níveis ótimos de volume de líquido extracelular e ainda manter a função renal residual. Pode ser que a perda de função renal residual nessas circunstâncias seja um preço inevitável a pagar.

2. **Hipertensão intradiálise e ao fim da diálise** pode ocorrer em cerca de 15% dos pacientes em diálise e foi associada a maior risco de morte (Inrig, 2009). Esse distúrbio é multifatorial e pode refletir a sobrecarga de volume subclínica. A hiperatividade simpática e do sistema renina-angiotensina bem como a disfunção endotelial também foram associadas a essa condição. Na atualidade, não está claro como se deve tratar isso; há relatos de que a diminuição da meta de peso seco teve bons resultados em alguns pacientes, mas não está claro que a sobrecarga hídrica nesses pacientes seja uniforme.

3. **Hipertensão recorrente.** Se houver recorrência de hipertensão após bom controle com subtração de volume, a explicação mais provável é que o paciente tenha voltado a um estado de excesso de volume.

D. **Uso de fármacos anti-hipertensivos.** Em pacientes com HVE inicial, o tratamento por subtração de volume é mais efetivo na redução da HVE que a diminuição da PA por tratamento com fármacos anti-hipertensivos (Ozkahya, 2006). Ainda assim, um número considerável de pacientes em diálise recebe tratamento com medicamentos anti-hipertensivos, e dados observacionais sugerem que esse tratamento reduz a taxa de mortalidade global; a maioria dos benefícios documentados é descrita em pacientes tratados com inibidores do sistema renina-angiotensina-aldosterona (SRAA) ou betabloqueadores. O número médio de fármacos anti-hipertensivos prescritos para pacientes incidentes em hemodiálise e diálise peritoneal é de 2,5 no sexto mês de diálise. Os padrões de prescrição desses fármacos variam de acordo com a modalidade de diálise, e alterações consideráveis nos padrões de prescrição de betabloqueadores, antagonistas do sistema renina-angiotensina e bloqueadores dos canais de cálcio ocorrem a partir do sexto mês. Além disso, as classes de prescrição variam por comorbidade, raça/etnia e idade, mas a variação por sexo é pequena (St Peter, 2013).

1. **Inibidores da enzima conversora de angiotensina (IECA) e bloqueadores do receptor de angiotensina II (BRA).** Em geral, esses fármacos são bem tolerados. O fato de que a atividade da renina plasmática sérica é excessivamente alta em alguns pacientes e de que sua supressão é insuficiente em pacientes com expansão volêmica constitui uma justificativa fisiopatológica para o uso desses fármacos. Como a angiotensina II está fortemente implicada na HVE, até mesmo sem levar em conta

a hipertensão, em teoria o uso dessa classe de fármacos seria ainda mais útil nos pacientes em diálise, já que tantos têm HVE desde o início. Entretanto, estudos randomizados e controlados com placebo do uso do ramipril em pacientes em diálise normotensos (Yu, 2006) e em pacientes com HVE e PA normal ou elevada (Zannad, 2006) não mostraram regressão da HVE. Nos pacientes hipertensos em diálise, estudos randomizados abertos com candesartana (Takahashi, 2006) ou com vários bloqueadores do receptor da angiotensina (candesartana, losartana ou valsartana; Suzuki, 2008) *versus* placebo mostraram redução significativa do risco de morte e eventos cardiovasculares com BRA (cerca de 30%), embora o controle da PA nos pacientes tratados com BRA seja quase idêntico ao observado nos grupos de controle correspondentes. Um grande estudo aberto com olmesartana em pacientes hipertensos em diálise sem complicações cardiovasculares prévias não mostrou benefício sobre a taxa de mortalidade nem sobre os eventos cardiovasculares (Iseki, 2013).

a. Efeitos colaterais e ajustes da dose. Os inibidores da ECA, por interferirem com a degradação da bradicinina, podem estar associados a maior incidência de reações anafilactoides durante a diálise. Além disso, foram associados à hiperpotassemia em pacientes com insuficiência renal, mas muitas vezes podem ser usados nos pacientes em diálise com pequeno ajuste do teor de potássio da dieta, se necessário. Outros efeitos colaterais são tosse, erupção cutânea, alteração do paladar e, raras vezes, agranulocitose ou angioedema. O menor risco de angioedema e tosse são fatores favoráveis ao uso de BRA. O agravamento da anemia e a resistência à eritropoetina são outros efeitos colaterais alegados dos inibidores da ECA, efeitos que dependem do acúmulo de N-acetil-seril-aspartil-lisil-prolina, um inibidor fisiológico da hematopoese cuja degradação dependa da ECA. Como a meia-vida plasmática de muitos inibidores da ECA (ou de seus metabólitos ativos) é prolongada na insuficiência renal, muitas vezes é necessário reduzir sua dose. Os BRA sofrem extensa metabolização hepática e não é necessário ajustar a dose.

2. **Bloqueadores beta, alfa/beta e alfa-adrenérgicos.** Os betabloqueadores neutralizam os efeitos cardiovasculares da alta atividade simpática e reduzem a atividade da renina plasmática (ARP) e o nível de angiotensina II, mecanismos que podem participar da elevação da pressão arterial nos pacientes em diálise. Muitos têm um efeito cardioprotetor documentado na isquemia ou no infarto do miocárdio. Altos níveis plasmáticos de norepinefrina estão associados à mortalidade cardiovascular na DRCT (Zoccali, 2002). O carvedilol, um alfa/betabloqueador, reduz as taxas de morbidade e mortalidade nos pacientes com disfunção sistólica em diálise (Cice, 2003). Recentemente, o estudo HDPAL (Agarwal, 2014) documentou um efeito cardioprotetor superior de bloqueio dos receptores beta-adrenérgicos do atenolol em comparação com a inibição da ECA pelo lisinopril. Nesse estudo de 200 pacientes em diálise randomizados para tratamento com lisinopril ou atenolol, a redução da pressão arterial no monitoramento ambulatorial de 44 h ao longo do tempo foi semelhante nos grupos de atenolol e lisinopril (apesar de maior diminuição do peso corporal pós-diálise e do aumento do uso de outros anti-hipertensivos em pacientes tratados com lisinopril). É importante notar que o risco de eventos cardiovasculares importantes foi reduzido pela metade no grupo do atenolol em comparação com o grupo do lisinopril, o que levou o comitê de monitoramento de segurança para o estudo a recomendar a antecipação de seu término.

a. Efeitos colaterais e ajustes da dose. Os alfabloqueadores podem causar hipotensão postural. A prazosina foi associada à síncope após a primeira dose, de modo que deve ser administrada na hora de dormir. Os bloqueadores beta-adrenérgicos têm alta incidência de efeitos colaterais, como sonolência, letargia e depressão. Os betabloqueadores não seletivos devem ser usados com cuidado em pacientes com tendência a edema pulmonar ou asma e em pacientes que já estejam em tratamento com alguns bloqueadores dos canais de cálcio. Os betabloqueadores têm efeito adverso sobre os níveis séricos de lipídios; também podem ter efeito adverso sobre a captação celular de potássio, com tendência a aumentar o nível sérico de potássio. Eles podem mascarar os sintomas de hipoglicemia e aumentar a hipoglicemia induzida por insulina. Todos podem causar bradicardia e interferir na taquicardia reflexa após depleção de volume.

A hemodiálise remove quantidades consideráveis dos betabloqueadores hidrossolúveis atenolol, nadolol e bisprolol, que devem ser administrados de preferência após a diálise.

3. **Bloqueadores dos canais de cálcio.** Esses fármacos são usados com frequência para tratamento de hipertensão resistente a volume nos pacientes em diálise. Uma grande metanálise de fármacos redutores da PA nos pacientes com hipertensão e/ou doença cardiovascular mostrou que os antagonistas do cálcio são mais eficazes que outras classes principais de anti-hipertensivos, inclusive betabloqueadores, IECA e bloqueadores do receptor da angiotensina II, na redução do risco de acidente vascular cerebral e têm efetividade semelhante na prevenção de eventos de doença coronariana (Law, 2009). Em um estudo randomizado duplo-cego nos pacientes hipertensos em diálise, o anlodipino causou queda de 9 mmHg da pressão arterial sistólica e não modificou a pressão diastólica durante o acompanhamento por 19 meses. O tratamento com anlodipino nesse estudo foi associado a diminuição de 47% do desfecho secundário combinado (morte por qualquer causa ou evento cardiovascular), enquanto a redução do risco (cerca de 35%) de morte (desfecho primário) não alcançou significado estatístico (Tepel, 2008).

   a. **Efeitos colaterais e ajustes da dose.** O verapamil pode causar problemas da condução cardíaca, bradicardia e constipação intestinal. Os bloqueadores dos canais de cálcio devem ser usados com muito cuidado em combinação com bloqueadores beta-adrenérgicos, pois podem precipitar a insuficiência cardíaca congestiva. Outros efeitos colaterais são edema do tornozelo, cefaleia, rubor, palpitações e hipotensão. Devem-se usar preparações de ação prolongada. Os bloqueadores dos canais de cálcio são excretados principalmente pelo fígado, seu perfil farmacocinético não é alterado na insuficiência renal crônica nem por diálise (Tabela 33.2) e não é necessário ajustar sua posologia.

4. **Fármacos simpaticolíticos** (p. ex., metildopa, clonidina, guanabenzo). Como observado anteriormente, parece haver aumento da atividade simpática tônica nos pacientes em diálise; portanto, o uso de fármacos simpaticolíticos centrais, que inibem os impulsos eferentes simpáticos por estimulação de alfa-adrenorreceptores no tronco encefálico, é teoricamente atraente. Um benefício colateral da clonidina é sua utilidade no tratamento da diarreia por neuropatia autônoma. Além disso, o custo da metildopa e da clonidina é relativamente baixo, o que muitas vezes é uma consideração importante. A moxonidina acrescentada a outros anti-hipertensivos foi bem tolerada em um estudo de pacientes com insuficiência renal avançada e foi comparável ao nitrendipino em termos de eficácia (Vonend, 2003). Uma baixa dose não hipotensora desse fármaco provoca redução prolongada da atividade simpática registrada diretamente nos pacientes em diálise (Hausberg, 2010).

   a. **Efeitos colaterais e ajustes da dose.** Essa classe de fármacos tem efeitos colaterais. No caso da clonidina, estes incluem sedação, boca seca, depressão e hipotensão postural. Esta última pode afetar principalmente pacientes diabéticos. A interrupção abrupta da clonidina pode causar hipertensão de rebote. A apresentação transdérmica causa redução considerável desses efeitos colaterais.

Tabela 33.2	Anti-hipertensivos nos pacientes em diálise: posologia e remoção durante a diálise.			
Fármaco	**Comprimido (mg)**	**Dose inicial nos pacientes em diálise (mg)**	**Dose de manutenção nos pacientes em diálise (mg)**	**Remoção durante hemodiálise**
Antagonistas do cálcio				
Anlodipino	5	5 a cada 24 h	5 a cada 24 h	Não
Diltiazem de liberação prolongada	120, 180, 240, 300, 360	120 a cada 24 h	120 a 300 a cada 24 h	Não
Felodipino	5, 10	5 a cada 24 h	5 a 10 a cada 24 h	Não
Isradipino	5	5 a cada 24 h	5 a 10 a cada 24 h	Não
Nicardipino (liberação lenta)	30	30 2×/dia	30 a 60 2 ×/dia	Não
Nifedipino XL	30, 60	30 a cada 24 h	30 a 60 a cada 24 h	Não
Verapamil	40, 80, 120	40 2×/dia	40 a 120 2 ×/dia	Não
IECA				
Captopril	25, 50	12,5 a cada 24 h	25 a 50 a cada 24 h	Sim[a]
Benazepril	5, 10, 20, 40	5 a cada 24 h	5 a 20 a cada 24 h	Sim[a]
Enalapril	2,5, 5, 10, 20	2,5 a cada 24 h ou 48 h	2,5 a 10 a cada 24 h ou 48 h	Sim[a]
Fosinopril	10, 20	10 a cada 24 h	10 a 20 a cada 24 h	Sim[a]
Lisinopril	5, 10, 20, 40	2,5 a cada 24 h ou 48 h	2,5 a 10 a cada 24 h ou 48 h	Sim[a]
Perindopril	4	2 a cada 48 h	2 a cada 48 h	Sim[a]
Quinapril	5, 10, 20, 40	2,5 a cada 24 h	10 a 20 a cada 24 h	Não
Ramipril	1,25, 2.5, 5, 10	2,5 a 5 a cada 24 h	2,5 a 10 a cada 24 h	Sim[a]
Betabloqueadores				
Acebutolol	200, 400	200 a cada 24 h	200 a 300 a cada 24 h	Sim[a]
Atenolol	50, 100	25 a cada 48 h	25 a 50 a cada 48 h	Sim[a]
Bisoprolol	2,5	2,5 a cada 24 h	2,5 a cada 24 h	Sim[a]
Carvedilol	5	5 a cada 24 h	5 a cada 24 h	Sim[a]
Metoprolol	50, 100	50 2×/dia	50 a 100 2×/dia	Sim[a]
Nadolol	20, 40, 80, 120, 160	40 a cada 48 h	40 a 120 a cada 48 h	Sim[a]
Pindolol	5, 10	5 2×/dia	5 a 30 2 ×/dia	Sim[a]
Propranolol	10, 40, 80	40 2×/dia	40 a 80 2×/dia	Sim[a]
Moduladores adrenérgicos				
Clonidina	0,1, 0,2, 0,3, STT 0,2	0,1 2 vezes/dia	0,1 a 0,3 2×/dia, STT semanalmente	Não
Guanabenzo	4, 8	4 2×/dia	4 a 8 2×/dia	Não
Guanfacina	1, 2	1 a cada 48 h	1 a 2 a cada 24 h	Não
Labetalol	100, 200, 300	200 2×/dia	200 a 400 2×/dia	Não
Prazosina	1, 2, 5	1 2×/dia	1 a 10 2×/dia	Não
Terazosina	1, 2, 5	1 2×/dia	1 a 10 2×/dia	Não
Vasodilatadores				
Hidralazina	10, 25, 50, 100	25 2×/dia	50 2×/dia	Não
Minoxidil	2,5, 10	2,5 2 vezes/dia	2,5 a 10 2 vezes/dia	Sim[a]

(*continua*)

Tabela 33.2	Anti-hipertensivos nos pacientes em diálise: posologia e remoção durante a diálise. (*continuação*)			
Fármaco	Comprimido (mg)	Dose inicial nos pacientes em diálise (mg)	Dose de manutenção nos pacientes em diálise (mg)	Remoção durante hemodiálise
Bloqueadores do receptor da angiotensina II				
Candesartana	4, 8, 16, 32	4 a cada 24 h	8 a 32 a cada 24 h	Não
Eprosartana	400, 600	400 a cada 24 h	400 a 600 a cada 24 h	Não
Irbesartana	75, 150, 300	75 a 150 a cada 24 h	150 a 300 a cada 24 h	Não
Losartana	50	50 a cada 24 h	50 a 100 a cada 24 h	Não
Telmisartana	40, 80	40 a cada 24 h	20 a 80 a cada 24 h	Não
Valsartana	80, 160	80 a cada 24 h	80 a 160 a cada 24 h	Não
Olmesartana	10 a 40	10 a cada 24 h	10 a 40 a cada 24 h	Não

[a] A dose de fármacos removidos por hemodiálise deve ser programada para administração depois da diálise.
Nenhum dos fármacos na tabela sofre remoção substancial durante diálise peritoneal ambulatorial contínua.
IECA, inibidores da enzima de conversão da angiotensina; STT, sistema terapêutico transdérmico.

O guanabenzo e a guanfacina são menos propensos a causar hipertensão de rebote, porém são mais caros. Um grande estudo clínico do uso de moxonidina na insuficiência cardíaca, MOXCON, foi interrompido por causa das mortes excessivas no grupo tratado com moxonidina (Cohn, 2003), o que contrasta com o efeito benéfico dos betabloqueadores na mesma condição. Portanto, o uso desse fármaco não é justificado nos pacientes em diálise. A metildopa pode causar hepatotoxicidade ou um resultado positivo do teste de Coombs direto ou indireto, interferindo com a prova cruzada do sangue. A metildopa, a clonidina e a guanfacina são excretadas em quantidades consideráveis pelos rins e pode ser necessário reduzir a dose. Uma parte considerável da metildopa é removida pela hemodiálise. O guanabenzo é metabolizado pelo fígado e não requer ajuste da posologia na insuficiência renal.

5. **Vasodilatadores** (p. ex., hidralazina, minoxidil). Esses são agentes de terceira linha e, em geral, exigem o acréscimo de um simpaticolítico ou de um betabloqueador porque tendem a causar taquicardia reflexa. Os efeitos colaterais dos dois fármacos estão relacionados principalmente com essa taquicardia reflexa e consequentes palpitações, tontura e agravamento da angina de peito. A hidralazina é efetiva e barata, mas pode causar uma síndrome lúpus-símile com doses diárias superiores a 200 mg. Por causa da excreção renal reduzida desse(s) metabólito(s) ativo(s), a dose máxima permitida deve ser reduzida nos pacientes em diálise. O minoxidil foi associado à pericardite e costuma ser evitado em mulheres por causa da hipertricose. Em geral, o minoxidil é reservado para o tratamento da hipertensão arterial resistente.

IV. URGÊNCIAS E EMERGÊNCIAS HIPERTENSIVAS

A. **Urgência hipertensiva.** A expressão urgência hipertensiva é reservada para os pacientes que correm risco significativo de desenvolver um evento mórbido grave, em questão de dias, se não forem tratados.

1. **Tratamento.** A taxa ideal de redução da pressão arterial nas urgências hipertensivas é o equilíbrio entre os riscos da diminuição insuficiente e da diminuição muito rápida. Na hipertensão crônica, a faixa de autorregulação cerebral é elevada, com

possível diminuição da capacidade de compensar uma queda súbita da pressão arterial, o que pode precipitar infarto cerebral e cegueira. Por esse motivo, as formas abruptas de tratamento devem ser evitadas. No passado, a apresentação de ação curta do nifedipino era usada como fármaco de primeira linha na hipertensão grave, mas não é mais recomendada, porque agora há muitos relatos que documentam a ocorrência de isquemia miocárdica, cerebral e retiniana após seu uso. Deve-se usar como terapia de primeira linha a apresentação de ação prolongada do nifedipino ou outro antagonista do cálcio de ação prolongada, ou clonidina. Se o paciente já estiver em tratamento com esses fármacos, pode-se acrescentar um betabloqueador, IECA ou uma combinação dessas substâncias. Se a terapia oral não tiver êxito, devem ser usados fármacos parenterais (ver adiante).

B. As **emergências hipertensivas** são definidas como elevações dos níveis de pressão arterial que, se mantidas *por algumas horas*, causariam lesão irreversível dos órgãos. Essas emergências são encefalopatia hipertensiva, insuficiência ventricular esquerda hipertensiva, hipertensão associada a angina instável/infarto do miocárdio, hipertensão com dissecção da aorta e hemorragia cerebral/infarto cerebral. As emergências hipertensivas devem ser tratadas com fármacos parenterais. A administração de nitroprussiato por infusão intravenosa contínua (dose inicial de 0,3 a 0,8 mcg/kg/min até o máximo de 8 mcg/kg/min) é útil principalmente na insuficiência cardíaca e no aneurisma dissecante da aorta, mas exige monitoramento rigoroso por causa da retenção de seu metabólito tóxico (tiocianato) na insuficiência renal. Os níveis de cianeto devem ser monitorados a cada 48 h e não devem exceder 10 mg/dℓ. Os sinais e sintomas de intoxicação por tiocianato são náuseas, vômitos, movimentos mioclônicos e crises convulsivas. Em geral, a infusão não deve ser mantida por mais de 48 h. Tanto o nitroprussiato quanto seus metabólitos são prontamente removidos pela diálise. O labetalol intravenoso também pode ser considerado nos pacientes sem insuficiência cardíaca, asma ou bloqueio atrioventricular (2 mg/min até o total de 2 mg/kg). A hidralazina, na dose de 10 a 20 mg administrada lentamente por via intravenosa, é uma alternativa bem testada, mas seu uso deve ser evitado na cardiopatia isquêmica.

Referências bibliográficas e leitura sugerida

Agarwal R. The controversies of diagnosing and treating hypertension among hemodialysis patients. *Semin Dial.* 2012;25:370–376.

Agarwal R. B-type natriuretic peptide is not a volume marker among patients on hemodialysis. *Nephrol Dial Transplant.* 2013;28:3082–3089.

Agarwal R, Light RP. Median intradialytic blood pressure can track changes evoked by probing dry-weight. *Clin J Am Soc Nephrol.* 2010;5:897–904.

Agarwal R, et al. Home blood pressure measurements for managing hypertension in hemodialysis patients. *Am J Nephrol.* 2009;30:126–134.

Agarwal R, et al. Inferior vena cava diameter and left atrial diameter measure volume but not dry weight. *Clin J Am Soc Nephrol.* 2011;6:1066–1072.

Agarwal R, et al. Hypertension in hemodialysis patients treated with atenolol or lisinopril (HDPAL): a randomized controlled trial. *Nephrol Dial Transplant.* 2014;29:672–681.

Charra B, Bergstrom J, Scribner BH. Blood pressure control in dialysis patients: importance of the lag phenomenon. *Am J Kidney Dis.* 1998;32:720–724.

Cice G, et al. Carvedilol increases two-year survivalin dialysis patients with dilated cardiomyopathy: a prospective, placebo-controlled trial. *J Am Coll Cardiol.* 2003;41:1438–1444.

Cohn JN, et al. Adverse mortality effect of central sympathetic inhibition with sustained-release moxonidine in patients with heart failure (MOXCON). *Eur J Heart Fail.* 2003;5:659–667.

Converse RL Jr, et al. Sympathetic overactivity in patients with chronic renal failure. *N Engl J Med.* 1992;327:1912–1918.

Curatola G, et al. Ultrafiltration intensification in hemodialysis patients improves hypertension but increases AV fistula complications and cardiovascular events. *J Nephrol.* 2011;24:465–473.

Grassi G, et al. Sympathetic nerve traffic and asymmetric dimethylarginine in chronic kidney disease. *Clin J Am Soc Nephrol.* 2011;6:2620–2627.

Hausberg M, et al. Effects of moxonidine on sympathetic nerve activity in patients with end-stage renal disease. *J Hypertens.* 2010;28:1920–1927.

Hur E, et al. Effect of fluid management guided by bioimpedance spectroscopy on cardiovascular parameters in hemodialysis patients: a randomized controlled trial. *Am J Kidney Dis.* 2013;61:957–965.

Inrig JK, et al. Association of blood pressure increases during hemodialysis with 2-year mortality in incident hemodialysis patients: a secondary analysis of the Dialysis Morbidity and Mortality Wave 2 Study. *Am J Kidney Dis.* 2009;54:881–890.

Iseki K, et al. Effects of angiotensin receptor blockade (ARB) on mortality and cardiovascular outcomes in patients with long-term haemodialysis: a randomized controlled trial. *Nephrol Dial Transplant.* 2013;28:1579–1589.

Joseph G, et al. Extravascular lung water and peripheral volume status in hemodialysis patients with and without a history of heart failure. *ASAIO J.* 2006;52:423–429.

Klassen PS, et al. Association between pulse pressure and mortality in patients undergoing maintenance hemodialysis. *JAMA.* 2002;287:1548–1555.

Kopp C, et al. Na magnetic resonance imaging-determined tissue sodium in healthy subjects and hypertensive patients. *Hypertension.* 2013;61:635–640.

Lacson EK, et al. Lower dialysate sodium impacts weight gain and fluid overload hospitalizations [abstract]. *J Am Soc Nephrol.* 2011;22:93A.

Law MR, Morris JK, Wald NJ. Use of blood pressure lowering drugs in the prevention of cardiovascular disease: meta-analysis of 147 randomised trials in the context of expectations from prospective epidemiological studies. *BMJ.* 2009;338:b1665.

Machnik A, et al. Mononuclear phagocyte system depletion blocks interstitial tonicity-responsive enhancer binding protein/vascular endothelial growth factor C expression and induces salt-sensitive hypertension in rats. *Hypertension.* 2010;55:755–761.

Mallamaci F, et al. Analysis of the relationship between norepinephrine and asymmetric dimethyl arginine levels among patients with end-stage renal disease. *J Am Soc Nephrol.* 2004;15:435–441.

Mallamaci F, et al. Vascular endothelial growth factor, left ventricular dysfunction and mortality in hemodialysis patients. *J Hypertens.* 2008;26:1875–1882.

Mallamaci F, et al. Detection of pulmonary congestion by chest ultrasound in dialysis patients. *JACC Cardiovasc Imaging.* 2010;3:586–594.

Mancia G, et al. 2013 ESH/ESC Guidelines for the management of arterial hypertension: the Task Force for the Management of Arterial Hypertension of the European Society of Hypertension (ESH) and of the European Society of Cardiology (ESC). *J Hypertens.* 2013;31:1281–1357.

Moissl U, et al. Bioimpedance-guided fluid management in hemodialysis patients. *Clin J Am Soc Nephrol.* 2013;8:1575–1582.

Moissl UM, et al. Body fluid volume determination via body composition spectroscopy in health and disease. *Physiol Meas.* 2006;27:921–933.

Mominadam S, et al. Interdialytic blood pressure obtained by ambulatory blood pressure measurement and left ventricular structure in hypertensive hemodialysis patients. *Hemodial Int.* 2008;12:322–327.

Montanari A, et al. Studies on cell water and electrolytes in chronic renal failure. *Clin Nephrol.* 1978;9:200–204.

Movilli E, et al. Association between high ultrafiltration rates and mortality in uraemic patients on regular haemodialysis: a 5-year prospective observational multicenter study. *Nephrol Dial Transplant.* 2007;22:3547–3552.

Ozkahya M, et al. Long-term survival rates in haemodialysis patients treated with strict volume control. *Nephrol Dial Transplant.* 2006;21:3506–3513.

Reddan DN, et al. Intradialytic blood volume monitoring in ambulatory hemodialysis patients: a randomized trial. *J Am Soc Nephrol.* 2005;16:2162–2169.

Rossignol P, et al. Visit-to-visit blood pressure variability is a strong predictor of cardiovascular events in hemodialysis: insights from FOSIDIAL. *Hypertension.* 2012;60:339–346.

Schlaich MP, et al. Feasibility of catheter-based renal nerve ablation and effects on sympathetic nerve activity and blood pressure in patients with end-stage renal disease. *Int J Cardiol.* 2013;168:2214–2220.

Selby NM, McIntyre CW. How is the heart best protected in chronic dialysis patients? Protecting the heart in dialysis patients—intradialytic issues. *Semin Dial.* 2014;27:332–335.

Shoji T, et al. Hemodialysis-associated hypotension as an independent risk factor for two-year mortality in hemodialysis patients. *Kidney Int.* 2004;66:1212–1220.

St Peter WL, et al. Patterns in blood pressure medication use in US incident dialysis patients over the first 6 months. *BMC Nephrol.* 2013;14:249.

Suzuki H, et al. Effect of angiotensin receptor blockers on cardiovascular events in patients undergoing hemodialysis: an open-label randomized controlled trial. *Am J Kidney Dis.* 2008;52:501–506.

Takahashi A, et al. Candesartan, an angiotensin II type-1 receptor blocker, reduces cardiovascular events in patients on chronic haemodialysis—a randomized study. *Nephrol Dial Transplant.* 2006;21:2507–2512.

Tepel M, et al. Effect of amlodipine on cardiovascular events in hypertensive haemodialysis patients. *Nephrol Dial Transplant.* 2008;23:3605–3612.

Vonend O, et al. Moxonidine treatment of hypertensive patients with advanced renal failure. *J Hypertens.* 2003;21:1709–1717.

Wizemann V, et al. The mortality risk of overhydration in haemodialysis patients. *Nephrol Dial Transplant.* 2009;24:1574–1579.

Yu WC, et al. Effect of ramipril on left ventricular mass in normotensive hemodialysis patients. *Am J Kidney Dis.* 2006;47:478–484.

Zannad F, et al. Prevention of cardiovascular events in end-stage renal disease: results of a randomized trial of fosinopril and implications for future studies. *Kidney Int.* 2006;70:1318–1324.

Zoccali C, et al. Cardiac natriuretic peptides are related to left ventricular mass and function and predict mortality in dialysis patients. *J Am Soc Nephrol.* 2001;12:1508–1515.

Zoccali C, et al. Plasma norepinephrine predicts survival and incident cardiovascular events in patients with end-stage renal disease. *Circulation.* 2002;105:1354–1359.

Zoccali C, et al. Pulmonary congestion predicts cardiac events and mortality in ESRD. *J Am Soc Nephrol.* 2013;24:639–646.

34 Anormalidades Hematológicas

Steven Fishbane e Hitesh H. Shah

I. **ANEMIA**
   A. **Etiologia.** A anemia da doença renal crônica (DRC) decorre basicamente da produção insuficiente do hormônio glicoproteico eritropoetina (EPO). Embora a EPO possa ser produzida por muitos tecidos no corpo, a EPO necessária para a eritropoese é, em geral, produzida por células endoteliais próximas dos túbulos renais. Com a perda da função renal excretora, há um declínio relativo da produção de EPO relacionado com o declínio da taxa de filtração glomerular. A intensidade da anemia resultante varia, mas os valores típicos de hematócrito na doença renal em estágio terminal (DRCT) são de 18 a 24% quando a anemia não é tratada. Embora a primazia da deficiência de EPO seja indiscutível, outros fatores podem ser uma contribuição importante. Além disso, os pacientes com DRCT podem desenvolver qualquer uma das outras causas de anemia comuns em indivíduos não urêmicos.
   B. **Consequências da anemia**
      1. **Sintomas.** As manifestações da anemia podem ser causadas tanto pelos efeitos da diminuição do aporte de oxigênio para os tecidos quanto pelas alterações compensatórias do coração. Os sintomas mais proeminentes da anemia são fadiga e dispneia. O desenvolvimento dos sintomas é lento e o paciente pode gradualmente limitar suas atividades para evitá-los. Há diminuição da sensação geral de bem-estar. Outros sintomas são dificuldade de concentração, tontura, transtornos do sono, intolerância ao frio e cefaleia. A resposta do coração à diminuição da capacidade de transportar oxigênio no sangue é tentar manter o aporte sistêmico de oxigênio por aumento do débito cardíaco e hipertrofia do ventrículo esquerdo. Nesse estágio, os pacientes podem observar o agravamento da dispneia e das palpitações. Outros problemas são distúrbio da função hemostática, comprometimento da função imune e redução da função cognitiva e sexual. Exacerbações da angina, claudicação e ataques isquêmicos transitórios também podem ser observados.
      2. **Exame físico.** O principal achado da anemia ao exame físico é a palidez, detectada com mais facilidade nas palmas das mãos, nos leitos ungueais e na mucosa oral. Na região precordial, pode-se auscultar um sopro de ejeção sistólico decorrente do aumento do fluxo sanguíneo.
   C. **Tratamento**
      1. **Medicamentos.** Como a deficiência de EPO é a principal causa de anemia em pacientes com DRC, os agentes que substituem a eritropoetina têm função essencial no tratamento. Desde a última edição deste manual, o termo preferido para esses agentes passou a ser agentes estimuladores da eritropoese (AEE). Os fármacos podem ser análogos da eritropoetina ou podem estimular a eritropoese de outras maneiras. Existem muitos diferentes análogos da eritropoetina à venda nos EUA e em outros países: alfaepoetina e alfadarbepoetina estão disponíveis atualmente nos EUA, e a betaepoetina-metoxipolietilenoglicol é usada em larga escala na

Europa e provavelmente logo estará disponível nos EUA. Na atualidade, a peginesatida não é comercializada nos EUA, depois de um número considerável de reações alérgicas com seu uso. A causa está sendo investigada. A **alfaepoetina** é uma glicoproteína indistinguível da eritropoetina nativa. É produzida por tecnologia de DNA recombinante e tem peso molecular de 30.400 Da e meia-vida circulante após administração intravenosa de cerca de 8 h. A **alfadarbepoetina** é um análogo sintético da eritropoetina com teor aumentado de carboidratos, que eleva aproximadamente 20% seu peso molecular em comparação com a eritropoetina nativa. A alteração na estrutura modifica a farmacocinética do fármaco e aumenta a meia-vida sérica em cerca de três vezes, 24 h, em comparação com a alfaepoetina. A **betaepoetina-metoxipolietilenoglicol** tem meia-vida sérica muito longa (cerca de 5,5 dias). A **peginesatida** é um peptídio sintético fixado ao polietilenoglicol que imita a estrutura da eritropoetina, mas não há homologia da sequência de aminoácidos com a EPO. Análogos biológicos dos AEE, denominados biossimilares, foram produzidos e estão em uso fora dos EUA. A segurança desses agentes foi variável, mas sob escrutínio da FDA, é provável que as formas biossimilares de EPO sejam comercializadas nos EUA.

Atualmente, uma nova classe de AEE em desenvolvimento estabiliza o fator 1 induzível por hipoxia (HIF). A síntese de HIF está aumentada na existência de hipoxia, e o HIF aumenta a transcrição de EPO. O HIF é rapidamente degradado quando há condições de normoxia, e os fármacos que estabilizam o HIF causam aumento da produção endógena de eritropoetina, mesmo em indivíduos anéfricos. Esses fármacos serão uma importante nova classe de AEE caso se comprove sua segurança e efetividade.

2. **Benefícios do tratamento da anemia com AEE**
   a. **Efeito nos desfechos.** Estudos transversais e retrospectivos sugeriram que a anemia nos pacientes em diálise está associada a aumento da taxa de mortalidade, sobretudo quando a concentração de hemoglobina é inferior a 10 g/dℓ (100 g/ℓ). As análises de grandes bases de dados administrativas e clínicas revelaram que o risco de morte, a taxa de hospitalização e os dias de hospitalização continuam a diminuir, até mesmo com níveis de hemoglobina superiores a 11 g/dℓ (110 g/ℓ). Ao contrário desses estudos observacionais, os estudos intervencionistas não mostraram melhora do desfecho após a normalização da hemoglobina com AEE. Na verdade, os desfechos cardiovasculares nesses estudos geralmente foram piores (ver adiante).

   b. **Redução das complicações relacionadas com a transfusão.** Antes da terapia com AEE, até 20% dos pacientes em diálise necessitavam de transfusões frequentes, com o consequente risco de reações transfusionais imediatas, infecções virais, sobrecarga de ferro e sensibilização imunológica. A taxa de transfusão de sangue diminuiu muito com o uso da terapia com AEE.

   c. **Melhora da qualidade de vida e da sensação geral de bem-estar.** Vários instrumentos de avaliação documentaram melhora da qualidade de vida e do estado funcional dos pacientes com DRCT tratados com AEE. A fadiga se reduz e a capacidade de se exercitar aumenta. Sintomas que eram incapacitantes na era pré-AEE agora são controlados com facilidade. Entretanto, não se conhece bem a meta de hemoglobina para otimizar a qualidade de vida. Não está claro se metas mais elevadas de hemoglobina melhoram ainda mais a qualidade de vida. Alguns estudos sugerem que as melhoras podem continuar à medida que o nível de hemoglobina se eleva na direção da faixa normal, enquanto outros não constataram melhora da qualidade de vida apesar de metas de hemoglobina mais elevadas.

3. **Riscos da terapia com AEE.** Vários estudos controlados randomizados e com alto poder testaram a segurança do uso de AEE com meta relativamente alta de

hemoglobina (13 a 15 g/dℓ ou 130 a 150 g/ℓ) em pacientes com DRC. Nesses estudos, os grupos de comparação (controles) receberam tratamento com AEE até meta menor de Hb; em um deles, o grupo de controle recebeu principalmente placebo. Quatro desses estudos merecem ser mencionados: o Normal Hematocrit Trial (Besarab, 1998), o CREATE (Drueke, 2006), o CHOIR (Singh, 2006) e o TREAT (Pfeffer, 2009). Apenas um deles (Besarab, 1998) foi realizado em pacientes em diálise, enquanto os outros três recrutaram indivíduos com DRC não dialítica com TFGe ou CrCl normalizado para 1,73 m^2 no intervalo de 15 a 35 mℓ/min (CREATE), 15 a 50 mℓ/min (CHOIR) ou 20 a 60 mℓ/min (TREAT). Embora os resultados tenham sido um tanto conflitantes, houve forte tendência geral ao aumento do risco cardiovascular, inclusive do risco de morte, associada ao tratamento com AEE para alcançar essas elevadas metas de hemoglobina.

Não se conhece o mecanismo de dano de um tratamento com AAE com meta de Hb > 13 g/dℓ. A comparação entre o benefício e o risco do uso de AAE com meta de Hb menor não foi estudada formalmente por ensaio randomizado. A análise *post hoc* desses estudos com meta elevada de Hb sugere que o maior nível de Hb alcançado pode não ser, por si só, a causa do aumento do risco. Nesses estudos, a taxa de mortalidade foi maior nos pacientes tratados com altas doses de AAEs; entretanto, não está totalmente esclarecido se há associação causal. Os pacientes que necessitam de altas doses de AAEs, denominados pacientes resistentes a AEE, apresentam muitos marcadores de intensidade aumentada da doença, como caquexia e níveis aumentados de marcadores inflamatórios séricos, e a resistência a AEE está associada a prognóstico sombrio para sobrevida. Em um dos estudos randomizados citados (TREAT), o risco de acidente vascular cerebral duplicou, e o risco de câncer também aumentou no grupo tratado com AEE e meta elevada de hemoglobina. Os resultados desses estudos levaram a FDA a incluir advertências nas bulas dos AEEs e vários comitês de diretrizes a revisar e diminuir as metas de hemoglobina, com a visão de que se devem usar os AEEs com moderação e tentar obter apenas a correção parcial da anemia.

4. **Indicações de terapia com AEE e meta de hemoglobina.** De modo geral, a terapia com AEE deve ser iniciada nos pacientes com DRC quando a hemoglobina cair abaixo de 10 g/dℓ (100 g/ℓ). Não se conhece o nível ideal de hemoglobina para os pacientes com DRCT. As diretrizes de anemia The Kidney Disease: Improving Global Outcomes (KDIGO) (2012) recomendam simplesmente que o nível de hemoglobina nos pacientes em diálise não deve ultrapassar 11,5 g/dℓ (115 g/ℓ). Essa recomendação é um tanto conflitante com as instruções atuais de prescrição da FDA, que recomendam suspender a administração de AAE quando a hemoglobina estiver acima de 11,0 g/dℓ (110 g/ℓ). Uma meta razoável de hemoglobina para pacientes em diálise seria de 9,5 a 11,5 g/dℓ (95 a 115 g/ℓ).

a. **Efeito da volemia sobre a meta de hemoglobina.** Quando se avalia a hemoglobina antes de uma sessão de diálise, o volume extracelular tende a ser alto e, portanto, devido à diluição, o nível de hemoglobina é relativamente baixo para a semana. Os níveis de Hb pré-diálise na segunda ou terça-feira estão no valor mínimo da semana e são cerca de 0,3 g/dℓ (3 g/ℓ) menores que os níveis pré-diálise no meio da semana. Os níveis de Hb imediatamente após a diálise podem ser muito maiores que os valores pré-diálise. Portanto, a média temporal do valor semanal de Hb pode ser bastante subestimada pelos números pré-diálise. Em pacientes com oscilação acentuada do grau de sobrecarga hídrica, a alteração da Hb pré-diálise pode ser mais um reflexo da alteração da hidratação que da massa eritrocitária. Essa possível influência da diluição deve ser lembrada ao monitorar os níveis de Hb e ao usar essas informações para ajustar a dose de AAE. Pelo mesmo motivo, a mudança de um esquema de diálise 3 vezes/semana para outro de maior frequência pode causar aumento modesto da Hb, que é mais um reflexo da redução do volume de líquido extracelular e da coleta da amostra depois de um intervalo de 1 dia entre as diálises que uma indicação de aumento da massa eritrocitária. Por fim, ao tentar avaliar metas de Hb de pacientes com DRC não dialisados para pacientes em diálise, a meta de Hb de 11 g/dℓ (110 g/ℓ) na DRC pode corresponder a meta pré-diálise um pouco menor nos pacientes dialisados por causa do efeito de diluição.

5. **Via de administração**

   a. **AEE por via subcutânea *versus* intravenosa.** A via subcutânea melhora a eficiência da terapia, com diminuição (de cerca de 25%) da dose necessária de AEE de ação curta, especificamente a alfaepoetina (Kaufman, 1998). Na administração por via intravenosa, é provável que, devido à meia-vida curta, uma parte da epoetina nunca se ligue aos receptores de eritropoetina antes de ser eliminada da circulação. Quando é administrada por via subcutânea, a meia-vida sérica da epoetina é prolongada, o que possibilita ligação mais eficiente ao receptor e maior fator eritropoético. Apesar da vantagem da redução da dose com a administração subcutânea, a maioria dos pacientes submetidos a hemodiálise nos EUA continua a ser tratada pela via intravenosa. É provável que o principal motivo seja o desconforto das injeções subcutâneas, enquanto o benefício da necessidade de menor dose não é percebido diretamente pelo paciente. Os AEEs com maior meia-vida sérica permanecem mais tempo na circulação e aumentam a oportunidade de ligação do fármaco aos receptores da eritropoetina. Provavelmente não há vantagem nem necessidade de administração subcutânea de betaepoetina-metoxipolietilenoglicol, peginesatida ou possivelmente até mesmo alfadarbepoetina. A administração intravenosa de qualquer um desses agentes parece ser melhor escolha que a injeção subcutânea de alfaepoetina nos pacientes em hemodiálise para reduzir o desconforto. Nos pacientes em diálise peritoneal, as injeções subcutâneas ainda são a principal via de administração.

6. **Posologia**

   a. **Dose inicial.** O ideal é iniciar o tratamento com AEE, se necessário, no período antes da DRCT. Se for necessário iniciar o tratamento em um paciente já em diálise, a dose inicial razoável de alfaepoetina para o paciente em hemodiálise seria de 2.000 a 3.000 unidades 3 vezes/semana; para o paciente em diálise peritoneal, essa dose seria de 6.000 unidades 1 vez/semana. Uma dose típica de alfadarbepoetina seria de aproximadamente 25 mcg 1 vez/semana, para o paciente em hemodiálise, ou de 60 mcg a cada 2 semanas para o paciente em diálise peritoneal. A dose típica de betaepoetina seria de 150 mcg administrados uma vez por mês. A escolha da dose específica demanda avaliação clínica da intensidade de sintomas do paciente e do nível inicial de hemoglobina. Deve-se evitar a elevação excessivamente rápida da hemoglobina, pois há risco de agravamento da hipertensão.

   b. **Resposta inicial e efeito platô.** Durante a fase inicial da terapia, deve-se verificar a hemoglobina a cada 1 a 2 semanas e ajustar a dose de AEE conforme necessário. Durante o início do tratamento é muito comum um efeito "platô", no qual cessa o aumento da hemoglobina ou são necessárias doses escalonadas de AEE para alcançar as metas terapêuticas. Com frequência, esse período de atenuação da resposta é causado por deficiência de ferro. Assim que se alcançar o nível desejado de hemoglobina, sua verificação deve ser feita a cada 2 a 4 semanas. Durante essa fase de manutenção da terapia, a dose de AEE deve ser ajustada de acordo com as alterações subsequentes da hemoglobina (Figura 34.1).

   É preciso reavaliar continuamente a resposta do paciente aos AEE. A maioria dos pacientes responde ao tratamento, com valores de hemoglobina

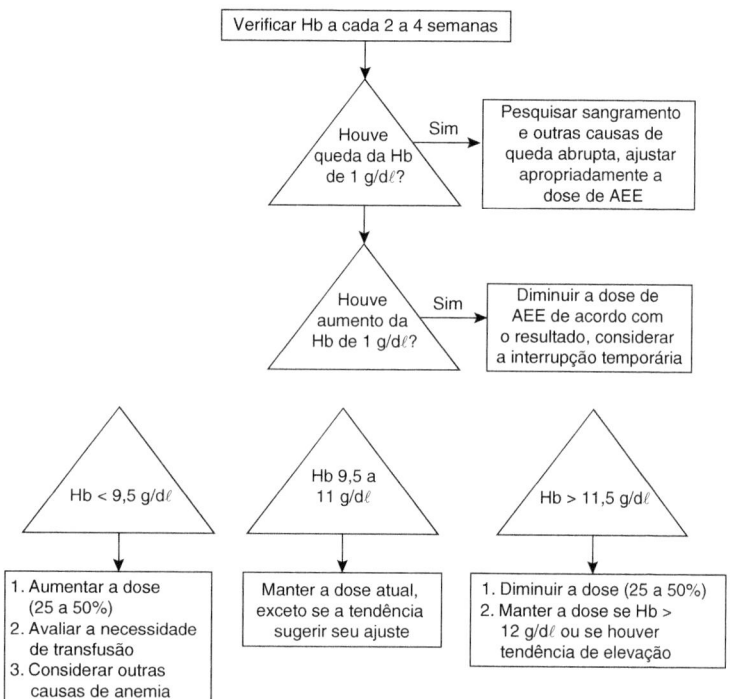

FIGURA 34.1 Fluxograma para ajuste da dose de AEE de acordo com os níveis de hemoglobina (Hb) nos pacientes em diálise.

invariavelmente > 10 g/dℓ (100 g/ℓ) e uma dose de epoetina < 5.000 unidades 3 vezes/semana. Em contrapartida, alguns pacientes têm ou desenvolvem relativa resistência à terapia. É necessária a avaliação completa desses pacientes para identificar as causas da diminuição da resposta aos AEE. É preciso avaliar continuamente a resposta de todos os pacientes aos AEE, pois o grau de resposta muda com o passar do tempo. Em nossa experiência, o surgimento de resistência costuma indicar deficiência de ferro ou infecção.

Dados dos padrões de AEE nos EUA sugerem que a dose mediana de EPO intravenosa é de cerca de 7.000 unidades/semana e a dose de darbepoetina é de 25 mcg/semana (Coritsidis, 2014). Há relatos de efeitos colaterais do tratamento com AEE nos pacientes tratados com doses elevadas. Os pacientes resistentes aos AEEs são um grupo específico com desfecho sombrio; entretanto, é possível que o uso de altas doses de AEE esteja associado a aumento dos efeitos colaterais. A resposta aos AEEs tende a se estabilizar em altas doses, e o uso de doses muito altas é antieconômico. Por esses motivos, as diretrizes KDIGO de 2012 recomendam que geralmente não se ultrapasse o quádruplo da dose de referência habitual de EPO, ajustada pelo peso, ao tratar pacientes com resistência à EPO (KDIGO Anemia, 2012).

c. **Manejo individualizado da anemia.** A farmacodinâmica do uso de AEE é complexa, pois os níveis de hemoglobina alcançados dependem não só da sensibilidade aos AEE, mas também da vida média das hemácias no paciente. Vários algoritmos foram desenvolvidos com o objetivo de maximizar o tempo de permanência da hemoglobina nos níveis desejados. Os algoritmos em desenvolvimento podem ser melhorados por estimativas da hemoglobina realizadas durante cada sessão de diálise por sensores ópticos ou ultrassônicos na linha de sangue. Segundo relatos, o uso desses algoritmos reduziu a variabilidade da Hb, bem como a dose total de AEE (Lines, 2012; Gaweda, 2014).

D. **Efeitos colaterais da terapia com AEE.** Ver na Seção 3, anteriormente, uma análise dos riscos cardiovasculares do tratamento com AEE.

1. **Agravamento da hipertensão.** Esse é um problema comum durante a correção parcial da anemia com AEE. Em alguns pacientes, é necessário aumentar a dose dos medicamentos anti-hipertensivos. Entretanto, é rara a interrupção do AEE por hipertensão arterial não controlável. Os fatores de risco incluem hipertensão preexistente, rápida elevação da hemoglobina, disfunção de rins nativos e anemia grave antes do tratamento. A causa do efeito hipertensivo não está totalmente esclarecida. Entre os fatores que podem contribuir estão a reversão parcial da vasodilatação hipóxica à medida que a hemoglobina aumenta, a redução do óxido nítrico, o aumento do nível de cálcio no citosol, o aumento do nível plasmático de endotelina, a ativação do sistema renina-angiotensina-aldosterona e outros. Vários anti-hipertensivos, inclusive os bloqueadores dos canais de cálcio de ação prolongada, são efetivos no tratamento da hipertensão associada aos AEEs.

2. **Convulsões.** Um pequeno número de pacientes pode apresentar convulsões durante o período de rápido aumento da hemoglobina associado à hipertensão arterial. O risco é baixo com os protocolos atuais de posologia de AEE.

3. **Coagulação no enxerto.** Teoricamente, o aumento da viscosidade do sangue com maior nível de hemoglobina, por uso de AEE ou por outras causas, poderia aumentar a coagulação no dialisador e no enxerto arteriovenoso. Até o momento, não houve demonstração sistemática de aumento do risco de trombose quando a hemoglobina é elevada a 11 a 12 g/dℓ (110 a 120 g/ℓ). O impacto de níveis maiores de hemoglobina é controverso. Deve ficar claro que alguns pacientes podem apresentar hemoconcentração substancial durante ou após a hemodiálise; nessa situação, há uma preocupação específica com os efeitos na viscosidade do sangue e o risco de trombose no acesso.

4. **Acidente vascular cerebral.** O risco de acidente vascular cerebral foi maior em alguns dos ensaios randomizados com AEE em que a meta de hemoglobina era relativamente alta, mas o aumento não observado em todos esses estudos.

5. **Efeito no *Kt/V*.** Durante a diálise, a ureia é removida das hemácias e do plasma; desse modo, a depuração de ureia e o *Kt/V* de ureia não são afetados pelo aumento da hemoglobina. A creatinina e o fósforo são removidos do plasma somente durante a passagem do sangue através do dialisador e, à medida que a Hb aumenta, qualquer que seja a vazão do fluxo sanguíneo, há redução proporcional do fluxo de plasma e da depuração de creatinina e fósforo.

E. **Tratamento com AEE e câncer.** Estudos sobre o uso de AEE no tratamento da anemia relacionada com quimioterapia ou câncer mostraram algumas evidências sugestivas de que o tratamento com AEE poderia reduzir a sobrevida global e sem progressão da doença. A consequência foi a modificação considerável da conduta para administração de AEE a pacientes com câncer. Como alguns pacientes com DRCT podem ter câncer ativo ou passado, o tema é pertinente e afeta as decisões terapêuticas (Hazzan, 2014).

Entretanto, os dados não são totalmente uniformes. Por exemplo, cinco metanálises publicadas de ensaios publicados não constataram que o tratamento com AEE tenha impacto adverso nas respostas completas, no avanço da doença nem na sobrevida sem progressão da doença. No entanto, estudos específicos de determinados tipos de câncer indicam um efeito adverso, como em pacientes com câncer de cabeça e pescoço tratados com radioterapia. Deve-se notar que nos estudos que demonstraram possíveis danos, o tratamento com AEE foi usado para alcançar metas relativamente altas de hemoglobina (até 16 g/dℓ em homens). Embora as metanálises ofereçam alguma tranquilização, os efeitos adversos dos AEE em alguns estudos devem levar a uma conduta conservadora até que a questão esteja totalmente esclarecida.

Nossa sugestão é que, nos pacientes com DRCT e história de neoplasia maligna no passado, o tratamento com AEE seja empregado com cautela e as metas de hemoglobina sejam iguais às citadas para tratamento geral de pacientes com DRCT. Em pacientes com neoplasia maligna, com quimioterapia em curso ou não, nós recomendaríamos uma conduta mais conservadora. O motivo é a incerteza atual acerca da sobrevida sem progressão da doença e do aumento do risco tromboembólico em pacientes com câncer. Nós sugerimos a redução da meta de hemoglobina para 9 a 10 g/dℓ (90 a 100 g/ℓ). Para a correção urgente de anemia sintomática, deve-se empregar a transfusão sanguínea.

F. **Causas da diminuição da resposta ao tratamento com AEE**
1. **Deficiência de ferro.** A causa mais importante de uma resposta abaixo da ideal à terapia com AEE é a deficiência de ferro. Essa deficiência pode ocorrer desde o início do tratamento, porém é mais comum que surja durante a terapia, seja por causa da rápida utilização do ferro para manutenção da eritropoese, seja em consequência da perda de sangue (Tabela 34.1).
   a. **Perda de sangue.** A principal causa de deficiência de ferro nos pacientes em hemodiálise é a perda de sangue crônica. A retenção de sangue nas linhas e no filtro de diálise, a perda de sangue cirúrgica, o sangramento acidental no acesso, as coletas de sangue para exames laboratoriais e a hemorragia digestiva oculta podem causar perda substancial de ferro. Em vista da perda total de sangue, é muito difícil manter as reservas de ferro nos pacientes em hemodiálise apenas com suplementos orais. As perdas na diálise peritoneal são bem menores, e muitas vezes é possível manter esses pacientes com terapia com ferro oral.
   b. **Deficiência funcional de ferro.** Além do esgotamento do suprimento, a demanda de ferro aumenta durante o tratamento com AEE, o que aumenta ainda mais a sobrecarga dos depósitos exauridos de ferro. A injeção intravenosa de AEE aumenta a taxa de eritropoese, com elevação da necessidade imediata de ferro. Nessa situação, a deficiência de ferro pode ocorrer até mesmo quando as reservas corporais são normais. Esse fenômeno foi denominado "deficiência funcional de ferro".

Tabela 34.1 Causas da deficiência de ferro nos pacientes em hemodiálise.

- Esgotamento das reservas de ferro
- Perda de sangue crônica
  1. Retenção de sangue por linhas e filtro de diálise
  2. Coleta de sangue para exames laboratoriais
  3. Acidentes relacionados com acesso vascular
  4. Perda de sangue cirúrgica
  5. Hemorragia digestiva oculta
- Diminuição da absorção de ferro alimentar
  1. Quelantes de fosfato inibem a absorção de ferro
  2. Bloqueadores do receptor de histamina-2, bloqueadores da bomba de prótons e acloridria funcional prejudicam a absorção de ferro
  3. Na uremia, a absorção intestinal de ferro não é ideal
- Aumento da demanda de ferro
  1. Por aumento da taxa de eritropoese induzida por agentes estimulantes da eritropoese
  2. Comprometimento da liberação de ferro dos tecidos de armazenamento (reticuloendotelial)

c. **Inflamação (bloqueio reticuloendotelial).** A inflamação oculta é frequente em pacientes com DRCT. Aumenta as concentrações séricas de hepcidina, com consequente diminuição da absorção intestinal de ferro e redução da disponibilidade de ferro nos tecidos de armazenamento.

d. **Baixa absorção de ferro alimentar.** A deficiência de ferro nos pacientes em diálise pode ser exacerbada pela baixa absorção de ferro alimentar ou medicamentoso. Entretanto, o tema é controverso e os resultados dos estudos são conflitantes.

2. **Diagnóstico**

a. **Ferritina sérica.** A ferritina é uma proteína usada para armazenamento intracelular de ferro em uma forma atóxica. O ferro livre é tóxico para as células porque pode gerar radicais livres. Embora a maior parte da ferritina esteja no meio intracelular, parte dela aparece na circulação e é um indicador das reservas de ferro, embora sua função seja armazenar ferro e não transportá-lo na circulação. Como a ferritina sérica é depurada pelo fígado, pode haver elevação acentuada dos níveis séricos na insuficiência hepática. Uma causa mais comum de aumento da ferritina sérica é a inflamação de qualquer tipo, pois a ferritina é um reagente da fase aguda. Os níveis séricos também podem estar elevados em determinados tipos de câncer e na desnutrição. Caso o nível sérico de ferritina seja < 200 mcg/ℓ, a probabilidade de deficiência de ferro é muito alta. No entanto, em caso de inflamação, pode haver deficiência absoluta de ferro com níveis muito maiores de ferritina sérica.

b. **Saturação de transferrina.** A transferrina é uma glicoproteína que normalmente transporta o ferro no sangue. Não se faz a dosagem direta dos níveis de transferrina no diagnóstico de anemia. Em vez disso, pode-se medir a capacidade total de ligação do ferro (CTLF) após acrescentar ferro a uma amostra de soro. Esse exame determina a quantidade de ferro não ligado à hemoglobina que o sangue é capaz de transportar e é um reflexo indireto do nível de transferrina. Os valores normais da CTLF são de 240 a 450 mcg/dℓ (43 a 81 mcmol/ℓ). O índice de saturação de transferrina (IST) é calculado dividindo-se o nível sérico de ferro pela CTLF, e o IST normal é de aproximadamente 30%, com variação de 20 a 50%.

c. **Uso da ferritina sérica e do IST para diagnóstico da causa de anemia e de resistência ao AEE.** A concentração sérica de ferritina e o índice de saturação de transferrina (IST) foram os dois testes mais usados para avaliar o estado de ferro nos pacientes em diálise. Entretanto, não há testes com grande acurácia para avaliação da deficiência de ferro nessa população de pacientes, tudo que oferecem é uma estimativa aproximada do estado de ferro. Desse modo, não se deve instituir tratamento intensivo com ferro por via intravenosa apenas com base nesses índices. Segundo as diretrizes de anemia da NKF-KDOQI, a interpretação dos exames de ferro deve levar em conta a condição clínica do paciente, o nível de Hb e a resposta aos AEE. As diretrizes KDIGO de 2012 para anemia na DRC sugerem avaliação do estado de ferro (IST e ferritina sérica) no mínimo trimestral durante o tratamento com AEE; entretanto, essas diretrizes recomendam o monitoramento mais frequente desses níveis ao iniciar ou aumentar a dose de AEE, em caso de perda de sangue, ao acompanhar a resposta após um ciclo de ferro intravenoso e em outras circunstâncias com possível depleção das reservas de ferro.

Em nossa opinião, a intensificação da terapia com ferro para pacientes em hemodiálise deve ser considerada quando a ferritina sérica for < 200 ng/mℓ ou o IST for < 20%. Nossa recomendação é que se mantenha o IST > 20% e a ferritina sérica > 100 ng/mℓ nos pacientes submetidos a diálise peritoneal. Em geral, os exames de avaliação do ferro devem ser adiados por 1 semana após tratamento com ferro intravenoso. A **deficiência funcional de ferro** pode se manifestar por baixo IST com níveis normais ou elevados de ferritina. Nos casos de inflamação e **bloqueio reticuloendotelial**, há típica elevação dos níveis de ferritina, mas o IST pode ser normal, pois o ferro sérico pode estar baixo; no entanto, a inflamação também reduz a transferrina sérica e, portanto, muitas vezes não há redução do IST.

d. **Conteúdo de hemoglobina dos reticulócitos (CHr).** Esse é outro exame usado para avaliar o estado do ferro e é medida mais direta da disponibilidade de ferro para a produção de hemácias (Brugnara, 2003). Vários estudos documentam um bom nível de acurácia diagnóstica e custo-efetividade, e o exame tem menor variabilidade que outros exames do estado de ferro (Fishbane, 2011). Quando o valor de CHr é < 29 a 32 pg/célula, os pacientes geralmente têm deficiência de ferro e são beneficiados pelo tratamento com ferro intravenoso.

3. **Tratamento com ferro**

a. **Princípios gerais.** A terapia com ferro faz parte do tratamento da anemia na DRCT. A administração pode ser intravenosa e episódica, quando houver deficiência de ferro, ou de pequenas doses repetidas, para manter o equilíbrio.

b. **Ferro oral.** As apresentações orais de ferro são seguras e têm custo relativamente baixo. Entretanto, esses suplementos estão associados a baixa eficácia e a efeitos colaterais incômodos, como constipação intestinal, dispepsia, empachamento ou diarreia. Três estudos randomizados compararam o ferro oral ao placebo ou ao não tratamento com ferro nos pacientes em hemodiálise; nenhum deles conseguiu demonstrar sua eficácia. Portanto, o ferro oral não deve ser prescrito para a maioria dos pacientes em hemodiálise.

Para os pacientes em diálise peritoneal, o ferro oral é muito mais conveniente do que a apresentação intravenosa. Como esses pacientes têm menor perda de sangue crônica, o ferro oral pode ser suficiente para manter as reservas. A administração intravenosa deve ser usada nos pacientes em diálise peritoneal em caso de resistência aos AEE e quando os níveis séricos de ferritina forem < 100 ng/mℓ e o IST for < 20%.

1) **Posologia e administração.** Em geral, o ferro oral é administrado na forma de sulfato, fumarato ou gluconato ferroso, com posologia de 200 mg de ferro elementar por dia. O momento da administração da dose de ferro é importante; o ideal é administrar com o estômago vazio para otimizar sua eficácia. Os principais locais de absorção de ferro são o duodeno e a porção proximal do jejuno; os sintomas gastrintestinais são proporcionais à quantidade de ferro elementar que chega ao duodeno em determinado momento; para reduzir os sintomas, pode ser necessário trocar a apresentação oral, usar doses pediátricas mais frequentes ou até mesmo administrar a dose de ferro com as refeições. Outros sugeriram administrar o medicamento durante as sessões de diálise (p. ex., ao início e ao término da sessão) para garantir a adesão do paciente. Outra estratégia é a administração ao deitar. Um problema comum associado às formulações orais de ferro é a constipação intestinal, cujo manejo parcial, se necessário, pode ser feito com emolientes fecais e laxantes. Algumas apresentações contêm pequenas doses de ácido ascórbico para promover a absorção, mas não há confirmação de que o acréscimo da vitamina seja vantajoso. Quelantes de fósforo, antiácidos, antagonistas do receptor de histamina-2 e inibidores da bomba de prótons podem inibir a absorção dos suplementos orais de ferro. Por outro lado, alguns novos quelantes de fósforo, como o citrato férrico, contêm ferro e servem não só para reduzir o fósforo sérico nos pacientes em diálise, mas também para administrar quantidades mensuráveis de ferro por via gastrintestinal e reduzir a necessidade de ferro IV e AEE (Umanath, 2013).

c. **Ferro intravenoso.** Quatro preparações estão disponíveis nos EUA: ferrodextrana, gluconato férrico, ferumoxitol e sacarose de ferro. A terapia intravenosa com ferro tem disponibilidade e eficácia superiores à terapia oral. Nos pacientes em diálise, é difícil obter o nível desejado de hemoglobina sem tratamento com ferro intravenoso. Assim, a maioria dos pacientes em hemodiálise necessita de ferro intravenoso com regularidade. Em contrapartida, a terapia intravenosa é mais cara e seu perfil de segurança é menos claro que o do ferro oral. Existem duas estratégias comuns de administração intravenosa de ferro. Uma delas é corrigir a deficiência de ferro confirmada com uma dose de 1.000 mg para repleção administrada em 8 a 10 sessões de hemodiálise consecutivas. Outra opção, já que a deficiência de ferro é tão frequente nos pacientes em diálise, é usar uma dose de manutenção semanal de 25 a 100 mg. Um estudo observacional recente constatou que o método de repleção tem maior eficácia que a posologia de manutenção (Kshirsagar, 2013a) e não causa aumento óbvio do risco de eventos cardiovasculares (Kshirsagar, 2013b). No entanto, o risco de infecção pode ser maior na estratégia de repleção que na terapia em *bolus* (Brookhart, 2013). Quando os pacientes em diálise peritoneal precisam de ferro intravenoso, podem-se administrar infusões de 250 mg de ferro durante 1 a 2 horas.

1) **Segurança do ferro intravenoso: considerações gerais.** O mais importante a compreender sobre a eficácia do ferro intravenoso é que ela não foi bem estudada. Não houve estudos de tamanho e duração suficientes. Em virtude das propriedades oxidantes do ferro, a injeção direta na circulação pode ter implicações importantes para a segurança. Sem dispor de dados satisfatórios dos estudos, é difícil equilibrar os benefícios ou riscos do ferro intravenoso.

2) **Segurança do ferro intravenoso: anafilaxia.** A complicação mais bem compreendida do tratamento com ferro intravenoso é a rara ocorrência de reações do tipo anafilactoide, caracterizadas pela ocorrência abrupta de hipotensão, dispneia, rubor e dorsalgia. A taxa estimada com a ferrodextrana foi de 0,7% dos pacientes tratados. Essas reações são observadas com menor frequência e tendem a ser menos intensas com as formas não dextranas de ferro.

3) **Segurança do ferro intravenoso: infecção.** O ferro é um fator de crescimento vital para microrganismos, e o tratamento com ferro intravenoso pode aumentar sua disponibilidade para esses patógenos. Além disso, estudos *in vitro* sugerem que o tratamento com ferro pode interferir na função fagocítica dos leucócitos. Estudos retrospectivos iniciais constataram que os maiores níveis séricos de ferritina nos pacientes em hemodiálise estão associados a aumento do risco de infecção. Por outro lado, um grande estudo multicêntrico prospectivo (Hoen, 2002) não constatou relação entre a ferritina sérica ou o tratamento com ferro intravenoso e o risco de bacteremia. A literatura atual sobre esse tema ainda é inconclusiva (Brookhart, 2013), mas seria prudente evitar o tratamento com ferro intravenoso durante episódios infecciosos agudos.

4) **Segurança do ferro intravenoso: oxidação.** O ferro é uma substância altamente oxidativa, e o tratamento com ferro intravenoso sobrecarregar os sistemas antioxidantes naturais do organismo. Houve clara demonstração experimental da lesão oxidativa de tecidos e moléculas, embora a importância clínica desses achados não seja clara (Fishbane, 2004). Um possível efeito prejudicial da oxidação vascular seria a aceleração dos processos ateroscleróticos.

d. **Ferro intravenoso**
1) **Ferrodextrana intravenosa.** Devido ao maior risco esperado de anafilaxia, a ferrodextrana geralmente deve ser reservada para os pacientes com longa história de uso prévio seguro desse fármaco. Essa precaução provavelmente é válida para todas as formas atuais de ferrodextrana, mas sobretudo para a

variedade de alto peso molecular (Chertow, 2006). Há relatos de reações alérgicas imediatas à ferrodextrana intravenosa em pacientes não urêmicos. De modo geral, essas reações ocorrem no período de 5 min após a injeção, mas podem demorar até 45 min ou mais. Por esse motivo, é preciso ter à mão a epinefrina e outros recursos para tratamento de anafilaxia ao administrar ferrodextrana intravenosa. É importante lembrar o relato de Walters e Van Wyck (2005) de que quase todas as reações graves ocorrem com a dose de teste ou com a primeira dose terapêutica. As reações de hipersensibilidade imediata mais leves à infusão de ferrodextrana são prurido e urticária. As possíveis reações tardias são linfadenopatia, mialgia, artralgia, febre e cefaleia.

2) **Gluconato férrico de sódio.** O gluconato férrico de sódio intravenoso é uma forma não dextrana de ferro usada nos EUA desde 1999 e na Europa há várias décadas. Conforme já exposto, as reações adversas provavelmente são menos frequentes e menos graves que as observadas com ferrodextrana. A taxa de reações graves à exposição de uma única dose foi de 0,04%, e não foram observadas reações graves com a administração repetida de 13.151 doses a 1.321 pacientes (Michael, 2002; Michael, 2004). Pacientes em hemodiálise podem ser tratados com 1.000 mg de gluconato férrico de sódio intravenoso em doses fracionadas durante oito sessões consecutivas (*i. e.*, 125 mg/dose).

3) **Sacarose de ferro.** A sacarose de ferro intravenosa foi aprovada para uso nos EUA em 2000 e tem sido utilizada na Europa há muitos anos. Assim como o gluconato férrico de sódio, a outra forma não dextrana de ferro amplamente usada, os relatos costumam indicar bom perfil de segurança e de eficácia. Não ocorreram reações adversas graves nos 665 pacientes em hemodiálise tratados com 8.583 doses desse fármaco (Aronoff, 2004). A substância pode ser administrada como terapia de reposição de ferro, com 10 doses consecutivas de 100 mg, ou em uma dose semanal de 25 a 100 mg.

4) **Ferro acrescentado ao dialisato.** O citrato de pirofosfato férrico é um composto de ferro que deve ser acrescentado à solução de diálise com o objetivo de administrar uma pequena quantidade de ferro ao paciente a cada sessão de diálise. Os resultados preliminares do estudo de fase 3 desse composto foram encorajadores (Lin, 2013), sobretudo na redução da dose de AAE. Em 2014, houve um novo pedido de registro do Triferic nos EUA, mas esse composto ainda não está disponível para uso clínico.

e) **Outras causas de resistência a AEE**

1) **Hemorragia.** Uma importante causa de aparente resposta insuficiente a AEE é a hemorragia que às vezes é oculta, como a hemorragia digestiva. Com frequência, a hemorragia é óbvia, como em pacientes submetidos a cirurgia, mulheres menstruadas ou casos de acidentes com o acesso vascular. É essencial limitar a perda de sangue por qualquer método possível. Além disso, deve-se realizar pesquisa de sangue oculto nas fezes se houver resistência inexplicada aos AEE.

2) **Duração das hemácias.** Sabe-se que a duração das hemácias é, em média, 20 a 30% menor nos pacientes em hemodiálise ou diálise peritoneal que em indivíduos normais. Recentemente, constatou-se uma correlação entre o grau de diminuição da vida das hemácias e a resistência aos AEE, mas não se concebeu nenhum tratamento para prolongar a vida das hemácias nos pacientes em que ela é mais curta (Dou, 2012).

3) **Inflamação e infecção.** Como na infecção, os estados inflamatórios causam resistência à terapia com AEE. Nos pacientes em diálise, a causa da inflamação pode não ser prontamente notada. A liberação de citocina diminui a expressão dos receptores de eritropoetina nos precursores dos eritrócitos. Além disso, a inflamação e a infecção crônicas aumentam a produção de hepcidina,

o que prejudica a disponibilidade de ferro por diminuição de sua absorção intestinal e liberação pelas células reticuloendoteliais (D'Angelo, 2013). Não existe marcador perfeito para inflamação oculta, mas a proteína C reativa (PCR) ajuda a prever a diminuição da resposta a AEE causada por inflamação (Kalantar-Zadeh, 2003). Um aloenxerto renal inativo retido pode aumentar os níveis de PCR e ser uma causa de resistência à EPO (Lopez-Gomez, 2004). A resistência aos AEE aumenta em pacientes com indícios de infecção por citomegalovírus (CMV) (Betjest, 2009), mas paradoxalmente pode diminuir em pacientes com hepatite C (Seong, 2013). Além disso, em pacientes afro-americanos com traço falciforme ou hemoglobina C, é necessária uma dose média de AEE um pouco maior (cerca de 12%, Derebail, 2014).

Deve-se realizar pesquisa de infecção oculta em pacientes com resistência inexplicada aos AEE. Se houver infecção, doses maiores de AEE podem ser efetivas por superarem parcialmente a resistência temporária. Enxertos arteriovenosos antigos e inativos são um local oculto de infecção; nesse caso, o tratamento da infecção pode reverter a resistência aos AEE (Nassar, 2002).

4) **Hiperparatireoidismo.** O hiperparatireoidismo pode ser uma causa de resistência aos AEE. Há uma nítida relação entre níveis elevados de iPTH e diminuição da resposta aos AEE. Além disso, há melhora da resposta após paratireoidectomia (Al-Hilali, 2007). Não parece que o paratormônio propriamente dito iniba a eritropoese. A patogenia não é totalmente compreendida, mas parece haver uma complexa interação de vários fatores patogênicos. Nos pacientes com resistência aos AEE e elevação dos níveis de iPTH, é indicada a intensificação do tratamento do hiperparatireoidismo.

5) **Vitamina D.** Os dados sugerem que os níveis de Hb são menores nos pacientes em diálise com baixos níveis séricos de 25-hidroxivitamina D, e a vitamina D é um potente supressor da hepcidina em seres humanos, o que sugere que a vitamina D pode melhorar o manejo da anemia. Embora alguns dados preliminares sugiram que o tratamento com vitamina D possa ter alguma utilidade, os dados atuais são preliminares e exigem confirmação por ensaios randomizados maiores (ver Icardi, 2013).

6) **Deficiência relativa de vitamina B_{12}.** É preciso verificar os níveis de vitamina B_{12} e ácido fólico quando houver resistência inexplicada aos AEE; a avaliação mais rotineira desse parâmetro é justificável. Muitos pacientes em diálise estão em tratamento com inibidores da bomba de prótons, sabidamente associados a níveis subnormais de vitamina B_{12}, e sabe-se que a hemodiálise de alto fluxo e hemodiafiltração reduzem os níveis dessa vitamina. Em um estudo realizado na Austrália (Killen, 2014), 91/142 pacientes em hemodiálise tinham níveis séricos de vitamina B_{12} abaixo de 300 pmol/ℓ, sugestivos de deficiência. Somente cinco pacientes apresentavam níveis abaixo de 150 pmol/ℓ, indicativos de clara deficiência. Aplicou-se um ciclo curto de três administrações de hidroxicobalamina, em dose de 1.000 mcg por semana. O tratamento foi repetido quando os níveis de vitamina B_{12} continuaram abaixo de 300 pmol/ℓ. A hidroxicobalamina reduziu em mais de 50% a necessidade mediana de EPO, de 11.000 para 5.000 unidades por semana. A necessidade de ferro intravenoso também caiu pela metade. Os autores sugerem ainda que não se deve administrar cianocobalamina (forma de vitamina B_{12} comum em suplementos orais) a pacientes com DRCT por causa do acúmulo de cianeto, mas sim hidroxicobalamina. Nesse estudo, a vitamina B_{12} foi administrada por via intramuscular. Não está claro se a administração subcutânea teria resultados semelhantes.

7) **Diálise insatisfatória.** No intervalo da razão de redução da ureia (*URR*) de 60 a 75%, parece haver uma fraca associação com o hematócrito aumentado e

níveis maiores de *URR* (Ifudu, 2000). Além disso, estudos randomizados cuidadosos de diálise mais frequente (*i. e.*, o FHN Trials), no centro de diálise ou noturna, não mostraram benefício em termos de aumento da resposta aos AEE.

8) **Intoxicação por alumínio.** Embora os problemas causados pelo alumínio tenham se tornado menos comuns nos pacientes em diálise, ainda pode haver problemas esporádicos, sobretudo nos pacientes em diálise há muitos anos. O efeito sobre a eritropoese é uma anemia microcítica associada ao comprometimento da utilização do ferro. É interessante notar que a absorção intestinal de alumínio aumenta consideravelmente nos pacientes com deficiência de ferro. O nível sérico de alumínio oferece uma orientação aproximada sobre o estado de alumínio; se os resultados forem sugestivos de intoxicação, pode estar indicado o teste de estimulação com deferoxamina ou biopsia óssea.

9) **Inibidores da enzima conversora da angiotensina (IECA).** Os inibidores da ECA podem reduzir a produção de EPO nos pacientes com insuficiência renal crônica ou após transplante renal. Nos pacientes em diálise, não se demonstrou redução uniforme da resposta aos AEE associada a esses agentes.

10) **Aplasia pura da série vermelha.** Há um relato de surto de aplasia pura da série vermelha imunomediada, sobretudo na Europa, associado ao tratamento com AEE. Nos primeiros dez anos de disponibilidade mundial dos AEE, foram observados apenas três casos em mais de um milhão de pacientes tratados. Posteriormente, houve um drástico aumento dessa taxa, com relato de pelo menos 184 casos entre 1998 e 2003. Na aplasia pura da série vermelha associada aos AEE, há rápido declínio da hemoglobina e da contagem de reticulócitos. Os pacientes tornam-se dependentes de transfusão e observa-se ausência de precursores eritroides na medula óssea. A causa é o desenvolvimento de anticorpos antieritropoetina, que neutralizam tanto a eritropoetina terapêutica quanto a endógena. A maioria dos casos ocorreu na Europa, com a alfaepoetina vendida sob o nome comercial de Eprex. Depois de um pico de casos em 2002, houve queda considerável do número, mas continuam a surgir casos esporádicos. A causa da síndrome (o motivo do surgimento de anticorpos antieritropoetina) nunca foi totalmente esclarecida. Algumas formas biossimilares de AEE foram associadas a maior risco de anticorpos antieritropoetina; portanto, é necessário manter vigilância à medida que cresce o uso de AEE biossimilares.

11) **Outras doenças hematológicas.** Os pacientes em diálise correm o risco de desenvolver as mesmas doenças hematológicas que os indivíduos não urêmicos. Em função da ênfase na deficiência de EPO, outras doenças hematológicas podem não ser reconhecidas. Entre as possíveis causas ainda não discutidas estão os processos malignos hematológicos, as síndromes mielodisplásicas e a hemólise. Quando uma avaliação minuciosa à procura das causas de resistência aos AEE não é esclarecedora, pode-se considerar o parecer de um hematologista e a solicitação de biopsia de medula óssea como a última etapa do processo para descartar uma doença hematológica inesperada.

G. **Transfusão de concentrado de hemácias.** A transfusão de concentrado de hemácias deve ser realizada nos pacientes com anemia intensa assintomáticos. Nunca deve ser usada sem uma avaliação simultânea das causas do sangramento.

H. **Carnitina.** Sugeriu-se que a carnitina pode aumentar a resposta aos AEE. Um recente estudo multicêntrico, randomizado, duplo-cego, controlado por placebo constatou que a administração de carnitina não melhorou a resposta ao tratamento com AEE (Mercadal, 2012). As diretrizes para anemia na DRC da KDIGO de 2012 não recomendam o uso de carnitina como auxiliar do tratamento com AEE.

I. **Ácido ascórbico.** Embora a literatura seja ambígua, vários estudos constataram que a administração intravenosa de ácido ascórbico pode melhorar a resposta à epoetina nos pacientes em hemodiálise. Um esquema típico é a administração intravenosa de vitamina C 3 vezes/semana com a hemodiálise. Deved (2009) fez uma metanálise. Embora preocupados com os pequenos tamanhos amostrais e os déficits na qualidade dos estudos, os autores constataram que o ácido ascórbico geralmente causa aumento da hemoglobina e diminuição da dose de AEE. Como a vitamina C pode aumentar a produção de oxalato, é preciso cautela na seleção dos pacientes e na duração da terapia.

II. **HEMÓLISE**
   A. **Comentários gerais.** Às vezes, a destruição de hemácias, no meio intravascular ou extravascular, contribui para a anemia nos pacientes em diálise. Em linhas gerais, a sobrevida das hemácias parece ser encurtada na insuficiência renal crônica [cerca de 30% em comparação com a de indivíduos saudáveis (Ly *et al.*, 2004)]. É provável que essa redução não seja decorrente de uma anormalidade inerente das hemácias, mas de um efeito do ambiente urêmico.
   B. **Diagnóstico.** Deve-se suspeitar de hemólise crônica em casos de alto grau de resistência aos AEE se houver aumento dos níveis séricos de desidrogenase láctica (DHL) e bilirrubina não conjugada ou redução dos níveis séricos de haptoglobina. O diagnóstico diferencial de hemólise crônica é amplo e inclui todas as causas de hemólise observadas nos pacientes não urêmicos (Tabela 34.2), além de várias causas específicas dos pacientes tratados com hemodiálise. Em casos esporádicos, a hemólise é intensa, associada a hipotensão – ou, algumas vezes, a hipertensão – e dor abdominal, torácica e/ou dorsalgia, dispneia, náuseas, vômitos ou diarreia, além de encefalopatia, que surgem durante o procedimento de diálise (Duffy, 2000).
   C. **Etiologia.** A causa corrigível mais comum de hemólise é um problema no sistema de hemodiálise. O defeito ou o acotovelamento do equipo da linha de sangue pode causar esse problema por dano mecânico às hemácias. Entre as causas estão a cloramina na solução de diálise; o uso de solução de diálise hipotônica ou excessivamente

Tabela 34.2	Causas de hemólise nos pacientes em diálise.

Relacionadas com o procedimento de hemodiálise
  Solução de diálise
    Contaminantes
    Cloramina
    Cobre, zinco
    Nitratos, nitritos
    Superaquecimento
    Hipo-osmolalidade
  Reúso de esterilizantes (formaldeído)
  Acotovelamento ou defeito do tubo – traumatismo das hemácias
  Traumatismo das hemácias pela agulha
  Cateter na veia subclávia (células em capacete, esquisócitos)
Disfunção de prótese valvar cardíaca
Diálise insuficiente
Hiperesplenismo
Doenças associadas
  Anemia falciforme
  Outras hemoglobinopatias
  Doenças do tecido conjuntivo com vasculite
Induzida por fármacos
Hipofosfatemia

quente; o cobre, zinco ou nitrato no suprimento de água; ou o formaldeído não enxaguado do dialisador após reprocessamento. Os problemas da máquina/solução de diálise são apresentados nos Capítulos 4 e 5.

D. Tratamento. Se houver suspeita de hemólise grave aguda, é preciso interromper a diálise de imediato. Deve-se instituir suporte circulatório, conforme necessário, e fazer um eletrocardiograma para pesquisa de alterações hipercalêmicas (que podem ser tardias) e avaliação de isquemia cardíaca aguda. Deve-se coletar uma amostra de sangue para análise da hemoglobina, do hematócrito e da bioquímica sérica, sobretudo do potássio sérico.

III. DISTÚRBIOS DA HEMOSTASIA

A. Introdução. A formação de um coágulo sanguíneo em resposta à lesão vascular é um processo complexo e altamente conservado nas espécies de mamíferos. Os distúrbios da quantidade ou da função das plaquetas podem causar sangramento em locais superficiais, como a pele e as mucosas. Em geral, os distúrbios do sistema de coagulação causam sangramento em estruturas mais profundas, como os músculos e as articulações. Antes do advento da diálise, há muito tempo já se conheciam as tendências hemorrágicas em indivíduos com uremia. A diálise causa reversão parcial da hemostasia anormal, mas ainda podem ocorrer equimoses, sangramento excessivo no acesso e, por vezes, episódios hemorrágicos graves.

B. Fisiopatologia. Muitos fatores contribuem para a perturbação da hemostasia urêmica, e os distúrbios da função plaquetária (trombastenia) são mais importantes. Pode haver leve redução da contagem de plaquetas, mas em geral esta é normal em pacientes bem dialisados, e a trombocitopenia intensa é incomum. A agregação das plaquetas está anormal, provavelmente por causa dos níveis reduzidos de fosfato de adenosina e de serotonina nos grânulos plaquetários e da produção deficiente de tromboxano A_2. A função plaquetária também pode estar comprometida nos pacientes urêmicos por aumento da produção de óxido nítrico endotelial (Remuzzi, 1990). Um receptor de adesão, o complexo glicoproteína (GP) IIb-IIIa, é importante no controle da formação dos trombos plaquetários. Nos pacientes urêmicos, a ativação do receptor GP IIb-IIIa está comprometida, mas é parcialmente restaurada pela diálise. Sugeriu-se que anormalidades no fator de von Willebrand (importante para a manutenção da adesão plaquetária no fluxo sanguíneo rápido) podem contribuir para o distúrbio da hemostasia na uremia, mas os resultados dos estudos não foram uniformes. É provável que a própria anemia contribua para o sangramento urêmico; há melhora significativa do prolongamento anormal do tempo de sangramento quando o hematócrito aumenta para mais de 30%. O próprio procedimento de hemodiálise pode afetar o número e a função das plaquetas. Há relato de que os dialisadores de polissulfona esterilizados com feixe de elétrons reduzam a contagem de plaquetas, mas esse efeito pode variar com o método de produção da membrana e não é um achado uniforme. Os fármacos antiplaquetários podem comprometer ainda mais a função plaquetária na DRCT. Os pacientes em hemodiálise correm maior risco de complicações hemorrágicas durante tratamento com esses fármacos que a população geral (Hiremath, 2009).

C. Avaliação. O distúrbio da hemostasia deve ser avaliado em termos de manifestações clínicas e pela avaliação do tempo de sangramento cutâneo. Nos pacientes com equimoses, sangramento excessivo no acesso ou quaisquer episódios hemorrágicos clinicamente significativos (inclusive pericardite hemorrágica), é preciso verificar a contagem de plaquetas, o tempo de protrombina, o tempo de tromboplastina parcial e o tempo de sangramento. O tempo de sangramento torna-se anormal quando há redução acentuada da plaquetometria, comprometimento da função das plaquetas ou lesão na parede vascular. O risco de hemorragia aumenta quando o tempo de sangramento se eleva para mais de 10 min.

D. Tratamento. O manejo dos pacientes em diálise com sangramento exige (a) estimativa da intensidade da perda de sangue, (b) estabilização hemodinâmica, (c) transfusão de produtos do sangue, conforme necessário, (d) identificação da origem do sangramento e (e) tratamento da disfunção plaquetária e de outros fatores que contribuam para a diátese hemorrágica. A diálise intensiva de pacientes previamente subdialisados costuma causar alguma melhora da tendência hemorrágica. A administração de crioprecipitado (um extrato do plasma com altas concentrações do fator de von Willebrand) nem sempre melhora a função plaquetária. Em um estudo, apenas dois de cinco pacientes tratados apresentaram tempo de sangramento normalizado e desfecho favorável (Triulzi, 1990). A desmopressina (um análogo sintético do hormônio antidiurético) aumenta a liberação de multímeros do fator de von Willebrand. Uma dose de 0,3 mcg/kg do peso corporal pode ser administrada diluída em 50 mℓ de solução salina por via intravenosa durante 30 min. Um estudo bem planejado mostrou que, em uma hora, esse esquema reduziu o tempo de sangramento e o efeito durou 8 h. O fármaco tem pequeno efeito vasoconstritor e não deve causar hiponatremia em pacientes com DRCT. Por fim, infusões intravenosas repetidas de estrogênios conjugados podem reduzir significativamente o tempo de sangramento. Um procedimento mais prático é a administração de uma dose oral de 25 mg de estrogênios conjugados, que normaliza o tempo de sangramento durante até 10 dias. Esse efeito contrasta com o período de ação relativamente curto do crioprecipitado ou da desmopressina. Recomendamos o uso empírico de desmopressina para os pacientes em diálise com sangramento agudo intenso. Em contrapartida, os estrogênios conjugados podem ser úteis na correção do tempo de sangramento anormal antes de cirurgia planejada ou no tratamento de sangramento gastrintestinal crônico em pacientes com telangiectasia. Já se utilizaram tanto a monoterapia com estrogênios por via oral, IV ou transdérmica (Sloand e Schiff, 1995) quanto as combinações de estrogênio-progesterona (Boccardo, 2004).

Referências bibliográficas e leitura sugerida

Alarcon MC, et al. Hormone therapy with estrogen patches for the treatment of recurrent digestive hemorrhages in uremic patients. *Nefrologia*. 2002;22:208–209.

Al-Hilali N, et al. Does parathyroid hormone affect erythropoietin therapy in dialysis patients? *Med Princ Pract*. 2007;16:63–67.

Aronoff G, et al. Iron sucrose in hemodialysis patients: safety of replacement and maintenance regimens. *Kidney Int*. 2004;66:1193–1198.

Besarab A, et al. The effects of normal as compared with low hematocrit values in patients with cardiac disease who are receiving hemodialysis and epoetin. *N Engl J Med*. 1998;339:584–590.

Betjest MGH, Weimar W, Litjens NHR. CMV seropositivire determines epoetin dose and hemoglobin levels in patients with CKD. *J Am Soc Nephrol*. 2009;20:2661–2666.

Boven K, et al. Epoetin-associated pure red cell aplasia in patients with chronic kidney disease: solving the mystery. *Nephrol Dial Transplant*. 2005;20(suppl 3):iii33–iii40.

Brookhart MA, et al. Infection risk with bolus versus maintenance iron supplementation in hemodialysis patients. *J Am Soc Nephrol*. 2013;24:1151–1158.

Brugnara C. Iron deficiency and erythropoiesis: new diagnostic approaches. *Clin Chem*. 2003;49:1573–1578.

Chertow GM, et al. Update on adverse effects associated with parenteral iron. *Nephrol Dial Transplant*. 2006;21:378–382.

Coritsidis GN, et al. Anemia management trends in hospital-based dialysis centers (HBDCs), 2010 to 2013. *Clin Therap*. 2014;36:408–418.

D'Angelo G. Role of hepcidin in the pathophysiology and diagnosis of anemia. *Blood Res*. 2013;48:10–15.

Daugirdas JT, Bernardo AA. Hemodialysis effect on platelet count and function and hemodialysis-associated thrombocytopenia. *Kidney Int*. 2012;82:147–157.

Derebail VK, et al. Sickle trait in African-American hemodialysis patients and higher erythropoiesis-stimulating agent dose. *J Am Soc Nephrol*. 2014;25:819–826.

Deved V, et al; Alberta Kidney Disease Network. Ascorbic acid for anemia management in hemodialysis patients: a systematic review and meta-analysis. *Am J Kidney Dis*. 2009;54:1089–1097.

Drüeke TB, et al, and the CREATE Investigators. Normalization of hemoglobin level in patients with chronic kidney disease and anemia. *N Engl J Med*. 2006;355:2071–2084.

Dou Y, et al. Red blood cell life span and 'erythropoietin resistance'. *Kidney Int*. 2012;81:1275–1276.

Duffy R, et al. Multistate outbreak of hemolysis in hemodialysis patients traced to faulty blood tubing sets. *Kidney Int.* 2000;57:1668–1674.

Escolar G, Diaz-Ricart M, Cases A. Uremic platelet dysfunction: past and present [Review]. *Curr Hematol Rep.* 2005;4:359–367.

Fishbane S, et al. A randomized trial of iron deficiency testing strategies in hemodialysis patients. *Kidney Int.* 2001;60:2406–2411.

Fishbane S, Mathew A, Vaziri ND. Iron toxicity: relevance for dialysis patients. *Nephrol Dial Transplant.* 2014;29:255–259.

Foley RN, et al. Effect of hemoglobin levels in hemodialysis patients with asymptomatic cardiomyopathy. *Kidney Int.* 2000;58:1325–1335.

Furuland H, et al. A randomized controlled trial of haemoglobin normalization with epoetin alfa in pre-dialysis and dialysis patients. *Nephrol Dial Transplant.* 2003;18:353–361.

Gaweda AE, et al. Determining optimum hemoglobin sampling for anemia management from every-treatment data. *Clin J Am Soc Nephrol.* 2010;5:1939–1945.

Gaweda AE, et al. Individualized anemia management reduces hemoglobin variability in hemodialysis patients. *J Am Soc Nephrol.* 2014;25:159–166.

Gunnell J, et al. Acute-phase response predicts erythropoietin resistance in hemodialysis and peritoneal dialysis patients. *Am J Kidney Dis.* 1999;33:63–72.

Hazzan AD, et al. ESA treatment and cancer. *Kidney Int.* 2014;86:34-39.

Hiremath S, et al. Antiplatelet medications in hemodialysis patients: a systematic review of bleeding rates. *Clin J Am Soc Nephrol.* 2009;4:1347–1355.

Hoen B, et al. Intravenous iron administration does not significantly increase the risk of bacteremia in chronic hemodialysis patients. *Clin Nephrol.* 2002;57:457–461.

Icardi A, et al. Renal anaemia and EPO hyporesponsiveness associated with vitamin D deficiency: the potential role of inflammation. *Nephrol Dial Transplant.* 2013;28:1672–1679.

Ifudu O, et al. Adequacy of dialysis and differences in hematocrit among dialysis facilities. *Am J Kidney Dis.* 2000;36:1166-74.

Kalantar-Zadeh K, et al. Effect of malnutrition-inflammation complex syndrome on EPO hyporesponsiveness in maintenance hemodialysis patients. *Am J Kidney Dis.* 2003;42:761–773.

Kaufman JS, et al. Subcutaneous compared with intravenous epoetin in patients receiving hemodialysis. Department of Veterans Affairs Cooperative Study Group on Erythropoietin in Hemodialysis Patients. *N Engl J Med.* 1998;339:578–583.

Kaw D, Malhotra D. Platelet dysfunction and end-stage renal disease. *Semin Dial.* 2006;19:317–22.

Killen JP, Brenninger VL. Hydroxycobalamin supplementation and erythropoiesis stimulating agent hyporesponsiveness in haemodialysis patients. *Nephrology.* 2014;19:164–171.

Kshirsagar AV, et al. The comparative short-term effectiveness of iron dosing and formulations in us hemodialysis patients. *Am J Med.* 2013a;126:541.

Kshirsagar AV, et al. Intravenous iron supplementation practices and short-term risk of cardiovascular events in hemodialysis patients. *PLoS One.* 2013b;8:e78930.

Levin A, et al. Canadian randomized trial of hemoglobin maintenance to prevent or delay left ventricular mass growth in patients with CKD. *Am J Kidney Dis.* 2005;46:799–811.

Lines SW, et al. A predictive algorithm for the management of anaemia in haemodialysis patients based on ESA pharmacodynamics: better results for less work. *Nephrol Dial Transplant.* 2012;27:2425–2429.

Lin VH, et al. Soluble ferric pyrophosphate (SFP) administered via dialysate reduces ESA requirements in CKD-HD patients with ESA hypo-response, SA-OR082 [abstract]. *J Am Soc Nephrol.* 2013;24:90A.

Lopez-Gomez JM, et al. Presence of a failed kidney transplant in patients who are on hemodialysis is associated with chronic inflammatory state and erythropoietin resistance. *J Am Soc Nephrol.* 2004;15:2494–2501.

Ly J, et al. Red blood cell survival in chronic renal failure. *Am J Kidney Dis.* 2004;44:715–719.

Macdougall IC, et al. Pharmacokinetics of novel erythropoiesis stimulating protein (NESP) compared with epoetin alfa in dialysis patients. *J Am Soc Nephrol.* 1999;10:2392–2395.

Mercadal L, et al. L-carnitine treatment in incident hemodialysis patients: the multicenter, randomized, double-blinded, placebo-controlled CARNIDIAL trial. *Clin J Am Soc Nephrol.* 2012;7:1836–1842.

Michael B, et al. Sodium ferric gluconate complex in hemodialysis patients: adverse reactions compared to placebo and iron dextran. *Kidney Int.* 2002;61:1830–1839.

Michael B, et al. Sodium ferric gluconate complex in haemodialysis patients: a prospective evaluation of long-term safety. *Nephrol Dial Transplant.* 2004;19:1576–1580.

Nassar GM, et al. Occult infection of old nonfunctioning arteriovenous grafts: a novel cause of erythropoietin resistance and chronic inflammation in hemodialysis patients. *Kidney Int Suppl.* 2002;(80):49–54.

Noris M, Remuzzi G. Uremic bleeding: closing the circle after 30 years of controversies? *Blood.* 1999;94:2569–2574.

Ofsthun N, et al. The effects of higher hemoglobin levels on mortality and hospitalization in hemodialysis patients. *Kidney Int.* 2003;63:1908–1914.

Parfrey PS, et al. Double-blind comparison of full and partial anemia correction in incident hemodialysis patients without symptomatic heart disease. *J Am Soc Nephrol.* 2005;16:2180–2189.

Pfeffer MA, et al, and the TREAT Investigators. A trial of darbepoetin alfa in type 2 diabetes and chronic kidney disease. *N Engl J Med.* 2009;361:2019-2032.

Pillon L, Manzone T. Accuracy of anemia evaluation is improved in a wide variety of acute and chronically ill patients by accounting for volume status. *J Am Soc Nephrol.* 2008;19:164A.

Pollak VE, Lorch JA. Macrocytosis in chronic hemodialysis (HD) patients [abstract]. *J Am Soc Nephrol.* 2005;16:477A.

Remuzzi G, et al. Role of endothelium derived nitric oxide in the bleeding tendency of uremia. *J Clin Invest.* 1990;86:1768–1771.

Rodrigue MF, et al. Relationship between eicosanoids and endothelin-1 in the pathogenesis of erythropoietin-induced hypertension in uremic rats. *J Cardiovasc Pharmacol.* 2003;41:388–395.

Roob JM, et al. Vitamin E attenuates oxidative stress induced by intravenous iron in patients on hemodialysis. *J Am Soc Nephrol.* 2000;11:539–549.

Singh AK, et al and the CHOIR Investigators. Correction of anemia with epoetin alfa in chronic kidney disease. *N Engl J Med.* 2006;355:2085-2098.

Sloand JA, Schiff MJ. Beneficial effect of low-dose transdermal estrogen on bleeding time and clinical bleeding in uremia. *Am J Kidney Dis.* 1995;26:22–26.

Spinowitz BS, et al. The safety and efficacy of ferumoxytol therapy in anemic chronic kidney disease patients. *Kidney Int.* 2005;68:1801–1806.

Triulzi DJ, Blumberg N. Variability in response to cryoprecipitate treatment for hemostatic defects in uremia. *Yale J Biol Med.* 1990;63:1–7.

Umanath K, et al. Ferric citrate as a phosphate binder reduces IV iron and erythropoietin stimulating agent (ESA) use, SA-PO-521 [abstract]. *J Am Soc Nephrol.* 2013;24:221A.

Van Wyck DB, et al. Safety and efficacy of iron sucrose in patients sensitive to iron dextran: North American Clinical Trial. *Am J Kidney Dis.* 2000;36:88–97.

Walters BA, Van Wyck DB. Benchmarking iron dextran sensitivity: reactions requiring resuscitative medication in incident and prevalent patients. *Nephrol Dial Transplant.* 2005;20:1438–1442.

Xia H, et al. Hematocrit levels and hospitalization risks in hemodialysis patients. *J Am Soc Nephrol.* 1999;10:1309–1316.

I. **DISTÚRBIOS DA FUNÇÃO IMUNE NA UREMIA**
   A. **Etiologia.** Os pacientes em diálise apresentam comprometimento de vários aspectos da função dos linfócitos e dos granulócitos. Acredita-se que toxinas urêmicas não identificadas sejam as responsáveis; às vezes com contribuição da desnutrição ou da deficiência de vitamina D.
   B. **Implicações clínicas**
      1. **Aumento da suscetibilidade a infecções**
         a. **Frequência de infecções bacterianas.** As infecções bacterianas são mais frequentes nos pacientes em diálise que nos pacientes não urêmicos; é provável que esse aumento esteja mais relacionado com a frequente violação das barreiras cutâneas e mucosas normais que com a disfunção do sistema imune.
         b. **Gravidade das infecções bacterianas.** Em virtude do acesso vascular, as infecções nos pacientes em hemodiálise estão frequentemente associadas à bacteremia e há um risco considerável de complicações graves, como endocardite, osteomielite e abscesso extradural. O uso de cateter de hemodiálise está associado à triplicação dos casos de hospitalização e morte por complicações sépticas em comparação com o uso de fístula nativa ou enxerto. Nos pacientes em diálise peritoneal, a peritonite raramente está associada a infecção sistêmica.
         c. **Função da membrana de hemodiálise ou da solução de diálise peritoneal.** Alguns dos defeitos imunes previamente atribuídos à uremia podem ser causados, em parte, por exposição periódica do sangue a determinadas membranas de diálise ou pela não remoção de supostos inibidores da função imune por membranas de alto fluxo. Entretanto, no estudo HEMO, as mortes relacionadas com infecção não diminuíram com o uso de dialisadores de alto fluxo biocompatíveis (Allon, 2004). Nos pacientes em diálise peritoneal, a função dos neutrófilos peritoneais é deprimida devido à remoção das opsoninas (imunoglobulina e complemento) no dialisato e à exposição regular ao pH baixo, à alta osmolalidade e aos produtos da degradação da glicose existentes em algumas soluções de diálise.

II. **DISTÚRBIOS DO CONTROLE DA TEMPERATURA NA UREMIA**
   A. **Hipotermia inicial em pacientes urêmicos.** Em cerca de 50% dos pacientes em hemodiálise, a temperatura corporal pré-diálise é subnormal. O motivo disso é desconhecido.
   B. **Resposta febril reduzida associada a infecções.** A uremia propriamente dita não parece afetar a resposta aos pirogênios. Além disso, o grau de produção de interleucina 1 (IL-1) por monócitos urêmicos estimulados é normal. Entretanto, devido à hipotermia inicial, e possivelmente por causa da frequente coexistência de desnutrição, as infecções graves em alguns pacientes em diálise podem estar associadas a atenuação ou ausência de febre.

III. INFECÇÕES BACTERIANAS NOS PACIENTES EM DIÁLISE
  A. Relacionadas com o local de acesso
    1. Pacientes em hemodiálise. A prevenção, o diagnóstico e o tratamento das infecções no acesso vascular são descritos nos Capítulos 9 (cateteres venosos) e 8 (fístulas e enxertos). Vários outros pontos clínicos são enfatizados neste capítulo.
      a. Bacteremia *versus* reação pirogênica. Em geral, o paciente em diálise com bacteremia apresenta calafrios e febre e pode ter aparência bastante tóxica. Às vezes, porém, os sinais e sintomas de infecção são muito poucos ou estão ausentes. Embora a ocorrência de eritema, hipersensibilidade ou exsudato no local de acesso possa ajudar a apontá-lo como a origem da infecção, muitas vezes um local de acesso infectado pode ter aspecto normal. O tratamento tardio da sepse nos pacientes em diálise é uma causa importante de morbidade e de morte. Em geral, deve-se considerar que pacientes com cateteres venosos de hemodiálise e febre têm bacteremia relacionada com o cateter e instituir tratamento com antibióticos de amplo espectro enquanto se aguarda o resultado das hemoculturas.
        1. Reação pirogênica. A febre baixa durante a hemodiálise pode estar relacionada com pirogênios existentes na solução de diálise, e não com infecção verdadeira. O tempo de evolução da febre ajuda a distinguir entre reação pirogênica e infecção: os pacientes com febre relacionada a pirogênios são afebris antes da diálise, mas tornam-se febris durante a diálise; a resolução da febre é espontânea após a interrupção da diálise. Os pacientes com bacteremia relacionada com o local de acesso costumam apresentar febre antes da instituição da diálise e, na ausência de tratamento, a febre persiste durante e após a diálise. Existe uma exceção à regra: febre e calafrios que ocorrem logo após a manipulação do cateter (p. ex., início ou término da diálise) sugerem bacteremia associada ao cateter. O uso de diálise de alto fluxo (sobretudo com dialisato com bicarbonato) e a reutilização do dialisador estão associados a maior incidência de reações pirogênicas. É preciso obter hemocultura em todos os pacientes febris em hemodiálise, mesmo quando se suspeita de que uma reação pirogênica seja a causa da febre; na maioria dos casos, é recomendável administrar antibióticos até descartar a infecção.
        2. Contaminação das máquinas ou das soluções de hemodiálise. Por vezes, a bacteremia pode ser resultado da contaminação das máquinas de hemodiálise. Em geral, a causa é a infecção por gram-negativos e, às vezes, por fungos. Surtos dessas infecções foram provocados pela desinfecção inadequada dos sistemas de tratamento ou de distribuição da água ou de dialisadores reprocessados (Rao, 2009). Também há relato de contaminação das aberturas de drenagem de escórias da máquina de hemodiálise.
      b. Administração profilática de antimicrobianos
        1. Profilaxia antes de um procedimento invasivo com probabilidade de bacteremia. Embora não existam evidências definitivas na literatura, nossa conduta é administrar profilaxia antimicrobiana aos pacientes em hemodiálise antes de procedimentos invasivos associados a risco substancial de bacteremia por causa da comunicação vascular anormal. Estes incluem procedimentos odontológicos (sobretudo extrações); gastrintestinais (GI), como dilatação de estenose esofágica, escleroterapia para varizes esofágicas e colangiografia retrógrada endoscópica com obstrução biliar (desnecessária na endoscopia de rotina com ou sem biopsia); e geniturinários, inclusive cistoscopia, dilatação uretral e ressecção transuretral da próstata. O antimicrobiano recomendado é amoxicilina, em dose de 2,0 g 1 h antes do procedimento (ou ampicilina, 2,0 g IM ou IV 30 min antes do procedimento). Nos pacientes

alérgicos à penicilina, pode-se usar clindamicina, 600 mg VO ou IV (procedimentos odontológicos ou esofágicos) ou vancomicina, 1,0 g IV (outros procedimentos GI e geniturinários).

2. **Profilaxia contínua prolongada.** A taxa de portador cutâneo e nasal de *Staphylococcus aureus* nos pacientes em hemodiálise é de cerca de 50%. A pomada de mupirocina intranasal é efetiva na erradicação do estado de portador e em estudos não controlados reduziu a incidência de infecção estafilocócica. A análise de decisão sugere que o uso semanal desse fármaco em todos os pacientes, sem rastreamento, reduz as taxas de infecção e é custo-efetivo (Bloom, 1996). Entretanto, uma grande preocupação é o desenvolvimento de resistência à mupirocina com o uso crônico. De modo geral, as evidências são insuficientes para respaldar a rotina de descolonização de *Staphylococcus aureus*, inclusive de *Staphylococcus aureus* resistente à meticilina (MRSA).

Por outro lado, demonstrou-se a redução da bacteremia relacionada com o cateter por uso profilático tópico de pomadas antimicrobianas no sítio de saída do cateter, uso profilático de soluções de selamento do cateter, cuidados meticulosos com o cateter e designação de responsáveis pelo acesso vascular e programas de iniciativa de qualidade (Lok e Mokrzycki, 2011). O uso é benéfico principalmente em pacientes portadores nasais de *Staphylococcus aureus*. É recomendável usar curativos de gaze seca em vez de filme transparente, pois o risco de colonização do sítio de saída é maior com os curativos de filme transparente (Conly, 1989). O uso de máscara cirúrgica pelo paciente e pelo enfermeiro a cada acesso do cateter reduz a disseminação de gotículas infecciosas e a contaminação do sítio do cateter.

c. **Infecções por microrganismos gram-positivos resistentes à vancomicina.** A preocupação com a prevalência cada vez maior de enterococos resistentes à vancomicina (ERV) nos pacientes hospitalizados resultou em recomendações para que o seu uso seja restrito nos pacientes em diálise. Em função da incidência relativamente alta de microrganismos estafilocócicos resistentes às penicilinas e às cefalosporinas antiestafilocócicas, atualmente nossa conduta é usar a vancomicina como terapia inicial na suspeita de infecção por *S. aureus* potencialmente fatais (p. ex., bacteremia relacionada com o cateter). De acordo com os resultados do teste de sensibilidade, a vancomicina pode ser interrompida após vários dias e substituída por tratamento prolongado com outro antibiótico. Algumas cefalosporinas (p. ex., cefazolina) têm meia-vida muito prolongada nos pacientes com doença renal em estágio terminal (DRCT) e podem ser dosadas de maneira conveniente após a diálise.

2. **Pacientes em diálise peritoneal**

a. **Profilaxia antimicrobiana.** Na ausência de outras indicações de profilaxia, nossa rotina é administrar antibióticos antes de procedimentos invasivos, exceto se houver acesso vascular. O Capítulo 27 discorre sobre a profilaxia contínua prolongada.

B. **Não relacionadas com o local de acesso**

1. **Infecção urinária (ITU).** Nos pacientes em diálise, a incidência de ITU é alta, sobretudo em pacientes com doença renal policística.

a. **Quadro clínico inicial.** Nos pacientes oligúricos, os sintomas de cistite são semelhantes aos sintomas em indivíduos não urêmicos, embora a hematúria macroscópica seja bastante comum e ocorra em até um terço dos casos. Os pacientes anúricos podem apresentar desconforto suprapúbico e secreção uretral fétida, com avanço para piocistite (ver adiante).

b. **Diagnóstico.** As amostras de urina eliminadas por pacientes oligúricos, mesmo quando urinam apenas alguns mililitros por dia, geralmente são suficientes para o diagnóstico. A cateterização uretral e a lavagem vesical podem causar infecção e devem ser reservadas para o paciente anúrico sintomático. A piúria não ajuda a incluir nem excluir infecção. A ausência de bactérias visíveis não descarta ITU. A urinocultura é essencial para o diagnóstico. Como em pacientes não urêmicos, a contagem de colônias maior que 10^3 em uma amostra de urina coletada corretamente é sugestiva de infecção, mas não há bons estudos nos pacientes em diálise.

c. **Tratamento.** Em condições ideais, o tratamento antimicrobiano deve ser fundamentado no teste de sensibilidade do microrganismo. Caso haja indicação de terapia empírica, deve-se usar penicilina, ampicilina, cefalexina, fluoroquinolona ou trimetoprima porque são seguros e podem alcançar níveis urinários satisfatórios nos pacientes com DRCT. Os pacientes do sexo masculino de populações suscetíveis (asiáticas e mediterrâneas) devem ser submetidos a teste para deficiência de glicose-6-fosfatase antes da administração de sulfametoxazol-trimetoprim. Nas mulheres em diálise, geralmente é escolhida a associação sulfametoxazol-trimetoprim, em vez da ampicilina, para tratamento de ITUs recorrentes; é menos provável que sulfametoxazol-trimetoprim esteja associado ao surgimento de microrganismos resistentes na flora fecal, a origem da maioria dos patógenos urinários em mulheres.

O esquema de tratamento mais apropriado para os pacientes com cistite em diálise não foi bem estudado. Deve-se repetir a urinocultura no terceiro ou quarto dia de tratamento para registrar a ausência de crescimento de microrganismos, e o tratamento deve ser mantido por um total de 5 a 7 dias. Há indicação de terapia antimicrobiana durante 10 dias em pacientes com doença renal policística do adulto por causa da maior suscetibilidade a complicações piogênicas de ITU. Deve-se obter urinocultura de acompanhamento 7 a 10 dias após a conclusão do tratamento.

É difícil alcançar níveis urinários satisfatórios de ticarcilina, doxiciclina, sulfisoxazol e aminoglicosídios nos pacientes em diálise; assim, esses fármacos não são recomendados para tratamento de cistite. Entretanto, quando o patógeno urinário responsável é resistente a sulfametoxazol-trimetoprim, cefalexina, fluoroquinolonas e penicilinas, pode-se empregar um desses outros fármacos caso o uso seja respaldado pelos resultados do teste de sensibilidade bacteriana. Em geral, é contraindicado o uso de ácido nalidíxico, nitrofurantoína, tetraciclina ou mandelato de metenamina nos pacientes anúricos por causa da meia-vida prolongada desses fármacos e do acúmulo de metabólitos tóxicos.

Se a repetição da cultura e do teste de sensibilidade mostrar resistência bacteriana, é preciso ajustar a terapia antimicrobiana. Se o microrganismo infeccioso original ainda for sensível ao tratamento inicial, deve-se aumentar a dose, se possível, ou administrar terapia antimicrobiana intravesical. Caso se identifique uma fonte de bactérias, como um cálculo coraliforme, é preciso removê-la para que haja cura permanente da ITU. A persistência bacteriana é a infecção recorrente de uma fonte nas vias urinárias. A suspeita ocorre quando infecções pelas mesmas bactérias retornam imediatamente após a conclusão do tratamento. Entre as causas estão cistos infectados, cálculos infecciosos (p. ex., cálculo coraliforme) e prostatite bacteriana. A reinfecção é uma infecção recorrente causada por bactérias da mesma espécie ou de espécie diferente que entram nas vias urinárias a intervalos variados. De modo geral, a reinfecção não é causada por lesão anatômica identificável, mas por reintrodução de bactérias de fonte externa às vias urinárias, na maioria das vezes da flora retal. As fístulas vesicoenterais e vaginais são causas raras de reinfecção.

Todos os pacientes com infecção recorrente devem ser submetidos a avaliação para pesquisa de urina residual e estenose uretral, estreitamento uretral ou obstrução da via de saída da bexiga. É preciso realizar ultrassonografia renal e tomografia simples dos rins nos pacientes em diálise com possível persistência bacteriana. Se a ultrassonografia for inconclusiva, pode-se usar tomografia computadorizada (TC), com e sem infusão de contraste. A cistoscopia é recomendada em caso de hematúria ou para ajudar a descartar fístula enterovesical em pacientes com pneumatúria. Estudos de localização do cateter ureteral também devem ser realizados se houver suspeita de persistência bacteriana. Os pacientes com anormalidade anatômica congênita ou adquirida responsável pelas infecções devem ser submetidos a correção cirúrgica. Não se conhece a segurança da profilaxia antimicrobiana a longo prazo nos pacientes em diálise com reinfecções vesicais frequentes. A cefalexina e o sulfametoxazol-trimetoprim em baixas doses provavelmente são os fármacos mais seguros.

d. **Infecções das vias urinárias superiores e complicações piogênicas.** As infecções das vias urinárias superiores são mais comuns nos pacientes em diálise em consequência da ascensão retrógrada de patógenos nas vias urinárias. Raras vezes, pacientes em diálise têm pielonefrite aguda de origem hematogênica. Os pacientes com rins císticos e sobretudo aqueles com doença policística do adulto são mais suscetíveis a infecções das vias urinárias superiores e suas complicações. Pode haver desenvolvimento de cistos infectados, pionefrose e abscessos renais e perirrenais.

De modo geral, os pacientes com cisto infectado ou abscesso renal ou perirrenal apresentam disúria, ITU recorrente, febre, sudorese noturna, dor abdominal ou no flanco ou sepse. Por vezes, são assintomáticos. Pode haver massa tensa e dolorosa palpável no flanco ou no abdome. Quando houver sintomas sistêmicos, esses pacientes podem apresentar desidratação por baixa ingestão de líquidos e alimentos, sudorese e febre.

A leucocitose é comum. A urinocultura identifica o microrganismo responsável se houver comunicação entre a infecção parenquimatosa e o sistema coletor. Entretanto, os resultados da cultura podem ser negativos quando um cisto infectado não se comunica com as vias urinárias ou em caso de pionefrose por cisto ou cálculo com obstrução completa do ureter. A ultrassonografia ou a TC identificam cistos infectados e estabelecem um ponto de referência para avaliar a resposta à terapia antimicrobiana. O uso de leucócitos marcados com índio-111 (^{111}In) e de imagem transaxial por tomografia computadorizada por emissão de fóton único (SPECT) com citrato de gálio-67 (^{67}Ga) para localização de cistos infectados foi descrito e pode ser considerado quando a ultrassonografia ou a TC forem inconclusivas.

Nos pacientes com rins císticos, a terapia antimicrobiana da infecção das vias urinárias superiores deve ser mantida durante no mínimo 3 semanas. Muitos antimicrobianos penetram pouco nos cistos renais, e o grau de penetração varia dependendo se os cistos são derivados do túbulo proximal ou da parte distal do néfron. Demonstrou-se que a trimetoprim, o ciprofloxacino, o metronidazol, a clindamicina, a eritromicina e a doxiciclina, que são lipossolúveis, alcançaram bons níveis bactericidas no líquido dos dois tipos de cistos e devem ser boas escolhas de tratamento, dependendo do microrganismo suspeito. O ciprofloxacino esteriliza cistos infectados em alguns pacientes. Antimicrobianos não lipossolúveis, como os aminoglicosídios, as cefalosporinas de terceira geração e as penicilinas geralmente não curaram a infecção em rins policísticos, provavelmente pela baixa penetração nos cistos derivados da parte distal do néfron.

Nos pacientes com doença renal policística do adulto e persistência bacteriana em um lado (documentada por exames de localização do cateter ureteral), a fonte de infecção deve ser removida cirurgicamente. Não é possível curar a pionefrose nem os abscessos renais e perirrenais apenas com terapia antimicrobiana; é necessária a intervenção cirúrgica imediata e definitiva. A drenagem percutânea de um cisto infectado sob imagem radiológica pode ser apropriada em pacientes com instabilidade clínica, mas atualmente a intervenção cirúrgica ainda é o procedimento de escolha na maioria dos abscessos localizados. Pode-se considerar o destelhamento (*unroofing*) laparoscópico de um cisto infectado claramente identificável. A nefrectomia só é indicada quando um cisto infectado não responde à terapia antimicrobiana nem à drenagem do cisto. O atraso da nefrectomia está associado a aumento das taxas de morbidade e mortalidade.

e. **Piocistite.** Nos pacientes com bexiga neurogênica (p. ex., diabéticos), a piocistite (pus na bexiga inativa) pode ser uma origem ignorada de infecção. É preciso sempre suspeitar de piocistite em pacientes anúricos em diálise, com febre de origem desconhecida. Entre os sintomas estão dor suprapúbica ou abdominal, secreção uretral fétida ou sepse. A dor à palpação suprapúbica e a bexiga distendida podem ser detectadas ao exame cuidadoso. O hemograma completo do sangue periférico costuma mostrar leucocitose. As hemoculturas podem ou não ser positivas. O cateterismo vesical mostra pus, cuja cultura geralmente indica microbiota mista. O tratamento consiste em drenagem satisfatória por cateter uretral de longa permanência, seguida por cateterismo intermitente e irrigação vesical com soluções antimicrobianas até o desaparecimento da infecção. Devem-se administrar antimicrobianos parenterais, escolhidos de acordo com os laudos da cultura e do antibiograma, se houver manifestações sistêmicas. A cistouretroscopia, e possivelmente a cistometrografia, devem ser realizadas para descartar obstrução da via de saída da bexiga, um grande divertículo vesical ou a bexiga neurogênica. Raramente, pode haver necessidade de drenagem cirúrgica ou até mesmo de cistectomia simples em casos refratários.

2. **Pneumonia.** A pneumonia é uma causa importante de morte nessa população; deve-se considerar a possibilidade de infecção por microrganismos gram-negativos nos pacientes dialisados no hospital. Os pacientes em diálise podem apresentar infiltrados pulmonares incomuns decorrentes de calcificação pulmonar (agora raros), que podem se assemelhar aos infiltrados da pneumonia. Às vezes a sobrecarga hídrica é confundida com pneumonia e se deve suspeitar desse diagnóstico, sobretudo quando houver infiltrados pulmonares bilaterais; esses infiltrados costumam melhorar após o aumento da ultrafiltração. Os derrames pleurais costumam ser exsudativos em virtude da inflamação associada à uremia, mesmo na ausência de infecção.

3. **Infecções intra-abdominais.** A diverticulose e a diverticulite são comuns nos pacientes em diálise, sobretudo naqueles com doença renal policística. A hérnia estrangulada também é frequente. Nos pacientes em diálise peritoneal, pode ser difícil diferenciar entre peritonite associada à diálise e peritonite decorrente de um processo mórbido com acometimento das vísceras abdominais (ver Capítulo 27). Há relato de colecistite acalculosa. O infarto intestinal pode ser uma complicação da hipotensão ocorrida durante uma sessão de diálise ou entre as sessões; sempre se deve suspeitar de infarto intestinal no paciente em diálise com choque séptico refratário inexplicado.

4. **Tuberculose.** Calcula-se que a incidência de tuberculose seja dez vezes maior nos pacientes em hemodiálise do que na população geral. A tuberculose nos pacientes em hemodiálise frequentemente é extrapulmonar; pode haver doença disseminada na ausência de anormalidades na radiografia de tórax. A dificuldade para

estabelecer o diagnóstico é maior porque a hipersensibilidade cutânea tardia ao reagente tuberculínico geralmente está ausente ou reduzida por causa da anergia cutânea. Novos testes imunológicos que usam ensaios de liberação de gamainterferon mostraram-se promissores nos pacientes com DRCT (Segall e Kovic, 2010; Grant, 2012). Pode haver muitas manifestações atípicas e sutis de tuberculose; por exemplo, os pacientes podem apresentar apenas ascite e febre intermitente ou hepatomegalia, emagrecimento e anorexia. Em geral, o diagnóstico de tuberculose nos casos extrapulmonares é estabelecido pela demonstração de granulomas caseosos típicos na biopsia pleural ou hepática ou pelo isolamento de bacilos tuberculosos na cultura do material de biopsia. Quando o índice de suspeita de tuberculose é alto, às vezes é justificada a terapia presuntiva com antituberculosos. A taxa de mortalidade descrita nos pacientes em diálise com tuberculose é alta e chega a 40%.

5. **Listeriose.** A listeriose, uma infecção incomum no hospedeiro não imunocomprometido, ocorre nos pacientes em hemodiálise com sobrecarga de ferro.

6. **Septicemia por *Salmonella*.** Observou-se septicemia grave por *Salmonella* nos pacientes em diálise; a enterite por *Salmonella* raramente avança para sepse nos pacientes não urêmicos.

7. **Septicemia por *Yersinia*.** Essa infecção foi descrita nos pacientes em diálise com sobrecarga de ferro tratados por quelação com deferoxamina.

8. **Mucormicose.** Essa infecção, às vezes fatal, é constatada com frequência incomum nos pacientes tratados com deferoxamina.

9. ***Helicobacter pylori*.** Embora os pacientes com DRCT frequentemente apresentem complicações GI, a prevalência dessa infecção parece ser igual nos pacientes com DRCT e nos pacientes com função renal normal. A terapia é semelhante à dos pacientes não urêmicos.

IV. **INFECÇÕES VIRAIS**
   A. **Hepatite A.** A incidência de hepatite A nos pacientes em diálise não é maior do que na população geral, considerando-se que a transmissão geralmente ocorre por via orofecal. A doença apresenta a evolução clínica habitual nos pacientes em diálise. Acredita-se que a hepatite A nunca ou raramente seja seguida de hepatite crônica.
   B. **Hepatite B**
      1. **Epidemiologia**
         a. **Pacientes em hemodiálise.** Atualmente, a incidência de infecção pelo vírus da hepatite B (HBV) é muito baixa nos EUA (Finelli, 2005). Os motivos são a pesquisa dessa infecção no sangue e a pequena necessidade de transfusão em vista da disponibilidade de eritropoetina. Entretanto, ocorreram surtos recentes de hepatite B em várias unidades de hemodiálise. A vacina contra hepatite B deve ser administrada a todos os pacientes suscetíveis em hemodiálise. Convém destacar que apenas 50 a 60% dos pacientes em hemodiálise vacinados desenvolvem uma resposta de anticorpos protetora; as técnicas ideais de vacinação são discutidas adiante.
         b. **Pacientes em diálise peritoneal.** O risco de hepatite B nesse grupo é muito pequeno. Todavia, o vírus pode ser transmitido por exposição ao efluente peritoneal.
      2. **Quadro clínico inicial.** A infecção pelo vírus da hepatite B é predominantemente assintomática nos pacientes em diálise. Em geral, o mal-estar é a única queixa. A icterícia visível é rara. A única manifestação de infecção pode ser a elevação discreta (2 a 3 vezes) e inexplicada dos níveis séricos de aspartato aminotransferase (AST) ou de alanina aminotransferase (ALT) ou até mesmo o aumento do nível dentro do intervalo normal. As concentrações séricas de bilirrubina e de fosfatase alcalina podem permanecer normais ou apresentar apenas elevação discreta.

3. **Infecção crônica pelo vírus da hepatite B.** A infecção pelo vírus da hepatite B nos pacientes em diálise apresenta evolução prolongada e em 50% dos casos avança para um estado HbsAg-positivo crônico. O desenvolvimento de hepatite persistente (ou ativa) clinicamente importante é bem menos comum que nos pacientes não dialisados. O risco de hepatite persistente parece ser maior nos pacientes com altos níveis séricos de ferritina. É indicado o tratamento de pacientes HBsAg-positivos com indícios de replicação viral e níveis anormais de transaminase, de preferência em conjunto com o exame histopatológico do fígado. Em geral, um nível de 4 a 5 $\log_{10}$ cópias/mℓ de DNA do HBV é considerado limiar para início do tratamento. É importante reconhecer que o antígeno "e" da hepatite B (HBeAg) pode ser negativo apesar da doença ativa. O interferon, a lamivudina, o adefovir ou o entecavir podem ser usados no tratamento da hepatite B crônica. O entecavir é a terapia de primeira linha recomendada nos pacientes em diálise. É preciso ajustar as doses de todos os medicamentos antivirais de acordo com a função renal. As doses de lamivudina, adefovir e entecavir são, respectivamente, de 100 mg/dia VO, 10 mg/dia VO e 0,05 mg/dia VO. Em vista dos efeitos colaterais do interferon nos pacientes em diálise, as melhores opções são os análogos de nucleotídios ou nucleosídios.

4. **Rastreamento de rotina.** Os pacientes em hemodiálise devem ser submetidos a pesquisa de antígenos de superfície do HBV (HBsAg), anticorpos contra o antígeno de superfície (anti-HBs) e anticorpos contra o antígeno central (anti-HBc) por ocasião da admissão na unidade de diálise (ou hospital). Deve-se fazer o teste de HBsAg mensal em todos os pacientes suscetíveis ao HBV, inclusive aqueles que não respondem à vacina, e a dosagem de anti-HBs com título de anticorpos deve ser anual. O teste de DNA do HBV deve ser realizado se o HBsAg for positivo e pode ser indicado nos pacientes positivos para anti-HBc, mas negativos para HBsAg e anti-HBs, pois às vezes esses pacientes podem ser infecciosos.

5. **Prevenção**

    a. **Limitação da possibilidade de exposição ao vírus.** Os princípios epidemiológicos podem ser usados para diminuir o risco de infecção por hepatite B nos pacientes e na equipe de diálise. A Tabela 35.1 mostra algumas precauções úteis. Alguns centros recomendam que os pacientes com antigenemia da hepatite B sejam tratados com hemodiálise domiciliar ou diálise peritoneal domiciliar para reduzir a chance de transmissão para outros pacientes e para a equipe.

    b. **Vacinação.** Ver Seção V adiante.

    c. **Imunoglobulina contra a hepatite B.** Esta deve ser administrada após qualquer exposição aos líquidos corporais de uma pessoa sabidamente infectada pelo HBV.

C. **Hepatite C.** A prevalência de anticorpos contra o vírus da hepatite C (anti-HCV) nos pacientes em diálise é maior que nas populações saudáveis. Dados recentes indicam que 8 a 10% dos pacientes em diálise nos EUA têm anti-HCV. No mundo inteiro, observa-se variação considerável na prevalência de anti-HCV, de 1 a 63%. Entretanto, também ocorre grande variação nos testes para HCV nos centros de diálise (Meyers, 2003). As altas incidência e prevalência de infecção por HCV nos pacientes em diálise podem ser atribuídas a vários fatores de risco, que incluem o número de transfusões sanguíneas, a duração da diálise, o modo de diálise (menor risco nos pacientes em diálise peritoneal) e uma história de transplante de órgão prévio ou abuso de drogas intravenosas. As taxas de infecção nos pacientes em diálise nos EUA não mudaram muito desde o desenvolvimento dos primeiros testes para anti-HCV no início da década de 1990. Até o presente momento não existem evidências de que o compartilhamento de máquinas de diálise, o tipo de membrana usada ou o reprocessamento do dialisador sejam fatores de risco. Portanto, o Centers for Disease Control and Prevention (CDC) não recomenda o uso de máquinas exclusivas nem o isolamento dos pacientes e não proíbe a reutilização nos pacientes em hemodiálise com anti-HCV.

Tabela 35.1 Práticas de controle de infecção na unidade de hemodiálise.

1. Precauções gerais para a equipe e os pacientes
   a. Vigilância para antígenos de superfície da hepatite B (HBsAg) e anticorpos (anti-HBs) (ver texto)
   b. Isolamento de pacientes HBsAg-positivos [desnecessário para pacientes infectados pelo vírus da imunodeficiência humana (HIV) e pelo vírus da hepatite C (HCV)]
   c. Limpeza das máquinas de diálise e de áreas contaminadas por sangue/líquidos corporais com solução de hipoclorito de sódio (alvejante) a 1%
   d. Proibição do reúso do dialisador para pacientes HBV-positivos (aceitável para pacientes com anti-HCV e, provavelmente, HIV)
   e. Precauções universais (ver adiante)
   f. Protocolo para exposição a sangue/líquidos corporais (ver adiante)
2. Precauções universais
   a. É essencial que a equipe use paramentação impermeável
   b. É preciso usar luvas sempre que houver possibilidade de exposição a sangue ou líquidos corporais
   c. É preciso trocar as luvas e lavar as mãos entre os pacientes
   d. Óculos de proteção e máscara facial são usados quando houver possibilidade de respingar sangue (p. ex., início e interrupção da diálise, troca do circuito de sangue)
   e. Não tampar agulhas contaminadas; descartá-las imediatamente em receptáculo adequado
3. Exposição a sangue
   a. Teste para HBsAg e anti-Hbs no momento do incidente e 6 semanas depois
   b. Teste para HIV (é necessário consentimento do empregado) no momento do incidente e 6 semanas e 6 meses depois
   c. Se o estado HbsAg do paciente-fonte for positivo ou desconhecido, administrar imunoglobulina contra hepatite B
   d. Teste de HIV do paciente-fonte (informar ao paciente; pode não ser necessário consentimento)

Entretanto, as observações sugerem maior incidência de novos casos de hepatite C nas unidades com maior prevalência de infecção por HCV e incidência reduzida de HCV nas unidades que implementam medidas de controle de infecção; portanto, nas unidades de diálise com alta prevalência de infecção pode ser justificado o isolamento dos pacientes HCV-positivos, o uso de máquinas exclusivas e a restrição da reutilização do dialisador para os pacientes infectados por HCV (Agarwal, 2011). O CDC recomenda que todos os pacientes em hemodiálise sejam submetidos a teste para anticorpos anti-HCV por ocasião da internação; depois, os pacientes com resultado negativo devem ser submetidos a teste para anticorpos anti-HCV com periodicidade semestral.

A prevalência de anti-HCV na equipe de diálise é semelhante à observada na população geral (0 a 6%). A imunoglobulina e/ou o alfainterferon para profilaxia após exposição à hepatite C não são recomendadas para os profissionais de saúde.

É difícil avaliar a história natural da hepatite C nos pacientes em diálise porque não houve grandes estudos com realização de biopsia hepática. A associação entre enzimas hepáticas (p. ex., ALT) e grau histológico é insatisfatória. Análises multivariadas mostraram maior risco de morte nos pacientes infectados pelo vírus da hepatite C, com taxa de mortalidade excessiva decorrente principalmente de cirrose e câncer hepático.

Até muito recentemente (Gentile, 2014), as opções de tratamento eram insatisfatórias. O alfainterferon reduz os níveis das transaminases e melhora a histologia hepática na maioria dos pacientes, com resposta sustentada em cerca de 40% dos pacientes, uma taxa de resposta pelo menos comparável à observada nos pacientes sem doença renal. Entretanto, a incidência dos efeitos colaterais é considerável. Os efeitos colaterais comuns são mialgia, cefaleia, fadiga e depressão, porém houve relato de efeitos adversos mais graves, inclusive supressão da medula óssea, pancreatite, insuficiência cardíaca e linfoma. Portanto, a relação risco-benefício na população em diálise não foi esclarecida. O tratamento com interferon (IFN-α2a) e peginterferon alcança uma taxa de cura de 30 a 45% nessa população. O acréscimo de ribavirina pode aumentar a taxa de cura, porém é mal tolerado por pacientes com DRCT (Esforzado e Campistol, 2012). Normalmente, a excreção de ribavirina é renal e causa hemólise relacionada com a dose; portanto, é preciso usá-la com extrema cautela e em dose reduzida nos pacientes em diálise.

Atualmente, o tratamento da hepatite C só é considerado nos pacientes com hepatopatia importante, com probabilidade razoável de sobrevida prolongada, sobretudo quando se planeja fazer um transplante. Uma metanálise recente constatou que a dose de IFN ($\geq 3 \times 10^6$ 3 vezes/semana), o tratamento por ≥ 6 meses, a conclusão do tratamento, o menor nível de RNA do HCV inicial, o sexo feminino e a resposta virológica inicial foram preditivos de resposta virológica sustentada (Gordon, 2009). As diretrizes KDIGO de 2008 recomendam a monoterapia com IFN padronizada, com ajuste da dose para uma taxa de filtração glomerular (TFG) < 15 mℓ/min por 1,73 m^2. Um possível esquema é a administração de 3 milhões de unidades de IFNα-2b por via subcutânea 3 vezes/semana durante 6 a 12 meses (se tolerada). É obrigatório o monitoramento atento de efeitos colaterais.

As elevadas taxas de cura alcançadas recentemente com novos esquemas sem interferon que usam associações de antivirais de ação direta, como daclatasvir, asunaprevir, dasabuvir, sofosbuvir e ABT-450/r-ombitasvir, com ou sem ribavirina, aumentaram bastante as chances de cura da hepatite C em pacientes não dialisados (Chung e Baumert, 2014; Gentile, 2014). A experiência com todas essas novas associações é muito limitada nos pacientes em diálise, embora muitos desses fármacos sejam excretados principalmente pelo fígado. Será necessário algum tempo para definir como e em que extensão esses novíssimos e importantes avanços contra a hepatite C podem ser aplicados na população com DRCT.

D. **Citomegalovírus (CMV) e mononucleose.** Essas infecções virais podem se assemelhar à hepatite pelo vírus B ou C, mas são incomuns nos pacientes em diálise.

E. **Influenza.** O risco de complicações da *influenza* é maior nos pacientes em diálise, que devem ser vacinados. O uso de agentes antivirais para prevenção e tratamento da influenza é discutido adiante.

F. **Vírus da imunodeficiência humana (HIV)**
   1. **Incidência e prevalência.** A taxa de infecção pelo HIV nos pacientes em hemodiálise é elevada, mas apenas um pouco acima da observada na população geral. A incidência da infecção pelo HIV no programa de DRCT nos EUA é estável. A incidência e a prevalência são muito maiores nas grandes áreas urbanas que abrigam minorias.
   2. **Manifestações clínicas.** Os pacientes em diálise HIV-positivos podem ser assintomáticos ou apresentar a síndrome de imunodeficiência adquirida (AIDS) clássica. A doença renal relacionada com o HIV pode ser uma causa importante de insuficiência renal em alguns pacientes. Desde o surgimento da terapia antirretroviral de alta atividade (HAART), houve grande melhora do prognóstico dos pacientes infectados pelo HIV, e muitos pacientes HIV-positivos sem outras manifestações clínicas podem viver muitos anos em diálise.
   3. **Rastreamento de rotina.** Há muita controvérsia sobre a recomendação da rotina de testagem para HIV dos pacientes em hemodiálise sem indicações clínicas de AIDS. A recomendação do CDC é não realizar a testagem de rotina. Entretanto, algumas unidades de diálise (sobretudo aquelas que atendem populações de alto risco) fazem o teste para HIV. É preciso ponderar o sigilo e o risco para outros pacientes e a equipe de diálise.
   4. **Diálise nos pacientes HIV-positivos.** A recomendação do CDC é de que a escolha entre hemodiálise e diálise peritoneal não deve ser afetada pelo resultado positivo

para HIV. Entretanto, a diálise domiciliar reduz qualquer risco possível para outros pacientes e para a equipe de diálise. O efluente peritoneal dos pacientes HIV-positivos deve ser considerado infeccioso e manipulado de maneira adequada. Caso se escolha a hemodiálise, as diretrizes do CDC estabelecem que é preciso seguir apenas as precauções habituais com líquidos corporais referentes à diálise de rotina. O CDC não recomenda a separação de uma máquina de diálise especial para os pacientes HIV-positivos, e a reutilização do dialisador nos pacientes HIV-positivos não é proibida.

Muitas unidades de diálise consideram as recomendações do CDC liberais demais e tratam os pacientes HIV-positivos do mesmo modo que os pacientes HbsAg-positivos (ver Tabela 35.1). Profissionais de saúde contraíram infecção pelo HIV após contato da pele ou da mucosa com sangue infectado pelo HIV, o que ressalta a importância das precauções universais durante a realização da diálise.

V. **VACINAÇÃO.** Nos pacientes em diálise, a resposta de anticorpos a várias vacinas comumente usadas é insuficiente. Todavia, acredita-se que a vacinação contra pneumococos, *influenza* e hepatite seja indicada para quase todos os pacientes em diálise. A Tabela 35.2 mostra a frequência recomendada de administração de vacinas usadas comumente. As doses de todas elas, com exceção da vacina contra hepatite B, são idênticas às usadas na população em geral.

A. **Vacinação contra hepatite B.** Todos os pacientes em diálise, exceto os positivos para HbsAg ou anti-Hbs (anticorpo) devem ser vacinados contra hepatite B. Para aumentar as chances de êxito da vacinação, a dose da vacina contra hepatite B nos pacientes em diálise deve ser o dobro da normal. Recomenda-se a administração de uma dose adicional, sobretudo se houver queda dos títulos de anticorpos abaixo de 10 mUI/mℓ. Uma série de quatro injeções IM de 40 mcg de HbsAg deve ser administrada no músculo deltoide a intervalos de 0, 1, 2 e 6 meses para completar a série primária de vacinação. A injeção no músculo glúteo não é recomendada, porque foi associada ao não desenvolvimento de anticorpos ou à perda de anticorpos 6 meses a 1 ano após a imunização (nos pacientes não urêmicos e urêmicos).

De modo geral, a porcentagem de vacinação bem-sucedida contra hepatite B nos pacientes em diálise é menor que na população geral e há relato de taxas de apenas 50 a 60%. Alguns pacientes podem não responder por causa da administração glútea da vacina ou por não terem completado o esquema de vacinação. A utilidade de vacinas adjuvantes e de vacinas administradas por via intradérmica continua a ser estudada (Fabrizi, 2011).

VI. **USO DE ANTIMICROBIANOS NOS PACIENTES EM DIÁLISE.** A Tabela 35.3 apresenta as diretrizes posológicas dos antimicrobianos, antifúngicos e antivirais mais usados em pacientes tratados com hemodiálise e diálise peritoneal intermitentes. Em virtude da maior

Tabela 35.2 Imunizações recomendadas para pacientes em diálise.	
Vacina	**Frequência de administração**
Influenza A e B	Anual
Tétano, difteria	Reforço a cada 10 anos
Pneumococos	A revacinação depende da resposta dos anticorpos
Hepatite B	Para o esquema inicial de vacinação, administrar um total de quatro doses duplas com fracionamento de cada injeção entre os músculos deltoides esquerdo e direito
	Ainda não se sabe se há necessidade de revacinação, mas é recomendada se houver queda do título de anticorpos (ver texto)

Tabela 35.3 Posologia de antibióticos, antivirais e antifúngicos sistêmicos para pacientes adultos em diálise.

Fármaco	Dose habitual não urêmica[a]	Meia-vida		Posologia (% da dose não urêmica)	Posologia habitual no paciente em diálise	Suplemento pós-HD	Posologia para DPAC[b]
		Paciente não urêmico	Paciente em diálise (h)	Paciente em diálise			
Antibióticos							
Penicilinas							
Amoxicilina VO	250 a 500 mg 8/8 h	0,7 a 1,4	7 a 21	50 a 80	250 a 500 mg a cada 24 h	DAD	250 a 500 mg 12/12 h
Ampicilina IV	1 a 2 g a cada 4 a 6 h	1 a 1,8	7 a 20	50 a 80	1 a 2 g a cada 12 a 24 h	DAD	250 mg 12/12 h
Ampicilina/sulbactam IV	1,5 a 3 g 6/6 h	Ver Ampicilina			1,5 a 3 g a cada 12 a 24 h	DAD	3 g 24/24 h
Dicloxacilina VO	125 a 500 mg 6/6 h	0,6 a 0,8	1,3	95 a 100	250 mg 6/6 h	Não	Igual
Nafcilina IV	1 a 2 g 4/4 h	0,5 a 1	1,2	100	1 a 2 g 4/4 h	Não	Igual
Oxacilina IV	0,5 a 1 g a cada 4 a 6 h	0,3 a 1	0,3 a 1,0	95 a 100	0,5 a 1,0 g a cada 4 a 6 h	Não	Igual
Penicilina G IV/IM[c]	0,5 a 4 mU 4/4 h	0,5 a 0,84	3,3 a 5,1	25 a 50	0,5 a 1 mU a cada 4 a 6 h ou 1 a 2 mU a cada 8 a 12 h	DAD	Igual
Penicilina V VO	250 mg 6/6 h	0,5	4,0	50	250 mg 12/12 h	Não	Igual
Piperacilina IV	3 a 4 g a cada 4 a 6 h	1,0	3,3 a 5,1	50 a 70	2 g 8/8 h	1 g	3 a 4 g 8/8 h
Piperacilina/tazobactama IV	3,375 a 4,5 g a cada 6 a 8 h	Ver Piperacilina		50 a 80	2,25 g 12/12 h, para pneumonia adquirida no hospital 2,25 g 8/8 h	0,75 g	Igual
Ticarcilina/clavulanato IV	3,1 g a cada 4 a 6 h	1,1	12	50 a 80	2 g (ticarcilina) 12/12 h ou 2 g 8/8 h sem dose suplementar	3,1 g	3,1 g 12/12 h

(continua)

Tabela 35.3	Posologia de antibióticos, antivirais e antifúngicos sistêmicos para pacientes adultos em diálise. (continuação)

Fármaco	Dose habitual não urêmica[a]	Meia-vida Paciente não urêmico (h)	Meia-vida Paciente em diálise (h)	Paciente em diálise Posologia (% da dose não urêmica)	Posologia habitual no paciente em diálise	Suplemento pós-HD	Posologia para DPAC[b]
Cefalosporinas							
Cefaclor VO	0,25 a 0,5 g 8/8 h	0,5 a 1	2,8	50 a 80	250 mg 12/12 h	250 mg	Igual
Cefadroxila VO	0,5 a 1 g 12/12 h	1,4	22	25 a 50	1 a 2 g 36/36 h	0,5 a 1 g	Igual
Cefazolina IV/IM	1 a 2 g 8/8 h	2	40 a 70	50 a 80	0,5 a 1 g 24/24 h ou 1 a 2 g a cada 48 a 72 h	0,5 a 1 g	0,5 mg 12/12 h
Cefdinir VO	600 mg 1×/dia ou 300 mg 12/12 h	1,7	?	?	300 mg 48/48 h	300 mg	?
Cefepima IV	1 a 2 g a cada 8 a 12 h	2	13,5	25	1 g a cada 24 h × 1, depois 1 a 2 g a cada 48 a 72 h ou 2 g 3 ×/semana	DAD	1 a 2 g 48/48 h
Cefotaxima IV	1 a 2 g a cada 4 a 12 h	1 a 1,5	15 a 35	50	1 a 2 g 24/24 h	DAD	1 g 24/24 h
Cefotetana IV/IM	1 a 2 g 12/12 h	3 a 5	13 a 25	80 a 95	0,25 a 0,5 g 24/24 h nos dias sem diálise	1 g	1 g 24/24 h
Cefoxitina IV/IM	1 a 2 g a cada 6 a 8 h	0,6 a 1	13 a 23	15	0,5 a 1 g a cada 12 a 48 h	1 a 2 g	1 g 24/24 h
Cefpodoxima VO	100 a 400 mg 12/12 h	2,2	9,8	25	100 a 400 mg 3 ×/semana	DAD	100 a 400 mg 24/24 h
Cefprozila VO	500 mg 24/24 h ou 250 a 500 mg 12/12 h ou 250 mg 3 ×/dia	1,3	6,0	45	250 mg 24/24 h	DAD	?
Ceftarolina IV	600 mg 12/12 h	2,7	?	33	200 mg 12/12 h	DAD	?
Ceftazidima IV/IM	2 g 8/8 h	1 a 2	13 a 25	0 a 50	0,5 a 1 g 24/24 h ou 1 a 2 g a cada 48 a 72 h	1 g[d]	Dose inicial de 1 g, depois 500 mg 24/24 h

Tabela 35.3 Posologia de antibióticos, antivirais e antifúngicos sistêmicos para pacientes adultos em diálise. (*continuação*)

Fármaco	Dose habitual não urêmica[a]	Meia-vida Paciente não urêmico (h)	Meia-vida Paciente em diálise (h)	Paciente em diálise Posologia (% da dose não urêmica)	Posologia habitual no paciente em diálise	Suplemento pós-HD	Posologia para DPAC[b]
Ceftibuteno VO	400 mg 24/24 h	2	13 a 22	25 a 50	400 mg ou 9 mg/kg (depois de cada sessão de diálise)	DAD	?
Ceftriaxona IV	1 a 2 g a cada 12 a 24 h	5 a 9	12 a 16	100	1 a 2 g a cada 12 a 24 h	Nenhum	Igual
Cefuroxima IV	0,75 a 1,5 g 8/8 h	1 a 2	17	75	0,75 a 1,5 g 24/24 h	DAD	Igual
Cefuroxima VO	250 a 500 mg 12/12 h	1 a 2	17	33	?	?	?
Cefalexina VO	0,25 a 1,0 g 6/6 h	0,5 a 1,2	30	50 a 80	250 mg a cada 12 a 24 h	DAD	Igual
Carbapenêmicos/ monobactâmicos							
Aztreonam IV	1 a 2 g a cada 6 a 8 h	1,7 a 2,9	6 a 8	50 a 80	DL 0,5, 1 ou 2 g depois 0,25 a 0,5 g a cada 6 a 8 h; ou 500 mg 12/12 h	Nas infecções graves, 125 a 250 mg após diálise	Igual
Doripeném IV	500 mg 8/8 h	1,0	18	48	250 mg 24/24 h, para PSA 500 mg 12/12 h (no dia 1), depois 500 mg 24/24 h	?	?
Ertapeném IV/IM	1 g 24/24 h	4,0	> 4,0	50	500 mg 24/24 h	150 mg[j]	500 mg 24/24 h

(*continua*)

Tabela 35.3 Posologia de antibióticos, antivirais e antifúngicos sistêmicos para pacientes adultos em diálise. (*continuação*)

Fármaco	Dose habitual não urêmica[a]	Meia-vida (h)		Posologia (% da dose não urêmica)	Posologia habitual no paciente em diálise	Suplemento pós-HD	Posologia para DPAC[b]
		Paciente não urêmico	**Paciente em diálise**	**Paciente em diálise**			
Imipeném/cilastatina IV/IM	0,5 6/6 h	1,0	4	50	250 a 500 mg 12/12 h	DAD	A dose é calculada de acordo com o peso
Meropeném IV	0,5 a 2 g 8/8 h	1 a 1,5	6 a 8	25	500 mg 24/24 h	DAD	0,5 a 2 g 24/24 h
Fluoroquinolonas							
Ciprofloxacino IV	400 mg 12/12 h	3 a 5	6 a 9	90 a 100	200 a 400 mg 24/24 h	?	?
Ciprofloxacino VO	Liberação imediata, 500 a 750 mg 12/12 h; liberação estendida, 500 a 1.000 mg 24/24 h	3 a 5	6 a 9	90 a 100	Liberação imediata, 250 a 500 mg 24/24 h; liberação estendida, 500 mg 24/24 h	DAD	Igual
Gemifloxacino VO	320 mg 24/24 h	4 a 12	> 7		160 mg 24/24 h	DAD	Igual
Levofloxacino IV/VO	750 mg 24/24 h	6 a 8	76	25	Uma dose de 750 mg, depois 500 mg 48/48 h	DAD	Igual
Moxifloxacino IV/VO	400 mg 24/24 h	8 a 15 (IV) 12 a 16 (VO)	9 a 16	100	400 mg 24/24 h	Não	Igual
Ofloxacino IV/VO	200 a 400 mg 12/12 h	4 a 5, depois 20 a 25	28 a 37	25	100 a 200 mg 24/24 h	DAD	300 mg 24/24 h
Aminoglicosídios							
Amicacina IV	5 a 7,5 mg/kg 12/12 h	1,4 a 2,3	28 a 86	80	Ver texto	Ver texto	Ver texto
Gentamicina IV	1 a 2,5 mg/kg a cada 8 a 12 h	1,5 a 3	36 a 70	50	Ver texto	Ver texto	Ver texto

Tabela 35.3 Posologia de antibióticos, antivirais e antifúngicos sistêmicos para pacientes adultos em diálise. *(continuação)*

Fármaco	Dose habitual não urêmica^a	Meia-vida (h) Paciente não urêmico	Paciente em diálise	Paciente em diálise Posologia (% da dose não urêmica)	Posologia habitual no paciente em diálise	Suplemento pós-HD	Posologia para DPAC^b
Neomicina VO	0,5 a 2 g a cada 6 a 8 h	Evitar na insuficiência renal					
Estreptomicina IM	15 a 30 mg/kg 24/24 h	5	30 a 80	15	7,5 a 15 mg/kg 3 ×/ semana nos dias de diálise	DAD	Ver texto
Tobramicina IV	1 a 2,5 mg/kg a cada 8 a 12 h	2 a 3	5 a 70	30 a 75	1 a 2 mg/kg a cada 48 a 72 h	Ver texto	Ver texto
Macrolídeos e cetolídeos							
Azitromicina IV/VO	500 mg 24/24 h × 1 dia, 250 mg 24/24 h × 4 dias	68 a 72	?	100	500 mg 24/24 h × 1 dia, 250 mg 24/24 h × 4 dias	Não	Igual
Claritromicina VO	250 a 500 mg 12/12 h	3 a 7	?	50	250 mg 12/12 h	DAD	?
Eritromicina IV/VO	250 mg a cada 6 a 12 h	1,5 a 2	5 a 6	80 a 95	250 a 500 mg a cada 6 a 12 h	Não	Igual
Telitromicina VO	800 mg VO 24/24 h	10	15		600 mg 24/24 h	DAD	?
Glicopeptídios							
Telavancina IV	10 mg/kg 24/24 h	6,6 a 9,6	?	?	?	?	?
Vancomicina IV	15 a 20 mg/kg 12/12 h	5 a 11	200 a 250	< 10	1 g a cada 4 a 7 dias	Ver texto	Ver texto
Tetraciclinas							
Demeclociclina VO	150 mg 6/6 h ou 300 mg 12/12 h	Evitar na insuficiência renal					

(continua)

Tabela 35.3 Posologia de antibióticos, antivirais e antifúngicos sistêmicos para pacientes adultos em diálise. (*continuação*)

Fármaco	Dose habitual não urêmica[a]	Meia-vida (h) Paciente não urêmico	Paciente em diálise	Paciente em diálise Posologia (% da dose não urêmica)	Posologia habitual no paciente em diálise	Suplemento pós-HD	Posologia para DPAC[b]
Doxiciclina IV/VO	100 a 200 mg a cada 12 a 24 h	12 a 15	18 a 25	100	100 a 200 mg a cada 12 a 24 h	Não	Igual
Minociclina IV/VO	200 mg (dose inicial), 100 mg 12/12 h	11 a 22	?	100	100 mg VO 12/12 h	Não	Igual
Tetraciclina VO	250 a 500 mg 6/6 h	8 a 11	57 a 108	80 a 95	?	Não	?
Nitroimidazóis							
Metronidazol IV/VO	500 mg a cada 6 a 8 h	8	18 a 32	0 a 50	500 mg a cada 8 a 12 h	DAD	250 mg a cada 6 a 8 h ou 500 mg 12/12 h
Tinidazol VO	2 g 24/24 h	13	11,1 a 14,7	100	2 g 24/24 h	1 g	?
Diaminopirimidinas							
Pirimetamina VO	25 a 50 mg 24/24 h	80 a 95		100	25 a 50 mg 24/24 h	Não	?
Trimetoprima (T)/ sulfametoxazol (S) IV/VO	Ver texto	8 a 10 (T) 35 (S)	26 (T) 50 (S)	50	Ver texto	Ver texto	Ver texto
Antituberculosos							
Etambutol VO	15 mg/kg 24/24 h	2,5 a 3,6	7 a 15	50	15 mg/kg 48/48 h ou 15 mg/kg 3×/semana	DAD	Igual

Tabela 35.3 Posologia de antibióticos, antivirais e antifúngicos sistêmicos para pacientes adultos em diálise. (*continuação*)

Fármaco	Dose habitual não urêmica[a]	Meia-vida (h)		Paciente em diálise Posologia (% da dose não urêmica)	Posologia habitual no paciente em diálise	Suplemento pós-HD	Posologia para DPAC[b]
		Paciente não urêmico	Paciente em diálise				
Isoniazida IV/VO	300 mg 24/24 h	0,5 a 1,5 (acetiladores rápidos) 2,5 a 3,6 (acetiladores lentos)	2,3 7 a 15	100[f]	300 mg 24/24 h	DAD	Igual
Pirazinamida VO	15 a 30 mg/kg/dia	9 a 10	?	50	25 a 35 mg/kg 3×/semana	DAD	?
Rifabutina VO	300 mg 24/24 h	45	ND	50	150 mg 24/24 h	?	?
Rifampicina IV/VO	600 mg 24/24 h	3,5	4,0	100	600 mg 24/24 h	Não	Igual
Diversos antibióticos							
Colistina	1,25 a 2,5 mg/kg 12/12 h	2 a 3	48 a 72	100	1,5 mg/kg a cada 24 a 48 h	DAD	?
Clindamicina VO	150 a 450 mg 6/6 h	2 a 3, 3,4 a 5,1 (idosos)	4,0	100	Igual	Não	Igual
Clindamicina IV	600 a 900 mg 8/8 h	2,3, 3,4 a 5,1 (idosos)	4,0	100	400 a 900 mg 8/8 h	Não	Igual
Dapsona VO	50 a 100 mg 24/24 h	10 a 50		100	Profilaxia da pneumonia por *Pneumocystis* 50 mg 12/12 h	DAD	?

(continua)

| Tabela 35.3 | Posologia de antibióticos, antivirais e antifúngicos sistêmicos para pacientes adultos em diálise. (continuação) |

Fármaco	Dose habitual não urêmica[a]	Meia-vida (h)		Paciente em diálise Posologia (% da dose não urêmica)	Posologia habitual no paciente em diálise	Suplemento pós-HD	Posologia para DPAC[b]
		Paciente não urêmico	Paciente em diálise				
Daptomicina IV	4 a 6 mg/kg 24/24 h	8 a 9	30	50	4 a 6 mg/kg 48/48 h[i] ou 6 mg/kg 3×/semana após diálise	DAD	Igual
Linezolida IV/VO	600 mg 12/12 h	4 a 5	6 a 8	70	600 mg 12/12 h	DAD[e]	Igual
Metenamina VO	1 g 6/6 h (mandelato) 1 g 12/12 h (hipurato)	Evitar na insuficiência renal					
Nitrofurantoína VO	50 a 100 mg 6/6 h	Evitar na insuficiência renal					
Quinupristina/dalfopristina IV	7,5 mg/kg a cada 8 a 12 h	1,3 a 1,5	?	100	7,5 mg/kg a cada 8 a 12 h	Não	Igual
Espectomicina IM	2 a 4 g (dose única)	1,2 a 2,8	4,7 a 29,3	50	2 a 4 g (dose única)	Não	Igual
Antivirais							
Aciclovir IV	5 a 10 mg/kg 8/8 h	3,0	19,5	15 a 20	2,5 a 5 mg/kg 24/24 h	DAD	Igual
Aciclovir VO	200 a 800 mg 5 ×/dia	3,0	19,5	15 a 20	200 mg 12/12 h	DAD	Igual
Amantadina VO	100 mg 12/12 h	24	168 a 240	< 10	200 mg/semana[g]	Não	Igual
Boceprevir	300 mg 3 vezes/dia	3	3	100	300 mg 3 vezes/dia	Não	Igual
Cidofovir IV	5 mg/kg semanal ou em semanas alternadas	Contraindicado na depuração de creatinina ≤ 55 mℓ/min ou creatinina sérica > 1,5 mg/dℓ					
Fanciclovir VO	125 a 500 mg a cada 8 a 12 h	2 a 4	3 a 24	25	125 a 250 mg 3 ×/semana	DAD	?

Tabela 35.3 Posologia de antibióticos, antivirais e antifúngicos sistêmicos para pacientes adultos em diálise. (*continuação*)

Fármaco	Dose habitual não urêmica[a]	Meia-vida Paciente não urêmico (h)	Paciente em diálise	Paciente em diálise Posologia (% da dose não urêmica)	Posologia habitual no paciente em diálise	Suplemento pós-HD	Posologia para DPAC[b]
Foscarnete IV	60 mg/kg 8/8 h por 3 semanas, depois 90 a 120 mg/kg 24/24 h	3,0	?	50 a 100	45 a 90 mg/kg 3×/semana	DAD	?
Ganciclovir IV	5 mg/kg/dia a cada 12 a 24 h	1,7 a 5,8	5 a 28	25	0,625 a 1,25 mg/kg/dia 3×/semana	DAD	Igual
Oseltamivir VO	75 mg 2 vezes/dia	6 a 10	Não há dados	< 20	75 mg 3×/semana	DAD	30 mg a cada 7 dias
Ribavirina VO	800 a 1.200 mg/dia fracionados em duas doses	24 (cápsula), 120 a 170 (comprimido)	?	50	200 mg 24/24 h	Não	Igual
Rimantidina VO	100 mg 12/12 h	25	40	50	100 mg 24/24 h	Não	Igual
Valaciclovir VO	1 a 2 g a cada 8 a 12 h	3,0	14	16	500 mg 24/24 h	DAD	Igual
Valganciclovir VO	900 mg a cada 12 a 24 h	Evitar nos pacientes em hemodiálise					
Zanamivir VO	10 mg 2 vezes/dia	2,5 a 5	18,5	100	10 mg 2 vezes/dia	Não	Igual
Antirretrovirais							
Abacavir VO	300 mg 12/12 h ou 600 mg 24/24 h	1 a 1,5	?	100	300 mg 12/12 h	Não	?
Adefovir VO	10 mg 24/24 h	7,5	15	10 a 30	10 mg a cada 7 dias	DAD	?

(*continua*)

Tabela 35.3 Posologia de antibióticos, antivirais e antifúngicos sistêmicos para pacientes adultos em diálise. (*continuação*)

| Fármaco | Dose habitual não urêmica[a] | Meia-vida | | Paciente em diálise | Posologia habitual no paciente em diálise | Suplemento pós-HD | Posologia para DPAC[b] |
		Paciente não urêmico (h)	Paciente em diálise (h)	Posologia (% da dose não urêmica)			
Atazanavir VO	300 a 400 mg 24/24 h	7,0	?	97,9	300 mg 24/24 h[h]	?	?
Darunavir	800 mg 24/24 h	15	?	43	?	?	?
Delavirdina VO	400 mg 8/8 h	5,8	?	100	?	?	?
Didanosina VO	25 a 60 kg: 200 mg 24/24 h >60 kg: 400 mg 24/24 h	1,3 a 1,5	2,5 a 5	65 a 80	<60 kg: a cápsula não é recomendada >60 kg: 25 mg 24/24 h	Não	Igual
Entecavir VO	0,5 a 1 mg 24/24 h	128 a 149	?	87	0,05 a 0,1 mg 24/24 h	DAD	Igual
Efavirenz	600 mg 24/24 h	40 a 55	?	100	?	?	?
Elvitegravir/cobicstate/entricitabina/tenofovir VO	1 comp. 24/24 h	4 a 13	?	?	Evitar nos pacientes em diálise	?	?
Enfuvirtida SC	90 mg 12/12 h	3,8	?	100	90 mg 12/12 h	Não	?
Entricitabina VO	Cápsula 200 mg 24/24 h; Solução 240 mg 24/24 h	10	>10	70	Cápsula 200 mg a cada 96 h; Solução 60 mg 24/24 h	DAD	?
Fosamprenavir VO	1.400 mg 24/24 h	7,7	?	?	1.400 mg 24/24 h	?	?
Indinavir VO	800 mg 8/8 h	1,4 a 2,2	?	100	?	?	?
Lamivudina VO	150 mg 12/12 h ou 300 mg 24/24 h	3 a 7	15 a 35	76	50 mg (dose inicial), depois 25 mg 24/24 h	Não	Igual

Tabela 35.3	Posologia de antibióticos, antivirais e antifúngicos sistêmicos para pacientes adultos em diálise. *(continuação)*						
		Meia-vida					
Fármaco	**Dose habitual não urêmica**[a]	**Paciente não urêmico**	**Paciente em diálise** **(h)**	**Posologia (% da dose não urêmica)** **Paciente em diálise**	**Posologia habitual no paciente em diálise**	**Suplemento pós-HD**	**Posologia para DPAC**[b]
Lopinavir/ritonavir VO (1 comprimido = 200 mg lopinavir e 50 mg ritonavir)	2 comprimidos 12/12 h	3,67		100	2 comprimidos 12/12 h	Não	?
Maraviroque VO	300 mg 12/12 h	14 a 18	?	100	300 mg 12/12 h	?	?
Nelfinavir VO	1.250 mg 12/12 h ou 750 mg 8/8 h	3,5 a 5	?	100	1.250 mg 12/12 h	?	Igual
Nevirapina	200 mg 12/12 h	25 a 30	?	56	?	200 mg	?
Raltegravir VO	400 mg 12/12 h	9	?	100	400 mg 12/12 h	DAD	?
Rilpivirina VO	25 mg 24/24 h	50	?	100	25 mg 24/24 h	Não	Igual
Ritonavir VO	600 mg 12/12 h	3 a 5	?	100	?	?	?
Saquinavir	1.000 mg 2 ×/dia com 100 mg ritonavir 2 ×/dia	13	?	100	?	?	?
Estavudina VO	≥ 60 kg: 40 mg 12/12 h < 60 kg: 30 mg 12/12 h	1,6	1,55 a 5,4	69	≥ 60 kg: 20 mg 24/24 h < 60 kg: 15 mg 24/24 h	DAD	?
Telaprevir VO	1.125 mg 12/12 h	4 a 11			?	?	?
Telbivudina VO	600 mg 24/24 h	40 a 49	?		600 mg a cada 96 h	DAD	?
Tenofovir VO	300 mg 24/24 h	17	?	90	300 mg a cada 7 dias	DAD	?

(continua)

Tabela 35.3 Posologia de antibióticos, antivirais e antifúngicos sistêmicos para pacientes adultos em diálise. (*continuação*)

Fármaco	Dose habitual não urêmica[a]	Meia-vida Paciente não urêmico	Meia-vida Paciente em diálise (h)	Paciente em diálise Posologia (% da dose não urêmica)	Posologia habitual no paciente em diálise	Suplemento pós-HD	Posologia para DPAC[b]
Tipranavir VO	500 mg 12/12 h	5,5 a 6	?	100	500 mg 12/12 h	?	?
Zidovudina VO	300 mg 12/12 h	1,0	1,4	Ver texto	100 mg a cada 6 a 8 h	Igual	Igual
Antifúngicos							
Anfotericina B (complexo com sulfato de colesterila)	3 a 4 mg/kg/dia	28	?	100	?	?	?
Anfotericina B (complexo lipídico) IV	5 mg/kg 24/24 h	173 (após múltiplas doses)	?	100	5 mg/kg 24/24 h	Não	Igual
Anfotericina B (lipossomal) IV	3 a 6 mg/kg 24/24 h	7 a 10 (após um único intervalo de 24 h)	?	100	3 a 6 mg/kg 24/24 h	Não	Igual
Anidulafungina IV	100 a 200 mg no dia 1, depois, 50 a 100 mg 24/24 h	40 a 50	?	100	100 a 200 mg no dia 1, depois, 50 a 100 mg 24/24 h	Não	?
Caspofungina	70 mg (dose inicial), 50 mg 24/24 h	9 a 11	?	100	70 mg (dose inicial), 50 mg 24/24 h	Não	Igual
Fluconazol IV/VO	150 a 800 mg 24/24 h	30	?	100	200 a 800 24/24 h	DAD	?
Flucitosina VO	50 a 150 mg/kg/dia em doses fracionadas 6/6 h	2 a 5	75 a 200	10 a 25	37,5 mg/kg a cada 24 a 48 h	DAD	0,5 a 1,0 g 24/24 h

Tabela 35.3 Posologia de antibióticos, antivirais e antifúngicos sistêmicos para pacientes adultos em diálise. *(continuação)*

Fármaco	Dose habitual não urêmica[a]	Meia-vida		Posologia (% da dose não urêmica)	Posologia habitual no paciente em diálise	Suplemento pós-HD	Posologia para DPAC[b]
		Paciente não urêmico	Paciente em diálise (h)	Paciente em diálise			
Griseofulvina VO (microparticulas)	500 mg 24/24 h	9 a 24	?	100	?	?	?
Griseofulvina VO (ultramicroparticulas)	375 a 750 mg 24/24 h	9 a 24	?	100	?	?	?
Itraconazol VO cápsula	200 a 600 mg/dia em doses fracionadas	21	?	100	200 a 400 mg/dia em doses fracionadas	Não	?
Itraconazol VO suspensão	100 a 200 mg 24/24 h	21	?	100	?	?	?
Cetoconazol	200 a 400 mg 24/24 h	8,0	8,0	100	200 a 400 mg 24/24 h	Não	?
Micafungina IV	50 a 150 mg 24/24 h	11 a 21	?	100	50 a 150 mg 24/24 h	Não	?
Posaconazol VO comprimido de liberação tardia	300 mg 12/12 h ou 24/24 h	26 a 31	?	100	300 mg 12/12 h ou 24/24 h	Não	?
Posaconazol VO suspensão oral	100 a 400 mg 12/12 h ou 24/24 h ou 200 mg 8/8 h	20 a 66	?	100	100 a 400 mg 12/12 h ou 24/24 h ou 200 mg 8/8 h	Não	?
Posaconazol IV	Depende da indicação 300 mg a cada 12 h a 24 h	Não é recomendado em pacientes com depuração de creatinina ≤ 50 mℓ/min ou < 18 anos de idade					
Terbinafina VO	250 mg 24/24 h	Não é recomendado em pacientes com depuração de creatinina ≤ 50 mℓ/min					
Voriconazol IV	6 mg/kg 12/12 h (dose inicial), 4 mg/kg 12/12 h	Não é recomendado em pacientes com depuração de creatinina ≤ 50 mℓ/min					

(continua)

Tabela 35.3 Posologia de antibióticos, antivirais e antifúngicos sistêmicos para pacientes adultos em diálise. (*continuação*)

Fármaco	Dose habitual não urêmica[a]	Meia-vida Paciente não urêmico (h)	Meia-vida Paciente em diálise (h)	Paciente em diálise Posologia (% da dose não urêmica)	Posologia habitual no paciente em diálise	Suplemento pós-HD	Posologia para DPAC[b]
Voriconazol VO	≥ 40 kg: 200 mg 12/12 h; < 40 kg: 100 mg 12/12 h	Variável e dependente da dose		100	≥ 40 kg: 200 mg 12/12 h; < 40 kg: 100 mg 12/12 h	Não; Não	Igual; Igual

DAD, não é necessário suplemento pós-HD, mas nos dias de hemodiálise administrar a dose habitual após a sessão de diálise; HD, hemodiálise; DPAC, diálise peritoneal ambulatorial contínua; IM, intramuscular; IV, intravenosa; DA, dose de ataque; DP, diálise peritoneal (principalmente DPAC); VO, via oral; SC, via subcutânea.

[a] Doses habituais recomendadas para tratamento de infecções moderadas a graves.

[b] Igual à posologia habitual no paciente em diálise.

[c] As doses variam muito de acordo com a indicação.

[d] A meia-vida prolongada possibilita administração 3 vezes/semana após HD.

[e] A dose suplementar pode ser considerada no início do ciclo terapêutico.

[f] Não é necessário reduzir a dose em pacientes acetiladores rápidos.

[g] É melhor evitar a administração prolongada exceto se forem acompanhados os níveis sanguíneos.

[h] Recomendado somente em pacientes nunca tratados com antirretrovirais, como terapia de reforço com ritonavir 100 mg 1 vez/dia.

[i] Se a próxima diálise estiver programada para mais de 72 h depois, administrar 9 mg/kg.

[j] Se a dose for administrada < 6 h antes da HD, administrar 150 mg AD.

Fontes: Lexi-Drug, Lexi-Comp® [base de dados na internet]. Hudson, OH: Lexi-Comp, Inc. Disponível em http://www.crlonline.com. Acesso em 10 de abril de 2014. Dados reproduzidos de Facts and Comparisons. Disponível em: http://online.factsandcomparisons.com. Acesso em 23 de abril de 2013; Up to date. Disponível em http://www.uptodate.com/contents/search. Acesso em 23 de abril de 2013; Micromedex. Disponível em http://www.micromedex.com/index.html. Acesso em 23 de abril de 2013; *The Sanford guide to antimicrobial therapy 2012*, 42nd ed. Antimicrobial Therapy Inc., Sperryville, VA, 2012; McNichol IR, Rodriguez RA. Dosing of Antiretroviral Drugs in Adults with Chronic Kidney Disease and Hemodialysis. HIVinsite. Disponível em http://hivinsite.ucsf.edu/insite?page=md-rr-18 Acesso em 10 de maio de 2013; Heintz BH, Matzke GR, Dager WE. Antimicrobial dosing concepts and recommendations for critically ill adult patients receiving continuous renal replacement therapy or intermittent hemodialysis. *Pharmacotherapy*. 2009;29:562-577; Stathoulopoulou F *et al*. Clinical pharmacokinetics of oral acyclovir in patients on continuous ambulatory peritoneal dialysis. *Nephron*. 1996;74:337. Stanford Hospital and Clinics Antimicrobial Dosing Reference Guide 2013. Disponível em http://bugsanddrugs.stanford.edu/documents/2013SHCABXDosingGuide.pdf. Acesso em 10 de abril de 2014.

eficiência da remoção de fármacos na terapia de substituição renal contínua (TSRC), as estratégias ideais de dose de antimicrobianos na TSRC são diferentes das doses tradicionais de diálise. O Capítulo 15 contém outras recomendações posológicas de fármacos estudados na TSRC.

A. Penicilinas. A maioria das penicilinas normalmente é excretada em grau considerável pelos rins (40 a 80%), e a remoção por hemodiálise e diálise peritoneal é moderada. Portanto, em geral, recomendam-se redução da dose e suplementação pós-hemodiálise. Do ponto de vista prático, é provável que a suplementação pós-diálise seja desnecessária; entretanto, a administração deve ter horário marcado, de modo a administrar uma dose logo após a diálise. Duas exceções a essa regra geral são a nafcilina e a oxacilina; como a excreção dessas substâncias é sobretudo hepática e renal, não é necessário reduzir a dose a menos que também haja comprometimento da função hepática. Devido ao alto índice terapêutico das penicilinas, geralmente é desnecessário monitorar os níveis séricos.

A amoxicilina-clavulanato, a ticarcilina-clavulanato, a piperacilina-tazobactam e a ampicilina-sulbactam são exemplos de penicilinas combinadas a inibidores da betalactamase. Os inibidores da betalactamase retardam a degradação dos anéis betalactâmicos nas bactérias resistentes a penicilinas. O inibidor da betalactamase dessas combinações pode ter meia-vida mais longa na DRCT. O clavulanato é um inibidor da betalactamase combinado com frequência a amoxicilina ou ticarcilina. A meia-vida do clavulanato aumenta de 0,75 h para cerca de 5,0 h na insuficiência renal, mas o clavulanato é dialisável. As recomendações posológicas para o antimicrobiano original na Tabela 35.3 geralmente também são aplicáveis à combinação antimicrobiano-clavulanato.

A ticarcilina não está mais disponível sem clavulanato nos EUA nem no Reino Unido. A dose de ticarcilina-clavulanato recomendada nos pacientes em hemodiálise é de 2 g do componente ticarcilina a cada 12 h; suplementada com 3,1 g (ticarcilina/clavulanato) após cada sessão de diálise. Alternativamente, podem-se administrar 2 g a cada 8 h sem dose suplementar nas infecções graves (Heintz, 2009). Na TSRC, o intervalo entre as doses de ticarcilina-clavulanato não deve ser superior a 8 h. O componente clavulanato é eliminado pelo fígado e o intervalo de mais de 8 h pode levar à perda da inibição da betalactamase (Trotman, 2005). Nos pacientes que pesam menos de 60 kg, a dose de ticarcilina-clavulanato é calculada de acordo com o peso.

Na insuficiência renal, o acúmulo de tazobactam é proporcional ao de piperacilina e a dose é baseada na dose ideal de piperacilina. A dose de piperacilina-tazobactam deve ser mais frequente (2,25 g 8/8 h) na pneumonia hospitalar nos pacientes em hemodiálise. A associação piperacilina-tazobactam é eliminada por todas as formas de TSRC. Na HC (hemofiltração contínua), a dose recomendada é de 2,25 a 3,375 g a cada 6 a 8 h; na HDC (hemodiálise contínua), a dose é levemente maior: 2,25 a 3,375 g 6/6 h. O tratamento de patógenos resistentes, como *Pseudomonas*, demanda doses maiores e foi recomendado um esquema posológico alternativo de 4,5 g a cada 8 h. Na TSRC, há alguma preocupação com o acúmulo de tazobactam, dada sua menor depuração em relação à piperacilina, e o uso de monoterapia com piperacilina alternada com a associação piperacilina-tazobactam, sobretudo em pacientes dependentes de HC, pode minimizar essa preocupação. A associação ampicilina-sulbactam tem farmacocinética semelhante à da piperacilina-tazobactam, e os ajustes posológicos são semelhantes.

B. Cefalosporinas. A ceftriaxona é a única cefalosporina com alta ligação a proteínas e metabolismo hepático; portanto, não é necessário ajustar a posologia nos pacientes em diálise. As demais cefalosporinas são excretadas em grande medida pelos rins (p. ex., 30 a 96%) e a maioria é parcialmente removida por diálise; portanto, quase sempre é necessário reduzir a dose para os pacientes em diálise. Algumas das cefalosporinas de ação prolongada (p. ex., cefazolina, ceftazidima) podem ser administradas 3 vezes/semana (p. ex., após cada sessão de hemodiálise nos pacientes dialisados 3 vezes/semana). Nos pacientes em hemodiálise intermitente, deve-se administrar 25% da dose habitual de cefotetana a cada 24 h nos dias entre as sessões de diálise e 50% da dose habitual nos dias de diálise.

A cefepima em dose maior, de 4 g/dia, pode ser considerada no tratamento de *Pseudomonas* ou de infecções com risco à vida para maximizar o tempo acima da concentração inibitória mínima (MIC) (Trotman, 2005). Doses de cefepima de 1 g 8/8 h alcançam concentrações estáveis semelhantes às obtidas com 2 g 12/12 h com menor custo (Heintz, 2009). Doses de 2 g 8/8 h podem ser necessárias para tratar infecções por bacilos gram-negativos com MIC ≥ 4 mg/ℓ (Heintz, 2009). A ceftarolina é a mais nova cefalosporina de quinta geração e é a única cefalosporina com alguma atividade contra MRSA. É aprovada para tratamento de infecções da pele e dos tecidos moles bem como da pneumonia adquirida na comunidade. Como outras de sua classe, a depuração é renal e há necessidade de redução considerável da dose na DRCT.

Na HDC ou HDFC (hemodiafiltração contínua), a dose de cefalosporinas deve estar de acordo com as recomendações de dose para pacientes com CrCl de 30 a 50 mℓ/min (Trotman, 2005). Os estudos com ceftazadima parecem sugerir que a HC não é tão eficiente na remoção das cefalosporinas quanto a HDC (Trotman, 2005). Na HDFC, a ceftazadima pode ser administrada com uma dose de ataque de 2 g seguida por 3 g durante 24 h, em infusão IV contínua, para manter concentrações quatro ou mais vezes maiores que a MIC para patógenos sensíveis (Heintz, 2009). Nem todas as cefalosporinas foram estudadas na TSRC; no entanto, é possível fazer extrapolações da dose com base em antibióticos com propriedades farmacocinéticas e moleculares semelhantes.

C. **Carbapeném/monobactâmicos.** O imipeném está disponível associado à cilastatina em razão 1:1. A cilastatina é um inibidor da dipeptidase renal, uma enzima que decompõe rapidamente o imipeném. A cilastatina acumula-se mais que o imipeném em pacientes com insuficiência renal e sua meia-vida é prolongada de 1 h para cerca de 15 h na insuficiência renal, mas a cilastatina é dialisável. Na TSRC, as doses recomendadas de imipeném/cilastatina são de 250 mg 6/6 h ou 500 mg 8/8 h, enquanto nas infecções mais resistentes podem ser necessárias doses de 500 mg 6/6 h (Trotman, 2005).

Ertapeném, meropeném e doripeném são resistentes à degradação renal e não são administrados com um inibidor da dipeptidase auxiliar. O ertapeném tem um amplo espectro de atividade, que abrange microrganismos gram-positivos, gram-negativos e anaeróbios. Ao contrário dos outros carbapenêmicos, o ertapeném não tem cobertura contra *Pseudomonas* e *Acinetobacter*. O ertapeném tem a vantagem de administração 1 vez/dia. A dose deve ser reduzida de 50% nos pacientes com disfunção renal. O meropeném tem cobertura semelhante à do imipeném/cilastatina e as doses recomendadas na TSRC são de 500 a 1.000 mg 12/12 h. O doripeném é o mais novo carbapenêmico e sua remoção é de 52% durante uma sessão de hemodiálise de 4 h nos pacientes com DRCT. A dose recomendada na hemodiálise intermitente é de 250 mg 24/24 h; no entanto, no tratamento do *Pseudomonas*, a dose recomendada é de 500 mg 12/12 h no dia 1, seguida por 500 mg 24/24 h.

O aztreonam é o único antibiótico monobactâmico de sua classe com cobertura apenas contra gram-negativos (inclusive cobertura contra *Pseudomonas*). Devido ao custo, o aztreonam é tipicamente reservado para pacientes com história de erupção cutânea após administração de penicilinas e cefalosporinas ou pacientes com alergia do tipo imediata (i. e., anafilaxia) às penicilinas. Nos pacientes em diálise, deve-se administrar uma dose de ataque de 500 mg, 1 g ou 2 g, seguida por 25% da dose inicial no intervalo habitual (a cada 6 a 8 h). Nas infecções graves ou com risco à vida, administrar 12,5% da dose inicial após cada sessão de diálise (além das doses de manutenção). Por outro lado, pode-se administrar aztreonam em dose de 500 mg 12/12 h nos pacientes em hemodiálise (Heintz, 2009).

D. **Fluoroquinolonas.** O moxifloxacino tem melhor cobertura contra patógenos gram-positivos (sobretudo *Streptococcus pneumoniae*) que as fluoroquinolonas mais antigas. A maioria das fluoroquinolonas pode ser administrada por via oral e intravenosa. O moxifloxacino é o único antibiótico dessa classe que não necessita de ajuste posológico na hemodiálise intermitente nem na TSRC. O levofloxacino é removido por HC e HDFC, mas não por hemodiálise intermitente. Podem ser necessárias doses maiores de ciprofloxacino na TSRC. O ciprofloxacino também é oferecido em formulação oral de liberação prolongada administrada 1 vez/dia, não é permutável com as formulações de liberação imediata e só é aprovado para uso na ITU. As formulações de gatifloxacino orais e IV deixaram de ser comercializadas em 2006 devido ao risco de hipoglicemia intensa.

E. **Colistimetato.** O colistimetato foi largamente suplantado por aminoglicosídios há 30 anos devido ao alto risco de nefrotoxicidade e neurotoxicidade dependentes da dose. Relatos recentes indicam que a incidência de lesão renal aguda com colistina pode ser de até 60% (Kubin, 2012). No entanto, a colistina é um dos poucos fármacos que ainda podem ter atividade contra microrganismos gram-negativos multirresistentes, como *Pseudomonas* e *Acinetobacter*. É uma molécula grande, com alta ligação tecidual e baixa remoção dialítica. Em pacientes obesos, as doses devem ser baseadas no peso corporal ideal, e as doses recomendadas são expressas em termos da base colistina. Na TSRC, a dose de colistina pode ser de 2,5 mg/kg a cada 48 h; no entanto, um único relato de caso demonstrou que o uso de 2,5 mg/kg a cada 48 h com fluxo de dialisato de 1 ℓ/h pode ser insatisfatório e que a administração a cada 24 h foi bem tolerada. De acordo com a análise farmacocinética, pode-se recomendar a administração de 12/12 h nos pacientes em HDFC (Li, 2005). A colistina também é oferecida para inalação por nebulização que pode ser usada na bronquiectasia e na colonização/infecção pulmonar em pacientes com fibrose cística.

F. **Aminoglicosídios.** A excreção renal de aminoglicosídios é normalmente > 90% e é necessário um aumento considerável do intervalo entre as doses nos pacientes com disfunção renal. A remoção do fármaco por diálise é de aproximadamente 50%, o que exige um suplemento pós-diálise ou a adição de aminoglicosídio às soluções de diálise peritoneal. O índice terapêutico desses agentes é baixo, e o principal risco (nos pacientes em diálise) é a otovestibulotoxicidade. Também pode haver perda da função renal residual clinicamente importante. A administração de altas doses com intervalo aumentado não é recomendada em pacientes com DRCT. A dose de todos os aminoglicosídios é baseada no peso corporal ideal e no peso corporal ajustado para pacientes obesos.

1. **Gentamicina e tobramicina**
   a. **Pacientes em hemodiálise.** Nos pacientes em hemodiálise 3 vezes/semana, recomenda-se uma dose de ataque de 2 a 3 mg/kg seguida por doses de manutenção de acordo com a indicação: na UTI leve ou para sinergia (uso de um efeito sinérgico de aminoglicosídio com outros antibióticos administrados concomitantemente), recomenda-se uma dose de 1 mg/kg a cada 48 a 72 h e deve-se considerar a repetição da dose quando a concentração pré-hemodiálise ou pós-hemodiálise for < 1 mg/ℓ. Na UTI moderada ou grave, recomenda-se uma dose de 1 a 1,5 mg/kg a cada 48 a 72 h e deve-se considerar a repetição quando a concentração pré-hemodiálise for < 1,5 a 2 mg/ℓ ou a concentração pós-hemodiálise for < 1 mg/ℓ. Na infecção sistêmica por bacilos gram-negativos, recomenda-se uma dose de 1,5 a 2 mg/kg a cada 48 a 72 h e a repetição da dose quando a concentração pré-hemodiálise for < 3 a 5 mg/ℓ ou a concentração pós-hemodiálise for < 2 mg/ℓ. Embora a remoção da gentamicina e da tobramicina seja principalmente renal, há relato de excreção extrarrenal

de até 20 a 30 mg/dia nos pacientes em diálise. Além disso, muitos pacientes em diálise têm alguma função renal residual, com remoção renal parcial dos fármacos. A dose pós-diálise repõe o fármaco perdido durante a hemodiálise e o fármaco removido por excreção não renal e residual renal; portanto, a dose pós-diálise varia bastante e deve ser ajustada de acordo com os níveis plasmáticos do fármaco alcançados (ver adiante).

b. **Pacientes em diálise peritoneal.** A estratégia mais fácil para o tratamento das infecções não peritoneais nos pacientes em diálise peritoneal ambulatorial contínua (DPAC) e em diálise peritoneal automatizada (DPA) é administrar a dose de ataque IV habitual e, a seguir, acrescentar 4 a 6 mg/ℓ à solução de diálise peritoneal. Embora a estratégia seja simples, sua eficácia e segurança não foram avaliadas e há preocupação com a toxicidade otovestibular se o tratamento for prolongado. Outra estratégia para os pacientes em DPAC ou em DPA seria administrar a dose de ataque habitual seguida por administração parenteral (IV ou IM) ou intraperitoneal (IP) de pequenas doses adicionais de acordo com os níveis séricos do fármaco.

c. **TSRC.** A TSRC remove efetivamente os aminoglicosídios. A meia-vida dos aminoglicosídios nos pacientes em TSRC é de aproximadamente 18 a 60 h. Na TSRC, uma dose de ataque de 2 a 3 mg/kg é seguida por: 1 mg/kg a cada 24 a 36 h (repetir a dose quando a concentração for < 1 mg/ℓ) na ITU ou para sinergia, 1 a 1,5 mg/kg a cada 24 a 36 h (repetir a dose quando a concentração for < 1,5 a 2 mg/ℓ) na ITU moderada a grave ou 1,5 a 2,5 mg/kg a cada 24 a 48 h (repetir a dose quando a concentração for < 3 a 5 mg/ℓ) na infecção sistêmica por gram-negativos. Como no tratamento com qualquer aminoglicosídio, é preciso verificar os níveis séricos para garantir níveis terapêuticos e evitar efeitos tóxicos.

G. **Amicacina.** A estratégia para amicacina é semelhante àquela para administração de gentamicina ou tobramicina; entretanto, a dose de ataque deve ser de 5,0 a 7,5 mg/kg. Recomenda-se a repetição da dose quando a concentração pré-hemodiálise for < 10 mg/ℓ ou quando a concentração pós-hemodiálise for < 6 a 8 mg/ℓ (Heintz, 2009). Nos pacientes em diálise peritoneal, a quantidade recomendada de amicacina a ser acrescentada à solução de diálise peritoneal era de 18 a 25 mg/ℓ. Agora, há uma tendência a usar doses menores de amicacina (p. ex., na peritonite; ver Capítulo 27). A dose recomendada de amicacina na TSRC é uma dose de ataque de 10 mg/kg, com uma dose de manutenção de 7,5 mg/kg a cada 24 a 48 h, ajustada de acordo com os níveis séricos do fármaco. Nas infecções graves por bacilos gram-negativos, a concentração máxima desejada é de 15 a 30 mg/ℓ e se recomenda a repetição da dose quando a concentração for < 10 mg/ℓ (Heintz, 2009).

H. **Estreptomicina.** Metade da dose normal (não urêmica) deve ser administrada após a hemodiálise. Nos pacientes em DPAC devem-se acrescentar 20 mg/ℓ à solução de diálise. Na TSRC, devem-se administrar doses a cada 24 a 72 h e monitorar os níveis.

I. **Monitoramento dos níveis séricos de aminoglicosídios.** É preciso monitorar os níveis séricos do fármaco em todos os pacientes em diálise tratados com aminoglicosídios, exceto talvez aqueles com peritonite tratados com aminoglicosídios IP. O monitoramento dos níveis séricos de aminoglicosídios é importante principalmente em casos de infecção grave, nos quais a eficácia máxima é essencial, e durante o uso prolongado, quando a toxicidade otovestibular é comum.

1. **Níveis máximos de aminoglicosídios.** O volume de distribuição dos aminoglicosídios nos pacientes em diálise é semelhante ao dos pacientes não urêmicos; portanto, os níveis séricos máximos devem ser semelhantes aos dos pacientes não urêmicos que receberam dose semelhante com concentração sérica mínima (pré-dose) semelhante. O ideal é que os níveis máximos sejam verificados 30 min após o fim da infusão de uma dose.

2. **Nível mínimo de aminoglicosídios.** Nos pacientes não urêmicos, o intervalo entre as doses dos aminoglicosídios é ajustado de acordo com o nível mínimo (pré-dose), pois níveis mínimos > 2 mg/ℓ (gentamicina, tobramicina) ou 10 mg/ℓ (amicacina) estão associados a efeitos tóxicos. Nos pacientes em diálise, a farmacocinética alterada dos aminoglicosídios pode causar dificuldades de posologia. Por exemplo, quando a gentamicina é administrada após a hemodiálise, a magnitude de um nível pré-diálise subsequente dependerá da frequência de diálise, bem como da dose administrada e da meia-vida da gentamicina.

Com a diálise diária ou até mesmo em dias alternados, níveis terapêuticos máximos de aproximadamente 4,0 a 6,0 mg/ℓ podem estar associados a níveis pré-diálise de > 2,0 mg/ℓ. Portanto, pode ser necessário aceitar níveis pré-diálise > 2,0 mg/ℓ se forem desejados níveis terapêuticos máximos. Não se sabe se níveis pré-diálise > 2,0 mg/ℓ em uma unidade de diálise predispõem os pacientes à toxicidade otovestibular. Essa pode ser uma consideração importante na terapia prolongada (> 7 a 10 dias).

O tratamento prolongado com aminoglicosídios nos pacientes em diálise peritoneal em uso de doses IP de manutenção produz níveis séricos aleatórios de aminoglicosídios > 2 mg/ℓ (para gentamicina ou tobramicina) ou > 8 mg/ℓ para amicacina. Por exemplo, o acréscimo de 6 mg/ℓ de gentamicina ao dialisato pode produzir um nível sérico de 3 a 6 mg/ℓ no estado estável, com possível otovestibulotoxicidade. As recomendações incluem administração IP de aminoglicosídios somente 1 vez/dia ou diminuição da concentração IP do aminoglicosídio quando houver indicação de terapia prolongada.

3. **Quando a MIC for conhecida.** Quando o microrganismo for conhecido e a MIC de aminoglicosídios tiver sido determinada, a estratégia deve ser alcançar níveis séricos máximos do fármaco pelo menos quatro vezes superiores ao valor da MIC. É claro que não se podem ultrapassar os níveis máximos seguros do fármaco; entretanto, em alguns casos, a MIC pode ser bastante baixa, o que permite a redução da dose de aminoglicosídios e dos níveis séricos do fármaco sem comprometer a eficácia do tratamento.

J. **Macrolídios e cetolídios.** A excreção renal de eritromicina é de 5 a 20% nos pacientes não urêmicos e não é necessário ajuste da dose em caso de insuficiência renal. A eritromicina foi amplamente substituída pela azitromicina e claritromicina, que têm um perfil de efeitos colaterais mais favorável e menos interações medicamentosas. As doses de claritromicina devem ser reduzidas de 50% nos pacientes com CrCl < 30 mℓ/min e administradas após a diálise. Outros ajustes da dose são necessários se houver coadministração com o atazanavir e ritonavir, inibidores da protease que podem aumentar a concentração sérica de claritromicina. Como a eritromicina, a azitromicina não demanda ajuste posológico na hemodiálise intermitente, na diálise peritoneal nem na TSRC (Heintz, 2009).

Os cetolídios são uma nova classe de antibióticos, semelhantes aos macrolídios. Até hoje a telitromicina é o primeiro e único agente comercializado nos EUA. Em comparação com os macrolídios, os cetolídios têm atividade adicional contra *Streptococcus pneumoniae* multirresistentes, *S. aureus* (apenas isolados sensíveis à meticilina e à eritromicina), *Haemophilus influenzae*, *Moraxella catarrhalis*, *Chlamydia pneumoniae* e *Mycoplasma pneumoniae*. Atualmente, o uso da telitromicina só é aprovado na pneumonia adquirida na comunidade leve a moderada; questões de segurança acerca da hepatotoxicidade e casos fatais de *miastenia gravis* alertaram a Food and Drug Administration (FDA) e levaram à retirada de indicações aprovadas previamente para sinusite bacteriana aguda e exacerbações bacterianas agudas de bronquite crônica. Na hemodiálise, a dose recomendada é de 600 mg 1 vez/dia e quando o comprometimento renal é acompanhado por insuficiência hepática, a dose deve ser reduzida ainda mais para 400 mg 1 vez/dia.

K. Glicopeptídios. A vancomicina é útil no tratamento de infecções graves por microrganismos gram-positivos nos pacientes em diálise. Como a excreção da vancomicina é renal, os intervalos entre as doses podem ser consideravelmente aumentados na insuficiência renal. No passado, as doses poderiam ser administradas a cada 7 a 10 dias nos pacientes sem função renal excretora, porque a remoção é desprezível quando se empregam dialisadores de baixo fluxo. Entretanto, agora que as membranas de alto fluxo fazem parte da rotina, pode-se esperar uma remoção extracorpórea substancial da vancomicina durante a diálise e são necessários suplementos pós-diálise.

A dosagem dos níveis séricos do fármaco é necessária para garantir níveis bactericidas suficientes e evitar ototoxicidade. No passado, as concentrações máximas e mínimas típicas desejadas eram, respectivamente, de 30 a 40 mg/ℓ e 5 a 10 mg/ℓ, e um esquema habitual era administrar uma dose de ataque de 1 g, seguida por 500 mg após cada sessão de hemodiálise. Entretanto, essas doses costumam ser insuficientes, sobretudo em pacientes com alto índice de massa corporal. Além disso, observou-se o desenvolvimento de resistência aos antibióticos com consequente necessidade de maiores níveis mínimos de vancomicina (15 a 20 mg/ℓ) (Vandecasteele e De Vriese, 2010). Agora se recomenda que os pacientes hospitalizados com infecção potencialmente fatal recebam uma dose de ataque de 25 a 30 mg/kg (máximo de 2 g), seguida por suplementos pós-hemodiálise guiados por níveis mínimos. Doses de 500 a 1.000 mg ou 5 a 10 mg/kg pós-hemodiálise são recomendadas quando os níveis mínimos são < 10 a 15 mg/ℓ (Heintz, 2009). Outra estratégia de repetição da dose de acordo com as concentrações pré-hemodiálise é: < 10 mg/ℓ, administrar 1.000 mg após a hemodiálise; 10 a 25 mg/ℓ, administrar 500 a 750 mg após a hemodiálise; e > 25 mg/ℓ, suspender a vancomicina.

A remoção da vancomicina por diálise peritoneal é mínima, e a posologia é semelhante à recomendada para pacientes em hemodiálise. A administração de vancomicina por líquido de diálise peritoneal deve ser de 15 a 30 mg/ℓ de líquido de diálise peritoneal, e a administração sistêmica a pacientes em diálise peritoneal usa dose de ataque de 1.000 mg, seguida por 500 a 1.000 mg a cada 48 a 72 h com monitoramento criterioso dos níveis. Nos pacientes menos enfermos tratados no centro de hemodiálise ambulatorial, quando se demonstra que a administração de um suplemento pós-hemodiálise causa uma concentração mínima (*i. e.*, antes da próxima sessão de hemodiálise) desejada, pode não ser necessário o monitoramento contínuo do fármaco (Pai e Pai, 2004).

A posologia de vancomicina sugerida na TSRC é: hemodiálise contínua, dose de ataque de 15 a 25 mg/kg, seguida por 1.000 mg a cada 48 h ou 10 a 15 mg/kg a cada 24 a 48 h; hemodiálise contínua, dose de ataque de 15 a 25 mg/kg, seguida por 1.000 mg a cada 24 h ou 10 a 15 mg/kg a cada 24 h; e HDFC, dose de ataque de 15 a 25 mg/kg, seguida por 1.000 mg a cada 24 h ou 7,5 a 10 mg/kg a cada 12 h. Em quase todos as formas de TSRC, deve-se considerar a repetição da dose quando a concentração de vancomicina for < 10 a 15 mg/ℓ. A dose de vancomicina é baseada no peso corporal real.

Em 2009, a telavancina, um glicopeptídio IV com atividade contra MRSA, foi colocado no mercado para tratamento de infecções cutâneas complicadas. A capacidade de destruição depende da concentração e a ligação a proteínas é de quase 90%. Em 2013, houve ampliação das indicações para pneumonia adquirida no hospital e associada à ventilação mecânica causada por *Staphylococcus aureus* sensíveis. O uso deve ser limitado a situações em que os tratamentos alternativos não são adequados, devido ao aumento da taxa de mortalidade nos pacientes com insuficiência renal e pneumonia tratados com telavancina em comparação com a vancomicina (Rubinstein, 2011). As advertências relativas à telavancina também incluem risco de nefrotoxicidade e possível teratogenicidade. Os pacientes com comorbidades iniciais ou em tratamento concomitante com medicamentos que afetem a função renal são mais vulneráveis à nefrotoxicidade. É necessário ajuste renal em pacientes com CrCl < 50 mℓ/min; no entanto, o fabricante não orienta os ajustes para pacientes com CrCl < 10 mℓ/min ou em hemodiálise por causa dos estudos limitados.

L. Linezolida. A linezolida é metabolizada principalmente pelo fígado em dois metabólitos inativos. Embora quase um terço da dose seja excretada na forma inalterada pelos rins, não é necessário ajuste da dose na disfunção renal. Os dois principais metabólitos podem se acumular em pacientes com comprometimento renal, mas o significado clínico é desconhecido. É recomendável o monitoramento de eventos adversos hematopoéticos (p. ex., anemia, leucopenia, trombocitopenia) e neuropáticos (p. ex., neuropatia periférica) durante a administração prolongada. Caso a linezolida não seja administrada imediatamente após uma sessão de diálise, pode-se considerar uma dose suplementar, sobretudo no início do ciclo terapêutico. No entanto, não há sugestão de dose suplementar nem de ajuste posológico para pacientes em hemodiálise intermitente, diálise peritoneal ou TSRC (Heintz, 2009; Trotman, 2005).

M. Daptomicina. A daptomicina é uma molécula grande que não parece ser removida com facilidade por diálise ou TSRC. Na bacteremia por *Staphylococcus* são recomendadas doses maiores, de 6 mg/kg, a cada 24 h. Nos pacientes obesos, as doses devem ser baseadas no peso corporal ajustado. Ajustes posológicos na hemodiálise e na TSRC são usados para coincidir com a dose recomendada para pacientes com CrCl < 30 mℓ/min (Trotman, 2005); no entanto, essa estratégia de dose parece resultar em uma baixa $C_{máx}$ na TSRC. Portanto, pacientes em TSRC podem necessitar de 4 a 6 mg/kg a cada 24 h (ou 8 mg/kg a cada 48 h), dependendo do local ou da intensidade da infecção e da resposta ou não à dose padronizada (Heintz, 2009). Outra opção, na hemodiálise intermitente e na diálise peritoneal, é a dose de 6 mg/kg após hemodiálise 3 vezes/semana (Salama, 2010). Deve-se realizar monitoramento inicial e semanal da creatinofosfoquinase durante o uso de daptomicina em vista do risco de miopatia e rabdomiólise.

N. Tetraciclinas. Em geral, o uso de tetraciclinas é evitado nos pacientes com insuficiência renal em função do efeito antianabólico desses fármacos; o uso de tetraciclinas pode elevar os níveis plasmáticos de ureia e agravar a acidose. Quando houver necessidade de uma tetraciclina, pode-se usar a doxiciclina. Embora a doxiciclina também tenha efeitos antianabólicos, sua porcentagem de excreção renal (normalmente de 40%) é menor que a da tetraciclina (60%). A remoção de doxiciclina pela diálise é insatisfatória e não há necessidade de dose suplementar nem de ajuste posológico nos pacientes em hemodiálise intermitente, diálise peritoneal ou TSRC. A excreção renal de minociclina é mínima e esse fármaco pode ser administrado na posologia habitual, mas não deve ultrapassar 200 mg/dia.

O. Glicilciclinas. A tigeciclina é o primeiro fármaco aprovado pela FDA de uma nova classe de antibióticos conhecidos como glicilciclinas. É indicada nas infecções complicadas de pele e anexos, infecções intra-abdominais complicadas e pneumonia bacteriana adquirida na comunidade. Devido a uma análise de 2010 que mostra aumento do risco de morte associado à tigeciclina, tanto em usos aprovados quanto não aprovados, esta deve ser reservada para as situações em que os tratamentos alternativos não sejam adequados. A tigeciclina tem estrutura semelhante à das tetraciclinas e é derivada da minociclina. Tem atividade contra microrganismos gram-positivos e gram-negativos, bem como atividade contra *S. aureus* resistentes à meticilina. A tigeciclina é eliminada pelo fígado e não demanda ajuste renal da dose na hemodiálise, diálise peritoneal ou TSRC.

P. Diaminopirimidinas. O trimetoprim pode elevar os níveis séricos de creatinina nos pacientes com comprometimento renal por causa da interferência na secreção tubular de creatinina; esse efeito não é acompanhado de redução da taxa de filtração glomerular verdadeira (medida pela depuração de inulina). Normalmente a excreção renal de trimetoprim é de 80 a 90%. A excreção renal de sulfametoxazol é, em geral, de 20 a 30%. O trimetoprim e o sulfametoxazol são bem removidos por hemodiálise, porém a remoção por diálise peritoneal é insatisfatória. Para tratamento das infecções urinárias, deve-se administrar um comprimido com 80 mg de trimetoprim e 400 mg de sulfametoxazol 2 vezes/dia. Ao administrar alta dose de trimetoprim/sulfametoxazol IV (p. ex., no tratamento de pneumonia por *Pneumocistis carinii*) a pacientes em diálise, administra-se metade da dose habitual (esta última de 15 a 20 mg/kg/dia de trimetoprima) fracionada a cada 6 a 12 h; a incidência de leucopenia pode estar aumentada nos pacientes em diálise e o monitoramento rigoroso é essencial. Na TSRC, as doses recomendadas são de 2,5 a 7,5 mg/kg de trimetoprim a cada 12 h e dependem muito da indicação. Os pacientes em estado crítico com pneumonia por *Pneumocystis carinii* em HDFC podem necessitar de até 10 mg/kg a cada 12 h (Heintz, 2009).

Q. **Antituberculosos.** A rifampicina é usada no tratamento de infecções do sítio de saída e peritonite por *S. aureus*. Não é necessário ajustar a dose nos pacientes em diálise, pois a meia-vida não varia se a dose for menor que 600 mg/dia. Deve-se considerar a administração IP de rifampicina para tratamento de peritonite dada a baixa concentração no dialisato da formulação oral, de acordo com as diretrizes da International Society for Peritoneal Dialysis. A porcentagem de excreção renal de isoniazida varia nos pacientes com acetilação lenta (excreção renal = 30%) ou rápida (excreção renal = 7%) do fármaco; entretanto, isso não parece alterar os resultados clínicos. A isoniazida é bem removida por diálise (50 a 100%) e deve ser administrada após a diálise. De modo geral, as doses não são ajustadas nos pacientes em diálise porque a diminuição da excreção renal é equilibrada por remoção durante a diálise. No entanto, alguns autores recomendam uma pequena redução da dose (p. ex., 200 mg/dia em vez de 300 mg/dia) por causa da possibilidade de acúmulo de isoniazida em "acetiladores lentos" tratados com 300 mg/dia.

O etambutol é excretado principalmente pelos rins em pacientes não urêmicos. Nos pacientes dialisados é necessário aumentar o intervalo entre as doses (ver Tabela 35.3). Os pacientes em diálise devem ser tratados com a mesma dose de pirazinamida que os pacientes com CrCl < 30 mℓ/min.

R. **Antivirais.** Os inibidores da neuraminidase zanamivir e oseltamivir são usados para profilaxia e tratamento da influenza A e B, enquanto as adamantinas, amantadina e rimantadina, não são mais recomendadas para esse fim nos EUA por causa das altas taxas de resistência (Fiore, 2011). A amantadina também pode ser usada no tratamento do parkinsonismo e de sintomas extrapiramidais induzidos por medicamentos. A amantadina deve ser usada com grande cautela nos pacientes em hemodiálise, pois sua excreção é quase exclusivamente renal. Em vista de seu grande volume de distribuição, a amantadina é removida com muita lentidão por hemodiálise ou diálise peritoneal. A rimantadina é metabolizada principalmente pelo fígado; em geral, há excreção renal de menos de 25% na forma inalterada e não há remoção por hemodiálise.

A dose de oseltamivir deve ser ajustada quando a CrCl for < 60 mℓ/min; em crianças com comprometimento renal, a dose deve ser calculada de acordo com o peso. Não parece causar eventos adversos graves relacionados com a dose (Aoki, 2012). O zanamivir é administrado por inalação; devido à baixa probabilidade de absorção sistêmica, não é necessário ajustar a dose de acordo com a função renal.

O aciclovir, o fanciclovir e o valaciclovir tratam as infecções por herpes simples e varicela-zóster e é necessário reduzir a dose em caso de disfunção renal. A não redução adequada da dose de aciclovir pode causar efeitos tóxicos graves no sistema nervoso central, sobretudo nos pacientes em DPAC (Stathoulopoulou, 1996). Nos pacientes com função renal residual, a administração por via intravenosa de aciclovir pode acarretar a formação de cristais insolúveis nos túbulos renais e possível lesão renal aguda (Perazella, 2003). O risco é diminuído pela administração por via intravenosa de aciclovir durante 1 a 2 h (Laskin, 1983). O valaciclovir é o profármaco do aciclovir e sua biodisponibilidade é cerca de 55% maior (Perry e Faulds, 1996). O fanciclovir oral é um profármaco do penciclovir, e este último só está disponível como formulação tópica. O fanciclovir tem boa biodisponibilidade, o que demanda ajuste da dose em caso de disfunção renal, e perfil de toxicidade semelhante ao do aciclovir.

Vários agentes antivirais são empregados atualmente no tratamento de infecções por CMV e na prevenção dessas infecções em pacientes transplantados (cidofovir, foscarnete, ganciclovir, valganciclovir). O cidofovir tem um metabólito ativo com meia-vida de 65 h, o que possibilita a administração semanal. É contraindicado em pacientes com CrCl ≤ 55 mℓ/min (Lea e Brysom, 1996). O efeito colateral mais importante é a nefrotoxicidade proporcional à dose que provoca uma síndrome do tipo Fanconi. O risco pode ser reduzido pela administração de 1 ℓ de soro fisiológico durante 1 a 2 h logo antes da administração de cidofovir e administração de probenecida (2 g VO, 3 h antes, e 1 g, 2 e 8 h após o cidofovir).

O foscarnete é usado principalmente em pacientes infectados por CMV resistentes ao ganciclovir. Está disponível apenas para uso intravenoso devido à baixa biodisponibilidade da formulação oral. O foscarnete está associado a uma incidência > 10% de insuficiência renal, provavelmente atribuída à toxicidade direta para as células tubulares renais (Trifillis, 1993). A diálise de alto fluxo durante 2,5 h removeu 38% do foscarnete. Sugeriu-se a terapia de indução com foscarnete na dose de 60 a 90 mg/kg pós-diálise, seguida por doses de manutenção de 45 a 60 mg/kg, com meta de concentrações plasmáticas de 400 a 800 mcmol/ℓ. Na TSRC, a dose deve ser igual à administrada a pacientes com CrCl de 10 a 50 mℓ/min. O valganciclovir é um profármaco do ganciclovir com maior biodisponibilidade que o ganciclovir oral. Em vista da baixa biodisponibilidade do ganciclovir, a formulação intravenosa é usada com maior frequência. O fabricante recomenda que o valganciclovir seja evitado nos pacientes em hemodiálise e que o ganciclovir seja considerado em seu lugar. Durante o uso de qualquer um desses quatro antivirais é preciso monitorar com atenção os efeitos tóxicos na medula óssea.

S. **Antirretrovirais.** Os inibidores da transcriptase reversa análogos de nucleosídios/nucleotídios (ITRN) foram a primeira classe de antirretrovirais disponíveis para uso clínico. A zidovudina (azidotimidina ou AZT) foi o primeiro ITRN aprovado para o tratamento de HIV/AIDS. É metabolizado principalmente no fígado em GZDV, um metabólito glicuronídio inativo, e apenas 20% são excretados inalterados pelos rins. Na insuficiência renal, a alteração na eliminação e o acúmulo de GZDV exigem redução da dose (geralmente de 50%) para evitar efeitos tóxicos. Observou-se granulocitopenia grave com a administração de 100 mg 3 vezes/dia a pacientes com DRCT. Não há remoção importante do fármaco ou de seu metabólito por hemodiálise ou diálise peritoneal. Outros ITRN (p. ex., didanosina, entricitabina, lamivudina, tenofovir, estavudina) também necessitam de ajuste posológico na insuficiência renal (ver Tabela 35.3). O moxifloxacino é o único ITRN que não demanda ajuste posológico. Há relato de nefrotoxicidade do tenofovir, o que poderia ser importante em pacientes com função renal residual.

Com exceção de lopinavir/ritonavir e atazanavir, nenhum dos inibidores da protease – darunavir, fosamprenavir, indinavir, nelfinavir, ritonavir, saquinavir e tipranavir – demanda ajuste posológico em pacientes com insuficiência renal que não estejam em hemodiálise. Não foram realizadas avaliações farmacocinéticas da maioria dos inibidores da protease nos pacientes em hemodiálise. Estudos realizados com atazanavir, lopinavir e ritonavir mostram concentrações consideravelmente menores nos pacientes em hemodiálise apesar da depuração hepática. Recomenda-se que o tratamento com 300 mg de atazanavir seja reforçado com 100 mg de ritonavir 1 vez/dia nos pacientes em diálise nunca tratados com antirretrovirais. No entanto, não se deve administrar atazanavir a pacientes já tratados com antirretrovirais em diálise por causa das evidências de aumento moderado da depuração de atazanavir e diminuição dos níveis de exposição nos pacientes em hemodiálise. Lopinavir e ritonavir não devem ser administrados menos de 2 vezes/dia em caso de hemodiálise. É preciso ter cuidado nos pacientes cujo vírus HIV tenha mutações causadoras de resistência ao inibidor da protease, pois os níveis de lopinavir e ritonavir podem não ser suficientes para a supressão viral nos pacientes em diálise. Várias interações medicamentosas com inibidores da protease existem por causa de seu metabolismo pelo sistema de isoenzimas do citocromo P450 hepático, com indicação do monitoramento dessas interações.

Os inibidores da transcriptase reversa não análogos de nucleosídios (ITRNN) nevirapina, delavirdina, efavirenz e rilpivirina constituem um grupo heterogêneo no que diz respeito à depuração renal limitada (ver Tabela 35.3). O fabricante não descreve ajustes posológicos de nevirapina, delavirdina e efavirenz para pacientes com doença renal crônica que não estejam em diálise, pois os estudos são limitados. Recomenda-se uma dose suplementar de 200 mg de nevirapina depois de cada sessão de diálise. Há extensa ligação da rilpivirina a proteínas, o que torna improvável sua remoção considerável por hemodiálise ou diálise peritoneal.

A enfuvirtida pertence a uma nova classe de antirretrovirais (*i. e.*, inibidores de fusão). Esse fármaco é reservado para pacientes que necessitam de terapia de resgate e são resistentes a todas as classes de antirretrovirais. O uso desse antirretroviral é limitado pela necessidade de injeções subcutâneas e pelo custo substancial. Não parece necessário o ajuste posológico de enfuvirtida na doença renal crônica.

O maraviroque é um antagonista do correceptor de quimiocina que não demanda ajuste posológico na doença renal crônica leve a moderada. No entanto, os pacientes em tratamento concomitante com potentes inibidores ou indutores do citocromo P450-3A e com CrCl < 30 mℓ/min não devem ser tratados com maraviroque. A hemodiálise tem efeito mínimo sobre a depuração; entretanto, se houver hipotensão postural em pacientes com DRCT, a dose de maraviroque deve ser reduzida para 150 mg 2 vezes/dia.

Tanto o raltegravir quanto o elvitegravir/cobicistate atuam por inibição da integrase, a enzima viral usada para incorporar o DNA viral à célula hospedeira. Embora o raltegravir não demande ajuste da dose na doença renal crônica leve, moderada ou grave, a combinação elvitegravir/cobicistate e entricitabina/tenofovir não deve ser iniciada em pacientes com CrCl < 70 mℓ/min e deve ser interrompida em pacientes com CrCl < 50 mℓ/min.

Para reduzir a quantidade cada vez maior de pílulas dos esquemas antirretrovirais, existem várias combinações em doses fixas: efavirenz/entricitabina/tenofovir, zidovudina/lamivudina, rilpivirina/entricitabina/tenofovir, abacavir/lamivudina, zidovudina/lamivudina/abacavir e entricitabina/tenofovir. A regra geral na hemodiálise é a substituição pelos fármacos constituintes com ajuste separado da dose de cada um deles.

T. **Antifúngicos.** O uso de deoxicolato de anfotericina B (anfotericina B convencional), o padrão para tratamento de infecções fúngicas durante décadas, é limitado por sua possível nefrotoxicidade. Três formulações lipídicas de anfotericina B são aprovadas pela FDA (complexo com sulfato de colesterila, complexo lipídico e lipossomal) com a intenção de reduzir a toxicidade em comparação com o deoxicolato de anfotericina B. A nefrotoxicidade pode ser um aspecto a considerar durante o uso prolongado de anfotericina B nos pacientes com função renal residual. Nenhuma das formulações de anfotericina B é bem dialisada e, portanto, não é necessário ajustar a dose em nenhuma modalidade de diálise.

Os antifúngicos azólicos sistêmicos são divididos em dois grupos: os triazólicos, que incluem fluconazol, itraconazol, voriconazol e posaconazol, e o grupo imidazólico, que inclui o cetoconazol. Os triazólicos substituíram em grande parte os imidazólicos porque têm melhores perfis de eficácia e segurança, e a FDA desaconselhou o uso de cetoconazol como terapia de primeira linha nas micoses. É preciso analisar com atenção os medicamentos usados pelo paciente antes de prescrever esses agentes por causa das múltiplas interações medicamentosas, sobretudo no sistema de enzimas do citocromo P450.

O posaconazol propicia o maior espectro de atividade e a menor interação com outros fármacos; entretanto, a biodisponibilidade da suspensão oral é irregular por depender de uma refeição hiperlipídica. Também está disponível na forma de comprimidos de liberação tardia, uma opção para os pacientes em jejum. A apresentação intravenosa passou a ser comercializada em abril de 2014, mas seu uso não é recomendado em pacientes com CrCl < 50 mℓ/min. O itraconazol e o voriconazol têm biodisponibilidade irregular, que melhora um pouco com o uso da suspensão em vez da cápsula. A biodisponibilidade do voriconazol também pode ser menor quando administrado com refeições hiperlipídicas e pode variar de acordo com fatores genéticos. O voriconazol é o padrão-ouro para o tratamento da aspergilose invasiva. Embora a dose oral de voriconazol não seja ajustada na disfunção renal, não se pode administrar a apresentação intravenosa quando a CrCl é < 50 mℓ/min por causa do acúmulo do veículo ciclodextrina. As diretrizes da Infectious Diseases Society of America recomendam o monitoramento do nível do itraconazol quando é usado para tratamento de aspergilose, histoplasmose ou blastomicose. Também está se tornando mais comum o monitoramento dos níveis de voriconazol e posaconazol, com recomendações de nível mínimo entre > 1 mg/ℓ e < 5,5 mg/ℓ e ≥ 0,7 mg/ℓ, respectivamente.

O fluconazol tem excelente biodisponibilidade e eficácia contra leveduras, embora seja inativo contra bolores. O único antifúngico azólico que demanda ajuste posológico na disfunção renal é o fluconazol; alguns diminuem a dose pela metade em pacientes com disfunção renal, enquanto outros aumentam o intervalo para 48 h e mantêm a mesma dose. Esta última conduta pode ser mais apropriada devido à dependência de dose do fluconazol (p. ex., quanto maior for a dose, maior será a concentração sérica acima da MIC do microrganismo). Em geral, os níveis de fluconazol não são monitorados dada sua biodisponibilidade previsível (Andes, 2009).

Os antifúngicos caspofungina, a micafungina e a anidulafungina pertencem a uma classe de fármacos conhecida como equinocandinas. Essa classe de antifúngicos atua na parede celular do fungo, enquanto as formulações de anfotericina e os azólicos atuam na membrana citoplasmática. Os benefícios dessa classe incluem o tratamento efetivo de *Candida glabrata* e *C. krusei* resistentes ao fluconazol, além da diminuição de efeitos colaterais em comparação com outros antifúngicos. O espectro de atividade de todas as equinocandinas é semelhante e todas são indicadas pela FDA para tratamento da candidíase esofágica e da candidíase invasiva. Além disso, todas são administradas na forma intravenosa e não é necessário ajuste posológico na disfunção renal, embora se deva reduzir a dose de caspofungina na insuficiência hepática moderada. Ao contrário dos azólicos, não há interação importante das equinocandinas com a classe de enzimas do citocromo P450, o que resulta em menos interações medicamentosas, embora seja recomendado o monitoramento dos níveis de inibidores da calcineurina quando associados à caspofungina e à micafungina.

U. **Suplementos pós-diálise.** A Tabela 35.3 contém uma lista de suplementos pós-hemodiálise recomendados, que devem ser administrados além da posologia de manutenção apresentada. Os suplementos pós-hemodiálise recomendados aqui são apropriados apenas para o tratamento de hemodiálise convencional durante 4 h. Nos tratamentos de diálise muito curtos, a quantidade de fármaco removida por hemodiálise pode não ser suficiente para exigir um suplemento pós-hemodiálise, mas recomenda-se a administração da dose após a diálise. Em geral, os pacientes em diálise peritoneal podem ser tratados com as doses habituais administradas aos pacientes em hemodiálise. Houve uma revisão recente da posologia durante a TSRC (Heintz, 2009).

Referências bibliográficas e leitura sugerida

Agarwal SK. Hemodialysis of patients with HCV infection: isolation has a definite role. *Nephron Clin Pract.* 2011;117:c328–c332.

Allon M. Dialysis-catheter related bacteremia: treatment and prophylaxis. *Am J Kidney Dis.* 2004;44:779–791.

Andes D, et al. Antifungal therapeutic drug monitoring: established and emerging indications. *Antimicrob Agents Chemother.* 2009;53:24.

Aoki FY, et al. AMMI Canada Guidelines, "The use of antiviral drugs for influenza: guidance for practitioners 2012/2013". *Can J Infect Dis Med Microbiol.* 2012;23:e79–e92.

Ballantine L. Tuberculosis screening in a dialysis program. *Nephrol Nurs J.* 2000;27:489–499; quiz 500–501.

Bloom S, et al. Clinical and economic effects of mupirocin calcium on preventing *Staphylococcus aureus* infection in hemodialysis patients. *Am J Kidney Dis.* 1996;27:687–694.

Bruchfeld A, et al. Pegylated interferon and ribavirin treatment for hepatitis C in haemodialysis patients. *J Viral Hepat.* 2006;13:316–321.

Chapman SW, et al. Clinical practice guidelines for the management of blastomycosis: 2008 update by the Infectious Diseases Society of America. *Clin Infect Dis.* 2008;46:1801.

Conly JM, Grieves K, Peters B. A prospective, randomized study comparing transparent and dry gauze dressings for central venous catheters. *J Infect Dis.* 1989;159:310–319.

Degos F, et al. The tolerance and efficacy of interferon-alpha in haemodialysis patients with HCV infection: a multicentre, prospective study. *Nephrol Dial Transplant.* 2001;16:1017–1023.

Deray G, et al. Pharmacokinetics of 3'-azide-3 deoxy-thymidine (AZT) in a patient undergoing hemodialysis. *Therapie.* 1989;44:405.

Dinits-Pensy M, et al. The use of vaccines in adult patients with renal disease. *Am J Kidney Dis.* 2005;46:997–1011.

Esforzado N, Campistol JM. Treatment of hepatitis C in dialysis patients. *Contrib Nephrol.* 2012;176:54–65.

Fabrizi F, et al. Intradermal vs intramuscular vaccine against hepatitis B infection in dialysis patients: a meta-analysis of randomized trials. *J Viral Hepat.* 2011;18:730–737.

Finelli L, et al. National surveillance of dialysis-associated diseases in the United States, 2002. *Semin Dial.* 2005;18:52–61.

Fiore AE, et al, Centers for Disease Control and Prevention (CDC). Antiviral agents for the treatment and chemoprophylaxis of influenza—recommendations of the Advisory Committee on Immunization Practices (ACIP). *MMWR Recomm Rep.* 2011;60:1.

Gentile I, et al. Interferon-free therapies for chronic hepatitis C: toward a hepatitis C virus-free world? *Expert Rev Anti Infect Ther.* 2014;12:763–773.

Gordon CE, et al. Interferon for hepatitis C virus in hemodialysis—an individual patient meat-analysis of factors associated with sustained virologic response. *Clin J Am Soc Nephrol.* 2009;4:1449–1458.

Grant J, et al. Interferon-gamma release assays are a better tuberculosis screening test for hemodialysis patients: a study and review of the literature. *Can J Infect Dis Med Microbiol.* 2012;23:114–116.

Heintz BH, Matzke GR, Dager WE. Antimicrobial dosing concepts and recommendations for critically ill adult patients receiving continuous renal replacement therapy or intermittent hemodialysis. *Pharmacotherapy.* 2009;29:562–577.

Jaber BL. Bacterial infections in hemodialysis patients: pathogenesis and prevention. *Kidney Int.* 2005;67:2508–2519.

Kallen AJ, Jernigan JA, Patel PR. Decolonization to prevent infections with *Staphylococcus aureus* in patients undergoing hemodialysis: a review of current evidence. *Semin Dial.* 2011;24:533–539.

Kubin CJ, et al. Incidence and predictors of acute kidney injury associated with intravenous polymyxin B therapy. *J Infect.* 2012;65:80–87.

Laskin OL. Clinical pharmacokinetics of acyclovir. *Clin Pharmacokinet.* 1983;8:187.

Lea AP, Bryson HM. Cidofovir. *Drugs.* 1996;52:225.

Li J, et al. Pharmacokinetics of colistin methanesulfonate and colistin in a critically ill patient receiving continuous venovenous hemodiafiltration. *Antimicrob Agents Chemother.* 2005;49:4814–4815.

Li, PK, et al. Peritoneal dialysis-related infections recommendations: 2010 update. *Perit Dial Int.* 2010;30:393–423.

Lok CE, Mokrzycki MH. Prevention and management of catheter-related infection in hemodialysis patients. *Kidney Int.* 2011;79:587–598.

Marr KA, et al. Catheter-related bacteremia and outcome of attempted catheter salvage in patients undergoing hemodialysis. *Ann Intern Med.* 1997;127:275–280.

Masuko K, et al. Infection with hepatitis GB virus C in patients on maintenance hemodialysis. *N Engl J Med.* 1996;334:1485–1490.

Messing B, et al. Antibiotic-lock technique: a new approach to optimal therapy for catheter-related sepsis in home-parenteral nutrition patients. *J Parenter Enteral Nutr.* 1988;12:185–189.

Meyers CM, et al. Hepatitis C and renal disease: an update. *Am J Kidney Dis*. 2003;42:631–657.

Novak JE, Szczech LA. Management of HIV-infected patients with ESRD. *Adv Chronic Kidney Dis*. 2010;17:102–110.

Pai AB, Pai MP. Vancomycin dosing in high flux hemodialysis: a limited-sampling algorithm. *Am J Health Syst Pharm*. 2004;61:1812–1816.

Patel PR, et al. Epidemiology, surveillance, and prevention of hepatitis C virus infections in hemodialysis patients. *Am J Kidney Dis*. 2010;56:371–378.

Perazella MA. Drug-induced renal failure: update on new medications and unique mechanisms of nephrotoxicity. *Am J Med Sci*. 2003;325:349–362.

Perry CM, Faulds D. Valaciclovir: a review of its antiviral activity, pharmacokinetic properties and therapeutic efficacy in herpesvirus infections. *Drugs*. 1996;52:754.

Rubinstein E, et al. Telavancin versus vancomycin for hospital-acquired pneumonia due to gram-positive pathogens. *Clin Infect Dis*. 2011;52:31–40.

Rao CY, et al. Contaminated product water as the source of *Phialemonium curvatum* bloodstream infection among patients undergoing hemodialysis. *Infect Control Hosp Epidemiol*. 2009;30:840–847.

Salama NN, et al. Single-dose daptomycin pharmacokinetics in chronic haemodialysis patients. *Nephrol Dial Transplant*. 2010;25:1279–1284.

Segall L, Covic A. Diagnosis of tuberculosis in dialysis patients: current strategies. *Clin J Am Soc Nephrol*. 2010;5:1114–1122.

Stathoulopoulou F, et al. Clinical pharmacokinetics of oral acyclovir in patients on continuous ambulatory peritoneal dialysis. *Nephron*. 1996;74:337.

Tokars JI, et al. National surveillance of hemodialysis associated diseases in the United States, 2000. *Semin Dial*. 2002;15:162–171.

Tong NKC, et al. Immunogenicity and safety of an adjuvanted hepatitis B vaccine in pre-hemodialysis and hemodialysis patients. *Kidney Int*. 2005;68:2298–2303.

Trifillis AL, et al. Use of human renal proximal tubule cell cultures for studying foscarnet-induced nephrotoxicity in vitro. *Antimicrob Agents Chemother*. 1993;37:2496.

Trotman RL, et al. Antibiotic dosing in critically ill adult patients receiving continuous renal replacement therapy. *Clin Infect Dis*. 2005;41:1159–1166.

Van Geelen JA, et al. Immune response to hepatitis B vaccine in hemodialysis patients. *Nephron*. 1987;45:216.

Vera EM, et al. Urinalysis in the diagnosis of urinary tract infections in hemodialysis patients. *J Am Soc Nephrol*. 2002;21:639A.

Vidal L, et al. Systematic comparison of four sources of drug information regarding adjustment of dose for renal function. *Br J Med*. 2005;331:263.

Vistide prescribing information. Gilead Sciences, Inc., Foster City, CA, USA; 1996.

Walsh TJ, et al. Treatment of aspergillosis: clinical practice guidelines of the Infectious Diseases Society of America. *Clin Infect Dis*. 2008;46:327.

Wheat LJ, et al. Clinical practice guidelines for the management of patients with histoplasmosis: 2007 update by the Infectious Diseases Society of America. *Clin Infect Dis*. 2007;45:807.

Zampieron A, et al. European study on epidemiology and management of hepatitis C virus (HCV) infection in the haemodialysis population. Part 3: prevalence and incidence. *EDTNA ERCA J*. 2006;32:42–44.

36 Doença Óssea

Daniel W. Coyne, Derek S. Larson e James A. Delmez

Os pacientes em diálise apresentam distúrbio do eixo ósseo mineral. Nas tentativas de otimizar isso, geralmente são administrados vários fármacos, inclusive quelantes de fosfato, derivados ativos da vitamina D e sensibilizadores dos receptores de cálcio. Com frequência, são necessárias restrições alimentares para limitar a quantidade de fósforo absorvida. Para compreender o manejo do distúrbio mineral ósseo (DMO) da doença renal crônica (DRC), é importante ter conhecimentos básicos sobre sua fisiopatologia.

I. **FISIOPATOLOGIA.** Três hormônios participam da manutenção da homeostase mineral óssea na DRC incipiente: FGF23, calcitriol (também conhecido como 1,25D ou 1,25 di-hidroxicolecalciferol) e paratormônio (PTH). Esses hormônios interagem com o cálcio e o fósforo, em menor grau, com o magnésio para garantir absorção intestinal suficiente dos minerais, excreção renal apropriada dos minerais e condições ótimas no osso para permitir a mineralização e a remodelagem contínuas.

À medida que a função renal diminui, há perda progressiva da capacidade de manter a homeostase mineral e a renovação óssea normal. O primeiro problema que surge é a necessidade de manter a excreção do fósforo ingerido nos alimentos. O número reduzido de néfrons ativos aumenta a carga de fósforo filtrada por cada um deles. Na tentativa de ajudar a aumentar a excreção dessa carga adicional de fósforo, aumentam os níveis do hormônio **FGF23** (fator de crescimento de fibroblastos 23). O FGF23, produzido por osteócitos, afeta a função das células tubulares renais por ação no complexo Klotho-receptor FGF. O FGF23 estimula a fosfatúria por diminuição da expressão e da atividade dos cotransportadores de sódio-fosfato nos túbulos renais. Normalmente, esses transportadores reabsorvem o fósforo filtrado e sua diminuição provoca o aumento da excreção de fósforo por néfron, limitando a sobrecarga de fósforo.

Um segundo hormônio que participa da homeostase óssea mineral é o **calcitriol**, sintetizado no corpo em três estágios. O primeiro deles ocorre na pele que, quando exposta à luz ultravioleta, converte o 7-hidroxicolesterol em colecalciferol (vitamina D_3). O colecalciferol é um pró-hormônio esteroide inativo; adquire pequena atividade após a hidroxilação do anel esteroide na posição 25 no fígado. O "25-D" pode ser totalmente ativado por uma terceira etapa: hidroxilação do anel esteroide na posição 1. Essa etapa final de hidroxilação pode ocorrer em vários tecidos locais, porém o local mais importante de síntese de 1,25-D é o túbulo renal, pela enzima 1-α-hidroxilase. Outro nome do hormônio 1,25-D é calcitriol. O calcitriol tem muitas ações relativas ao equilíbrio mineral: aumenta a absorção intestinal de cálcio e fósforo, aumenta a reabsorção renal de cálcio e inibe as glândulas paratireoides pela produção de PTH. O calcitriol também ajuda a mineralizar o osso.

Os níveis de calcitriol estão reduzidos no início da DRC. Acredita-se que isso ocorra por dois mecanismos: (1) os níveis aumentados de FGF23, induzidos pela necessidade de aumentar a excreção de fósforo *por néfron*, inibem a enzima 1-α-hidroxilase nos túbulos renais e bloqueiam a conversão de 25-D em 1,25D e (2) há menor conversão de

25-D em 1,25-D por causa da diminuição da massa renal ativa. A diminuição de 1,25-D na DRC incipiente pode ser um tanto compensatória, pois o alentecimento da síntese de calcitriol reduz a absorção intestinal de fósforo e isso, por sua vez, reduz a carga de excreção de fósforo sobre o número decrescente de néfrons. Os níveis séricos reduzidos de 1,25-D também acarretam a diminuição da absorção intestinal de cálcio, e maiores níveis séricos de fósforo podem causar a redução direta dos níveis séricos de cálcio. Assim, não é raro observar algum grau de hipocalcemia leve na DRC moderada a avançada.

O terceiro hormônio participante do equilíbrio mineral é o paratormônio. Este é um hormônio peptídico constituído de 84 aminoácidos, e a ligação primária ao seu receptor demanda a existência dos dois primeiros aminoácidos na região N-terminal da molécula. O principal estímulo para a secreção de PTH é a hipocalcemia, que atua nos receptores de cálcio nas paratireoides. Uma das principais funções desse hormônio é manter o nível sérico de cálcio. O PTH faz isso de várias maneiras: (1) o PTH diminui a reabsorção renal de fósforo, o que aumenta a excreção urinária de fósforo, com consequente redução do fósforo sérico, que tende a elevar o cálcio sérico; (2) o PTH estimula a atividade renal da enzima 1-α-hidroxilase que converte 25-D em 1,25-D; normalmente, isso eleva o calcitriol e aumenta a absorção intestinal de cálcio; e (3) o PTH aumenta a taxa de renovação óssea, liberando cálcio do osso. Observe que o tanto o PTH quanto o FGF23 aumentam a excreção renal de fósforo, mas têm efeitos opostos na enzima renal produtora de 1,25-D. Em um circuito de *feedback*, a secreção de PTH é inibida pela ação de 1,25-D nos receptores de calcitriol das paratireoides. Esse circuito de *feedback* pode ser explorado fisiológica e farmacologicamente com uso de calcitriol e vários análogos do calcitriol para inibir a secreção de PTH. Por fim, a secreção de PTH é estimulada por altos níveis séricos de fósforo.

À medida que cai a taxa de filtração glomerular (TFG) e diminuem os níveis circulantes de 1,25-D, a absorção intestinal de cálcio e a de fósforo são reduzidas, o que ajuda a manter a homeostase mineral. O efeito final das alterações de FGF23, calcitriol e PTH durante a DRC progressiva é a manutenção de níveis séricos de cálcio e fósforo dentro do intervalo normal até o estágio 4 ou 5 da DRC. Entretanto, o baixo nível de 1,25-D, o nível sérico baixo de cálcio e o alto nível sérico de fósforo estimulam a secreção de PTH e contribuem para agravar o hiperparatireoidismo. Com a instalação do estágio 5 da DRC e o início da diálise, esse esplêndido sistema de homeostase é perturbado, o que causa níveis muito altos de FGF23 e PTH, níveis uniformemente baixos de calcitriol, hiperfosfatemia e níveis séricos de cálcio baixos ou no limite inferior da normalidade.

Essas alterações hormonais têm efeitos adversos sobre a fisiologia óssea, conforme a descrição adiante. A hiperfosfatemia, comum nos pacientes em diálise, contribui para o desenvolvimento de hiperparatireoidismo e doença óssea e pode ter função patológica no desenvolvimento e no avanço das doenças cardiovasculares. Altos níveis séricos de fósforo podem contribuir para o comprometimento da mineralização óssea e promover a calcificação vascular e de outros tecidos. Altos níveis de FGF23, induzidos por hiperfosfatemia e outros fatores, induzem hipertrofia ventricular esquerda em modelos animais.

II. **CONTROLE DA HIPERFOSFATEMIA.** O intervalo normal do nível sérico de fósforo é de 2,7 a 4,6 mg/dℓ (0,9 a 1,5 mmol/ℓ). Nos pacientes em diálise, a recomendação das diretrizes ósseas da KDOQI é manter o nível de fósforo pré-diálise no intervalo normal, com base em dados observacionais de que o melhor controle de fósforo está associado a melhores desfechos. Além disso, dados de estudos em animais mostram que a hiperfosfatemia estimula o hiperparatireoidismo e promove calcificação vascular. Na prática clínica, a maioria dos médicos e nutricionistas tenta manter o nível de fósforo pré-diálise entre 3,0 e 5,5 mg/dℓ (1,0 a 1,8 mmol/ℓ).

A hiperfosfatemia ocorre nos pacientes anúricos em diálise porque a quantidade de fósforo removido durante três sessões de diálise semanais é apenas uma fração do fósforo absorvido da dieta. Por esse motivo, quase todos os pacientes dialisados 3 vezes/semana e que consomem dieta normal precisam ingerir algum tipo de quelante de fósforo com os alimentos para limitar a quantidade de fósforo absorvida. A hipofosfatemia não é comum nos pacientes em um programa convencional de três sessões semanais de diálise e geralmente é consequência da redução acentuada da ingestão alimentar, a menos que haja algum erro na coleta de sangue (p. ex., coleta da saída do dialisador, em vez de coleta da entrada no início da diálise) ou uso excessivo de quelantes. Os pacientes com hipofosfatemia pré-diálise persistente sem uso de quelantes geralmente também têm baixa ingestão proteica e devem ser aconselhados a aumentar a ingestão de proteínas e fósforo. O uso de suplementos de fósforo [8 mmol (250 mg) de fósforo, 13 mmol de sódio e 1,1 mmol de potássio, com dose inicial de um comprimido diário] é indicado se o nível sérico de fósforo se mantiver abaixo de 3,0 mg/dℓ (1,0 mmol/ℓ).

A. **Restrição alimentar.** A restrição alimentar de fósforo a 800 a 1.200 mg/dia é a chave para controlar o fósforo sérico. Fosfatos inorgânicos, acrescentados aos alimentos processados como conservantes e aromatizantes, são absorvidos com muito mais rapidez que o fósforo no alimento natural (Gutekunst, 2011). A educação contínua do paciente por um nutricionista experiente é o melhor método para iniciar e manter hábitos alimentares apropriados. A Tabela 36.1 e o Apêndice B contêm uma lista de alimentos ricos em fósforo (Moe, 2011; Gutekunst, 2011). Embora o teor de fósforo esteja relacionado com o teor proteico, o fósforo é absorvido mais rapidamente de fontes de proteínas animais que de proteínas vegetais (Moe, 2011).

B. **Remoção de fósforo por diálise.** Em geral, a hemodiálise remove cerca de 800 mg de fósforo por tratamento, sem levar em conta os níveis séricos pré-diálise. Os dialisadores de alto fluxo e os dialisadores com maior área de superfície, bem como a hemodiafiltração, podem causar aumento modesto da depuração de fósforo (Penne, 2010). Na hemodiálise, o tempo total semanal de diálise é o fator mais importante que afeta a remoção de fósforo. Depois da primeira hora de diálise, o nível sérico de fósforo durante a diálise tende a se estabilizar em um nível baixo. Isso é diferente do que acontece com a ureia, cujos níveis continuam a cair à medida que a diálise é prolongada. Os níveis séricos de fósforo mantidos durante a diálise fazem com que este se comporte um pouco como uma molécula de tamanho médio, quando até mesmo sessões prolongadas de diálise continuam a melhorar a remoção de fósforo. A frequência da diálise tem um impacto adicional sobre a remoção de fósforo porque, durante a hora inicial de diálise, o nível sérico de fósforo é maior que durante o restante da sessão. O paciente médio necessita de 24 a 28 h semanais de diálise para alcançar um nível sérico de fósforo pré-diálise < 4,5 mg/dl (1,45 mmol/ℓ) sem usar quelantes de fósforo. Os pacientes submetidos a diálise noturna frequente e longa, com tempo semanal de diálise seis vezes maior que 24 a 28 h por semana, geralmente necessitam de acréscimo de fósforo à solução de diálise para evitar a hipofosfatemia.

A diálise peritoneal remove cerca de 300 mg de fósforo por dia quando se institui um esquema de DPAC com quatro trocas diárias de 2 ℓ. Essa quantidade também

Tabela 36.1	Alimentos com alto teor de fósforo.[a]

Laticínios (leite, iogurte, queijo)

Miúdos e carnes processadas

Leguminosas/ervilhas

Frutos oleaginosos/sementes

Pães integrais, farelo e cereais

Muitos refrigerantes (principalmente do tipo cola)

[a] Ver também Apêndice B.

é muito menor que a quantidade de fósforo absorvida dos alimentos e, por conseguinte, a maioria dos pacientes em diálise peritoneal necessita de quelantes para controle do nível sérico de fósforo.

C. Função renal residual. A função renal residual contribui consideravelmente para a remoção de fósforo do organismo e, em geral, os pacientes com volumes urinários > 500 mℓ/dia necessitam de quantidades bem menores de quelantes de fósforo e têm menores níveis séricos de fósforo pré-diálise que os pacientes anúricos (Penne, 2011).

D. Quelantes de fósforo. Os quelantes de fósforo têm participação importante no controle do fósforo em conjunto com a restrição alimentar. Esses agentes ligam-se ao fósforo no trato gastrintestinal, seja por formação de um complexo insolúvel, seja por ligação do fósforo a uma resina. Apesar da restrição alimentar de fósforo e da hemodiálise satisfatória, cerca de 90% dos pacientes em diálise continuam a necessitar de quelantes de fósforo orais para controlar os níveis de fósforo. Além da simples redução do fósforo, dados observacionais recentes sugeriram que o uso de quelantes de fósforo também pode estar correlacionado com maior sobrevida e melhor estado nutricional para pacientes em hemodiálise de manutenção (Lopes, 2012; Cannata-Andia, 2013).

A Tabela 36.2 apresenta um resumo dos quelantes de fósforo mais usados. Existem em duas categorias amplas de quelantes de fósforo: os que contêm cálcio (carbonato de cálcio e acetato de cálcio) e os que não contêm (sevelâmer, lantânio, carbonato de magnésio, oxi-hidróxido sucroférrico, citrato férrico e compostos com alumínio).

1. **Dose equivalente de quelante de fósforo.** Com o auxílio de dados de vários estudos comparativos, é possível estabelecer uma dose equivalente aproximada de vários quelantes em relação à capacidade de ligação do carbonato de cálcio ao fósforo (Daugirdas, 2011). Essa dose equivalente de quelante de fósforo (DEQF) possibilita a comparação das posologias em pacientes tratados com múltiplos quelantes ou diferentes quelantes. Nos pacientes norte-americanos com função renal residual mínima dialisados de acordo com as práticas típicas nos EUA, as médias de DEQF são de aproximadamente 6 g/dia (Daugirdas, 2012). Isso significa que esses pacientes necessitariam de 6 g/dia de carbonato de cálcio para controlar o nível sérico de fósforo (Tabela 36.3). A DEQF média necessária é um pouco menor, cerca de 4 a 5 g/dia, em pacientes menores, naqueles com função renal residual substancial e também é menor nas mulheres em comparação com os homens, pois as mulheres tendem a ingerir menos alimentos ricos em fósforo como carnes.

2. **Carga de cálcio associada a alguns quelantes de fósforo.** O acetato de cálcio, considerando-se grama por grama, é quase tão efetivo quanto o carbonato de cálcio como quelante de fósforo, mas o acetato de cálcio contém apenas 25% de cálcio por peso, enquanto o carbonato de cálcio contém 40% de cálcio por peso. Portanto, a tentativa de manejo de um paciente anúrico relativamente grande apenas com carbonato de cálcio exigiria a administração de 6,0 g de carbonato de cálcio por dia e de 0,4 × 6,0 = 2,4 g de cálcio elementar por dia. Essa quantidade é muito maior que a ingestão máxima total de cálcio recomendada por diretrizes publicadas por Kidney Disease Outcomes Quality Initiative (KDOQI) e Kidney Disease: Improving Global Outcomes (KDIGO). O uso de acetato de cálcio estaria associado a uma carga de cálcio um pouco menor de 0,25 × 6,0 = 1,5 g/dia. Esse valor está no limite superior da ingestão diária de cálcio proveniente de alimentos e quelantes recomendada pela KDOQI. Por esse motivo, muitos pacientes tratados com quelantes de fósforo que contêm cálcio são tratados também com quelantes sem cálcio.

Outra estratégia é combinar compostos de magnésio e cálcio para quelação do fósforo. Nos EUA, uma mistura de carbonato de magnésio e cálcio é vendida como suplemento alimentar e às vezes é usada *off-label* como quelante de fósforo.

Tabela 36.2 Alguns quelantes de fósforo.

Produto	Dose (mg) por comprimido	Cálcio elementar	Dose máxima diária	Comentários
Carbonato de cálcio	Múltiplas doses	40% de cálcio elementar	1,5 g de cálcio elementar/dia	Administrado como quelante durante as refeições; com o estômago vazio como suplemento
	500 mg	200 mg/comprimido	Idem (7 comprimidos)	
	750 mg	300 mg/comprimido	Idem (5 comprimidos)	
	1.000 mg	400 mg/comprimido	Idem (3 comprimidos)	
	1.250 mg	500 mg/comprimido	Idem (3 comprimidos)	
	1.250 mg	500 mg/comprimido	Idem (3 comprimidos)	
	1.250 mg	500 mg/comprimido	Idem (3 comprimidos)	200 UI de vitamina D/comprimido
	600 mg	240 mg/comprimido	Idem (6 comprimidos)	
Acetato de cálcio	667 mg	169 mg de cálcio elementar/comprimido	Idem (9 comprimidos)	Maior custo que o carbonato de cálcio. Medicamento vendido sob prescrição
Carbonato de magnésio com carbonato de cálcio	200:200 mg $MgCO_3$ com 400 mg $CaCO_3$	160 mg/comprimido	Dose limitada por níveis séricos de Mg e diarreia	85 mg de magnésio elementar/comprimido. As concentrações de magnésio no dialisato devem ser ajustadas

Carbonato de magnésio com carbonato de cálcio	300:300 mg MgCO$_3$ com 250 mg CaCO$_3$	100 mg/comprimido	Dose limitada por níveis séricos de Mg e diarreia	85 mg de magnésio elementar/comprimido. As concentrações de magnésio no dialisato devem ser ajustadas
Carbonato de magnésio + acetato de cálcio	435 mg de MgCO$_3$ e 235 mg de acetato de cálcio	60 mg/comprimido		Redução da carga de cálcio; o Mg pode ter propriedades anticalcificação; não disponível nos EUA
Carbonato de lantânio	Comprimidos de 250 mg e 500 mg	0	1.250 mg 3 vezes/dia. Não há testes a longo prazo com doses maiores	Custo bem mais alto que o de outros produtos. É preciso mastigar
Carbonato de sevelâmer	Comprimidos e pó de 400 mg e 800 mg	0	Testes realizados com dose de até 14 g/dia em indivíduos normais. A dose pode ser limitada por efeitos colaterais ou desconforto GI	Custo bem mais alto que o de outros produtos
Oxi-hidróxido sucroférrico (PA21)	500 mg	0	3 g/dia	Designado para minimizar a absorção de ferro desse quelante que contém ferro
Citrato férrico (JTT-751)	210 mg de ferro férrico	0	2,5 g/dia de ferro férrico	210 mg de ferro elementar por comprimido com 1 g de citrato férrico. Associado a aumento considerável dos marcadores séricos de ferro

Na Europa, um quelante de magnésio/cálcio composto de carbonato de magnésio e acetato de cálcio é aprovado para uso como quelante de fósforo com base em estudos clínicos bem-sucedidos (de Francisco, 2010). Como mostra a Tabela 36.3, uma dose diária de 6 g de DEQF estaria associada a uma carga diária de cálcio de apenas 0,5 g/dia. Além da limitação da quantidade de cálcio absorvida, os quelantes com magnésio contêm no mínimo dois possíveis efeitos benéficos: (1) o magnésio é um fator anticalcificação e poderia retardar a calcificação vascular nos pacientes em diálise, embora as evidências sejam limitadas (Spiegel, 2009); (2) a taxa de mortalidade tende a ser menor nos pacientes em diálise com maiores níveis séricos de magnésio, embora não esteja claro que a suplementação de magnésio além dos níveis séricos fisiológicos seja benéfica. É preciso estar atento à sobrecarga de magnésio em todo paciente em diálise com ingestão de magnésio.

Uma estratégia mais efetiva para eliminar o problema de absorção de cálcio dos quelantes de fósforo é usar um dos novos quelantes sem cálcio. Os grupos de diretrizes recomendam que se evitem os quelantes de fósforo com cálcio nos pacientes propensos à calcificação vascular ou com evidências de calcificação vascular; é difícil seguir essa conduta, pois a grande maioria dos pacientes em diálise, sobretudo os pacientes diabéticos, apresenta sinais de calcificação na radiografia do abdome ou na visualização das valvas cardíacas.

3. **Administração e refeições.** Os quelantes de fósforo são muito mais efetivos quando ingeridos com as refeições e quando a quantidade de quelante administrada corresponde à carga de fósforo de cada refeição (Schiller, 1989). Alguns quelantes demandam a ingestão de vários comprimidos, mas o aumento do tamanho dos comprimidos para reduzir a quantidade pode dificultar a deglutição. Alguns quelantes resolveram essa questão parcialmente pela criação de uma apresentação mastigável ou em pó, que pode ser pulverizado sobre a comida.

III. ALGUNS QUELANTES DO FÓSFORO

A. **Compostos com cálcio.** Esses agentes são usados com frequência no manejo inicial da hiperfosfatemia por causa do perfil de ligação efetiva ao fósforo e baixo custo. Eles também podem ser úteis quando se deseja algum grau de suplementação de cálcio. Entretanto, o ajuste da dose é limitado por recomendações da KDIGO de que a ingestão de cálcio elementar geralmente não deve ultrapassar 1,5 g/dia. Além disso, a concentração de cálcio na solução de diálise deve ser limitada a 2,25 a 2,5 mEq/ℓ (1,12 a 1,25 mM) para evitar balanço de cálcio positivo durante a diálise. A coadministração de cálcio e vitamina D ativa predispõe até 50% dos pacientes à hipercalcemia e exige monitoramento rigoroso (Schaefer, 1992).

1. O **carbonato de cálcio** (40% de cálcio elementar por peso) está disponível em várias preparações e doses, que incluem TUMS (200 mg de cálcio elementar em comprimido regular), Caltrate (240 mg de cálcio elementar/comprimido) e Os-Cal 500 (500 mg de cálcio elementar/comprmido). Uma dose inicial razoável é de 1 a 2 comprimidos a cada refeição. Entretanto, o uso de mais de 1,5 g de cálcio elementar por dia expõe os pacientes a carga de cálcio excessiva e risco de hipercalcemia; assim, geralmente é impossível controlar o fósforo apenas com o carbonato de cálcio sem ultrapassar bastante as metas máximas recomendadas para ingestão de cálcio.

Em geral, a apresentação típica do carbonato de cálcio é em comprimido, embora o TUMS esteja disponível em formulações mastigáveis. Deve-se observar que a dissociação do carbonato de cálcio é melhor em meio ácido e, consequentemente, sua solubilidade pode ser inibida por medicamentos como inibidores da bomba de prótons. Os benefícios desse agente são o fácil acesso e o baixo custo. Os efeitos colaterais comuns são hipercalcemia, constipação intestinal e náuseas.

Tabela 36.3 Posologias de alguns quelantes de fósforo necessárias para alcançar uma dose equivalente de quelante de fósforo (DEQF) de 6,0 g/dia.

Quelante de fósforo	Dose unitária (mg)	Dose equivalente de quelante de fósforo de um comprimido para 1 g de carbonato de cálcio	Dose de quelante necessária para alcançar uma DEQF de 6 g/dia	Número aproximado de comprimidos para alcançar uma DEQF de 6 g/dia	Grama de cálcio em uma DEQF de 6 g
Carbonato de cálcio	750	0,75	6,0	8	2,4
Acetato de cálcio	667	0,67	6,0	9	1,5
Osvaren (carbonato de Mg + acetato de Ca)	435/235[a]	0,75	–	8	0,5
Lantânio	500[b]	1,0	3,0	6	0
Carbonato de sevelâmer	800	0,60	8,0	10	0
Oxi-hidróxido sucroférrico (Velphoro)	500	1,6	1,5	3,75	0
Citrato férrico	210	0,64	2,0	9	0

A dose equivalente de PA21 é baseada em um único ensaio controlado randomizado de comparação com sevelâmer (Floege, 2014) e, portanto, a dose equivalente não é tão precisa quanto a de alguns outros quelantes, em que foram considerados vários estudos.
Os números de citrato férrico foram obtidos de um único ensaio clínico controlado randomizado de comparação com sevelâmer e acetato de cálcio (Lewis, 2014); Osvaren não está disponível nos EUA.
[a]Cada comprimido contém 435 mg de carbonato de Mg e 235 mg de acetato de Ca.
[b]Os comprimidos são vendidos de acordo com a quantidade de lantânio, e não de carbonato de lantânio.

2. O **acetato de cálcio** (25% de cálcio elementar por peso) é oferecido em comprimidos de 667 mg (169 mg de cálcio elementar), e a dose inicial recomendada é de dois comprimidos a cada refeição. Pode ser necessário aumento da dose a cada 2 a 3 semanas para obter controle satisfatório até uma dose máxima diária de 1,5 g do cálcio elementar. Comparando-se os miligramas de carbonato de cálcio e acetato de cálcio, a eficácia dos dois como quelantes de fósforo parece ser semelhante. Entretanto, como o acetato de cálcio contém 25% de cálcio e o carbonato de cálcio contém 40% de cálcio, o uso de acetato de cálcio está associado a menor quantidade de cálcio. Ainda assim, para alcançar uma DEQF de 6 g/dia, o uso de acetato de cálcio em monoterapia propicia a administração de 1,5 g/dia de cálcio elementar. A apresentação é de comprimido administrado por via oral, e os efeitos colaterais incluem hipercalcemia, náuseas e constipação intestinal.

B. O **carbonato de sevelâmer** é um quelante de fósforo que não contém alumínio nem cálcio; retém o fósforo no intestino por meio de troca iônica e ligação ao hidrogênio. O fármaco está disponível em comprimidos de 400 e 800 mg e sachês com grânulos; deve ser iniciado com 800 a 1.600 mg 3 vezes/dia com as refeições. A dose pode ser aumentada até o máximo de 13 g/dia para alcançar o controle necessário de fósforo, embora isso possa exigir uma quantidade considerável de comprimidos e trazer um ônus financeiro para o paciente. É recomendável administrar outros fármacos 1 h antes ou 3 h depois do sevelâmer. A ausência de cálcio torna o sevelâmer útil para as pessoas predispostas à hipercalcemia e aquelas que já estão no limite da suplementação de cálcio. O sevelâmer também pode ter efeitos anti-inflamatórios benéficos pleiotrópicos nos pacientes em diálise que não são totalmente mediados pela redução do colesterol LDL (Rastogi, 2013).

Os principais efeitos colaterais do sevelâmer são náuseas, diarreia, dispepsia e constipação intestinal. O uso de sevelâmer pode causar hipocalcemia, que deve ser tratada com suplementos de cálcio.

C. O **carbonato de lantânio** passou a ser comercializado nos EUA em 2005. Por ser um cátion trivalente, o lantânio liga-se ionicamente ao fósforo. É um quelante que não contém cálcio nem alumínio. Está disponível em comprimidos mastigáveis, que também podem ser triturados, de 250, 500, 750 e 1.000 mg. Uma dose inicial razoável é 500 mg 3 vezes/dia, aumentada quando necessário, porém sem ultrapassar 1.250 mg 3 vezes/dia. A quantidade de lantânio absorvida é muito pequena e até hoje não há indícios de acúmulo tóxico ou efeitos adversos sobre o metabolismo ósseo (Hutchison, 2009). Os principais efeitos colaterais assemelham-se aos de outros quelantes de fósforo e estão relacionados com o desconforto GI. A preparação mastigável pode ser conveniente para pacientes que tomam uma grande quantidade de pílulas, mas é difícil para pacientes com má dentição. Em um grande estudo comparador multicêntrico europeu randomizado prospectivo, a eficácia do carbonato de lantânio foi comparada à do carbonato de cálcio. O controle do fósforo foi semelhante nos dois grupos; no entanto, a incidência de hipercalcemia foi consideravelmente menor no grupo tratado com carbonato de lantânio, o que o torna muito útil em indivíduos de risco para hipercalcemia (Hutchison, 2005).

Tanto o lantânio quanto o sevelâmer têm custo bem maior que os outros quelantes de fósforo existentes. Embora a segurança do carbonato de lantânio a longo prazo tenha sido questionada, relatos subsequentes durante 1, 3 e 6 anos demonstraram um perfil de segurança satisfatório a longo prazo (Hutchison, 2009).

D. **Quelantes de magnésio/cálcio.** Estes incluem o carbonato de magnésio mais carbonato de cálcio, que às vezes é administrado *off-label* nos EUA, e carbonato de magnésio mais acetato de cálcio, que foi aprovado para uso nos pacientes em diálise na Europa. Os possíveis benefícios, além de menores riscos, da administração de magnésio nessa situação já foram analisados neste texto.

E. **Oxi-hidróxido sucroférrico (PA21 ou Velphoro).** O PA21 é um quelante de fósforo que contém ferro e não contém cálcio nem alumínio. Estudos clínicos de fase 3 de PA21 administrado a pacientes em hemodiálise foram concluídos, com sua aprovação para uso como quelante de fósforo nos EUA em 2013 (Floege, 2014). É apresentado em comprimidos mastigáveis de 500 mg; a dose inicial é de 1,5 g/dia (3 comprimidos/dia com as refeições), e a dose máxima sugerida é de 3 g/dia. Ao contrário do citrato férrico, que é outro quelante de fósforo com ferro descrito adiante, o Velphoro está associado a mínima absorção oral de ferro.

F. **Citrato férrico.** O citrato férrico é um quelante de fósforo que contém ferro e não contém cálcio nem alumínio. Foi aprovado para uso em pacientes com DRC e DRCT no Japão (Yokoyama, 2014a, 2014b) e foi aprovado nos EUA em 2014 amparado nos resultados de um ensaio clínico de fase 3 por 52 semanas (Lewis, 2014). O citrato férrico é oferecido em comprimidos que contêm 210 mg de citrato férrico e a dose pode ser ajustada até o máximo de 12 comprimidos/dia (2,5 g de ferro férrico/dia). Os pacientes tratados com citrato férrico tiveram melhora considerável do nível sérico de ferro (TSAT, ferritina) além de menor necessidade de ferro IV (necessidade de ferro IV cerca de 50% menor que em pacientes de controle tratados com quelantes de fósforo sem ferro) e menor necessidade de agentes estimulantes da eritropoese (cerca de 24% menor que pacientes de controle tratados com quelantes de fósforo sem ferro), com manutenção do nível de hemoglobina. As Tabelas 36.2 e 36.3 mostram o tamanho do comprimido e a capacidade relativa de ligação ao fósforo. O citrato férrico pode ser altamente efetivo como tratamento duplo em pacientes hiperfosfatêmicos que necessitam de reposição de ferro. Entretanto, quando há preocupação com o excesso de ferro, o citrato férrico pode não ser a opção ideal.

G. **Carbonato de alumínio e hidróxido de alumínio.** Os quelantes que contêm alumínio foram a terapia primária da hiperfosfatemia até meados da década de 1980, quando se constatou que o acúmulo de alumínio em níveis tóxicos acarretava complicações hematológicas, neurológicas e ósseas. Assim, esses agentes não devem ser mais usados em terapia crônica. Pode ser necessário usar terapias com alumínio por curtos períodos para reduzir a elevação acentuada de fósforo e os produtos com cálcio × fósforo nos pacientes com hiperparatireoidismo grave e/ou hipercalcemia concomitante. Eles também são ainda um importante instrumento para controle de hiperfosfatemia nos países em desenvolvimento (Mudge, 2011). A coingestão de citrato (solução de Shohl, citrato de cálcio, sucos de frutas, Alka-Selzer) aumenta muito a absorção de alumínio e pode causar neurotoxicidade aguda por alumínio.

H. **Uso de mais de um quelante de fósforo.** O tratamento combinado com diferentes tipos de quelantes de fósforo pode ser vantajoso e custo-efetivo. Os esquemas devem ser individualizados. As combinações devem levar em conta as preferências dos pacientes, a tolerância aos efeitos colaterais e os aspectos financeiros. A exposição diária total ao cálcio e magnésio elementar também deve ser um fator para a escolha dos agentes usados. A combinação de agentes com cálcio e sem cálcio propicia o controle desejado de fósforo e suplementos de cálcio sem risco de exposição excessiva ao cálcio.

IV. **OTIMIZAÇÃO DO NÍVEL SÉRICO DE CÁLCIO.** Os valores de referência normais de cálcio sérico são 8,4 a 10,2 mg/dℓ (2,10 a 2,55 mmol/ℓ) e as diretrizes de KDIGO recomendam manter o cálcio total pré-diálise dentro desse intervalo. Há grande variabilidade do ponto de equilíbrio do cálcio (nível de cálcio em que a secreção de PTH corresponde a 50% da secreção máxima).

O cálcio sérico circula em estado livre (ionizado) e ligado a proteínas. O cálcio total no laudo do exame laboratorial reflete essas duas formas circulantes. O cálcio ligado a proteínas é proporcional à concentração de albumina, responsável pela maior parte da ligação a proteínas. Em média, o cálcio total cai 0,8 mg/dℓ para cada 1,0 g/dℓ

(0,20 mmol/ℓ para cada 1,0 g/ℓ) de diminuição da albumina. Consequentemente, na hipoalbuminemia, o cálcio total no laudo do laboratório pode ser corrigido pela equação:

Cálcio corrigido (em mg/dℓ) = cálcio total + [0,8 × (4,0 − albumina em g/dℓ)]

Cálcio corrigido (em mmol/ℓ) = cálcio total + [0,20 × (40 − albumina em g/ℓ)]

Na maioria dos novos pacientes em diálise, as concentrações de cálcio corrigido e ionizado geralmente são baixas ou estão no intervalo normal baixo. O cálculo do cálcio corrigido pode ser usado para estimar se um paciente com hipoalbuminemia tem nível sérico de cálcio alto, normal ou baixo. Infelizmente, o cálcio corrigido depende do ensaio de albumina empregado e se demonstrou que não é mais acurado que o cálcio total para prever se o nível de cálcio ionizado é alto, normal ou baixo (Gauci, 2008). Portanto, na prática de diálise, recomenda-se o uso de cálcio total, e a determinação de cálcio ionizado é indicada nos casos em que o resultado poderia modificar o manejo. Ao contrário das antigas diretrizes ósseas da KDOQI, a KDIGO não recomenda o uso rotineiro de cálcio corrigido para a albumina.

A. **Hipercalcemia.** A hipercalcemia geralmente é causada pelo uso excessivo de quelantes com cálcio e/ou o uso de antagonistas do receptor da vitamina D que aumentam a absorção intestinal de cálcio. Pacientes com baixo nível de PTH parecem ter o maior nível de cálcio sérico, o que pode refletir doença óssea adinâmica (ver adiante) e baixa capacidade do osso de tamponamento do cálcio. Raras vezes, o hiperparatireoidismo avançado associado a uma grande massa de tecido paratireoidiano autônomo pode causar hipercalcemia na ausência de administração de cálcio ou uso de vitamina D ativa. Isso é denominado hiperparatireoidismo terciário.

B. **Hipocalcemia.** Com frequência, os baixos níveis de cálcio total não corrigido são causados por um nível sérico baixo de albumina. O baixo nível de cálcio corrigido pode ser consequência da baixa absorção gastrintestinal de cálcio causada por deficiência de vitamina D, hiperfosfatemia grave ou uso do agente calcimimético, cinacalcete.

C. **Concentração de cálcio na solução de diálise.** De modo geral, o nível de cálcio na solução de diálise deve ser de 2,5 mEq/ℓ (1,25 mM) na maioria dos pacientes em hemodiálise crônica. Esse nível costuma manter o equilíbrio neutro de cálcio. O uso cauteloso de um banho de cálcio com 2,25 mEq/ℓ (1,12 mM) ou menos pode ser usado para controlar a elevação crônica do nível sérico de cálcio ou estimular a secreção de PTH em pacientes com diminuição crônica de PTH. No entanto, o uso desses banhos com menor concentração de cálcio pode exacerbar o hiperparatireoidismo e causar desmineralização óssea. O uso de solução de diálise com concentração muito baixa de cálcio também foi associado a aumento do risco de dispersão do intervalo QTc e morte súbita (ver Capítulo 11).

A concentração de cálcio na solução de diálise peritoneal deve ser de 2,5 mEq/ℓ (1,25 mM) na maioria dos pacientes. Existe um dialisato com concentração de 3,5 mEq/ℓ (1,75 mM), mas deve ser reservado para pacientes com diminuição crônica do nível de cálcio que, no julgamento do profissional de saúde, indique o tratamento. A maior concentração de cálcio no dialisato, sobretudo quando associado a quelantes de fósforo com cálcio, cria uma situação crônica de balanço de cálcio positivo, suprime o PTH e pode contribuir para a calcificação vascular e tecidual.

V. **OTIMIZAÇÃO DOS NÍVEIS SÉRICOS DE 25-D (25-HIDROXICOLECALCIFEROL).** O 25-D (25-hidroxicolecalciferol) é sintetizado pelo fígado a partir do colecalciferol e é indicativo das reservas de vitamina. Estas frequentemente são baixas nos pacientes em diálise. É provável que vários fatores sejam responsáveis pela alta incidência da deficiência, inclusive a baixa exposição ao sol nos pacientes enfermos, a restrição de laticínios fortificados com vitamina D para controle do fósforo e a alta prevalência de pacientes negros que frequentemente são intolerantes à lactose e cuja pigmentação escura reduz a formação efetiva de vitamina D após exposição à luz ultravioleta. No entanto, pacientes negros também parecem ter menores níveis sanguíneos de proteína de ligação à vitamina D, o que leva a maior razão entre hormônio bioativo (livre) e hormônio ligado. Portanto, os negros podem não ter a frequência e a intensidade da deficiência de vitamina D sugeridas pelos testes padronizados.

O tratamento da deficiência de vitamina D é apropriado apesar da perda de atividade satisfatória de 1-alfa-hidroxilase no rim, pois outros tecidos têm essa enzima e produzem calcitriol para ações autócrinas e parácrinas. O tratamento também aumentou os níveis endógenos de calcitriol, embora não geralmente até o nível normal (Jen, 2010). O tratamento deve repor e, depois, manter reservas suficientes. As reservas de vitamina D são avaliadas por dosagem de 25-OH vitamina D no sangue. Níveis > 30 ng/mℓ (> 75 nmol/ℓ) são considerados normais, enquanto níveis < 30 ng/mℓ (< 75 nmol/ℓ) são indicação de tratamento com ergocalciferol ou colecalciferol.

O tratamento de baixos níveis séricos de 25-D nos EUA é diferente do tratamento em outros países. O tratamento mais lógico é administrar o precursor natural do 25-D, que é o colecalciferol, um composto de origem animal. O colecalciferol está disponível em grande escala nos EUA como suplemento alimentar, mas não como fármaco aprovado pela FDA e reembolsável. Embora não haja ingestão diária recomendada de colecalciferol para manter as reservas, uma dose de 800 a 2.000 UI/dia provavelmente é suficiente e segura. Nos EUA, o ergocalciferol é vendido com prescrição médica. O ergocalciferol, um esterol vegetal, é um pouco diferente do colecalciferol em termos de estrutura, mas é hidroxilado pelo fígado na posição 25 e depois di-hidroxilado na posição 1-α para produzir um composto biologicamente ativo com ação semelhante à do calcitriol. O ergocalciferol é conhecido como vitamina D_2 e o colecalciferol é denominado vitamina D_3. A maioria dos ensaios (mas nem todos) de níveis de 25-D detecta compostos 25-D_2 e 25-D_3. O ergocalciferol pode ser administrado em altas doses semanais ou mensais, ou em doses diárias menores, e a dose administrada deve ser proporcional à intensidade da deficiência e ao tamanho e adiposidade do paciente. Em geral, prescrevemos 50.000 UI/mês durante 6 meses quando os níveis são de 15 a 29 ng/mℓ (37 a 72 nmol/ℓ), e 50.000 UI/semana durante 2 a 3 meses, seguida de 50.000 UI/mês quando os níveis são < 15 ng/mℓ (< 37 nmol/ℓ). Os pacientes obesos costumam necessitar de doses maiores ou reposição mais prolongada devido à natureza lipossolúvel da vitamina.

VI. **DOENÇA ÓSSEA NA DRC.** Normalmente a renovação óssea é coordenada; há combinação da atividade de osteoblastos, produtores de novas proteínas da matriz óssea (osteoide) que é mineralizada, e osteoclastos, que reabsorvem o osso. A classificação anatomopatológica da osteodistrofia renal baseia-se nos parâmetros histológicos estáticos e dinâmicos obtidos por biopsia óssea transilíaca. A avaliação da **T**axa de renovação, da **M**ineralização e do **V**olume do material obtido por biopsia, denominado sistema TMV, foi proposta como o melhor método para classificação da doença óssea renal. Marcadores fluorescentes, tetraciclina e demeclociclina, são depositados ao longo das linhas de mineralização. A administração desses marcadores por 1 a 3 dias, seguida 2 a 3 semanas depois por nova administração do marcador, permite determinar a taxa de formação óssea. Em caso de elevada renovação óssea, por exemplo, a distância entre os dois marcadores seria aumentada. A mineralização é avaliada por exame do volume de osteoide, aumento do tempo de maturação do osteoide ou aumento do intervalo de tempo para mineralização. O volume ósseo é propenso a maior erro porque se retira amostra de apenas um local na biopsia óssea. A deposição de alumínio é avaliada por coloração da amostra de biopsia com ácido solocromo-azurina.

A. **Osteíte fibrosa.** Esse tipo de osteodistrofia renal ocorre quando há elevação persistente do PTH. É caracterizada pela aceleração da produção e da reabsorção óssea, por causa do aumento da quantidade e da atividade de osteoblastos e osteoclastos, e por aumento da fibrose da medula óssea. A intensidade da osteíte fibrosa é aproximadamente proporcional ao grau e à duração da elevação de PTH. A osteíte fibrosa leve provavelmente é preferível ao osso adinâmico (ver adiante), porque a resistência óssea é maior e há menor alteração do metabolismo mineral. Quando a osteíte fibrosa é grave, o osso é depositado com tamanha rapidez que a mineralização ou organização não são adequadas. Nesses casos, há aumento da quantidade de osso não mineralizado (osteoide). O alinhamento do colágeno é irregular em vez de apresentar o padrão lamelar habitual. Esse osso "entrelaçado" pode se tornar mineralizado como fosfato de cálcio amorfo, em vez de hidroxiapatita. O osso resultante é mais propenso a fratura.

Os sintomas mais proeminentes de osteíte fibrosa intensa são o desconforto ósseo e articular. A calcificação metastática com depósitos periarticulares de cálcio pode causar inflamação articular aguda ou dor e rigidez.

Em geral, os achados radiológicos estão ausentes na doença leve, mas sempre ocorrem no hiperparatireoidismo grave. Desse modo, geralmente não há indicação de exame por imagem dos ossos para avaliação de doença óssea nos pacientes em diálise. As radiografias da mão mostram com fidedignidade as alterações do hiperparatireoidismo. O achado característico é a perda óssea (reabsorção) na área subperiosteal, mais bem observada na face radial da segunda e terceira falanges. A erosão associada da tuberosidade da falange distal também pode ser visível e, quando intensa, pode causar arredondamento da ponta do dedo. Essas últimas alterações são patognomônicas de osteíte fibrosa presente ou passada. Também se podem observar evidências de reabsorção óssea no esqueleto, inclusive no crânio, com a produção de uma aparência de "sal e pimenta", e nos ossos longos, sobretudo no trocanter menor do fêmur.

A formação óssea acelerada e desorganizada está associada à osteíte fibrosa e pode ser visível radiologicamente como osteosclerose. A cintilografia óssea com radiofármacos marcados com tecnécio mostra aumento da captação óssea do isótopo. A razão de captação do isótopo no osso e nos tecidos moles aumenta; entretanto, as cintilografias ósseas geralmente acrescentam pouco à avaliação diagnóstica da osteíte fibrosa.

B. **Osso adinâmico.** A doença óssea adinâmica é caracterizada por quantidade reduzida de osteoblastos e osteoclastos, com taxa de formação óssea baixa ou nula medida por marcação com tetraciclina. A espessura do osteoide é normal ou reduzida, o que o distingue da osteomalacia. Os resultados laboratoriais associados podem incluir iPTH abaixo de 100 pg/mℓ (11 pmol/ℓ), nível sérico baixo de fosfatase alcalina específica do osso, e, por vezes, pequena elevação do nível sérico de cálcio ionizado. As densidades ósseas vertebrais e periféricas tendem a ser normais ou baixas.

As causas da histologia do osso adinâmico são desconhecidas, mas a diminuição persistente (nos pacientes em diálise) do PTH pode ter um importante papel etiológico. Estão predispostos os idosos, as mulheres, os diabéticos e as pessoas brancas. O osso adinâmico é mais comum nos pacientes em diálise peritoneal, assim como o baixo nível de PTH. O uso de uma concentração de cálcio de 2,5 mEq/ℓ (1,25 mM) na solução de diálise pode reduzir a prevalência de osso adinâmico e causar inibição excessiva do PTH. Atualmente o alumínio é uma causa rara de doença óssea adinâmica.

Antes se considerava que o osso adinâmico fosse assintomático e não necessitasse de tratamento, mas hoje se sabe que está associado a maior taxa de fratura que a osteíte fibrosa. O osso adinâmico também está associado a hipercalcemia (provavelmente por comprometimento da capacidade óssea de tamponamento do cálcio sérico) e calcificação vascular e de outros tecidos moles. Os sintomas, como dor por fraturas não traumáticas, só costumam surgir na fase avançada da doença.

C. **Osteomalacia.** Assim como a doença óssea adinâmica, a osteomalacia é um estado de baixa renovação óssea. A diferença é a existência de grande quantidade de osteoide não mineralizado. Na ausência de insuficiência renal, a deficiência de vitamina D é a causa mais comum de osteomalacia e deve ser cogitada nos pacientes em diálise com baixa massa óssea e fraturas frequentes. Essa lesão foi descrita pela primeira vez em pacientes com sobrecarga de alumínio, nos quais o acúmulo ósseo de alumínio evitou a mineralização óssea e também inibiu a secreção de PTH. Com o reconhecimento de seus efeitos tóxicos, agora o alumínio raramente é usado como quelante de fósforo a longo prazo, e a solução de diálise apropriadamente tratada não contém alumínio. Por conseguinte, houve diminuição considerável da incidência de osteomalacia induzida por alumínio. Raras vezes a osteomalacia foi atribuída à sobrecarga de ferro.

D. **Lesões diversas.** Alguns pacientes apresentam evidências histológicas de osteíte fibrosa e osteomalacia à biopsia óssea. Esses pacientes costumam apresentar altos níveis de PTH e comprometimento da formação e mineralização óssea. No passado, essa condição era frequente em pacientes com intoxicação por alumínio concomitante.

E. **Osteoporose.** A idade dos pacientes por ocasião do início da diálise continua a aumentar. Muitos têm osteoporose preexistente comprovada por densitometria óssea. As intervenções médicas de rotina para osteoporose incluem bifosfonatos, estrogênios seletivos ou não seletivos, teriparatida em caso de diminuição persistente do PTH e vitamina D. Nenhum desses tratamentos teve a eficácia e a segurança testadas na população em hemodiálise. É preciso ter cuidado antes de prescrever esses medicamentos a pacientes em diálise com osteoporose.

VII. NÍVEIS DE PARATORMÔNIO

A. **Ensaios de PTH.** O paratormônio é um peptídio de 84 aminoácidos [PTH(1-84)] que ativa uma cascata sinalizadora por intermédio do receptor PTH1 existente em vários tecidos. A porção N-terminal do peptídio é essencial para ligação e ativação do receptor, mas as grandes porções C-terminais, não. Os fragmentos de PTH são rapidamente eliminados pelo rim e se acumulam na insuficiência renal. A maioria dos fragmentos não ativa o receptor PTH1 devido à perda de porções N-terminais; entretanto, esses fragmentos geralmente foram detectados por radioimunoensaios com anticorpo único empregados na década de 1980.

Os ensaios de PTH intacto (iPTH) usam dois anticorpos separados para identificar moléculas de PTH "intacto": esses ensaios incluem um anticorpo de "captura", que reage à região intermediária da molécula, e um anticorpo de "detecção" que se liga perto do segmento N-terminal biologicamente ativo. O uso desses ensaios de PTH "intacto" diminui muito, mas não elimina, a interferência de fragmentos de PTH. A princípio, acreditava-se que esses ensaios de anticorpos duplos se ligassem apenas ao PTH(1-84). Entretanto, vários fragmentos de PTH incompletos, inclusive o fragmento PTH(7-84), também são ligados por esse ensaio, e esses fragmentos incompletos representam até metade do PTH medido nos pacientes em diálise pelo grupo de ensaios de PTH "intacto" de primeira geração.

Existem muitos ensaios de iPTH à venda, e a contribuição dos fragmentos de PTH inativo para a medida do PTH total varia muito. Assim, nos pacientes em diálise, diferentes ensaios podem levar a resultados de iPTH muito diferentes (Souberbielle, 2006; Cavalier, 2012), e em maiores níveis de iPTH, a discrepância de resultados torna-se ainda maior. Essa grande variabilidade entre os ensaios significa que não é possível aplicar nenhuma meta específica de PTH a todos eles, e o uso de diferentes ensaios no mesmo paciente (como um exame no hospital comparado a um exame no centro de diálise) pode levar a diferentes interpretações.

Alguns ensaios empregam um anticorpo de detecção que se liga ao primeiro aminoácido, ou muito perto dele, e são denominados "biPTH", "PTHbiointacto" ou "PTH inteiro". Como se acredita que esses ensaios se liguem exclusivamente ao

PTH(1-84), os níveis medidos correspondem a cerca de 55% dos valores correspondentes de iPTH. Em teoria, esses ensaios "biointactos" devem ser superiores aos de PTH "intacto". A prática clínica, porém, não demonstrou sua superioridade. A maioria dos laboratórios continua a empregar o ensaio de iPTH, e as diretrizes ósseas KDIGO de 2009 recomendam a continuação do uso do ensaio de iPTH "intacto" em vez das versões 1-84 "biointactas" teoricamente mais precisas.

B. **Metas de PTH.** O objetivo do tratamento do hiperparatireoidismo nos pacientes em diálise é evitar o hiperparatireoidismo grave que pode causar doença óssea grave e fraturas, além de contribuir para a calcificação tecidual. Outro objetivo do manejo médico do hiperparatireoidismo é reduzir a necessidade de paratireoidectomia cirúrgica.

É preciso que as metas de tratamento levem em conta os riscos das intervenções médicas. O sobretratamento do hiperparatireoidismo pode induzir doença óssea adinâmica, que predispõe os pacientes a hipercalcemia e calcificação vascular.

As diretrizes ósseas de 2009 do KDIGO reconheceram a ausência de estudos suficientes dos desfechos para fazer recomendações sólidas sobre o manejo do hiperparatireoidismo nos pacientes em diálise. Elas recomendam que se levem em conta os possíveis benefícios dos tratamentos e os riscos conhecidos e possíveis. Nos pacientes em diálise, recomendam que sejam mantidos níveis estáveis de PTH ao longo do tempo, geralmente na faixa de duas a nove vezes o limite superior de normalidade [na maioria dos ensaios esse valor é de cerca de 150 a 600 pg/mℓ (16 a 64 pmol/ℓ)] e evitadas a hipercalcemia e a hipocalcemia. Esse intervalo é maior que a recomendação de 150 a 300 pg/mℓ (16 a 32 pmol/ℓ; cerca de duas a quatro vezes o limite superior de normalidade) da antiga diretriz da KDOQI. A meta maior foi recomendada porque a meta mais estreita da KDOQI parecia acarretar supressão excessiva da renovação óssea e hipercalcemia em muitos pacientes.

Os níveis de iPTH não devem ser mantidos abaixo de 150 pg/mℓ (16 pmol/ℓ) nos pacientes em diálise, pois é alta a probabilidade de indução de doença óssea adinâmica. A diminuição persistente dos níveis de PTH é mais provável com o uso excessivo de vitamina D ativa, cinacalcete e quelantes de fósforo com cálcio e também com o uso de soluções de diálise com alto teor de cálcio [p. ex., > 3,0 mEq/ℓ (1,5 mM)].

Os profissionais de saúde devem lembrar que em pacientes individuais, nem sempre há correlação entre o PTH em determinado intervalo e doença óssea. A doença óssea adinâmica foi encontrada em pacientes com níveis de PTH acima do intervalo desejado, a osteíte fibrosa não é rara em pacientes com níveis de PTH mantidos no intervalo desejado (embora sua intensidade seja leve) e a osteomalacia é causada por deficiência de vitamina D e tem pequena correlação com o PTH. Os eventos clínicos (p. ex., fraturas, hipercalcemia) não correlacionados com os resultados de dosagens repetidas de PTH demandam avaliação complementar.

C. **Fosfatase alcalina óssea e sérica total.** As diretrizes do KDIGO também sugerem o monitoramento de outro marcador de elevada renovação óssea, como fosfatase alcalina óssea. Na prática clínica, este teste tem custo elevado e poucos centros incluem sua dosagem na rotina. A normalização da fosfatase alcalina sérica, da qual faz parte a fosfatase alcalina óssea, pode ser um indicador secundário de que o paciente não tem alta renovação óssea, embora não seja preditivo da existência de doença óssea adinâmica.

Com frequência, a fosfatase alcalina total sérica está elevada nos pacientes em diálise, geralmente por elevação da fosfatase alcalina específica do osso decorrente da osteíte fibrosa do hiperparatireoidismo. Entretanto, a fosfatase alcalina origina-se de outros tecidos, os mais importantes deles são o fígado, o intestino e o rim. É possível fazer a dosagem da fosfatase alcalina óssea quando houver dúvida sobre a origem de um nível elevado de fosfatase alcalina sérica. Por outro lado, a elevação de gamaglutamil transferase (GGT) sugere que o aumento da fosfatase alcalina pode ser causado por doença hepática e há indicação de avaliação do fígado e da vesícula biliar. Caso a GGT seja normal, a provável causa da elevação da fosfatase alcalina é a doença óssea do hiperparatireoidismo, e pode haver indicação de tratamento mais intensivo. Nos pacientes em diálise, tanto os níveis de fosfatase alcalina total quanto de fosfatase alcalina óssea geralmente estão elevados no hiperparatireoidismo grave e melhoram durante o tratamento bem-sucedido. Na prática clínica, um nível de PTH duas a nove vezes acima do limite superior de normalidade e um nível sérico normal de fosfatase alcalina total sugerem que a doença óssea do hiperparatireoidismo seja leve ou esteja ausente; portanto, pode não haver indicação de intensificar a terapia em curso para suprimir o PTH.

D. Métodos de diminuição ou elevação do PTH sérico. Como discutido nas páginas iniciais deste capítulo, as razões do hiperparatireoidismo na DRC são baixo nível de 1,25-D (1,25-D inibe as glândulas paratireoides), baixos níveis séricos de cálcio (a hipocalcemia estimula a paratireoide a produzir PTH) e altos níveis séricos de fósforo (o fósforo estimula as glândulas paratireoides). Desse modo, a estimulação do receptor de vitamina D, a elevação do cálcio sérico ou ativação do receptor de cálcio das glândulas paratireoides por outros meios e a redução do nível sérico de fósforo poderiam reduzir o nível sérico de PTH. A elevação do cálcio sérico até o limite superior da normalidade, que já foi popular, não é mais recomendada por causa do temor de precipitar ou agravar calcificação vascular.

Se o nível sérico de PTH estiver abaixo do nível desejado, pode-se esperar que aumente após a diminuição da dose de fármacos supressores do PTH (como ativadores do receptor de vitamina D ou cinacalcete) ou a discreta redução do cálcio sérico (p. ex., por diminuição do nível de cálcio na solução de diálise ou não utilização de quelantes de fósforo com cálcio).

E. Ativadores do receptor de vitamina D. A vitamina D ativa (calcitriol) e os agonistas do receptor de vitamina D (ver Tabela 36.4) suprimem o PTH sérico de acordo com a dose. Quanto maior é o nível de PTH pré-tratamento, maior é a dose necessária para suprimir o PTH até o intervalo desejado. Em geral, os medicamentos são administrados por via intravenosa durante cada diálise, mas podem ser administrados por via oral 2 a 3 vezes/semana. Como podem aumentar a absorção intestinal de fósforo, esses fármacos devem ser administrados com cautela aos pacientes com hiperfosfatemia e, de preferência, somente depois de obter algum controle dos elevados níveis séricos de fósforo. Vários estudos observacionais sugeriram que o uso de calcitriol ou de agonistas do receptor de vitamina D esteja associado a aumento da sobrevida (Duranton, 2013), mas ainda não foram realizados estudos randomizados de desfecho para confirmar essa observação.

1. O **calcitriol** ou 1,25(OH)$_2$D$_3$ é uma forma sintética do composto natural e geralmente é iniciado na dose de 1 a 2 mcg, por via intravenosa a cada hemodiálise, ou VO 2 a 3 vezes/semana em pacientes tratados com diálise peritoneal. Em geral, essa é a formulação de vitamina D ativa com menor custo.

2. O **paricalcitol** ou 19-Nor-1,25(OH)$_2$D$_2$ é um análogo da vitamina D com menor atividade hipercalcêmica e hiperfosfatêmica nos estudos com animais. Em seres humanos, a evidência de superioridade em relação ao calcitriol é mais limitada. Um grande estudo de coorte histórica constatou aumento da sobrevida nos pacientes em diálise tratados com paricalcitol em comparação com calcitriol (Teng, 2003). A dose inicial em microgramas por sessão de diálise pode ser estimada pela divisão do iPTH pré-tratamento por 120. Também existe uma formulação oral de paricalcitol para pacientes com DRC ou em diálise peritoneal. Pode-se administrar uma dose inicial de 1 mcg/dia ou 2 mcg 3 vezes/semana a pacientes com iPTH menor ou igual a 500 pg/mℓ (53 pmol/ℓ). Uma dose inicial de 2 mcg/dia ou 4 mcg 3 vezes/semana pode ser iniciada em pacientes com iPTH maior que 500 pg/mℓ (53 pmol/ℓ).

Tabela 36.4	Características de análogos da vitamina D mais usados.			
Medicamento	**Nome comercial**	**Via**	**Posologia**	**Comentários**
Calcitriol	Rocaltrol	VO	Dose inicial: 0,25 mcg/dia ou 0,5 mcg 3 vezes/semana Intervalo de dose 0,25 a 2 mcg/dia Disponível em comprimidos de 0,25 e 0,5 mcg	Monitoramento de cálcio e fósforo no mínimo mensal
	Calcijex	IV	0,02 mcg/kg (ou 1 a 2 mcg) administrado 3 vezes/semana Ajuste de 0,5 a 1 mcg a cada 2 a 4 semanas	
Doxercalciferol	Hectorol	VO	Dose inicial: 2,5 a 5,0 mcg 3 vezes/semana Ajuste de 2,5 mcg a cada 8 semanas Disponível em comprimidos de 2,5 mcg	Pró-hormônio de vitamina D metabolizado no fígado em 1,25(OH) ativo. A administração oral a paciente em diálise causa maior hipercalcemia e hiperfosfatemia que a administração por via intravenosa
	Hectorol	IV	Dose inicial: 2,5 a 5,0 mcg 3 vezes/semana Ajuste de 1 a 2 mcg a cada 8 semanas	
Paricalcitol	Zemplar	VO	Posologia: 1 a 2 mcg/dia ou 2 a 4 mcg 3 vezes/semana. Ajuste por acréscimos de 1 mcg no esquema diário ou 2 mcg no esquema 3 vezes/semana	Causa alteração mínima dos níveis de cálcio e fósforo, semelhante ao placebo
	Zemplar	IV	0,04 a 0,1 mcg/kg ou administrar dose em mcg igual a biPTH/40 ou iPTH/80 3 vezes/semana. Ajuste de 30 a 50 a intervalos de 4 semanas	A preparação IV também pode ser administrada 1 vez/ semana, com base na dose acumulativa semanal

3. O **doxercalciferol** ou $1\alpha(OH)D_2$ é um pró-hormônio da vitamina D metabolizado pelo fígado em $1,25(OH)_2D_2$. A dose inicial é de 2,5 a 5,0 mcg IV ou VO a cada sessão de diálise.

Os ajustes da dose de produtos de vitamina D ativa para controle do PTH baseiam-se nas dosagens subsequentes do PTH, que inicialmente devem ser realizadas até mensalmente para obter controle e, depois, reavaliadas a cada 3 meses. Em caso de hipercalcemia [cálcio > 10,2 mg/dℓ (2,55 mmol/ℓ)], a dose deve ser reduzida de 30 a 50% ou mantida até a resolução da hipercalcemia e, então, reiniciada em dose menor.

E. Os **calcimiméticos** se ligam ao receptor de cálcio na paratireoide, tornando-o mais sensível ao cálcio ionizado no meio; as consequências são supressão de PTH, diminuição acentuada do cálcio sérico e pequena diminuição dos níveis séricos de cálcio e fósforo. O cinacalcete, o único calcimimético disponível atualmente, é apresentado em comprimidos de 30, 60 e 90 mg. A supressão máxima de 60 a 80% do PTH ocorre 2 a 4 h depois de cada dose, e a supressão de 30 a 50% em 24 h é observada em cerca de dois terços dos pacientes. O PTH sérico deve ser verificado 12 a 24 h após uma dose. A dose inicial de cinacalcete deve ser de 30 mg/dia qualquer que seja o nível sérico de PTH e não deve ser administrada se o nível de cálcio for < 8,4 mg/dℓ (< 2,1 mmol/ℓ). A dose deve ser aumentada em acréscimos de 30 mg até um máximo de 180 mg/ dia, de acordo com os resultados da dosagem mensal ou trimestral de PTH, desde que o nível corrigido de cálcio seja > 7,8 mg/dℓ (1,95 mmol/ℓ). A queda do cálcio sérico acompanha a supressão do PTH, e cerca de 5% dos pacientes apresentam hipocalcemia < 7,5 mg/dℓ (1,87 mmol/ℓ). Raras vezes a hipocalcemia é sintomática e o manejo pode ser realizado pelo acréscimo de 500 a 1.000 mg de cálcio elementar com o estômago vazio, um aumento ou acréscimo de vitamina D ativa ou um aumento de cálcio no dialisato para 3,0 ou 3,5 mEq/ℓ (1,5 ou 1,75 mM). Outros importantes efeitos colaterais do cinacalcete são náuseas e vômitos, que ocorrem em até 30% dos pacientes, e erupção cutânea.

Um grande estudo de desfechos que comparou o cinacalcete ao placebo alcançou controle substancial do PTH [nível mediano de PTH de aproximadamente 300 *vs.* 700 pg/mℓ (32 *vs.* 74 pmol/ℓ) em 6 meses] e menores níveis séricos de cálcio (nível mediano de cálcio de 9,1 *vs.* 9,9 mg/dℓ; 2,27 *vs.* 2,47 mmol/ℓ), mas o cinacalcete não reduziu eventos cardiovasculares nem mortes (EVOLVE Trial Investigators, 2012).

VIII. TERAPIAS DIVERSAS

A. Bifosfonatos. Embora esses agentes possam aumentar a densidade óssea na osteoporose, não houve testes suficientes nem demonstração de sua eficácia nos pacientes em diálise. Os bifosfonatos diminuem a reabsorção óssea por inibição dos osteoclastos. Essa diminuição da renovação óssea pode ser prejudicial nos pacientes em diálise, com criação de uma forma de doença óssea adinâmica. De modo geral, esses agentes não devem ser usados nos pacientes em diálise.

B. Teriparatida. Uma forma sintética de PTH(1-34), esse polipeptídio induz aumento acentuado da densidade óssea em pacientes com osteoporose quando administrado por injeção subcutânea diária. Não foi testada nos pacientes em diálise, mas pode ser útil no tratamento da doença óssea adinâmica, pois os níveis de PTH geralmente são baixos nesse distúrbio. São necessários outros estudos para definir a participação da teriparatida na doença por baixa renovação óssea, e a teriparatida não foi aprovada pela FDA para uso nesta população.

IX. PARATIREOIDECTOMIA.

Apesar de esforços intensivos para controlar os níveis de PTH, a paratireoidectomia continua a ser necessária nos pacientes com hiperparatireoidismo grave. As taxas de paratireoidectomia foram maiores nos pacientes mais jovens, do sexo feminino, não diabéticos, em diálise peritoneal e com maior duração da diálise (Foley, 2005).

A. Indicações. A ausência de melhora dos achados do hiperparatireoidismo com a vitamina D ativa intravenosa em altas doses e a terapia calcimimética sugere a existência de glândulas grandes e pouco supressíveis que devem ser removidas.

A Tabela 36.5 apresenta as indicações de paratireoidectomia. Quando se considera a paratireoidectomia para o tratamento de osteíte fibrosa refratária ou hipercalcemia, a expectativa seria de níveis muito altos de PTH e é importante documentar isso [p. ex., iPTH geralmente acima de 1.000 pg/mℓ (106 pmol/ℓ)] antes de cogitar a cirurgia. Um nível sérico menor de PTH deve ser supressível com calcitriol ou um

Tabela 36.5	Indicações de paratireoidectomia.

1. Osteíte fibrosa sintomática progressiva grave (dor óssea e/ou fraturas) apesar do manejo clínico satisfatório, inclusive com controle do nível sérico de fósforo e tratamento com calcitriol

2. Níveis muito altos de PTH mais qualquer um destes:
   - Hipercalcemia persistente após a exclusão de outras causas
   - Prurido intenso intratável
   - Calcificação acentuada persistente dos tecidos moles apesar da tentativa de controlar o nível sérico de fósforo
   - Necrose cutânea disseminada idiopática (calcifilaxia)
   - Artrite incapacitante, periartrite e ruptura espontânea de tendão

análogo da vitamina D ativa. Além disso, menores níveis séricos de PTH ou um valor normal de fosfatase alcalina óssea devem levar a questionar a necessidade de paratireoidectomia. A biopsia óssea deve mostrar osteíte fibrosa acentuada com muitos osteoclastos, aumento da marcação com tetraciclina e coloração mínima de alumínio.

B. **Contraindicações relativas.** Estudos recentes mostraram que o acúmulo de alumínio na superfície de mineralização óssea aumenta muito depois da paratireoidectomia e sugerem que essa cirurgia não deve ser realizada em pacientes com sobrecarga de alumínio. Se houver história de exposição prolongada ao alumínio, deve-se realizar biopsia óssea antes da paratireoidectomia para descartar acúmulo considerável de alumínio.

C. **Estratégia cirúrgica.** A cirurgia da paratireoide é uma tarefa complexa e demanda os serviços de um cirurgião com experiência nesse procedimento. Pode haver glândulas com localização anômala e três, cinco ou até mesmo seis glândulas, em vez das quatro habituais. Pode-se tentar localizar as glândulas antes da cirurgia com o auxílio de ultrassonografia de 10 MHz ou cintigrafia com tálio-tecnécio, mas isso geralmente é desnecessário.

Até recentemente, a cirurgia de escolha era a paratireoidectomia subtotal: ressecção total de três glândulas e de 75% da quarta. A outra conduta era a paratireoidectomia total com autotransplante de parte do tecido paratireoidiano no antebraço ou, mais recentemente, no tecido subcutâneo na região pré-esternal (Kinnaert, 2000). Os dois procedimentos têm algumas desvantagens, inclusive os riscos de hipoparatireoidismo permanente e recorrência (ou ausência de resolução) da doença óssea ou da hipercalcemia. A recorrência e a ausência de melhora causam problemas; muitas vezes, não se sabe se a causa é a hiperfunção do tecido paratireoidiano residual ou transplantado ou a existência ignorada de uma glândula adicional após a cirurgia.

D. **Ablação química.** A injeção percutânea de etanol ou calcitriol nas glândulas paratireoides de pacientes com hiperparatireoidismo secundário grave foi usada para promover regressão das glândulas e secreção moderada de paratormônio. É realizada com ultrassonografia ou Doppler colorido e pode ser considerada nos pacientes com alto risco cirúrgico e em centros que tenham a experiência apropriada (Kakuta, 1999). O risco de paralisia nervosa recorrente é baixo.

E. **Hipocalcemia pós-operatória.** No decorrer de várias horas depois da paratireoidectomia, mas sobretudo durante os primeiros dias do pós-operatório, pode haver hipocalcemia acentuada, cuja intensidade depende do grau de osteíte fibrosa, que pode ser previsto pelo grau de elevação pré-operatória da fosfatase alcalina sérica e pelo exame histopatológico do osso. Além dos suplementos orais de cálcio (2 a 4 g/dia), podem ser necessárias altas doses de cálcio intravenoso (0,5 a 5,0 g/dia) e de calcitriol oral ou intravenoso (2 a 6 mcg/dia) para manter os níveis séricos de cálcio dentro de um intervalo aceitável (Dawborn, 1983). Alguns preconizam o início do tratamento com calcitriol e cálcio oral alguns dias antes do procedimento mesmo em pacientes hipercalcêmicos.

X. **A ARTERIOLOPATIA URÊMICA CALCIFICADA (AUC)**, antes conhecida como "calcifilaxia", é um distúrbio incomum, com predomínio nos pacientes em diálise. Os sinais e sintomas iniciais são livedo reticular e nódulos vermelhos extremamente dolorosos, que dão lugar a lesões ulcerativas e necróticas. Os fatores de risco são sexo feminino, obesidade e cor branca. A exposição ao meio urêmico pode alterar as células musculares lisas vasculares e aumentar a expressão de fatores implicados na mineralização ectópica, como osteopontina e fator de ligação central alfa (Moe e Chen, 2003). A mineralização adicional decorrente dos níveis elevados de cálcio e fósforo acaba por causar calcificação arteriolar, oclusão e isquemia tecidual. É necessário alto índice de suspeição para identificar a doença o mais cedo possível. O diagnóstico diferencial inclui vasculite, necrose cutânea associada à varfarina, crioglobulinemia, calcinose cutânea e paniculite. A cintigrafia óssea identificou deposição de cálcio em 97% com AUC incipiente, apenas com placas (Fine e Zacharias, 2002). A biopsia cutânea mostra calcificações arteriolares características na túnica média.

Uma vez estabelecido o diagnóstico, é preciso interromper os suplementos com cálcio e os análogos da vitamina D e ajustar a dose de quelantes de fósforo sem cálcio para iniciar controle intensivo do fósforo. A paratireoidectomia é recomendada nos pacientes com AUC e iPTH elevado [> 500 pg/mℓ (53 pmol/ℓ)], embora o hiperparatireoidismo não seja necessário para que haja AUC e os pacientes possam, na verdade, ter níveis baixos ou normais de iPTH (Bleyer, 1998). A varfarina, que inibe a proteína gla da matriz reguladora de cálcio, deve ser interrompida. O tiossulfato de sódio, em dose de 25 g IV 3 vezes/semana, resolveu completamente as lesões em 26% e melhorou o processo em 47% (Nigwekar, 2013). O mecanismo de ação é desconhecido (O'Neill e Hardcastle, 2012). Um estudo de caso também citou rápida melhora clínica com o pamidronato (Monney, 2004). Os cuidados com a ferida são cruciais nas lesões ulcerativas e pode haver necessidade de desbridamento cirúrgico e antibióticos. O oxigênio hiperbárico (Basile, 2002) e o ativador de plasminogênio tecidual em baixas doses (Sewell e Pittelkow, 2004) promovem a cicatrização de tecidos em estudos de casos isolados.

XI. **INTOXICAÇÃO POR ALUMÍNIO.** Atualmente, a intoxicação por alumínio é rara por causa do desenvolvimento de quelantes de fósforo sem alumínio e da melhora da pureza da água. Entre aqueles ainda expostos a compostos com alumínio, há maior risco de acúmulo em diabéticos, crianças com deficiência de ferro e pacientes expostos a citrato (que aumenta a absorção de alumínio). A doença óssea por alumínio causa dor óssea difusa ou fraturas com baixo nível de iPTH, hipercalcemia e fosfatase alcalina normal.

A confirmação da intoxicação por alumínio pelo teste de deferoxamina (DFO) deve ser realizada em pacientes com níveis séricos de alumínio entre 60 e 200 mcg/ℓ (2.160 e 7.200 nmol/ℓ), com sintomas de intoxicação por alumínio e antes da paratireoidectomia em indivíduos com exposição conhecida. A combinação de baixo nível de iPTH e aumento do nível sérico de alumínio de 50 mcg/ℓ (1.800 nmol/ℓ) 2 dias após a administração de DFO em dose de 5 mg/kg é preditiva de doença óssea por alumínio. O diagnóstico definitivo é feito por biopsia óssea e coloração trabecular para deposição de alumínio.

Em todos os casos de intoxicação por alumínio, é preciso identificar e interromper a exposição. A DFO pode ser administrada semanalmente em dose de 5 mg/kg por 2 meses. Para evitar a encefalopatia relacionada com o alumínio, as pessoas com níveis de alumínio acima de 200 mcg/ℓ (7.200 nmol/ℓ) devem ser submetidas a hemodiálise intensiva com membranas de alto fluxo. Quando os níveis estiverem abaixo de 200 mcg/ℓ (7.200 nmol/ℓ), pode-se iniciar o tratamento com DFO.

Entre os efeitos colaterais da DFO estão ototoxicidade, retinopatia, infecções fatais por *Mucor* e precipitação de encefalopatia. Ver mais detalhes na quarta edição deste Manual (D'Haese e DeBroe, 2007).

Referências bibliográficas e leitura sugerida

Armas LAG, et al. 25-hydroxyvitamin D response to cholecalciferol supplementation in hemodialysis. *Clin J Am Soc Nephrol.* 2012;7:1428–1434.
Basile C, et al. Hyperbaric oxygen therapy for calcific uremic arteriolopathy: a case series. *J Nephrol.* 2002;16:676–680.
Bleyer AJ, et al. A case control study of proximal calciphylaxis. *Am J Kidney Dis.* 1998;32:376–383.
Cannata-Andia JB, et al. Use of phosphate-binding agents is associated with a lower risk of mortality. *Kidney Int.* 2013;84:998–1008.
Cavalier E, et al. Interpretation of serum PTH concentrations with different kits in dialysis patients according to the KDIGO guidelines: importance of the reference (normal) values. *Nephrol Dial Transplant.* 2012;27:1950–1956.
Chertow GM, et al. Sevelamer attenuates the progression of coronary and aortic calcification in hemodialysis patients. *Kidney Int.* 2002;62:245–252.

Cicone JS, et al. Successful treatment of calciphylaxis with intravenous sodium thiosulfate. *Am J Kidney Dis.* 2004;43:1104–1108.

Clark OH, et al. Localization studies in patients with persistent or recurrent hyperparathyroidism. *Surgery.* 1985;98:1083–1094.

Coen G, et al. PTH 1-84 and PTH "7-84" in the noninvasive diagnosis of renal bone disease. *Am J Kidney Dis.* 2002;40:348–354.

Cunningham J, Zehnder D. New Vitamin D analogs and changing therapeutic paradigms. *Kidney Int.* 2011;79:702–707.

Daugirdas JT, et al; the Frequent Hemodialysis Network Trial Group. The phosphate binder equivalent dose. *Semin Dial.* 2011;24:41–49.

Daugirdas JT, et al; the FHN Trial Group. Effects of frequent hemodialysis on measures of CKD mineral and bone disorder. *J Am Soc Nephrol.* 2012;23:727–738.

Dawborn JK, et al. Parathyroidectomy in chronic renal failure. *Nephron.* 1983;33:100–105.

D'Haese PC, DeBroe ME. Aluminum, lanthanum, and strontium. In: Daugirdas JT, Ing TS, Blake P, eds. *Handbook of Dialysis,* 4th ed. Philadelphia, PA: Wolters Kluwer; 2007:714–726.

de Francisco ALM, et al. Evaluation of calcium acetate/magnesium carbonate as a phosphate binder compared with sevelamer hydrochloride in haemodialysis patients: a RCT (CALMAG study) assessing efficacy and tolerability. *Nephrol Dial Transplant.* 2010;25:3707–3717.

Delmez JA, Slatopolsky E. Hyperphosphatemia: its consequences and treatment in patients with chronic renal disease. *Am J Kidney Dis.* 1992;19:303–317.

D'Haese PC, et al. A Multicenter study on the effects of lanthanum carbonate (Fosrenol) and calcium carbonate on renal bone disease in dialysis patients. *Kidney Int.* 2003;63:S73–S78.

D'Haese PC, et al. Use of low-dose deferrioxamine test to diagnose and differentiate between patients with aluminum-related bone disease, increased risk for aluminum toxicity, or aluminum overload. *Nephrol Dial Transplant.* 1995;10:1874–1884.

Duranton F, et al. Vitamin D treatment and mortality in chronic kidney disease: a systematic review and meta-analysis. *Am J Nephrol.* 2013;37:239–248.

EVOLVE Trial Investigators, et al. Effect of cinacalcet on cardiovascular disease in patients undergoing dialysis. *N Engl J Med.* 2012;367:2482-2494.

Fine A, Zacharias J. Calciphylaxis is usually non-ulcerating: risk factors, outcome and therapy. *Kidney Int.* 2002;61:2210–2217.

Floege J. When man turns to stone: extraosseous calcification in uremic patients. *Kidney Int.* 2004;65:2447–2462.

Floege J, et al. A phase III study of the efficacy and safety of a novel iron-based phosphate binder in dialysis patients. *Kidney Int.* 2014;86:638–647.

Foley RN, et al. The fall and rise of parathyroidectomy in U.S. hemodialysis patients, 1992 to 2002. *J Am Soc Nephrol.* 2005;16:210–218.

Gallieni M, et al; Italian Group for the Study of Intravenous Calcitriol. Low-dose intravenous calcitriol treatment of secondary hyperparathyroidism in hemodialysis patients. *Kidney Int.* 1992;42:1191–1198.

Gauci C, et al. and the NephroTest Study Group. Pitfalls of measuring total blood calcium in patients with CKD. *J Am Soc Nephrol.* 2008;19:1592–1598.

Goldsmith D, Ritz E, Covic A. Vascular calcification: a stiff challenge for the nephrologists. *Kidney Int.* 2004;66:1315–1333.

Goodman WG, et al. A calcimimetic agent lowers plasma parathyroid hormone levels in patients with secondary hyperparathyroidism. *Kidney Int.* 2000;58:436–445.

Gutekunst L. Restricting protein and phosphorus: a dietitian's perspective. In: Daugirdas JT. *Handbook of Chronic Kidney Disease.* Philadelphia, PA; Wolters Kluwer; 2011:127–140.

Hutchison AJ, et al. Efficacy, tolerability, and safety of lanthanum carbonate in hyperphosphatemia: a 6-month, randomized, comparative trial versus calcium carbonate. *Nephron Clin Pract.* 2005;100:c8–c19.

Hutchison AJ. Lanthanum carbonate treatment, for up to 6 years, is not associated with adverse effects on the liver in patients with chronic kidney disease stage 5 receiving hemodialysis. *Clin Nephrol.* 2009;71:286–295.

Jen G, et al. Prevention of secondary hyperparathyroidism in hemodialysis patients: the key role of native vitamin D supplementation. *Hemodial Int.* 2010;14:486–491.

Kakuta T, et al. Prognosis of parathyroid function after successful percutaneous ethanol injection therapy guided by color Doppler flow mapping in chronic dialysis patients. *Am J Kidney Dis.* 1999;33:1091–1099.

Kinnaert P, et al. Long-term results of subcutaneous parathyroid grafts in uremic patients. *Arch Surg.* 2000;135:186–190.

Lewis JB, et al. Ferric citrate controls phosphorus and delivers iron in dialysis patients. *J Am Soc Nephrol.* 2014; in press.

Lomashvili KA, et al. Phosphate-induced vascular calcification: role of pyrophosphate and osteopontin. *J Am Soc Nephrol.* 2004;15:1392–1401.

London GM, et al. Arterial calcification and bone hisomorphometry in end-stage renal disease. *J Am Soc Nephrol.* 2004;15:1943–1951.

Lopes AA, et al. Phosphate binder use and mortality among hemodialysis patients in the Dialysis Outcomes and Practice Patterns Study (DOPPS): evaluation of possible confounding by nutritional status. *Am J Kidney Dis.* 2012;60:90–101.

Lopez-Hilker S, et al. Phosphorus restriction reverses hyperparathyroidism in uremia independent of changes in calcium and calcitriol. *Am J Physiol*. 1990;259:F432–F437.

Moe SM, Chen NX. Calciphylaxis and vascular calcification: a continuum of extra-skeletal osteogenesis. *Pediat Nephrol*. 2003;18:969–975.

Moe SM, et al. Vegetarian compared with meat dietary protein source and phosphorus homeostasis in chronic kidney disease. *Clin J Am Soc Nephrol*. 2011;6:257–264.

Monney P, et al. Rapid improvement of calciphylaxis after intravenous pamidronate therapy in a patient with chronic renal failure. *Nephrol Dial Transplant*. 2004;19:2130–2132.

Mudge DW, et al. Does aluminium continue to have a role as a phosphate binder in contemporary practice? *BMC Nephrol*. 2011;12:20.

Nastou D, et al. Next-generation phosphate binders: focus on iron-based binders. *Drugs*. 2014;74:863–877.

Navarro JF, et al. Relationship between serum magnesium and parathyroid hormone levels in hemodialysis patients. *Am J Kidney Dis*. 1999;34:43–48.

Nigwekar SU, et al. Sodium thiosulfate therapy for calcific uremic arteriolopathy. *Clin J Am Soc Nephrol*. 2013;8:1162–1170.

O'Neill WC, Hardcastle KI. The chemistry of thiosulfate and vascular calcification. *Nephrol Dial Transplant*. 2012;27:521–526.

Penne EL, et al; for the CONTRAST investigators. Short-term effects of online hemodiafiltration on phosphate control: a result from the randomized Controlled Convective Transport Study. *Am J Kidney Dis*. 2010;55:77–87.

Penne EL, et al. Role of residual renal function in phosphate control and anemia management in chronic hemodialysis patients. *Clin J Am Soc Nephrol*. 2011;6:281–289.

Rastogi A. Sevelamer revisited: pleiotropic effects on endothelial and cardiovascular risk factors in chronic kidney disease and end-stage renal disease. *Ther Adv Cardiovasc Dis*. 2013;7:322–342.

Schaefer K, et al. Reduced risk of hypercalcemia for hemodialysis patients by administering calcitriol at night. *Am J Kidney Dis*. 1992;19:460–464.

Schiller LR, et al. Effect of the time of administration of calcium acetate on phosphorus binding. *N Engl J Med*. 1989;320:1110–1113.

Sewell LD, Pittelkow MR. Low-dose tissue plasminogen activator for calciphylaxis. *Arch Dermatol*. 2004;140:1045–1048.

Souberbielle JC, et al. Inter-method variability in PTH measurement: implication for the care of CKD patients. *Kidney Int*. 2006;70:345–350.

Spiegel DM, Farmer B. Long-term effects of magnesium carbonate on coronary artery calcification and bone mineral density in hemodialysis patients: a pilot study. *Hemodial Int*. 2009;13:453–459.

Teng M, et al. Survival of patients undergoing hemodialysis with paricalcitol or calcitriol therapy. *New Engl J Med*. 2003;349:446–456.

Ubara Y, et al. Histomorphogenic features of bone in patients with primary and secondary hypoparathyroidism. *Kidney Int*. 2003;63:1809–1816.

Wüthrich RP, et al. Randomized clinical trial of the iron-based phosphate binder PA21 in hemodialysis patients. *Clin J Am Soc Nephrol*. 2013;8:280–289.

Yokoyama K, et al. A randomized trial of JTT-751 versus sevelamer hydrochloride in patients on hemodialysis. *Nephrol Dial Transplant*. 2014a;29:1053–1060.

Yokoyama K, et al. Ferric citrate hydrate for the treatment of hyperphosphatemia in nondialysis-dependent CKD. *Clin J Am Soc Nephrol*. 2014b;9:543-552.

Sites para consulta

Links sobre doença óssea urêmica. http://www.hdcn.com/crf/bone e http://kdigo.org/home/mineral-bone-disorder/.

37 Diálise em Lactentes e Crianças

Susan R. Mendley

As opções no tratamento de diálise para lactentes e crianças são amplas e incluem todas as modalidades terapêuticas usadas em adultos. As considerações teóricas da depuração, modelo cinético e adequação da diálise se aplicam igualmente à diálise pediátrica, embora sejam menos bem estudadas nessa população que em adultos. Existem considerações técnicas importantes para a realização de diálise em pacientes cujos pesos podem variar em até 50 vezes. Além disso, há indicações e complicações do procedimento de diálise que são específicas das crianças. Por fim, a atenção crônica a crianças em diálise é complexa e demanda atenção ao crescimento e ao desenvolvimento, às intervenções nutricionais apropriadas para a idade, às consequências de distúrbios metabólicos e à adaptação psicossocial para alcançar o objetivo da reabilitação completa.

I. DIÁLISE AGUDA

A. Indicações. As indicações de terapia de substituição renal aguda em lactentes, crianças ou adolescentes são semelhantes às indicações em adultos e incluem:

1. Insuficiência renal aguda oligúrica com necessidade de remoção de líquidos e/ou eletrólitos para obter suporte nutricional e clínico ideal.

2. Hipervolemia com insuficiência cardíaca congestiva, edema pulmonar ou hipertensão arterial grave não controlável com diuréticos ou medidas conservadoras; a sobrecarga hídrica maior que 20% do peso corporal em caso de doença crítica pode ser uma indicação independente.

3. Hiperpotassemia com anormalidades eletrocardiográficas.

4. Acidose metabólica que não possa ser corrigida com segurança pela administração de bicarbonato de sódio em vista do risco sobrecarga de sódio ou hipervolemia.

5. Manifestações de encefalopatia urêmica, com atenção especial às convulsões.

6. Pericardite urêmica.

7. Síndrome de lise tumoral ou hiperuricemia grave como complicação da quimioterapia na neoplasia maligna.

8. Elevação progressiva do nível sanguíneo de ureia em uma situação na qual não haja previsão de recuperação iminente e seja provável que haja consequências urêmicas. O nível de ureia que causa preocupação varia com a idade da criança; o nível de 35 a 50 mg/dℓ (12 a 18 mmol/ℓ) é perigoso em lactentes, enquanto o nível de 150 mg/dℓ (54 mmol/ℓ) em adolescentes pode exigir o início de diálise.

9. Erros inatos do metabolismo com acidemia orgânica ou hiperamonemia grave.

10. Ingestão de substâncias tóxicas. O Capítulo 20 apresenta as diretrizes para terapia extracorpórea na intoxicação.

B. Escolha da modalidade de diálise aguda

1. A **diálise peritoneal aguda** é usada com frequência em lactentes e crianças de primeira infância e tem várias vantagens. Não demanda equipamento sofisticado nem especialização técnica. É possível evitar a necessidade de acesso vascular, preenchimento do equipo com sangue e anticoagulação; a instabilidade

hemodinâmica é incomum. A diálise peritoneal (DP) contínua propicia depuração eficiente em crianças pequenas. É usada com frequência como terapia auxiliar para manejo da sobrecarga hídrica em lactentes após cirurgia cardíaca com circulação extracorpórea. Entretanto, muitas vezes hiperamonemia, hiperfosfatemia ou hiperpotassemia grave exigem correção mais rápida; nessas situações, a hemodiálise – às vezes combinada à hemo(dia)filtração contínua – pode ser mais adequada. Além disso, a remoção de volume por ultrafiltração na DP frequentemente é imprevisível e pode não ser rápida o suficiente em alguns pacientes com insuficiência cardíaca congestiva ou edema pulmonar. O extravasamento de dialisato com risco de peritonite pode limitar a DP aguda.

Não existem diretrizes sobre o que constitui a DP satisfatória na insuficiência renal aguda (IRA) e tenta-se obter a depuração máxima possível, por meio de trocas contínuas, para compensar o estresse catabólico. A prescrição inicial pode incluir trocas de hora em hora; as trocas podem ser mais frequentes, embora nesse caso se use uma fração maior do tempo total no enchimento e na drenagem que na troca de soluto. Um ciclador automático facilita esse processo, reduzindo o esforço da enfermagem e a abertura repetida do cateter. A maioria dos cicladores é capaz de liberar volumes de troca suficientemente pequenos para lactentes e crianças de primeira infância. Quando não se conta com um ciclador ou quando são desejáveis volumes de enchimento abaixo de 150 mℓ, uma opção segura é o sistema Dialy-Nate (Utah Medical Products, Gesco), que possibilita a conexão de uma bolsa de dialisato a um circuito fechado, com uma bureta (cilindro graduado estéril na mesma linha) conectada ao cateter de DP, e uma linha de drenagem para o dialisato efluente acoplada a um medidor. O volume desejado enche a bureta e é infundido no paciente; depois de um tempo de permanência estipulado, o dialisato efluente é drenado e medido, e o processo é repetido sem abrir o sistema. Assim, é possível realizar DP contínua manual de baixo volume com circuito fechado em lactentes e crianças muito pequenas.

A meta de volume de troca pode ser de 30 a 50 mℓ/kg em lactentes e até 1.100 mℓ/m^2 em crianças, mas logo após a inserção do cateter convém limitar os volumes a metade ou menos desse volume para evitar vazamentos, que predispõem à peritonite. As trocas horárias podem acarretar ultrafiltração obrigatória, mesmo quando se usa uma concentração de dextrose de 1,5%, de modo que é necessário aporte de líquidos parenteral ou enteral para evitar a depleção de volume e o prolongamento da IRA.

2. A **hemodiálise aguda** é realizada quando a depuração rápida de solutos é importantíssima ou quando a DP é contraindicada por causa de um processo intra-abdominal (inclusive cirurgia abdominal recente, hérnia diafragmática, onfalocele ou gastrosquise) ou limitação respiratória.

   A hemodiálise aguda em lactentes e crianças pequenas exige experiência e habilidade técnica, além de dialisadores, linhas de sangue e cateteres vasculares de tamanho adequado. Os pacientes muito pequenos podem necessitar de preenchimento do circuito de hemodiálise com sangue ou albumina. O tamanho pequeno do paciente possibilita a depuração eficiente e rápida de solutos quando adequado (*i. e.*, amônia), mas é preciso ter cautela nos casos em que desvios osmolares excessivamente rápidos poderiam precipitar convulsões (mais comuns em crianças que em adultos). Existem dialisadores de vários tamanhos destinados a crianças até adolescentes (Tabela 37.1); entretanto, há menos opções de dialisadores pequenos e a disponibilidade costuma ser limitada.

3. **Terapias contínuas.** A terapia de substituição renal (TSRC) tem sido utilizada em pacientes pediátricos, variando desde os lactentes pré-termo até os adolescentes. Os princípios fisiológicos são iguais aos dos adultos (ver Capítulo 15); por causa do pequeno tamanho do paciente, a depuração pode ser eficientíssima e

Tabela 37.1	Características de dialisadores de baixo volume adequados para uso pediátrico.						
Dialisador	**Volume de preenchimento (mℓ)**	**Área de superfície (m²)**	**Depuração de ureia (Q_B 200 ou conforme especificação)**	**Depuração de B$_{12}$ (com a maior Q_B avaliada)**	**K_0A**	**Membrana**	**Fabricante**
Polyflux 6 H	52	0,6	50 Q_B = 5097 Q_B = 100136 Q_B = 150167 Q_B = 200	90	465 Q_B = 200	Polyflux (poliariletersulfona, polivinilpirrolidona, poliamida)	Gambro
CA50, CA70	35, 45	0,5, 0,7	128 (147 Q_B = 300), 153 (175 Q_B = 300)	27, 36	243, 333	Acetato de celulose	Baxter
F3, F4, F5	28, 42, 63	0,4, 0,7, 1,0	125, 155 (183 Q_B = 300), 170 (206 Q_B = 300)	20, 34, 47	231, 364, 472	Polissulfona	Fresenius
Filtryzer B3-0.8A	49	0,8	163	61	404	PMMA	Toray

PMMA, polimetilmetacrilato.

substituir uma grande parte da função renal endógena. Dados prospectivos de registros sobre a TSRC em lactentes e crianças vêm sendo divulgados e esclarecendo a variação prática e os determinantes do desfecho (Ashkenazi, 2013). Nós reconhecemos que a sobrecarga hídrica é um fator de risco independente para mortalidade em crianças com lesão renal aguda (LRA) em TSRC e ajustamos a ultrafiltração de acordo com isso. A TSRC foi combinada com êxito ao suporte de oxigenação por membrana extracorpórea até mesmo em lactentes e propicia melhor controle do volume que os sistemas de fluxo livre. Além disso, as terapias contínuas possibilitam melhor depuração de fósforo que a hemodiálise intermitente ou a DP e, por isso, são usadas com frequência na síndrome de lise tumoral em crianças com linfoma de Burkitt ou com leucemia linfoblástica aguda.

A manutenção de acesso vascular com fluxo satisfatório em pequenos vasos pode causar problemas (Tabela 37.2) e muitas vezes é o fator limitador. Há relatos antigos de hemofiltração arteriovenosa (HFAV), mas a maioria dos centros constatou que a hemofiltração venovenosa com bomba tem desempenho mais confiável e mantém por mais tempo a perviedade do circuito. Como na hemodiálise aguda, é preciso levar em conta o volume de todo o circuito e usar preenchimento com sangue ou albumina se o volume do circuito for maior que 10% do volume sanguíneo estimado do paciente. As concentrações eletrolíticas e o pH do sangue usado no preenchimento estão longe dos valores normais, e muitos lactentes apresentam instabilidade hemodinâmica no início do tratamento. A ultrafiltração de balanço zero foi proposta para aproximar as concentrações de eletrólitos no sangue de preenchimento dos níveis fisiológicos, o que poderia evitar a instabilidade no início (Hackbarth, 2005). O resfriamento do circuito de sangue é uma preocupação nos lactentes; pode-se usar um aquecedor de sangue na linha, embora em alguns modelos isso aumente o volume no circuito. A Tabela 37.3 apresenta hemofiltros adequados para uso pediátrico. A ultrafiltração é controlada por bomba volumétrica ou por pesagem automática para evitar erros no líquido de reposição, que, se somados durante os dias de terapia, poderiam ser muito prejudiciais ao paciente pequeno e anúrico.

Os aparelhos disponíveis atualmente, inclusive o Gambro Prismaflex (Gambro Lundia AB, Lund, Suécia), o Braun Diapact (B. Braun Medical, Bethlehem, PA) e o NxStage (NxStage Medical Inc., Lawrence, MA), foram usados em crianças, embora o NxStage não permita fluxos de sangue em intervalo apropriado para pacientes pequenos. Vários estudos demonstraram o sucesso da TSRC em lactentes e crianças em estado crítico. As taxas de ultrafiltração em lactentes e crianças pequenas podem ser de apenas 5 a 30 mℓ/h sem líquido de reposição (ultrafiltração contínua lenta, UFCL) ou alcançar 100 a 600 mℓ/h com o líquido de reposição (HFC); crianças maiores toleram taxas de ultrafiltração e reposição semelhantes

Tabela 37.2	Cateteres para uso na terapia de substituição renal extracorpórea pediátrica.		
Tamanho do paciente	**Tamanho do cateter**		**Localização do acesso**
Neonato	CVU – 5,0 F		Umbigo
	CAU – 3,5, 5,0 F		Umbigo
	ou 5,0 F de lúmen único		Veia(s) femoral(is)
	ou 6,5, 7,0 F de lúmen duplo		Veia(s) femoral(is)
3 a 15 kg	6,5, 7,0 F de lúmen duplo		Veia femoral/subclávia
16 a 30 kg	7,0, 9,0 F de lúmen duplo		Femoral/jugular interna/subclávia
> 30 kg	9,0, 11,5 F de lúmen duplo		Femoral/jugular interna/subclávia

CVU, cateter na veia umbilical; CAU, cateter na artéria umbilical; F, escala French.

Tabela 37.3	Hemofiltros e sistemas adequados para uso pediátrico.				
Hemofiltro	**Volume de preenchimento (ml)**	**Área de superfície (m²)**	**Taxa de ultrafiltração (ml/min, Q_B = 100)**	**Membrana**	**Fabricante**
Minifilter Plus	15	0,07	1 a 8	Polissulfona	Baxter
Renafloll HF 400, 700	28, 53	0,3, 0,7	20 a 35, 35 a 45	Polissulfona	Minntech
Sistema Prismaflex, M60, M100	93, 152	0,6, 0,9	38, 44	AN69	Gambro
Prismaflex HF20	60	0,2		PAES	Gambro

AN69, acrilonitrila e metalilsulfonato de sódio; PAES, poliariletersulfona.

às usadas em adultos. O dialisato ou a solução de reposição com bicarbonato disponíveis em escala comercial [PrismaSol, PrismaSATE (Gambro Lundia AB, Lund, Suécia), Accusol (Baxter Healthcare, Deerfield, IL), Pureflow (NxStage Medical, Inc., Lawrence, MA), Normocarb (Dialysis Solutions Inc., Whitby, ON) ou Hemosol BO (Gambro Lundia AB, Lund, Suécia)] são as opções mais seguras; erros no preparo local de soluções em farmácias hospitalares são bem conhecidos e estas deixaram de ser apropriadas agora que existem soluções padronizadas. Há relatos de êxito na anticoagulação do circuito tanto com heparina quanto com citrato. Como o fluxo de infusão do citrato é determinado de acordo com o fluxo sanguíneo no circuito, que é relativamente alto em lactentes e crianças pequenas, pode haver acúmulo de citrato depois do tratamento prolongado, com consequente "selamento com citrato" ou diminuição persistente dos níveis de cálcio ionizado apesar da infusão de cálcio. A combinação de líquido de reposição com concentração fixa de bicarbonato e anticoagulação com citrato pode causar alcalose metabólica após vários dias de tratamento. Nas séries descritas, o anticoagulante mais usado em lactentes com peso inferior a 5 kg é a heparina. As doses para anticoagulação sistêmica com heparina em lactentes são maiores que as descritas em adultos e recomenda-se o monitoramento do sistema por tempo de coagulação ativado (TCA). A vida do circuito é bem menor em crianças não tratadas com anticoagulação.

II. **DIÁLISE CRÔNICA**
　A. **Indicações.** O manejo ideal da doença renal crônica (DRC) evita algumas das indicações históricas para o início da diálise. Com frequência, a anemia, a acidose, o hiperparatireoidismo e o atraso do crescimento podem ser tratados clinicamente, de modo que os nefrologistas precisam estar atentos a indicações sutis de uremia – ou seja, diminuição da energia (menos vigor nas brincadeiras), cochilos repetidos, anorexia (sem o ganho ponderal esperado) e falta de atenção na escola ou dificuldade para alcançar os marcos esperados do desenvolvimento – para reconhecer o momento adequado de iniciar a diálise. Não há consenso acerca do nível específico de TFG no qual se deve iniciar a diálise. A uremia sintomática ou os distúrbios metabólicos como hiperpotassemia, hiperfosfatemia, desnutrição ou atraso do crescimento que não podem ser tratados por métodos conservadores são indicações consensuais para início da terapia de substituição renal. A diálise crônica geralmente é uma medida provisória para dar tempo de preparar o paciente para o transplante renal.
　B. **Escolha da modalidade de diálise crônica**
　　1. Com frequência, a DP crônica é a terapia preferida para os pacientes pediátricos. A troca transperitoneal de soluto nas crianças parece ser tão eficiente quanto nos

adultos. Como a área de superfície peritoneal está relacionada à área de superfície corporal, as crianças pequenas têm uma superfície relativamente grande para a troca de solutos em comparação com os adultos, o que torna a diálise peritoneal uma modalidade efetiva. O teste de equilíbrio peritoneal (TEP) mostra que é muito mais provável que crianças muito pequenas estejam na categoria de transporte alto ou alto-médio, embora essa observação pareça ser consequência da grande área de superfície para transporte, e não da diferença nas características da membrana peritoneal, e possa ser corrigida pelo teste dos pacientes com volumes de enchimento de 1.000 a 1.100 mℓ/m^2. Os resultados do TEP nos adolescentes são mais típicos de adultos. A maior absorção de glicose produz o equilíbrio osmótico relativamente rápido entre o dialisato e o plasma, o que limita a ultrafiltração nas longas permanências. As formas automáticas de DP que usam permanências curtas são mais usadas em crianças para conciliar o alto transporte peritoneal médio em crianças pequenas e melhorar a adesão ao tratamento em crianças maiores.

A DP oferece outros benefícios como modalidade de diálise crônica. É tecnicamente simples e dispensa o acesso vascular crônico (mais difícil em lactentes e crianças pequenas). A pressão arterial e a volemia podem ser mais bem controladas por DP que por hemodiálise. O paciente passa menos tempo no hospital e na unidade de diálise e tem mais tempo para a escola e outras atividades apropriadas para a idade. Muitas vezes os pais sentem que têm mais controle sobre os cuidados com o filho quando realizam a DP.

a. **Limitações à diálise peritoneal.** A cirurgia abdominal prévia pode causar aderências intra-abdominais que impossibilitam a DP, sobretudo o reparo de anomalias urogenitais complexas, que muitas vezes são a causa de doença renal em estágio terminal (DRCT) em crianças. No entanto, raras vezes é possível prever se as aderências limitarão o tratamento e geralmente é indicada uma prova de DP. A existência de uma derivação ventriculoperitoneal já foi considerada uma contraindicação relativa à DP; no entanto, dados multicêntricos mostram que a diálise pode ser realizada com êxito sem infecção ascendente, mesmo em caso de peritonite (Dolan, 2013). A existência de ureterostomia, pielostomia ou ileostomia em alça não é uma contraindicação absoluta à DP, embora o risco de infecção no sítio de saída e peritonite por microrganismos urinários esteja aumentado.

b. **Transplante nos pacientes em diálise peritoneal.** A DP é mantida até a ocasião do transplante renal sem aumento do risco de infecção. Com frequência, o cateter de DP é retirado por ocasião do transplante de doador vivo (supondo que haja função imediata do enxerto), mas às vezes é mantido no local se for realizado transplante de cadáver. A remoção do cateter será eletiva quando houver estabilidade da função do enxerto; a demora na retirada do cateter foi associada à peritonite pós-transplante no abdome seco.

c. **Complicações da diálise peritoneal.** As complicações da DP pediátrica incluem as já descritas nos adultos (ver Capítulos 28 a 29). A DP causa problemas específicos para as crianças e suas famílias. Meses ou anos de um esquema rigoroso podem causar "esgotamento" ou fadiga do cuidador, o que exacerba conflitos familiares subjacentes; a não adesão à terapia passa a ser comum, sobretudo nos adolescentes. A existência de um cateter de DP pode afetar adversamente a imagem corporal. As crianças apresentam maior taxa de peritonite que os adultos, o que complica ainda mais a terapia. A erradicação do estado de portador nasal de *Staphylococcus aureus* reduz a infecção do sítio de saída e a peritonite nos adultos, mas estudos realizados em crianças não mostraram benefícios. Os defeitos congênitos no diafragma podem acarretar a comunicação entre os espaços pleural e peritoneal. Em alguns casos, a substituição por diálise peritoneal automatizada (DPA) com períodos de descanso possibilita a continuação da DP. Algumas crianças tornam-se obesas por causa da absorção excessiva de glicose do dialisato; isso acarreta outros problemas para a imagem corporal e também afeta adversamente os níveis sanguíneos de lipídios e o risco já aumentado de doença cardiovascular. Alguns pacientes desenvolvem hipoalbuminemia crônica, sobretudo com peritonite repetida, cujas consequências a longo prazo, na estatura e na massa corporal magra, são desconhecidas.

C. Aparelho para diálise peritoneal aguda e crônica

1. As soluções de DP com lactato estão disponíveis em bolsas de tamanhos variados adequados para pacientes pequenos que realizam diálise peritoneal ambulatorial crônica e DP automatizada (ciclador). Concentrações de cálcio de 1,25 mM e 1,75 mM são usadas de acordo com o balanço de cálcio desejado e o tipo e a quantidade de quelante de fósforo usados. As concentrações padronizadas de dextrose (1,5%, 2,5% e 4,25%) são usadas de acordo com a necessidade de ultrafiltração. Por vezes, a maior absorção de glicose nas crianças pequenas justifica a maior concentração de glicose para manter a ultrafiltração, embora a diálise com curta permanência geralmente seja preferida nessa situação. A solução de DP com aminoácidos é tolerada nas crianças, embora ainda seja mais usada a suplementação por alimentação enteral nos lactentes e nas crianças de primeira infância. As soluções com icodextrina foram usadas para permanências longas em crianças com o objetivo de limitar a exposição peritoneal à glicose. Demonstrou-se que as soluções com pH neutro de bicarbonato puro, ou combinação de bicarbonato/lactato, são seguras em crianças e têm o possível benefício de proteger a integridade da membrana peritoneal. Ainda não foi esclarecido o impacto a longo prazo das novas soluções no estado acidobásico e no estado nutricional nem seu papel no tratamento crônico de pacientes pediátricos em DP.

2. Os cateteres de DP estão disponíveis nos tamanhos neonatal e pediátrico em quase todas as configurações usadas em adultos, inclusive Tenckhoff (curvo e reto), *swan-neck* e Toronto-Western, em geral com opção de um ou mais balonetes (*cuffs*). O cateter mais usado em crianças é o cateter de Tenckhoff curvo com um túnel reto; dados dos North American Pediatric Renal Trials and Collaborative Studies sugerem que os cateteres com duplo balonete e com sítios de saída orientados para baixo ajudam a reduzir as taxas de peritonite.

   a. **Implantação.** Os cateteres de uso crônico são quase sempre implantados cirurgicamente sob anestesia geral nos pacientes pediátricos. A inserção laparoscópica é preferível quando realizada por cirurgiões experientes. A técnica laparoscópica possibilita ao cirurgião ver que o cateter está em posição ideal e minimiza o tamanho da incisão e o tempo de cicatrização. Vários aspectos técnicos parecem ser importantes:

      • Fechamento do peritônio ao redor do cateter (para evitar extravasamento) com sutura em bolsa de tabaco, que também é fixada ao balonete. O sítio de saída deve estar em sentido caudal, como mostra a Figura 37.1, para facilitar a drenagem e minimizar o risco de infecção no sítio de saída

      • Uso de uma segunda sutura em bolsa de tabaco para fechar a abertura posterior da bainha do músculo reto e fixar a bainha posterior do músculo reto à parte superior do balonete (para evitar extravasamento e deslocamento; isso não é mostrado na Figura 37.1)

      • Omentectomia parcial (para evitar obstrução)

      • Busca intraoperatória de defeitos herniais associados, e seu fechamento, sobretudo a persistência da túnica vaginal

      • Teste intraoperatório do cateter para verificar se há livre fluxo de entrada e saída do dialisato.

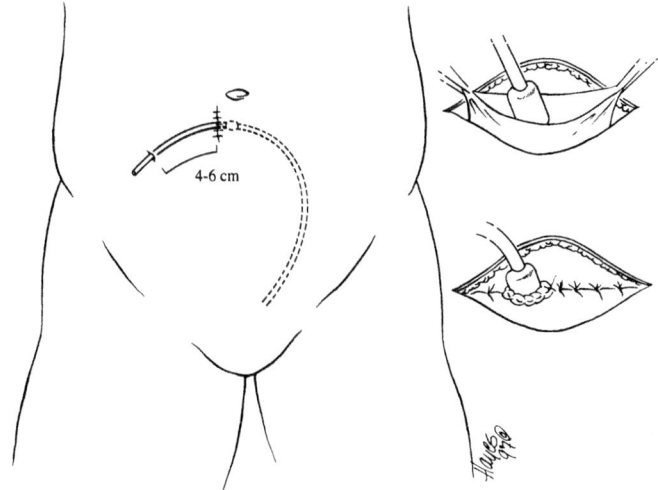

FIGURA 37.1 Método de implantação de cateter peritoneal em crianças. A sutura em bolsa de tabaco usada para fechar o peritônio inclui o balonete do cateter. Também pode ser usada uma segunda sutura em bolsa de tabaco (não mostrada), conforme descrição no texto, para fechar a bainha posterior do músculo reto. (Modificada de Alexander SR *et al.* Clinical parameters in continuous ambulatory peritoneal dialysis for infants and children. In: Moncrief JW, Popovich RP, eds. *CAPD update.* New York, NY: Masson, 1981.)

Tentamos esperar 2 semanas para a cicatrização do abdome antes de usar o cateter. Este pode ser usado de imediato em caso de DP aguda ou deterioração clínica inesperada na DRC, mas há risco de extravasamento inicial. Pequenos volumes de troca e a realização de DPA em decúbito dorsal ajudam a evitar extravasamento do dialisato.

b. Os cateteres "temporários" agudos podem ser colocados após o enchimento prévio do abdome com dialisato como em adultos (ver a descrição da técnica em adultos no Capítulo 23). Os cateteres antigos para DP aguda eram muito mais rígidos que os cateteres de uso crônico, o que aumentava o risco de lesão intestinal. Foram desenvolvidos novos cateteres para DP aguda mais flexíveis e há relato de sucesso com alguns deles, com baixa taxa de extravasamento e de infecção. Entretanto, a maioria dos centros usa um cateter de DP crônica cirurgicamente implantado para diálise peritoneal aguda, mantendo-o à beira do leito dos pacientes mais instáveis na unidade de terapia intensiva.

3. Os cicladores de DPA facilitaram a DP em pacientes jovens, e todos os cicladores disponíveis possibilitam o uso de volumes de troca suficientemente pequenos, até mesmo nos lactentes. Existem equipos pediátricos para alguns modelos de cicladores; eles ajudam a reduzir a ineficiência da diálise em consequência do espaço morto no equipo, o que é uma consideração importante com volumes muito pequenos (< 200 mℓ).

D. **Prescrição de diálise peritoneal crônica**

1. **Diálise peritoneal ambulatorial contínua (DPAC).** A técnica de DPAC em pacientes pediátricos é semelhante à realizada em adultos. Os volumes de enchimento são determinados pelo conforto do paciente, mas a maioria das crianças tolera 40 a 50 mℓ/kg ou 800 a 1.000 mℓ/m² sem desconforto ou extravasamento desde que o sítio de saída do cateter esteja bem cicatrizado, embora isso possa exigir a avaliação da pressão intraperitoneal. A escolha da concentração de glicose depende das

necessidades de ultrafiltração (aporte de líquido menos débito urinário e perdas insensíveis).

   a. A modelagem cinética da DPAC como *Kt/V* de ureia e depuração de creatinina foi realizada em crianças; entretanto, não existem dados relativos ao desfecho para definir a depuração adequada. A recomendação da NKF KDOQI (atualizada em 2006) para DPAC satisfatória em crianças é de *Kt/V* de ureia de 1,8 por semana; se a função renal residual contribuir para essa depuração, deve ser medida periodicamente. As coletas do efluente do dialisato e o débito urinário residual (nos pacientes continentes com função vesical normal) são usados para verificar se as metas de depuração estão sendo alcançadas e se a perda da função renal não está comprometendo a adequação da terapia. Quando os pacientes não conseguem realizar coletas de urina, deve-se considerar que não há TFG residual para evitar subdiálise involuntária. Muitos pacientes alcançam depuração e ultrafiltração aceitáveis com quatro trocas por dia; alguns necessitam de mais trocas. O risco de não adesão à prescrição da diálise e de não realização das trocas aumenta à medida que a tarefa de realizar a diálise torna-se mais incômoda e perturba as atividades habituais da família.

2. A **DPA** é adequada para a DP crônica em crianças, conciliando sua troca de soluto eficiente e o maior risco de peritonite. Pode ser realizada sem permanência diurna (diálise peritoneal intermitente noturna, DPIN), com permanência diurna (diálise peritoneal com ciclagem contínua, DPCC), ou com uma permanência diurna e troca no meio do dia se houver necessidade de eliminação de soluto ou remoção de líquido. A permanência diurna é recomendada para melhorar a eliminação de moléculas de tamanho médio nos pacientes sem função renal residual. A DPIN possibilita o melhor aporte nutricional e diminui o risco de formação de hérnia, mas provavelmente a depuração só será adequada nos pacientes com transporte alto ou alto-médio, medido por PET, ou com função renal residual. A permanência diurna da DPCC possibilita o encurtamento das sessões noturnas (desejável nas crianças maiores) ou a melhoria da depuração em transportadores de capacidade baixa e baixa-média; apesar disso, os transportadores de alta capacidade geralmente absorvem a maior parte de longa permanência se for mantida o dia todo. A prescrição inicial é orientada pelas características de transporte determinadas por PET, que variam de quatro a oito trocas por noite com tempos de permanência de 45 min a 2 h.

   a. Modelagem cinética. Embora a modelagem cinética da administração de DP tenha sido realizada em crianças tratadas com DPCC e DPIN, os dados sobre o desfecho não estão disponíveis para definir a depuração satisfatória. A meta de depuração (peritoneal e renal) é igual à da DPAC, *Kt/V* de ureia semanal de 1,8. As coletas de dialisato e de urina são realizadas para avaliar a dose real de diálise com determinada prescrição. As coletas são repetidas sempre que a prescrição for modificada e periodicamente para avaliar mudanças na função renal residual e na função de transporte peritoneal. Na prática, as crianças de primeira infância com membranas peritoneais de permeabilidade alta ou alta-média, definida por PET, quase sempre ultrapassam esses valores, sobretudo se houver função renal residual. As crianças maiores com membranas peritoneais de permeabilidade baixa-média e sem função renal residual costumam necessitar de uma troca no meio do dia para alcançar depurações aceitáveis.

3. A **diálise corrente** (*tidal*) é usada em crianças; esse procedimento pode aumentar a depuração em pacientes com valores limítrofes de *Kt/V* que, de outra maneira, poderiam necessitar de mudança de modalidade. As crianças com dor abdominal ao término da drenagem podem se sentir mais confortáveis com a diálise corrente com drenagens completas e menos frequentes. A terapia

corrente não é prudente em lactentes devido ao risco de enchimento excessivo do abdome com comprometimento respiratório quando a criança não for capaz de alertar os cuidadores sobre o desconforto.

E. **Hemodiálise crônica.** A hemodiálise crônica é a modalidade adequada para crianças e famílias incapazes de realizar tratamento domiciliar confiável. Além disso, adolescentes grandes com membranas peritoneais de baixa permeabilidade podem não alcançar depuração satisfatória na DP sem um esquema de troca incômodo; esses adolescentes são candidatos adequados à hemodiálise. Como as sessões de hemodiálise impedem que as crianças participem de suas atividades habituais (escola e brincadeiras), a unidade de hemodiálise precisa oferecer enfermagem intensiva, estudo com monitor e ludoterapia durante as sessões.

1. **Equipamento de hemodiálise**
   a. **Acesso vascular.** O acesso vascular ainda é uma limitação importante para a hemodiálise bem-sucedida nas crianças pequenas. A colocação e a manutenção de acessos permanentes em vasos pequenos exigem cirurgiões e radiologistas experientes e especializados. Os cateteres vasculares podem ser inseridos por radiologistas intervencionistas ou cirurgiões dependendo da maior experiência disponível na instituição. É crucial que haja uma estratégia conservadora para o acesso permanente por causa da necessidade de terapia de substituição renal por toda a vida. Alguns adultos jovens deixam as unidades de diálise pediátrica após muitos anos de hemodiálise (com intervalos por transplantes renais malsucedidos) e é preciso garantir que não tenham esgotado todas as opções de acesso vascular prolongado.

   1. **Cateteres** (Tabela 37.2). Os cateteres de duplo lúmen disponíveis para hemodiálise variam de 7F a 14F, com comprimentos adequados para crianças pequenas até adolescentes. Existem cateteres temporários e permanentes e modelos pré-curvados para canulação da veia jugular interna disponíveis em tamanho maior. A ponta do cateter deve ser posicionada sob orientação radiológica na junção da veia cava superior com o átrio direito.

      Em lactentes pequenos e neonatos, os cateteres de lúmen único podem ser mais apropriados quando se considera o tamanho do vaso. Em neonatos, é possível inserir um cateter na veia cava através do vaso umbilical se o vaso ainda estiver pérvio. A maioria desses cateteres pode ser mantida no local por várias semanas.

   2. **Fístulas e enxertos.** Nas crianças maiores, a criação de uma fístula arteriovenosa entre a artéria radial e a veia cefálica no braço não dominante, com anastomose terminolateral, é um modo comum de acesso vascular. Quando o vaso sanguíneo é pequeno demais para a criação de uma fístula satisfatória, pode-se inserir um enxerto de politetrafluoroetileno (GoreTex ou Impra) entre uma extremidade da artéria e a veia. As crianças com mielomeningocele podem preferir a colocação do enxerto na coxa por causa da ausência de sensibilidade, se o desenvolvimento da rede vascular for suficiente para isso. Os enxertos no membro inferior possibilitam que as crianças brinquem ou realizem os trabalhos escolares durante as sessões de diálise, mas há risco de edema e hipertrofia do membro inferior.

   3. **Fluxo sanguíneo.** O fluxo de sangue desejado é determinado para as especificações de depuração de ureia do dialisador escolhido. No paciente com uremia em estágio avançado, a depuração de ureia inicial de 3 mℓ/min/kg é prudente para evitar desequilíbrio sintomático; taxas maiores de remoção de ureia geralmente são toleradas após as primeiras sessões. Os vasos sanguíneos menores causam maior resistência venosa que nos adultos, o que acaba limitando o fluxo, tipicamente no intervalo de 50 a 150 mℓ/min nas crianças pequenas e 200 a 350 mℓ/min nas crianças maiores. Muitas

vezes os cateteres pequenos limitam o fluxo a 25 a 100 mℓ/min por causa do afluxo arterial limitado.

b. **Dialisadores.** A Tabela 37.1 apresenta uma lista limitada de dialisadores que podem ser adequados para pacientes pequenos.

c. **Linhas de sangue.** Linhas de sangue do tamanho adequado possibilitam o controle do volume no circuito. Se o volume total do circuito extracorpóreo ultrapassar 10% do volume sanguíneo do paciente (> 8 mℓ/kg), geralmente se faz um preenchimento com sangue (ou albumina) aquecido para garantir a estabilidade hemodinâmica. Tornou-se mais difícil encontrar linhas de sangue de pequeno volume em uma época de máquinas de hemodiálise integradas. Caso sejam escolhidas linhas de pequeno volume, é importante que a bomba de sangue seja adequadamente calibrada para as linhas escolhidas. As linhas neonatais não são compatíveis com a maioria das máquinas de diálise volumétrica disponíveis atualmente.

d. **Solução de diálise.** A solução de diálise com bicarbonato é o padrão na hemodiálise pediátrica; propicia melhor estabilidade hemodinâmica e menos sintomas durante a diálise. Os pacientes com massa muscular pequena não conseguem metabolizar rapidamente uma grande carga de acetato.

e. **Máquinas de diálise.** São necessárias máquinas de diálise com controle volumétrico de ultrafiltração. Pequenos erros no volume de ultrafiltração (de algumas centenas de mililitros) podem causar hipotensão sintomática ou sobrecarga de volume crônica. Os fluxos sanguíneos precisam ser acurados, na faixa de 30 a 300 mℓ/min, e a bomba de sangue deve ser calibrada para linhas de diferentes tamanhos.

2. **Prescrição de hemodiálise.** É necessário usar uma abordagem cautelosa nos pacientes pequenos para evitar desequilíbrio por uma meta de depuração de ureia de 3 mℓ/min/kg, calculada a partir das especificações do dialisador escolhido e do fluxo sanguíneo alcançável através do acesso do paciente. Tratamentos precoces podem ser programados com lentidão ainda maior se o paciente tiver uremia intensa; em geral, são aconselháveis sessões de diálise curtas e repetidas durante o início da hemodiálise quando houver elevação extrema dos níveis sanguíneos de ureia. Assim que for alcançada uma prescrição de diálise crônica estável, a depuração de ureia mais eficiente geralmente é bem tolerada, e a remoção de líquidos é, na maioria das vezes, uma causa de sintomas intradialíticos. Com o condicionamento e a distração, a maioria das crianças consegue tolerar sessões de hemodiálise com duração de 2 a 4 h.

a. **Anticoagulação.** A estratégia para administração de heparina a lactentes e crianças é semelhante à utilizada em adultos. A coagulação é rara quando o TCA é prolongado até cerca de 150% do valor de referência da população. Um protocolo com "baixa dose" de heparina pode ser usado para prolongar o tempo de coagulação até 125% do valor de referência da população. Em geral, a dose de ataque inicial é de 10 a 20 unidades/kg, com uso de doses maiores em lactentes e crianças com menos de 15 kg. O fluxo inicial de infusão de heparina para manutenção (nos primeiros 20 a 30 min) pode ser ajustado em 0,3 a 0,5 unidade/kg/min, com ajustes adicionais de acordo com as alterações do TCA. A heparina de baixo peso molecular foi usada em crianças em hemodiálise crônica. A trombocitopenia induzida por heparina acomete crianças, e a anticoagulação com danaparoide, hirudina e argatrobana foi bem-sucedida, embora existam poucos relatos publicados.

Em crianças maiores, a diálise sem heparina pode ser realizada com êxito. Não houve comparação sistemática dos diferentes tipos de membrana de diálise em relação à coagulação. A coagulação é mais provável em crianças menores, nas quais o fluxo de sangue geralmente é baixo em relação ao tamanho do dialisador. Lavagens intermitentes do circuito de diálise com solução salina causam a administração de volume excessivo nas crianças pequenas, a menos que haja remoção simultânea do excesso de líquido por ultrafiltração.

b. **Modelagem cinética da hemodiálise.** A modelagem cinética de ureia com três pontos formais da hemodiálise foi realizada em crianças, e os resultados são úteis para avaliar a eficiência da diálise, bem como o aporte nutricional de proteínas (como função da taxa de geração de ureia) durante o período interdialítico. O aporte de proteínas recomendado nas crianças é maior que nos adultos, e os efeitos a longo prazo do aporte inadequado sobre o crescimento e o desenvolvimento neurológico são ainda mais preocupantes. Os aspectos técnicos da modelagem cinética são discutidos no Capítulo 3 e são aplicados de maneira semelhante nas crianças. A técnica de fluxo lento para coleta de amostra de sangue é importante para a medida acurada, e a duração do fluxo lento é determinada pelo volume de sangue na linha proveniente da agulha ou do cateter até o acesso para coleta de amostra. As linhas de sangue pediátricas podem ser adequadamente limpas por fluxo lento (60 mℓ/min) durante 17 s; nós prevemos que as linhas para lactentes exigirão 12 s com fluxo de 20 mℓ/min. O maior uso de cateteres na diálise pediátrica causa a preocupação de que a recirculação diminua a eficiência do tratamento.

c. **Adequação da hemodiálise.** Quando os pacientes pequenos apresentam depuração eficiente (*i. e.*, *K/V* relativamente alto), ocorre maior rebote de ureia pós-diálise com reequilíbrio de ureia proveniente do espaço intracelular ou dos tecidos relativamente subperfundidos. Assim, a modelagem de compartimento único superestima a dose de diálise e a taxa de geração de ureia. A recomendação NKF KDOQI de 2006 para adultos é de uma dose de diálise mínima de *Kt/V* de compartimento único = 1,2. As diretrizes recomendam o uso de *Kt/V* de compartimento único para orientar a terapia, mas com aumento da dose mínima para os pacientes menores, inclusive crianças. Um valor mínimo de sp*Kt/V* de 1,4 a 1,5 parece adequado para crianças e, na prática, é fácil alcançar esse valor mínimo. O *Kt/V* equilibrado é recomendado pelas European Best Practice Guidelines e pode ser obtido a partir do *Kt/V* de compartimento único e da taxa de diálise usando a equação de Tattersall descrita no Capítulo 3. Outra conduta seria extrapolar a partir da amostra pós-diálise obtida 15 min após seu término (Goldstein, 1999). Se for utilizado sp*Kt/V* ou *Kt/V* equilibrado para a meta de dose, é prudente errar para mais ao tratar essa população vulnerável. As crianças pequenas têm uma grande razão entre a área de superfície e a água corporal total, e o aumento alternativo da dose de hemodiálise em relação à área de superfície corporal exigiria doses ainda maiores de *Kt/V* (Daugirdas, 2010). A função renal residual pode ter impacto significativo na prescrição de hemodiálise, sobretudo em pacientes muito pequenos. São necessárias medidas regulares para garantir a adequação geral do tratamento à proporção que cai a TFG. Se os pacientes não forem capazes de coletar amostras de urina, deve-se presumir que não haja TFG residual para evitar subdiálise acidental.

d. **Complicações**
   1. **Desequilíbrio e convulsões.** Os lactentes e as crianças pequenas apresentam convulsões como manifestação da síndrome de desequilíbrio com maior frequência que os adultos. Por isso, o fluxo de sangue e a duração da sessão são geralmente são limitados nas primeiras vezes. A remoção excessivamente rápida de ureia costuma ser evitada pela escolha de fluxo de sangue e de um dialisador de tamanho adequado para obter depuração de ureia de 3 mℓ/min/kg nas sessões iniciais; com frequência, o fluxo sanguíneo é limitado pelo calibre do acesso de diálise. Outras medidas às vezes úteis para evitar a síndrome de desequilíbrio são a manutenção dos níveis de

sódio no dialisato iguais ou pouco acima dos níveis plasmáticos e a infusão profilática de manitol (0,5 a 1,0 g/kg do peso corporal) durante a sessão de hemodiálise.

2. **Hipotensão.** A hipotensão intradialítica e as cãibras com remoção de líquido > 5% do peso corporal são comuns, todavia, o ganho ponderal intradialítico pode ser grande nas crianças anúricas em dietas com muito líquido e nos adolescentes que não obedecem ao tratamento, com consequente hipertensão interdialítica contínua. É necessário monitorar com rigor a remoção de volume, porque a pressão arterial normalmente é menor nas crianças que nos adultos e a margem para hipotensão é mais estreita. Os lactentes e as crianças muito pequenas são propensos a quedas vertiginosas da pressão arterial sem aviso e sem capacidade de comunicar o problema. A ultrafiltração isolada ou a menor temperatura do dialisato podem tornar a remoção de líquido mais tolerável. Se houver hipoalbuminemia, a infusão intravenosa de albumina (0,5 a 1,5 g/kg) aumenta a pressão oncótica e pode permitir a ultrafiltração. Sessões repetidas podem ser a única maneira de remover o líquido com segurança, e muitas vezes as crianças necessitam de quatro ou cinco sessões semanais para controle dos líquidos e da pressão arterial.

3. **Hipotermia com ultrafiltração isolada.** Se a solução de diálise aquecida não circular, o circuito de sangue extracorpóreo atua como radiador, resfriando o sangue e a criança. A temperatura corporal deve ser monitorada durante toda a sessão de diálise, sobretudo durante a ultrafiltração isolada.

III. **ATENÇÃO AO PACIENTE PEDIÁTRICO COM DRCT**

A. **Nutrição.** O manejo nutricional abrangente é importante para o crescimento e para o desenvolvimento físico na DRCT. O consumo de energia recomendado para os pacientes pediátricos em diálise depende de suas idades e deve ser igual à necessidade estimada de energia (EER) para as crianças não urêmicas. Nos lactentes, a EER para energia é de aproximadamente 100 kcal/kg/dia. Esses aportes elevados geralmente demandam suplementação, e a gavagem é o padrão para evitar subnutrição e atraso do crescimento. Em crianças maiores, a obesidade tornou-se uma preocupação maior e pode afetar adversamente os desfechos pós-transplante; portanto, o aconselhamento nutricional nessa faixa etária será bem diferente do prestado a lactentes e crianças de primeira infância.

As necessidades de proteínas das crianças dependem de sua idade e são maiores que as de adultos. A ingestão diária recomendada (DRI) de proteínas para pacientes pediátricos em diálise é igual à recomendada para pacientes correspondentes não urêmicos somada a uma estimativa da perda de aminoácidos e proteínas durante a diálise. Existe uma ênfase no uso precoce de suplementos, tanto por via oral quanto por tubos de gastrostomia. A experiência com o uso de líquidos de DP com aminoácidos é limitada, embora pacientes individuais tenham sido tratados por períodos de até 1 ano.

A suplementação de vitaminas hidrossolúveis é prática rotineira para crianças tratadas com DP crônica ou hemodiálise. Não se deve administrar suplemento de vitaminas lipossolúveis, pois a depuração de metabólitos da vitamina A está comprometida, com risco de hipervitaminose A; é preciso escolher um multivitamínico apropriado que não contenha vitamina A.

É difícil impor restrições de líquidos, sódio, fosfato e potássio a pacientes pediátricos; no entanto, essas restrições podem ser desnecessárias quando a modalidade de tratamento é a DP. Os quelantes de potássio e fósforo quase sempre são necessários para adolescentes, embora alguns lactentes tratados com diálise eficiente necessitem de suplementação. Nos pacientes em hemodiálise, as restrições dependem do débito urinário residual, mas sempre é necessária a orientação nutricional individual para alcançar ingestão rigorosa de líquidos, sódio e potássio. Os lactentes são um desafio especial; o aporte diário de líquidos em um lactente anúrico em hemodiálise deve ser limitado a 400 a 500 mℓ/m^2, e a fórmula deve ser concentrada e apropriadamente suplementada para alcançar os objetivos nutricionais. No entanto, lactentes poliúricos necessitam de suplementos de líquido e sódio para manter a volemia e permitir o crescimento.

Os suplementos de nutrição enteral destinados a adultos devem ser usados com cuidado em crianças de primeira infância. Felizmente, existe uma fórmula infantil à base de soro de leite com teor reduzido de fósforo e potássio; há dificuldades especiais com os lactentes alérgicos e intolerantes a fórmulas. A hipersensibilidade oral e a aversão a alimentos são comuns em lactentes e crianças de primeira infância; em geral, é necessária a introdução cuidadosamente planejada de alimentos sólidos com terapia fonoaudiológica.

B. **Hipertensão arterial.** A hipertensão arterial é uma preocupação especial dada a aceleração da doença cardiovascular em crianças com DRC. A atenção é voltada para a manutenção de volemia normal e de pressão arterial adequada para a idade. Em geral, a elevação da pressão arterial em crianças submetidas a DP é consequência do erro nas concentrações de glicose no dialisato escolhidas em casa combinado ao aporte excessivo de sódio e líquidos; o manejo costuma ser realizado com aconselhamento nutricional, educação dos pais e monitoramento rigoroso do peso e da pressão arterial em casa. Nos pacientes em hemodiálise, a hipertensão arterial pode ser consequência da remoção insatisfatória de líquidos durante a diálise e da não adesão às restrições de sódio e líquidos. Nos casos de persistência da hipertensão apesar do aumento do tempo de diálise, a diminuição da temperatura do dialisato ou a ultrafiltração isolada podem tornar a remoção de volume mais tolerável. O aconselhamento nutricional e psicológico para o paciente e a família são aconselháveis em casos de não adesão repetidas vezes, que pode ser um reflexo de dificuldades mais graves no enfrentamento do processo mórbido crônico. Alguns pacientes continuam hipertensos apesar da aparente euvolemia e há indicação de medicamentos anti-hipertensivos. Todos os anti-hipertensivos habitualmente prescritos para adultos foram usados com êxito em pacientes pediátricos em diálise, e as doses devem ser ajustadas para metas de pressão arterial apropriadas para a idade e reavaliadas com frequência.

C. **Anemia.** As crianças submetidas a hemodiálise tendem a apresentar anemia com maior frequência que adultos e a ter um menor nível de hemoglobina no início da diálise. As crianças respondem bem ao tratamento com eritropoetina; as indicações, a via de administração e as possíveis complicações são semelhantes em crianças e adultos. Com frequência, a dose por quilograma é maior em crianças muito novas (150 a 300 unidades/kg por semana) que em adultos. A deficiência de ferro e os episódios repetidos de peritonite afetam adversamente a resposta à eritropoetina e, às vezes, a não adesão à terapia domiciliar é um problema. Em geral, há necessidade de suplementação com ferro, intravenoso ou oral, em pacientes pediátricos com DRCT; a perda de sangue no circuito de hemodiálise é uma causa importante de deficiência de ferro em pacientes muito pequenos, sobretudo quando são prescritas mais de três sessões semanais. A terapia com androgênios, raramente usada em adultos, é contraindicada em crianças pré-púberes, pois causa o fechamento prematuro das epífises.

D. **Crescimento.** Foram realizados poucos estudos longitudinais que descrevam o crescimento em pacientes pediátricos submetidos a DPAC ou DPA. Os dados iniciais que comparam o crescimento com DPAC ou DPA ao crescimento com hemodiálise pareceram favorecer a DP; entretanto, não foram realizados estudos controlados definitivos. Em crianças submetidas a DPAC ou DPA, a melhora do crescimento foi associada a uma redução do grau de hiperparatireoidismo secundário. Outros atribuíram o melhor crescimento com DPAC ou DPA à melhoria da nutrição, mas o aumento do aporte energético muito acima da EER não costuma trazer benefícios.

1. **Terapia com hormônio do crescimento humano recombinante (rhGH).** Há evidências de que o tratamento com rhGH aumente a taxa de crescimento nas crianças em diálise crônica, embora não com a mesma efetividade que nas crianças com DRC não dialisadas. A posologia habitual é de 0,05 mg/kg/dia ou 30 UI/m^2 por semana, administrada por injeção subcutânea noturna, embora possam ser usadas outras estratégias posológicas. Pode haver deslizamento da epífise da cabeça do fêmur e agravamento de doença óssea metabólica com o rhGH; o hiperparatireoidismo secundário deve ser controlado antes do início do tratamento. Com frequência, a terapia com hormônio do crescimento é suspensa por ocasião de transplante renal, e a velocidade de crescimento é reavaliada com o aloenxerto ativo. A minimização ou a interrupção do glicocorticoide é indispensável para o crescimento satisfatório após o transplante.

2. **Acidose.** A acidose metabólica é comum em crianças com DRCT e causa mais problemas nos pacientes em hemodiálise que em DP. A acidose crônica pode comprometer o crescimento, pois afeta a mineralização óssea pelo eixo do hormônio do crescimento/fator de crescimento similar à insulina 1, além de exercer um efeito catabólico sobre a massa corporal magra. Alguns pacientes pediátricos são beneficiados pela administração oral de bicarbonato de sódio ou citrato de sódio ou por maiores concentrações de bicarbonato no dialisato para manter uma concentração sérica de bicarbonato ≥ 22 mmol/ℓ.

3. **Osteodistrofia renal.** A osteodistrofia renal pode ser melhorada em crianças submetidas à diálise por bom controle dos níveis séricos de cálcio, fósforo, bicarbonato, paratormônio intacto e fosfatase alcalina. O calcitriol e os análogos da vitamina D são usados no tratamento do hiperparatireoidismo e da doença óssea associada. Pequenas séries relataram o uso de cinacalcete em crianças, mas há pouca orientação relativa à dose ou aos desfechos nos pacientes mais jovens. A hiperfosfatemia deve ser controlada por manipulação da dieta e por administração oral de quelantes de fosfato para alcançar um nível sérico de fósforo apropriado para a idade. O aporte de fósforo deve ser igual ou menor que o DRI para a idade, com maior restrição em pacientes com hiperfosfatemia ou hiperparatireoidismo. O carbonato de cálcio e o acetato de cálcio foram usados durante muito tempo como quelantes de fosfato, mas o sevelâmer é uma boa opção mesmo em lactentes e crianças de primeira infância por causa de maior consciência dos riscos de sobrecarga de cálcio e reconhecimento de calcificação cardíaca incipiente em adolescentes e adultos jovens com DRCT. O acetato de cálcio está disponível em apresentação líquida e o sevelâmer está disponível em pó, o que facilitou a administração a lactentes e crianças de primeira infância. O uso de quelantes de fosfato com alumínio deve ser evitado em lactentes e crianças de primeira infância com DRC em vista da toxicidade óssea e da neurotoxicidade. Não há dados a longo prazo sobre a segurança de lantânio em crianças.

Referências bibliográficas e leitura sugerida

Ashkenazi DJ, et al. Continuous renal replacement therapy in children ≤10 kg: a report from the prospective pediatric continuous renal replacement therapy registry. *J Pediatr.* 2013;162:587–592.

Canepa A, et al. Use of new peritoneal dialysis solutions in children. *Kidney Int.* 2008;73:S137–S144.

Daugirdas JT, et al. Dose of dialysis based on body surface area is markedly less in younger children than in older adolescents. *Clin J Am Soc Nephrol.* 2010;5:821–827.

Dolan NM, et al. Ventriculoperitoneal shunts in children on peritoneal dialysis: a survey of the International Pediatric Peritoneal Dialysis Network. *Pediatr Nephrol.* 2013;28:315–319.

Fischbach M, Warady, B. Peritoneal dialysis prescription in children: bedside principles for optimal practice. *Pediatr Nephrol.* 2009;24:1633–1642.

Furth SL, et al. Peritoneal dialysis catheter infections and peritonitis in children: a report of the North American Pediatric Renal Transplant Cooperative Study. *Pediatr Nephrol.* 2000;15:179–182.

Goldstein SL, et al. Evaluation and prediction of urea rebound and equilibrated *Kt/V* in the pediatric hemodialysis population. *Am J Kidney Dis.* 1999;34:49–54.

Goldstein SL, et al. Quality of life for children with chronic kidney disease. *Semin Nephrol.* 2006;26:114–117.

Gorman G, et al. Clinical outcomes and dialysis adequacy in adolescent hemodialysis patients. *Am J Kidney Dis.* 2006;47:285–293.

Hackbarth RM, et al. Zero balance ultrafiltration (Z-BUF) in blood-primed CRRT circuits achieves electrolyte and acid-base homeostasis prior to patient connection. *Pediatr Nephrol.* 2005;20:1328–1333.

Kidney Disease Improving Global Outcomes. Clinical practice guildeline for chronic kidney disease-mineral and bone disorder (CKD-MBD). *Kidney Int.* 2009;76(suppl 113):S1–S130.

Kidney Disease Improving Global Outcomes. Clinical practice guildeline for acute kidney injury. *Kidney Int.* 2012;2(suppl 1):1–138.

Kramer AM, et al. Demographics of blood pressure and hypertension in children on renal replacement therapy in Europe. *Kidney Int.* 2011;80:1092–1098.

Mendley SR. Acute dialysis in children. In: Henrich WL, ed. *Principles and Practice of Dialysis,* 4th ed. Philadelphia, PA: Lippincott Williams & Wilkins; 2009:641–652.

Monagle P, et al. Antithrombotic therapy in children: the Seventh ACCP Conference on antithrombotic and thrombolytic therapy. *Chest.* 2004;126(suppl 3):645S–687S.

National Kidney Foundation. KDOQI clinical practice guidelines for hemodialysis adequacy, update 2006. Guideline 8. Pediatric hemodialysis prescription and adequacy. *Am J Kidney Dis.* 2006;48(suppl 1):S45–S47.

National Kidney Foundation. KDOQI clinical practice guidelines for peritoneal dialysis adequacy, update 2006. Guideline 6. Pediatric peritoneal dialysis. *Am J Kidney Dis.* 2006;48(suppl 1):S127–S129.

Rees L, et al. Growth in very young children undergoing chronic peritoneal dialysis. *J Am Soc Nephrol.* 2011;22:2303–2312.

Schaefer F, et al. Peritoneal transport properties and dialysis dose affect growth and nutritional status in children on chronic peritoneal dialysis. Mid-European Pediatric PD Study Group. *J Am Soc Nephrol.* 1999;10:1786–1792.

Shmitt CP, et al. Effect of the dialysis fluid buffer on peritoneal membrane function in children. *Clin J Am Soc Nephrol.* 2013;8:108–115.

Smye SW, et al. Paediatric haemodialysis: estimation of treatment efficiency in the presence of urea rebound. *Clin Phys Physiol Meas.* 1992;13:51–62.

Sutherland SM, et al. Fluid overload and mortality in children receiving continuous renal replacement therapy: the prospective pediatric continuous renal replacement therapy registry. *Am J Kidney Dis.* 2010;55:316–325.

Symons JM, et al. Continuous renal replacement therapy with an automated monitor is superior to a free-flow system during extracorporeal life support. *Pediatr Crit Care Med.* 2013;14:e404–e408.

Warady B, et al. *Pediatric Dialysis.* Dordrecht: Kluwer Academic; 2004.

Warady BA, et al. Consensus guidelines for the prevention and treatment of catheter-related infections and peritonitis in pediatric patients receiving peritoneal dialysis: 2012 update. *Perit Dial Int.* 2012;32(suppl 2):S32–S86.

Sites para consulta

North American Pediatric Renal Trials and Collaborative Studies Annual Dialysis: https://web.emmes.com/study/ped/annlrept/annualrept2011.pdf

Pediatric Continuous Renal Replacement Therapy: http://www.pcrrt.com/.

38 Doença Cardiovascular

Daniel E. Weiner e Mark J. Sarnak

Nos pacientes com doença renal em estágio terminal (DRCT), a taxa de mortalidade por doença cardiovascular (DCV) é de 10 a 30 vezes maior que na população geral. Por exemplo, um paciente em diálise de 30 anos corre um risco de morte por DCV semelhante ao de um paciente de 80 anos da população geral. Esse aumento do risco provavelmente reflete a prevalência muito alta de DCV, a prevalência e a intensidade aumentadas de diabetes, hipertensão arterial e hipertrofia do ventrículo esquerdo, bem como fatores de risco não tradicionais, como sobrecarga crônica de volume, hiperfosfatemia, anemia, estresse oxidativo e outros aspectos do meio urêmico (Tabela 38.1). Este capítulo se concentra na epidemiologia e no manejo de fatores de risco, tradicionais e não tradicionais, de DCV bem como na cardiopatia isquêmica, na insuficiência cardíaca, no derrame pericárdico, nas valvopatias e nas arritmias.

I. **FATORES DE RISCO TRADICIONAIS**

A. **Pressão arterial.** Os dados sobre metas de pressão arterial e estratégias e agentes ideais para manejo da pressão arterial na diálise ainda são insuficientes (Inrig, 2010). O Capítulo 33 apresenta uma discussão mais detalhada do assunto.

B. **Diabetes melito.** Os pacientes diabéticos em diálise correm maior risco de desenvolver síndromes coronarianas agudas e apresentam desfechos piores após intervenção coronariana em comparação com pacientes não diabéticos. Além disso, há prevalência aumentada de insuficiência cardíaca. O controle glicêmico insatisfatório (avaliado pelos níveis de hemoglobina glicada) está associado à taxa de mortalidade aumentada nos pacientes em diálise, embora as metas ainda sejam incertas. Os dados de coorte sugerem que um limiar de hemoglobina A1C de 8% pode ser uma meta razoável em pacientes em diálise mais saudáveis para redução do risco cardiovascular (Ricks, 2012), enquanto metas menos rigorosas podem ser apropriadas naqueles com comorbidade mais extensa. Ver Capítulo 32.

C. **Tabagismo.** O tabagismo está associado à progressão nos pacientes com DRC em estágio inicial e também pode ter impacto adverso na função renal residual nos pacientes em diálise. O tabagismo está fortemente associado à taxa de mortalidade por todas as causas nos pacientes em diálise e é provável que esteja associado à DCV. É crucial notar que, nos dados do USRDS, ex-tabagistas tiveram um risco semelhante ao de pessoas que nunca fumaram, dado sugestivo de que o abandono do tabagismo é benéfico e que a intervenção direcionada é útil.

D. **Dislipidemia**

1. **Padrões de perfis lipídicos.** A dislipidemia é muito comum em todos os estágios de doença renal, tanto nos pacientes em hemodiálise quanto em diálise peritoneal. A dislipidemia, sobretudo os altos níveis de lipoproteína de baixa densidade (LDL) e de triglicerídios, é mais comum na diálise peritoneal, na qual o meio enriquecido com glicose predispõe a um perfil lipídico mais aterogênico. Na diálise, semelhante ao que ocorre em muitas doenças crônicas avançadas, a relação entre os

Tabela 38.1	Fatores de risco cardiovasculares tradicionais e não tradicionais.

Fatores de risco tradicionais	Fatores de risco não tradicionais
Idade avançada	Sobrecarga hídrica extracelular
Sexo masculino	Metabolismo anormal de cálcio/fosfato
Hipertensão arterial	Deficiência de vitamina D
Diabetes	Anemia
Tabagismo	Estresse oxidativo
Dislipidemia	Inflamação
Hipertrofia do ventrículo esquerdo	Homocisteína
Sedentarismo	Desnutrição
Menopausa	Albuminúria
História familiar de doença cardiovascular	Fatores trombogênicos
	Distúrbios do sono
	Alteração do equilíbrio de óxido nítrico/endotelina
	Marinobufagenina
	Toxinas urêmicas

níveis de colesterol total ou LDL e a taxa de mortalidade é uma curva em formato de "U". O risco é maior tanto nos pacientes com altos níveis de colesterol, provavelmente devido ao aumento do risco aterogênico, quanto nos pacientes com baixos níveis, provavelmente por desnutrição associada (Kilpatrick, 2007). O nível de colesterol total e, em especial, os níveis de lipoproteína de alta densidade (HDL) podem estar reduzidos, e é frequente a elevação de lipoproteínas remanescentes aterogênicas e de lipoproteína (a).

Quase um terço dos pacientes dialisados tem hipertrigliceridemia, definida por níveis acima de 200 mg/dℓ (2,26 mmol/ℓ), às vezes com níveis de 600 mg/dℓ (6,8 mmol/ℓ) ou mais. A causa subjacente predominante é a deficiência de lipoproteína lipase, com consequente diminuição da lipólise de lipoproteínas de densidade muito baixa (VLDL) ricas em triglicerídios (TG) e geração de grande quantidade de lipoproteínas remanescentes aterogênicas. O enriquecimento das partículas de LDL com triglicerídios também sugere deficiência parcial de lipase hepática. Esses defeitos básicos podem ser potencializados por bloqueadores beta-adrenérgicos, dietas ricas em carboidratos, absorção de glicose pelo dialisato peritoneal, uso de heparina e redução do fluxo sanguíneo hepático por doença cardíaca.

2. **Dosagem.** Se ainda não tiver sido realizado, provavelmente convém avaliar o lipidograma pelo menos uma vez em todos os pacientes em diálise. Assim é possível fazer um diagnóstico de hipercolesterolemia ou hipertrigliceridemia grave [*i. e.,* 1.000 mg/dℓ (11,3 mmol/ℓ) ou maior] que pode levar ao tratamento concentrado ou à avaliação de causas secundárias de dislipidemia (Miller, 2011). O ideal é que os lipidogramas sejam obtidos em jejum, sobretudo para avaliação dos níveis séricos de triglicerídios, embora o rastreamento aleatório possa ser mais prático, pois muitas vezes as sessões de diálise ocorrem durante a tarde ou a noite e os dados sobre a eficácia da terapia são limitados.

A diretriz atual de lipídios da KDIGO, semelhante à diretriz recente da American Heart Association, observa que há poucos dados para apoiar o escalonamento de terapias hipolipemiantes e, portanto, recomenda uma estratégia do tipo "atirar e esquecer" (*fire-and-forget*) (grupo de trabalho sobre lipídios, KDIGO, 2013). Assim, não há indicação de uma rotina de dosagem de colesterol em pacientes já tratados com estatina de alta potência. Do mesmo modo, nos pacientes em diálise que não estejam em tratamento com estatina, considerando-se os dados apresentados adiante sobre a eficácia da estatina para prevenção de DCV, não há indicação de dosagem rotineira do colesterol.

3. **Tratamento**

a. **Princípios.** As estratégias de tratamento da dislipidemia incluem medicamentos e modificações do estilo de vida. Como na população geral, a terapia de primeira linha na maioria dos pacientes é a modificação da dieta e do estilo de vida, inclusive com a prática de exercícios físicos quando viável. Embora a utilidade das mudanças do estilo de vida para modificar o perfil lipídico ainda seja incerta, essa estratégia tem poucas desvantagens, sobretudo quando se consideram outros possíveis benefícios, o risco mínimo e a ausência de benefícios em desfechos duros associada à farmacoterapia.

É melhor que as prescrições nutricionais sejam realizadas com orientação de um nutricionista com experiência no manejo de pacientes com doença renal. Em geral, devem ser seguidas as recomendações citadas no Capítulo 31. Estas incluem o consumo de uma dieta em que as gorduras constituam cerca de 25 a 35% do total calórico; destas, cerca de 20% devem ser monoinsaturadas, 10% poli-insaturadas e menos de 7% saturadas. Em pacientes com hipertrigliceridemia, pode ser indicada a restrição leve da ingestão total de carboidratos e a limitação do uso de carboidratos refinados. Além disso, deve-se desencorajar o consumo de álcool. Apesar do risco de desnutrição em muitos pacientes em diálise, pode haver uma minoria na qual é indicada a restrição calórica geral para alcançar o peso corporal ideal, sobretudo naqueles em diálise peritoneal. Nos pacientes em DP, a restrição de sódio pode reduzir o uso de maiores concentrações de glicose no dialisato; isso diminuiria a absorção de glicose e o estímulo para hipertrigliceridemia (ver Capítulo 29). Se possível, recomenda-se o treinamento físico e a prática regular de exercício, que podem melhorar o perfil de risco cardiovascular e a sensação de bem-estar.

b. **Terapia com estatinas.** Embora os pacientes em diálise estejam no grupo de risco máximo para eventos de DCV, vários grandes estudos clínicos não mostraram benefício significativo com o uso de estatinas, apesar da diminuição substancial de LDL-C com o tratamento nesses ensaios. Assim, ao contrário da diretriz KDOQI prévia, a Diretriz de Prática Clínica para Manejo de Lipídios na Doença Renal Crônica (*Clinical Practice Guideline for Lipid Management in Chronic Kidney Disease*) de 2013 da KDIGO sugere que não se inicie o uso de estatinas ou de uma combinação de estatina/ezetimiba em adultos com DRC dependente de diálise.

Nos pacientes incidentes em diálise já tratados com estatinas, esses medicamentos provavelmente devem ser mantidos. Essa conclusão é amparada pelos resultados do Study of Heart and Renal Protection (SHARP), que inscreveu não apenas pacientes em diálise, mas também mais de 6.000 indivíduos com DRC em estágios 3b e 4, mais de 2.000 dos quais avançaram para a necessidade de diálise ou transplante renal. Em geral, a combinação sinvastatina/ezetimiba foi mantida durante terapia de substituição renal e, em análises de participantes do SHARP que não necessitavam de diálise no início do estudo, o tratamento com estatina/ezetimiba foi associado a redução significativa de eventos cardiovasculares. Como muitos desses indivíduos continuaram o tratamento após o início da diálise, parece razoável manter a terapia com estatina em indivíduos em tratamento com esses fármacos por ocasião do início da diálise. Embora não haja estudos que avaliem pacientes em diálise com infarto agudo do miocárdio (IAM) não tratados previamente com estatinas, também parece razoável iniciar a terapia com estatinas naqueles com prognóstico relativamente bom a mais longo prazo.

Uma área de conhecimento insuficiente é a diálise peritoneal (DP). O SHARP incluiu 496 pacientes em DP, mas, com exceção desse estudo, os pacientes em DP não foram incluídos em ensaios clínicos. No SHARP, houve uma tendência ao benefício da terapia hipolipemiante em comparação com o placebo nesse subgrupo. Do mesmo modo, em uma análise *post hoc* da coorte do estudo US Renal Data System Dialysis Morbidity and Mortality Wave 2, que usou pareamento por pontuação de propensão, a terapia hipolipemiante nos pacientes em DP foi associada a redução significativa do risco de morte por todas as causas e morte cardiovascular.

Em resumo, com base nos dados disponíveis, as estatinas devem ser mantidas nos indivíduos já em tratamento com esses agentes, dando atenção à dose e às interações medicamentosas (Tabela 38.2). Além disso, nos pacientes em diálise sem prescrição prévia de estatina, na opinião dos autores, pode ser apropriado o tratamento com estatina dos pacientes em diálise com maior

Tabela 38.2 Ajuste da dose de medicamentos hipolipemiantes na TFG reduzida.

Agente	Ajustes da dose na diálise	Notas
Estatinas[a]		
Atorvastatina	Nenhum	
Fluvastatina	↓ a 50%	Diminuição da dose pela metade na TFG < 30
Lovastatina	↓ a 50%	Diminuição da dose pela metade na TFG < 30
Pravastatina	Não	Dose inicial de 10 mg/dia recomendada na TFG < 60
Rosuvastatina	↓	Diminuição até no máximo 10 mg/dia na TFG < 30; a dose inicial recomendada é de 5 mg/dia
Sinvastatina	Ver nota	Se TFG < 10, iniciar com 5 mg/dia e usar doses acima de 10 mg/dia com cautela; possível interação com o anlodipino e com outros bloqueadores dos canais de cálcio
Sequestradores dos ácidos biliares		
Colestiramina	Não	Não absorvida
Colestipol	Não	Não absorvido
Colesevelam	Não	Não absorvido
Fibratos[b]		
Bezafibrato	Ver nota	O uso concomitante de fibratos e estatinas é contraindicado na DRC avançada
Ciprofibrato	Ver nota	
Clofibrato	Ver nota	
Fenofibrato	Ver nota	
Genfibrozila	Ver nota	
Outros		
Ezetimiba	Não	Nenhum
Ácido nicotínico	↓ a 50%	Pode prejudicar o controle glicêmico e causar hipotensão ortostática, hiperuricemia e rubor; pode ter efeitos de ligação ao fósforo

[a] As estatinas podem interagir com outros medicamentos usados em diálise, inclusive inibidores da calcineurina, vários antibióticos e, possivelmente, bloqueadores dos canais de cálcio.
[b] De acordo com as bulas, todos os fibratos são contraindicados nos pacientes em diálise. Estudos pequenos e de curta duração usaram os fibratos com segurança nos pacientes em diálise; um desses estudos usou genfibrozila, 600 mg 2 vezes/dia, e outro usou fenofibrato, 100 mg/dia sem efeitos adversos graves. O ensaio FIELD de 9.795 pacientes com diabetes tipo 2 avaliou o tratamento com fenofibrato, 200 mg/dia, ou placebo e não observou sinais de segurança adversos no subgrupo de 519 pacientes com DRC em estágio 3.

expectativa de vida (*i. e.*, indivíduos na lista de transplante) ou daqueles com síndromes coronarianas agudas recentes. Em vista da escassez de dados na diálise peritoneal, mas considerando-se a fisiologia que sugere maior risco de aterosclerose, a conduta de "atirar e esquecer" também pode ser benéfica nos pacientes em DP (Goldfarb-Rumyantzev, 2007).

Embora o uso de estatinas na população em diálise geralmente seja seguro, vários medicamentos aumentam os níveis sanguíneos de estatinas via cometabolismo por enzimas do citocromo P450 hepático; estes incluem inibidores da calcineurina, antibióticos macrolídios, antifúngicos azólicos, bloqueadores dos canais de cálcio, fibratos e ácido nicotínico e sinvastatina (com a qual são mais bem documentados). As possíveis interações medicamentosas devem ser avaliadas em cada paciente. As estatinas podem causar miopatia, e o risco de miopatia pode estar aumentado na DRC. Isso é observado principalmente com o uso concomitante de fibratos, e essa combinação deve ser evitada na DRC.

c. **Manejo da hipertrigliceridemia.** As estatinas têm algum efeito na redução do nível sérico de triglicerídios, embora sejam menos efetivas que os fibratos e/ou o ácido nicotínico para esse fim. Já as resinas sequestradoras de ácidos biliares podem aumentar os níveis de triglicerídios. Não há dados que respaldem o benefício do uso de fibratos ou ácido nicotínico na melhora do desfecho nos pacientes em diálise, sobretudo naqueles que têm apenas elevação modesta do nível sérico de triglicerídios [< 500 mg/dℓ (< 5,7 mmol/ℓ)], e esses agentes não devem ser a terapia de primeira linha nesse caso). Considerando essa escassez de dados, as diretrizes de 2013 da KDIGO afirmam que: "os derivados do ácido fíbrico não são recomendados para evitar a pancreatite ou reduzir o risco cardiovascular em adultos com DRC e hipertrigliceridemia". Não há dados para orientar as decisões terapêuticas nos pacientes em diálise com níveis muito elevados de TG [> 500 mg/dℓ (> 5,7 mmol/ℓ)]; de acordo com os achados, as decisões terapêuticas devem equilibrar os possíveis riscos associados à hipertrigliceridemia grave com os riscos e benefícios associados ao tratamento. É importante notar que não existem dados satisfatórios para orientar a posologia de fibratos nos pacientes em diálise, pois não houve avaliação suficiente da segurança dessa classe de medicamentos nos pacientes em diálise. Estudos pequenos e relatórios sugerem que os fibratos podem ser seguros, embora talvez seja prudente reduzir um pouco a dose se esses agentes forem usados na diálise (Tabela 38.2) e seja contraindicado o uso concomitante de estatina. Os fibratos disponíveis são genfibrozila, bezafibrato, ciprofibrato, clofibrato e fenofibrato.

d. **Outros agentes hipolipemiantes.** As alternativas a estatinas e fibratos incluem sequestradores de ácidos biliares (inclusive o sevelâmer, que é quelante de fosfato), ácido nicotínico e ezetimiba. Os sequestradores de ácidos biliares interferem na absorção de outros medicamentos. Esses fármacos não devem ser usados quando os níveis de triglicerídios (TG) são > 400 mg/dℓ (> 4,5 mmol/ℓ) e são relativamente contraindicados quando os níveis de TG são > 200 mg/dℓ (> 2,3 mmol/ℓ), pois podem aumentar os níveis de triglicerídios em alguns pacientes. É necessário reduzir as doses nos pacientes em diálise (Tabela 38.2). O sevelâmer atua pelo mesmo mecanismo para reduzir os níveis de colesterol total e de LDL-colesterol; pode ser uma boa escolha quando o quelante de fosfato também é indicado. Embora não seja tão efetivo na redução dos níveis de LDL, o ácido nicotínico tem os maiores efeitos favoráveis sobre os níveis de HDL-colesterol entre as farmacoterapias disponíveis, além de reduzir os níveis séricos de triglicerídios. No entanto, não há dados que respaldem o benefício do ácido nicotínico nos desfechos de DCV ou morte. A dosagem deve ser reduzida em cerca de 50% na DRCT, dada sua substancial excreção renal.

O potencial da nicotinamida como quelante de fosfato foi defendido, mas os dados são insuficientes para respaldar essa indicação. Os efeitos adversos incluem hiperglicemia e hepatotoxicidade nos indivíduos com doença hepática subjacente ou em uso de altas doses. O rubor facial pode ser atenuado pelo uso concomitante de ácido acetilsalicílico ou pela administração de preparações de ação mais prolongada. O ácido nicotínico é usado com maior frequência como terapia de primeira linha quando é necessário tratar a hipertrigliceridemia grave (> 500 mg/dℓ ou 5,8 mmol/ℓ) para proteger contra pancreatite ou quando é contraindicado o uso de estatina. A ezetimiba inibe a absorção de colesterol. Existem poucos dados disponíveis sobre seu uso na insuficiência renal, embora a associação com sinvastatina no SHARP sugira segurança.

E. Hipertrofia do ventrículo esquerdo

1. **Epidemiologia.** A hipertrofia do ventrículo esquerdo (HVE) tem alta prevalência, com frequência surge antes da necessidade de terapia de substituição renal e provavelmente reflete a sobrecarga de pressão e volume (KDOQI CVD, 2005). Mais de 30% dos participantes dos estudos do Frequent Hemodialysis Network, um grupo que era, de modo geral, mais saudável que a população geral em diálise, apresentavam HVE no início do estudo (definida por ressonância magnética cardíaca), e outros estudos mostraram taxas de prevalência de 50 a 75% dos pacientes. A HVE nos pacientes em diálise é um fator de risco independente para a ocorrência subsequente de desfechos adversos cardiovasculares e morte.

   Na fase inicial, a maioria dos casos de HVE é concêntrica, o que representa aumento uniforme da espessura da parede secundário à sobrecarga pressórica da hipertensão, ao enrijecimento dos vasos sanguíneos ou à estenose da valva aórtica. A anemia e a sobrecarga de volume, resultantes da incapacidade crônica de remover efetivamente o líquido e o sódio ingeridos, podem acarretar hipertrofia excêntrica. Com frequência, o critério de avaliação é a miocardiopatia dilatada com redução final da função sistólica. Esses pacientes em estágio terminal geralmente têm baixa pressão arterial, que pode ser responsável pela relação em formato de "J" (ou "U") observada entre a pressão arterial e a taxa de mortalidade nos pacientes em diálise.

   Na maioria das vezes, a HVE é diagnosticada por ecocardiograma, um exame de baixo custo, não invasivo e disponível em larga escala. A função cardíaca deve ser avaliada no estado euvolêmico, pois tanto a depleção quanto a sobrecarga de volume de grande monta podem reduzir o inotropismo ventricular esquerdo. Por conseguinte, nos pacientes em diálise, é provável que o ecocardiograma bidimensional seja mais informativo se realizado em 1 dia de intervalo entre as sessões de diálise. Apesar da possível utilidade do ecocardiograma tridimensional na avaliação da estrutura do ventrículo esquerdo (VE), pois evita o uso de suposições geométricas do formato do VE necessárias para estimar a massa e o volume dessa cavidade, é provável que a crescente disponibilidade de ressonância magnética cardíaca propicie a avaliação mais exata da estrutura do VE. Atualmente é recomendado o ecocardiograma de rastreamento para os pacientes incidentes em diálise; entretanto, não há evidências de melhora dos desfechos clínicos.

2. **Prevenção e manejo.** Alguns dados sugerem que pode haver regressão da HVE nos pacientes em diálise com a modificação de fatores de risco, que incluem anemia e pressão arterial sistólica, manejo rigoroso do volume, manejo do distúrbio mineral e ósseo e tratamento com IECA ou bloqueadores do receptor da angiotensina. Os dados sobre a possibilidade de que fístulas arteriovenosas de alto fluxo causem remodelagem cardíaca mal-adaptativa são conflitantes. Parece provável que a regressão da HVE diminua os eventos CV e reduza o risco de morte, pois várias análises *post hoc* mostraram menor risco de eventos adversos em participantes nos quais a HVE regrediu durante os ensaios clínicos. De acordo com os

achados, nas populações em diálise, a HVE foi usada como fator para determinar a elegibilidade para o estudo e também como desfecho substituto para inferir a subsequente redução do risco CV e de morte.

Com relação à inibição do sistema renina-angiotensina-aldosterona (SRAA), o maior estudo de desfechos realizado até hoje para avaliação do efeito de bloqueio do SRAA nos pacientes em diálise com HVE foi o Fosinopril in Dialysis Study, que randomizou 397 pacientes em hemodiálise para tratamento com fosinopril *versus* placebo e não mostrou benefício em eventos cardiovasculares durante um período de 2 anos (Zannad, 2006). No entanto, outros ensaios que examinaram a redução da massa ventricular esquerda sugeriram benefício. Ensaios randomizados na DRC com meta de normalização dos níveis de hemoglobina com eritropoetina recombinante humana não tiveram efeito sobre a massa ventricular esquerda. Nos pacientes em hemodiálise inscritos no estudo Frequent Hemodialysis Network, aqueles submetidos a hemodiálise com maior frequência tiveram melhora considerável da massa do VE; não se sabe se o benefício é mediado pelo melhor controle da pressão arterial, do volume, do nível de fósforo ou por outros fatores.

II. **FATORES DE RISCO NÃO TRADICIONAIS.** Esses fatores são apresentados na Tabela 38.1. A discussão mais detalhada de alguns desses fatores de risco está além do escopo deste livro, mas apresentaremos um breve resumo sobre as questões mais pertinentes. O controle de volume é abordado nos Capítulos 12, 26 e 33.

A. **Distúrbio mineral e ósseo.** O distúrbio mineral e ósseo, discutido no Capítulo 36, pode afetar o sistema cardiovascular de várias maneiras (Lau e Ix, 2013). Primeiro, a elevação dos níveis de PTH e a redução dos níveis de 1,25-vitamina D podem afetar diretamente o miocárdio e promover sua hipertrofia. Em segundo lugar, a hiperfosfatemia, o balanço de cálcio positivo no caso de comprometimento do tamponamento ósseo e outros fatores no meio urêmico, inclusive perda de inibidores da calcificação, combinam-se para promover a calcificação vascular. Terceiro, outros hormônios, inclusive FGF23, podem promover HVE e também agir de maneira independente ou por meio de outros promotores da calcificação para estimular a calcificação vascular. A calcificação vascular ocorre nas túnicas média e íntima das artérias; e a calcificação da túnica média geralmente é mais acentuada nos pacientes em diálise. As calcificações da túnica média estão associadas à maior rigidez dos vasos sanguíneos, evidenciada por aumento da velocidade de ondas de pulso. Assim, há aumento da pós-carga cardíaca e promoção de HVE. Além disso, durante o ciclo cardíaco, a onda de pressão sistólica normalmente é refletida de volta para o coração durante a protodiástole, o que promove o enchimento coronariano. Com o enrijecimento das artérias e o aumento da velocidade da onda de pulso, essa onda refletida volta ao coração prematuramente – durante o telessístole. As consequências são a perda do efeito de enchimento coronariano e o aumento da pós-carga, pois o coração precisa bombear contra a onda de pressão refletida da contração prévia.

A calcificação vascular pode ser diagnosticada de várias maneiras. As radiografias simples são específicas, mas insensíveis. A tomografia computadorizada com feixe de elétrons e a tomografia computadorizada helicoidal são sensíveis e específicas, mas dispendiosas e associadas à exposição significativa à radiação com o uso repetido. A ultrassonografia, na maioria das vezes das artérias carótidas, é um procedimento de custo relativamente baixo e não invasivo, mas demanda um operador treinado e pode não ter acurácia para monitoramento rigoroso das alterações ao longo do tempo. É preciso justificar o uso desses exames por seu impacto na decisão clínica. No momento, não existe método confiável para reverter a calcificação cardíaca, embora alguns estudos tenham sugerido que o uso de quelantes sem cálcio promova um balanço de cálcio mais favorável. As prescrições de diálise que resultam em balanço de fósforo negativo também podem retardar a calcificação.

Uma estratégia razoável pode ser limitar o uso de quelantes de fósforo com cálcio nos pacientes com calcificação vascular extensa comprovada. Esse assunto é exposto com mais detalhes no Capítulo 36.

B. **Anemia.** A anemia é comum nos pacientes com DRC, sobretudo no início da diálise, e sua intensidade está correlacionada com a extensão da HVE. Embora em estudos observacionais os pacientes com maiores níveis de hemoglobina tenham menos eventos de doença cardiovascular, o tratamento com eritropoetina recombinante para elevar a hemoglobina a níveis normais pode estar associado a aumento do risco cardiovascular. O manejo da anemia é apresentado em detalhes no Capítulo 34.

C. **Sono.** As anormalidades do sono, discutidas no Capítulo 40, têm alta prevalência nos pacientes em diálise e estão associadas à doença da artéria coronária. A hipoxemia noturna associada à apneia do sono está associada a aumento dos eventos de DCV e pode representar um fator de risco potencialmente modificável.

D. **Estresse oxidativo e inflamação.** Muitos fatores no paciente em diálise aumentam o estresse oxidativo e a carga inflamatória. Entre eles estão a diálise com uso de cateteres, as enfermidades e infecções de base, a desnutrição e talvez o próprio procedimento de diálise. Muitos mecanismos de proteção contra a inflamação estão comprometidos, o que inclui a diminuição dos níveis séricos de tióis livres como a glutationa. Enxertos arteriovenosos (AV) retidos e malsucedidos ou aloenxertos renais também podem ser um estímulo inflamatório contínuo. No momento, as estratégias terapêuticas específicas para reduzir a inflamação ou o estresse oxidativo não são usadas em larga escala nem têm o respaldo satisfatório de ensaios randomizados, e os resultados dos estudos que investigam o possível benefício de terapias antioxidantes na população em diálise foram desapontadores.

III. **CARDIOPATIA ISQUÊMICA**

A. **Considerações gerais.** O infarto agudo do miocárdio (IAM) e as síndromes coronarianas são muito comuns na população com DRCT e estão associados a desfechos sombrios. Um estudo em Taiwan mostrou taxa de mortalidade de 30% em 1 ano após síndrome coronariana aguda nos pacientes em diálise, enquanto os dados nos EUA mostram taxa de mortalidade intra-hospitalar 50% maior nos pacientes em diálise internados com IAM (Herzog, 2007) e taxa de mortalidade em 1 ano de aproximadamente 60%.

Tanto a aterosclerose quanto a arteriosclerose contribuem para a patogenia; a arteriosclerose, que com frequência é sinônimo de rigidez vascular e se manifesta por perda de elasticidade arterial, pode causar HVE com subsequente aumento da demanda miocárdica de oxigênio e alteração da perfusão coronariana seguida por isquemia subendocárdica. A doença coronariana microvascular também tem um papel: um estudo mostrou que até 50% dos pacientes em diálise não diabéticos com sintomas de isquemia miocárdica não tinham doença significativa de artérias coronarianas de grande calibre, o que aponta a doença microvascular isolada como causa de isquemia.

B. **Diagnóstico.** Atualmente, não é recomendado o rastreamento de rotina para pacientes em diálise, e mesmo o rastreamento de candidatos a transplante assintomáticos é controverso. Não há diretrizes de rastreamento pré-operatório específicas para pacientes em diálise e é razoável usar as diretrizes estabelecidas para a população geral, reconhecendo que a magnitude das condições comórbidas prevalentes na população em diálise provavelmente os coloca no grupo de risco cardiovascular mais alto. Como muitos pacientes em diálise não conseguem alcançar os níveis satisfatórios de exercício para provas de esforço válidas, devem-se usar testes com estresse farmacológico nessa população. Além disso, por causa da alta incidência de anormalidades no eletrocardiograma inicial, devem ser usadas imagens de medicina nuclear ou ecocardiograma no teste com estresse. Não há contraindicação absoluta ao cateterismo cardíaco em pacientes tratados com diálise, embora a preservação da função renal existente seja uma consideração importante, sobretudo naqueles tratados com DP, e é preciso ter em mente o risco associado de nefropatia por contraste.

O diagnóstico de IAM pode ser difícil em virtude da possibilidade de elevação crônica dos níveis de biomarcadores cardíacos, inclusive de troponinas (DeFilippi, 2003). A própria elevação crônica de troponina é um marcador de pior prognóstico, provavelmente por representar lesão contínua e isquemia subclínica. A American Heart Association sugere que, se crônicas, as pequenas elevações dos biomarcadores cardíacos na insuficiência renal não devem ser classificadas como lesão; entretanto, as elevações e/ou quedas dos níveis de biomarcadores cardíacos no contexto clínico apropriado provavelmente são compatíveis com IAM (Thygesen, 2012).

C. **Prevenção.** Existem poucos ensaios clínicos que avaliem as estratégias de prevenção primária e secundária nos pacientes em diálise. Se o risco de hemorragia e a pressão arterial permitirem, o ácido acetilsalicílico, os betabloqueadores, os IECAs ou bloqueadores dos receptores da angiotensina e as preparações de nitrato podem ser apropriados para prevenção secundária.

D. **Tratamento**

1. **Manejo da angina de peito e da doença coronariana estável.** A conduta farmacológica na angina nos pacientes em diálise provavelmente é semelhante à da população geral. A introdução progressiva de nitratos sublinguais, nitratos orais de ação prolongada, betabloqueadores e bloqueadores dos canais de cálcio é adequada. As posologias habituais de nitratos, por vias sublingual e oral, podem ser prescritas aos pacientes em diálise.

   Embora haja fortes evidências dos benefícios do ácido acetilsalicílico para a prevenção secundária de eventos de DCV aterosclerótica em indivíduos com função renal intacta e doença arterial coronariana, com ou sem miocardiopatia isquêmica, há relatos conflitantes de desfechos piores de insuficiência cardíaca associados ao uso de ácido acetilsalicílico em pacientes com doença renal. Esse fato pode estar relacionado à atenuação dos efeitos benéficos de IECAs pela inibição, mediada pelo ácido acetilsalicílico, da síntese de prostaglandinas mediada por cininas. Os dados observacionais limitados nos pacientes em diálise não mostraram efeito benéfico sobre desfechos cardiovasculares associados ao ácido acetilsalicílico em baixas doses, mas esses relatos são limitados pelo desenho do estudo. Os ensaios clínicos que avaliam o uso de ácido acetilsalicílico e de outros agentes antiplaquetários para manter a perviedade do acesso não mostram evidências de danos associados ao uso de ácido acetilsalicílico ou clopidogrel, mas o benefício ainda é incerto. Nesse momento, em vista dos benefícios significativos do uso de ácido acetilsalicílico em pacientes com doença coronariana não dialisados, as evidências são insuficientes para desaconselhar o uso de ácido acetilsalicílico nos pacientes com doença coronariana em diálise.

2. **Dor torácica durante a sessão de hemodiálise.** Existem muitas opções terapêuticas para os pacientes com dor torácica principalmente durante a sessão de hemodiálise. O oxigênio nasal pode ser benéfico nessa situação. Se o episódio anginoso estiver associado à hipotensão, o tratamento inicial deve incluir a elevação da pressão arterial por elevação dos pés do paciente e administração cautelosa de solução salina. Pode-se administrar nitroglicerina sublingual se houver elevação da pressão arterial até um valor clinicamente aceitável. Deve-se considerar a redução do fluxo de sangue e a interrupção da ultrafiltração até a resolução do episódio anginoso. O resfriamento do dialisato também pode ajudar a manter a perfusão cardíaca, sobretudo em indivíduos propensos à hipotensão intradialítica (Selby, 2006). A aplicação de pomada de nitroglicerina a 2% antes da diálise pode ser benéfica quando realizada uma hora antes da sessão de hemodiálise, supondo-se que a pressão arterial tolere essa intervenção. A administração pré-diálise de betabloqueadores e

nitratos orais pode ser benéfica, mas precisa ser realizada com cautela em vista da possibilidade de aumento do risco de hipotensão durante a diálise. É importante notar que os bloqueadores dos canais de cálcio demandam redução da dose nos pacientes em diálise, inclusive de atenolol, que tem elevada depuração renal. Entre os betabloqueadores mais usados, o atenolol e o metoprolol sofrem extensa depuração com a hemodiálise, enquanto o carvedilol e o labetalol não têm depuração substancial relacionada com a diálise. Os bloqueadores dos canais de cálcio poderiam ser úteis nas situações em que o bloqueio beta-adrenérgico é contraindicado ou insatisfatório; entretanto, por causa do inotropismo cardíaco negativo associado a essa classe e da alta prevalência de disfunção sistólica nos pacientes em diálise, os bloqueadores dos canais de cálcio, sobretudo os não di-hidropiridínicos (diltiazem e verapamil), devem ser usados com cautela.

3. **Revascularização.** Ainda não se sabe qual é o tratamento ideal da doença coronariana nos pacientes em diálise. O manejo clínico, a intervenção percutânea (IPC) – inclusive a angioplastia com uso de *stents* com fármaco ou *stents* metálicos não recobertos – e a cirurgia de revascularização miocárdica (CRM) têm funções na atenção individualizada (Charytan, 2014).

Considerando-se os altos riscos periprocedimento associados à CRM, se a anatomia permitir e os sintomas persistirem apesar do manejo clínico, a IPC provavelmente é a melhor conduta para pacientes que não sejam candidatos a transplante ou que corram maior risco peroperatório se submetidos à CRM. Como na população em geral, a CRM está associada a maior risco a curto prazo em troca de benefícios a longo prazo, e o equilíbrio dessa troca é essencial para individualizar o tratamento. Na IPC, os dados são insuficientes para defender os *stents* com fármaco em vez dos *stents* metálicos não recobertos. Um elemento decisivo para determinar o tipo de *stent* pode ser a possibilidade de uso seguro de clopidogrel durante 1 ano ou mais por determinado paciente; se o uso de clopidogrel a longo prazo for uma opção, muitos intervencionistas escolherão um *stent* com fármaco amparados em dados sobre a população geral e a DRC em estágio inicial. A exemplo da maioria dos procedimentos, aqueles realizados em caráter de emergência estão associados a pior desfecho. É provável que os trombolíticos e os antagonistas da glicoproteína IIb/IIIa sejam benéficos, sobretudo quando não se conta com cardiologia intervencionista, mas esses fármacos podem estar associados a maior risco de complicações hemorrágicas.

IV. MIOCARDIOPATIA E INSUFICIÊNCIA CARDÍACA

A. **Fisiopatologia.** A insuficiência cardíaca tem alta prevalência na população em diálise e está relacionada com muitos fatores comuns. Embora não haja uma definição universal, a insuficiência cardíaca geralmente é caracterizada por sobrecarga de volume, edema pulmonar e dispneia. A insuficiência cardíaca pode ser consequência de disfunção do ventrículo esquerdo (disfunção sistólica) ou disfunção diastólica, na qual o VE tem fração de ejeção normal, mas enchimento comprometido. Com frequência, a disfunção diastólica está associada à hipertrofia do ventrículo esquerdo (HVE) e à hipertensão sistêmica, ambas muito comuns nos pacientes em diálise. Muitas vezes a disfunção sistólica é consequência de doença isquêmica e de miocardiopatia dilatada. Por motivos óbvios, os pacientes em diálise são mais vulneráveis à sobrecarga hídrica, e o edema pulmonar em caso de acentuada sobrecarga hídrica pode não representar disfunção cardíaca. Entretanto, o edema pulmonar frequente com ganho ponderal intradialítico mínimo pode ser um indício importante de disfunção cardíaca. Outro indício pode ser a hipotensão relacionada com a diálise, já que a capacidade de adaptação à perda de volume intravascular é reduzida na disfunção cardíaca. Além disso, a ultrafiltração pode nunca permitir o acúmulo excessivo de líquido, o que torna a hipotensão a única manifestação de insuficiência cardíaca.

Embora o diagnóstico de insuficiência cardíaca seja clínico, o ecocardiograma é inestimável para o diagnóstico de disfunção sistólica e diastólica. O ecocardiograma também sugere a causa da doença pela identificação de anormalidades do movimento da parede indicativas de isquemia e infarto, de HVE que pode predispor à disfunção diastólica e de valvopatia com seus efeitos na morfologia cardíaca. As diretrizes da KDOQI recomendam a realização de ecocardiograma no início da diálise após o estabelecimento do peso seco e, depois disso, a cada 3 anos; essas recomendações são baseadas em opiniões (KDOQI CVD, 2005).

B. **Tratamento.** Não há estudos satisfatórios sobre a terapia crônica da insuficiência cardíaca nos pacientes em diálise; portanto, a maioria das recomendações é extrapolada a partir da população geral ou com base em estudos menores. A restrição do consumo de sódio, inclusive evitando-se a modelagem de sódio de rotina, é importante, pois a maioria dos esquemas de diálise 3 vezes/semana tem limitada capacidade de remover o excesso de líquido. As sessões de diálise mais frequentes, que incluem a hemodiálise e a DP diárias, podem ajudar a otimizar a volemia. A manutenção do equilíbrio entre a sobrecarga hídrica de um lado e a hipotensão sintomática de outro pode ser dificílima em alguns pacientes em diálise. No futuro, novas tecnologias, entre as quais o monitoramento do volume sanguíneo intradialítico e a análise por bioimpedância, podem ter funções mais bem definidas para otimizar o manejo de volume. De modo geral, nós preferimos a manutenção de quase euvolemia em vez da farmacoterapia no tratamento da insuficiência cardíaca nos pacientes em diálise.

1. **Farmacoterapia tradicional**
   a. Os **inibidores da ECA** são benéficos nos pacientes não urêmicos com insuficiência cardíaca crônica e podem ser benéficos nos pacientes em diálise; metanálise prévia mostra redução da massa do VE. Dados limitados mostram um benefício para a sobrevida com o uso desses fármacos. Um pequeno estudo italiano mostrou benefício na taxa de mortalidade da terapia dupla com inibidor da ECA e BRA comparada à monoterapia com IECA nos pacientes em hemodiálise com fração de ejeção ventricular esquerda abaixo de 40%, uma estratégia que não é recomendada rotineiramente (Cice, 2010). Por outro lado, um ensaio randomizado relativamente grande que comparou olmesartana e placebo não mostrou nenhuma melhora em termos de taxa de eventos cardiovasculares ou morte (Iseki, 2013). As principais limitações associadas ao uso desses agentes são hipotensão e hiperpotassemia. Se houver contraindicação ao uso de IECA, parece razoável extrapolar os dados da população geral e substituir por bloqueadores do receptor da angiotensina (BRA). A maioria dos IECAs é eliminada durante a diálise, enquanto os BRA não são dialisáveis.

   b. O benefício dos **betabloqueadores**, outro pilar da terapia da insuficiência cardíaca na população geral, também é incerto na população em diálise. Em um estudo italiano, o carvedilol, bem estudado no tratamento da insuficiência cardíaca na população geral, reduziu a taxa de mortalidade nos pacientes em diálise com disfunção ventricular esquerda (Cice, 2003). A posologia do carvedilol é igual à usada na população geral. Um pequeno ensaio comparou a administração de lisinopril e atenolol pós-hemodiálise 3 vezes/semana (Agarwal, 2014) e os dois grupos tiveram redução semelhante da massa do VE, o desfecho primário. É interessante notar que no grupo tratado com atenolol houve menos mortes e hospitalizações por insuficiência cardíaca, desfechos secundários para os quais o estudo não tinha poder. É difícil chegar a conclusões sobre o tratamento a partir desse estudo, pois os intervalos de administração do lisinopril foram muito atípicos para a prática clínica. Vários betabloqueadores, inclusive o atenolol, têm redução acentuada das taxas de eliminação na insuficiência renal e não devem ser usados, ou devem ser usados em dose menor ou com maior intervalo de administração (Capítulo 33). Em geral, a dose de betabloqueadores não metabolizados pelos rins, como o metoprolol e o carvedilol, pode ser ajustada com segurança de acordo com a frequência cardíaca e a pressão arterial. A depuração por diálise também varia de acordo com o betabloqueador específico; o atenolol e o metoprolol sofrem extensa depuração na hemodiálise de alto fluxo, enquanto o carvedilol e o atenolol têm depuração mínima na hemodiálise.

c. Os **bloqueadores da aldosterona**, inclusive a espironolactona e a eplerenona, são benéficos na população em geral com insuficiência cardíaca e, devido aos efeitos conhecidos da aldosterona na rigidez arterial e na remodelagem cardíaca, poderiam ser benéficos na população em diálise. Apenas um pequeno ensaio sugere um benefício dos desfechos clínicos com espironolactona em doses baixas (Matsumoto, 2014); assim, o uso desses agentes não foi estudado satisfatoriamente na população em diálise no que diz respeito à segurança ou à eficácia. Apesar da ausência de função renal substancial, a preocupação teórica seria um possível aumento do risco de hiperpotassemia, sobretudo quando se associam antagonistas da aldosterona a IECA ou BRA.

d. Os **glicosídeos cardíacos**, a saber, digoxina, são usados com frequência na insuficiência cardíaca na população geral, com melhora da taxa de morbidade, mas não da taxa de mortalidade. O uso de digoxina nos pacientes em diálise deve ser criterioso e com muita atenção à posologia e aos níveis do fármaco. A manutenção deve começar com baixas doses (0,0625 mg ou 0,125 mg) em dias alternados. Em geral, não se deve usar dose de ataque. É preciso ter cautela nos esquemas farmacológicos complexos, pois muitos outros medicamentos afetam os níveis de digoxina.

2. **Função das fístulas e dos enxertos arteriovenosos (AV).** Embora às vezes as fístulas no antebraço levem a um estado de alto débito, esse problema é mais frequente nas fístulas de alto fluxo acima do cotovelo, e a atenção minuciosa ao tamanho da fístula AV é essencial na assistência longitudinal ao paciente em diálise. A bradicardia durante a oclusão da fístula ou do enxerto (por compressão digital) sugere contribuição importante e patológica do *shunt* AV para o débito cardíaco aumentado (sinal de Branham). O teste é específico, mas a ausência de bradicardia na oclusão da fístula ou do enxerto não descarta de modo algum a comunicação AV como causa da insuficiência cardíaca. Embora os dados que implicam as fístulas na insuficiência cardíaca clinicamente evidente sejam limitados, podem-se usar procedimentos de redução do fluxo para resolver possíveis preocupações com fístulas de alto fluxo enquanto se mantém a perviedade da fístula.

3. **Carnitina.** Evidências predominantemente baseadas em observações casuais sugeriram benefícios cardiovasculares da terapia com L-carnitina (em doses intravenosas recomendadas de 20 mg/kg do peso corporal total) após o procedimento de diálise. As indicações sugeridas de terapia com carnitina incluíram anemia com necessidades muito altas de eritropoetina, hipotensão intradialítica e fraqueza muscular. A L-carnitina também foi recomendada no tratamento da miocardiopatia sintomática, com comprometimento documentado da fração de ejeção e sem resposta satisfatória à terapia clínica padronizada. A despeito dos múltiplos usos sugeridos para a L-carnitina, não há dados sólidos que respaldem seu uso na diálise no momento.

V. **DOENÇA PERICÁRDICA.** A manifestação mais comum de doença pericárdica é a pericardite urêmica aguda ou associada à diálise, embora também possa ocorrer pericardite constritiva crônica. A maioria das estimativas da incidência clínica de doença pericárdica nos pacientes prevalentes em diálise é < 20%.

A. **Pericardite urêmica.** A pericardite urêmica descreve pacientes que desenvolvem manifestações clínicas de pericardite antes do início da terapia de substituição renal ou no decorrer de 8 semanas após seu início. Atualmente, a pericardite urêmica é rara, mas continua a ser indicação para o início de terapia de substituição renal, com resposta muito boa.

B. **Pericardite associada à diálise.** A pericardite associada à diálise é uma síndrome que ocorre depois que o paciente é estabilizado em diálise e é mais comum que a pericardite urêmica. A etiologia da pericardite associada à diálise ainda é desconhecida, mas pode depender, ao menos em parte, de diálise insatisfatória e sobrecarga de volume. Entretanto, é provável que existam outros fatores causais, já que muitas vezes a intensificação da diálise não resolve o problema.

1. **Manifestações clínicas e diagnóstico.** O sintoma clínico mais comum de pericardite é a dor torácica, geralmente de natureza pleurítica, exacerbada quando o paciente se reclina e reduzida quando o paciente se inclina para a frente. A pericardite pode estar associada a sintomas inespecíficos, entre os quais estão febre, calafrios, mal-estar, dispneia e tosse; e os sintomas respiratórios podem indicar derrame pericárdico. O exame físico pode revelar atrito pericárdico. Quando tem repercussão hemodinâmica, a doença pericárdica acompanhada de derrame pode ser caracterizada por hipotensão, sobretudo durante a hemodiálise. Também pode haver distensão da veia jugular, pulso paradoxal elevado e bulhas cardíacas hipofonéticas. A radiografia de tórax pode mostrar silhueta cardíaca aumentada, que às vezes é difícil de diferenciar da HVE. Com frequência, a pericardite associada à diálise não se manifesta com o achado eletrocardiográfico clássico de elevação difusa do segmento ST, porque a inflamação do pericárdio pode ser mínima. O ecocardiograma ajuda a identificar derrames pericárdicos, mas estes podem estar ausentes nos pacientes com pericardite adesiva sem derrame.

2. **Tratamento**

   a. **Monitoramento.** Derrames pericárdicos pequenos (< 100 mℓ) e assintomáticos são muito comuns nos pacientes em diálise e não demandam intervenção aguda. Os derrames maiores estão associados a risco de tamponamento e precisam ser monitorados com rigor por ecocardiogramas seriados. Os sinais hemodinâmicos e até mesmo ecocardiográficos de tamponamento iminente nem sempre são confiáveis.

   b. A **intensificação da hemodiálise** é o pilar da terapia, mas só é efetiva em cerca de 50% dos casos. Esse processo pode ser realizado por aumento da frequência de diálise para 5 a 7 dias por semana, com atenção rigorosa aos níveis de eletrólitos, inclusive fósforo e magnésio, à prevenção da alcalinização excessiva e à volemia. Tradicionalmente, a heparina é evitada durante a diálise por causa da preocupação com o tamponamento hemorrágico.

   c. As **terapias clínicas adjuvantes**, inclusive com glicocorticoides orais e parenterais e anti-inflamatórios não esteroides, geralmente não foram efetivas e não são indicadas.

   d. **Drenagem cirúrgica.** O não reconhecimento da necessidade de drenagem cirúrgica oportuna de grandes derrames pericárdicos pode ter consequências desastrosas para o paciente, porque o início do tamponamento pode ser rápido e sem sinais premonitórios. Portanto, o monitoramento ecocardiográfico periódico do tamanho do derrame é fundamental. A drenagem cirúrgica por pericardiostomia subxifoide deve ser fortemente considerada sempre que o derrame, segundo estimativa por ecocardiograma, ultrapassar 250 mℓ (espaço sem eco posterior maior que 1 cm), mesmo quando não houver comprometimento hemodinâmico. A drenagem é obrigatória em caso de tamponamento franco. A pericardiostomia subxifoide é o procedimento de drenagem cirúrgica de escolha (*i. e.*, inserção sob anestesia local de um cateter de grande calibre no espaço pericárdico). O tubo é mantido no local para drenagem fechada durante vários dias até que a drenagem cesse. A instilação de esteroides de ação local não é comprovadamente necessária e aumenta o risco de infecção. A pericardiocentese com inserção às cegas da agulha é perigosa e nunca é indicada, exceto como terapia de emergência nos pacientes com tamponamento com risco à vida. A pericardiocentese é o método mais usado para remoção de líquido pericárdico e pode ser guiada por fluoroscopia, ecocardiograma ou TC. É importante ressaltar que é difícil a evacuação de derrames hemorrágicos por agulha. Alguns preferem a pericardiectomia anterior, mas a anestesia geral e a toracotomia são riscos desnecessários considerando-se o êxito uniforme da resposta à drenagem por pericardiostomia subxifoide.

C. **Pericardite constritiva.** A pericardite constritiva pode ser uma complicação incomum da pericardite associada à diálise ou a primeira manifestação de doença pericárdica. A pericardite constritiva também pode ser mascarada como insuficiência cardíaca congestiva; o melhor método de diferenciação é por cateterismo cardíaco direito. Ainda assim, o diagnóstico pode ser questionável e a comprovação só é possível pela resposta favorável à pericardiectomia total.

D. **Pericardite purulenta.** Às vezes, há pericardite purulenta como complicação de septicemia, frequentemente decorrente de infecção no sítio de acesso. Esses pacientes necessitam com frequência de pericardiectomia anterior além de terapia antimicrobiana.

VI. VALVOPATIA

A. **Endocardite.** A endocardite infecciosa é uma complicação relativamente comum da hemodiálise. Os cateteres para hemodiálise venosa são propensos à infecção, e a endocardite é uma complicação frequente da bacteremia relacionada ao cateter; a existência de dispositivos eletrônicos implantáveis cardiovasculares também pode estar associada a aumento do risco de endocardite. Outro fator predisponente à endocardite verificado há pouco tempo é a canulação de fístulas arteriovenosas pela técnica de casa de botão. A endocardite é relativamente comum nos pacientes em diálise mesmo sem os fatores de risco citados. Na maioria das vezes é causada por microrganismos gram-positivos (*S. aureus*, *S. epidermidis* e *Enterococcus*). A valvopatia subjacente, inclusive a calcificação, pode aumentar o risco. A prevenção se concentra em evitar, o máximo possível, o uso de cateteres venosos, na terapia antimicrobiana prolongada da bacteremia estafilocócica, quando ocorrer, e no reforço da técnica apropriada de acesso vascular, que inclui os cuidados com sítio de saída e o sítio de canulação. Em muitos pacientes, a endocardite bacteriana aguda complica um episódio já reconhecido de bacteremia por *Staphylococcus aureus* ou por outro microrganismo gram-positivo, e essas bacteremias devem ser tratadas como endocardite presumida.

O tratamento da bacteremia emprega um fármaco antiestafilocócico (nafcilina ou seu equivalente para *S. aureus* sensível à meticilina, ou vancomicina para *S. aureus* resistente à meticilina) com ou sem outro fármaco para terapia sinérgica (p. ex., gentamicina, rifampicina) durante um período mínimo de 4 a 6 semanas. Às vezes são usadas cefalosporinas de primeira geração que podem ser administradas na hemodiálise para evitar a necessidade de outro acesso vascular, por se reconhecerem os riscos permanentes de infecção associados a cateteres vasculares, além da necessidade de preservar veias para fístulas e enxertos AV. Essa terapia antimicrobiana prolongada deve ajudar a evitar a complicação de sequestro valvar da infecção na maioria dos pacientes com diagnóstico de bacteremia em estágio inicial.

1. **Sinais e sintomas.** Em geral, os pacientes em diálise com endocardite têm febre. Sopros, leucocitose e embolia séptica também podem ocorrer; entretanto, a avaliação clínica dos sopros pode ser difícil porque os sopros cardíacos são comuns

na população habitual em diálise em decorrência de anemia, calcificação valvar e existência de fístulas AV. Como uma porcentagem considerável dos pacientes em diálise normalmente tem hipotermia, a temperatura corporal na infecção pode apresentar apenas discreta elevação acima do intervalo normal ou não apresentar elevação.

2. **O diagnóstico** depende principalmente de hemoculturas positivas e de suspeita clínica. O ecocardiograma transtorácico e, se houver limitação das janelas ecocardiográficas, o ecocardiograma transesofágico pode ser essencial para o diagnóstico.

3. **O tratamento** da endocardite nos pacientes em hemodiálise costuma ser voltado contra microrganismos gram-positivos e os esquemas devem ser ajustados de acordo com a sensibilidade bacteriana. Em geral, a terapia empírica nos indivíduos com febre e um cateter de diálise é iniciada com vancomicina, por causa da alta incidência de *S. aureus* resistentes à meticilina e da facilidade de administração. Alguns profissionais acrescentam cobertura empírica contra gram-negativos com um aminoglicosídio ou uma cefalosporina de terceira geração. Na existência de *S. aureus* sensível à meticilina, é preferível usar penicilinas antiestafilocócicas, como a nafcilina, ou cefalosporinas de primeira geração, como a cefazolina. Nos casos de infecção grave por *S. aureus*, podem ser acrescentados outros fármacos para obter efeito sinérgico, inclusive aminoglicosídios e rifampicina. É preciso ter cuidado com o uso de aminoglicosídios devido à incidência de ototoxicidade. Foram desenvolvidos novos agentes antiestafilocócicos, como a daptomicina, mas seu uso deve ser criterioso e auxiliado por um infectologista para evitar o surgimento de resistência disseminada. Em todos os casos, deve haver alto grau de suspeição de infecções na linha e no acesso bem como baixo limiar para remoção de cateteres venosos centrais.

4. **Substituição de válvula.** A DRCT não é contraindicação à cirurgia valvar. As indicações de cirurgia são iguais às aplicadas na população em geral: destruição valvar progressiva, insuficiência cardíaca progressiva, embolização recorrente e ausência de resposta à antibioticoterapia adequada. De acordo com dados do USRDS, a taxa de mortalidade intra-hospitalar após substituição de valva aórtica ou mitral por endocardite bacteriana é de aproximadamente 14%, e a sobrevida em 6 meses é de cerca de 60% e não difere entre as valvas de tecido e protéticas (Leither, 2013). Ainda não se sabe se a substituição transcateter da valva aórtica é útil em caso de endocardite, e a literatura atual é limitada a estudos de casos na população em geral.

VII. CALCIFICAÇÃO E ESTENOSE VALVAR

A. **Calcificação do anel mitral.** A calcificação do anel mitral pode ocorrer em até 50% dos pacientes em diálise e também é comum na população geral idosa. É reconhecida no ecocardiograma como uma faixa rígida ecodensa e uniforme localizada perto da base do folheto mitral posterior com possibilidade de acometimento progressivo do folheto posterior. As complicações incluem anormalidades da condução, fenômenos embólicos, doença da válvula mitral e maior risco de endocardite. Não existem estratégias preventivas ou terapêuticas comprovadas.

B. **Calcificação e estenose aórtica.** A calcificação da válvula aórtica ocorre em 25 a 55% dos pacientes em diálise. Os fatores de risco são semelhantes aos de outros tipos de calcificação vascular. A calcificação pode acarretar imobilização progressiva dos folhetos aórticos, o que acaba restringindo o fluxo. A estenose aórtica funcional ocorre quando o espessamento dos folhetos valvares alcança determinado grau que provoca um gradiente pressórico através da valva aórtica.

1. **Sinais e sintomas.** Angina, insuficiência cardíaca congestiva e síncope são os principais sintomas de estenose aórtica crítica. Episódios frequentes de hipotensão intradialítica

podem ser um indício, porque o coração tem dificuldade para se adaptar às condições de enchimento reduzido. O sopro sistólico clássico que se irradia para as artérias carótidas pode estar presente e tipicamente começa após B1 e termina antes de B2; além disso, B2 pode ser fixa ou apresentar desdobramento paradoxal. Entretanto, muitas vezes é difícil diferenciar o sopro da estenose aórtica daquele auscultado na esclerose aórtica ou de sopros de fluxo benignos.

2. O **diagnóstico** é feito por ecocardiograma e cateterismo cardíaco, os mesmos métodos diagnósticos usados na população não dialisada.

3. A **substituição de válvula** é o tratamento de escolha. A ocasião depende dos riscos percebidos em comparação com os benefícios previstos. Estudos do USRDS não demonstraram nenhuma diferença de sobrevida com o uso de bioproteses valvares de tecido ou sintéticas. A taxa de mortalidade da substituição valvar (com ou sem cirurgia de revascularização miocárdica simultânea) é relativamente alta nos pacientes em diálise; entretanto, na maioria dos casos o prognóstico é pior se a cirurgia clinicamente indicada não for realizada ou se for realizada cirurgia de emergência em vez de cirurgia eletiva. Até hoje, várias pequenas séries de casos relataram êxito dos procedimentos de implante transcateter de valva aórtica em pacientes em diálise, embora esses pacientes tenham sido excluídos de ensaios clínicos que avaliam esse procedimento menos invasivo.

VIII. ARRITMIAS VENTRICULARES, PARADA CARDÍACA E MORTE SÚBITA POR PARADA CARDÍACA

A. **Fatores de risco.** Muitas condições comórbidas com alta prevalência nos pacientes em diálise também estão associadas a arritmias. Entre elas estão a HVE, o aumento de câmara, as anormalidades valvares e a cardiopatia isquêmica. Além disso, os níveis séricos de cátions que podem afetar a condução cardíaca, inclusive potássio, cálcio, hidrogênio e magnésio, frequentemente são anormais e sofrem rápida oscilação durante a hemodiálise.

B. **Parada cardíaca e arritmias agudas.** A morte súbita por parada cardíaca é comum nos pacientes em diálise, com taxas de 49 por 1.000 pacientes-ano na população em hemodiálise e 36 por 1.000 pacientes-ano nos pacientes em DP. De acordo com o USRDS 2013, a parada cardíaca e as arritmias são responsáveis por cerca de 25% de todas as mortes nos pacientes em diálise. A sobrevida em 30 dias após a parada cardíaca é de apenas 32% e a sobrevida em 1 ano é de 15%. As possíveis estratégias para reduzir o risco cardíaco fatal incluem a atenção minuciosa aos desvios hidreletrolíticos. O risco de arritmias e de parada cardíaca está aumentado nos pacientes em diálise com nível de potássio no dialisato inferior a 3 mEq/ℓ (3 mM) e é maior com menores concentrações de potássio no dialisato; segundo a opinião de muitos nefrologistas, deve-se evitar o dialisato com nível baixo de potássio [< 2 mEq/ℓ (< 2 mM)] se possível. Um estudo recente também sugeriu maior risco de morte súbita associado ao uso de baixa concentração de cálcio na solução de diálise, sobretudo em indivíduos com maiores níveis séricos de cálcio. Por fim, vários estudos mostram um maior risco de morte súbita após o longo intervalo interdialítico nos pacientes tratados com hemodiálise 3 vezes/semana, sugerindo ainda que as anormalidades de eletrólitos ou de volume podem induzir a erro.

No caso de arritmias agudas ocorridas durante a diálise, a sessão deve ser interrompida e o sangue reintroduzido com cuidado. A cardioversão urgente segundo as diretrizes de suporte avançado de vida em cardiologia (ACLS) é indicada para todos os pacientes com ritmo instável, e todas as unidades de diálise devem ter desfibriladores externos automáticos e equipe treinada para usá-los. A amiodarona, atualmente a intervenção farmacológica de primeira linha para taquicardia ventricular na população geral, é administrada em doses idênticas aos pacientes em diálise. O manejo das vias respiratórias e o monitoramento cardíaco são essenciais. Deve-se ter cuidado na administração de procainamida e de outros antiarrítmicos de classe

Ia em virtude da possibilidade de prolongamento do intervalo QT e *torsade de pointes* nos pacientes em diálise.

Não existem dados satisfatórios sobre os benefícios de cardioversores-desfibriladores implantáveis (CDI) nos pacientes em diálise. Embora, intuitivamente, em vista do alto risco de arritmia ventricular, o uso de CDI pareça prudente, esses dispositivos estão associados a aumento do risco de infecção e estenose de veia central (Hickson, 2014).

C. Arritmias crônicas

1. A **fibrilação atrial** ainda é a arritmia mais comum na população geral e em diálise e é frequente nos pacientes com cardiopatia estrutural e, em particular, aumento do átrio esquerdo. As estimativas de prevalência de fibrilação atrial paroxística e permanente alcançam até 30% em indivíduos com DRC avançada, inclusive pacientes em diálise.

   a. **Farmacoterapia.** Os benefícios do controle do ritmo ou da frequência ainda são incertos. Vários medicamentos têm sido tradicionalmente utilizados para o controle da frequência na fibrilação atrial, inclusive digoxina, betabloqueadores, bloqueadores dos canais de cálcio não di-hidropiridínicos e amiodarona. Os betabloqueadores ou os bloqueadores dos canais de cálcio não di-hidropiridínicos, como o diltiazem, são boas opções para o controle da frequência em pacientes com função sistólica intacta, mas podem ser contraindicados em indivíduos com função cardíaca reduzida devido a seus efeitos inotrópicos negativos. Nesses indivíduos, há uma nítida concessão, porque o controle crônico da taquicardia pode compensar qualquer redução do inotropismo cardíaco relacionada ao fármaco. Embora a digoxina seja menos efetiva no controle da frequência, muitas vezes é usada em pacientes com função sistólica reduzida. Paradoxalmente, o uso da digoxina também está associado a alto risco de arritmias. Quando a digoxina é usada nos pacientes em diálise, é necessário ter extrema cautela para minimizar os desvios eletrolíticos e, em particular, a hipopotassemia. Em geral, esses pacientes devem receber banho com concentração de potássio de 3 mEq/ℓ. O dialisato menos alcalino também pode ser necessário para evitar desvios de potássio. A amiodarona pode ser o fármaco de escolha quando o controle da frequência com betabloqueadores ou bloqueadores dos canais de cálcio não é satisfatório. É importante observar que, devido às interações medicamentosas entre varfarina, a amiodarona e a digoxina, as combinações desses fármacos devem ser usadas com cautela.

   b. **Anticoagulação.** Os riscos e os benefícios da terapia com varfarina devem ser considerados individualmente em todos os pacientes em diálise com fibrilação atrial crônica e paroxística. Não existem dados uniformes acerca da anticoagulação para fibrilação atrial na população em diálise. Recentemente, o uso de varfarina foi associado à calcifilaxia nos pacientes em diálise (a necrose cutânea e a calcifilaxia induzidas por varfarina têm aparência patológica semelhante). A varfarina também está associada a aumento do risco de calcificação vascular. Segundo a diretriz AHA/ACC/HRS 2014 para manejo de pacientes com fibrilação atrial, é razoável prescrever varfarina para pacientes em hemodiálise com fibrilação atrial não valvar e uma pontuação CHA2DS2-VASc igual a 2 ou maior; está implícita na força da recomendação a necessidade de outros estudos para respaldar essa afirmação (janeiro de 2014). Essas mesmas diretrizes não mencionam o uso de varfarina nos pacientes em DP.

2. As **arritmias e a ectopia ventricular** são comuns na população em diálise. Não há dados indicativos de que o manejo cardíaco de pacientes propensos a arritmias deva ser diferente do empregado na população geral. Quando indicado, os

pacientes em diálise podem ser beneficiados pelo uso de desfibriladores implantáveis, embora a relação custo-benefício desses dispositivos ainda seja incerta por causa da não comprovação do benefício nessa população e dos riscos teóricos, conforme descrição anterior. Em geral, a terapia com amiodarona é bem tolerada por pacientes em diálise, e a posologia é idêntica à da população geral.

IX. **ACIDENTE VASCULAR ENCEFÁLICO.** A doença cerebrovascular também é muito comum em indivíduos com DRC, com elevada incidência de eventos isquêmicos e hemorrágicos. Mesmo na ausência de acidente vascular cerebral clinicamente evidente, podem ocorrer lesões silenciosas e doença substancial da substância branca encefálica. A existência de doença cardiovascular está associada a manifestações cerebrovasculares em indivíduos com DRC, inclusive pior função cognitiva. Como exposto anteriormente, dada a frequência de fibrilação atrial em indivíduos com insuficiência renal, o uso de varfarina e outros anticoagulantes para profilaxia do acidente vascular encefálico na população em diálise demanda, com urgência, um ensaio clínico com poder suficiente para orientar decisões terapêuticas ideais.

Referências bibliográficas e leitura sugerida

Agarwal R, et al. Hypertension in hemodialysis patients treated with atenolol or lisinopril: a randomized controlled trial. *Nephrol Dial Transplant.* 2014;29:672–681.

Charytan DM. How is the heart best protected in chronic dialysis patients?: between scylla and charybdis: what is the appropriate role for percutaneous coronary revascularization and coronary artery bypass grafting in patients on dialysis? *Semin Dial.* 2014;27:325–328.

Cice G, et al. Carvedilol increases two-year survival in dialysis patients with dilated cardiomyopathy: a prospective, placebo-controlled trial. *J Am Coll Cardiol.* 2003;41:1438–1444.

Cice G, et al. Effects of telmisartan added to angiotensin-converting enzyme inhibitors on mortality and morbidity in hemodialysis patients with chronic heart failure a double-blind, placebo-controlled trial. *J Am Coll Cardiol.* 2010;56:1701–1708.

deFilippi C, et al. Cardiac troponin T and C-reactive protein for predicting prognosis, coronary atherosclerosis, and cardiomyopathy in patients undergoing long-term hemodialysis. *JAMA.* 2003;290:353–359.

Goldfarb-Rumyantzev AS, et al. The association of lipid-modifying medications with mortality in patients on long-term peritoneal dialysis. *Am J Kidney Dis.* 2007;50:791–802.

Herzog CA, et al. Clinical characteristics of dialysis patients with acute myocardial infarction in the United States: a collaborative project of the United States Renal Data System and the National Registry of Myocardial Infarction. *Circulation.* 2007;116:1465–1472.

Hickson LJ, et al. Clinical presentation and outcomes of cardiovascular implantable electronic device infections in hemodialysis patients. *Am J Kidney Dis.* 2014;64:104–110.

Inrig JK. Antihypertensive agents in hemodialysis patients: a current perspective. *Semin Dial.* 2010;23:290–297.

Iseki K, et al.; Olmesartan Clinical Trial in Okinawan Patients Under OKIDS (OCTOPUS) Group. Effects of angiotensin receptor blockade (ARB) on mortality and cardiovascular outcomes in patients with long-term haemodialysis: a randomized controlled trial. *Nephrol Dial Transplant.* 2013;28:1579–1589.

January CT, et al. 2014 AHA/ACC/HRS Guideline for the Management of Patients With Atrial Fibrillation: Executive Summary: A Report of the American College of Cardiology/American Heart Association Task Force on Practice Guidelines and the Heart Rhythm Society. *Circulation.* 2014, in press.

Kidney Disease: Improving Global Outcomes (KDIGO) Lipid Work Group. KDIGO Clinical Practice Guideline for Lipid Management in Chronic Kidney Disease. *Kidney Int.* 2013;(suppl 3):259–305.

K/DOQI. K/DOQI clinical practice guidelines for cardiovascular disease in dialysis patients. *Am J Kidney Dis.* 2005;45(suppl 3):S1–S153.

Kilpatrick RD, et al. Association between serum lipids and survival in hemodialysis patients and impact of race. *J Am Soc Nephrol.* 2007;18:293–303.

Lau WL, Ix JH. Clinical detection, risk factors, and cardiovascular consequences of medial arterial calcification: a pattern of vascular injury associated with aberrant mineral metabolism. *Semin Nephrol.* 2013;33:93–105.

Leither MD, et al. Long-term survival of dialysis patients with bacterial endocarditis undergoing valvular replacement surgery in the United States. *Circulation.* 2013;128:344–351.

Matsumoto Y, et al. Spironolactone reduces cardiovascular and cerebrovascular morbidity and mortality in hemodialysis patients. *J Am Coll Cardiol.* 2014;63:528–36.

Miller M, et al. American Heart Association Clinical lipidology, thrombosis, and prevention committee of the council on nutrition, physical activity, and metabolism; council on arteriosclerosis, thrombosis and vascular biology; council on cardiovascular nursing; council on the kidney in cardiovascular disease. Triglycerides and cardiovascular disease: a scientific statement from the American Heart Association. *Circulation.* 2011;123:2292–333.

Ricks J, et al. Glycemic control and cardiovascular mortality in hemodialysis patients with diabetes: a 6-year cohort study. *Diabetes*. 2012;61:708–715.

Selby NM, et al. Dialysis-induced regional left ventricular dysfunction is ameliorated by cooling the dialysate. *Clin J Am Soc Nephrol*. 2006;1:1216–225.

Thygesen K, et al. Joint ESC/ACCF/AHA/WHF task force for Universal definition of myocardial infarction. Third universal definition of myocardial infarction. *J Am Coll Cardiol*. 2012;60:1581–1598.

Zannad F, et al. Prevention of cardiovascular events in end-stage renal disease: results of a randomized trial of fosinopril and implications for future studies. *Kidney Int*. 2006;70:1318–1324.

39

Obstetrícia e Ginecologia nas Pacientes em Diálise

Susan Hou e Susan Grossman

As mulheres com doença renal em estágio terminal têm a fertilidade diminuída, mas a possibilidade de gravidez é suficientemente alta; portanto, há necessidade de prevenção, se não for desejada, e de manejo cuidadoso por uma equipe multiprofissional, caso ocorra. A perturbação do eixo hipotalâmico-hipofisário-ovariano contribui para a diminuição da fertilidade, a perda da libido e o sangramento uterino anormal.

I. **CONTROLE DE NATALIDADE**

A. **Indicações.** Quarenta por cento das mulheres com menos de 55 anos tratadas com diálise menstruam, mas os ciclos podem ser anovulatórios ou caracterizados por encurtamento da fase lútea (Holley, 1997). A infertilidade é a regra, e a incidência de gravidez em mulheres de 14 a 44 anos é de 0,3 a 1% por ano. Há algumas sugestões de que o uso de eritropoetina e o aumento da intensidade da diálise resultante do aumento da meta de *Kt/V* tenham modificado as anormalidades hormonais e outros fatores que contribuem para a infertilidade nas pacientes em diálise e que a frequência de gravidez tenha aumentado. A participação do aumento da diálise no aumento da fertilidade é sugerida pela experiência do programa de diálise noturna na Universidade de Toronto, no qual o tempo médio semanal de diálise é de 36 h (Nadeau-Fredette, 2013). Nesse programa, 15% das mulheres em idade fértil conceberam. Algumas pacientes tratadas com esquemas padronizados de diálise concebem, o que pode tornar extremamente complicado o manejo. É aconselhável o controle da natalidade para as mulheres que não desejam conceber. É difícil identificar as mulheres sob alto risco de engravidar. Com frequência, as pacientes que engravidam uma vez em diálise voltam a conceber. As mulheres com insuficiência renal que engravidam antes do início da diálise e aquelas com menstruação regular correm maior risco, mas há casos de gravidez em mulheres tratadas com diálise após anos de amenorreia.

B. **Métodos de contracepção.** Diafragmas e preservativos podem ser usados do mesmo modo que em indivíduos com função renal normal. A incidência de gravidez com métodos de barreira chega a 25 a 29% por ano em mulheres normais, mas a expectativa é de que seja muito menor nas pacientes em diálise. Muitas mulheres podem optar por métodos mais efetivos e menos incômodos de contracepção. Os anovulatórios orais podem ser usados, mas são contraindicados quando há história pregressa de tromboflebite ou hipertensão arterial grave. Os anovulatórios orais com baixas doses de estrogênio podem ser usados em pacientes com lúpus sem história de trombose ou hipertensão arterial não controlada. Os DIUs (dispositivos intrauterinos) com cobre e levonorgestrel podem ser usados em mulheres com diabetes melito, diabetes melito com nefropatia, lúpus eritematoso sistêmico e múltiplos fatores de risco cardiovasculares; também são bons métodos de controle da natalidade para mulheres em hemodiálise (HD) e diálise peritoneal (DP). Não há diretrizes do U.S. Medical Eligibility Criteria for Contraceptive Use nem de ensaios controlados randomizados.

Houve alguma preocupação com a possibilidade de que o DIU aumentasse o risco de peritonite nas mulheres em DP, mas esse risco não foi bem estudado. Também houve preocupação sem informações sobre o efeito do estrogênio na perviedade do acesso. A administração de estrogênio propicia o benefício teórico de proteção dos ossos contra os efeitos da hipoestrogenemia observada em pacientes em diálise. Muitas mulheres em diálise têm períodos prolongados de sangramento anovulatório decorrentes do efeito sem oposição do estrogênio no endométrio. O ciclo estrogênio-progesterona reduz o risco de câncer do endométrio, que está associado ao estrogênio sem oposição. Em geral, não houve tentativa de tratamento da infertilidade porque a gravidez é perigosa para a mãe e o desfecho ainda é sombrio. A exceção é a substituição por diálise noturna com maiores taxas de concepção.

II. **GRAVIDEZ**
   A. **Frequência e desfecho.** As estimativas da frequência de gravidez nas mulheres em idade fértil tratadas com diálise variam, alcançando níveis de 1,4% por ano na Arábia Saudita, 0,44% no Japão e apenas 0,3% por ano na Bélgica (Nadeau-Fredette, 2013). A frequência de gravidez em mulheres norte-americanas em diálise é de cerca de 0,5% por ano (Okundaye, 1998). Por motivos desconhecidos, a frequência de concepção é duas a três vezes maior nas pacientes em hemodiálise que nas pacientes em DP. A probabilidade de nascimento de um lactente vivo na gravidez de uma paciente em diálise, com exclusão de abortos eletivos, é de cerca de 50%. As chances de sucesso aumentam quando a gravidez chega ao segundo trimestre; nesses casos, aproxima-se de 60 a 70%. A diálise intensiva melhora ainda mais o desfecho. Nas mulheres que iniciam a diálise após a concepção, a probabilidade de sobrevida do lactente é de 75 a 80%. Dentre as gestações malsucedidas, 68% resultam em aborto espontâneo, 13% terminam em natimortos, 16% em morte neonatal e 3% em aborto terapêutico por problemas maternos potencialmente fatais. Cerca de 40% dos abortos espontâneos ocorrem no segundo trimestre.
   B. **Diagnóstico.** É necessário alto índice de suspeição para fazer o diagnóstico oportuno de gravidez. A amenorreia é comum e os sintomas no início da gravidez, como náuseas, são frequentemente atribuídos a problemas metabólicos ou gastrintestinais. Deve-se realizar um teste de gravidez no sangue [níveis séricos da subunidade β de gonadotrofina coriônica humana (HCG)] antes de solicitar radiografias para avaliação de queixas abdominais. Os testes de gravidez na urina não são confiáveis, mesmo que a paciente não esteja anúrica. Até mesmo os testes no sangue podem ter resultados falso-positivos ou falso-negativos. Na insuficiência renal, a pequena quantidade de HCG produzida por células somáticas pode ser excretada com lentidão suficiente para que os níveis sanguíneos estejam no limite positivo para gravidez. Por vezes, esses resultados limítrofes levaram ao cancelamento de cirurgia eletiva. Durante a gestação, os níveis de β-HCG estão mais elevados do que o esperado para a idade gestacional; portanto, a ultrassonografia é a melhor técnica para avaliação da idade gestacional. A não observação dos altos níveis de β-HCG levou ao diagnóstico errado de mola hidatiforme e à convição errada de que a gravidez era inviável por não se detectarem batimentos cardíacos fetais quando os altos níveis de β-HCG levaram os médicos a supor que a gravidez fosse mais avançada do que era na realidade (Potluri, 2011). Os motivos dos resultados falso-negativos não estão claros. Do mesmo modo, o nível sérico de α-fetoproteína, dosado para rastreamento de síndrome de Down, pode estar falsamente elevado nas gestantes em diálise, e resultados anormais devem ser confirmados por amniocentese com cariotipagem.
   C. **Manejo de hipertensão arterial durante a gravidez.** O principal risco materno associado à gestação nas pacientes em diálise é a hipertensão arterial grave. Das gestantes em diálise, 80% apresentam algum grau de hipertensão (PA > 140/90 mmHg) e 40% têm hipertensão grave com pressão diastólica acima de 110 mmHg ou pressão sistólica

acima de 180 mmHg. Entre os casos de hipertensão grave, 75% ocorrem antes do terceiro trimestre. A internação em unidade de terapia intensiva para controle da hipertensão acelerada é necessária em 2 a 5% das gestantes em diálise. As pacientes devem ser orientadas a verificar a pressão arterial nos dias sem diálise e a informar imediatamente qualquer elevação. O monitoramento da pressão arterial deve continuar por 6 semanas após o parto. A hipertensão, mesmo quando grave, pode não exigir interrupção da gravidez. A primeira medida a ser tomada para controlar a pressão arterial, do mesmo modo que nas pacientes que não estão grávidas, é manter a euvolemia.

1. **Farmacoterapia.** Caso a pressão arterial se mantenha acima de 140/90 mmHg em condição de euvolemia, podem-se usar com segurança vários fármacos de primeira linha, entre os quais estão a α-metildopa, o labetalol e os bloqueadores dos canais de cálcio. A experiência com betabloqueadores e clonidina é menor, mas, com exceção do atenolol, é provável que sejam seguros. A hidralazina pode ser associada a qualquer um desses fármacos de primeira linha, mas não atua em monoterapia por via oral. Os inibidores da enzima conversora de angiotensina e os bloqueadores do receptor da angiotensina são contraindicados na gravidez. Nos estudos em animais, a taxa de perda fetal associada a essas substâncias foi de 80 a 93%. Nos seres humanos, seu uso foi associado a defeito de ossificação no crânio, displasia renal, anúria neonatal e morte por hipoplasia pulmonar. Um relato de aumento de anomalias congênitas com a exposição aos inibidores da ECA no primeiro trimestre afastou o uso no primeiro trimestre (Cooper, 2006) apesar de dados contraditórios em outros estudos.

2. **Superposição de pré-eclâmpsia e crise hipertensiva.** As mulheres em diálise crônica correm maior risco de desenvolver pré-eclâmpsia superposta, mas é difícil estabelecer o diagnóstico na ausência de manifestações da síndrome HELLP [do inglês, *Hemolysis, Elevated Liver Enzymes, Low Platelets* (hemólise, enzimas hepáticas elevadas, diminuição de plaquetas)], como trombocitopenia, elevação das enzimas hepáticas ou anemia hemolítica microangiopática.

   O uso de ácido acetilsalicílico em baixas doses ajuda a evitar a pré-eclâmpsia em mulheres que correm alto risco de desenvolver a doença. Embora não haja estudo específico nas pacientes em diálise, elas constituem um grupo de altíssimo risco e podem ser tratadas com uma dose de 75 mg/dia.

   a. **Fármacos anti-hipertensivos.** A hidralazina intravenosa é o fármaco de primeira linha para tratamento da crise hipertensiva em gestantes e deve ser administrada em doses de 5 a 10 mg a cada 20 a 30 min. O labetalol é uma boa alternativa; pode ser administrado em *bolus* de 20 mg, repetido a cada 30 min até uma dose máxima de 220 mg, ou em infusão contínua de 1 a 2 mg/min seguida por 5 a 10 mg/h até um máximo de 300 mg.

   b. **Magnésio.** O magnésio é superior aos outros anticonvulsivantes para profilaxia de convulsões nas mulheres com pré-eclâmpsia, mas deve ser usado com extrema cautela nas pacientes em diálise. A dose de ataque pode ser administrada com segurança. Só se deve administrar uma dose adicional de magnésio depois da diálise ou quando seu nível sérico cair. O magnésio potencializa os efeitos hipotensivos dos bloqueadores dos canais de cálcio, que devem ser interrompidos caso haja necessidade de magnésio.

D. **Esquema de diálise durante a gravidez**

1. **Modalidade de diálise.** Nas comparações diretas de modalidades de diálise, não há diferença no desfecho da gestação nas pacientes em hemodiálise e em diálise peritoneal, medida pela sobrevida do lactente ou pela idade gestacional média dos nascidos vivos (Okundaye, 1998). Entretanto, a hemodiálise facilita o aumento da frequência de diálise. As maiores taxas de sucesso descritas em estudos recentes foram alcançadas nas pacientes em hemodiálise. Embora a modalidade de

diálise não deva ser modificada por causa da gravidez, pode ser mais fácil iniciar a hemodiálise que a diálise peritoneal na gestante. Caso se escolha a diálise peritoneal, é possível inserir um cateter peritoneal em qualquer estágio da gravidez, mas o uso imediato e a elevação da pressão intra-abdominal podem aumentar o risco de vazamento em torno do cateter. Há relatos de problemas mecânicos com cateteres peritoneais causados pela mudança de posição do feto. Alguns nefrologistas decidiram complementar a diálise peritoneal com hemodiálise quando a gestação está próxima do termo.

2. **Diálise intensiva.** Existem cada vez mais evidências de que a probabilidade de sobrevida do lactente é maior com a diálise intensiva. O número ideal de horas de diálise não foi estabelecido, mas houve melhora acentuada do desfecho nas mulheres que fizeram mais de 20 h semanais de diálise, com diminuição correspondente da prematuridade grave, em comparação com esquemas menos intensos (Hou, 2010). A sobrevida de lactentes foi de 75% no grupo submetido a diálise por mais de 20 h semanais em comparação com sobrevida de 33% e 44% nos grupos submetidos a diálise menos intensiva. A idade gestacional média de bebês nascidos de mulheres dialisadas por mais de 20 h semanais foi de 34 semanas em comparação com 30 semanas nas mulheres submetidas a diálise menos intensiva. Desfechos ainda melhores foram observados em mulheres submetidas a hemodiálise noturna por 48 h semanais, quando a maioria dos lactentes sobreviveu e nasceu próximo do termo (Nadeau-Fredette, 2013). Na comparação dos resultados da gravidez nos EUA e no Canadá, sugeriu-se uma relação "dose-resposta" entre a duração da diálise semanal e os desfechos da gravidez (Hladunewich, 2014). Pode haver alguma frequência de diálise entre 20 e 48 h semanais que levará a desfechos satisfatórios. As sessões diárias diminuem o volume de líquido removido em cada sessão, com redução do risco de hipotensão arterial durante a diálise, e também possibilitam que a paciente consuma uma dieta rica em proteínas para atender as necessidades da gravidez.

É difícil aumentar a intensidade da diálise nas pacientes em diálise peritoneal. Na gravidez avançada, as mulheres têm dificuldade com a distensão abdominal acentuada e pode ser necessário diminuir o volume de troca. Torna-se necessário aumentar a frequência de trocas até mesmo para manter o mesmo nível de diálise. Com frequência, é preciso combinar trocas diurnas frequentes e cicladora noturna.

Alguns profissionais suscitaram a dúvida de que o aumento da diálise teria um efeito prejudicial, decorrente de anormalidades eletrolíticas ou da remoção da progesterona. A supressão da progesterona está implicada no início do trabalho de parto. Os níveis séricos de progesterona durante a diálise em gestantes dialisadas são variáveis. Brost *et al.* (1999) mediram os níveis de progesterona antes e depois da diálise em sete gestantes. As alterações dos níveis séricos de progesterona variaram da diminuição de 52% ao aumento de 8% (Brost *et al.*, 1999) e não foram associadas a alterações no monitoramento domiciliar da atividade uterina.

3. **Concentração de cálcio na solução de diálise.** Com o reconhecimento do risco de calcificação dos tecidos moles nas pacientes em diálise prolongada, a concentração de cálcio de 2,25 mEq/ℓ (1,125 mM) ou 2,5 mEq/ℓ (1,25 mM) substituiu a concentração de 3,5 mEq/ℓ (1,75 mM) como padrão. Quando se usa um banho com 2,5 mEq/ℓ (1,25 mM), a paciente geralmente apresenta balanço de cálcio positivo, com média aproximada de 200 mg/tratamento. A placenta produz alguma quantidade de calcitriol, que pode aumentar os níveis séricos de cálcio. É necessária a verificação semanal dos níveis séricos de cálcio pré-diálise. O feto precisa de 25 a 30 g de cálcio para a calcificação do esqueleto. Ao usar um banho com 2,5 mEq/ℓ (1,25 mM), 25 semanas de diálise devem fornecer quantidade suficiente de cálcio, mas o parto prematuro é bastante comum e o fluxo de cálcio é bastante variável para aconselhar a suplementação oral. Se a mulher necessitar de quelantes de

fosfato, 1 a 2 g de cálcio elementar devem ser suficientes. A longo prazo, o cálcio no dialisato deve ser suficientemente baixo para minimizar a calcificação dos tecidos moles, mas durante o curto período da gravidez, o cálcio deve ser suficiente para o esqueleto fetal. Há relato de anormalidades ósseas no bebê de uma paciente em diálise. No caso de mulheres que necessitam de quelantes de fosfato, os quelantes com cálcio são o único grupo sabidamente seguro na gravidez. Não há experiência com sevelâmer nem com carbonato de lantânio na gestação. O lantânio é neurotóxico em fetos de camundongos.

Algumas mulheres desenvolvem hipofosfatemia. Com frequência, os quelantes de fosfato deixam de ser necessários e pode ser preciso acrescentar fósforo ao banho [p. ex., 4 mg/dℓ (1,3 mM) de fósforo ou mais]. No caso de mulheres que não necessitam de quelantes de fosfato, o cálcio pode ser administrado em dose menor e fora das refeições. A experiência com o cinacalcete na gravidez é limitada a alguns relatos de uso no hiperparatireoidismo primário. É necessário o monitoramento semanal dos níveis séricos de cálcio e fósforo. A hipercalcemia pode inibir as glândulas paratireoides fetais e causar tetania neonatal.

4. **Concentração de bicarbonato na solução de diálise.** A diálise diária com banho padronizado está associada a risco teórico de alcalose. A alcalose metabólica aumenta o risco em gestantes com alcalose respiratória simultânea; entretanto, nos poucos casos em que se realizou gasometria arterial, constatou-se hipercapnia compensatória nas mulheres com alcalose metabólica grave. O nível sérico de bicarbonato na gravidez normal é de 18 a 20 mmol/ℓ. O banho de diálise com 25 mM de bicarbonato geralmente é efetivo na prevenção da alcalose. Quando essa concentração de bicarbonato não está disponível, pode-se remover o bicarbonato por aumento da ultrafiltração e reposição das perdas com solução salina.

5. **Concentração de sódio na solução de diálise.** Durante a gravidez, o nível sérico normal de sódio cai para cerca de 134 mmol/ℓ. Como a sede é normal, a gestante consumirá água suficiente para normalizar o sódio sérico, se estiver elevado ao término da diálise. Com a diálise diária, a remoção de líquido deve ser pequena o suficiente para dispensar a modelagem de sódio.

6. **Monitoramento do ganho ponderal.** É difícil determinar o peso pós-diálise ideal nas gestantes em diálise. O ganho de peso recomendado para mulheres com peso corporal ideal ao engravidarem é de 11,5 a 16 kg. O ganho no primeiro trimestre é de apenas 1,6 kg desse ganho de peso. Durante a gravidez, o volume sanguíneo aumenta 50%, mas a vasodilatação normalmente impede a hipertensão. Há alguns indícios de que o volume sanguíneo não aumente adequadamente nas gestantes com insuficiência renal, mas o volume sanguíneo não foi estudado em gestantes em diálise.

No início da gravidez, pode ser difícil alcançar o peso seco pré-gravidez por diálise, mas a variação deve ser de apenas 0,9 a 2,3 kg, dependendo do índice de massa corporal (IMC) pré-gravidez. O ganho de peso recomendado no segundo e terceiro trimestres varia de 0,3 a 0,5 kg por semana, mais uma vez dependendo do IMC pré-gravidez. Embora o nutricionista na unidade de diálise possa orientar a dieta para que o ganho de peso durante a gravidez seja apropriado, a questão mais premente para a equipe da unidade de diálise é determinar até que ponto a variação de peso entre as sessões é causada por excesso de líquido ou é parte do ganho de peso desejado associado à gravidez.

Com a diálise diária, o ganho de líquido entre as sessões deve ser pequeno, mas a maior parte da variação diária geralmente ainda é representada por líquido. A mulher deve ser submetida a um exame semanal meticuloso para pesquisa de sinais de sobrecarga hídrica. Com a diálise diária, a hipertensão arterial relacionada com o volume deve ser minimizada e, em caso de elevação da pressão arterial, sobretudo durante a diálise, é preciso avaliar se há pré-eclâmpsia.

7. **Heparinização.** É frequente a coagulação no circuito extracorpóreo ou no acesso da diálise durante a gravidez. A heparina não atravessa a placenta e, exceto em caso de sangramento vaginal, não é necessário diminuir a dose.

E. **Manejo da anemia.** A anemia em mulheres grávidas está associada a parto prematuro e baixo peso ao nascimento. O nível de hemoglobina a partir do qual surgem esses problemas não está bem estabelecido. Em geral, a anemia se agrava nas pacientes em diálise que engravidam. O volume plasmático aumenta, enquanto a massa eritrocitária, que aumenta na gravidez normal, é limitada pela dose de eritropoetina. Embora a meta de hemoglobina para as pacientes em diálise não grávidas tenha diminuído, a meta na gravidez não foi estabelecida com clareza. No entanto, escolheríamos a meta de 10 a 11 g/dℓ (100 a 110 g/ℓ) até que haja mais dados, considerando que a definição de anemia na gravidez da Organização Mundial da Saúde é o nível de hemoglobina de 11 g/dℓ (110 g/ℓ) ou menor.

1. **Agentes estimulantes da eritropoese (AEE).** Tornou-se prática comum manter a administração de eritropoetina durante a gravidez. Quando não se dispunha de eritropoetina, geralmente havia necessidade de transfusão em toda gravidez que ultrapassasse o primeiro trimestre. Nos EUA, todos os AEE existentes pertencem à "categoria C" de risco na gravidez (segundo a FDA, as categorias de risco dos fármacos na gravidez são A, B, C, D e X, esta última a de maior risco). Não há relatos de anomalias congênitas nos lactentes das poucas mulheres tratadas com eritropoetina durante a organogênese. Observaram-se anomalias congênitas em animais, mas somente em doses de 500 unidades/kg. A eritropoetina recombinante não atravessa a placenta, mas não se sabe se a darbepoetina atravessa. Existem alguns relatos de uso de darbepoetina na gravidez sem problemas. A eritropoetina foi associada a hipertensão arterial fora da gestação, mas é difícil determinar que fatores influenciam a hipertensão durante a gravidez. As mulheres tratadas com eritropoetina antes da gravidez necessitam de doses maiores durante a gravidez. Em geral, o hematócrito já caiu quando a gravidez é diagnosticada. Nossa recomendação é aumentar a dose de eritropoetina em 25% até alcançar a meta de hemoglobina.

2. **Terapia com ferro.** Embora os efeitos fetais de doses farmacológicas de agentes estimulantes da eritropoetina sejam desconhecidos, há uma desvantagem pouco conhecida do tratamento da deficiência de ferro. Em mulheres normais, a necessidade de ferro na gravidez é de 700 a 1.150 mg. A hemodiálise diária aumenta a perda de ferro acima das quantidades habituais. Nós constatamos um aumento da necessidade de ferro durante a gravidez e administramos ferro por via intravenosa, mas por causa da alta taxa de transferência para o feto, sobretudo após 30 semanas de gestação, limitamos as doses individuais a 62,5 mg. A FDA classificou o gluconato de ferro e a sacarose de ferro como categoria B de risco na gravidez.

3. **Ácido fólico.** A necessidade de ácido fólico aumenta na gravidez normal. Sua deficiência está associada a aumento dos casos de defeito do tubo neural. As perdas de ácido fólico aumentam na diálise intensiva, e a suplementação deve ser quadriplicada.

III. **TRABALHO DE PARTO E PARTO.** Oitenta por cento dos lactentes nascidos de pacientes em diálise são prematuros. Entre os motivos da prematuridade estão o trabalho de parto prematuro, a hipertensão arterial materna e o sofrimento fetal; o mais comum deles é o trabalho de parto prematuro.

As tentativas de evitar o trabalho de parto prematuro incluem medidas seriadas do comprimento do colo do útero e, em alguns casos, cerclagem. A progesterona foi usada em outras situações para evitar o trabalho de parto prematuro, e embora não tenha sido usada em pacientes em diálise, o risco de trabalho de parto prematuro é tão alto que elas devem ser consideradas candidatas a seu uso.

O trabalho de parto prematuro nessas pacientes foi tratado com êxito com terbutalina, magnésio, nifedipino e indometacina. O magnésio foi administrado por via intravenosa nas pacientes em hemodiálise e acrescentado à solução de diálise peritoneal nas pacientes em diálise peritoneal. É necessária extrema cautela para uso do magnésio em mulheres com insuficiência renal. Os níveis sanguíneos devem ser monitorados com frequência. Pode-se administrar uma dose de ataque, mas só devem ser administradas doses adicionais após a diálise e quando os níveis estiverem baixos. Deve-se evitar o uso da combinação de magnésio e nifedipino, pois há possibilidade de hipotensão intensa. A indometacina também foi usada com êxito, mas é preciso monitorar o surgimento de oligoidrâmnio e a dilatação das câmaras cardíacas direitas do feto. A indometacina só pode ser usada por um curto período. Embora todos os tocolíticos (um tocolítico é um medicamento anticontração usado para inibir o trabalho de parto) sejam usados por um curto período, é frequente a recorrência do trabalho de parto, e o uso repetido de indometacina causa problemas. Em mulheres com função renal residual, seu uso pode causar a deterioração adicional da taxa de filtração glomerular e a necessidade de intensificação da diálise.

Com frequência, os lactentes de pacientes em diálise são pequenos para a idade gestacional, mas não está claro se a restrição do crescimento é causada pelas toxinas urêmicas propriamente ditas ou pela hipertensão arterial materna. A menor restrição do crescimento intrauterino nas pacientes em diálise noturna sugere a participação das toxinas urêmicas acumuladas. O risco de natimortos é maior nas pacientes em diálise, e o monitoramento pré-natal deve ser iniciado assim que houver chance de sobrevida fora do útero materno (26 semanas).

Nas pacientes em DP, a cesariana pode ser realizada por via extraperitoneal, mantendo o cateter no local, e a DP pode ser reiniciada 24 h após o parto, começando com pequenos volumes de troca, aumentados ao longo de 48 h. Se houver extravasamento pela incisão, a paciente pode ser submetida a hemodiálise durante 2 a 4 semanas.

Até mesmo um lactente de aspecto normal deve ser monitorado em berçário de alto risco. Ao nascer, o lactente, com rins normais para a idade gestacional, tem níveis sanguíneos de ureia e níveis séricos de creatinina semelhantes aos maternos e apresenta diurese de soluto, com necessidade de monitoramento rigoroso dos eletrólitos e da volemia.

Não parece haver aumento do risco de anomalias congênitas, mas as informações sobre o crescimento e o desenvolvimento são incompletas.

IV. **DISPAREUNIA.** Algumas mulheres em diálise podem apresentar dispareunia por causa da deficiência de estrogênio e do consequente ressecamento vaginal. Para as mulheres pós-menopausa com esses sintomas pode-se prescrever um creme de estrogênio conjugado, um anel de estrogênio intravaginal de liberação prolongada ou um comprimido vaginal de estrogênio em baixas doses. As doses típicas de estrogênio local são um comprimido de 10 mcg de estradiol, introduzido na vagina 1 vez/dia durante 7 dias, e depois 2 ou 3 vezes/semana. Um anel vaginal com 2 mg de estradiol pode ser introduzido na vagina e substituído a cada 3 meses. Pode-se usar creme de estrogênio conjugado; a dose habitual é de 0,5 g/dia durante 21 dias, seguidos por 7 dias de pausa. Outra opção é aplicar o creme 2 vezes/semana. O creme de estrogênio foi associado a mais efeitos colaterais, por exemplo, dor à palpação das mamas, sangramento vaginal e dor no períneo. A North American Menopause Society não recomenda o uso de progestógeno em mulheres tratadas com estrogênio local. Raramente é necessário administrar estrogênio oral a pacientes em diálise e, quando necessário, uma dose diária de 0,3 mg de estrogênio conjugado e de 2,5 mg de medroxiprogesterona oferece estrogênio suficiente para evitar a dispareunia, uma vez que o metabolismo do estrogênio é mais lento nas pacientes em diálise. Em caso de sangramento intermenstrual com essa combinação, pode-se aumentar a dose de progesterona para 5 mg.

V. DISFUNÇÃO SEXUAL

A. Incidência e etiologia. Metade das pacientes em diálise com menos de 55 anos de idade têm vida sexual ativa. A maioria das mulheres em diálise tem alguma disfunção sexual. Elas apresentam redução da libido e maior dificuldade para alcançar o orgasmo. O tratamento com eritropoetina parece estar associado a melhora da função sexual, mas a maioria dos dados foi coletada em homens. Várias razões foram propostas para a disfunção sexual, entre as quais a hiperprolactinemia, a disfunção gonadal, a depressão, o hiperparatireoidismo e a mudança na imagem corporal.

B. Hiperprolactinemia. Estudos realizados há 30 anos relataram hiperprolactinemia em 75 a 90% das pacientes em diálise. Os níveis séricos médios de prolactina nas mulheres com disfunção sexual são maiores que nas pacientes com função sexual normal. Embora não tenha havido reavaliação formal dos níveis de prolactina, a observação informal sugere que a frequência de hiperprolactinemia diminuiu. O tratamento da hiperprolactinemia com o agonista da dopamina bromoergocriptina (em estudos não controlados limitados) melhorou a função sexual nos homens e nas mulheres em diálise. Esse fármaco não passou a ser usado em larga escala porque as pacientes em hemodiálise podem ser muito suscetíveis a seus efeitos hipotensivos. Quando não é possível encontrar problemas físicos corrigíveis, as pacientes em diálise devem ser encaminhadas para terapia sexual, assim como as pacientes sem insuficiência renal.

VI. SANGRAMENTO UTERINO ANORMAL.

Em 2011, a International Federation of Gynecology and Obstetrics (FIGO) criou nova terminologia para a condição antes denominada "sangramento uterino disfuncional"; agora, o termo sangramento uterino anormal é preferido.

A. Incidência. Muitas mulheres apresentam amenorreia quando a taxa de filtração glomerular cai abaixo de 10 mℓ/min. A menstruação retorna em até 60% das pacientes após o início da diálise. A menstruação regular tornou-se mais comum nas mulheres pré-menopáusicas com doença renal em estágio terminal (DRCT) do que era nos primórdios da diálise; entretanto, mais de metade das mulheres com DRCT que menstruam têm hipermenorreia. As mulheres em HD e em DP relatam anormalidades menstruais semelhantes. Cerca de 60% daquelas que menstruam têm ciclos irregulares. O sangramento uterino anormal é comum e é preocupante porque pode ser um sinal precoce de câncer de endométrio. A perda de sangue pode causar anemia grave mesmo nas mulheres tratadas com eritropoetina, embora a introdução desse fármaco tenha facilitado consideravelmente o manejo do sangramento uterino anormal.

B. Manejo

1. **Rastreamento de neoplasia maligna.** O manejo depende da idade e, portanto, do risco de carcinoma. Existem alguns indícios de que mulheres em hemodiálise sejam mais propensas à hiperplasia e ao carcinoma do endométrio que as mulheres sem doença renal; portanto, é necessário alto índice de suspeição.

   a. **Mulheres com mais de 40 anos de idade** com sangramento uterino anormal devem ser submetidas a biopsia do endométrio. Em geral, a biopsia do endométrio realizada no consultório substituiu a dilatação e curetagem, pois há excelente correlação entre o exame histopatológico das amostras de endométrio obtidas por biopsia no consultório e a dilatação e curetagem (D&C) realizadas no centro cirúrgico. Se a biopsia não estabelecer o diagnóstico ou se o sangramento persistir após uma biopsia negativa, devem-se realizar outros exames complementares.

   b. **Mulheres com menos de 40 anos.** O risco de câncer é relativamente baixo e, em geral, um exame de Papanicolaou anual é suficiente para rastreamento de neoplasia maligna.

2. **Anticoagulação.** Deve-se usar a menor dose possível de heparina para realizar hemodiálise durante a menstruação. O Capítulo 14 descreve técnicas sem uso de heparina.

3. **Líquido peritoneal sanguinolento durante a diálise peritoneal.** Durante a menstruação ou a ovulação, o líquido peritoneal pode se tornar sanguinolento (Lew, 2007). Não há manejo específico, exceto talvez evitar a adição de heparina à solução de diálise peritoneal. Em alguns casos, pode ocorrer hemoperitônio franco, com necessidade de inibir a ovulação (Harnett *et al.*, 1987). Houve relato também de um quadro de peritonite asséptica durante a menstruação ou a ovulação (Poole, 1987). A ocorrência de sangue no líquido peritoneal é frequente após procedimentos ginecológicos.

4. **Manejo da anemia.** O manejo da anemia deve empregar eritropoetina, como em outras pacientes em diálise. O sangramento uterino intenso aumenta a necessidade de ferro e pode ser preciso administrar uma dose adicional de ferro por via intravenosa.

5. **Terapia hormonal.** Dadas as evidências de que a terapia de reposição hormonal pode aumentar a incidência de eventos cardiovasculares e a taxa de mortalidade cardiovascular excessiva em mulheres com DRCT, os riscos associados a essa terapia podem superar os benefícios (ver discussão adiante).

   a. A administração intrauterina de progesterona como **sistema intrauterino de levonorgestrel** é provavelmente a terapia mais segura e o tratamento de primeira linha para pacientes em hemodiálise com sangramento uterino anormal. Depois de implantado o dispositivo intrauterino, a menstruação deve tornar-se escassa no decorrer de 3 meses. Há relato de peritonite após a inserção de DIU em pacientes em DP; portanto, deve-se proceder à profilaxia antes da inserção do DIU nessas pacientes. (As diretrizes do American College of Cardiology não recomendam profilaxia com antibióticos antes da inserção de DIU para evitar endocardite.) Esse sistema é altamente efetivo e, na grande maioria dos casos, dispensa a terapia hormonal sistêmica.

   b. Os **anovulatórios orais** seriam uma segunda linha de tratamento, mas devem ser evitados se o controle da pressão arterial ou o risco de doença trombótica causar problema. Os benefícios teóricos do uso de combinações de estrogênio e progesterona para evitar o câncer de útero e a osteoporose foram expostos anteriormente.

   c. **Acetato de medroxiprogesterona.** A progesterona pode ser administrada por via intramuscular, como acetato de medroxiprogesterona, em dose de 100 mg 1 vez/semana durante 4 semanas ou, por via oral, 10 mg/dia nos primeiros 10 dias do ciclo menstrual. A melhor opção é reservar esse fármaco para as pacientes com hipermenorreia crônica que não respondem à terapia hormonal intrauterina ou oral mais conservadora. Como muitas pacientes em diálise apresentam tendência hemorrágica, é indesejável a administração regular de injeções IM. Além disso, a meia-vida do acetato de medroxiprogesterona IM é imprevisível. As progestinas têm melhor ação no sangramento anovulatório.

   d. **Agonistas do hormônio liberador de gonadotrofina.** Esses fármacos podem ser administrados por injeção intramuscular mensal (acetato de leuprorrelina) ou em dose diária intranasal. São caríssimos e devem ser reservados para as pacientes que continuam a apresentar sangramento menstrual excessivo e que não respondem à progesterona intrauterina, aos anticoncepcionais orais ou às progestinas. Há um relato de hiperestimulação ovariana em paciente em diálise crônica tratada com duas doses de acetato de leuprorrelina (Hampton, 1991).

   e. **Altas doses de estrogênios intravenosos.** No caso de perda de sangue excessiva aguda, podem-se usar altas doses de estrogênio, com administração de

25 mg de estrogênios conjugados IV a cada 6 h. Em geral, o sangramento cessa em 12 h.

f. **Desmopressina**. Em caso de perda de sangue aguda quando o tempo de sangramento está prolongado, devem-se administrar três a quatro doses de desmopressina, 0,3 pg/kg em 50 mℓ de solução salina, a cada 4 a 8 h.

6. Os **anti-inflamatórios não esteroides** são comprovadamente efetivos nas mulheres que ovulam. Esses fármacos podem ser menos efetivos na DRCT por causa da incidência aumentada de ciclos anovulatórios nessas mulheres. Além disso, o risco de complicações gastrintestinais é maior nas mulheres com doença renal em estágio terminal.

7. **Ablação do endométrio**. A ablação do endométrio pode ser realizada por várias técnicas cirúrgicas: ablação endometrial histeroscópica com *laser*, fotocoagulação, rolamento (*roller ball*) ou ressecção com alça. As pacientes são pré-tratadas com danazol ou hormônio liberador de gonadotrofina, durante 3 a 4 semanas antes do procedimento, para adelgaçar o endométrio. O procedimento causa infertilidade permanente.

8. **Histerectomia**. A histerectomia pode ser a conduta preferida nas mulheres pósmenopáusicas com sangramento uterino disfuncional significativo. Atualmente, a histerectomia laparoscópica é uma opção e, no caso de liomiomas grandes demais para cirurgia laparoscópica, podem-se administrar hormônios liberadores de gonadotrofina com o objetivo de reduzir o tamanho dos liomiomas o suficiente para possibilitar a histerectomia laparoscópica. A operação proposta deve ser discutida em detalhes com a paciente e devem ser levados em conta os problemas clínicos concomitantes e os riscos da cirurgia. Com o advento da ablação de endométrio com *laser*, é provável que a histerectomia seja reservada para mulheres com sangramento secundário a liomiomas uterinos ou a outras doenças uterinas ou pélvicas que por si sós justifiquem a cirurgia. Em mulheres pré-menopáusicas candidatas a transplante renal, a histerectomia só deve ser realizada se for uma intervenção para salvar a vida da paciente, porque o transplante costuma restaurar a fertilidade.

VII. **TERAPIA DE REPOSIÇÃO HORMONAL**. Nas mulheres com doença renal em estágio terminal tratadas com diálise, a menopausa ocorre, em média, 5 anos antes do que ocorre nas mulheres sem insuficiência renal. O papel da terapia de reposição hormonal (TRH) nas pacientes em diálise nunca foi esclarecido. Cerca de 10% das mulheres pós-menopáusicas em diálise estão em TRH. A maioria delas relata que a TRH foi iniciada antes do começo da diálise. A maioria das mulheres que não faziam terapia de reposição hormonal afirma que não seguiria a TRH, ainda que fosse recomendada por seus médicos. Evidências recentes do risco da TRH suscitaram preocupação com seu uso em pacientes com DRCT. O Women's Health Initiative Study mostrou aumento do risco de câncer de mama, embolia pulmonar, tromboflebite venosa profunda e doença coronariana e cerebrovascular após reposição prolongada de estrogênio e de progesterona em pacientes pós-menopáusicas normais. A única vantagem para a saúde das mulheres no grupo de tratamento foi a redução de fraturas.

As mulheres com DRCT apresentam incidência 20 vezes maior de doença cardiovascular do que aquelas sem DRCT, enquanto a doença óssea multifatorial também é mais comum e mais grave nas pacientes em diálise. O risco de fratura do quadril é maior nas pacientes em diálise que nas pessoas saudáveis de mesma idade e sexo. Quando mulheres jovens em diálise com menstruação regular são comparadas a mulheres jovens amenorreicas, o grupo com amenorreia apresenta densidade mineral óssea significativamente menor. O raloxifeno, em dose de 60 mg/dia, obteve êxito na prevenção da perda óssea em pacientes em diálise com deficiência de estrogênio após a menopausa e constitui uma alternativa segura à TRH.

O uso de TRH deve ser limitado ao alívio de sintomas da deficiência de estrogênio que não podem ser aliviados por outros tratamentos. Somente a paciente pode decidir sobre a importância de aliviar esses sintomas após compreender os riscos. O aumento do risco de doença cardiovascular e de câncer de mama nas mulheres saudáveis em uso de TRH foi pequeno o suficiente para que muitas mulheres continuassem o tratamento. Infelizmente, o risco específico da TRH nas pacientes em hemodiálise não foi determinado; desse modo, para orientar as pacientes sobre o risco, só é possível extrapolar a partir dos dados obtidos em mulheres saudáveis e mulheres com cardiopatia preexistente.

Ainda é prática comum tratar com TRH as mulheres com insuficiência ovariana prematura ou com menopausa cirúrgica precoce. Pode ser difícil saber se uma mulher é pós-menopáusica, pois mesmo mulheres com níveis pós-menopáusicos de FSH e LH podem apresentar normalização após o transplante. Um estudo muito pequeno (13 pacientes) constatou melhora da função sexual e do bem-estar geral, além de melhora da densidade óssea de L2-L4 nas pacientes em diálise pré-menopáusicas em uso de TRH.

A TRH é contraindicada em mulheres com hepatopatia ativa e tromboflebite venosa profunda. O estrogênio pode aumentar a probabilidade de exacerbações de lúpus e agravar a doença cística hepática em mulheres com doença renal policística.

Caso haja prescrição de TRH, a dose deve ser ajustada nas mulheres em diálise. Quando se administra estrogênio, os níveis de estrogênio aumentam mais nas pacientes em diálise que em controles normais. Caso se administre TRH oral a pacientes em diálise, a dose usada deve corresponder a cerca de metade da dose que seria administrada a uma mulher sem insuficiência renal. O estrogênio transdérmico pode ter menor efeito sobre os fatores de coagulação que o estrogênio oral.

VIII. NEOPLASIAS GINECOLÓGICAS

A. **Benignas.** Os leiomiomas do útero são comuníssimos; ocorrem em até 80% das mulheres acima de 30 anos de idade e cerca de 25% deles são sintomáticos. Não há informações sobre sua incidência na insuficiência renal crônica. Em geral, o quadro inicial é de menometrorragia ou de sintomas relacionados à compressão de órgãos adjacentes pelo útero em crescimento, ou seja, dor, pressão e constipação intestinal. No caso de liomiomas pequenos e assintomáticos, a conduta pode ser a observação. Entre as indicações de tratamento estão sangramento sintomático, dor ou pressão, retenção urinária, torção, degeneração com dor abdominal aguda, prolapso através do colo do útero e aumento de tamanho após a menopausa. As mulheres ainda em idade fértil e possíveis candidatas ao transplante devem ser submetidas a miomectomia, em lugar de histerectomia, se viável do ponto de vista cirúrgico, para preservar a possibilidade de ter filhos. Recentemente, surgiram vários tratamentos além da histerectomia, inclusive o tratamento clínico com mifepristona (RU486, um abortivo), agonistas do hormônio liberador de gonadotrofina, miomectomia laparoscópica, miólise e embolização da artéria uterina. A miomectomia laparoscópica não deve ser realizada em mulheres que pretendam ter filhos, pois aumenta o risco de ruptura uterina em caso de gravidez.

B. **Rastreamento.** É menos provável que as mulheres tratadas com diálise sejam submetidas a mamografias periódicas e esfregaços de Papanicolaou que as mulheres da população geral. A incidência de câncer do colo do útero é maior nas mulheres com DRCT, ao passo que a incidência de câncer de mama é semelhante à observada nas mulheres sem doença renal. Vários estudos recentes sugerem que o aumento da expectativa de vida obtido com o rastreamento de processos malignos nas mulheres com doença renal em estágio terminal é desprezível porque essas mulheres têm menor sobrevida. Esse panorama não prevê a possibilidade de que sejam dados grandes passos na atenção às pacientes com DRCT para prolongar sua sobrevida. Mulheres jovens, mulheres que aguardam transplante e mulheres que correm maior risco de desenvolver câncer de mama, ovário ou colo de útero devem ser submetidas a rastreamento. As mulheres que correm maior risco de câncer de colo do útero são aquelas submetidas a terapia imunossupressora (atual ou passada), por motivo de transplante prévio ou doença subjacente, ou as pacientes com AIDS. Nessas mulheres, deve-se realizar esfregaço de Papanicolaou anual.

C. **Avaliação de câncer em mulheres sintomáticas.** Em geral, a manifestação inicial de câncer de endométrio é o sangramento uterino anormal, cuja investigação e tratamento já foram discutidos. O câncer de ovário costuma causar sintomas abdominais vagos e, mais tarde, massa ovariana. A princípio, o desconforto abdominal, as náuseas e a perda ponderal induzidos pelo câncer de ovário podem ser mal interpretados como sintomas de uremia ou subdiálise. Nas pacientes em DP, o câncer de ovário se manifesta como líquido peritoneal sanguinolento, contagem anormal de células peritoneais ou alteração na cor do líquido. É necessário alto índice de suspeição para detectar o câncer de ovário em estágio inicial e potencialmente curável. A utilidade do CA125 (antígeno do câncer 125) para rastreamento ou acompanhamento do câncer de ovário é limitada nas pacientes em diálise. Esse antígeno não é removido com eficiência pela diálise e também é produzido por células mesoteliais, com elevação dos níveis, sobretudo nas pacientes em DP.

D. **Procedimentos diagnósticos**

1. **Seriografia gastrintestinal baixa.** Ao realizar uma seriografia gastrintestinal baixa, o volume de água usado para diluir o contraste pode ser reduzido a um quarto do normal.

2. **Tomografia computadorizada.** A infusão intravenosa de contraste, se necessária para realizar uma TC ou angiografia, não é contraindicada em pacientes em diálise. Embora a administração de contraste implique aumento do volume intravascular e da osmolalidade, pode-se realizar diálise imediata após o exame nos raros casos de sintomas. A diálise pode ser realizada no dia subsequente se a paciente estiver assintomática. A paciente em diálise peritoneal que necessite de TC abdominal deve chegar ao local de exame com líquido de diálise no abdome.

3. **Ultrassonografia pélvica e abdominal.** A paciente em diálise peritoneal com suspeita de lesão pélvica ou ovariana deve ser submetida a ultrassonografia da área acometida. Nos casos em que não é possível visualizar alterações patológicas pélvicas sem distensão da bexiga, seu enchimento pode ser realizado com cateter de Foley.

4. **Ultrassonografia transvaginal.** A ultrassonografia transvaginal possibilita a delimitação mais clara das anormalidades pélvicas, porque a sonda se aproxima dos órgãos pélvicos e do fórnice da vagina relativamente delgado; desse modo, é possível usar maior frequência sonora e, portanto, maior resolução. Por outro lado, a sonda transabdominal obtém uma imagem mais panorâmica da pelve e mostra a inter-relação das principais estruturas anatômicas nos órgãos pélvicos e sua possível patologia. A sonda transvaginal é capaz de obter uma imagem mais focada do órgão de interesse, mas só possibilita imagem efetiva até 7 a 10 cm de profundidade.

   Ao contrário da ultrassonografia pélvica transabdominal, é melhor que a ultrassonografia transvaginal seja realizada com a bexiga vazia. Como muitas pacientes em diálise não conseguem encher a bexiga, a menos que seja inserido um cateter de Foley e o líquido seja instilado na bexiga, convém realizar primeiro uma ultrassonografia transvaginal se houver suspeita de patologia pélvica e prosseguir para a ultrassonografia pélvica transabdominal se não for possível obter as informações necessárias por via transvaginal. As pacientes em DP devem estar com o abdome cheio para a ultrassonografia transabdominal e vazio para a US transvaginal.

5. **Ressonância magnética.** Nas mulheres em DP, a RM da cavidade peritoneal pode ser realizada sem contraste, com uso do dialisato como meio de contraste. Essa possibilidade torna a RM do abdome e da região pélvica a melhor modalidade para

avaliar possíveis anormalidades anatômicas nas mulheres em DP. O gadolínio só deve ser usado como meio de contraste na RM depois de considerar o risco teórico muito grande de fibrose sistêmica nefrogênica. Há algumas evidências de que o risco de fibrose sistêmica nefrogênica associado à diálise pós-exame não seja tão alto quanto se imaginava (Amet, 2014).

E. **Manejo.** O manejo do câncer e de tumores não malignos ginecológicos em mulheres com insuficiência renal crônica inclui excisão cirúrgica e quimioterapia.

1. **Cirurgia.** Nas pacientes em DP, qualquer procedimento ginecológico mais invasivo que um esfregaço de Papanicolaou (p. ex., biopsia cônica endometrial ou cervical) deve ser realizado com a cavidade peritoneal vazia. Devem-se administrar antibióticos profiláticos conforme descrição adiante.

   Nas pacientes com cateter peritoneal submetidas a cirurgia pélvica ou abdominal, o cateter é mantido no local, exceto se houver contaminação bacteriana da cavidade peritoneal. Quando o risco de contaminação peritoneal é baixo, mas mensurável, como na histerectomia vaginal, administramos como medida profilática 1,0 g de cloridrato de vancomicina e 1,0 g de cefoxitina por via intravenosa imediatamente antes da cirurgia. Se houver colonização conhecida por *Pseudomonas*, deve-se acrescentar tobramicina IV, em dose de 2,0 mg/kg, ao esquema profilático. Após a cirurgia, o cateter é irrigado com 500 mℓ de solução de diálise peritoneal 3 vezes/dia para manter a perviedade. As irrigações são reduzidas para 1 vez/dia quando não houver mais de sangue no líquido. Aguardamos de 10 dias a 2 semanas antes de usar o cateter novamente, mantendo a paciente em hemodiálise durante esse período.

2. **Quimioterapia.** O uso de agentes quimioterápicos nas pacientes em diálise escapa à finalidade deste livro.

Referências bibliográficas e leitura sugerida

Amet S, et al. Incidence of nephrogenic systemic fibrosis in patients undergoing dialysis after contrast-enhanced magnetic resonance imaging with gadolinium-based contrast agents: the Prospective Fibrose Nephrogénique Systémique study. *Invest Radiol.* 2014;49:109–115.

Ansari N, et al. Gynaecologic Nephrology. *Am Med J.* 2013;3:147–160.

Barua M, et al. Successful pregnancies on nocturnal home hemodialysis. *Clin J Am Soc Nephrol.* 2008;3:392–396.

Brost BC, et al. Effect of hemodialysis on serum progesterone level in pregnant women. *Am J Kidney Dis.* 1999;33:917–919.

Cooper WO, et al. Major congenital malformations after first-trimester exposure to ACE inhibitors. *N Eng J Med.* 2006;354:2443–2451.

Dimitriadis C, Bargman J. Gynecologic issues in peritoneal dialysis. *Adv Perit Dial.* 2011;27:101–105.

Hampton HL, Whitworth NS, Cowan BD. Gonadotropin-releasing hormone agonist (leuprolide acetate) induced ovarian hyperstimulation syndrome in a woman receiving intermittent hemodialysis. *Fertil Steril.* 1991;55:429.

Harnett JD, et al. Recurrent hemoperitoneum in women receiving continuous ambulatory peritoneal dialysis. *Ann Intern Med.* 1987;107:341.

Hladunewich MA, et al. Intensive hemodialysis associates with improved pregnancy outcomes: a Canadian and United States cohort comparison. *J Am Soc Nephrol.* 2014;25:1103–1109.

Holley JL, et al. Gynecologic and reproductive issues in women on dialysis. *Am J Kidney Dis.* 1997;29:685–690.

Holley JL. Screening, diagnosis, and treatment of cancer in long-term dialysis patients. *Clin J Am Soc Nephrol.* 2007;2:604–610.

Hou S. Daily dialysis in pregnancy. *Hemodial Int.* 2004;8:167–171.

Hou S. Pregnancy in women treated with dialysis: lessons from a large series over 20 years. *Am J Kidney Dis.* 2010;56:5–6.

Kajbaf S, Nichol G, Zimmerman D. Cancer screening and life expectancy of Canadian patients with kidney failure. *Nephrol Dial Transplant.* 2002;17:1786–1789.

Kramer HM, Curhan GC, Singh A. Permanent cessation of menses and post menopausal hormone use in dialysis dependent women. *Am J Kidney Dis.* 2003;41:643–650.

Lew SQ. Hemoperitoneum: bloody peritoneal dialysiate in ESRD receiving peritoneal dialysis. *Perit Dial Int.* 2007;27:226–233.

Lin HF, et al. Increased risk of cancer in chronic dialysis patients: a population based cohort study in Taiwan. *Nephrol Dial Transplant.* 2012;27:1585–1590.

Ma TL, Wang CL, Hwang JC. Recurrent peritonitis episodes in a continuous ambulatory peritoneal dialysis patient after gynecologic procedures. *Perit Dial Int.* 2012;32:113–114.

Mattix H, Singh AK. Estrogen replacement therapy: implications for post menopausal women with end-stage renal disease. *Curr Opin Nephrol.* 2000;9:207–214.

Nadeau-Fredette AC, et al. End-stage renal disease and pregnancy. *Adv Chronic Kidney Dis.* 2013;20:246–252.

Nakamura Y, Yoshimura Y. Treatment of uterine leiomyomas in perimenopausal women with gonadotropin-releasing hormone agonists. In: Pitkin RM, Scott JR, ed. *Clin Obstet Gynecol.* 36: 9/93

Navaneethan SD, et al. Prevalence and correlates of self reported sexual dysfunction in CKD: a metaanalysis of observational studies. *Am J Kidney Dis.* 2010;56:670–685.

Okundaye IB, Abrinko P, Hou S. A Registry for Pregnancy in Dialysis Patients. *Am J Kidney Dis.* 1998;31:766–773.

Poole CL et al. Aseptic peritonitis associated with menstruation and ovulation in a peritoneal dialysis patient. In: Khanna R, et al. eds. *Advances in Continuous Ambulatory Peritoneal Dialysis.* Toronto: Peritoneal Dialysis Bulletin; 1987.

Potluri K, et al. Beta HCG in a pregnant dialysis patient: a cautionary tale. *Nephrol Dial Transplant Plus.* 2011;4:42–43.

Shan HY, et al. Use of circulating antiangiogenic factors to differentiate other hypertensive disorders from pre-eclampsia in a pregnant woman on dialysis. *Am J Kidney Dis.* 2008;51:1029–1032.

Stengel B. Chronic kidney disease and cancer: a troubling Connection. *J Nephrol.* 2010;23:253–262.

Strippoli GFM, et al. Sexual dysfunction in women with ESRD requiring hemodialysis. *Clin J Am Soc Nephrol.* 2012;7:974–981.

Weisbord SD. Female sexual dysfunction in ESRD: an underappreciated epidemic? *Clin J Am Soc Nephrol.* 2012;7:881.

Sites para consulta

National Collaborating Center for Women's and Children's Health. Hypertension in pregnancy: the management of hypertensive disorders during pregnancy. CG107 Hypertension in pregnancy: diretriz completa, http://www.nice.org.uk/guidance/CG107. Acesso em 7 de julho de 2014.

40 Sistema Nervoso e Transtornos do Sono

Christopher W. McIntyre

Os pacientes com doença renal crônica (DRC) estão sujeitos a uma grande variedade de processos fisiopatológicos que desafiam a integridade estrutural e funcional tanto do sistema nervoso central quanto do sistema nervoso periférico. A disfunção neurológica pode ser episódica ou crônica e pode indicar várias agressões humorais, metabólicas, inflamatórias e vasculares. Estas podem ser decorrentes de condições subjacentes que acarretaram a doença renal em estágio terminal (DRCT), da uremia avançada propriamente dita ou do procedimento de diálise (em diversos níveis). A integração desses fatores contribui para o desempenho neurocognitivo, a depressão, a qualidade de vida relacionada com saúde e a capacidade do paciente de tolerar o procedimento de diálise e manter uma vida plena e independente nas demais horas. Este capítulo é limitado à discussão sobre o encéfalo e o sistema nervoso periférico; abrange transtornos do sono e doenças combinadas como a síndrome das pernas inquietas.

I. **SISTEMA NERVOSO CENTRAL.** Ao avaliar a disfunção do sistema nervoso central (SNC) no paciente urêmico dialisado, é importante considerar a variedade de anormalidades estruturais que podem ocorrer, bem como o impacto do meio urêmico. Com frequência, muitas dessas considerações estão presentes em conjunto e podem ter efeitos combinados.

A. **Hemorragia intracraniana e acidente vascular cerebral isquêmico.** A hemorragia subdural espontânea é comum. A frequência vem aumentando nos últimos anos, possivelmente associada a aumento do uso de anticoagulação em pacientes com fibrilação atrial na tentativa de reduzir o risco de acidente vascular cerebral. As hemorragias intracranianas ou subaracnóideas não são incomuns (mesmo durante o próprio procedimento de diálise). Elas ocorrem principalmente em pacientes com rins policísticos, que podem ter aneurismas intracranianos. A cefaleia ocorre tanto na síndrome de desequilíbrio quanto na hemorragia cerebral inicial, mas o padrão de recuperação é diferente e o surgimento de cefaleia pode exigir a pesquisa de possível hemorragia intracraniana por TC ou RM (levando em conta as limitações do uso de contraste nessa população). Não se deve usar heparina na diálise. Os acidentes vasculares cerebrais, tanto isquêmicos quanto hemorrágicos, são eventos comuns e catastróficos, mas geralmente o diagnóstico não é difícil. O manejo a curto e a longo prazo é controverso e há pouquíssimos dados sobre a aplicação de trombólise intracerebral ou de medidas preventivas primárias e secundárias nos pacientes em hemodiálise. Nos pacientes em diálise, o perfil de eficácia e segurança de todas essas intervenções pode ser muito diferente do observado na população em geral, na qual foram desenvolvidos.

B. **Anormalidades estruturais encefálicas subclínicas.** Várias doenças encefálicas são detectáveis por RM dos pacientes em diálise. Estas podem ser totalmente assintomáticas ou associadas a defeitos mais sutis da função neurocognitiva, muitas vezes aparentes apenas em testes específicos. Com frequência, são progressivas. Muitas dessas alterações não parecem estar associadas a fatores de risco cardiovasculares clássicos; em vez disso, parece haver predomínio de outros fatores como doença microvascular, inflamação e dificuldade de perfusão (tanto geral quanto episódica durante a hemodiálise). Essas anormalidades variam do infarto cerebral silencioso a alterações da substância branca (leucoaraiose) e da substância cinzenta (atrofia cortical).

1. **Infartos cerebrais silenciosos.** Nakatani *et al.* examinaram a hipótese de infartos cerebrais silenciosos (ICS) nos pacientes em hemodiálise. Esses infartos silenciosos são principalmente subcorticais e lacunares e não causam nenhum déficit neurológico, mas se acredita que sejam fatores de risco para a ocorrência de infarto sintomático ou acidente vascular cerebral hemorrágico. Nakatani *et al.* (2003) examinaram um grupo de 50 pacientes em hemodiálise e constataram que os fatores de risco associados naqueles com ICS foram tabagismo, menor nível de colesterol HDL, maior nível de ácido úrico e maior nível de fator de crescimento dos hepatócitos. O ecocardiograma no grupo com ICS mostrou maior espessura do septo interventricular ao fim da diástole, maior espessura da parede posterior ao fim da sístole e maior índice de massa ventricular esquerda. No monitoramento da pressão arterial de 24 h, o grupo com infarto silencioso não apresentava mais hipertensão de modo geral, mas também houve o padrão saudável de queda noturna da pressão arterial. Um possível mecanismo de ICS seria a chegada à circulação cerebral de microbolhas geradas durante o procedimento de hemodiálise e não detectadas pelos alarmes de ar, com consequente lesão isquêmica (Forsberg, 2010).

2. **Atrofia cerebral.** A atrofia cerebral (cortical) foi identificada nos pacientes em hemodiálise por exames de TC e RM. O grau de atrofia está associado à duração da diálise. O fluxo sanguíneo cerebral é menor entre as sessões de diálise e maior durante a hemodiálise. Essas alterações hemodinâmicas e da oxigenação cerebral são menos acentuadas nos pacientes em diálise peritoneal, sugerindo que a hemodiálise pode ter efeitos cerebrais iatrogênicos (Prohovnik, 2007).

3. **Leucoaraiose.** A leucoaraiose corresponde a alterações inespecíficas na substância branca encefálica causadas por perda de axônios e mielina. Em geral, está associada a lesão isquêmica. A RM mostra sinal de alta intensidade em imagens ponderadas em T2. A leucoaraiose é um fator de risco para demência, problemas de mobilidade e acidente vascular cerebral; na literatura é descrita principalmente como fenômeno relacionado com a idade. Na população sem DRC, a leucoaraiose está associada a redução da função cognitiva e aumento da prevalência e da intensidade de depressão.

   Vários estudos identificaram que esse padrão de lesão encefálica estrutural é comum nos pacientes em hemodiálise; na verdade, um achado universal depois de apenas 3 meses de hemodiálise. A intensidade da redução da função cognitiva foi proporcional à distribuição e ao grau de lesão da substância branca e esta, por sua vez, foi proporcional ao grau de instabilidade cardiovascular durante as sessões de hemodiálise (Eldehini, 2014).

C. Anormalidades hormonais que influenciam a função encefálica

1. **Encefalopatia urêmica.** A encefalopatia é uma característica essencial da uremia não tratada. As manifestações iniciais são sutis: embotamento afetivo, irritabilidade e comunicação insatisfatória com os outros. A avaliação formal nesse estágio pode revelar comportamento cognitivo ou psicomotor irregular. Os potenciais cerebrais relacionados ao evento [traçados médios evocados por estímulo no eletroencefalograma (EEG)] podem ser anormais. À medida que a uremia avança, a lassidão dá lugar a desorientação, confusão, *delirium*, torpor e, em estágios pré-terminais, coma. Existem distúrbios motores associados: tremores, mioclonia e asterixe (tremor adejante). Certamente, esses importantes sinais de encefalopatia urêmica regredirão cerca de 1 semana após o início da diálise regular, mas se isso não ocorrer deve-se pesquisar outro diagnóstico.

2. **Causas metabólicas e eletrolíticas.** O quadro inicial de hipercalcemia de qualquer causa (com frequência relacionada ao distúrbio mineral ósseo da DRC ou a seus tratamentos) pode ser um estado de confusão aguda ou coma. Os níveis séricos de sódio muito baixos ou muito altos podem provocar um quadro inicial com predomínio de manifestações neurológicas. Com frequência, a atrofia cerebral torna o paciente em diálise muito resistente ao desenvolvimento de edema cerebral grave por tonicidade anormal. Pacientes diabéticos podem apresentar hipoglicemia decorrente da terapia hipoglicemiante inadequada ou de redução ainda maior da função renal residual, com diminuição do metabolismo da insulina. Nos pacientes não diabéticos a hipoglicemia pode ser consequência da hiperinsulinemia reflexa após exposição a soluções de hemodiálise com maior concentração de glicose ou uma resposta hipoglicêmica ao dialisato sem glicose.

A intoxicação aguda por alumínio pode causar uma síndrome de neurotoxicidade aguda caracterizada por agitação, confusão, convulsões, abalos mioclônicos e coma. Hoje esse quadro é muito incomum em comparação com a época em que os padrões de tratamento da água eram menos rigorosos e os sais de alumínio eram mais usados como quelantes de fosfato orais. Entretanto, mesmo hoje, a síndrome aguda pode ocorrer quando há grande contaminação da solução de diálise com alumínio por algum motivo ou no decorrer da terapia com deferoxamina. Nessa situação, o nível plasmático de alumínio geralmente está acima de 500 mcg/ℓ (19 mcmol/ℓ) e há alterações típicas do EEG (salvas multifocais da atividade de ondas lentas ou delta, com frequência acompanhadas de pontas). O Capítulo 36, sobre distúrbios minerais ósseos, contém mais informações sobre a intoxicação por alumínio.

3. **Infecção e inflamação.** A infecção e a inflamação local e sistêmica podem afetar o encéfalo nos pacientes em diálise. Não raramente, a sepse nesse grupo de pacientes provoca um quadro de resposta febril típica (sobretudo em idosos) e a manifestação inicial pode ser a obnubilação central. Os pacientes em diálise apresentam imunossupressão tanto em consequência do estado urêmico quanto da terapia imunomoduladora administrada como parte do tratamento da doença de base. Também é maior o risco de vários processos encefalíticos ou meningíticos, sobretudo aqueles com quadro clínico inicial mais "lento", como a meningite tuberculosa.

A endotoxemia é outro importante fator que poderia implicado na patogenia da lesão encefálica induzida por hemodiálise. A endotoxemia é bem descrita nos pacientes com DRC5D e induz um estado pró-inflamatório sistêmico (McIntyre, 2011). Esses pacientes apresentam hipoperfusão intestinal e aumento da permeabilidade intestinal, com consequente translocação de bactérias e endotoxinas para a circulação. O nível de estresse circulatório resultante está associado à intensidade da endotoxemia. Os pacientes em hemodiálise estão em um estado crônico de endotoxemia, com exacerbações agudas de isquemia mesentérica recorrente associadas a cada sessão de hemodiálise. A lesão repetida por endotoxemia também pode agravar os efeitos da hemodiálise sobre a perfusão cerebral, com lesão isquêmica secundária da substância branca subcortical.

D. **Disfunção episódica aguda**
1. **Síndrome de desequilíbrio.** Às vezes, a correção rápida da uremia avançada é complicada por uma síndrome característica de disfunção neurológica que surge na última parte da diálise ou logo depois. Em geral, há participação da hemodiálise, mas o desequilíbrio também pode ocorrer na diálise peritoneal. A forma mais leve da síndrome está limitada a inquietude, cefaleia, náuseas e vômitos; as manifestações mais graves são confusão e convulsões maiores. Acredita-se que a síndrome seja causada por edema encefálico decorrente do atraso nos deslocamentos osmolares entre o sangue e o encéfalo durante a diálise, mas as alterações do pH encefálico também podem ser uma influência. O desequilíbrio é maior nos pacientes

não submetidos previamente à diálise, mas aspectos menores podem complicar a terapia crônica. O desequilíbrio é mais provável quando pacientes com estados avançados de uremia são submetidos à diálise por tempo excessivo durante as primeiras sessões, sobretudo na era de uso de dialisadores de maior eficiência nessa situação. As sessões iniciais de diálise devem ser relativamente curtas, de modo a obter lenta redução dos elevados níveis séricos de ureia ao longo de vários dias. Deve-se evitar o uso rotineiro de anticonvulsivantes nesses casos.

2. **Outros fatores que afetam a tonicidade.** O rápido deslocamento de outras substâncias osmoticamente ativas (glicose e sódio) também pode contribuir para o quadro de obnubilação aguda, e pode ser necessário considerar melhor a correção do nível de glicose e a personalização cuidadosa da condutividade do dialisato para minimizar essas outras agressões.

3. **Redução da perfusão/oxigenação cerebral induzida por diálise.** A incapacidade de manter a pressão arterial durante a diálise também pode precipitar redução aguda dos níveis de consciência. O diagnóstico e o manejo da hipotensão intradialítica são abordados com mais detalhes em outras partes deste livro, mas as medidas imediatas de reconhecimento e correção são essenciais para restaurar a atividade normal e reduzir o risco de um infarto cerebral na área limítrofe. Esses episódios também podem ser importantes na promoção de lesão subclínica crônica da substância branca.

4. **Herniação transforaminal.** A herniação do unco e da tonsila do cerebelo pode ocorrer sem coexistência de outras lesões patológicas. O quadro inicial pode ser de cefaleia intensa induzida por diálise, redução do nível de consciência e consequente morte. Esse quadro é mais comum nas anormalidades hereditárias que predispõem à herniação transforaminal (como a *malformação de Chiari*, na qual há herniação parcial do telencéfalo através do forame magno, às vezes observada na *espinha bífida*) ou após neurocirurgias. A derivação de líquido cerebrospinal e, em particular, a disfunção do *shunt* também podem aumentar o risco de herniação do tronco encefálico induzida por diálise. A limitação da taxa de ultrafiltração e a meticulosa correspondência entre a tonicidade do dialisato e o plasma são essenciais para o manejo nesse caso.

5. **Estado de mal epiléptico não convulsivo.** O *estado de mal epiléptico* pode causar um quadro de confusão ou redução mais acentuada do nível de consciência. Quando ocorre sem atividade convulsiva óbvia (Iftikhar, 2007), pode simular o colapso por um evento intracerebral catastrófico (embora com imagem encefálica normal) ou insuficiência cardiovascular aguda.

O EEG típico no *estado de mal epiléptico* não convulsivo mostra complexos ponta-onda generalizados em 3 Hz ou pontas generalizadas ou focais repetitivas, ondas agudas e complexos ponta-onda com frequência acima de 4/s. Entre os eventos que podem precipitar o estado de mal epiléptico não convulsivo estão álcool, abstinência de drogas, infecção, hipoxia, acidente vascular cerebral, menstruação, tratamento com ciclosporina A, neoplasia maligna e neurotoxicidade por antibióticos. Entre os antibióticos que causaram convulsões em pacientes com diminuição da função renal estão penicilinas, cefalosporinas, imipeném/cilastatina e quinolonas. O manejo se concentra nas causas precipitantes e no uso de anticonvulsivantes convencionais para o controle da epilepsia aguda.

E. **Diagnóstico diferencial de síndrome de obnubilação aguda, desequilíbrio por diálise e demência crônica.** O diagnóstico diferencial de cada uma dessas condições é amplo. A Tabela 40.1 apresenta uma lista parcial a considerar ao atender um paciente com obnubilação aguda. A Tabela 40.2 apresenta condições semelhantes ao desequilíbrio por diálise, e a Tabela 40.3 apresenta condições semelhantes à demência crônica. A Figura 40.1 apresenta as estratégias de manejo propostas na obnubilação aguda e a Figura 40.2, na obnubilação crônica.

Tabela 40.1	Diagnósticos diferenciais parciais de obnubilação aguda nos pacientes em diálise em manutenção.

Encefalopatia urêmica

Intoxicação por fármacos (excretados por via renal)
  Antibióticos
  Agentes antivirais
  Opiáceos
  Anticonvulsivantes

Infecção do sistema nervoso central
  Meningite
  Encefalite
  Endocardite

Encefalopatia hipertensiva

Hemorragia
  Subaracnóidea
  Subdural
  Intracraniana

Intoxicação aguda por alumínio (coingestão de citrato, dialisato muito contaminado)

Encefalopatia de Wernicke (em pacientes com vômitos, baixa ingestão de alimentos)

Tabela 40.2	Condições que podem simular a síndrome de desequilíbrio por diálise.

Hemorragia intracraniana
  Subdural
  Subaracnóidea
  Intracraniana
Distúrbios metabólicos
  Estados hiperosmolares
  Hipercalcemia
  Hipoglicemia
  Hiponatremia
Infarto cerebral
Hipotensão arterial
  Ultrafiltração excessiva
  Arritmia cardíaca
  Infarto do miocárdio
Anafilaxia
Intoxicação por alumínio (subaguda)

F. **Diagnóstico e manejo das convulsões epilépticas**
   1. **Etiologia.** As convulsões não são incomuns nos pacientes em diálise. As convulsões generalizadas são uma característica da encefalopatia urêmica avançada. As convulsões também podem ser manifestação de síndrome de desequilíbrio grave, conforme exposto anteriormente. A Tabela 40.4 lista as condições associadas mais comuns. É comum que a hemorragia intracraniana cause convulsões focais, embora a maioria das outras causas acarrete convulsões generalizadas.

Tabela 40.3   Diagnósticos diferenciais parciais de demência crônica nos pacientes em diálise.

Demência pré-senil idiopática
Demência vascular
Depressão
Hematoma subdural crônico
Intoxicação por fármacos
Distúrbios metabólicos
  Hipercalcemia (hiperparatireoidismo autônomo ou iatrogênica)
  Lesão encefálica hipoglicêmica
Síndrome de desmielinização secundária à hiponatremia
Uremia (subdiálise)
Hidrocefalia (possivelmente secundária à hemorragia subaracnóidea)
Anemia
Deficiência de tiamina (síndrome de Wernicke-Korsakoff crônica)
Infecção crônica
Encefalopatia por alumínio (demência por diálise)

As convulsões caracterizam tanto a encefalopatia induzida por alumínio quanto a hipertensão grave. Em crianças com insuficiência renal, a incidência de convulsões é maior que em adultos. A hipocalcemia pré-diálise pode provocar convulsões durante ou logo após a diálise por causa da queda do nível sérico de cálcio ionizado associado à rápida correção de acidose. Como em qualquer paciente com hipocalcemia, deve-se descartar a hipomagnesemia associada (e com frequência causal). Pode haver hipoglicemia se for usada solução de diálise sem glicose.

As convulsões tendem a ser mais comuns nos pacientes tratados com vários fármacos "epileptogênicos". As penicilinas e as cefalosporinas são agressores comuns, sobretudo se forem administradas altas doses ou quando não houver plano de redução da dose na DRC. A Tabela 40.4 apresenta uma seleção de outros fármacos epileptogênicos. Várias intoxicações em pacientes em diálise também podem causar convulsões, inclusive a ingestão de carambola (dormência, fraqueza, obnubilação, convulsões). Alguns anticonvulsivantes podem ser removidos em maior quantidade por hemodiálise de alta eficiência (p. ex., carbamazepina), o que pode levar à precipitação de convulsões por redução dos níveis plasmáticos do fármaco abaixo do limiar terapêutico.

2. **Diagnóstico.** O eletroencefalograma tem utilidade um tanto limitada na avaliação de convulsões nos pacientes em diálise. Raras vezes, os pacientes com insuficiência renal têm um EEG normal, e os achados anormais mais comuns são a redução da voltagem, a perda de atividade alfa e o aparecimento de lentidão periódica, simétrica e geralmente frontal das ondas delta. Em qualquer caso, é improvável que o EEG diferencie entre as várias causas de convulsões citadas na Tabela 40.4, e é importante não negligenciar a pesquisa de intoxicação por alumínio, causa metabólica subjacente, complicação do procedimento de diálise ou lesão intracraniana estrutural.

3. **Prevenção.** Com frequência, é possível identificar pacientes suscetíveis (ver Tabela 40.4). A prevenção do desequilíbrio na diálise já foi discutida. Pacientes com baixos níveis séricos de cálcio ionizado podem ser tratados com cálcio intravenoso no início da diálise e pode ser usada uma solução de diálise com maior concentração de cálcio. É preciso manter controle meticuloso da pressão arterial.

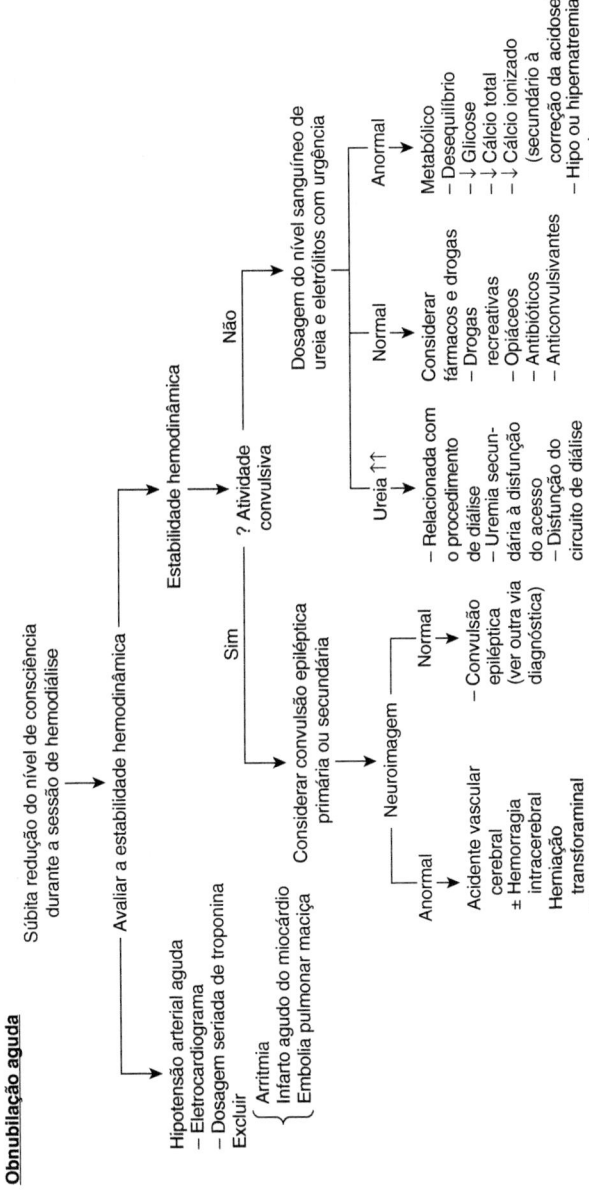

FIGURA 40.1 Avaliação e manejo da obnubilação aguda.

Obnubilação crônica

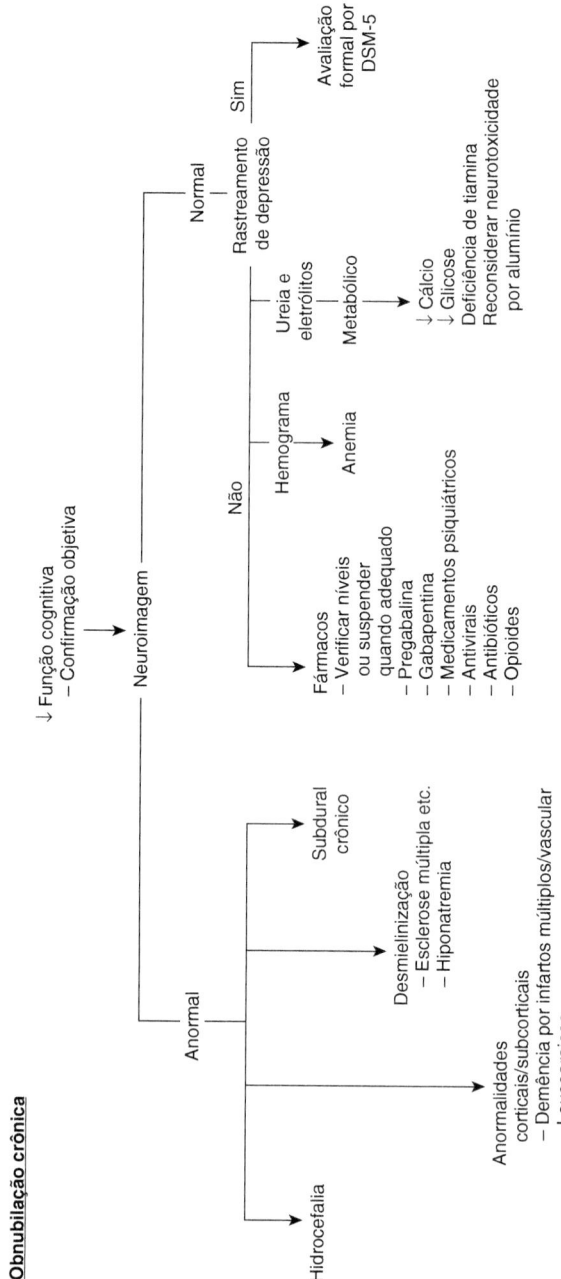

FIGURA 40.2 Avaliação e manejo da obnubilação aguda. DSM-5, Manual Diagnóstico e Estatístico de Transtornos Mentais, 5ª edição.

Tabela 40.4	Convulsões nos pacientes em diálise.

Etiologia
Síndrome de desequilíbrio
Encefalopatia hipertensiva
Hemorragia intracraniana
Redução do limiar de convulsões induzida por droga ou fármaco
Abstinência alcoólica
Metabólica
Hipoglicemia
Hipocalcemia
Hiperosmolalidade causada por diálise peritoneal
Hipernatremia (acidental causada por mau funcionamento do aparelho de hemodiálise) ou hiponatremia
Hipotensão arterial grave
Anoxia
Arritmia
Encefalopatia urêmica (improvável nos pacientes em diálise)
Toxinas (ingestão de carambola)
Anafilaxia
Encefalopatia por alumínio
Embolia gasosa

Prevenção
Identificação de subgrupos suscetíveis
    Nível sérico de nitrogênio ureico pré-diálise > 130 mg/dℓ (46 mmol/ℓ) (correspondente a nível sérico de ureia > 279 mg/dℓ ou 98,5 mmol/ℓ)
    Hipertensão arterial grave
    Distúrbio convulsivo prévio
    Alcoolismo
    Hipocalcemia pré-diálise (< 6 mg/dℓ, 1,5 mmol/ℓ) com acidose
Limitação do fluxo de sangue, da duração e da taxa de ultrafiltração na sessão de diálise inicial
Manutenção da concentração de sódio na solução de diálise igual ou acima do nível plasmático
Uso de banho de cálcio com 3,5 mEq/ℓ (1,75 mM) ou 4,0 mEq/ℓ (2,0 mM) em pacientes com hipocalcemia; administração por via intravenosa de cálcio durante a diálise se necessário
Atenção rigorosa ao controle da pressão arterial durante a terapia com EPO
Limitação da exposição ao etanol e a fármacos "epileptogênicos"
    Penicilinas
    Fluoroquinolonas
    Ciclosporina
    Meperidina
    Teofilina
    Metoclopramida
    Lítio

Terapia
Interrupção da diálise
Manutenção da perviedade das vias respiratórias
Coleta de sangue para dosagem de glicose, cálcio e outros eletrólitos
Se houver suspeita de hipoglicemia, administração por via intravenosa de glicose
Administração intravenosa de diazepam ou lorazepam; também de fenitoína, se necessário
Tratamento do distúrbio metabólico se presente

4. **Manejo.** A Figura 40.3 mostra um algoritmo sugerido. O tratamento de emergência das convulsões deve começar por interrupção da diálise e garantia da perviedade das vias respiratórias. É preciso obter uma amostra de sangue imediatamente e verificar os níveis séricos de glicose, cálcio e outros eletrólitos. Deve-se administrar glicose intravenosa se houver suspeita de hipoglicemia. Caso as convulsões persistam, os benzodiazepínicos são fármacos apropriados para uso inicial. O manejo complementar da atividade convulsiva refratária deve ser realizado com monitoramento completo apropriado do estado cardiovascular do paciente em unidade semi-intensiva. É possível usar outros agentes. A fenitoína é efetiva, mas é preciso cautela e monitoramento apropriado do ritmo cardíaco. Uma dose de ataque de fenitoína, 10 a 15 mg/kg, pode ser administrada por infusão intravenosa lenta em fluxo máximo de 50 mg/min, durante monitoramento eletrocardiográfico constante para proteção contra a bradicardia, bloqueio da condução atrioventricular ou outras arritmias induzidas por fenitoína. O valproato intravenoso também pode ser apropriado.

5. **Profilaxia medicamentosa.** Em geral, a profilaxia de convulsões recorrente é efetiva com a administração de fenitoína, carbamazepina ou valproato de sódio. As convulsões relacionadas com a encefalopatia por diálise respondem melhor aos benzodiazepínicos, sobretudo o clonazepam.

a. **Fenitoína.** A absorção de fenitoína é lenta e irregular. Seu metabolismo hepático depende da concentração e é saturável, e a distribuição e eliminação variam. A ligação da fenitoína a proteínas está diminuída e o volume de distribuição aumentou na insuficiência renal. Qualquer que seja o nível sérico total de fenitoína, a concentração de fármaco livre e ativo é maior em pacientes urêmicos que em pacientes com função renal normal. A maioria dos laboratórios clínicos mede a concentração sérica total do fármaco, e um baixo nível total de fenitoína em paciente com insuficiência renal não deve ser interpretado como subterapêutico. Achados físicos como nistagmo podem ser úteis na decisão de não aumentar a dose. As convulsões também são manifestação de excesso de fenitoína, e pequenos aumentos da dose podem acarretar aumentos desproporcionais do nível sérico do fármaco. Os aumentos da dose devem ser pequenos, dando tempo suficiente para que se alcancem níveis de equilíbrio do fármaco, e a dosagem da concentração sérica de fenitoína livre deve ser realizada com frequência em pacientes urêmicos que não estejam respondendo ao tratamento.

b. **Outros agentes.** Outros novos anticonvulsivantes também podem ser adequados (com menor risco de sedação, maior janela terapêutica ou como parte de esquemas medicamentosos múltiplos). A depuração por diálise de muitos desses fármacos não foi submetida a rigorosa avaliação nos pacientes. Isso ocorre principalmente no manejo da lesão renal aguda e com o acréscimo de programas alternativos de diálise/TSRC (terapia de substituição renal contínua). É altamente recomendável a consulta a fontes e diretrizes atualizadas de modificação da dose. A Tabela 40.5 é uma orientação inicial para alguns dos desafios terapêuticos enfrentados com esse grupo de fármacos nos pacientes em diálise.

Carbamazepina, etossuximida e ácido valproico podem ser administrados em 75 a 100% da dose habitual aos pacientes em diálise. A ligação proteica do ácido valproico pode estar reduzida na uremia. A carbamazepina não é bem removida por diálise. O ácido valproico é dialisável quando se usam dialisadores de alto fluxo. A etossuximida é consideravelmente dialisável, e pode ser necessário um suplemento pós-hemodiálise. A primidona tem excreção renal de 40% e é moderadamente dialisável. A primidona deve ser usada com extrema cautela nos pacientes em diálise; deve-se prever a necessidade de redução

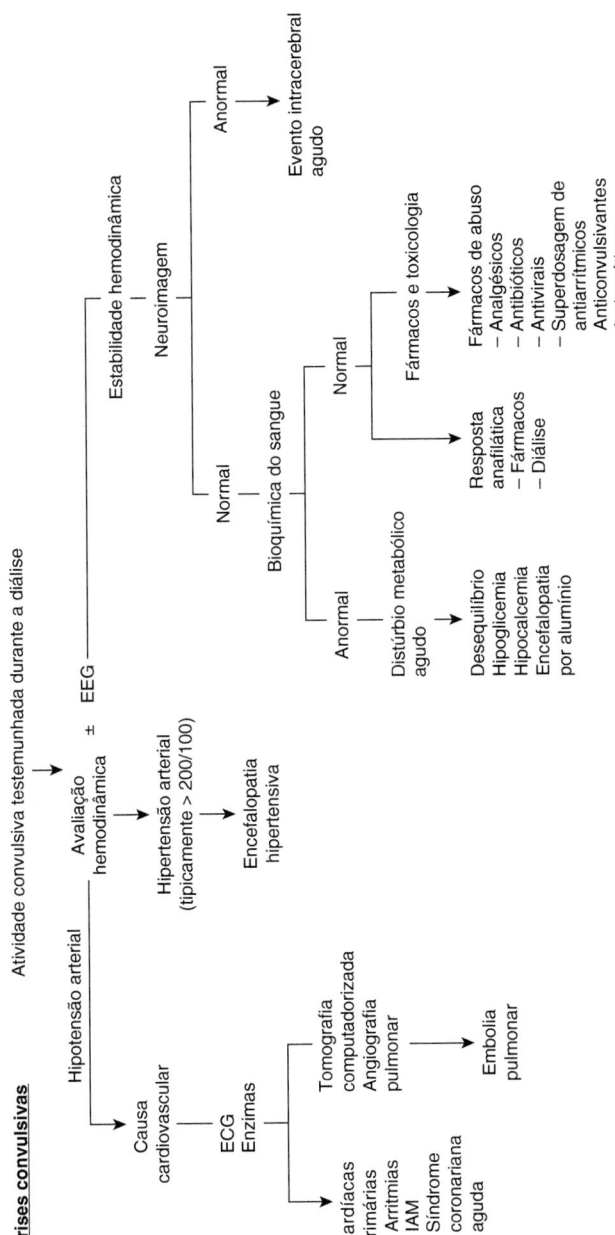

FIGURA 40.3 Avaliação e manejo das convulsões.

Tabela 40.5 Farmacocinética dos anticonvulsivantes nos pacientes em diálise.

Fármaco	Excreção renal (%)	Intervalo de dose não urêmica (mg/dia)	Dose habitual para pacientes com DRCT (% da dose não urêmica)	Meia-vida plasmática (h)		Removido por hemodiálise	Notas
				Pacientes não urêmicos	Pacientes com DRCT		
Carbamazepina	3	600 a 1.600	100	10 a 20	Igual[a]	Não	CPT-NU = 4 a 12 mg/ℓ
Clonazepam	<1	0,5 a 20,0	100	17 a 28	Igual[a]	Não	
Diazepam	<1	5 a 10 (IV)[b]	?50	20 a 70	Igual[a]	Não	Pode haver acúmulo de metabólitos ativos na insuficiência renal
Etossuximida	>30	750 a 2.000	100	50 a 60	Igual[a]	Sim	CPT-NU = 40 a 100 mg/ℓ
Fenobarbital	10 a 40	60 a 200	75	100	120 a 160	Sim	
Fenitoína	<5	300 a 600	100	10 a 30	Igual[a]	±	CPT-NU = 10 a 20 mg/ℓ; CPT-DRCT = 4 a 10 mg/ℓ por causa da diminuição da ligação a proteínas
Primidona	40[c]	500 a 2.000	Cuidado	5 a 15	Igual[a]	Sim	Evitar na DRCT
Ácido valproico	<4	750 a 2.000	75 a 100	6 a 16	Igual[a]	±	CPT-NU = 50 a 120 mg/ℓ
Vigabatrina	50	2.000 a 4.000	25	7	14	Desconhecido	Novo fármaco; pequena experiência com pacientes em diálise

DRCT, doença renal em estágio terminal; CPT-DRCT, concentração plasmática terapêutica nos pacientes em diálise; CPT-NU, concentração plasmática terapêutica em indivíduos não urêmicos.
[a] Inferido (estimado) a partir de considerações farmacocinéticas.
[b] Dose inicial.
[c] Metabolização extensa em feniletilmalonamida (PEMA) e fenobarbital. A primidona e a PEMA são excretadas inalteradas, e 10 a 40% do fenobarbital são excretados pelos rins.

substancial da dose e pode ser necessário um suplemento após a hemodiálise. O fenobarbital pode ser administrado em dose correspondente a 75 a 100% da dose habitual. O fenobarbital é dialisável e deve ser programada uma dose após a sessão de diálise. A vigabatrina, um inibidor da transaminase do ácido γ-aminobutírico, é eliminada pelos rins; é necessária a redução substancial da dose nos pacientes em diálise (ver Tabela 40.5).

G. Estados neurológicos crônicos

1. **Declínio neurocognitivo e demência.** A diminuição da função cortical e a demência são comuns nos pacientes em diálise, com padrões característicos de perda de memória e comprometimento da cognição. Isso se deve em parte a um predomínio de idosos com alta carga de comorbidades e todos os fatores reconhecidos para o desenvolvimento de demência. É comum encontrar placas ateromatosas disseminadas nos pacientes em diálise, que os predispõem à demência por infartos múltiplos. À necropsia, observa-se que o encéfalo desses pacientes contém múltiplos infartos lacunares nos núcleos da base, no tálamo, na cápsula interna, na ponte e no cerebelo. O quadro clínico é de declínio gradual e progressivo da atividade intelectual e neurológica, com sinais neurológicos variados de acordo com o local dos infartos. É preciso sempre ter em mente o diagnóstico de hematoma subdural crônico como complicação do tratamento anticoagulante, pois a doença pode causar pseudodemência, sonolência e confusão. O diagnóstico é feito por exame de neuroimagem apropriado. Pode-se constatar deposição acelerada de alumínio e ferro no encéfalo, que pode estar associada à redução progressiva da função cortical. Os distúrbios metabólicos, inclusive a intoxicação farmacológica, são descartados por exames laboratoriais simples e história meticulosa da ingestão de fármacos. Por fim, houve relato de deficiência de tiamina em um grupo de pacientes de Taiwan (Hung, 2001).

2. **Disfunção cognitiva subclínica e depressão.** Os pacientes em diálise crônica podem apresentar encefalopatia urêmica subclínica se a diálise for insatisfatória. A depressão grave e, às vezes, a ansiedade podem comprometer a função cognitiva, mas só podem ser detectadas se houver avaliação neuropsicológica detalhada e regular.

   Um padrão mais comum, porém, é consequência da lesão disseminada da substância branca subcortical encefálica. A leucoaraiose representa o envelhecimento vascular acelerado e foi descrita como fator de risco para o desenvolvimento de demência, problemas de mobilidade e acidente vascular cerebral. É comum nos pacientes em diálise e, assim como outros tipos de lesão encefálica, está associada a inflamação, hipertensão e doença vascular. Esse tipo de lesão subcortical ocorre precisamente na área vascular limítrofe do encéfalo, onde seria esperado que a redução episódica intradialítica da perfusão tivesse seu efeito máximo. Os poucos estudos que fizeram avaliação completa da perda cognitiva nos pacientes em diálise identificaram preservação relativa da memória e do vocabulário (padrão cortical), mas mostraram perda significativa de funções primariamente subcorticais relacionadas com a tomada de decisão e o funcionamento executivo.

   Ainda maior potencial tem a recente constatação de que as alterações isquêmicas subcorticais da substância branca subclínicas estão associadas à interrupção de circuitos intracerebrais, à perda do "equilíbrio tímico" e à ocorrência de depressão clínica. Esses dados circunstanciais, associados à concomitância de aumento significativo da dependência social, agrupados em torno do início e dos primeiros 6 meses de diálise, sugerem a fascinante possibilidade de uma nova base biológica para a depressão e o aumento da dependência social nos pacientes em hemodiálise.

II. **TRANSTORNOS RELACIONADOS AO SONO.** Os levantamentos de pacientes em diálise informam que 40 a 50% têm uma ou mais queixas relativas ao sono, e mais de 50% dos pacientes estudados em laboratório de transtornos do sono têm um transtorno do sono documentado objetivamente por polissonografia. Os pacientes em diálise se queixam com frequência de "insônia" independente de ansiedade ou depressão. Eles podem ter dificuldade para adormecer ou para continuar dormindo. É comum a queixa de acordar com frequência durante a noite sem causa aparente. A sonolência diurna excessiva (SDE) é uma queixa frequente. É comum entrar em uma unidade de diálise durante o dia e encontrar muitos pacientes que adormecem rapidamente durante a sessão. A sonolência diurna crônica pode afetar o funcionamento cognitivo, interferir nas atividades da vida diária e diminuir a qualidade de vida. A sonolência diurna também pode interferir na capacidade de trabalhar do paciente e colocá-lo em risco ao conduzir veículos ou operar equipamento pesado.

A. **Apneia do sono.** Os estudos constataram apneia do sono em 50 a 75% dos pacientes em diálise com queixas relacionadas ao sono. A apneia do sono pode ser classificada como obstrutiva, central ou mista. A apneia obstrutiva do sono é um distúrbio clínico muito comum resultante do colapso das vias respiratórias superiores durante o sono na presença de esforço respiratório contínuo. Com frequência, está associada a roncos altos, arquejos e resfôlegos durante o sono. É relatada em 4% dos homens normais e em 2% das mulheres de 30 a 60 anos. Até 81% dos pacientes idosos em asilos têm apneia do sono. A apneia obstrutiva do sono foi associada a aumento das taxas de morbidade e mortalidade. Na maioria das vezes, essa morbidade está relacionada com processos fisiopatológicos cardiovasculares [muitas vezes associada à sobre-estimulação (*overdrive*) simpática] e vasculares cerebrais, bem como a acidentes decorrentes da sonolência. A principal causa da obstrução parece ser o edema das vias respiratórias superiores e a congestão/distorção da nasofaringe. Embora os pacientes em diálise possam ter apneia obstrutiva do sono, também é comum a apneia central do sono. Na apneia central, não ocorre esforço respiratório nem fluxo de ar, sugerindo disfunção dos centros respiratórios encefálicos. As apneias mistas, caracterizadas por apneia central do sono com um componente obstrutivo, não são incomuns na população em diálise.

B. **Síndrome das pernas inquietas e movimentos periódicos das pernas durante o sono**
   1. **Pernas inquietas.** Uma das queixas mais comuns entre os pacientes com DRCT é a síndrome das pernas inquietas (SPI). Essa é uma queixa subjetiva para a qual não existe exame objetivo. Com frequência, os pacientes descrevem uma sensação de irritação profunda nos músculos da perna abaixo do joelho, sobretudo na panturrilha, que só é aliviada pela movimentação das pernas e dos pés. A sensação de irritação costuma ocorrer durante o repouso, com frequência nas horas que antecedem o horário habitual de dormir. A SPI pode atrasar bastante o início do sono.
   2. **MPPSs.** Os movimentos periódicos das pernas durante o sono (MPPSs) são um transtorno do sono comum; a incidência aumenta com a idade e são comuns nos idosos da população geral. Em geral, esse transtorno é caracterizado por dorsiflexão do pé ou movimento do membro inferior com duração de 2 a 4 s e numerosas repetições a cada 20 a 40 s. Ocorre principalmente no primeiro terço do sono durante o movimento não rápido dos olhos. Cada movimento pode provocar um breve despertar e ser a origem de queixas de sono não reparador e fadiga diurna. Os MPPSs ocorrem em cerca de 80% dos pacientes que se queixam de SPI e são encontrados em uma porcentagem muito alta de pacientes com DRCT. Os pacientes em diálise com MPPSs apresentam número muito maior de movimentos por hora de sono que os pacientes da população geral com MPPSs. Em uma série de casos com 45 pacientes em diálise, 71% apresentavam MPPSs significativos e vários deles movimentavam a perna mais de 1.500 vezes em uma única noite.

Muitos dos incidentes relacionados com os MPPSs foram associados ao despertar repetitivo, que tem como consequência a péssima qualidade do sono, as queixas de fadiga diurna e a taxa de mortalidade aumentada. Tanto a apneia do sono quanto o alto índice de MPPSs (p. ex., mais de 35 movimentos das pernas por hora de sono) estão associados a altas taxas de mortalidade. Não sabemos ainda se existe uma relação causal ou apenas uma associação nem se o tratamento aumentará a sobrevida desses pacientes.

3. **Diagnóstico**
   a. **Anamnese.** O histórico do sono pode ser facilmente obtido por meio de um questionário ou uma entrevista rápida. O paciente ou seu companheiro deve ser indagado sobre a quantidade e a qualidade do sono noturno, o número de vezes que desperta durante a noite, a capacidade restauradora do sono e sobre a ocorrência de roncos, arquejo, pausas respiratórias durante o sono, movimentos dos membros inferiores (chutes) durante o período de vigília ou de sono, fadiga diurna ou cochilos impróprios. Deve-se fazer a revisão dos medicamentos e dos hábitos sociais (p. ex., excesso de cafeína) associados à irritabilidade excessiva.
   b. **Polissonografia.** Os transtornos do sono, como a apneia do sono e os MPPSs, são facilmente identificados com auxílio da polissonografia diagnóstica convencional (estudo do sono). Esses exames geralmente são realizados em laboratórios com equipamento especial existentes em muitos hospitais. A polissonografia costuma abranger eletroencefalografia, eletro-oculografia, eletromiografia e eletrocardiografia simultâneas, além do monitoramento de ruídos respiratórios, do esforço respiratório e do fluxo de ar, da saturação do oxigênio arterial e dos movimentos das pernas durante o período de sono habitual do paciente.

4. **Tratamento da apneia do sono**
   a. Os **medicamentos** não se mostraram efetivos no tratamento da apneia obstrutiva do sono. Os benzodiazepínicos são contraindicados bem como outros depressores do sistema nervoso central, pois podem acarretar apneias mais prolongadas, maior dessaturação de O_2 e fragmentação mais intensa do sono, com consequente maior fadiga diurna.
   b. **Diálise noturna.** Tanto a hemodiálise noturna quanto a DP noturna assistida por cicladora (Tang, 2006) propiciaram melhora da apneia do sono. Os mecanismos responsáveis não foram esclarecidos, mas é provável que a ultrafiltração noturna e o melhor controle de volume diminuam o edema das vias respiratórias superiores (medido diretamente por RM), o que influencia o elemento obstrutivo da apneia do sono (Elias, 2013).
   c. **Pressão positiva contínua nas vias respiratórias (CPAP).** A CPAP é a administração de pressão positiva de ar através da boca ou das narinas. A pressão positiva do ar mantém abertas as vias respiratórias superiores, com efetiva prevenção da obstrução. Constitui um tratamento efetivo para a apneia do sono – de causa obstrutiva, central ou mista – na população em diálise. Entretanto, a não adesão é um problema nos pacientes que usam a CPAP para alívio da apneia obstrutiva do sono.
   d. **O_2 suplementar.** Alguns estudos mais recentes mostraram que a administração de O_2 suplementar de baixo fluxo é bem-sucedida no tratamento da apneia central do sono. Entretanto, se também houver apneia obstrutiva do sono, o O_2 de baixo fluxo pode prolongar a apneia.
   e. **Cirurgia.** Várias condutas cirúrgicas foram usadas para tratamento da apneia obstrutiva do sono. Em geral, essas condutas incluem a redução cirúrgica ou remoção da úvula e dos tecidos do palato mole. A taxa de sucesso total das cirurgias na apneia obstrutiva do sono é de 50%.

5. **Tratamento da SPI e dos MPPSs**
   a. **Medidas conservadoras.** A reposição de ferro é útil na população geral, mas é raríssimo que isso constitua um problema nos pacientes em diálise devido ao monitoramento contínuo do nível de ferro. Todavia, a deficiência de ferro deve ser evitada. Às vezes a orientação geral para evitar o consumo de cafeína, álcool e nicotina é útil. A prática regular de alongamento, exercícios físicos, massagem e banhos quentes ou frios pode aliviar os sintomas. A insônia crônica decorrente das pernas inquietas agrava os transtornos do humor e pode perpetuar um ciclo de sono insuficiente.
   b. **Medicamentos.** Os precursores ou agonistas da dopamina, como a L-dopa, reduzem o número e a intensidade dos dois distúrbios e muitos consideram que seja o tratamento de escolha. Os benzodiazepínicos, como o clonazepam, foram usados durante muitos anos. Discute-se se os benzodiazepínicos realmente diminuem a quantidade de movimentos ou se apenas inibem o despertar. Existem agonistas da dopamina de ação mais prolongada, como o ropinirol, mas é preciso ter cautela ao usá-los nos pacientes com DRCT.
   c. **Transplante.** Há relatos de resolução completa da apneia do sono e da SPI/MPPSs após transplante renal.

III. **NEUROPATIA PERIFÉRICA**
   A. **Neuropatia urêmica.** A neuropatia urêmica é uma polineuropatia sensitiva e motora mista, simétrica e distal. Habitualmente, acomete mais as pernas que os braços. As manifestações clínicas incluem parestesia nos pés, disestesia dolorosa, ataxia e fraqueza. É frequente o comprometimento do sentido de posição e do limiar de percepção vibratória. Estudos fisiológicos mostram alentecimento da condução nos nervos motores e dos potenciais de ação sensitivos. A condição é causada por uma ou mais toxinas retidas na uremia e insuficientemente removidas pela diálise. Nos pacientes com diabetes coexistente, a neuropatia incapacitante pode se desenvolver com rapidez e às vezes é difícil distinguir a contribuição de cada causa.
   Se a diálise for efetiva, a neuropatia urêmica clínica é incomum, mas podem ser detectadas manifestações subclínicas em mais de 50% dos pacientes. O monitoramento eletrofisiológico seriado foi usado para avaliar se os esquemas de diálise são satisfatórios, mas não é empregado como método de rotina. Caso surjam sinais clínicos de neuropatia periférica, é preciso avaliar cuidadosamente, por modelagem cinética da ureia, se a diálise é suficiente. A substituição por uma membrana de alto fluxo ou por hemodiafiltração para aumentar a remoção de moléculas de tamanho médio pode ser benéfica. A hemodiálise mais frequente, sobretudo a hemodiálise noturna, 6 vezes/semana, pode melhorar a neuropatia, mas ainda não existem dados sólidos sobre a neuropatia. O transplante renal bem-sucedido é o modo mais confiável de reverter a neuropatia.
   1. **Diagnóstico diferencial.** É preciso diferenciar a neuropatia urêmica da perturbação da função dos nervos periféricos decorrente de uma doença sistêmica subjacente (p. ex., amiloidose ou diabetes melito). A Tabela 40.6 contém uma lista resumida dos distúrbios a considerar no diagnóstico diferencial. A suplementação com piridoxina melhorou a polineuropatia periférica em um grupo de pacientes japoneses idosos em diálise; entretanto, esse estudo não foi controlado e os níveis iniciais de 5'-fosfato de piridoxal não estavam reduzidos (Moriwaki, 2000).
   B. **Mononeuropatias (síndrome do túnel do carpo).** Por vezes, o decúbito prolongado durante o procedimento de hemodiálise acarreta paralisia dos nervos ulnar e fibular; a neuropatia mais comum, porém, é a síndrome do túnel do carpo, decorrente da compressão do nervo mediano no punho, onde atravessa um túnel do carpo estreitado. A prevalência também aumenta após anos de diálise e alcança até 73% em pacientes

Tabela 40.6	Principais diagnósticos diferenciais de polineuropatia urêmica.

Diabetes melito

Abuso de álcool etílico

Amiloidose

Desnutrição

Poliarterite

Lúpus eritematoso

Mieloma múltiplo

Deficiência de tiamina

submetidos a hemodiálise por 10 anos ou mais. A patogenia parece ser multifatorial. Depósitos de amiloide de β_2-microglobulina podem comprimir o nervo mediano quando este atravessa o túnel do carpo; no entanto, não há amiloide em todas as amostras de biopsia. Alguns pacientes relatam exacerbação dos sintomas durante a hemodiálise, talvez devido a um fenômeno de roubo arterial induzido pela fístula e consequente isquemia do nervo mediano. Além disso, o aumento do volume de líquido extracelular entre as sessões de diálise pode acarretar edema e compressão do nervo mediano.

1. **Sintomas.** A maioria dos pacientes se queixa de dormência, formigamento, queimação ou sensação de "agulhadas" nos dedos da mão afetada. A mão pode parecer rígida ou edemaciada. Embora os sintomas geralmente ocorram na distribuição do nervo mediano (sobre o polegar e os dedos indicador e médio), os pacientes às vezes se queixam de distúrbio sensitivo em toda a mão. A dor contínua pode ser referida no antebraço. Os sintomas costumam ser mais intensos à noite ou durante a hemodiálise e são exacerbados por atividades com flexão e extensão repetidas do punho. Eles são mais frequentes no lado do acesso vascular ativo mais antigo. No entanto, alguns pacientes apresentaram sintomas no braço que nunca havia sido usado para enxerto ou fístula.

2. **Exame.** Nos casos iniciais, pode não haver perda objetiva da sensibilidade nem da força muscular. Muitas vezes é possível provocar os sintomas por percussão da face palmar do túnel do carpo (sinal de Tinel) ou por instrução para o paciente manter os punhos em posição fletida por 1 min (sinal de Phalen). Nos casos mais avançados, pode haver diminuição da percepção do toque leve, da estimulação com alfinete, da temperatura ou da discriminação de dois pontos na distribuição do nervo mediano. O músculo abdutor curto do polegar pode estar fraco e, nos casos prolongados, pode haver atrofia da eminência tenar.

3. **Diagnóstico.** O diagnóstico diferencial da síndrome do túnel do carpo abrange espondilose da parte inferior da coluna cervical, síndrome do desfiladeiro torácico, polineuropatia sensorimotora ou mononeuropatia e síndrome de roubo na artéria radial em pacientes com acesso arteriovenoso. Exceto em casos iniciais, geralmente é possível estabelecer o diagnóstico definitivo por eletromiografia (EMG) e estudos da velocidade de condução nervosa.

4. **Tratamento.** A imobilização do punho afetado em posição de repouso neutra, sobretudo à noite e durante as sessões de diálise, pode proporcionar alívio temporário dos sintomas. Caso a imobilização não propicie melhora ou seja mal tolerada, a injeção de ésteres de corticosteroide microcristalinos no túnel do carpo produz alívio permanente em cerca de 30% dos pacientes. Caso a melhora dos sintomas após a injeção seja insuficiente ou se houver perda objetiva significativa da função motora ou sensitiva, a descompressão do túnel do carpo produz melhora em mais de 90%, mas os sintomas costumam reaparecer no decorrer de 2 anos.

IV. **CONTRATURAS EM FLEXÃO DO DEDO.** O amiloide de β_2-microglobulina também pode se depositar ao longo dos tendões flexores das mãos. Esses depósitos podem causar aderência entre os tendões dos músculos flexores dos dedos da mão, com a criação de massa de tecidos moles subcutânea na palma da mão e contraturas em flexão irredutíveis dos dedos. O desbridamento cirúrgico de depósitos amiloides das bainhas tendíneas dos músculos flexores melhora a extensão do dedo, mas esses depósitos costumam reaparecer no decorrer de vários anos.

V. **ESPONDILOPATIA ATLANTOCERVICAL.** Há relatos de instabilidade cervical progressiva e compressão medular decorrente da amiloidose destrutiva por β_2-microglobulina nos pacientes em diálise prolongada. A condição pode ser diagnosticada por RM. A descompressão precoce é vital para evitar incapacidade acentuada. Entre as características radiográficas estão o estreitamento dos espaços intervertebrais e a erosão das placas terminais vertebrais sem formação considerável de osteófitos. A parte inferior da coluna cervical é afetada com maior frequência, mas também há alterações semelhantes na coluna torácica e lombar. Podem-se observar depósitos císticos de amiloide de β_2-microglobulina no processo odontoide e nos corpos vertebrais da parte superior da coluna cervical. Além disso, pode haver massas de tecidos moles periodontoides de amiloide de β_2-microglobulina, denominadas "pseudotumores". O sintoma inicial de espondiloartropatia destrutiva é a dor, tipicamente no pescoço quando há acometimento da coluna cervical. Entretanto, a maioria dos pacientes com anormalidades radiográficas não tem dor cervical. Embora o comprometimento neurológico seja raro, houve relato de mielopatia significativa, sobretudo em pacientes tratados com hemodiálise por 20 anos ou mais. É preciso diferenciar a espondiloartropatia destrutiva grave da osteomielite vertebral por RM.

VI. **MANEJO DA DOR PÉLVICA CRÔNICA.** O manejo da dor crônica é muito difícil nos pacientes em diálise de manutenção. O escalonamento hierárquico padronizado de tipo e opção de analgésico pode não ser apropriado. É difícil obter – do ponto de vista do tipo de fármaco, da dose e da frequência – analgesia efetiva e uniforme sem efeitos colaterais inaceitáveis. A remoção intermitente do fármaco pela hemodiálise acrescenta outra dimensão a considerar. Muitas vezes há necessidade de consideráveis tentativas e erros até alcançar esse equilíbrio, e é muito desejável a disponibilidade de uma equipe especializada no alívio da dor que tenha experiência apropriada com pacientes em diálise. O acesso a outras medidas como bloqueios nervosos seletivos, anestesia regional e injeção intra-articular pode propiciar alívio ótimo da dor com mínimo uso de medicamentos potencialmente tóxicos com estreita janela terapêutica.

Os analgésicos simples habituais [como o paracetamol (conhecido como acetaminofeno nos EUA)] são a base do manejo da dor crônica. O uso de AINE pode ser apropriado em pacientes anéfricos, mas é preciso considerar com atenção o risco de perda súbita da função renal residual nos pacientes que ainda tenham algum grau de função renal. Caso sejam usados AINEs, é preferível administrar doses no limite inferior do intervalo terapêutico e agentes de menor potência como o ibuprofeno. Nessa situação há um acúmulo característico de opiáceos, cuja remoção por diálise pode ser acentuada, precipitando dor aguda relacionada com sessões de hemodiálise. Mesmo o uso de agentes mais fracos como a codeína pode acarretar obnubilação grave e parada respiratória. Com frequência, porém, é necessário recorrer aos opiáceos para obter alívio satisfatório dos sintomas. Em geral, é necessário aumentar o intervalo entre as administrações em vez de limitar as doses, devem ser evitadas preparações de liberação lenta e pode ser necessário limitar o acesso a doses complementares. Os adesivos de liberação transdérmica podem ser úteis, sobretudo ao usar fármacos como a fentanila, cuja eliminação é hepática. A princípio, deve-se usar a formulação de menor dose. É preciso esperar tempo suficiente para que qualquer um desses opioides alcance o estado de equilíbrio antes do escalonamento do algoritmo de analgésicos. Com frequência, os fármacos coanalgésicos como os antidepressivos (p. ex., antidepressivos tricíclicos) ou anticonvulsivantes (p. ex., gabapentina) são considerados na dor intratável, sobretudo com um elemento neuropático. Pode ser muito difícil usá-los sem que haja sedação excessiva e má qualidade de vida. Mais uma vez, as doses devem ser iniciadas no menor nível possível, com escalonamento muito cuidadoso. Deve-se evitar a combinação desses agentes, se possível. Por fim, é importante que não sejam negligenciadas as estratégias não farmacêuticas de manejo da dor. Os pacientes devem participar ativamente da decisão e devem ser envidados esforços para explicar os desafios e administrar as expectativas. É preciso considerar devidamente outras intervenções, como as psicológicas.

Referências bibliográficas e leitura sugerida

Apostolou T, Gokal R. Neuropathy and quality-of-life in diabetic continuous ambulatory peritoneal dialysis patients. *Perit Dial Int.* 1999;19(suppl 2):S242–S247.

Arnold R, et al. Effects of hemodiafiltration and high flux hemodialysis on nerve excitability in end-stage kidney disease. *PLoS One.* 2013;8:e59055.

Benz RL, et al. Potential novel predictors of mortality in end-stage renal disease patients with sleep disorders. *Am J Kidney Dis.* 2000;35:1052–1060.

Benz RL, Pressman MR, Wu X. Periodic limb movements in sleep revealed by treatment of sleep apnea with continuous positive airway pressure in the advanced chronic kidney disease population. *Clin Nephrol.* 2011;76:470–474.

Chang JM, et al. Fatal outcome after ingestion of star fruit (Averrhoa carambola) in uremic patients. *Am J Kidney Dis.* 2000;35:189–193.

Davison SN. Pain in hemodialysis patients: prevalence, cause, severity, and management. *Am J Kidney Dis.* 2003;42:1239–1247.

Dharia SM, Brown LK, Unruh ML. Recognition and treatment of obstructive sleep apnea. *Semin Dial.* 2013;26:273–277.

Diaz A, Deliz B, Benbadis SR. The use of newer antiepileptic drugs in patients with renal failure. *Expert Rev Neurother.* 2012;12:99–105.

Edmunds ME, Walls J. Pathogenesis of seizures during recombinant human erythropoietin therapy. *Semin Dial.* 1991;4:163.

Eldehni MT, McIntyre CW. Are there neurological consequences of recurrent intradialytic hypotension? *Semin Dial.* 2012;25:253–256.

Eldehini MT, Odudu A, McIntyre CW. Randomized clinical trial of dialyzate cooling and effects on brain white matter. *J Am Soc Nephrol.* 2014, in press.

Elias RM, et al. Relationship of pharyngeal water content and jugular volume with severity of obstructive sleep apnea in renal failure. *Nephrol Dial Transplant.* 2013;28:937–944.

Forsberg U, et al. Microemboli, developed during haemodialysis, pass the lung barrier and may cause ischaemic lesions in organs such as the brain. *Nephrol Dial Transplant.* 2010;25:2691–2695.

Glenn CM, et al. Dialysis-associated seizures in children and adolescents. *Pediatr Nephrol.* 1992;6:182.

Hanly PJ, et al. Daytime sleepiness in patients with CRF: impact of nocturnal hemodialysis. *Am J Kidney Dis.* 2003;41:403–410.

Hung SC, et al. Thiamine deficiency and unexplained encephalopathy in hemodialysis and peritoneal dialysis patients. *Am J Kidney Dis.* 2001;38:941–947.

Iftikhar S, Dahbour S, Nauman S. Nonconvulsive status epilepticus: high incidence in dialysis-dependent patients. *Hemodial Int.* 2007;11:392–397.

Kang HJ, et al. Does carpal tunnel release provide long-term relief in patients with hemodialysis-associated carpal tunnel syndrome? *Clin Orthop Relat Res.* 2012;470:2561–2565.

Kavanagh D, et al. Restless legs syndrome in patients on dialysis. *Am J Kidney Dis.* 2004;43:763–771.

Kiley JE. Residual renal and dialyser clearance, EEG slowing, and nerve conduction velocity. *ASAIO J.* 1981;4:1.

Lass P, et al. Cognitive impairment in patients with renal failure is associated with multiple-infarct dementia. *Clin Nucl Med.* 1999;24:561–565.

Marsh JT, et al. rHuEPO treatment improves brain and cognitive function of anemic dialysis patients. *Kidney Int.* 1991;39:155.

McIntyre CW. Recurrent circulatory stress: the dark side of dialysis. *Semin Dial.* 2010;23:449–451.

McIntyre CW, et al. Circulating endotoxemia: a novel factor in systemic inflammation and cardiovascular disease in chronic kidney disease. *Clin J Am Soc Nephrol.* 2011;6:133–141.

Molnar MZ, Novak M, Mucsi I. Management of restless legs syndrome in patients on dialysis. *Drugs.* 2006;66:607–624.

Moriwaki K, et al. Vitamin B6 deficiency in elderly patients on chronic peritoneal dialysis. *Adv Perit Dial.* 2000;16:308–312.

Nakatani T, et al. Silent cerebral infarction in hemodialysis patients. *Am J Nephrol.* 2003;23:86–90.

Nicholl DD, et al. Diagnostic value of screening instruments for identifying obstructive sleep apnea in kidney failure. *J Clin Sleep Med.* 2013;9:31–38.

Novak M, et al. Diagnosis and management of sleep apnea syndrome and restless legs syndrome in dialysis patients. *Semin Dial.* 2006;19:210–216.

Novak M, et al. Diagnosis and management of insomnia in dialysis patients. *Semin Dial.* 2006;19:25–31.

Nicholl DD, et al. Diagnostic value of screening instruments for identifying obstructive sleep apnea in kidney failure. *J Clin Sleep Med.* 2013;9:31–38.

Odudu A, Francis ST, McIntyre CW. MRI for the assessment of organ perfusion in patients with chronic kidney disease. *Curr Opin Nephrol Hypertens.* 2012;21:647–654.

Okada H, et al. Vitamin B_6 supplementation can improve peripheral neuropathy in patients with chronic renal failure on high-flux hemodialysis and human recombinant erythropoietin. *Nephrol Dial Transplant.* 2000;16:1410–1413.

Pressman MR, Benz RL. Sleep disordered breathing in ESRD: acute beneficial effects of treatment with nasal continuous positive airway pressure. *Kidney Int.* 1993;43:1134–1139.

Prohovnik I, et al. Cerebrovascular effects of hemodialysis in chronic kidney disease. *J Cereb Blood Flow Metab.* 2007;27:1861–1869.

Santoro D, et al. Pain in end-stage renal disease: a frequent and neglected clinical problem. *Clin Nephrol.* 2013;79 (suppl 1):S2–S11.

Silver SM. Cerebral edema after hemodialysis: the "reverse urea effect" lives. *Int J Artif Organs.* 1998;21:247–250.

Tang S, et al. Alleviation of sleep apnea in patients with chronic renal failure by nocturnal cycler-assisted peritoneal dialysis compared with conventional continuous ambulatory peritoneal dialysis. *J Am Soc Nephrol.* 2006;17:2607–2616.

Tucker KL, et al. High homocysteine and low B vitamin predict cognitive decline in aging men: the Veterans Affairs Normative Aging Study. *Am J Clin Nutr.* 2005;82:627–635.

Apêndice A

Ferramentas para Estimativa da Taxa de Filtração Glomerular e da Excreção Diária de Creatinina

I. NORMALIZAÇÃO DA TAXA DE FILTRAÇÃO GLOMERULAR DE ACORDO COM A SUPERFÍCIE CORPORAL.*

O denominador de tamanho apropriado a usar no ajuste da taxa de filtração glomerular (TFG) ao tamanho do corpo é uma questão controversa, mas o critério tradicional usado para normalização da TFG em adultos é a área de superfície corporal (ASC) – geralmente 1,73 m^2 de área de superfície corporal (a ASC em adultos no início do século XX). Em geral, a ASC é calculada a partir de uma equação proposta por Gehan e George (1970) que depende apenas da altura e do peso. Não depende da idade nem do sexo. Existem várias calculadoras na internet que fazem esse cálculo.

$$ASC = 0,0235 \times P^{0,51456} \times A^{0,422446}$$

Em que:

P = peso (kg) e A = altura (cm).

Quando a TFG é normalizada de acordo com a ASC, a TFG/1,73 m^2 em adultos jovens de ambos os sexos é semelhante e varia de 110 a 120 mℓ/min. Em crianças de apenas 2 anos, a TFG/1,73 m^2 também se mantém perto de 110 a 120 mℓ/min.

Exemplo: como normalizar a TFG para ASC de 1,73 m^2:
Suponha que a TFG bruta seja de 100 mℓ/min

Se ASC = 1,5 m^2, multiplique 100 por 1,73/1,50

TFG/1,73 m^2 = **115** mℓ/min

Se ASC = 2,0 m^2, multiplique 100 por 1,73/2,00

TFG/1,73 m^2 = **86** mℓ/min

O exemplo mostra dois indivíduos com uma TFG de 100 mℓ/min. Um deles tem uma ASC de 1,5 m^2 e o outro de 2,0 m^2. A TFG normalizada para a ASC é de 115 mℓ/min/1,73 m^2 na pessoa menor e 86 mℓ/min/1,73 m^2 na pessoa maior.

II. CÁLCULO DA DEPURAÇÃO DE CREATININA ESTIMADA (ClCre) USANDO A EQUAÇÃO DE Ix.*

Uma nova equação para prever a taxa de excreção de creatinina em 24 h foi desenvolvida e validada por Ix (2011); essa equação foi validada em várias grandes bases de dados e também é baseada na dosagem de creatinina realizada por ensaio calibrado por

---

* Texto em I e II citado com autorização de MacGregor MS, Methven S. Assessing kidney function. In: Daugirdas JT, ed. Handbook of Chronic Kidney Disease Management. Philadelphia, PA: Lippincott Williams & Wilkins, 2011.

espectrometria de massa de diluição isotópica (EMDI). A nova equação de Ix é calculada da seguinte maneira:

Quando a taxa de excreção de creatinina está em mg/24 h e a creatinina sérica (SCr) está em mg/dℓ:

ClCre = [(taxa de excreção em 24 h em mg/dia)/1.440]/(0,01 × SCr),

em que:

taxa de excreção em 24 h em mg = 880 – 6,2 × idade + 12,5 × (peso em kg) + (35 se negro) – (380 se do sexo feminino)

ou quando a SCr é medida em mcmol/ℓ:

ClCre = [(taxa de excreção em 24 h em mg/dia)/1.440]/(0,001 × SCr),

taxa de excreção em 24 h em mcmol = 8,84 × [880 – 6,2 × idade + 12,5 × (peso em kg) + (35 se negro) – (380 se do sexo feminino)]

Observe que a correção para a idade dessa nova equação de Ix (2011) tem uma correção para a idade muito menos íngreme que a da equação de Cockcroft e Gault, e a correção para o sexo feminino é maior que o termo de 0,85 comumente usado com Cockcroft e Gault. O peso é incluído nas duas equações de previsão da depuração de creatinina, de Ix e de Cockcroft e Gault, pois o resultado dessas equações é a depuração de creatinina "bruta", não corrigida para a ASC.

III. EQUAÇÃO CKD-EPI PARA CÁLCULO DA TFG ESTIMADA (TFGe)

Nota: *criada para uso quando a creatinina sérica (SCr) é inserida em mg/dℓ.*
Para converter a SCr de mcmol/ℓ para mg/dℓ, multiplique por 0,0113.

Mulher afro-americana
Se creatinina sérica (SCr) ≤ 0,7,

$$TFGe/1,73 \text{ m}^2 = 166 \times (SCr/0,7)^{-0,329} \times 0,993^{idade}$$

Se creatinina sérica (SCr) > 0,7,

$$TFGe/1,73 \text{ m}^2 = 166 \times (SCr/0,7)^{-1,209} \times 0,993^{idade}$$

Homem afro-americano
Se creatinina sérica (SCr) ≤ 0,9,

$$TFGe/1,73 \text{ m}^2 = 163 \times (SCr/0,9)^{-0,411} \times 0,993^{idade}$$

Se creatinina sérica (SCr) > 0,9,

$$TFGe/1,73 \text{ m}^2 = 163 \times (SCr/0,9)^{-1,209} \times 0,993^{idade}$$

Mulher branca ou de outra raça
Se creatinina sérica (SCr) ≤ 0,7,

$$TFGe/1,73 \text{ m}^2 = 144 \times (SCr/0,7)^{-0,329} \times 0,993^{idade}$$

Se creatinina sérica (SCr) > 0,7,

$$TFGe/1,73 \text{ m}^2 = 144 \times (SCr/0,7)^{-1,209} \times 0,993^{idade}$$

Homem branco ou de outra raça
Se creatinina sérica (SCr) ≤ 0,9,

$$TFGe/1,73 \text{ m}^2 = 141 \times (SCr/0,9)^{-0,411} \times 0,993^{idade}$$

Se creatinina sérica (SCr) > 0,9,

$$TFGe/1,73 \text{ m}^2 = 141 \times (SCr/0,9)^{-1,209} \times 0,993^{idade}$$

IV. **TAXAS DE EXCREÇÃO DE CREATININA ESPERADAS EM 24 H (FIGURA A.1).**

V. **EQUAÇÃO DE CORCORAN-SALAZAR.** Essa equação é uma modificação da equação de Cockcroft e Gault e pode ser usada para estimar a depuração de creatinina (não indexada à ASC) em pessoas obesas (Figura A.2).

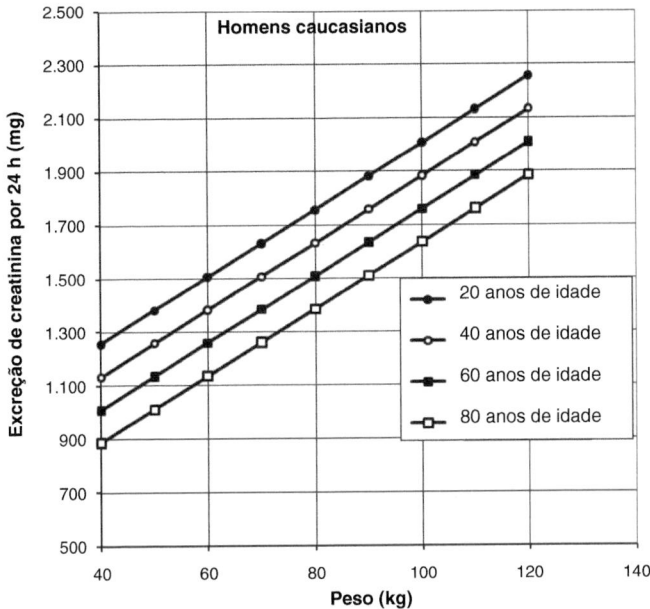

FIGURA A.1 Taxa de excreção de creatinina esperada em 24 h em caucasianos de acordo com a nova equação de Ix (Ix, 2011). Somar 35 mg/24 h em homens ou mulheres afro-americanos. (Reproduzida, com autorização, de Daugirdas JT. *Handbook of Chronic Kidney Disease Management.* Philadelphia, PA: Lippincott Williams & Wilkins, 2011.)

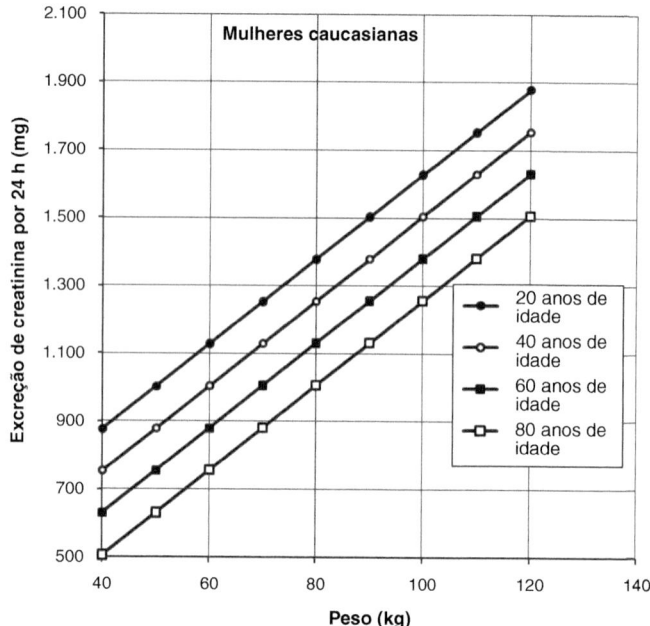

FIGURA A.1 (*continuação*)

Homem:

$$ClCre = \frac{(137 - idade) \times [(0{,}285 \times P) + (12{,}1 \times A^2)]}{51 \times SCr}$$

Mulher:

$$ClCre = \frac{(146 - idade) \times [(0{,}287 \times P) + (9{,}74 \times A^2)]}{60 \times SCr}$$

em que ClCre = depuração de creatinina estimada, P = peso corporal real em kg, A = altura em metros e SCr = creatinina sérica em mg/dℓ.

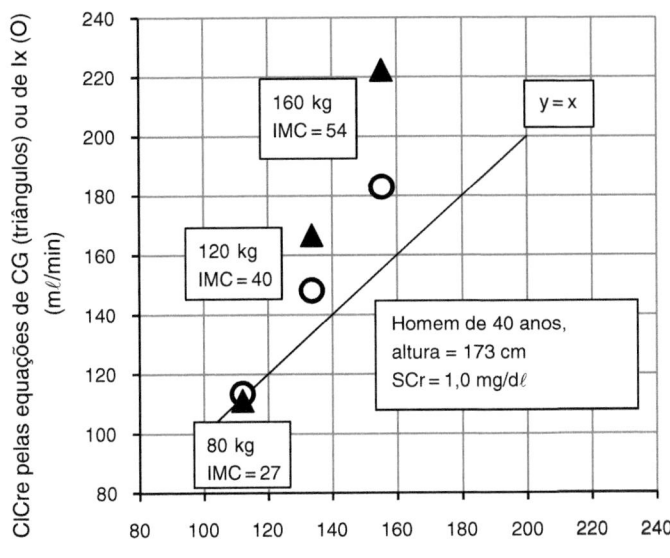

CICre pela equação de Corcoran-Salazar (ml/min)

FIGURA A.2 Diferenças em três equações de estimativa da CICre em três homens de 40 anos, todos com SCr de 1,0 mg/dl (88,4 mcmol/l) e todos da mesma altura, mas com pesos de 80, 120 ou 160 kg. Tanto a equação de Cockcroft e Gault (CG) quanto a equação de Ix tendem a superestimar a CrCl em indivíduos com obesidade acentuada. (Reproduzida, com autorização, de Daugirdas JT. *Handbook of Chronic Kidney Disease Management.* Philadelphia: PA: Lippincott Williams & Wilkins, 2011.)

Referências bibliográficas e leitura sugerida

Cockcroft DW, Gault MH. Prediction of creatinine clearance from serum creatinine. *Nephron.* 1976;16:31–41.

Gehan E, George SL. Estimation of human body surface area from height and weight. *Cancer Chemother Rep.* 1970;54:225–235.

Ix JH, et al; for the Chronic Kidney Disease Epidemiology Collaboration. Equations to estimate creatinine excretion rate: the CKD Epidemiology Collaboration. *Clin J Am Soc Nephrol.* 2011;6:184–191.

Levey AS, et al; for the Chronic Kidney Disease Epidemiology Collaboration. A new equation to estimate glomerular filtration rate. *Ann Intern Med.* 2009;150:604–612.

Salazar DE, Corcoran GB. Predicting creatinine clearance and renal drug clearance in obese patients from estimated fat-free body mass. *Am J Med.* 1988;84:1053–1060.

Apêndice B

Ferramentas Nutricionais

I. **PESOS CORPORAIS IDEAL, MAGRO, PADRÃO MEDIANO E AJUSTADO**
   A. **Equações do peso corporal ideal (kg).**
   1. **Método de Devine (1974):**
      homens: 50 + 0,91 kg para cada centímetro acima de 152,4.
      mulheres: 45,5 + 0,91 kg para cada centímetro acima de 152,4.
   2. **Método de Robinson (1983):**
      homens: 52 + 0,75 kg para cada centímetro acima de 152,4.
      mulheres: 49 + 0,67 kg para cada centímetro acima de 152,4.
   B. **Peso corporal ajustado (kg).** Existem dois métodos de cálculo do peso corporal ajustado usados amplamente:
   1. Método KDOQI:
      O primeiro, usado por KDOQI para recomendação de proteínas e calorias, é:

      $$PCaj = PCsemed + (PCpad - PCsemed) \times 0,25,$$

      em que PCsemed é o peso corporal real sem edema e PCpad é o peso padrão mediano da Tabela B.1 (adiante) e da Tabela B.2.

Tabela B.1 Pesos padrão medianos para homens e mulheres nos EUA por idade, altura e estrutura (usado para calcular o peso corporal ajustado).

Altura		Peso padrão mediano (kg)						Peso corporal ideal (kg) (Robinson)
		25 a 54 anos			55 a 74 anos			
		Estrutura[a]						
pol	cm	P	M	G	P	M	G	
		Homens						
62	157	64	68	82	61	68	77	55,8
63	160	61	71	83	62	70	80	57,7
64	163	66	71	84	63	71	77	59,6
65	165	66	74	84	70	72	79	61,5
66	168	67	75	84	68	74	80	63,4
67	170	71	77	84	69	78	85	65,3
68	173	71	78	86	70	78	83	67,2
69	175	74	78	89	75	77	84	69,1
70	178	75	81	87	76	80	87	71
71	180	76	81	91	69	84	84	72,9

(*continua*)

Tabela B.1	Pesos padrão medianos para homens e mulheres nos EUA por idade, altura e estrutura (usado para calcular o peso corporal ajustado). (*continuação*)

Altura		Peso padrão mediano (kg)						Peso corporal ideal (kg) (Robinson)
		25 a 54 anos			55 a 74 anos			
		Estrutura[a]						
pol	cm	P	M	G	P	M	G	
		Homens						
72	183	74	84	91	76	81	90	74,8
73	185	79	85	93	78	88	88	76,7
74	188	80	88	92	77	95	89	78,6
		Mulheres						
58	147	52	63	86	54	57	78	45,6
59	150	53	66	78	55	62	78	47,3
60	152	53	60	87	54	62	78	49
61	155	54	61	81	56	64	79	50,7
62	157	55	61	81	58	64	82	52,4
63	160	55	62	83	58	65	80	54,1
64	163	57	62	79	60	66	77	55,8
65	165	60	63	81	60	67	80	57,5
66	168	58	63	75	68	66	82	59,2
67	170	59	65	80	61	72	80	60,9
68	173	62	67	76	61	70	79	62,6
69	175	63	68	79	62	72	85	64,3
70	178	64	70	76	63	73	85	66

[a]Estrutura definida na Tabela B.2.
Dados do peso padrão mediano extraídos dos dados combinados de NHANES I e NHANES II (Frisancho, 1984).
Peso corporal ideal calculado de acordo com Robinson (1983).
(Reproduzida, com autorização, de Daugirdas JT. *Handbook of Chronic Kidney Disease Management*. Philadelphia, PA: Lippincott Williams & Wilkins, 2011.)

2. **Fundamentado no peso corporal ideal:** Outra versão, muito usada no cálculo da dose dos fármacos, é:

Peso corporal ajustado – PCI + 0,4 × (PCsemed – PCI),

em que PCI = peso corporal ideal calculado de acordo com o método de Devine ou de Robinson, descritos anteriormente.

C. **Equações do peso corporal magro (kg):**
   1. Janmahasatian (2005):
      homens: 9.270 × peso (kg)/(6.680 + 216 × IMC)
      mulheres: 9.270 × peso (kg)/(8.780 + 244 × IMC)

II. **EQUAÇÕES DA ÁREA DE SUPERFÍCIE CORPORAL**
    AS = área de superfície, P = peso pós-diálise em kg, A = altura em cm.

   A. **Gehan e George (1970).** Pode ser usada em todos os pacientes, mas deve ser usada principalmente quando a idade for < 18 anos.

$$AS = 0,0235 \times P^{0,51456} \times A^{0,422446}$$

| Tabela B.2 | Estrutura corporal determinada pela largura do cotovelo em centímetros. |

	Estrutura corporal		
Idade (anos)	Pequena	Média	Grande
	Homens		
18 a 24	≤ 6,6	> 6,6 e < 7,7	≥ 7,7
25 a 34	≤ 6,7	> 6,7 e < 7,9	≥ 7,9
35 a 44	≤ 6,7	> 6,7 e < 8,0	≥ 8,0
45 a 54	≤ 6,7	> 6,7 e < 8,1	≥ 8,1
55 a 64	≤ 6,7	> 6,7 e < 8,1	≥ 8,1
65 a 74	≤ 6,7	> 6,7 e < 8,1	≥ 8,1
	Mulheres		
18 a 24	≤ 5,6	> 5,6 e < 6,5	≥ 6,5
25 a 34	≤ 5,7	> 5,7 e < 6,8	≥ 6,8
35 a 44	≤ 5,7	> 5,7 e < 7,1	≥ 7,1
45 a 54	≤ 5,7	> 5,7 e < 7,2	≥ 7,2
55 a 64	≤ 5,8	> 5,8 e < 7,2	≥ 7,2
65 a 74	≤ 5,8	> 5,8 e < 7,2	≥ 7,2

Calculado a partir dos dados da população dos EUA em NHANES 1 and NHANES 2.
Dados reproduzidos de Frisancho (1984).
(Reproduzida, com autorização, de Daugirdas JT. *Handbook of Chronic Kidney Disease Management*. Philadelphia, PA: Lippincott Williams & Wilkins, 2011.)

B. **Dubois e Dubois (1916).** (Não é tão boa quanto a equação de Gehan e George em crianças ou adultos obesos).

$$AS = 0,007184 \times P^{0,425} \times A^{0,725}$$

III. **EQUAÇÕES ANTROPOMÉTRICAS DE ÁGUA CORPORAL TOTAL (FIGURAS B.1 E B.2)**
ACT = água corporal total, P = peso pós-diálise em kg, A = altura em cm.

A. **Watson (1980).**

ACT_homem = 2,447 − 0,09516 × idade + 0,1074 × A + 0,3362 × P

ACT_mulher = 0 − 2,097 × idade + 0,1069 × A + 0,2466 × P

B. **Morgenstern (2006).**

Uso em pacientes < 19 anos.

AP = A × P

ACT_homem = 0,10 × (AP)^{0,68} − 0,37 × P

ACT_mulher = 0,14 × (AP)^{0,64} − 0,35 × P

C. **Hume e Weyers (1971):**

ACT_homem = (0,194786 × A) + (0,296785 × P) − 14,012934

ACT_mulher = (0,344547 × A) + (0,183809 × P) − 35,270121

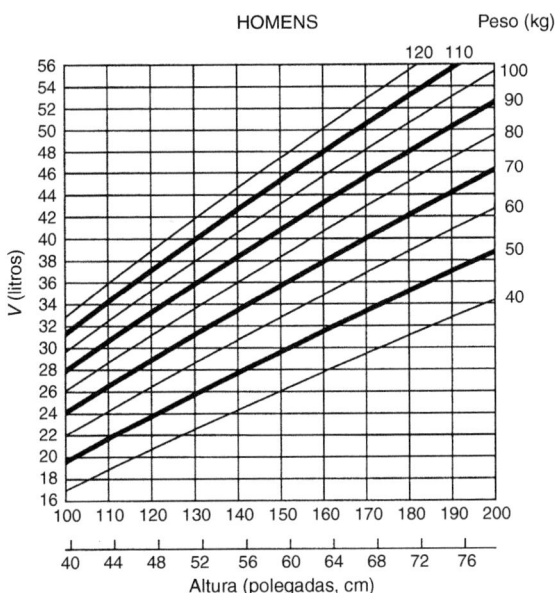

FIGURA B.1 Estimativa da ureia na água corporal total (*V*) em homens como função do peso e da altura. Para usar, encontre a altura no eixo horizontal, suba até encontrar a linha correspondente ao peso apropriado e leia o *V* no eixo vertical. Para modelagem da ureia, use o peso pós-diálise. O *V* modelado geralmente é 90% do V antropométrico. Os valores são calculados a partir da equação de Hume e Weyer descrita anteriormente. (Reproduzida de Daugirdas JT, Depner TA. A nomogram approach to hemodialysis urea modeling. *Am J Kidney Dis*. 1994;23:33-40, com autorização de Elsevier.)

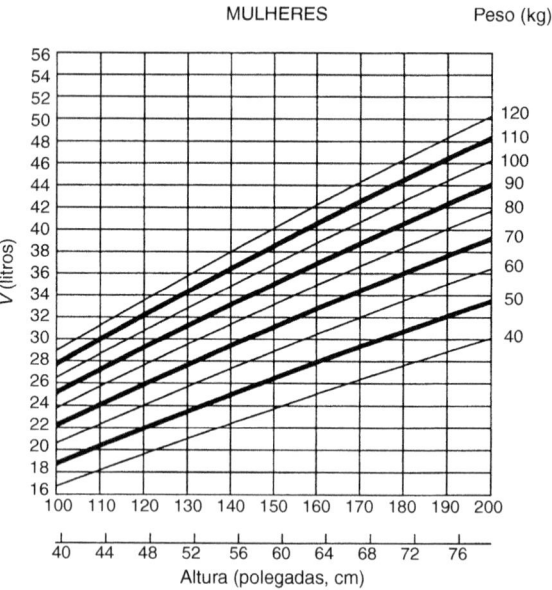

FIGURA B.2 Estimativa da ureia na água corporal total (*V*) em mulheres como função do peso e da altura. Para usar, encontre a altura no eixo horizontal, suba até encontrar a linha correspondente ao peso apropriado e leia o *V* no eixo vertical. Para modelagem da ureia, use o peso pós-diálise. O V modelado geralmente é 90% do V antropométrico. Os valores são calculados a partir da equação de Hume e Weyer descrita anteriormente. (Reproduzida de Daugirdas JT, Depner TA. A nomogram approach to hemodialysis urea modeling. *Am J Kidney Dis*. 1994;23:33-40, com autorização de Elsevier.)

IV. TABELAS DE COMPOSIÇÃO DA DIETA SELECIONADA.
A. Potássio
Tabelas B.3 a B.8.

| **Tabela B.3** | Teor de potássio dos sais, substitutos do sal e fermento em pó. |

Produto	Sódio (mg por 1/4 colher de chá)	Potássio (mg por 1/4 colher de chá)
Sem sal	0	650
Morton's Salt Substitute	0	610
Adolph Salt Substitute	0	600
McCormick's Unseasoned Salt Substitute	0	585
Diamond Crystal Salt Substitute	0	550
Co-Salt	0	495
Morton's Lite Salt	245	375
Sal de mesa	590	0
Sal marinho	560	0
Salt sense	390	0
Lessalt	310	170
Bicarbonato de sódio	250 a 300	0
Fermento em pó[a]	80	0
Glutamato monossódico	125	0

[a]Há muitos tipos diferentes de fermento em pó e o teor de sódio varia muito. (Reproduzida, com autorização, de Daugirdas JT. *Handbook of Chronic Kidney Disease Management.* Philadelphia, PA: Lippincott Williams & Wilkins, 2011.)

| **Tabela B.4** | Teor de potássio de alimentos considerados ricos em potássio. |

Alimento	Porção típica	Potássio	Teor
Banana	1 pequena, 15 a 18 cm de comprimento	360 mg	9,3 mmol
Melão-cantalupo	1 xícara de melão cortado em cubos	420 mg	11 mmol
Suco de laranja	1/2 xícara de polpa congelada, reconstituída com água	240 mg	6,1 mmol
Ameixa-preta	5, secas, não cozidas	350 mg	8,9 mmol
Abacate	Cru, 1/2 xícara, fatiado	350 mg	9,0 mmol
Batata	Assada, 6 a 7 cm de diâmetro, comendo a casca	920 mg	23 mmol
Batata	Assada, 6 a 7 cm de diâmetro, sem comer a casca	510 mg	13 mmol
Espinafre	Cozido, 1 xícara	840 mg	21 mmol
Couve-de-bruxelas	Cozida, 1 xícara	490 mg	13 mmol
Brócolis	Floretes cozidos, 1 xícara	290 mg	7,4 mmol
Leite	Leite integral, 1 xícara	350 mg	8,9 mmol
Iogurte	De frutas, desnatado, 1 xícara	440 mg	11 mmol
Feijão	1 xícara, cozido, a maioria das variedades	880 mg	23 mmol

(Reproduzida, com autorização, de Daugirdas JT. *Handbook of Chronic Kidney Disease Management.* Philadelphia, PA: Lippincott Williams & Wilkins, 2011.)

Tabela B.5   Frutas: teor de potássio por porção de 250 g (cerca de 1 xícara).

mg	125 a 249	250 a 374	375 a 499	500 a 624	> 625
mmol	3,2 a 6,39	6,4 a 9,59	9,6 a 12,79	12,8 a 15,99	> 16,0
Listado do menor para o maior dentro de cada coluna	Blueberry, congelado ou em conserva	Maçã, crua	Morango, cru	Groselha espinhosa, crua	Melão-cantalupo, cru
	Maçã ou pera, em conserva	Abacaxi, cru	Ameixa, em conserva ou crua	Pomelo, opúncia, crus	Goiaba, crua
	Tangerina, em conserva	Ruibarbo, congelado	Manga, crua	Melão doce, cru	Ruibarbo, cru
	Salada de frutas	Peras, sizígio, cru	Amoras-silvestres, cruas	Figos, crus	Goiaba, crua
	Cranberry (uva-do-monte), cru	Cereja, congelada ou em conserva	Lichia, crua	Mamão papaia, cru	Kiwi, cru
		Damasco ou pêssego, em conserva	Cereja, crua	Damasco, cru	Groselha, crua
		Limão, cru	Laranja, crua		Maracujá, cru
		Grapefruit (toranja), crua	Melão casaba, cru		Banana, crua
			Pêssego, cru		Abacate, cru
			Uva, crua		Banana-da-terra, cozida
			Maçã silvestre, marmelo, crus		Fruta-pão, crua
					Tamarindo, cru
					Caqui, cru
					Uvas-passas
					Uva, groselha, damasco secos

Reproduzida de Nutritiondata.com, a partir da base de dados USDA National Nutrient Database for Standard Reference, com permissão.

Tabela B.6   Teor de potássio em sucos de frutas e hortaliças.

Fruta de origem	mg por xícara (cerca de 240 mℓ)	mmol por 240 mℓ
Cranberry (uva-do-monte)	195	5,0
Maçã	275	7,0
Grapefruit (toranja)	400	10
Laranja	465	12
Tomate	500	13

(Reproduzida, com autorização, de Daugirdas JT. Handbook of Chronic Kidney Disease Management. Philadelphia, PA: Lippincott Williams & Wilkins, 2011.)

Tabela B.7   Teor de potássio de hortaliças.

Menor teor de potássio	Maior teor de potássio
Aspargos	Alcachofra
Leguminosas (vagem ou vagem amarela)	Broto de bambu
Repolho	Feijão e lentilha
Cenoura	Beterraba
Couve-flor	Brócolis, couve-de-bruxelas
Aipo	Couve-chinesa
Milho	Couve
Pepino	Cogumelos
Berinjela	Chirivia
Couve-manteiga	Batata (inglesa ou doce)
Alface	Abóbora
Hortaliças variadas	Rutabaga
Quiabo	Espinafre
Cebola	Abóbora-menina
Ervilha	Tomate
Pimentão	
Rabanete	
Ruibarbo	
Abóbora-moranga	
Agrião	
Castanha-d'água	
Abobrinha	

(Modificada do *site* de U.S. National Kidney Foundation. Reproduzida, com autorização, de Daugirdas JT. *Handbook of Chronic Kidney Disease Management.* Philadelphia, PA: Lippincott Williams & Wilkins, 2011.)

Tabela B.8   Teor de potássio de outros alimentos além de frutas ou hortaliças.

Menor teor de potássio	Maior teor de potássio
Arroz	Massas e pães integrais
Macarrão instantâneo	Cereais com farelo
Massas	Leite, iogurte, queijo
Pães refinados	Frutos oleaginosos e sementes
Tortas sem chocolate nem frutas com alto teor de potássio	Alguns caldos e sopas sem sal
Biscoitos sem frutos oleaginosos nem chocolate	Substitutos do sal

(Reproduzida, com autorização, de Daugirdas JT. *Handbook of Chronic Kidney Disease Management.* Philadelphia, PA: Lippincott Williams & Wilkins, 2011.)

B. Fósforo
Tabelas B.9 a B.11.

Tabela B.9	Miligramas de fósforo por grama de proteína de alimentos comuns ricos em proteínas.

Quantidade de proteínas (mg de fosfato por grama)	Alimento de origem e valor
< 5,0	Clara de ovo (1,4)
5,1 a 7,0	Bacalhau (6,0) Frango, carne escura (6,5) Camarão (6,5)
7,1 a 10,0	Peru (7,1) Filé-mignon bovino (8,3) Coelho (carne) (7,3) Coxão duro bovino (8,5) Frango, carne branca (7,4) Porco (8,9) Cabrito (7,4) Lagosta (9,0) Carneiro, perna (7,4) Veado, lombo (9,1) Caranguejo, Dungeness (7,8) Atum, em conserva (9,2) Carne moída, 95% magra (7,8) Carne moída, 80% magra (9,6) Peito bovino (8,1) Hadoque (10,0) Atum-amarelo (8,2)
10,1 a 11,9	Halibute (10,7) Queijo cottage, 2% de gordura (10,9) Salmão, de cativeiro (11,4)
12 a 14,9	Bagre (13,0) Manteiga de amendoim, crocante (13,0) Ovo inteiro (13,2) Caranguejo gigante do Alasca (14,5) Manteiga de amendoim, suave (14,5)
15,0 a 20,0	Amendoim (15,0) Salmão em conserva (15,8) Feijão-rajado (16,3) Salgadinhos de soja (16,4) Fígado, bovino e frango (17,5) Leite de soja, regular, não enriquecido (17,9)
> 20,0	Queijo cheddar (20,6) Queijo suíço (21,3) Amêndoas (25,3) Leite, 2% de gordura (27,6) Queijo americano (30,7) Castanha-de-caju (32,3)

(Dados reproduzidos de: Pennington JAT, Douglas JS, eds. *Bowes & Church Food Values of Portions Commonly Used.* 18th ed. Baltimore, MD: Lippincott Williams & Wilkins, 2005:
Reproduzida, com autorização, de Daugirdas JT. *Handbook of Chronic Kidney Disease Management.* Philadelphia, PA: Lippincott Williams & Wilkins, 2011.)

Tabela B.10 Alimentos com alto teor de fosfato orgânico ou inorgânico.

Fosfato orgânico	Fosfato inorgânico
Laticínios	*Bebidas*
Frutos oleaginosos e sementes	Refrigerantes tipo cola, refrigerantes tipo "Pepper", ponches de frutas, algumas águas com sabor, chás gelados em garrafas plásticas, bebidas de frutas em garrafas plásticas, algumas bebidas energéticas, *shakes* dietéticos, bebidas de café engarrafadas, cremes não lácteos
Chocolate	*Carnes processadas*
Carne	Carnes "temperadas", peru congelado preparado para preservar a umidade, frios, carnes processadas (*nuggets* de frango), cachorro-quente
Peixe	*Laticínios com aditivos*
Ovos	Queijos processados, preparados constituídos de leite e creme em iguais proporções, leite evaporado, pudim, chantilly
Leguminosas (soja, amendoim, ervilha, feijão, lentilha)	*Produtos enriquecidos com fosfato de cálcio*
Cereais integrais	Sucos, cereais de café da manhã, barrinhas para café da manhã, cereais "instantâneos", suplementos de minerais *Produtos de panificação refrigerados e congelados* Biscoitos, *croissants*, pãezinhos, bolos, pães doces, *cheese cake* *Fosfato de cálcio ou magnésio* *em suplementos vitamínicos ou minerais para osteoporose*

(Dados reproduzidos de Murphy-Gutekunst L. Hidden phosphorus in popular beverages: Part 1. *J Ren Nutr.* 2005;15:e1-e6. Murphy-Gutekunst L, Barnes K Hidden phosphorus at breakfast: Part 2. *J Ren Nutr.* 2005;15:e1-e6. Reproduzida, com autorização, de Daugirdas JT. *Handbook of Chronic Kidney Disease Management.* Philadelphia, PA: Lippincott Williams & Wilkins, 2011.)

Tabela B.11 Produtos e suplementos especiais.

Fabricante	Produto e análise do produto
Ross Nutrition www.abbottnutrition.com	Suplena Por lata de 220 g 425 calorias 185 mg de sódio 10,6 g de proteínas 165 mg de fósforo 265 mg de potássio
Nestle Nutrition www.nestlenutritionstore.com	Resource Benecalorie Por embalagem de 40 g 330 calorias 15 mg de sódio 7 g de proteína 55 mg de fósforo 0 mg de potássio
Alimentos Ener-G www.ener-g.com	Linha completa de pães, massas, farinha, cereais e produtos de ovos hipoproteicos Disponíveis nas lojas e no *site*
Med Diet, Inc www.med-diet.com	Oferece pães, biscoitos, misturas de panificação e condimentos hipoproteicos Disponíveis apenas *on-line*
Produtos hipoproteicos Maddy www.dietforlife.com	Linha completa de lanches, cereais e pães hipoproteicos Disponíveis apenas *on-line*
Cambrooke Foods www.cambrookefoods.com	Oferece pães, massas, carnes e queijos hipoproteicos Disponíveis apenas *on-line*

(Reproduzida, com autorização, de Daugirdas JT. *Handbook of Chronic Kidney Disease Management.* Philadelphia, PA: Lippincott Williams & Wilkins, 2011.)

Apêndice C

Modelagem Cinética da Ureia

I. ESTIMATIVA DA DEPURAÇÃO DE ÁGUA DO SANGUE PELO DIALISADOR A PARTIR DE K_0A, Q_B E Q_D

1ª etapa: calcular K_0A *in vivo* a partir do K_0A *in vitro* apresentado pelo fabricante

$K_0A\_invivo = 0,574 \times K_0A\_invitro$

2ª etapa: ajustar K_0A _invivo para baixo se o fluxo do dialisato for < 500 mℓ/min (devido à baixa penetração da solução de diálise no feixe de fibras). Não recomendamos mais esse ajuste quando Qd > 500 mℓ/min, pois os fabricantes melhoraram a penetração do dialisato no feixe de fibras com alto fluxo da solução de diálise. Quando Qd < 500 mℓ/min, pode-se usar o ajuste a seguir, que reduz o K_0A *in vivo* efetivo. No entanto, quando Qd < 350 mℓ/min, pode haver queda muito substancial do K_0A; há poucos dados para ajudar a quantificar o ajuste necessário. O ajuste menor na equação adiante não compensa totalmente a redução do K_0A quando se usam valores muito baixos de Qd.

$K_0A\_invivo = K_0A\_invivo \times [1 + 0,0549 \times (Qd-500)/300];$

3ª etapa: cálculo da depuração de água do sangue por difusão (Kdifw) a partir da estimativa de K_0A *in vivo*, Qb e Qd.

$Z = \exp [K_0A/(0,86 \times Qb) \times (1 - 0,86 \times Qb/Qd)]$

$Kdifw = 0,86 \times Qb \times (Z - 1)/(Z - 0,86 \times Qb/Qd)$

4ª etapa: somar a depuração por convecção à depuração por difusão para calcular a depuração do dialisador (Kd).

$Qf = $ Perda de peso (kg) $\times 1.000/TD\_min$

$Kd = [1 - Qf/(0,86 \times Qb)] \times Kdifw + Qf$

Na 4ª etapa, o sinal do termo Qf em mℓ/min é positivo; *i. e.*, > 0.

Os valores mostrados na Figura 3.6 foram calculados a partir das equações anteriores. Foi usado um valor de ultrafiltração (Qf) de 11,7 mℓ/min (perda de cerca de 2,8 ℓ em uma sessão de 4 h). Consideramos que o fluxo de sangue total no eixo horizontal da Figura 3.6 era o verdadeiro fluxo de sangue total e que não é reduzido por colapso da tubulação devido ao achatamento do segmento da bomba quando as pressões pré-bomba são elevadas.

II. COMO CALCULAR O *Kt/V* PADRÃO (std*Kt/V*)

Isso pode ser feito com um programa cinético de ureia como o Solute Solver, oferecido gratuitamente a organizações sem fins lucrativos (Daugirdas, 2012) ou com uma calculadora na internet em HDCN (ver *Sites* para consulta). Também se pode usar uma conduta simplificada que usa equações de estimativa:

1ª etapa: cálculo de *spKt/V.*
Esse cálculo pode ser realizado pela inserção dos dados de razão de redução da ureia (URR), variação de peso e duração da sessão de diálise na equação de estimativa do *Kt/V* de Daugirdas descrita no Capítulo 3, ou com o nomograma derivado da equação mostrada na Figura 3.14. Ao usar esquemas diferentes de 3 vezes/semana, o ideal é modificar o coeficiente de geração de ureia da equação de estimativa do *Kt/V* de Daugirdas para ajustar segundo a frequência e o intervalo interdialítico (Daugirdas, 2013). O *spKt/V* também pode ser calculado com o auxílio de um programa de modelagem da ureia.

2ª etapa: cálculo de *eKt/V.*
Esse cálculo pode ser realizado com a equação de Tattersall modificada, descrita no Capítulo 3.

3ª etapa: usar a equação de Leypoldt para calcular um *Kt/V* padrão com volume fixo (S).

$$S = \frac{10.080 \, \dfrac{1-e^{-eKt/V}}{t}}{\dfrac{1-e^{-eKt/V}}{eKt/V} + \dfrac{10.080}{N \times t} - 1}$$

S = std*Kt/V* com volume fixo; *eKt/V* = *Kt/V* equilibrado; N = sessões por semana; t = duração da sessão em minutos.

4ª etapa: ajustar o *Kt/V* padrão com volume fixo (S) para remoção de volume usando a equação FHN (Daugirdas, 2010c).

std*Kt/V* = S/[1 − (0,74/F) × UF_semana/V],

em que S é o valor com volume fixo simplificado retirado da equação de Leypoldt, F é a frequência (sessões por semana), UF_semana é o ganho de líquido semanal entre as diálises em litros e V é o volume de ureia estimado, que pode ser inserido como 90% do volume de Watson.

Exemplo: S = 2,0, F = 3 vezes/semana, UF_semana = 10 ℓ, V = 35 ℓ.

std*Kt/V* = 2,0/[1 − (0,74/3,0) × 10/35]
$\quad\quad\quad$ = 2,0/(1 − 0,247 × 0,286)
$\quad\quad\quad$ = 2,0/(1 − 0,070)
$\quad\quad\quad$ = 2,0/0,93 = 2,15

Portanto, após ajuste para volume, o std*Kt/V* é 2,15 em vez de 2,0. Portanto, o antigo valor mínimo de 2,0 de std*Kt/V* segundo as diretrizes KDOQI 2006 deve ser 2,15 quando se usa o std*Kt/V* ajustado para o volume; deve-se usar este último, pois corresponde muito de perto ao std*Kt/V* calculado pela modelagem cinética de ureia formal (Daugirdas, 2010c).

III. COMO CALCULAR O std*Kt/V* NORMALIZADO PARA A ÁREA DE SUPERFÍCIE

1ª etapa: calcular a mediana da razão V/S para a população da região, em que V = água corporal total estimada pela equação de Watson, e S = área de superfície corporal estimada pela equação de Gehan e George ou pela equação de Dubois (essas equações são apresentadas no apêndice B). Essa é a variável "M". Para a população dos EUA, esse valor é próximo de 20,0 para adultos quando V é calculado pela equação de Watson e S, pela equação de Dubois (Ramirez, 2012). A mediana da razão é próxima de 17,5 em crianças quando V é calculado pela equação de Morgenstern e S é calculado pela equação de Gehan e George (Daugirdas, 2010b).

M = mediana da razão V/S

2ª etapa: calcular o fator de ajuste para o paciente em questão. Calcular V e S usando as mesmas equações usadas para calcular "M". O fator de ajuste é apenas (V/S)/M.

SAN-stdKt/V = (V/S)/M × stdKt/V

Veja mais informações em Ramirez (2010). A meta de SAN-stdKt/V é baseada em opinião. Provavelmente um valor mínimo de 2,2 é adequado. Os valores de 2,5 e 2,4, respectivamente, foram as doses médias administradas a mulheres no braço tratado com altas doses no estudo HEMO e a homens no grupo tratado com a dose convencional (Daugirdas, 2010a).

Referências bibliográficas e leitura sugerida

Daugirdas JT, et al. Solute-solver: a Web-based tool for modeling urea kinetics for a broad range of hemodialysis schedules in multiple patients. *Am J Kidney Dis.* 2009;54:798–809.

Daugirdas JT, et al. Can rescaling dose of dialysis to body surface area in the HEMO study explain the different responses to dose in women versus men? *Clin J Am Soc Nephrol.* 2010a;5:1628–1636.

Daugirdas JT, et al. Dose of dialysis based on body surface area is markedly less in younger children than in older adolescents. *Clin J Am Soc Nephrol.* 2010b;5:821–827.

Daugirdas JT, et al; Frequent Hemodialysis Network Trial Group. Standard Kt/Vurea: a method of calculation that includes effects of fluid removal and residual kidney clearance. *Kidney Int.* 2010c;77:637–644.

Daugirdas JT,et al; FHN Trial Group. Improved equation for estimating single-pool Kt/V at higher dialysis frequencies. *Nephrol Dial Transpl.* 2013;28:2156–2160.

Daugirdas JT. Dialysis dosing for chronic hemodialysis: beyond Kt/V. *Semin Dial.* 2014;27:98–107.

Depner TA, et al. Dialyzer performance in the HEMO study: in vivo K0A and true blood flow determined from a model of cross-dialyzer urea extraction. *ASAIO J.* 2004;50:85–93.

Leypoldt JK, et al. Predicting treatment dose for novel therapies using urea standard Kt/V. *Semin Dial.* 2004;17:142–145.

Ramirez SP, et al. Dialysis dose scaled to body surface area and size-adjusted, sex-specific patient mortality. *Clin J Am Soc Nephrol.* 2012;7:1977–1987.

Sites para consulta

Solute solver: http://www.ureakinetics.org (sugere que os usuários comecem com a versão "lite").
Veja uma calculadora de stdKt/V em http://www.hdcn.com/calcf/ley.htm. Acesso em 7 de julho de 2014.

Apêndice D

Pesos Moleculares e Tabelas de Conversão

I. TABELA D.1

Tabela D.1 Pesos moleculares e tabelas de conversão.

Pesos moleculares (PM) de substâncias selecionadas

Substância	PM
Ácido acetilsalicílico	180
Albumina	68.000
Álcool isopropílico (isopropanol)	60
β_2-microglobulina	11.600
Cadeias leves	23.000
Colesterol	386
Creatinina	113
Dextrose (glicose mono-hidratada)	198
Etanol	46
Etilenoglicol	62
Fenobarbital	232
Glicose	180
Hemoglobina	68.800
Lítio	7
Metanol	32
Mioglobina	17.800
"Nitrogênio ureico" [nitrogênio ureico sanguíneo (BUN) ou nitrogênio ureico sérico (SUN)]	28
Paratormônio	9.500
Teofilina	180
Triglicerídios	886
Ureia	60
Vancomicina	1.486
Vitamina B_{12}	1.355
Vitamina D_3 (25-D_3)	402

II. CONVERSÃO ENTRE PESO, VALÊNCIA E MOLARIDADE

A. Número de miligramas em 1 mEq ou 1 mmol de substância

Substância	1 mEq	1 mmol
Na^+	23	23
K^+	39	39
Ca^{2+}	20	40
Mg^{2+}	12	24
Li^+	7	7
HCO_3^-	61	61
Cl^-	35,5	35,5
N (nitrogênio)		14
P (fósforo)		31
C (carbono)		12

B. Conversão de miligramas em miliequivalentes ou milimoles

1. Sódio, potássio, cloreto, bicarbonato

1 g NaCl	$= 1.000$ mg/(23 + 35,5) mg
	$= 17$ mEq ou mmol de Na^+
1 g Na^+	$= 1.000$ mg/23 mg
	$= 43$ mEq ou mmol de Na^+
1 g KCl	$= 1.000$ mg/74,5 mg
	$= 14$ mEq ou mmol de K^+
1 g K^+	$= 1.000$ mg/39 mg
	$= 26$ mEq ou mmol de K^+
1 g $NaHCO_3$	$= 1.000$ mg/84 mg
	$= 12$ mEq ou mmol de Na^+
	$= 12$ mEq ou mmol de HCO_3^-

2. Cálcio (conversão de mg/dℓ em mmol/ℓ)

$= 10$ mg/dℓ
$= 100$ mg/ℓ
$= 100/20$ mmol/ℓ, tendo em conta que 20 mg = 1 mEq
$= 5$ mEq/ℓ
$= 5/2$ mmol/ℓ, tendo em conta que 2 mEq = 1 mmol
$= 2,5$ mmol/ℓ

3. Magnésio (conversão de mg/dℓ em mmol/ℓ)

$= 2,4$ mg/dℓ
$= 24$ mg/ℓ
$= 24/12$ mmol/ℓ, tendo em conta que 12 mg = 1 mEq
$= 2$ mEq/ℓ
$= 2/2$ mmol/ℓ, tendo em conta que 2 mEq = 1 mmol
$= 1$ mmol/ℓ

4. Fósforo (conversão de mg/dℓ em mmol/ℓ)

= 2,5 a 4 mg/dℓ
= 25 a 40 mg/ℓ
= (25/31 a 40/31) mmol/ℓ, tendo em conta que 1 mmol de P = 31 mg
= 0,8 a 1,3 mmol/ℓ

Como os valores de P quando expressos em mEq/ℓ se modificam com alterações no pH, não é comum o uso da unidade mEq/ℓ na clínica.

Índice Alfabético